AF565558

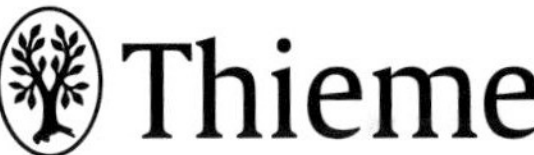

Angewandte Physiologie

Das Bindegewebe des Bewegungsapparates verstehen und beeinflussen

Frans van den Berg

Mit einem Beitrag
von Jan Cabri

5. Auflage
260 Abbildungen

Georg Thieme Verlag
Stuttgart · New York

Bibliografische Information der Deutschen Nationalbibliothek

Die Deutsche Nationalbibliothek verzeichnet diese Publikation in der Deutschen Nationalbibliografie; detaillierte bibliografische Daten sind im Internet über http://dnb.d-nb.de abrufbar.

1. Auflage 1999
2. Auflage 2003
3. Auflage 2011
4. Auflage 2016

Frans van den Berg
Oberschwand 11
A-4893 Zell am Moos
ÖSTERREICH
E-Mail: frans.vandi@zell-net.at
(oder privat: vandibaf@t-online.de)

Jan Cabri
Luxembourg Institute of Research for Orthopaedics, Sports Medicine and Science (LIROMS)
Centre Médical de la Foundation Metz
76 RUE D'EICH
1460 LUXEMBOURG
E-Mail: jcabri@fmh.utl.pt

Georg Thieme Verlag KG
Rüdigerstraße 14, 70469 Stuttgart, Germany
www.thieme.de

Printed in Germany

Covergestaltung: © Thieme
Bildnachweis Cover:
Tänzerin © Alexander Y/stock.adobe.com – Stock photo. Posed by a model,
Netz © Fly Dragon Fly/stock.adobe.com,
Kollagen © Artur/stock.adobe.com
Grafiker: Markus Voll, München;
Barbara Gay, Bremen
Satz: Druckhaus Götz GmbH, Ludwigsburg
Druck: GCC Grafisches Centrum Cuno, Calbe

DOI 10.1055/b000000752

ISBN 978-3-13-244740-0 1 2 3 4 5 6

Auch erhältlich als E-Book:
eISBN (PDF) 978-3-13-244741-7
eISBN (epub) 978-3-13-244742-4

Widmung

Ich widme dieses Buch einem für mich bedeutenden Lehrer, Vorbild und Freund

David Lamb,

der zu meinem größten Bedauern am Samstag, den 3. August 1996 in Red Deer, Alberta, Canada verstorben ist.

Seine Lebensenergie, sein Optimismus und seine positive Lebenseinstellung waren und sind noch immer eine Inspiration für mein Handeln als Physiotherapeut, Manualtherapeut und Lehrer.

Sein nicht zu stillender Informationshunger und sein ständiges kritisches Infragestellen herrschender Ideen und Hypothesen haben mir persönlich gezeigt, daß sich Physiotherapie und Manuelle Therapie ohne diese Einstellung nicht überleben und weiterentwickeln können.

Sein größter Wunsch war es, daß Physiotherapeuten gemeinsam aufstehen, um für ihre Daseinsberechtigung im Gesundheitswesen und in der Patientenbehandlung zu kämpfen und ihre Energie nicht mit innenpolitischen Kämpfen verschwenden, die unserer Berufsgruppe schaden und unser Berufsbild schwächen.

Ich bin überzeugt, daß er über dieses dreibändige Projekt zufrieden und glücklich wäre, das durch die gemeinsame Arbeit von Physiotherapeuten aus Australien, Belgien, Großbritannien, Deutschland und den Niederlanden entstanden ist.

Frans van den Berg

Grußwort zur 1. Auflage

Ein Buch wie dieses ist seit langem überfällig, und dafür gibt es wahrscheinlich zweierlei Gründe.

Erstens befindet sich der Beruf des Physiotherapeuten noch immer in einem „embryonalen“ Stadium im Hinblick auf die Entwicklung und Definition seiner eigenen wissenschaftlichen Grundlage. Ein Grund hierfür kann sein, daß dieser Beruf historisch gesehen weitgehend von anderen Disziplinen innerhalb der Medizin (Ärzte) kontrolliert wurde und deshalb für die eigene Entwicklung auf verwandte Fachbereiche (wie Anatomie, Biomechanik, Chemie, Physik, Physiologie etc.) zurückgreifen mußte. Bei der Frage nach dem Erfolg oder bei der Verteidigung von Fehlschlägen berief man sich stets auf diese anderen Disziplinen. Die anderen Disziplinen sind zweifellos häufig für die Entwicklung von Grundlagen und Rechtfertigungen vieler Behandlungsmethoden verantwortlich, die dem Patienten zur Verfügung gestellt werden.

Zweitens besteht im Bereich der Manuellen Therapie, wo die Behandlungen oft bei einer Vielzahl von nicht-spezifischen neuromuskulären Störungen verwendet werden, lange Zeit die Ansicht, daß die Symptome vieler Patienten eine mechanische Ursache haben. Demzufolge hat sich die Überzeugung entwickelt, daß diese Probleme auch wieder auf mechanische Weise gelöst werden könnten, wobei etwas „blockiertes“ wieder „entblockiert“ oder etwas „komprimiertes“ wieder „entkomprimiert“ werden könnte. In vielen Fällen wurde und werden auch weiterhin durch diese Betrachtungsweise zufriedenstellende Erfolge verbucht, was die Berechtigung dieser mechanischen Erklärung zu bestätigen scheint.

Weil es möglich und wahrscheinlich ist, daß ein strukturelles Element (z. B. Meniskus, Synovialfalte, Nerven) tatsächlich mechanisch beeinträchtigt werden kann, so kommt es eher seltener vor, daß Therapeuten sich Gedanken darüber machen, inwieweit dies die normale physiologische Funktion (wie Durchblutung, Nervenleitung etc.) in den betroffenen oder benachbarten Geweben verändert haben könnte.

Als Konsequenz wurde bis jetzt den physiologischen Effekten der manuellen Techniken, die die Absicht hatten, ein mechanisches Problem zu lösen, kaum Beachtung beigemessen. Werden auch Haut, Vaszien, Muskeln und Sehnen mit Hilfe von vielen manuellen Techniken mobilisiert, so werden traditionell den mechanischen Effekten von Drücken, Kneten, Dehnen und Abheben generell mehr Aufmerksamkeit gewidmet, als den physiologischen Effekten wie Temperaturerhöhung, Veränderungen der Permeabilität der Zellmembranen, Veränderungen der Gefäßdurchblutung, veränderte Aktivität des sympathischen Nervensystems, axoplasmatischer Fluß und Steigerung der Exterozeptoren-Aktivität über die aufsteigenden Bahnsysteme.

Es gibt noch einen dritten Grund, der in Wirklichkeit eine Mischung der beiden erstgenannten Punkte ist. Während der letzten zwei Jahrzehnte haben die Manualtherapeuten versucht, ihre Interventionen begründet auf ihren klinischen Erfahrungen besser zu rechtfertigen.

Es ist nicht überraschend, daß in vielen Bereichen der Physiotherapie die Aufmerksamkeit auf die Physiologie gelenkt wurde, um eine logische Basis für die Erklärung der gefundenen Veränderungen zu erhalten.

Dies war insbesondere im Bereich der Manipulationen deutlich, wo neuere Untersuchungen, die u. a. im Bereich der Mechanismen der Schmerzphysiologie an Ratten studiert wurden, übertragen und neu interpretiert wurden. Sie sollen eine mögliche Erklärung für die Behandlungserfolge von manuellen Techniken, die bei Patienten angewandt werden, liefern.

Bei dem Versuch, „mechanische“ Techniken durch physiologische Erklärungen zu rechtfertigen, wurde es zunehmend deutlicher, daß jede Interaktion mit dem Patienten einen Einfluß auf seine Physiologie hat. Ohne Physiologie kann es weder einen Effekt noch eine Erklärung geben.

Es ist daher eine große Freude für mich zu lesen, wie die Vielzahl von Informationsfäden in diesem Buch zusammengewoben wurden. Die Kunst liegt dabei in der Art und Weise, wie die Informationen präsentiert werden: äußere Erscheinung, Funktion, Aufbau und Zusammensetzung, Innervation und Durchblutung, Physiologie, Pathophysiologie und Regeneration.

Das Verständnis der Funktion in einem frühen Stadium bedeutet, daß es einen logischen Schluß für die Beschreibung des Aufbaus und der Zusammensetzung sowie der darauf folgenden Physiologie gibt. Es wird auch deutlich, wie Störungen im

Gleichgewicht der verschiedenen Komponenten eine pathologische Situation verursachen können. Obwohl therapeutisches „Management“ nicht das Hauptthema dieses Bandes ist, wird trotzdem deutlich, welche Art therapeutischer Intervention am ehesten einen positiven Einfluß auf die Pathophysiologie haben könnte.

Die Begeisterung von Frans van den Berg für und das Verstehen von Physiologie in Kombination mit einer langjährigen Erfahrung in der internationalen Manuellen Therapie hat ihm ermöglicht, eine einzigartige Sichtweise in dieses Werk zu bringen. Sein Einblick ermöglicht ihm durch ein sehr genaues Durchsichten der Literatur Erklärungen zu entwickeln, die durch das gesamte Buch dem gleichen logischen Aufbau folgen.

Es ist besonders erfrischend zu entdecken, wie er in der Lage ist, das Wissen so zu präsentieren, daß die physiologischen Funktionen der Gewebekomponenten und deren gegenseitige Beziehungen zum Hauptaugenmerk wurden, besonders gegenüber den mehr gängigen anatomischen oder biomechanischen Beziehungen. Die Bedeutung dieser letztgenannten Punkte wird jedoch nicht übersehen. Denkt man über pathophysiologische Veränderungen, Heilungs- und Regenerationsprozesse nach, wird die Aufmerksamkeit auch darauf gerichtet, in welcher Art und Weise die biomechanischen Verhältnisse auf die Physiologie einwirken können. Dies führt zu der Deutung der Art der therapeutischen Intervention, die sich wahrscheinlich am günstigsten auswirkt: Ruhe, Aktivität, passive Bewegung, Manipulation, Belastung, Entlastung, Dehnung etc.

Die umfassend herangezogene Literatur macht aus diesem Buch ein wichtiges Nachschlagewerk für Ärzte, Ergotherapeuten, Osteopathen, Physiotherapeuten, Podotherapeuten und andere Heilberufe. Durch die reichhaltige Bebilderung und die wertvollen Zusammenfassungen durch jedes Kapitel hindurch bietet das Buch dem Leser die Möglichkeit, eine gute Übersicht über die physiologischen Funktionen der einzelnen Gewebekomponenten der pro Kapitel beschriebenen Gewebe. Es dient auch als ein unschätzbares Nachschlagewerk, in dem die Schlüsselbegriffe in den Kapiteln hervorgehoben sind.

Der Haupttext ist sehr detailliert geschrieben, so daß der behandelnde Therapeut, Arzt und Wissenschaftler einen Zugang zu wesentlichen Informationen erhalten. Dies sollte eine überlegtere klinische Beurteilung ermöglichen und damit eine verbesserte Patientenbehandlung ermöglichen – denn eine verbesserte Patientenbehandlung sollte sicherlich das primäre Ziel nicht nur für die zahlreichen Behandler, sondern auch für die Autoren der Bücher, aus denen wir lernen.

Peter Lageard, M.Sc., Grad. Dip. Phys.,
M.C.S.P., Dip.T.P., S.R.P.
Senior Lecture University of Hertfordshire
Großbritannien

Vorwort zur 1. Auflage

Dieses Buch ist nach vielen Stunden lesen, überlegen, verzweifeln, schwitzen, schreiben, wegwerfen und neu schreiben entstanden.

Es bildet den ersten Band in einer Reihe von drei Büchern über die Physiologie des Menschen und wurde zum größten Teil von Physiotherapeuten und vor allem für Physiotherapeuten geschrieben.

Nachdem ich von Frau Rosi Haarer-Becker, Thieme Verlag, Ende 1995 eingeladen wurde, diese Bücher zu schreiben und herauszugeben, habe ich blauäugig „Ja" gesagt, ohne mir zu vergegenwärtigen, wieviel Arbeit ich mir und meiner Frau damit machen würde. Denn ich bin weder Wissenschaftler, noch Physiologe, noch Forscher. Aber ich habe dann aus meiner Perspektive als Physio- und Manualtherapeut alle die Informationen zusammengetragen, die viele bewundernswerte Frauen und Männer nach vielen Stunden Forschungsarbeit entdeckt und veröffentlicht haben.

Diesen Autoren bin ich zu großem Dank verpflichtet, weil ich ohne ihre Arbeit nie in der Lage gewesen wäre, etwas sinnvolles zu diesem Thema zu schreiben. Dieses Buch wäre ohne sie nie zustande gekommen. Meinen Dank kann ich nur durch die Aufnahme ihrer Namen und Arbeiten in die Literaturliste zum Ausdruck bringen. Möglicherweise ist diese Literaturliste der wichtigste und wissenschaftlichste Teil meines Buches.

Aus der Fülle von Informationen habe ich versucht, eine Zusammenfassung zu erstellen, von der ich hoffe, daß die Leser ein größeres Verständnis für die Funktionsweise der wunderbarsten und perfektesten *Maschine*, dem Menschen, aufbringen werden. Ohne das Funktionieren des Menschen – und damit die menschliche Physiologie – zu verstehen, sind wir Therapeuten nicht in der Lage, eine gute, sinnvolle und überlegte Therapie durchzuführen.

Ich hoffe, daß irgendwann in der Zukunft eine fundierte Basis für die Wirksamkeit physiotherapeutischer Therapien geschaffen werden kann, um damit die Existenzgrundlage und Berechtigung dieses Berufsstandes zu gewährleisten.

Im einzelnen möchte ich mich zunächst bei meinem Freund Jan Cabri für seine hervorragende Arbeit im Kapitel 2.13 „Kontraktile Elemente der quergestreiften Muskulatur" bedanken.

Ich danke auch Herrn Markus Voll und seiner Mitarbeiterin, Frau Muscher, für ihre außergewöhnlichen grafischen Darstellungen, durch die das Buch sehr an Klarheit und Anschaulichkeit gewonnen hat. Herzlichen Dank auch an die Redakteurinnen des Thieme Verlages, Frau Franke und Frau Wehrstein. Nicht zuletzt durch ihre Textbearbeitungen und Strukturierungsvorschläge ist ein übersichtliches Lehrbuch entstanden.

Ralf Oettmeier danke ich, weil er versucht hat, mir ein klareres und umfassenderes Verständnis für die Physiologie des Bewegungsapparates aufzuzeigen. Dank auch für seine positive Kritik zum Inhalt dieses Bandes.

Schließlich möchte ich mich ganz herzlich bei meiner Frau Birgit bedanken. Sie hat mich in dieser langen Zeit immer wieder unterstützt und ermuntert und mir schließlich geholfen, meine Texte in ein für den Verlag lesbares Deutsch umzusetzen.

Oppenheim, November 1998 Frans van den Berg

Vorwort zur 3. Auflage

Es ist mehr als 10 Jahre her, seit die 1. Auflage dieses Buches 1999 erschienen ist. Nun halten Sie die 3. Auflage in Ihren Händen. Nach 10 Jahren war es an der Zeit, die Inhalte den neuesten wissenschaftlichen Untersuchungen und Erkenntnissen anzupassen. Es hat sich viel getan. Es gibt neue Erkenntnisse zum Thema Bindegewebe, und in der Medizin sowie in der Physiotherapie haben sich ganz andere Denkansätze entwickelt. Ja, und – last but not least – habe auch ich mich verändert. Mit den Jahren stieg ich immer tiefer in die Materie Bindegewebe ein.

Regelmäßige Literaturrecherchen, die Erfahrungen aus dem Unterrichten der Inhalte der Bindegewebsphysiologie, der Austausch mit Interessierten und Experten prägten, ja, veränderten mein Denken. Mein Verständnis für die Physiologie des Menschen ist reicher und tiefer geworden, meine Überlegungen sind mit denen vor über 10 Jahren nicht mehr vergleichbar.

In die heutige Betrachtung des Bindegewebes und der Physiologie dieser Gewebsstrukturen gehören z. B. Ansätze aus der Quantenphysik, und diese sind nicht gerade ein Gegenstand unseres physiotherapeutischen Alltags. Ich weiß. Trotzdem habe ich mich entschieden, sie in diese Neuauflage einzuarbeiten. Erstens bin ich davon überzeugt, zukunftsweisende Erklärungsmodelle nicht einfach weglassen zu dürfen und zweitens kann ich mir gut vorstellen, dass sie in nicht allzu langer Zeit genau die Erklärungsmodelle sein werden, mit denen wir uns als Physiotherapeuten beschäftigen müssen.

Neu in diese Auflage ist ein Kapitel über Faszien. Die Aspekte und Techniken der Osteopathie erreichen immer mehr Physiotherapeuten. Angesichts des starken Interesses an der Osteopathie und der großen Akzeptanz stellt für mich das Integrieren dieser Gewebsstruktur eine absolute Notwendigkeit dar.

Wir haben für Sie auch – wenn es notwendig war – die Grafiken überarbeitet und optimiert, und so hoffe ich, dass die Inhalte noch verständlicher wurden.

Sie finden in der 3. Auflage deutlich mehr Literaturverweise. Für Physiotherapeuten ist es inzwischen selbstverständlich – und ein sichtbares Merkmal der voranschreitenden Akademisierung im deutschsprachigen Raum – beim Publizieren Quellen zu nennen sowie Meinungen und wissenschaftliche Nachweise klar zu trennen. So erhalten Sie, liebe Leserinnen und Leser, die Möglichkeit, Informationen zu hinterfragen und Ihre Kenntnisse durch ein Literaturstudium zu vertiefen.

Für die redaktionelle Bearbeitung der Texte bin ich Martina Kunze sehr dankbar. Als Biologin und Redakteurin konnte sie mir viele wertvolle Tipps und Ergänzungen geben, die die Texte inhaltlich bereichern und ihre Lesbarkeit verbessern.

Rosi Haarer-Becker, die mich vor vielen Jahren dazu „verführte", dieses erste Buch in der Reihe „Angewandte Physiologie" zu schreiben, bin ich sehr dankbar. Wäre ich diese Verpflichtung nicht eingegangen, hätte ich mich nie so ausführlich und intensiv mit dieser Materie beschäftigt. Die Möglichkeit, jetzt eine 3. Auflage herauszugeben, hat mich auch selbst erneut einen Riesenschritt weitergebracht. Es war zwar in den vergangenen 2 Jahren wieder eine große Anstrengung, sich tiefer in die Thematik einzudenken, Literatur zu sichten, viel zu lesen usw. Aber ohne den „Druck", das Buch fertig stellen zu müssen, hätte ich mich dieser Aufgabe nicht gestellt, was ich aus heutiger Sicht bedauern würde.

An dieser Stelle möchte ich mich bei allen Leserinnen und Lesern bedanken, die in so großer Zahl die 1. und 2. Auflage des Buches kauften und ich hoffe doch sehr, Sie, liebe Leserinnen und Leser, schätzen die Aktualisierungen und Ergänzungen der 3. Auflage.

Mein größter Dank gilt meine Lebensgefährtin Sandra, die mir für dieses Projekt die Kraft, den Mut und die notwendige Energie gab. Autorentätigkeit bedeutet nicht selten Rückzug, Fokussierung auf das Projekt, Verzicht auf Urlaub und mehr. Schön, wenn die Partnerin das mitträgt und einem zur Seite steht.

Frontignan-Plage (Südfrankreich),
Juli 2010 Frans van den Berg

Vorwort zur 5. Auflage

Es freut mich enorm und macht mich auch stolz, ein Vorwort für die 5. Auflage schreiben zu dürfen. Es ist viel Zeit vergangen seit dem ersten Erscheinen des Buches im Jahre 1999 und die Inhalte sind für Physiotherapeut*innen noch immer hoch relevant.

Ich wurde oft gefragt, was mich dazu brachte, mich dem Thema Bindegewebe des Bewegungssystems anzunehmen. Heute, rückblickend auf ein langes Berufsleben, würde ich das so beschreiben:

Nach meiner Physiotherapieausbildung habe ich mich, wie sehr viele meiner Kollegen, in verschiedene Richtungen weitergebildet. Anfänglich in die damals in der Physiotherapie aktuelle Richtung der Manuellen Therapie und der Orthopädischen Medizin. Weiter ging es mit Akupunktur, verschiedenen Reflextherapien, Ernährungslehre und auch mit osteopathischen Konzepten. Ein breiter Fächer. Und das spannende dabei war, alle Lehrenden der unterschiedlichen Konzepte versicherten mir, dass ich nun fast alle meine Patient*innen mit diesem, ihrem Konzept erfolgreich behandeln könne. Sie ahnen es, ... so war es nicht! Natürlich machte ich auch positive Erfahrungen mit den Interventionen der unterschiedlichen Konzepte, aber die machen alle Therapeut*innen letztlich. Selbst die, die sich eher selten weiterbilden.

So wuchsen Fragen in mir: Warum verbessern sich die Symptome von Patient*innen unabhängig von der Wahl der Therapiemethode? Warum gibt es Patient*innen, die keine Besserung wahrnehmen, obwohl verschiedene Therapiekonzepte und -maßnahmen angewendet wurden? Und schließlich, warum kommen manche immer wieder mit den gleichen Beschwerden zurück in die Praxis?

Antworten suchte ich in der Physiologie, mit der ich mich immer intensiver beschäftigte und die mich immer mehr faszinierte. Ich sammelte meine Erkenntnisse beispielsweise über Einflüsse auf die Heilung unterschiedlicher Gewebearten und trug sie schließlich für die Lehre zusammen. Mitte der 1980er Jahre begann ich, Physiologiekurse für Physiotherapeut*innen zu konzipieren. In der fachlichen Auseinandersetzung mit Kursteilnehmer*innen, deren Interesse spürbar groß war, kamen neue Fragen, neue Recherchen und neue Antworten hinzu. Eine Kursteilnehmerin war meine Kollegin Rosi Haarer-Becker, die ab 1996 bei Thieme den Programmbereich Physiotherapie übernahm. Wir beide waren uns bewusst, dass es nicht ausreicht, das gesammelte Wissen über die Bindegewebsphysiologie nur in Fortbildungskursen weiterzugeben. Wir wollten es für die Aus- und Fortbildung allen Physiotherapeut*innen zugänglich machen und planten ein Buch.

Ehrlich gesagt sind wir beide, aber ganz besonders ich, damals ziemlich blauäugig ans Werk gegangen. Was wurde schon zum Thema publiziert? Wir durchforsteten die Stände internationaler Verlage auf der Frankfurter Buchmesse. Wie konzipiert man ein Fachbuch? Wir wollten ein Werk, das den Theorie-Praxis-Transfer bietet, das also hilft, Grundlagenwissen der Bindegewebsphysiologie in die praktische Arbeit zu integrieren. Wieviel Literatur muss vor und beim Schreiben gelesen werden? Mehr als ich dachte! Fast 2 Jahre dauerte die Literaturrecherche. Wann schreibt man? In der Freizeit! Und wenn es fertig ist? Geht es von vorn los. Für die 3. Auflage, die ich gründlich überarbeitete, musste wieder neu recherchiert werden. Rosis Unterstützung hatte ich jederzeit.

Heute gehören dieses Buch sowie die anderen Bücher, die danach in der Reihe Angewandte Physiologie erschienen sind, zu meiner beruflichen Karriere, auf die ich gern zurückblicke, auf die ich stolz bin und für die ich dankbar bin. Ich hatte enorm viel Glück in meinem beruflichen Leben, hatte sehr tolle Lehrer, wie David Lamb, Dr. Walter Hinsen, Dr. James Cyriax, Dr. Anton van Gelder, Freddy Kaltenborn, Olaf Evjenth, Mariano Rocabado, Peter Lageard, Max Zusman, Prof. Dr. Rik Gosselink und noch sehr viele mehr. Daneben hatte ich das Glück – im Laufe der Zeit – sehr viele besondere Menschen auf Kongressen und Kursen kennengelernt zu haben, die mich an ihrer Erfahrung und ihrem Wissen teilhaben ließen, wie u.a. Helen Slater, Robert Elvey, Louis Gifford, David Butler, Ola Grimsby, Bob Sydemham, Karl Lewitt, Vladimir Janda, Alois Brügger, usw. Wichtige und stets unterstützende Wegbegleiter sind und waren Udo Wolf, Hans-Josef Haas, Jan Cabri, Ralf Oettmeier, Fritz und Regula Zahnd, Lasse Thue, um nur einige zu nennen. Zusammen mit meinen ehemaligen Schülern Daniel Schulz und Matthias Löber entwickelte ich das Konzept „KPM – Klinisches Patientenmanagement". Es orientiert sich an den Inhalten der „Angewandten Physiologie“ und stellt die praktische Umsetzung physiologischer Prinzipien in den Mittelpunkt. Es gab so viele Projekte und so viele Kolleg*innen, an die ich gerade denke. Alle zu nennen würde leider den Rahmen sprengen.

Ein besonderes Dankeschön gebührt meiner Lebenspartnerin Sandra, die mich viele Jahre in meinem Tun und Wirken unterstützte, auch wenn viele Stunden dieser Arbeit die gemeinsame Freizeit reduzierten. Sie inspirierte mich, mein Wissen auf Kursen den interessierten Teilnehmer*innen weiter zu vermitteln.

Nun aber wieder zurück ins Heute. Ich wünsche Ihnen viel Spaß beim Durcharbeiten des Buches und bin sicher, dass auch Sie wertvolle Antworten für die Lösung von Problemen Ihrer Patient*innen finden. Und falls sich Fragen auftun, recherchieren und forschen Sie weiter. Es macht Spaß.

Straßwalchen (A),
Dezember 2021 Frans van den Berg

Frans van den Berg

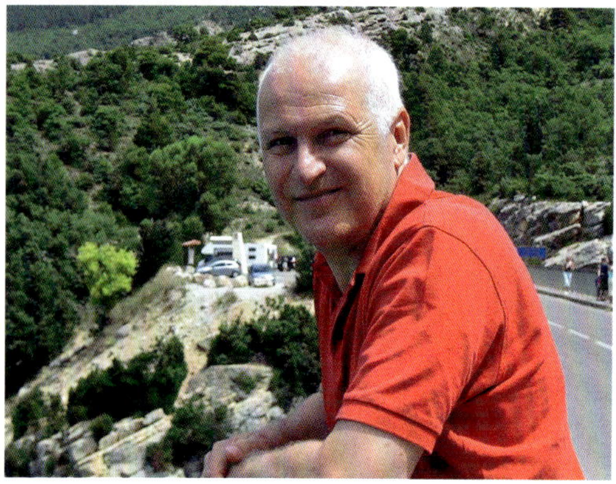

Frans van den Berg wurde am 8. Oktober 1952 in Rotterdam geboren, wo er auch seine Jugend und Studienzeit verbrachte. Nach Abschluss der Physiotherapie-Ausbildung arbeitete er in seiner Praxis für Physiotherapie in Gouda. Von Januar 1990 bis Juli 2006 lebte er in Deutschland, in der Nähe von Mainz, wo er viele Jahre eine eigene Praxis für Physiotherapie leitete. Seit Juli 2006 lebt er mit seiner Lebensgefährtin Sandra in Zell am Moos in Österreich und arbeitet in der gemeinsamen Praxis für ganzheitliche Physiotherapie.

Ausbildung:

1975–1979 Ausbildung zum Physiotherapeuten an der Akademie für Physiotherapie, Rotterdam

1979–1982 Kurse in Manueller Therapie, FAC Hamm, bei den Lehrern F. Kaltenborn, O. Evjenth, W. Hinsen

1980 Kurse in Orthopädischer Medizin, London, bei Dr. James Cyriax

1983 Weiterbildungskurs: Neurophysiologie

1984 Weiterbildungskurs: Leistungsphysiologie

1985 Weiterbildungskurs: Zahnmedizin und Physiotherapie in einer multidisziplinären Betrachtung der Dysfunktionen des Kausystems. Lehrer: Prof. Mariano Rocabado (Chile)

1988 Abschlussexamen Orthopädische Manuelle Therapie (Kaltenborn/Evjenth-Konzept), Prüfer: David Lamb (CAN), Walter Hinsen (D), Freddy Kaltenborn, Olaf Evjenth und Lasse Thue (N)

1991–1992 Weiterbildung Ernährung und Physiotherapie bei Ghislaine Heesen

1992–1993 Weiterbildung im McKenzie-Konzept bei Peter Lageard (GB)

1996 Grundkurs Manuelle Therapie – Maitland Konzept (IMTA) bei Pieter Westerhuis

1998 Kurs Neurale Mobilisation bei David Butler

2002 Kurs Problematische Schmerzpatient bei Max Zusman und Martina Moog

Beruflicher Werdegang:

1979–1980 Freier Mitarbeiter im Institut für Physiotherapie, Gouda

1980–1990 Eigene Praxis für Physiotherapie in Gouda

1980–1984 Lehrer für Massagetherapie an der Akademie für Physiotherapie, Rotterdam

1981–1990 Lehrer für Manuelle Therapie an dem Internationalen Seminar für Orthopädische Medizin/Manuelle Therapie (ISOMT)

1990–1992 Gastlehrer an der Vrije Universiteit Brussel, Weiterbildungsprogramm in Manueller Therapie für Physiotherapeuten und Ärzte

1990–1995 Clinical Instructor – Orthopaedic Manual Therapy an der ISOMT

1995 Unterricht an der Oakland University, USA, Manuelle Therapie und Bindegewebsphysiologie

seit 1995 Senior Instruktor Orthopädische Manuelle Therapie

1997–2001 Freier Mitarbeiter in der Praxis für Physiotherapie und Manuelle Therapie – William Kuster in Grünstadt

2001–2006 Inhaber einer Praxis für ganzheitliche Physiotherapie in Mainz

2001–2006 Lehrauftrag Studiengang Physiotherapie an der Philips-Universität in Marburg, Unterrichtsbereiche: Angewandte Physiologie, Manuelle Therapie, Kiefergelenksbehandlung

Mai 2003 Gründer und Lehrer der Internationalen Akademie für Osteopathische und Manuelle Therapie (IAOMT) – Kursreihe KPM - Klinisches Patientenmanagement®

Seit vielen Jahren Vortragender auf nationalen und internationalen Kongressen.

Hobbys: Reisen, Schlittschuhlaufen, Skifahren, Wandern – und dem Klischee entsprechend mittlerweile in einem Alter: Golf spielen.

Seit langer Zeit ist es ihm ein großes Anliegen, Physiotherapeuten von der Notwendigkeit zu überzeugen, sich kontinuierlich mit den Inhalten der Grundlagenfächer der Physiotherapie – Anatomie und Physiologie – auseinanderzusetzen.

Zudem möchte er die Physiotherapeuten dazu ermutigen, sich hinsichtlich Untersuchung und Behandlung der Patienten nicht auf die alleinige Beurteilung des Bewegungsapparates zu beschränken.

Jan Cabri

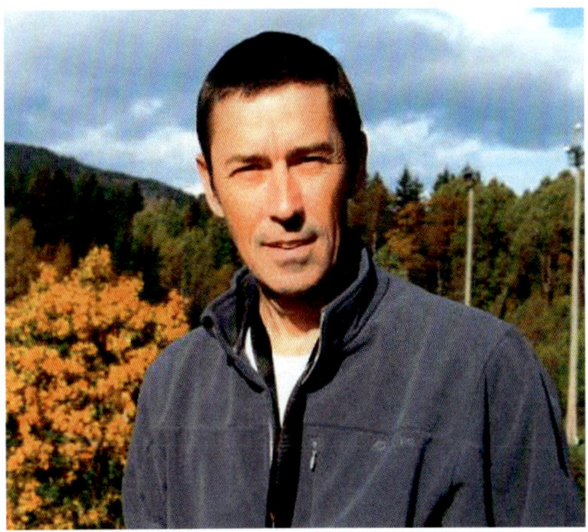

Ich bin am 28. Juli 1959 in Brüssel, Belgien, geboren. Zurzeit lebe ich mit meiner Frau Catherine Hutsemékers und unseren Töchtern Charlotte und Manon in Estoril (Portugal) und arbeite an der Norwegian School of Sport Sciences in Oslo (Norwegen).

Ausbildung:

1981	Graduiert in Physikalischer Therapie (bachelor degree) am Institut für Physical Education in Dilbeek, Belgien
1983	Master of Science in Motor Rehabilitation und Physical Therapy, Abschluss an der Freien Universität Brüssel (VUB), Belgien
1989	Ph.D. in Motor Rehabilitation und Physical Therapy, Abschluss an der Freien Universität Brüssel (VUB), Belgien

Beruflicher Werdegang:

1981	Praktikum in der Physiotherapie
1984	Research Associate am Department for Human Anatomy der Freien Universität Brüssel für Forschungsprojekte in Isokinetik, Dynamometrie und kinesiologischer Elektromyografie
1985 – 1991	Assistent Anatomie am Faculty for Physical Education and Physical Therapy an der Freien Universität Brüssel
1991	Associate Professor an der Abteilung für Humanphysiologie und Sportmedizin, Freie Universität Brüssel
1996 – 2009	Associate Professor am Faculty of Human Kinetics, Technische Universität Lissabon, Portugal
2009	Professor in Biomechanics an The Norwegian School of Sport Sciences in Oslo
zurzeit:	Abteilungsleiter, Department of Physical Performance, the Norwegian School of Sport Sciences, Oslo und Invited Professor, Høgskole i Oslo, Abteilung Physiotherapie.

Inhaltsverzeichnis

1 Grundlagen der Bindegewebsphysiologie

In der Physiotherapie spielt die Behandlung des Bewegungsapparates häufig eine zentrale Rolle. Strukturen, die untersucht und behandelt werden, bestehen zum größten Teil aus Bindegewebe. Abb. 1.**1** zeigt eine Übersicht über die verschiedenen Bindegewebsarten unseres Körpers mit den physiotherapeutischen Behandlungsmöglichkeiten.

Die Bindegewebsart, die traditionell im primären Fokus der physiotherapeutische Behandlung liegt, ist das straffe faserige Bindegewebe, bei dem man eine ungeformte und geformte Variante unterscheidet. Man sollte sich aber immer bewusst sein, dass es fast nie möglich ist, nur ein Gewebe zu behandeln bzw. zu beeinflussen. In den meisten Fällen werden immer gleichzeitig mehrere Gewebe mit (therapeutischen) Reizen konfrontiert.

Abb. 1.**2** verdeutlicht die Unterschiede zwischen ungeformtem (Abb. 1.**2**, **a**) und geformtem straffen (Abb. 1.**2**, **b**) Bindegewebe.

Beim *geformten straffen Bindegewebe* weisen die kollagenen Fasern einen mehr oder weniger parallelen Verlauf auf. Dieser Faserverlauf entsteht, wenn Gewebe immer wieder auf die gleiche Weise und vor allem in die gleiche Richtung belastet wird. Dies trifft auf Strukturen wie Sehnen, Bänder und Aponeurosen zu. Diese Strukturen sind schlecht durchblutet und werden nach Verletzungen primär mit Friktionen und anderen durchblutungsfördernden Maßnahmen behandelt, um die Wundheilung zu optimieren.

In *ungeformtem Bindegewebe* verlaufen die kollagenen Fasern in unterschiedlichen Richtungen. Es kommt folglich in Strukturen vor, die in unterschiedlichen Richtungen belastet werden. Durch die unterschiedlich verlaufenden Fasern entstehen kollagene Netzwerke, die sich während Belastung entfalten und so Mobilität erzeugen können. Dies trifft auf Strukturen wie Gelenkkapseln und Faszien sowie auf das intramuskuläre und intraneurale Bindegewebe zu. Innerhalb dieses Netzwerks entstehen unter pathologischen Bedingungen (z. B. Immobilisationen) Verbindungen, pathologische Crosslinks, wodurch die normale Entfaltbarkeit der Struktur und ihre Mobilität verlorengehen (Abb. 1.**3**). Physiotherapeutisch werden diese Strukturen mit Mobilisations- bzw. Dehnungstechniken behandelt. Durch Mobilisationstechniken werden die Bindegewebszellen (Fibroblasten) zu einer verstärkten Freisetzung des Enzyms Kollagenase stimuliert. Dieses Enzym ist in der Lage, Crosslinks abzubauen (Carano et al. 1996).

Das hyaline Knorpelgewebe, das sich innerhalb synovialer Gelenke als Gelenkknorpel befindet, wird nach einer Schädigung oder bei Degeneration mit rhythmischer Druckbe- und -entlastung behandelt, um die physiologischen Regenerationsprozesse zu stimulieren. Die Bandscheibe, die aus kollagenfasrigem Knorpelgewebe aufgebaut ist, benötigt für den Nukleus und den Anulus unterschiedliche Behandlungsansätze. So braucht der Nukleus einen regelmäßigen Wechsel von axialer Druckbe- und -entlastung, der Anulus dagegen einen regelmäßigen Wechsel von Zugbe- und -entlastung, der während der Bewegungen in der Wirbelsäule entsteht.

Auch das Knochengewebe ist Bindegewebe und braucht ebenfalls die für dieses Gewebe spezifischen physiologischen Belastungsreize, um Funktion und Stabilität beizubehalten. Dabei handelt es sich vor allem um Druckbelastungen. Das bedeutet, dass alle zulässigen physiotherapeutischen Maßnahmen, bei denen der Knochen mit einer Druckbelastung konfrontiert wird, den Knochen und die Knochenzellen informieren und zu Aktivität stimulieren. Genauer gesagt ist es so, dass die Druckbelastungen, die auf den Knochen einwirken, im kollagenen Netzwerk Zugbelastungen auslösen.

Interessanterweise ist das Hauptindikationsgebiet der Physiotherapie – die Behandlung von Bindegewebsstrukturen nach einer Verletzung – nach Verletzungen des Knochens verboten. So lernt man in der Physiotherapieausbildung, dass Verletzungen eines Knochens (Fraktur) im Behandlungsgebiet eine absolute Kontraindikation darstellen. Es ist aber nachvollziehbar, dass auch ein Knochen während seiner Heilung physiologische Belastungsreize braucht (s. auch Kap. 2.1).

Embryonales und retikuläres Bindegewebe, Fettgewebe, lockeres und elastisches Bindegewebe sowie Zahnbein und Zahnzement können durch Physiotherapie nicht spezifisch beeinflusst werden.

Warum aber bei den anderen oben genannten Bindegewebsstrukturen die genannten physiotherapeutischen Maßnahmen wichtig sind, um die physiologischen Funktionen zu verbessern bzw. nach einer Schädigung wiederherzustellen, erklärt

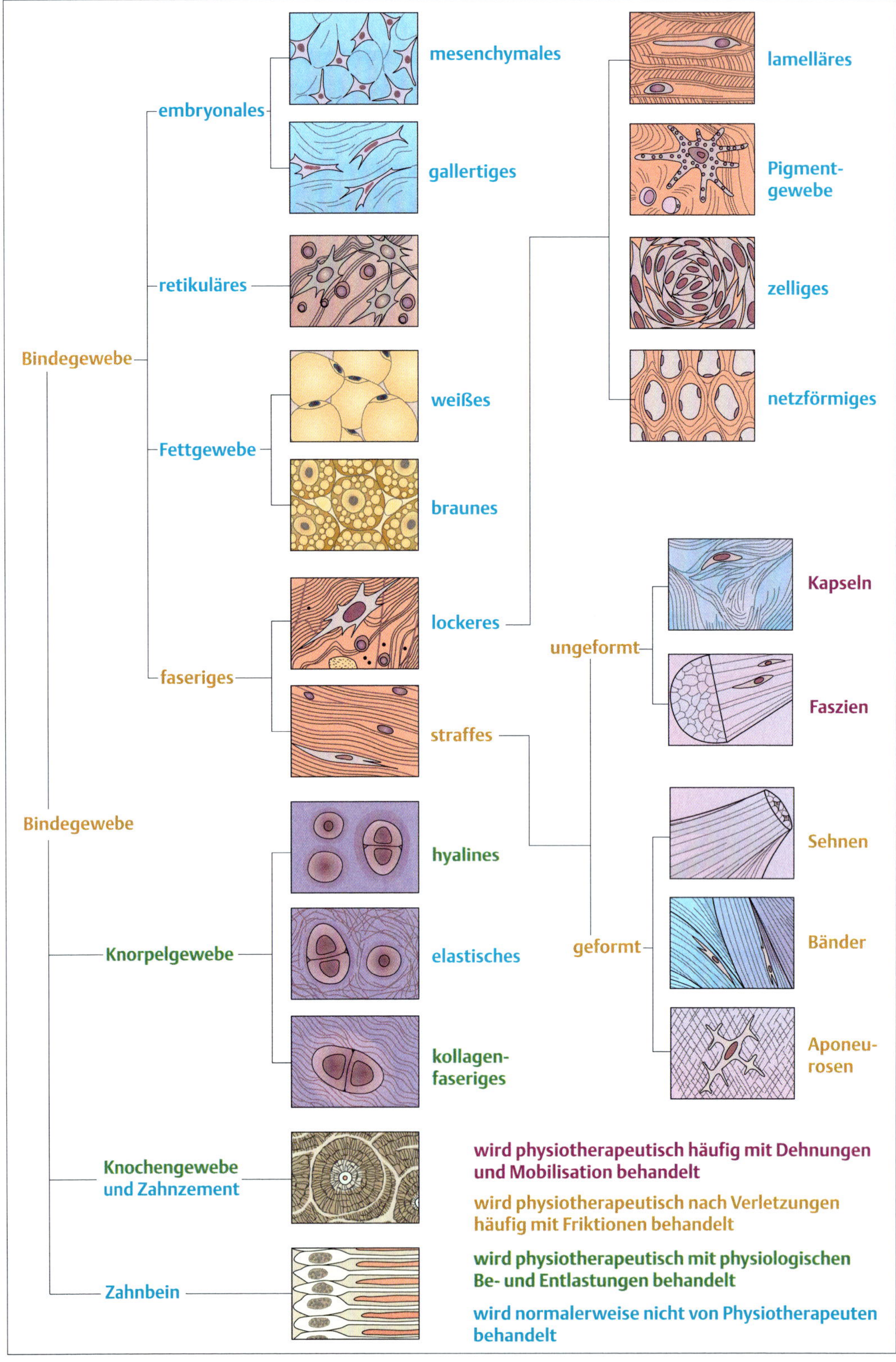
Bindegewebe
embryonales
mesenchymales
gallertiges
retikuläres
Fettgewebe
weißes
braunes
faseriges
lockeres
lamelläres
Pigment-
gewebe
zelliges
netzförmiges
straffes
ungeformt
Kapseln
Faszien
geformt
Sehnen
Bänder
Aponeu-
rosen
Bindegewebe
Knorpelgewebe
hyalines
elastisches
kollagen-
faseriges
Knochengewebe
und Zahnzement
Zahnbein
wird physiotherapeutisch häufig mit Dehnungen
und Mobilisation behandelt
wird physiotherapeutisch nach Verletzungen
häufig mit Friktionen behandelt
wird physiotherapeutisch mit physiologischen
Be- und Entlastungen behandelt
wird normalerweise nicht von Physiotherapeuten
behandelt

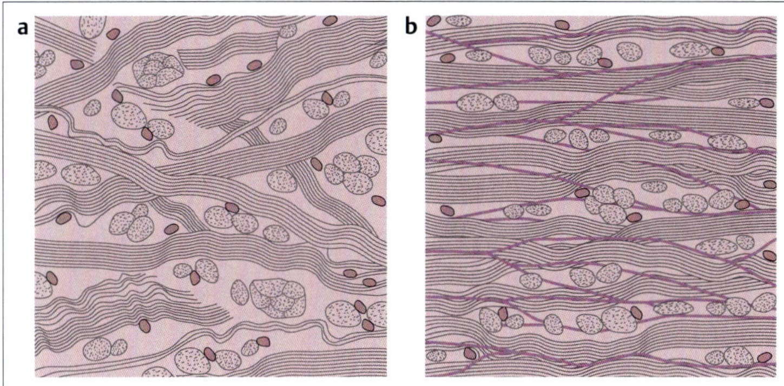

Abb. 1.**2** Straffes Bindegewebe. **a** ungeformtes straffes Bindegewebe, z. B. in der Gelenkkapsel. **b** geformtes straffes Bindegewebe, z. B. in Sehnen.

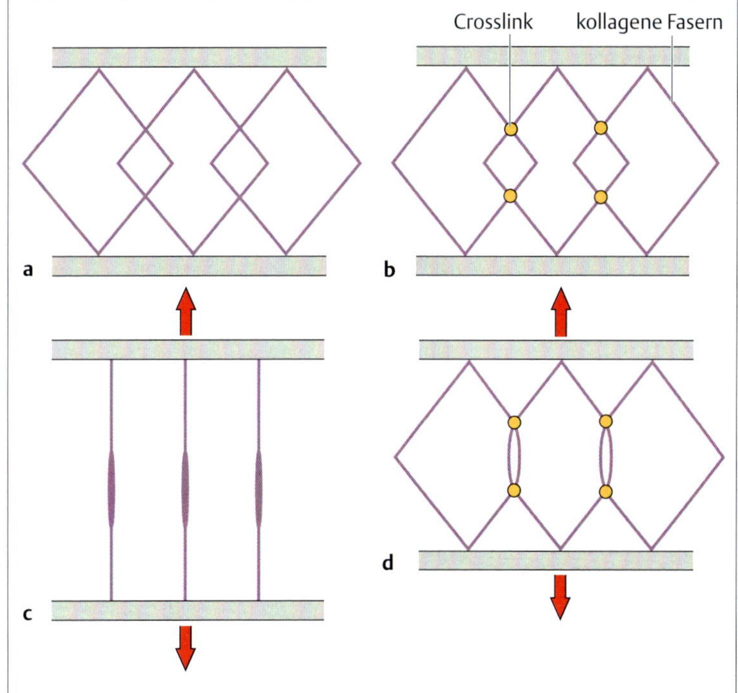

Abb. 1.**3** Entfaltbarkeit des kollagenen Netzwerks und Crosslinks.

sich aus der speziellen Zusammensetzung der Bindegewebsbestandteile und den physiologischen Abläufen innerhalb ihrer Mikrostruktur. Diese Abläufe müssen Physiotherapeuten verstehen, um zu erkennen, welche Maßnahmen zur Behandlung eines Gewebes eingesetzt werden müssen, wie diese Maßnahmen wirken und was zu beachten ist, damit sie zu einem Behandlungserfolg führen.

◀ Abb. 1.**1** Übersicht über die Bindegewebsarten unseres Körpers mit den hauptsächlichen physiotherapeutischen Behandlungsmöglichkeiten.

Bevor ich im zweiten Kapitel auf jede der einzelnen Strukturen eingehe, möchte ich die allgemeinen physiologischen Abläufe im Bindegewebe beschreiben, auf deren Grundlage die jeweils spezifischen Probleme der einzelnen Strukturen verständlich werden.

Das Bindegewebe besteht aus *Zellen* und extrazellulären Bestandteilen, der *Matrix* (Abb. 1.**4**). Diese bilden zusammen mit den Kapillaren eine Trias, die Grundlage aller mehrzelligen Organismen ist. Über die *Kapillaren* gelangt sauer- und nährstoffreiches Blut in das Bindegewebe. Die Bindegewebszellen erhalten also ihre Nährstoffe sowie

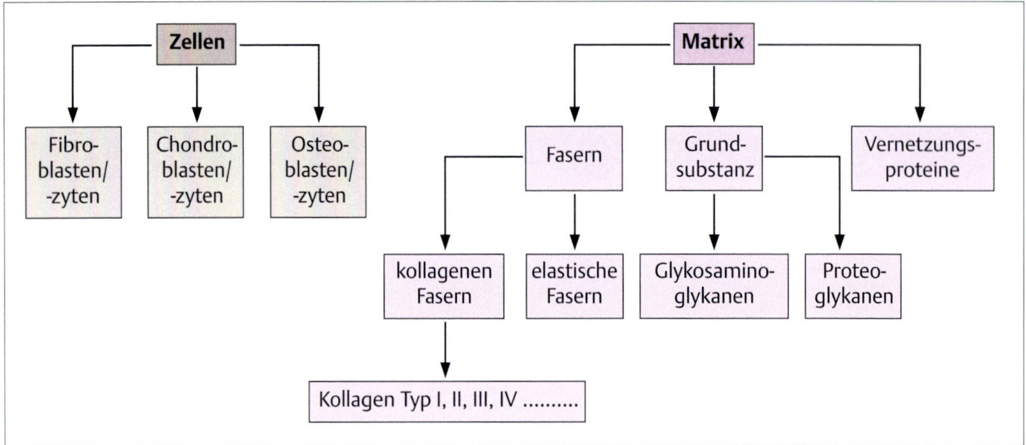

Abb. 1.**4** Die verschiedene Komponente eines Bindegewebes.

den Sauerstoff über die Matrix. Diese bildet, zusammen mit der Gefäßwand, ein Sieb, das darüber entscheidet, welche Stoffe zur Zelle gelangen und welche nicht. Die Zellen können die so zu ihnen gelangenden Stoffe aufnehmen und weiter verwenden.

Die von der Zelle produzierte Matrix schützt die Zellmembran und sie selbst gegen mechanische Belastungen. Die Evolutionstheorie lehrt uns, dass Leben auf diesem Planeten im Wasser entstand, zunächst mit Einzellern. Diese Zellen, selbst mit Wasser gefüllt, befanden sich in einem wässrigen Milieu. Das hatte zur Folge, dass auf die Zelle bzw. auf die Zellmembran kaum mechanische Belastungen einwirkten. Nachdem dann später Mehrzeller und in der weiteren Entwicklung Gewebe entstanden, wurde die Zelle mit mechanischen Belastungen konfrontiert. Dies stellte eine Bedrohung für sie dar. Vielleicht war der Grund für das Entstehen der extrazellulären Matrix, dass so die Zelle vor mechanischer Belastung und damit einer möglichen Schädigung geschützt war. Die Bindegewebszellen stammen embryonal alle von der Mesenchymzelle ab, die sich nach Bedarf zu einer spezifischen Bindegewebszelle entwickelt. Zu welcher Bindegewebszelle sie sich entwickelt, ist sicherlich von vielen Faktoren abhängig wie u. a. von der Art der mechanischen Belastung, mit der die Zelle konfrontiert wird, und von der Sauerstoffversorgung im Gewebe (Abb. 1.**5**).

Wird eine Zelle immer wieder mit Zug belastet, wird sie eine Matrix produzieren, die reich an Komponenten ist, die gegen Zugbelastungen schützen. Diese Zelle wird primär Fasern produzieren, vor allem kollagene Fasern des Typs I. Diese sind die dicksten und damit stabilsten kollagenen Fasern, die die Zelle bilden kann. In einer Sehne z. B. beträgt der Gehalt an Kollagen Typ I ca. 97 %. Dazu kommen ca. 1 – 2 % elastische Fasern und nur ca. 0,5 – 1 % Grundsubstanz. Die Funktion der Grundsubstanz in der Sehne ist eine Reduktion der Reibung zwischen kollagenen Fasern während der Be- und Entlastung und sie ermöglicht Diffusions- und Osmoseprozesse, die für die Ernährung vorhandener Zellen nötig sind.

Wird eine Zelle primär mit Druck belastet, wird sie überwiegend Grundsubstanz produzieren. Grundsubstanz ist durch ihre extrem hohe Wasserbindungsfähigkeit in der Lage, Druckbelastungen zu absorbieren. Im Nucleus pulposus der Bandscheibe beispielsweise beträgt der Grundsubstanzgehalt und das daran gebundene Wasser ca. 98 %. Dazu kommt ca. 1 – 2 % Kollagen Typ II, das primär die Aufgabe hat, die Grundsubstanz zusammenzuhalten und zu stabilisieren.

Die Situation im Gelenkknorpel und im Nucleus pulposus der Bandscheibe lässt sich mit einer PET-Flasche vergleichen. Leer oder nur gering gefüllt lässt sich die Flasche leicht zusammendrücken, bis zum Rand gefüllt ist sie dagegen stabil und kaum verformbar.

Exkurs: Zellmembran. Die Zellmembran besteht aus einer Doppelreihe von Phospholipiden. Diese Moleküle haben polare Anteile, die Phosphatköpfe, die entweder positiv oder negativ geladen sein können. Dieser Teil des Moleküls ist in der Lage, Wasser und alle in Wasser löslichen Bestandteile zu binden. Wir nennen diese Eigenschaft *hydrophil.* Die Lipidanteile des Moleküls dagegen sind unpolar und können sich daher nur an Öl oder in Öl lösliche Substanzen binden. Sie sind *hydrophob* und dienen damit als Isolatoren. Auf diese Weise wäre die Zellmembran durch ihre Lipidanteile eine reine nichtpermeable Wand. Das würde bedeuten,

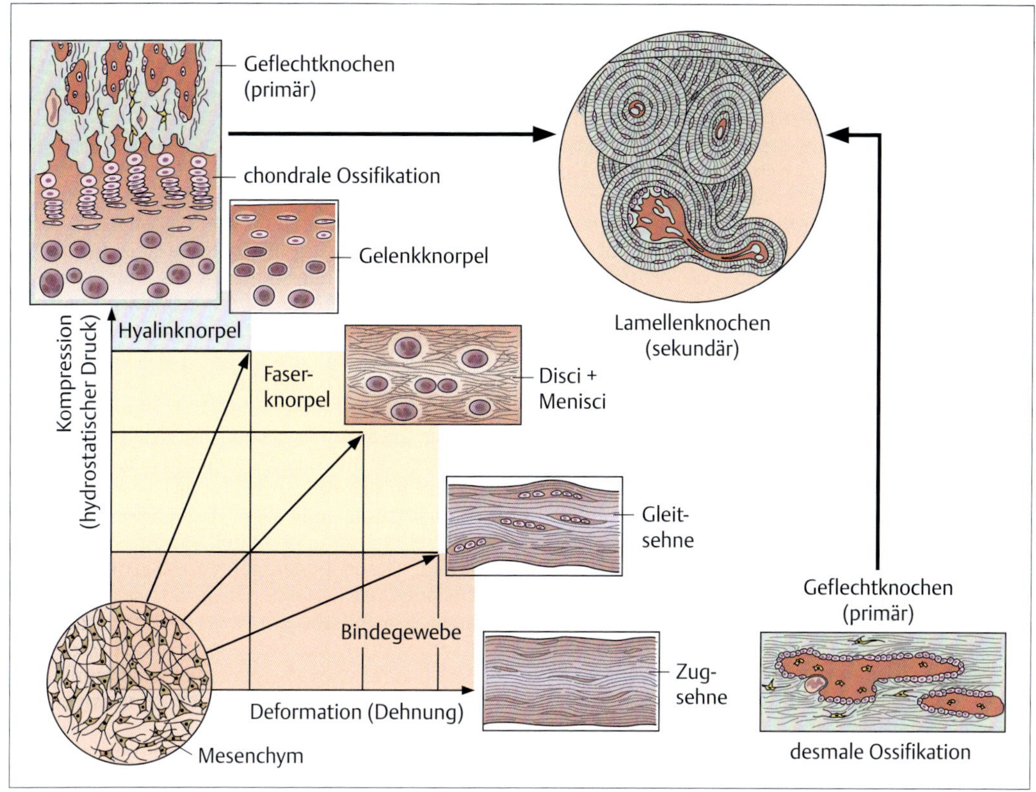

Abb. 1.5 Kausale Histogenese der Stützgewebe nach der Theorie von Pauwels.

dass die Zelle z. B. keine Nährstoffe aus der Umgebung aufnehmen und auch keine Abfallprodukte abgeben könnte. Damit die Zelle aber mit der Umgebung Stoffe austauschen kann, sind in die Zellmembran integrale Membranproteine (IMP) eingelassen.

Die IMP sind Proteine, die aus hydrophilen (im Phosphatkopfbereich) und hydrophoben (im Lipidbereich) Aminosäuren bestehen. Auf diese Weise können sie sich mit der Zellmembran verbinden und diese stabilisieren. Bei den IMP unterscheidet man zwischen Rezeptor- und Effektorproteinen. Die Rezeptorproteine sind vergleichbar mit unseren Sinnesorganen und registrieren Veränderungen in der Umgebung der Zelle (nach außen gerichtete Rezeptoren) und im Inneren der Zelle (nach innen gerichtete Rezeptoren).

Wenn ein Molekül mit Umweltsignalwirkung an einen Rezeptor bindet (Schlüssel-Schloss-Prinzip), verändert sich die elektrische Ladung des Rezeptors. Dies führt zu einer Formveränderungen des Moleküls im Rückgratbereich (= Lipidbereich), wodurch der Rezeptor aktiviert wird. Für jedes Umweltsignal gibt es einen spezifischen Rezeptor. So gibt es Rezeptoren, die auf Histamin, Insulin, Östrogene usw. reagieren. Es gibt auch Rezeptoren, die auf Licht, Radiowellen, Klänge usw. reagieren. Wenn z. B. eine „Antenne" des Rezeptors mit einer Schwingung im Gewebe in Resonanz kommt, wird auch der Rezeptor aktiviert (Tsong 1989). Damit dienen die Rezeptoren als Wahrnehmungssystem für Umweltsignale für die Zelle. Damit die Zelle auf Reize aus der Umwelt reagieren kann, braucht sie Effektorproteine. Die Wechselwirkung zwischen Rezeptor- und Effektorproteinen wird Signalübertragung oder Signaltransduktion genannt. Bei den Effektorproteinen unterscheidet man Kanalproteine, Zytoskelettproteine und Enzyme.

Wird ein Kanalprotein aktiviert, verändert es seine Form. Es entsteht eine Öffnung, durch die sich Stoffe von außen nach innen oder umgekehrt bewegen können. So entstehen z. B. die Natrium- und Kaliumkanäle. Durch den regen Austausch von Kalium- und Natriumionen werden das Zellinnere negativ und das Zelläußere positiv geladen.

Zytoskelettproteine regulieren die Gestalt und die Beweglichkeit der Zelle. Die Enzyme dagegen sind in der Lage, Moleküle zu binden oder zu trennen.

Über die Effektorproteine werden z. B. auch die Gene aktiviert. Das heißt, Gene können sich nicht selbst aktivieren, wie man lange dachte, sondern sie werden durch Umweltsignale über die Effektorproteine aktiviert. Durch dieses System kann die Zelle dynamisch auf Veränderungen ihrer Umgebung reagieren. Die IMP (wovon es in jeder Zellmembran Hunderttausende gibt) bilden auf diese Weise die *zelluläre Intelligenz*. Das Verhalten der Zelle wird natürlich nicht durch die Aktivität von einzelnen Rezeptoren, sondern vom Zusammenspiel zwischen allen bzw. mehreren Rezeptoren bestimmt.

Je mehr IMP pro Zellmembran vorhanden sind, desto effektiver und genauer kann die Zelle auf Umweltsignale reagieren. In den ersten 3 Milliarden Jahren gab es auf dieser Erde nur Einzeller, die immer größer wurden und immer mehr IMP einlagern konnten. Irgendwann war die Dehnbarkeitsgrenze der Zellmembran erreicht und es entstanden Mehrzeller. Dies führte dazu, dass die verschiedenen Zellen anfingen, sich auf eine bestimmte Funktion zu spezialisieren. So entstanden dann die Organe, das Nervensystem, Muskelgewebe usw.

Die Zellmembran ist durch die parallel verlaufenden Phospholipidmoleküle ein Flüssigkristall, vergleichbar mit Flüssigkristallen wie z. B. in Plasmabildschirmen. In der flüssigkristallinen Struktur dienen die IMP als Tore und Kanäle. Durch diesen Aufbau gleicht die Zellmembran einem Silikonchip der Computertechnologie.

Über den Vergleich der Zelle mit einem Computer schreibt Lipton in „Die Intelligente Zelle“:

„Die erste große Erkenntnis bei diesem Vergleich ist, dass die Zelle, sowie der Computer programmierbar sind. Die zweite Erkenntnis ist, dass der Programmierer außerhalb des Computers bzw. die Zelle sitzt. Hierdurch stehen Genaktivität und biologisches Verhalten in dynamischer Beziehung zu den Informationen aus der Umgebung, die in die Zelle heruntergeladen werden. Der Nukleus ist damit vergleichbar mit einer Festplatte, auf die die DNS-Programme für die Produktion von Proteinen (Doppelhelix-Speicher) gespeichert sind.“ (Lipton 2007, S. 90) Und weiter:

„Sie können in Ihren Computer ein Speichermedium mit einer Vielzahl von Programmen zur Textverarbeitung, Bildbearbeitung etc. einlegen. Nachdem Sie diese Programme in Ihren Computer geladen haben, können Sie das Speichermedium wieder aus dem Computer entfernen, ohne die Programme dadurch zu beeinträchtigen. Wenn man den Dopplhelix-Speicher aus der Zelle entfernt, indem man den Zellkern herausnimmt, arbeitet der zelluläre Proteinapparat weiter, weil die Information zur Erzeugung dieses Proteinapparates bereits heruntergeladen ist. Entnukleierte Zellen bekommen erst dann Probleme, wenn sie die Gen-Programme brauchen, um alte Proteine zu ersetzen oder andere Proteine zu erzeugen.“ (Lipton 2007, S. 90)

Und: „Der Nukleus mit seinen Genen programmiert nicht die Zelle, sondern die Daten werden durch die Rezeptoren in die Zelle bzw. Computer eingegeben. Die Rezeptoren entsprechen also der Tastatur der Zelle. Sie lösen einen Reiz auf die Effektorrezeptoren der Membran aus, den Prozessor. Die Prozessor-Proteine setzen die Umweltinformation dann in das Verhalten des Organismus um.“ (Lipton 2007, S. 90)

Diese Zitate sollen eine Vorstellung von der Komplexität und Bedeutung der Zellmembran für unseren Organismus geben. Und wir lernen, dass alle Reize, die auf die Zellmembran einwirken, eine Reaktion in der Zelle auslösen. In der Biologie hat man sich primär mit allen möglichen Stoffen, die an die Zellmembran gekoppelt werden können, beschäftigt. Lipton beschreibt nun, dass auch Reize wie Klänge usw. Reaktionen in der Zelle auslösen können. Wir müssen uns sicher vom traditionellen Denken auch in der Biologie verabschieden. Aus diesem Grund wird im Folgenden auch auf Phänomene z. B. aus der Quantenphysik eingegangen.

Grundlagen der traditionellen Biologie. Traditionell ist die Biologie auf das Newton'sche Weltmodell ausgerichtet, das rein materiell orientiert ist. Es wird in Materie gedacht und nicht wie in der Quantenphysik in Energie. Die Biologie beschäftigt sich u. a. mit Materie wie Gewebe, Organe, Zellen, Botenstoffe, Toxine, Hormone usw. Man geht davon aus, dass strukturelle Veränderungen der Materie für die Phänomene Gesundheit und Krankheit verantwortlich sind. Bereits Hippokrates (460 – 397 v. Chr.) hat schon gesagt: „Gesundheit ist die Harmonie der Lebensvorgänge und Krankheit deren Störung“.

In der Quantenphysik geht man von energetischen Veränderungen im Körper als Verursacher von Gesundheit und Krankheit aus.

In der Biologie und damit auch in der Medizin wird jedoch gelehrt, den Menschen als eine physische „Maschine“ zu sehen, die nach den Newton-Prinzipien funktioniert.

Gesundheit und Krankheit werden mit Veränderungen im Gewebe, in Botenstoffen, Hormonen, Nährstoffen usw. in Verbindung gebracht. Die Forschung beschäftigt sich mit der Analyse von Zellen, Zellorganellen, biochemischen Prozesse usw. Fehlt z. B. eine Substanz in einem biochemischen Prozess, wird sie dem Körper als Medikament zugeführt. Das Problem ist aber, dass sehr viele Substanzen in unserem Körper auf unterschiedliche Gewebe eine sehr unterschiedliche Wirkung ausüben. So wirkt z. B. ein Histaminhemmer auf die peripheren Gefäße entzündungshemmend (was bei einer allergischen Reaktion sinnvoll sein kann), im Gehirn dagegen hemmt es die Aktivität der Hirnzellen. Daraus resultieren „Nebenwirkungen" wie z. B. eine verminderte Konzentrations- und Wahrnehmungsfähigkeit durch Antihistaminika. Das gilt natürlich für sehr viele Stoffe, die man als Medikament einsetzt.

So stellten Null et al. (2003) in ihrer Untersuchung fest, dass die offizielle Statistik der letzten 10 Jahre zeigt, dass die durch ärztliche Behandlungen (Medikamente) verursachten Krankheiten in den USA die häufigste Todesursache waren, die jedes Jahr mehr als 300 000 Menschen das Leben kostet. Drei Jahren zuvor gab Starfield (2000) an, dass durch die schädliche Wirkung der Medikamente ca. 120 000 Menschen pro Jahr in den USA starben. Es war damals die dritthäufigste Todesursache in den USA.

Auch ich habe mich in diesem Buch primär auf die traditionelle (biologische) Betrachtungsweise des Menschen beschränkt. Deshalb werden die verschiedenen Gewebe mit ihren Zellen, die Matrixkomponenten und ihre Reaktionen in physiologischen und pathophysiologischen Situationen ausführlich beschrieben. Unsere physiotherapeutischen Behandlungstechniken sind in der Regel an diese traditionelle Betrachtungsweise des Menschen gebunden. Gleichzeitig möchte ich aber mein Augenmerk auch auf mögliche andere Wirkmechanismen, Erklärungsmodelle und Weiterentwicklungen unserer Wissenschaft richten und diese den Leserinnen und Lesern nicht vorenthalten.

So gibt es Menschen, die schon seit längerer Zeit die Bedeutung der Quantenphysik in der Biologie und damit auch in der Medizin hervorheben. Die Quantenphysik und andere Erklärungsmodelle öffnen möglicherweise neue Wege in der Biologie, der Medizin und der Physiotherapie, wodurch sich unser Denken und Handeln in der Zukunft eventuell gravierend verändern wird und wahrscheinlich auch muss.

Exkurs: Quantenphysik und mehr. Lassen Sie mich diesen Exkurs zunächst begründen. Ich denke, dass wir zukünftig *die* Erklärungsmodelle für die Physiotherapie in den oben genannten Gebieten finden werden. Die Zusammenhänge sind kompliziert und zeigen die Komplexität unseres Körpers in seiner permanenten Wechselbeziehung zur Umwelt. Zu dieser Umwelt gehören auch wir als Menschen und Therapeuten und ebenso die physiotherapeutischen Reize, die wir setzen. Daher lohnt sich die Auseinandersetzung mit diesen Inhalten gerade auch für uns Physiotherapeuten sehr.

Viele Grundlagen und Prinzipien der Naturwissenschaften und der Medizin werden auch in der Physiotherapie genutzt, um unser Handeln zu erklären. Heute reichen diese Grundlagen zur Erklärung häufig nicht mehr aus, wir müssen deshalb weiter- und teilweise auch umdenken. Die Quantenphysik zweifelt an, ob es überhaupt Materie gibt. Sie postuliert, dass Materie und Energie eins seien. In der Physik ging man ursprünglich davon aus, dass das Atom die kleinste Einheit des Universums sei. Später entdeckte man, dass Atome aus kleineren subatomaren Teilchen (Elektronen, Protonen, Neutronen) bestehen. Die Quantenphysik entdeckte dann, dass Atome aus Energiewirbeln bestehen, die sich ständig drehen und schwingen. Jedes Atom kann man mit einem taumelnden Kreisel vergleichen, der Energie abstrahlt. Jedes Atom hat sein eigenes typisches Energie- bzw. Schwingungsmuster. Demzufolge hat auch jedes Molekül und letztendlich jeder Mensch ein eigenes typisches Energiemuster. Die Struktur eines Atoms besteht aus einer Anzahl unendlich kleiner Wirbel, die Quarks und Photonen genannt werden. Atome bestehen damit aus unsichtbarer Energie und nicht aus greifbarer Materie. Wobei allerdings die Frage offen bleibt, ob es nur Energie gibt oder ob es nicht doch eine minimale Menge Materie gibt, die in Schwingung gebracht wird.

Die physische Eigenschaft eines Atoms wird in Masse (Gewicht) ausgedrückt. Das Spannungspotenzial eines Atoms wird in Wellenlänge/Energie angegeben.

So hat Albert Einstein die Formel $E = m \times c^2$ aufgestellt; Energie = Materie × Lichtgeschwindigkeit zum Quadrat.

Auch manche feste Regel der Chemie gab Anlass zum Umdenken. So experimentierte Anfang der 1950er Jahre Belusow (Weilenmann 2000) in Russland mit Reaktionen, die gewisse Aspekte des Krebszyklus' zeigten. Er verwendete Zitronensäure, schwefelige Säure, Kalziumbromat und als Katalysator Zirkonium-Ionen. Zu seiner Überraschung begann die Lösung zu oszillieren und wechselte regelmäßig ihre Farbe von gelb zu farblos. Man ging damals davon aus, dass eine chemische Reaktion so schnell wie möglich versucht, eine Gleichgewichtssituation zu erreichen, was dem zweiten Hauptsatz der Thermodynamik entspricht. Dieser besagt, dass eine Reaktion immer in diejenige Richtung abläuft, bei der sich die Entropie (Unordnung) vergrößert. Eine oszillierende Reaktion, bei der z. B. die Farbe regelmäßig wechselt, passt nicht in dieses Bild. Das beschriebene Phänomen erhielt den Namen Belusow-Shabotinski-Reaktion. Ilya Progogine (Weilenmann 2000) weist darauf hin, dass die anhand eines geschlossenen Systems gewonnene Idee, dass Zufuhr von Energie zu Unordnung führt, nicht auf offene Systeme übertragen werden kann. Sie betonte weiterhin, dass, ausgehend von der Belusow-Shabotinski-Reaktion, viele Systeme, bei denen man regelmäßig Energie zuführt, plötzlich hoch geordnete Strukturen bilden können. Weil sich diese Reaktionen schlagartig über das ganze System ausbreiten, nennt man sie *dissipativ.*

Merkmale dissipativer Systeme sind:
- Sie befinden sich weit weg vom möglichen Gleichgewichtszustand.
- Auf- und Abbau von Ordnung sind nicht umkehrbar (also irreversibel).
- Sie benötigen eine regelmäßige Zufuhr von passender Energie, weil sonst die Strukturen zusammenfallen.
- Die Entropieproduktion (abgegebene Wärme pro Zeiteinheit) nimmt bei der Umwandlung in einen höher geordneten Zustand zu. Das bedeutet, je mehr Ordnung aufgebaut wird, desto schneller entstehen weitere Strukturen. Ordnung dient damit als Katalysator im Prozess zur höheren Ordnung.

1968 veröffentlichte Fröhlich einige Untersuchungen, bei denen er in einer Schicht unterhalb der Zellmembran kohärente Dipolwellen (Fröhlich-Wellen) gefunden hatte. Er beschrieb, dass die Ausrichtung dieser Dipole einen Kontroll- bzw. Ordnungsparameter in biologischen Prozessen darstellt. Seiner Meinung nach kann diese Quantenkohärenz unterhalb der Zellmembran sich über mehrere Zentimeter ausdehnen (Dipolaufreihung).

Hamaroff brachte 1974 (Weilenmann 2000) als möglichen Ursprung der Fröhlich-Wellen die Mikrotubuli der Zelle ins Gespräch. Die Mikrotubuli haben eine passende Größenordnung, um als holografische Biocomputer Quanteneffekte zu beheimaten. Änderungen der Dipoldichte in der Umwelt verursachen eine Veränderung des Quantenzustandes der Mikrotubuli. Mikrotubuli sind in allen Zellen vorhanden. Es sind sehr kleine Eiweißröhrchen mit einem Durchmesser von ca. 25 Millionstel Millimeter und einer Länge, die von einigen Nanometer bis hin zu mehreren Millimeter variieren kann. Sie sind aus 13 parallel verlaufenden Strängen des Proteins Tubulin aufgebaut.

Die Mikrotubuli spielen eine Rolle bei
- der Organisation des Zellskeletts,
- der Formgestaltung und Bewegung in der Zelle,
- der Kontrolle der Zellteilung,
- der Kommunikation mit Nachbarzellen,
- dem Stofftransport von Proteinen und Plasma in die Zelle.

Hameroff (Held 2001) untersuchte Einzeller, bei denen er nachweisen konnte, dass sie, obwohl sie keine Neuronen und Synapsen haben, trotzdem primitive sensorische Fähigkeiten und Lernleistungen besitzen. Dillon (Held 2001) zeigte, dass Ratten, die in einer reizarmen Umgebung aufwachsen, weniger Mikrotubuli besitzen als diejenigen, die in einer stimulierenden Umgebung aufwachsen.

Der Physiker Del Giudice geht 1988 (Held 2001) mit seiner Hypothese zur optischen Leitungsfähigkeit der Mikrotubuli (die von Hameroff beschrieben wurde) sogar weiter und sagt, dass Mikrotubuli nicht nur Lichtphotonen weiterleiten, sondern aus Lichtphotonen aufgebaut und strukturiert sind. Ursache dieses Phänomens ist die Fokussierung kohärente Wellen, die die Bedingung dafür ist, dass Materie entsprechend dem Strahlenkegel angeordnet und verkettet wird. Es handelt sich hiermit um eine gegenseitige Stabilisierung kohärenter Strahlung und Materie.

Biophotonen: Bereits 1923 entdeckte der Russe Alexander Gurwitsch, dass lebende Organismen ultraschwache Lichtemissionen ausstrahlen. Er nannte dieses Phänomen „mitogenetische Strahlung", die sich im Spektralbereich von ca. 260 nm befindet. Gurwitsch vermutete, dass es Zusammenhänge zwischen dieser Strahlung und dem Zellwachstum gibt. In den 1950er Jahren wurden in Russland ähnliche Untersuchungen durchgeführt, und es wurde über ultraschwache Photonenemissionen gesprochen. Auch wegen dieser Untersuchungen geht man von einer Korrelation mit dem Zellwachstum aus.

Der amerikanische Biochemiker Seliger und der russische Biophysiker Zhuraviev beschreiben in ihrer „Imperfection-Theorie" ultraschwache Photonenemissionen aus biologischen Systemen. Ihrer Meinung nach wurde dies durch eine Stoffwechselstörung und eine dadurch verursachte Abweichung des thermischen Gleichgewichts verursacht. In den 1970er Jahren wiesen unabhängig voneinander mehrere Wissenschaftler ultraschwache Photonenemissionen aus lebenden Organismen nach. Die meisten Wissenschaftler schließen sich der Imperfection-Theorie an.

Die Arbeitsgruppe um den deutschen Wissenschaftler Popp (1994) in Marburg stellt aber eigene Theorien auf:

- Strahlung sei nicht nur optisch, sondern auch in Form von Wärmestrahlung in biologischen Systemen vorhanden.
- Die Quellen dieser Strahlung seien (primär) die DNA und die entsprechenden Resonatoren (schwingfähige Systeme) in den Zellen.
- Diese Strahlung stamme von kohärenten elektromagnetischen Feldern in lebenden Organismen.
- Die Strahlung koordiniere alle biochemische Prozesse in den Zellen (intrazelluläre Kommuni-

kation) und übertrage Informationen auch über die Zelle hinaus (interzelluläre Kommunikation).
- Es gäbe einen Zusammenhang mit verzögerter Lumineszenz (lang anhaltendes Nachleuchten nach Anregung mit externem Licht) in Lebewesen. Sie wird verursacht durch die Anregung des Biophotonenfeldes.
- Der Mechanismus sei vergleichbar mit Lichtspeichervorgängen (z. B. in Hohlraumresonatoren) und zugeordneten Informationskanälen. Die Zelle bilden auch selber Hohlraumresonatoren.

Sie bezeichnen diese Strahlung als Biophotonenemission im Gegensatz zu Biolumineszenz, wie Gurwitsch es tat.

Es geht hier um einzelne Photonen, die aus Lebewesen ständig emittiert werden. Es handelt sich damit um ein Quantenphänomen, das wegen seines quasi-kontinuierlichen Photonenstroms und seiner Charakteristika in allen Lebewesen vorhanden ist und demzufolge lebende Systeme als essenzielle Eigenschaft zuzuordnen ist (Popp 1994). Biophotonen emittieren zum größten Teil Licht mit einer Wellenlänge von 200 bis 800 nm. Dies entspricht ungefähr dem Spektrum von sichtbarem Licht.

Eine Gruppe von Wissenschaftlern des Technologiezentrums Kaiserslautern hat Biophotonenmessungen mittels eines Ganzkörper-Messgeräts durchgeführt und dabei festgestellt, dass Abweichungen der Biophotonenemission von den natürlichen Rhythmen, Asymmetrien und Kohärenzverluste der Biophotonenemission auf Erkrankungen schließen lassen.

Die spektrale Photonendichte in lebenden Systemen ist durchschnittlich um den Faktor 10^{20} höher als bei einem Strahler im thermischen Gleichgewicht bei physiologischen Temperaturen. Das bedeutet, dass sich das photonenregenerierende lebende System (die Zelle) weit weg vom thermodynamischen Gleichgewicht befindet. Die Fähigkeit der Biophotonen, Biomoleküle zu aktivieren, übertrifft die eines Wärmestrahlers bei physiologischen Temperaturen ebenfalls um den Faktor 10^{20}. Sie eignen sich optimal als Regulatoren von chemisch-enzymatischen Prozessen und können abhängig von ihrer Energie (Wellenlänge) die Rotations-, Schwingungs-, Translations- und elektronischen Zustände der Moleküle stimulieren. Dies ist auch der Grund dafür, dass biochemische Reaktionen in einem Reagenzglas sehr viel langsamer (Zehnerpotenzen) ablaufen als in vivo, weil dort die kohärenten elektrischen Anregungsfelder der Zelle fehlen.

Schwache bis superschwache Reize können durch die Anwesenheit dieses Anregungsfeldes in offenen lebenden Systemen Selbstregulierungsvorgänge einleiten.

Es ist sicherlich nicht auszuschließen, dass auch stärkere Reize die Selbstregulierung der Zellen anregen könnten, aber tendenziell führen sie eher zu Übersteuerung der vernetzten Regelkreise und unterdrücken die Selbstregulation. Sie können eventuell in Notfallsituationen nützlich sein, aber in allen anderen Fällen sind sie eher kontraproduktiv. Lebende Systeme sind damit offene, nichtlinear vernetzte selbstorganisierende Systeme, die sich weit weg vom thermodynamischen Gleichgewicht befinden.

Wenn eine 10^{-6} m dicke Zellmembran 90 mV Potenzialdifferenz hat, so ergibt sich eine elektrische Feldstärke von ca. 10^5 W/cm (Weilenmann 2000). Diese großen elektrischen Felder und ihre ständigen Schwankungen versetzen die Membranbestandteile, die fast alle Dipoleigenschaften besitzen, in Schwingung. Die Frequenz dieser Oszillationen errechnete Fröhlich, indem er die Membrandicke und die Fortpflanzungsgeschwindigkeit der Wellen in organischem Material abschätzte und erhielt so eine Frequenz von ca. 10^{11} bis 10^{12} Hz, was dem Mikrowellenbereich entspricht.

Das Wesentliche an dem Modell nach Fröhlich ist, dass er im biologischen System auf elektromagnetische Schwingungen mit einer langen Reichweite hinweist. Es gibt auch prinzipielle Übereinstimmungen zwischen dem Modell von Fröhlich und den von Prigogine beschriebenen dissipativen Strukturen. Sowohl bei den oszillierenden chemischen Reaktionen (Prigogine) als auch bei Fröhlichs Modell, können plötzlich bestimmte Schwingungen autokatalytisch zunehmen. Die nichtlinearen Rückkopplungen sorgen dafür, dass sich diese Systeme „weit weg“ vom thermodynamischen Gleichgewicht stabil halten können. Daraus leitet sich die gesamte Wissenschaft der Nichtgleichgewichtsthermodynamik ab.

Die von Prigogine und Fröhlich beschriebenen übergeordneten kohärenten raumzeitlichen Oszillationen spielen eine entscheidende Rolle für die kooperative Steuerung des Zellgeschehens, wie z. B. die Beeinflussung der Energiespeicherung, der Wachstumsregulation und von Enzymen.

Randoll und Mitarbeiter (Randoll et al. 2006) beschrieben zu diese Thematik: „Zellbiologie im Rahmen neuer Physik bringt die Begriffe – Zeitstruktur und Zeitbasis – zu einer neuen Geltung, wobei das Leben zwei Zeitqualitäten aufweist: Erstens die linear ablaufende Zeit (lineare Zeit der Lebensjahre) und zweitens die zyklische Zeit (rhythmisch, spiralig und/oder kreisförmig sich wiederholende Zeit), in der die Lebensprozesse ablaufen, wie z. B. das Herzminutenvolumen, das Lungenminutenvolumen und auch die neuromuskuläre Signalübertragung, die je nach rhythmischen Signalabstand z. B. die Muskelbewegungen steuert."

„Wenn ein Körper nicht mehr in der Lage ist, „zyklische Zeit" zu produzieren, wie z. B. den Herz-, Gehirn- und Atemrhythmus, bedeutet das medizinisch, dass der Tod eingetreten ist".

Neben den oben genannten Rhythmen, die uns aus der Biologie, Medizin usw. bekannt sind, gibt es in unserem Körper noch viele andere Rhythmen, die zum Teil bekannt und anerkannt sind, aber auch andere, über die seit Langem diskutiert wird. So gibt es einen Rhythmus des arteriellen Pulses, des Liquors und der Darmperistaltik. In der Kraniosakraltherapie wird aber auch über einen Superpositionsrhythmus gesprochen, der als kraniosakraler Rhythmus seine diagnostische Bedeutung erhält. Dieser Rhythmus befindet sich im Bereich des Alpha-Rhythmus. Paoletti (2001) beschreibt einen Rhythmus der Faszien, der möglicherweise auch die Grundlage des kraniosakralen Rhythmus ist. Auch hier muss man sich natürlich im Klaren sein, dass sich dieser Rhythmus nicht auf die Faszien beschränkt bzw. beschränken kann.

Die Biophysik zeigt, dass alle biologischen Strukturen durch die permanent ablaufenden physikalisch-chemischen Prozesse von körpereigenen (internen) und von körperfremden (externen) Rhythmen beeinflusst werden. Die im Körper ablaufenden physiologischen Prozesse bauen biologische Strukturen mit 3 „Ingredienten des Lebens" – Energie, Materie und Information – auf, die durch die metabolischen Prozesse außerhalb des thermodynamischen Gleichgewichts lebendig gehalten werden.

Die von Fröhlich beschriebenen kohärenten Vibrationen (Rhythmen) konnten von Randoll und seiner Forschungsgruppe in Erlangen mittels eines Videomikroskops auf zellulärer Ebene, aber auch im gesamten Skelettmuskelsystem nachgewiesen werden. Sie fanden heraus, dass sich bei allen Menschen die Muskelzelle in einem Rhythmus von 8 – 12 Hz bewegt (Tab. 1.**1**).

Strogatz et al. (1993) konnten nachweisen, dass Zellen, die nah genug aneinander liegen, ihre Rhythmen synchronisieren (Tab. 1.**2**). Dies sieht man z. B. beim Herzen im Bereich der Sinusknoten. Aber auch im Gehirn entstehen gemeinsame Hirnrhythmen. Nakagaki und Mitarbeiter (Nakagaki et al. 1999) haben gezeigt, dass man diesen Zellrhythmus durch externe Reize, z. B. Lichtreize, beeinflussen kann.

Randoll (2009) spricht in diesem Zusammenhang häufig von einer Oktavierung der Rhythmen im menschlichen Körper.

Interessant an dieser Stelle ist, dass bei den unterschiedlichen physiotherapeutischen Reizen, die wir täglich setzen, auch ein wiederkehrender Rhythmus zu erkennen ist, wie z. B. bei den verschiedenen Massagetechniken (klassische Massage, Tuina, Ayurveda usw.), aber auch bei den Techniken der Manuellen Therapie, der funktionellen Bewegungslehre (FBL), der propriozeptiven neuromuskulären Faszilitation (PNF), beim Mulligan- oder McKenzie-Konzept und vielen anderen mehr. Auch elektrotherapeutische Reize unterliegen bestimmten Rhythmen. Wobei man auch hier natürlich immer wieder die Frage stellen muss: Führen diese Reize zu Harmonie (Heilung/heilsam) oder zu Chaos (Pathologie/Stress). Randoll (2009) konn-

Tab. 1.**1** Körpereigene Rhythmen

Körpereigene Rhythmen	**Frequenz (Hz)**		
	kleinster gemessener Wert	mittlerer gemessener Wert	größter gemessener Wert
EEG-Wellen			
Beta-Wellen	13	20	32
Alpha-Wellen	7	10	13
Theta-Wellen	4	5	7
Delta-Wellen	0,5	2,5	4
Andere körpereigene Rhythmen			
Herzrhythmus		1	
Atemrhythmus		0,26	
Skelettmuskelrhythmus	*8*	*10*	*12*

Tab. 1.**2** Eigenschwingungen im menschlichen Körper (Hecht 2004)

Struktur	**Frequenz**
Atomkern	≈ 10^{22} Hz
Gesamtes Molekül	≈ 10^{15} Hz
Molekül	≈ 10^{9} Hz
Megamolekül (z. B. Peptide)	≈ 10^{6}– 10^{3} Hz
Zelle	≈ 1000 Hz
Zellverbände	≈ 0,1 – 60 Hz
Gehirn	≈ 1 – 60 Hz
Puls	≈ 1 Hz
Atmung	≈ 0,25 Hz
Gesamtorganismus	≈ 10 Hz

te z. B. nachweisen, dass eine Interferenztherapie (Elektrotherapie) zu Rissen in der DNA-Doppelhelix führt, was dann karzinogene Folgen haben kann.

Auch therapiebegleitende Hintergrundmusik hat einen Rhythmus, der beruhigend oder stimulierend wirken kann. Musik kann sich aber auch negativ auf unseren Körper auswirken, wie z. B. Synthesizer- oder Techno-Musik mit ihren festen Frequenzen.

Reize, die in der Physiotherapie eingesetzt werden, können elektrisch, mechanisch, optisch oder akustisch sein. Sie sollten alle das Ziel haben, das Gewebe bzw. die Zelle weg vom thermo-dynamischen Gleichgewicht zu bewegen.

Randoll und Mitarbeiter (Randoll et al. 2006) haben festgestellt, dass für unseren Körper ein Rhythmus von 8 – 12 Hz von zentraler Bedeutung ist. Diese Frequenz entspricht auch der Frequenz der Alpha-Wellen im Gehirn. Aus der Raumfahrtmedizin wissen wir, dass diese Frequenz unserem Organismus als gravitationskraftabhängige Ruhe-Taktgeberfrequenz dient. Randoll (2009) postuliert, dass „Entrainment“ (= Synchronisation) ein Basismechanismus des Lebens ist und nutzt ihn deshalb für sein therapeutisches Konzept.

2005 beschrieben Randoll et al. (2005), dass Krebszellen deutlich chaotischere Rhythmen und Zelldynamiken zeigen als normale Zellen. Außerdem beschrieb er, dass man mithilfe von körpersynchronisierten Magnetfeldern die normale Eigendynamik und den normalen Rhythmus dieser Zellen wieder herstellen kann, und dies dann in Verbindung mit weiteren therapeutischen Maßnahmen zu einer Rückbildung des Tumors führt. Bereits seit 1991 synchronisiert Randoll (1992) magnetische Felder mit den Sinusknoten und nutzt diesen Effekt für die Tumortherapie.

Popp (1994) geht von der Hypothese aus, dass die Karzinogenese durch einen Verlust an Kohärenz der Biophotonen verursacht wird.

Chaostheorie: Diese besagt, dass viele Phänomene langfristig nicht vorhersehbar sind, obwohl die Randbedingungen deterministischen Gesetzen unterworfen sind. Sie unterliegen dem Ursache-Wirkungs-Prinzip, weshalb man auch von determiniertem Chaos spricht, was sich vom stochastischen Verhalten (Stochastik = Wahrscheinlichkeitsrechnung und Statistik) deutlich unterscheidet. Charakteristisch für chaotische Systeme ist, dass sie empfindlich auf Veränderungen der Anfangsbedingungen reagieren. Ändert man den Anfangswert nur geringfügig, erhält man ein völlig anderes Ergebnis.

Aus der Chaostheorie lässt sich ableiten, dass je gezielter bzw. je harmonischer die (körpereigenen) Mikrorhythmen appliziert werden, sie umso besser in der Lage sind, als geometrische Ordnungs- und Leitstrukturbildner wirksam zu werden. Aus Chaos wird Harmonie (Vergleiche auch hier das Synchonisierungsphänomen, das von Strogatz und Kollegen 1993 beschrieben wurde). Dies ist möglich, weil die Rhythmen bereits über das Medium Wasser auf molekularer Ebene wirken und zugleich in Wechselwirkung mit vorhandenen Mikroprozessen unterschiedlichster physiologischer Qualitäten koppeln können (Randoll et al. 2006).

Heine (1991) beschreibt, dass das zwischen Zelle und Kapillaren liegende Gewebe (Matrix) in der Lage ist, sich in kürzester Zeit an neue Situationen zu adaptieren, damit der Transport von Stoffen immer optimal an den jeweiligen aktuellen Bedingungen angepasst ist. Dies setzt ein hochkomplexes dynamisches Medium voraus, das mit geringstem Energieaufwand verändert werden kann und ein sehr breites Anpassungsvermögen besitzen muss. Die Matrix kann an Metabolite, Hormone, Zytokine usw. binden. Die Glykosamino- und Proteoglykane der Grundsubstanz zeigen zum Teil tunnelartige hyperboloide Strukturen, die in der Lage sind, sowohl hydrophobe als auch hydrophile Substanzen zu transportieren, währenddessen sie sich ständig verändern. Nach Meinung von Heine ist die Grundsubstanz mit einem determinierten Chaos vergleichbar. Bereits der Einfluss einer minimalen Energie (die Energie eines Photons) kann die Struktur verändern. Das bedeutet, dass jedes Objekt (jeder Reiz, z. B. ein therapeutischer Reiz, eine Berührung, ein Wärmeträger, Akupunktur, Homöopathie usw.) mit einem minimalen Energiefeld (Schwingungsfeld) schon die Situation im Gewebe verändern kann, was aber dann immer entweder ordnend (harmonisierend) oder chaotisierend wirken kann.

Zusammenfassung zum Exkurs

Auf allen Ebenen – von der subzellulären Ebene der chemische Prozesse und Zellbestandteile, über die Ebene von Zellen, Geweben und Organe bis zu den Systemen, die den gesamten Organismus umfassen – besteht der Organismus aus schwingenden Feldern, oszillierenden materiellen Strukturen und rhythmischen Prozessen (Randoll et al. 2006). Zum Thema Krankheit und Gesundheit sagt Randoll (2009): „Krankheit sind Prozessstörungen auf zellbiologischer Regelungsebene und Gesundheit bzw. Therapie ist deren Re-Adaptation“.

Wenn man die Erklärungsmodelle vieler Methoden der heutigen Physiotherapie und vor allem auch vieler manualtherapeutischer Konzepte betrachtet, dann sind diese in den meisten Fällen noch extrem mechanisch und gewebebetont ausgerichtet. Daneben gibt es aber auch einige neuroreflektorische Denkmodelle. Rhythmik und Energie spielen aber

bislang in der Physiotherapie keine bzw. nur eine untergeordnete Rolle. Vielleicht ist gerade jetzt der Moment gekommen, unsere Handlungsweise ernsthaft zu überdenken und unsere Augen zu öffnen für neue Wege in der Physiotherapie. Die Frage, die wir uns vor allem auch stellen müssen, ist: Behandeln wir Materie oder Energie?
Laut der Quantenphysik ist Materie Energie, die durch Wirbel und Schwingungen ausgelöst wird.
Alles bewegt sich: die Atome, die Moleküle, die Gewebe, die Organe, die Menschen, unsere Welt. Wenn die Bewegung (Energie) aufhört und verschwindet, ist man klinisch tot.
Erlauben Sie mir noch eine persönliche, vielleicht philosophische Frage: Laut den Regeln der Physik geht Energie nie verloren, sondern wandelt sich stets in eine andere Form der Energie um. Was passiert dann eigentlich mit der Energie, die nach unserem Tod aus unserem Körper verschwindet?

Die Stabilität bzw. der Schutz der Zellen ist aufgrund des Selektionsprozesses der extrazellulären Komponenten in besonderem Maße vom Aufbau und von der Funktion der Matrix abhängig. Alle Zellen in unserem Körper ernähren sich auf der Basis von Diffusionsprozessen. Das bedeutet, dass Nährstoffe, Sauerstoff, Vitamine usw. das Gefäßsystem im kapillaren Bereich verlassen, um dann über der interstitielle Flüssigkeit zu der Zelle zu diffundieren. Abfallprodukte werden dann über den umgekehrten Weg wieder zu Venen und/oder zu Lymphgefäßen transportiert. Gewebe, die keine eigene Durchblutung besitzen, benötigen demzufolge längere Transportwege. So wird z. B. der Gelenkknorpel, der keine Gefäße besitzt, zum Teil indirekt über der Synovialflüssigkeit der Gelenkkapsel ernährt. Das bedeutet, dass die Gefäße in der Gelenkkapsel über Diffusion ihre Nährstoffe an die interstitielle Flüssigkeit in der Kapsel abgeben. Diese Nährstoffe diffundieren dann durch die Kapsel, gelangen in die Synovialflüssigkeit und somit letztendlich zu den Knorpelzellen.

Der Wasserhaushalt im Interstitium wird zum Teil über Osmoseprozesse reguliert. Der Eiweißgehalt (COD = kolloid-osmotischer Druck) im Interstitium ist weitaus niedriger als z. B. der im Lymphsystem. Dadurch strömt Wasser aus dem Interstitium in das Lymphgefäß. Die Gefäßwand der Lymphgefäße dient als semipermeable Wand, die dafür sorgt, dass die großmolekularen Eiweiße die Gefäßwand nicht passieren können.

Physiologische Be- und Entlastungen unterstützen diese Prozesse und tragen damit zur ständigen Erneuerung des Gewebes bei. Das ist besonders wichtig nach Schädigungen in allen Phasen der *Wundheilung*.

Aufgaben und Bestandteile des Bindegewebes, Zellen und Matrix sowie Versorgung und Wundheilung stehen somit im Mittelpunkt der folgenden Teilkapitel.

1.1 Aufgaben des Bindegewebes

Die *Funktionen des Bindewegewebes* sind sehr vielfältig und teilweise typisch für spezifische Gewebsarten. Es lassen sich folgende Funktionen unterscheiden:

- **Verbindende Funktion:** Einzelne Gewebe werden miteinander verbunden. Die Knochen werden z. B. mittels bindegewebiger Kapseln und Bänder verbunden, aber auch mit Hilfe der Muskeln und deren Sehnen, die am Knochen inserieren.
- **Stützende Funktion:** Da Knochen auch zum Bindegewebe gehören, besteht auch eine stützende Funktion. Wir sind damit in der Lage, uns gegen die Schwerkraft aufzurichten.
- **Schützende Funktion:** Knochengewebe schützt z. B. die wichtigen Organe in Thorax und Becken und das Gehirn im Schädel gegen einwirkende Kräfte. Aber auch andere Bindegewebsarten besitzen wichtige schützende Funktionen für Zellen und innere Organe, z. B. biomechanisch durch die Absorption von Kräften.
- **Abwehrfunktion:** Im Bindegewebe befinden sich sehr viele phagozytierende Zellen. Sie sind Teil unseres Immunsystems und werden bei allen möglichen Angriffen auf unseren Körper aktiv. Daneben bildet das Bindegewebe eine mechanische Barriere gegen eindringende Fremdkörper. Die Matrix bildet dabei durch ihr enges Netzwerk ein mechanisches Hindernis gegen die eventuelle Penetration von Fremdkörpern ins Gewebe.
- **Informationsfunktion:** Bindegewebe und vor allem das darin gebundene Wasser haben eine wichtige Aufgabe als Informationsträger und Vermittler. Insbesondere durch die Arbeiten von Pischinger und Heine (Heine 1991, Pischinger 1990) sind diese Funktion des Bindegewebes und deren Bedeutung bekannt geworden.
- **Transport- und Ernährungsfunktion:** Im Bindegewebe befinden sich Transportwege für die Nährstoffe, die sich von den Kapillaren zu den Zellen bewegen, und für die Abfallprodukte, die von den Zellen zu den Venen und Lymphgefäßen gebracht werden. Durch die Matrix und deren interstitielle Flüssigkeit wird ein Milieu gebildet, das mit dem einzelliger Lebewesen im Wasser vergleichbar ist. Wie die Einzeller erhalten auch die Bindegewebszellen ihre lebenswichtigen Substanzen über das Medium Wasser.

1.2 Bestandteile des Bindegewebes

Im Bindegewebe kann man grundsätzlich *zelluläre* und *extrazelluläre* Bestandteile unterscheiden. Die *Zellen* des Bindegewebes teilt man in *ortsständige* bzw. *fixe* Zellen ein, die immer im Bindegewebe vorkommen, und in *bewegliche* bzw. *mobile* Zellen, die sich in bestimmten Situationen durch das Bindegewebe bewegen können.

Alle extrazellulären Bestandteile des Bindegewebes bezeichnet man als *Matrix*. Sie wird deshalb auch *extrazelluläre Matrix* genannt. Da sie keine spezifische Form besitzt, heißt sie auch *amorphe Matrix*.

Die Matrix enthält folgende Komponenten:
- Fasern (kollagene und elastische),
- Grundsubstanz (Glykosaminoglykanen und Proteoglykanen),
- nichtkollagene Proteine (Vernetzungs- und Verbindungsproteinen),
- Wasser.

Die kollagenen Fasern des Bindegewebes bestehen aus kollagenen Fibrillen, die wiederum aus Mikrofibrillen und letztendlich aus kollagenen Proteinen aufgebaut sind. Die elastischen Fasern bestehen ebenfalls aus Fibrillen und Mikrofibrillen, jedoch aus elastischen, und sind aus Strukturproteinen zusammengesetzt. Die Grundsubstanz des Bindegewebes besteht aus Glykosaminoglykanen (GAGs) und Proteoglykanen (PGs) sowie Proteoglykanaggregaten. Die Grundsubstanz verbindet Zellen und Fasern miteinander und bindet außerdem Wasser. Um diese Bindungen zu ermöglichen, enthält die Matrix auch nichtkollagene Proteine, die Vernetzungsproteine.

Die Unterschiede der einzelnen Gewebe des Bewegungsapparates ergeben sich aus der Art der Bindegewebszellen und den unterschiedlichen extrazellulären Bestandteilen, die von den Zellen produziert werden. Die Menge der synthetisierten Komponenten wird dabei durch einen Rückkopplungsmechanismus sowie durch die Menge der physiologische Belastungsreize gesteuert: Wenn die Zelle beispielsweise viel Kollagen produziert, wird automatisch die Menge an synthetisierten Glykosaminoglykanen und Proteoglykanen geringer und umgekehrt. Extrazelluläre Abspaltungen, d. h. kleine Komponenten des produzierten Kollagens, geben die Information an die Zelle weiter. So wird die Produktionsmenge ständig neu bestimmt und kontrolliert. Auch die Produktion von Elastin, von Proteoglykanen und Glykosaminoglykanen wird über einen solchen Rückkopplungsmechanismus gesteuert.

Zusammenfassung:
Aufgaben und Bestandteile des Bindegewebes

Das Bindegewebe hat eine
- verbindende Funktion,
- stützende Funktion,
- schützende Funktion,
- Abwehrfunktion,
- Informationsfunktion und eine
- Transport- und Ernährungsfunktion.

Bindegewebe besteht aus den Zellen und den von den Zellen produzierten extrazellulären Bestandteilen, der Matrix.

1.3 Zellen

Die Zellen, die in unserem Bindegewebe vorkommen, sind so unterschiedlich wie die Bindegewebsarten selbst. Abb. 1.**6** gibt einen Überblick über ortsständige oder fixe Zellen, die aus undifferenzierten Mesenchymzellen abstammen, und bewegliche Zellen, die sich aus hämatopoetischen Stammzellen entwickeln.

1.3.1 Ortsständige oder fixe Zellen

Ortsständige oder fixe Zellen sind, wie der Name schon sagt, im Gewebe gebunden. Das bedeutet, dass sie innerhalb des Bindegewebes entstehen, dort leben und sterben. Sie besitzen keine oder nur eine geringe Mobilität. Alle ortsständigen Zellen entstehen embryonal aus den Mesenchymzellen des Mesoderms.

Die ortsständigen oder fixen Zellen lassen sich einteilen in die *Bindegewebszellen*
- Fibroblasten und Fibrozyten,
- Chondroblasten und Chondrozyten,
- Osteoblasten und Osteozyten

und andere ortsständige oder fixe Zellen, die im Bindegewebe vorkommen,
- Mastzellen,
- Fettzellen.

Mesothelzellen findet man z. B. in der Pleura, Endothelzellen in den Wänden der Gefäße. Aus den Megakaryozyten entwickeln sich die Blutplättchen, Plasmazellen kommen, wie der Name schon sagt, im Blutplasma vor. Da Mesothel- und Endothelzellen keine Bindegewebszellen sind, werden sie im Weiteren nicht mehr ausführlicher besprochen.

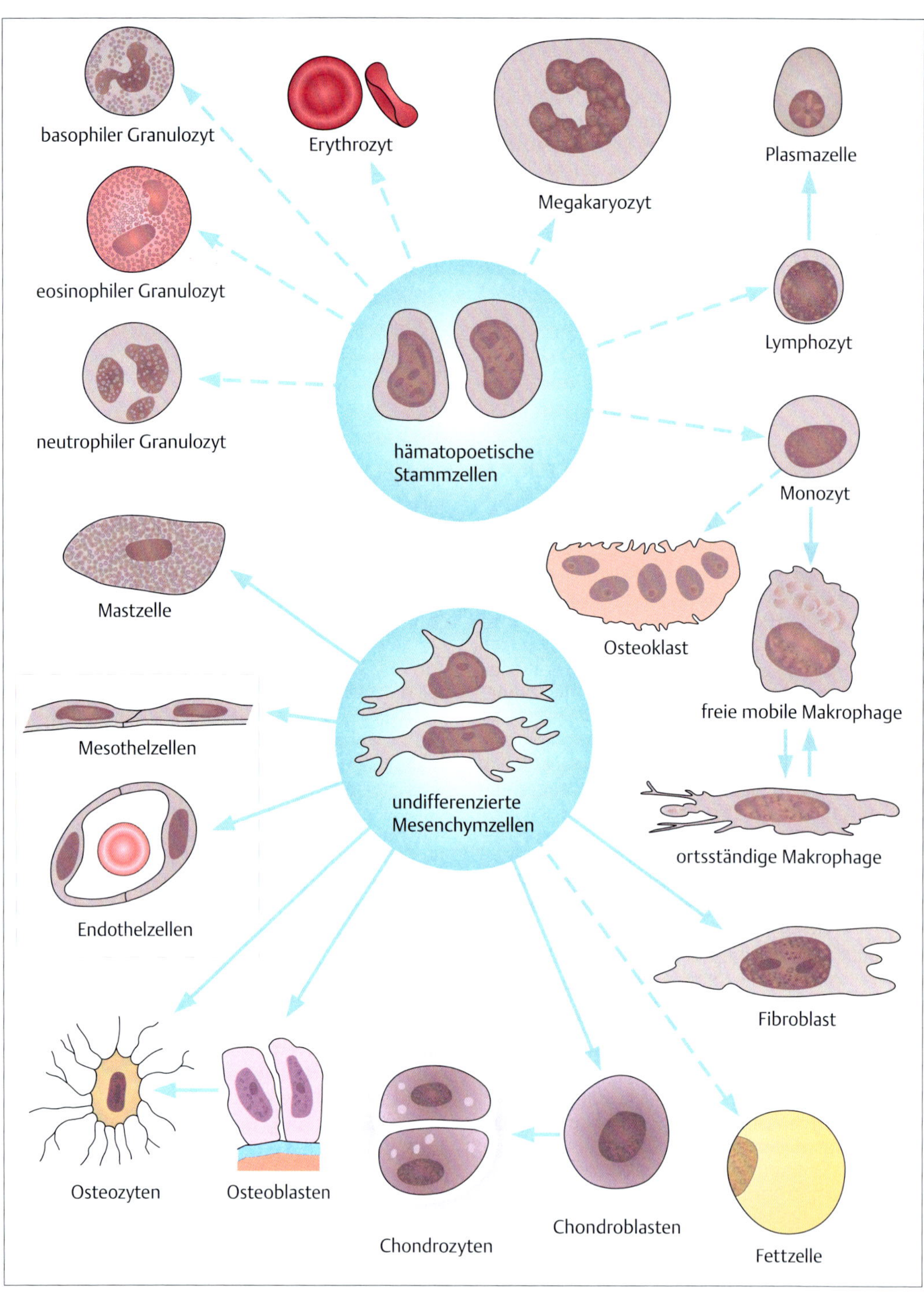

Abb. 1.**6** Übersicht über Zellen, die sich aus hämatopoetischen Stammzellen entwickeln, und Zellen, die aus undifferenzierten Mesenchymzellen abstammen.

Spezifische ortsständige Zellen des Bindegewebes

Der Unterschied zwischen einem *Fibroblasten* und einem *Fibrozyten*, einem *Chondroblasten* und einem *Chondrozyten* oder einem *Osteoblasten* und *Osteozyten* wird in der Literatur unterschiedlich beschrieben. Einige Autoren sind der Meinung, dass der *Blast* die junge Zelle repräsentiert und der *Zyt* die erwachsene Zelle. Andere Autoren dagegen beschreiben den Blasten als die synthetisch aktivere Zelle und den Zyten als die ruhende, weniger aktive Zelle.

Der Zyt ist die Zelle, die während der physiologischen Umbauprozesse nur so viele Matrixkomponenten produziert, wie auch abgebaut worden sind. In dem Fall wird ein Status quo im Gewebe beibehalten und die Zelle behält ihre Stabilität und Mobilität. Der Blast produziert dagegen deutlich mehr Matrixkomponenten als während der Umbauprozesse abgebaut werden. Das Gewebe wird dicker und/oder länger, kräftiger und/oder mobiler usw. Demzufolge finden wir im Bindegewebe generell Blasten während der Wachstumsperiode und in bestimmten Geweben während der Wundheilung. In pathologischen Situationen, wie z. B. bei Tumoren, können auch Blasten im Bindegewebe gebildet werden.

Histologisch unterscheidet sich der Blast einerseits optisch vom Zyt, der normalerweise kleiner, schmaler und eher von länglicher Form ist. Anderseits sieht man, dass der Blast im Gegensatz zum Zyt ein großes endoplasmatisches Retikulum und einen großen Golgi-Apparat besitzt und reich an Mitochondrien ist. (Abb. 1.**7**)

Der Säuregrad des Gewebes hat auch einen entscheidenden Einfluss, zu welchem Zelltyp sich die Mesenchymzellen entwickeln werden. In Geweben mit hohem Sauerstoffgehalt und dementsprechend hohem pH-Wert trifft man Fibroblasten oder Osteoblasten an. Sie können nur in einem alkalischen Milieu überleben. Chondroblasten hingegen entstehen in schlecht durchbluteten Geweben mit geringem Sauerstoffgehalt und niedrigem pH-Wert, also in einem sauren Milieu.

Fibroblasten und Fibrozyten

Diese Zellen findet man in Kapseln, Bändern, Aponeurosen, Membranen, Sehnen, Sehnenscheiden, intramuskulärem und intraneuralem Bindegewebe und teilweise in Menisken, Disken und Bandscheiben. In all diesen Geweben ist das Sauerstoffangebot relativ hoch. Sie sind normal durchblutet und haben einen relativ hohen pH-Wert bzw. einen niedrigen Säuregrad. Der Name Fibro*blast* deutet an, dass diese Zellen in der Lage sind, Fasern zu produzieren. Fibroblasten produzieren vornehmlich *kollagene* und *elastische Fasern*. Sie synthetisieren des Weiteren die Glykosaminoglykane (GAGs) und Proteoglykane (PGs), die die Grundsubstanz bilden, und die verschiedenen nichtkollagenen Proteine, die als Verbindungs- und Vernetzungsproteine für die Stabilität des Bindegewebes sorgen (Abb. 1.**8**).

Für die Synthese dieser Matrixkomponenten besitzen die Fibroblasten ein ausgeprägtes endoplasmatisches Retikulum, einen großen Golgi-Apparat und viele Mitochondrien, die die für die Synthese notwendige Energie liefern (Abb. 1.**9**).

Der Zellkern (Nukleus) der Fibroblasten ist groß und elipsoid, der Kern der Fibrozyten dagegen dunkler, kleiner und eher länglich. Der Fibroblast hat im Gegensatz zum Fibrozyten zudem viele und große zytoplasmatische Ausläufer (Abb. 1.**10**).

Fibroblasten können phagozytieren. Dabei enthalten sie nur wenige Lysosomen, die den Verdauungsprozess der Phagozytose unterstützen. Weiter sind die Zellen in der Lage, Kollagenase in geringen Mengen freizusetzen. Kollagenase ist ein Enzym, das die Molekularstruktur des Kollagens aufbrechen kann. Das ist wichtig, damit alte kollagene Moleküle abgebaut und durch neue ersetzt werden können. Die Kollagenase kann die verschiedenen stabilisierenden Verbindungen im Gewebe wie H-Brücken, Disulfidbrücken und kovalente Bindungen zwischen und innerhalb der kollagenen Moleküle auflösen. Es ist denkbar, dass der Effekt der Kollagenase therapeutisch genutzt wird, beispielsweise bei der Mobilisation von Gelenken (Gelenkkapsel) oder bei der Muskeldehnung.

Fibroblasten haben eine zentrale Funktion während der Wundheilung. Dabei spielen die Myofibroblasten, eine Sonderform der Fibroblasten, eine große Rolle. Der Myofibroblast besitzt innerhalb der Zelle Aktinfilamente (Abb. 1.**11**). Damit ist er in der Lage, sich zu kontrahieren.

Myofibroblasten findet man während der ersten Periode der Wundheilung, vor allem in der Proliferationsphase im Gewebe. Sie sind dort für die Stabilität des neu wachsenden Gewebes verantwortlich. Zudem sorgen die Myofibroblasten dafür, dass die Wundränder zusammengezogen werden. So wird die Wunde kleiner und ist demzufolge schneller zu überbrücken bzw. zu schließen. Wenn dann in der Konsolidierungs- und Umbauphase der Wundheilung die kollagenen Fasern dicker und stabiler werden und die Menge an Grundsubstanz zunimmt, sinkt die Zahl der Myofibroblasten. Sie sind nicht mehr notwendig und verschwinden langsam wieder.

Außer in Wundheilungsprozessen findet man Myofibroblasten auch während entzündlicher, z. B. rheumatischer, Prozesse. Auch bei Erkrankun-

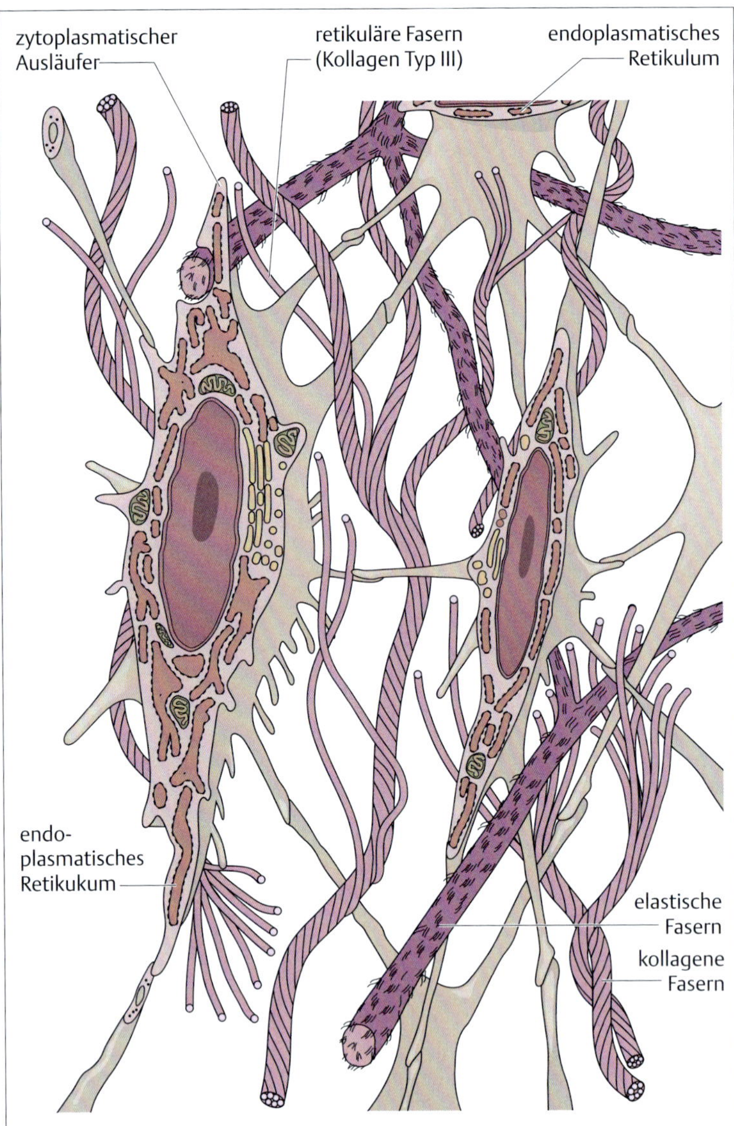

Abb. 1.**7** Unterschiede zwischen Blast und Zyt am Beispiel von Fibroblast (links) und Fibrozyt (rechts): Der aktive Blast ist größer als der gering aktive Zyt. Das größere endoplasmatische Retikulum des Blasten weist auf stärkere Syntheseaktivitäten hin.

gen wie Morbus Dupuytren oder bei Leberzirrhose sind Myofibroblasten aktiv. Man nimmt an, dass beim Morbus Dupuytren ihre Anwesenheit durch eine hohe Konzentration an freien Radikalen (s. Kap. 2.14) im Gewebe verursacht wird. Physiotherapeutische Maßnahmen, die Gewebe unter Myofibroblasteneinfluss dehnen, sind wenig Erfolg versprechend. Früher ging man davon aus, dass unter normalen Umständen Myofibroblasten nur in der Milz, im Uterus, in den Ovarien, in der Gefäßwand und im Bindegewebe der Hoden zu finden seien. Heutzutage weiß man, dass im Bindegewebe immer kontraktile Zellen (Myofibroblasten) vorhanden sind (s. auch Kap. 2.14).

Chondroblasten und Chondrozyten

Diese Zellen findet man in Geweben, in denen das Sauerstoffangebot niedrig ist. Diese Gewebe sind nicht direkt durchblutet. Ihr pH-Wert ist niedrig, das Gewebe also sauer. Im Gelenkknorpel findet man ausschließlich solche Zellen, außerdem in Bereichen der Bandscheiben, den Disken und Menis-

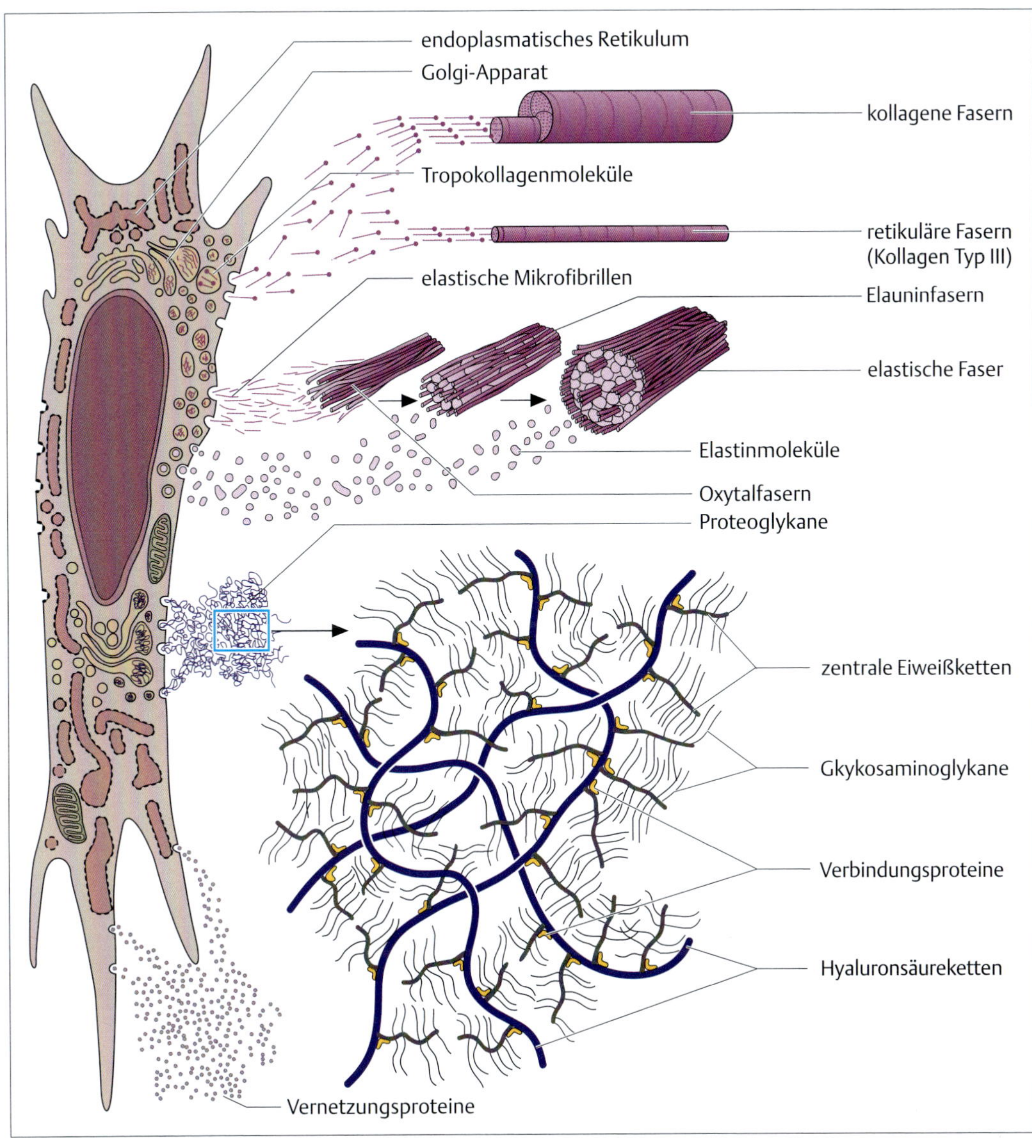

Abb. 1.**8** Fibroblast und die extrazellulären Bestandteile, die er synthetisiert.

ken, in denen keine Gefäße mehr vorhanden sind. Im Gelenkknorpel liegen die aktiven und runden Chondroblasten meistens in Gruppen zusammen (Abb. 1.**12**).

Weiter existieren Chondroblasten und Chondrozyten im Bereich der direkten Insertionen von Bändern und Sehnen am Knochen sowie in einigen Sehnen und Bändern, in denen durch erhöhten Druck Knorpelbereiche entstehen. Beispiele sind das Lig. transversum atlantae, das Lig. anulare, die Sehne des M. biceps brachii im Bereich seiner Insertion am Radius usw.

Das bedeutet, dass es auch an diesen Stellen Gebiete mit schlechter Durchblutung gibt. Chondroblasten und Chondrozyten erhalten den notwendigen Sauerstoff und die Nährstoffe über Diffusion und Osmose. Ihre Abfallprodukte werden auf die gleiche Weise abtransportiert.

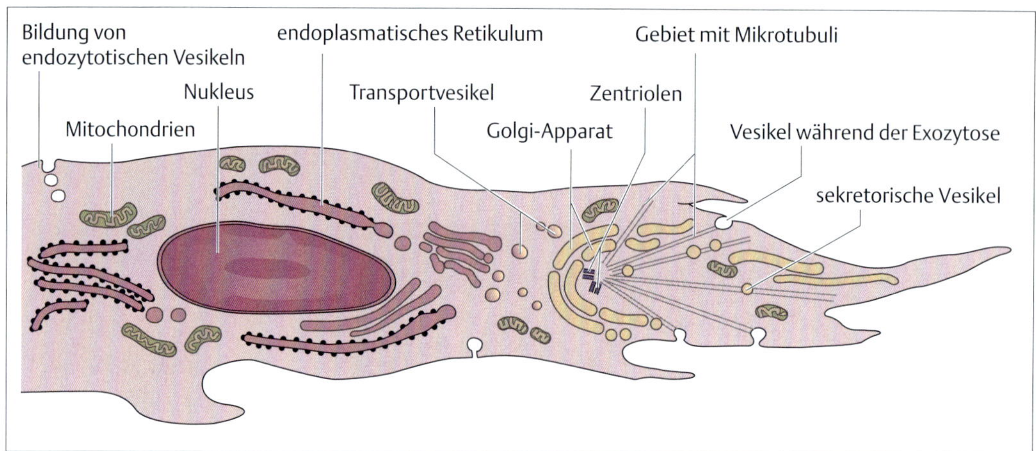

Abb. 1.**9** Intrazelluläre Bestandteile eines Fibroblasten: Der Fibroblast hat einen großen elipsoiden Nukleus. Für die Synthese der Matrixkomponenten besitzt er ein ausgeprägtes endoplasmatisches Retikulum, einen großen Golgi-Apparat, endozytotische und exozytotische Vesikel, Transportvesikel und sekretorische Vesikel sowie viele Mitochondrien. Die Mikrotubuli stabilisieren die Zelle.

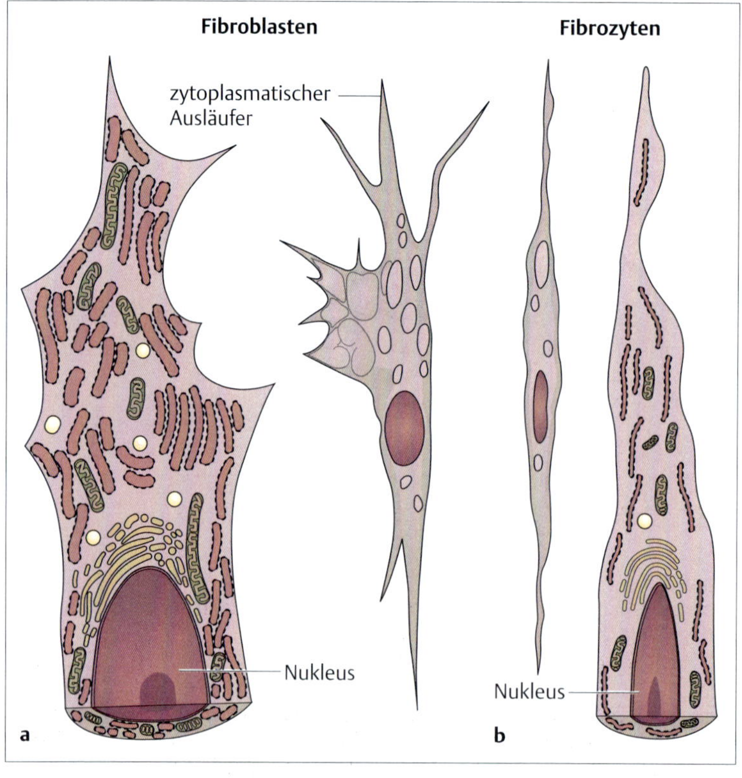

Abb. 1.**10** Fibroblast und Fibrozyt im Vergleich.
a Fibroblast **b** Fibrozyt

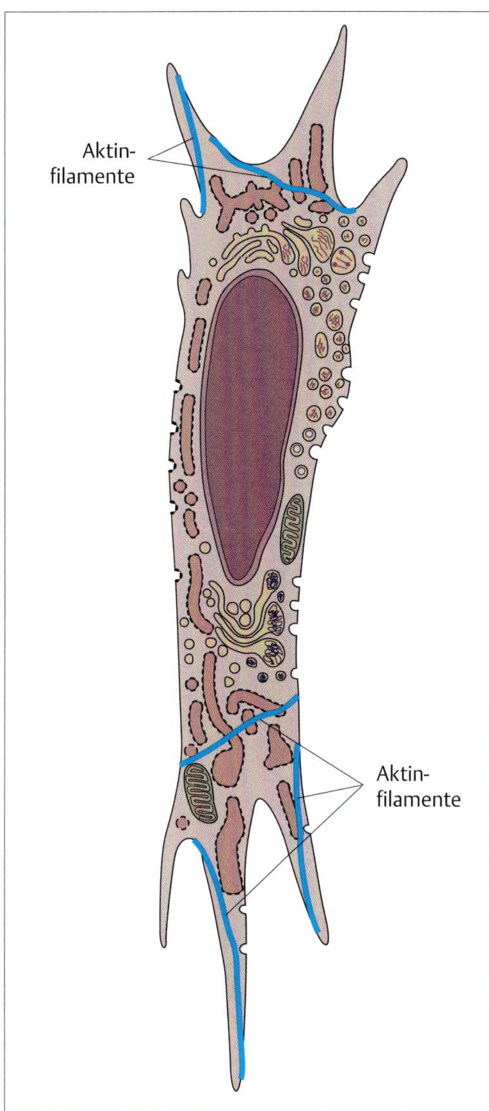

Abb. 1.**11** Myofibroblast mit Aktinfilamenten.

Osteoblasten und Osteozyten

Diese Zellen findet man im Knochengewebe (Abb. 1.**13**).

Sie sind sehr stark von der Sauerstoffversorgung abhängig, weshalb sich in ihrer direkten Nähe immer Blutgefäße befinden. Knochengewebe weist eine sehr starke Durchblutung auf. Der Osteoblast ist die knochenproduzierende Zelle. Sie wird in dem Moment zum Osteozyten, in dem sie sich vollständig in das Knochengewebe eingebaut hat und damit zur Ruhe kommt. Als Osteozyt produziert sie nur noch so viel Gewebe, wie für den Erhalt des Knochens notwendig ist. Diese Zellen können erneut aktiv werden, wenn sie von anderen Zellen (Osteoklasten) wieder aus dem Knochen befreit wurden. In den Zähnen wird bei vergleichbaren Zellen von *Odontoblasten* gesprochen.

Grundsätzlich muss man sich darüber im Klaren sein, dass eigentlich jedes Bindegewebe seine eigene spezifische Zelle besitzt. Das bedeutet, das der Chondroblast im Gelenkknorpel nicht identisch ist mit dem Chondroblast im Nucleus pulposus oder im inneren Bereich des Meniskus oder an einer direkten Insertion usw. Deshalb wird in der Literatur manchmal von Chondroblasten-ähnliche oder Fibroblasten-ähnliche Zellen oder von Fibrochondroblasten gesprochen. Gelegentlich wird die Bezeichnung der Zelle einfach an die Gewebebezeichnung gekoppelt, wie z. B. Meniskuszellen, Bandscheibenzellen, Sehnenzelle usw.

Andere ortsständige Zellen im Bindegewebe

Mastzellen

Mastzellen heißen auch *Mastozyten* oder *Labrozyten* (Abb. 1.**14**).

Mastzellen gibt es in fast allen Geweben. Vor allem kommen sie in der Haut, im Darmtrakt und in den Atemwegen vor. Sie zeigen nur eine geringe Bewegungsmöglichkeit und befinden sich meistens in der Nähe von Kapillaren und vegetativen Nervenendigungen, mit denen sie über hormonelle Regelkreise kommunizieren.

Mastzellen leben normalerweise sehr lange und teilen sich nicht. Die Mastzelle hat einen zentral liegenden runden Kern. Das endoplasmatische Retikulum ist klein, dagegen ist der Golgi-Apparat sehr gut entwickelt. Man findet in diesen Zellen sehr viele Granulae und kleine Ribosomen.

Ihre Hauptfunktion ist das Freisetzen von primären Mediatoren. Diese Mediatoren, z. B. Histamin, Heparin, Leukotrien C und ECF-A (eosinophilic chemotactic factor of anaphylaxis), wirken auf Gefäßwände dillatierend und permeabilitätssteigernd. Mit der Freisetzung dieser Mediatoren kommt es zu einer gesteigerten Durchblutung im Gewebe. Diesen Effekt sieht man bei Entzündungs- oder Reizsituationen des Gewebes, aber auch bei Überempfindlichkeitsreaktionen wie Allergien. Heparin besitzt neben den o. g. Wirkungen auch einen hemmenden Einfluss auf die Blutgerinnung.

Den Effekt des Histamins kann man therapeutisch nutzen, indem man Substanzen in Salbenform künstlich ins Gewebe einführt oder aber deren Synthese anregt, z. B. durch Massagen.

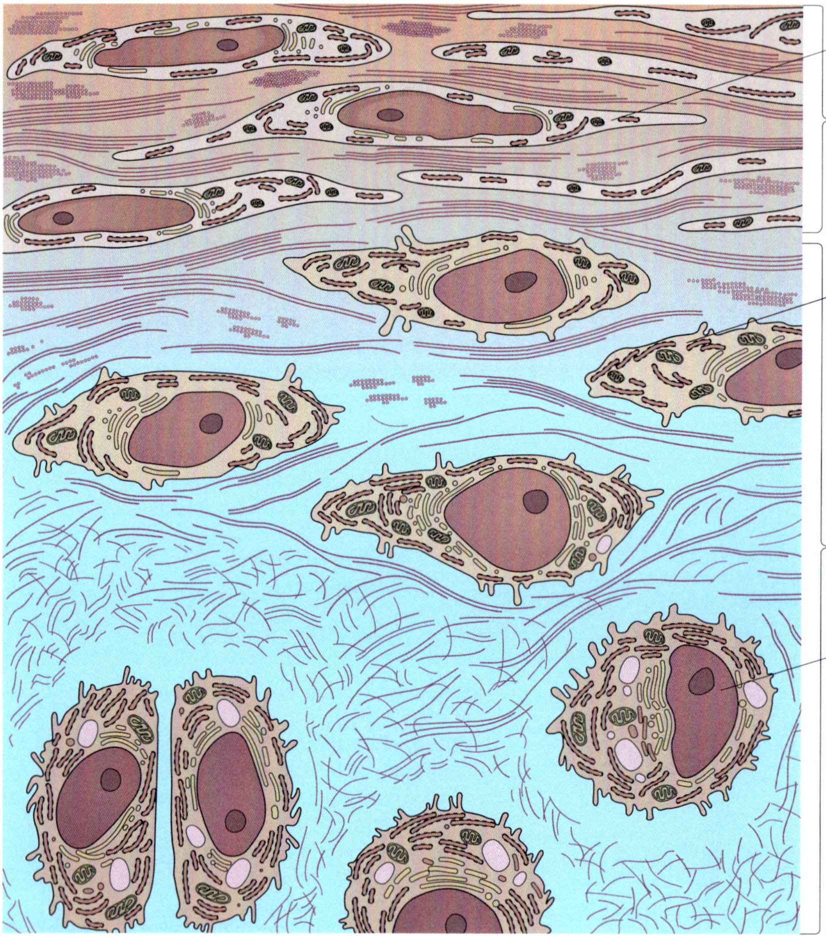

Fibroblast im Perichondrium
Perichondrium
Chondroblast
Gelenkknorpel
Chondrozyt

Abb. 1.**12** Übergang vom Periost zum Gelenkknorpel: Im sauerstoffreichen Perichondrium befinden sich Fibroblasten. Je sauerstoffärmer das Gewebe im Gelenkknorpel wird, desto mehr Chondroblasten und Chondrozyten sind anzutreffen.

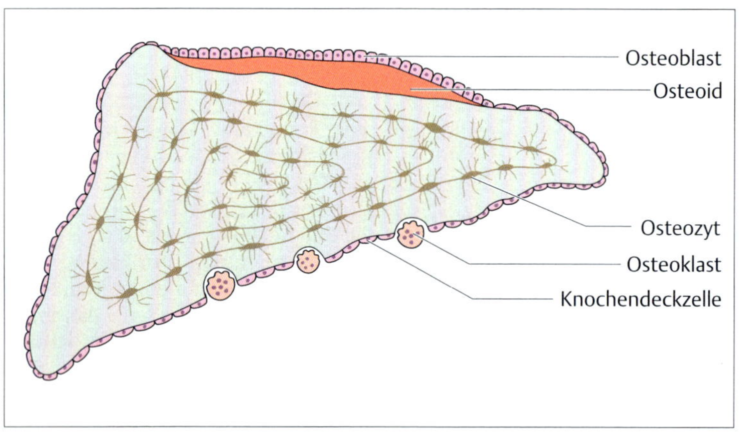

Abb. 1.**13** Knochenzellen: Im Bereich des neu entstehenden Knochengewebes (Osteoid) liegen Osteoblasten, die knochenproduzierenden Zellen. Sie werden zu Osteozyten, wenn sie sich vollständig in das Knochengewebe eingebaut haben und dort ruhen. Osteozyten können erneut aktiv werden, wenn sie von Osteoklasten wieder aus dem Knochen befreit werden. Osteoklasten bauen auf der Innenseite der Kortikalis bei Bedarf Knochen ab. Knochendeckzellen sind ruhende Knochenzellen.

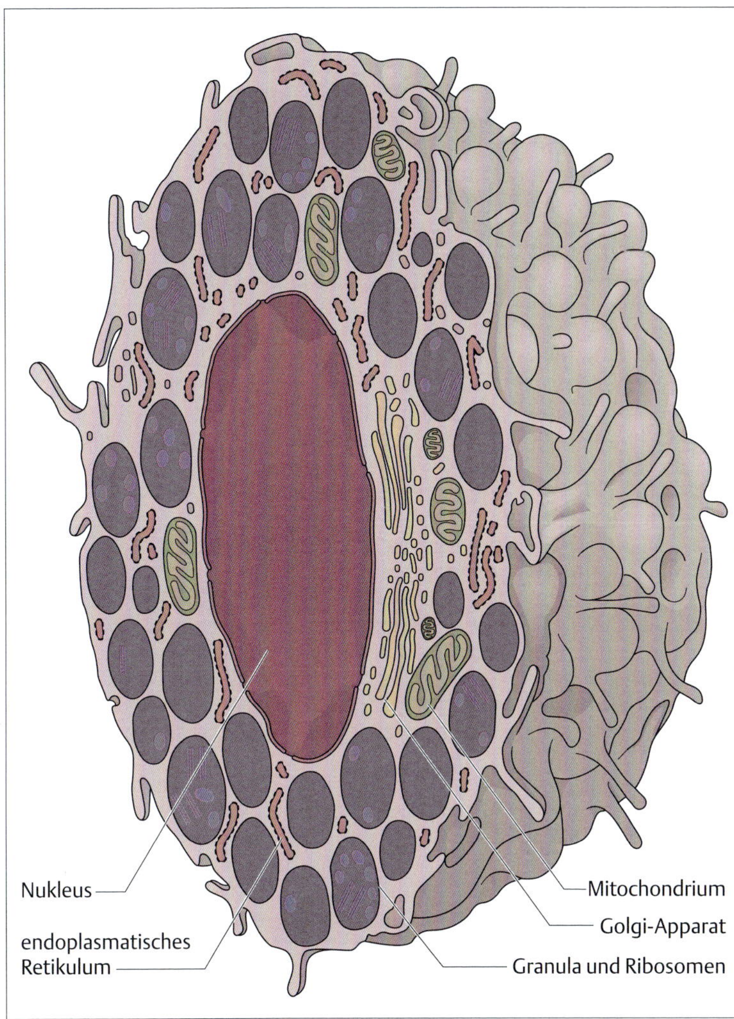

Abb. 1.**14** Mastzelle im Querschnitt.

Außer den primären Mediatoren kann die Mastzelle Stoffe freisetzen, die chemische Prozesse im Gewebe aktivieren können. Zu den hierdurch entstehenden sekundären Mediatoren gehört z. B. das Prostaglandin E2. Prostaglandin E2 ist ein Entzündungsmediator, der die Permeabilität der Gefäßwände steigert, und die Gefäße dilatieren lässt.

Die Produktion von Prostaglandin E2 kann durch Massage (z. B. Friktionen) stimuliert werden, was die Wundheilung unterstützt.

Die Zellwand der Mastzelle besitzt Rezeptoren für das Immunglobulin E (IgE). Es sorgt dafür, dass Histamin freigesetzt wird, sobald Antigene in die Nähe der Mastzelle kommen, z. B. auch bei allergischen Reaktionen.

Die Mastzelle wird als Dirigent bei Entzündungsprozessen gesehen, sie ist stark in den Prozess der Wundheilung involviert.

Exkurs: Biochemische Effekte der Massagetherapie

Freisetzung von Entzündungsmediatoren

Durch den mechanischen Reiz einer Massagetherapie werden Mastzellen, vor allem in der Haut, aber auch in allen anderen Geweben zur Freisetzung von Histamin aktiviert. Dies erklärt auch die Hautrötung, die während einer Massage entsteht. Bereits nach ca. 20 – 30 Minuten wird Histamin aber wieder abgebaut und verliert damit seine Wirkung.

Die Histaminfreisetzung durch Massage ist damit nur ein kurzfristiger Effekt.

Um eine größere und länger anhaltende Wirkung auf die Durchblutung zu erhalten, versucht man mit gezielten Massagetechniken (Friktionen) andere vasoaktive Stoffe im Gewebe freizusetzen. Länger andauernde Massagereize (Friktionen) haben anscheinend einen anderen Effekt auf Mastzellen und möglicherweise auch auf Makrophagen als kurz andauernde. James Cyriax (Cyriax et al. 1977, 1978), der diese Technik *tiefe Friktion* (Deep Friction) nennt, beschreibt in seinem Buch, dass man hierfür eine Behandlungszeit von ca. 15 – 20 Minuten braucht. Möglicherweise führen erst lang dauernde Friktionen zu einer Aktivierung von Acylhydrolasen, wie z. B. der Phospholipase A2. Dieses Enzym bewirkt, dass Arachidonsäure aus der Zellmembran von u. a. Mastzellen freigesetzt wird. Arachidonsäure bewirkt über den Cyclooxygenasezyklus die Bildung des starken Entzündungsmediators Prostaglandin E2 und über den 5-Lipoxygenase-Zyklus die Bildung der hoch entzündlichen Leukotriene B4, C 4 und D 4 (Gunn 1989, Murrell et al. 1989; s. auch Bd. 2 und 3; Kap. Gastrointestinaler Trakt).

Diese Stoffe werden normalerweise nach Verletzungen des Gewebes freigesetzt, um die erste Phase der Wundheilung – die Entzündungsphase – einzuleiten. Die Entzündungsphase und damit die Entzündungsmediatoren sind Voraussetzung für eine erfolgreiche Wundheilung.

Es ist noch nicht geklärt, ob die Wirkung der Massagetechniken darauf beruht, dass sie die Freisetzung des Enzyms Phospholipase stimulieren oder eine kleine lokale Verletzung verursachen, worauf das Gewebe mit einer Entzündungsreaktion reagiert.

Eine intensive und lang andauernde Massage (Friktionen) direkt nach einer frischen Verletzung ist demzufolge nicht sinnvoll. Sie kann zu überschießenden Entzündungsreaktionen im Gewebe führen, wodurch das Gewebe sogar vermehrt angegriffen und geschädigt werden könnte.

Massage, die die Freisetzung von Entzündungsmediatoren stimuliert, ist vor allem dann indiziert, wenn nach einer Verletzung aus bestimmten Gründen (Bagatellisierung, regelmäßige Langzeit-Eisanwendungen, entzündungshemmende Medikamente usw.) keine (ausreichende) Entzündungsreaktion und damit auch keine normale Wundheilung stattfindet. Man spricht dann auch von einer Chronifizierung der Verletzung. Solche Chronifizierungserscheinungen sind besonders in schlecht durchbluteten Geweben, wie z. B. den Sehnen und Bändern und deren Insertionen am Knochen, zu beobachten. Aufgrund der schlechten Durchblutung kommt es in diesen verletzten Geweben nur zu einer sehr geringen Entzündungsreaktion, die häufig nicht ausreicht, um das verletzte Gewebe heilen zu lassen. Bei chronifizierten Verletzungen können daher Friktionen als Therapeutikum eingesetzt werden. Auch Ultraschall wird eine ähnliche Wirkung nachgesagt (De Deyne et al. 1995).

Die länger dauernde Friktionsmassage sollte nur einmalig durchgeführt werden, um den Heilungsprozess wieder in Gang zu bringen. Danach reichen auch kürzere Friktionsbehandlungen (3- bis 5-minütig.), bei denen die Freisetzung von Histamin den Wundheilungsprozess unterstützt. Diese kurzen Friktionsbehandlungen kann der Patient auch selbstständig regelmäßig durchführen, um die Durchblutungssituation und damit die Heilung so optimal wie möglich zu gestalten. Diese Selbstbehandlung kann der Patient beliebig oft (z. B. stündlich) ausführen, weil das freigesetzte Histamin, wie bereits erwähnt, nach ca. einer halben Stunde wieder abgebaut wird.

Da die Freisetzung von Entzündungsmediatoren auf eine mechanische Reizung der Mastzellen zurückzuführen ist, ist es klar, dass das Resultat dieser Massageform nicht davon abhängig ist, ob man diese Technik quer zum Faserverlauf einer Sehne oder Band durchführt oder längs bzw. zirkulär. Die Zellen registrieren lediglich einen intermittierenden mechanischen Reiz (Druck), auf den sie mit der Freisetzung dieser oben erwähnten Stoffe reagieren.

Schmerz während dieser Behandlung ist eher kontraproduktiv, denn Schmerzen können zur Freisetzung von Stresshormonen wie Adrenalin und Kortisol führen, die beide einen negativen Einfluss auf die Kollagensynthese haben. Außerdem können Schmerzen die sympathische Reflexaktivität erhöhen, wodurch es zu einer Vasokonstriktion der Gefäße kommt, die sich wiederum negativ auf die Wundheilung auswirkt.

Der Einfluss von Massage auf die Durchblutung der Haut tritt deutlich sichtbar zutage. Ob dieser Effekt gleichermaßen in tiefer gelegenem Gewebe stattfindet, ist noch nicht eindeutig bewiesen. Dafür spricht aber die klinische Feststellung, dass die Friktionsbehandlung von Insertionen, Sehnen, Bändern usw. sich positiv auf die Wundheilung auswirken können.

Die optimale Therapiedauer dieser Massagebehandlung ist noch nicht bekannt. Um sie genau festlegen zu können, bedarf es sicherlich einer wissenschaftlichen Untersuchung.

Fettzellen

Fettzellen (Adipozyten) findet man überall im Bindegewebe, wo sie einerseits als Energiespeicher, andererseits als Stoßdämpfer und Schutzschicht gebraucht werden.

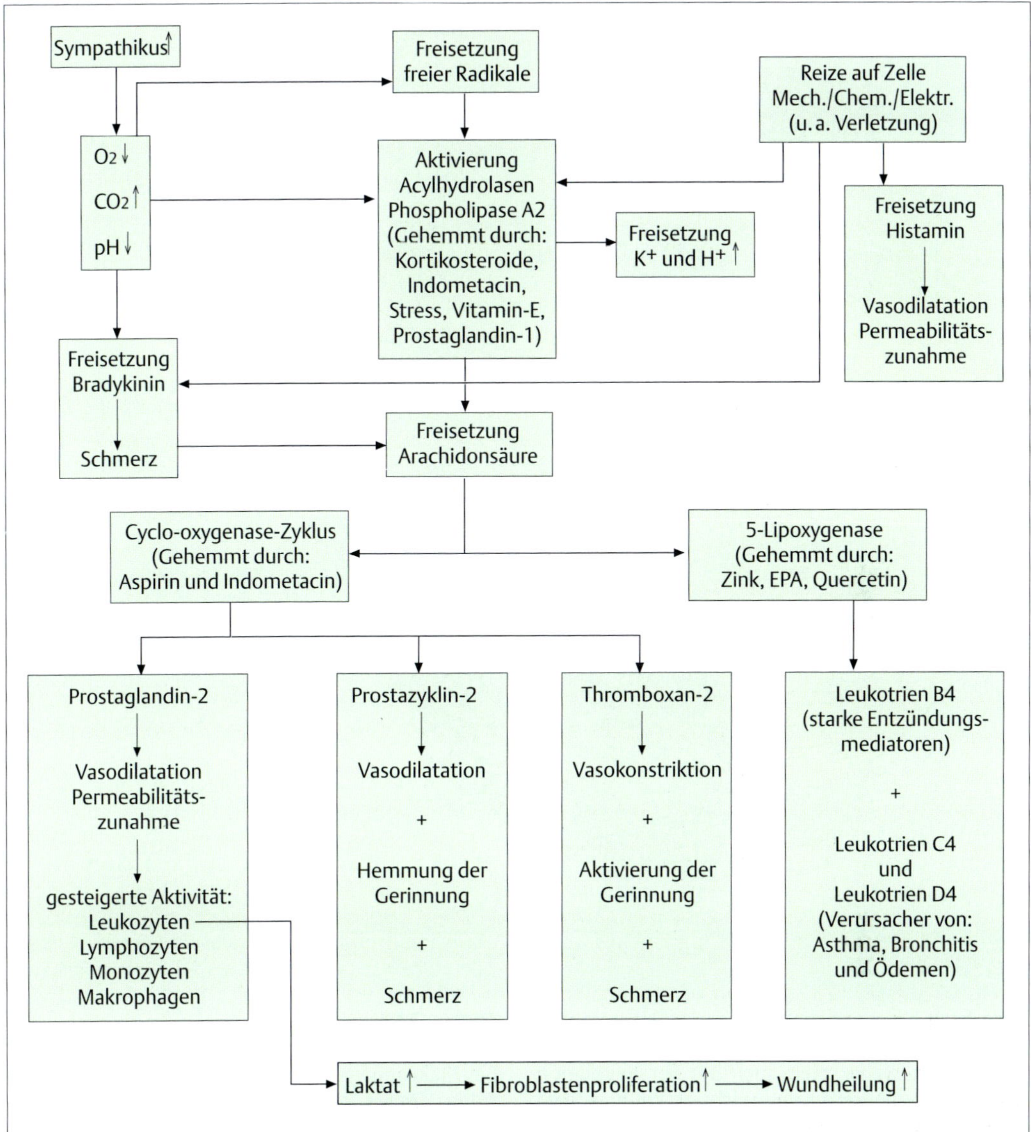

Abb. 1.**15** Biochemische Effekte einer Friktionsmassage.

Das Fettgewebe hat eine sehr wichtige mechanische Aufgabe, weil es in der Lage ist, Kompressionskräfte zu absorbieren bzw. zu verteilen. Aus diesem Grund findet man um innere Organe, aber auch um Nerven immer Fettgewebe (das ist wahrscheinlich auch der Grund, warum Nerven in Anatomiebücher immer gelb abgebildet werden). Bei Menschen, die sehr stark abnehmen (abmagern), wie z. B. bei Anorexia nervosa und Bulimiepatienten, wird letztendlich auch dieses Fettgewebe abgebaut, um als Energielieferant zu dienen. Das Problem ist, dass dieses Fettgewebe nicht mehr neu angelegt wird, auch wenn wir wieder Nahrung in ausreichenden Mengen aufnehmen.

Die Fettzelle ist rund und mit Fett-Tropfen gefüllt, den Fettvakuolen (Abb. 1.**16**).

Man findet Fettzellen immer in der Nähe von Gefäßen. Dadurch sind sie in der Lage, bei Bedarf schnell Fett an das Gefäßsystem abzugeben. Transportiert über den Blutweg, gelangt das Fett dann über die Leber, die das Fett wieder in Glukose umsetzt, zu z. B. den Bindegewebszellen, die es im

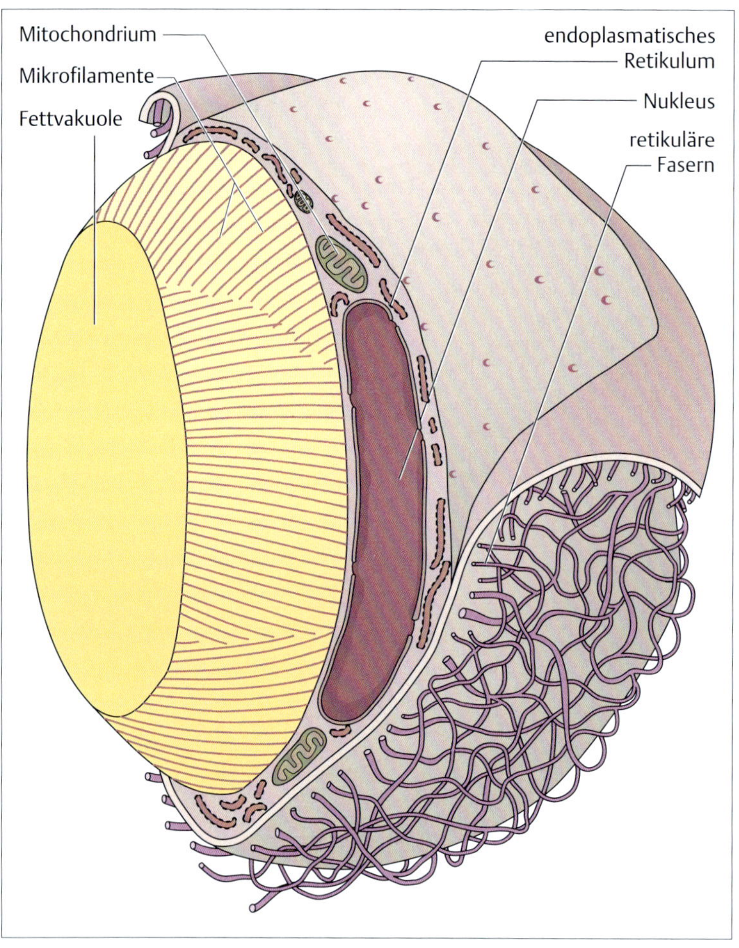

Abb. 1.**16** Fettzelle mit Fettvakuole.

Bedarfsfall für energieverbrauchende Prozesse verwenden.

Das Fettgewebe spielt auch bei der Regulation der Körpertemperatur eine wichtige Rolle, weil es ein sehr effektiver Thermoisolator ist. Eine weitere wichtige Aufgabe der Fettzellen ist, dass sie viele Gifte und Abfallprodukte (Schwermetalle, Medikamente usw.) speichern, die der Körper nicht mehr ausscheiden kann.

1.3.2 Bewegliche oder mobile Zellen

Die beweglichen Zellen stammen im Gegensatz zu den ortsständigen Zellen nicht von Mesenchymzellen, sondern von den hämatopoetischen Stammzellen ab, also von den Knochenmarkszellen. Zu den beweglichen oder mobilen Zellen gehören Makrophagen und Leukozyten (Abb. 1.**17**).

Makrophagen

Ein Makrophage entwickelt sich aus einem Monozyten. Dieser stammt wiederum von Knochenmarkszellen ab. Die Differenzierung vom Monozyt zum Makrophagen findet erst im Bindegewebe statt. Der Monozyt ist in der Lage, die Gefäßwand zu passieren. Wenn aber der Monozyt sich im Interstitium befindet, fängt er an, sehr stark zu wachsen und kann hierdurch die Gefäßwand nicht mehr (zurück)passieren. Der Monozyt ist dann Makrophage geworden und erreicht einen Durchmesser von ca. 10 – 30 nm.

Sein Zellkern ist elipsoid bis nierenförmig und die Zelle besitzt ein sehr großes endoplasmatisches Retikulum, einen großen Golgi-Apparat und sehr viele Lysosomen. Unter ihrer Zelloberfläche findet man Mikrotubuli und Mikrofilamente.

Makrophagen leben lange, Monate bis Jahre. Sie sind auch in fortgeschrittenem Alter noch in der

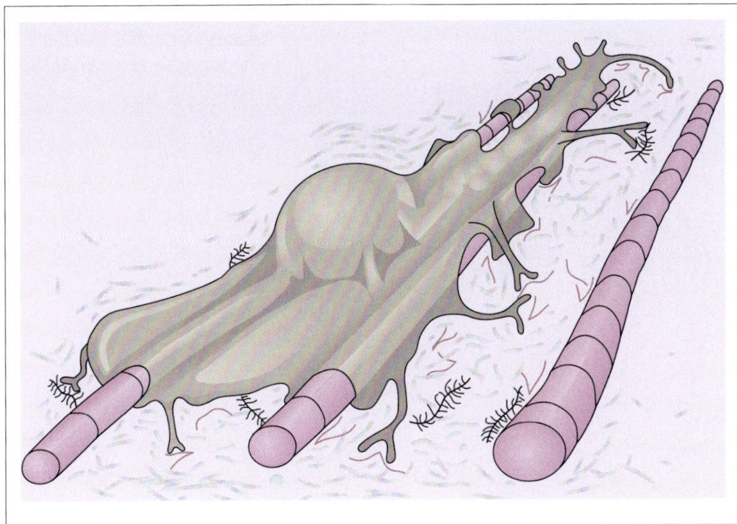

Abb. 1.**17** Makrophage als Beispiel einer beweglichen oder mobilen Zelle.

Lage, sich zu teilen. Sie können große Mengen von Enzymen wie saure Phosphatasen und Esterasen freisetzen. Damit können sie verschiedene Komponenten des Bindegewebes abbauen. Makrophagen können auch Stoffe wie Interferon, Prostaglandin und Leukotrien C freisetzen, die bei Abwehrreaktionen oder während der Wundheilung benötigt werden.

Makrophagen sind ausgeprägt phagozytierende Zellen. Sie greifen alles im Gewebe an, was keine Funktion oder keine Funktion mehr hat, und resorbieren es. Dazu gehören z. B. tote Zellen, kaputtes Gewebe usw. Aber auch körperfremde Objekte wie Bakterien, Viren, Schimmelpilze, Parasiten sowie fremde Zelle, z. B. Tumorzellen, werden angegriffen und vernichtet. Der Makrophage hat damit eine sehr wichtige Aufgabe in der Körperabwehr (Abb. 1.**18**).

Werden die Zellen aktiviert, werden sie noch mobiler und ihre Aufnahme- und Resorptionskapazität steigt. In pathologischen Situationen können sich die Zellen zusammenschließen und Riesenzellen bilden.

Eine besondere Form der Makrophagen sind die *Osteoklasten* (s. Kap. 2.1.4). Osteoklasten sind Zellen, die nur im Knochen vorkommen und dort in der Lage sind, Knochengewebe abzubauen. Ohne diese Zellen wäre unser Körper extrem schwer und die Kortikalis sehr massiv. Knochenheilung wäre ohne diese Zellen unmöglich. Das zerstörte Knochengewebe könnte ohne sie nicht abgebaut und resorbiert werden.

Während der Entstehung unseres Skeletts, das ursprünglich aus Knorpelgewebe besteht und dann in Knochengewebe umgebaut wird, gibt es auch *Chondroklasten* (s. Kap. 2.1.4), die das Knorpelgewebe abbauen.

Wenn Makrophagen gewebegebunden und damit nicht mehr frei beweglich sind, entsteht eine weitere Sonderform: die Histozyten.

Leukozyten

Leukozyten sind in der Lage, bei Immunreaktionen Fremdkörper, aber auch Zellreste anzugreifen und zu phagozytieren.

Früher ging man davon aus, dass diese Zellen nur nach Verletzungen im Bindegewebe vorzufinden seien. Mittlerweile hat man feststellen können, dass Leukozyten sich jedoch sehr gut durch die Gefäßwand bewegen können und sich demzufolge auch unter normalen physiologischen Umständen außerhalb des Gefäßsystems befinden (Pischinger 1990, Heine 1991).

Leukozyten kann man einteilen in *Granulozyten* und *Agranulozyten*.

Granulozyten

Die Granulozyten lassen sich bei histologischen Untersuchungen färben, weil sie innerhalb der Zelle zytoplasmatische Körner, Granulae, besitzen. Man unterscheidet anhand der Färbung zwischen

- *neutrophilen* Granulozyten (60 – 70 %),
- *eosinophilen* Granulozyten (1 – 4 %), die sich vor allem mit sauren Farbstoffen wie Eosin färben lassen, und

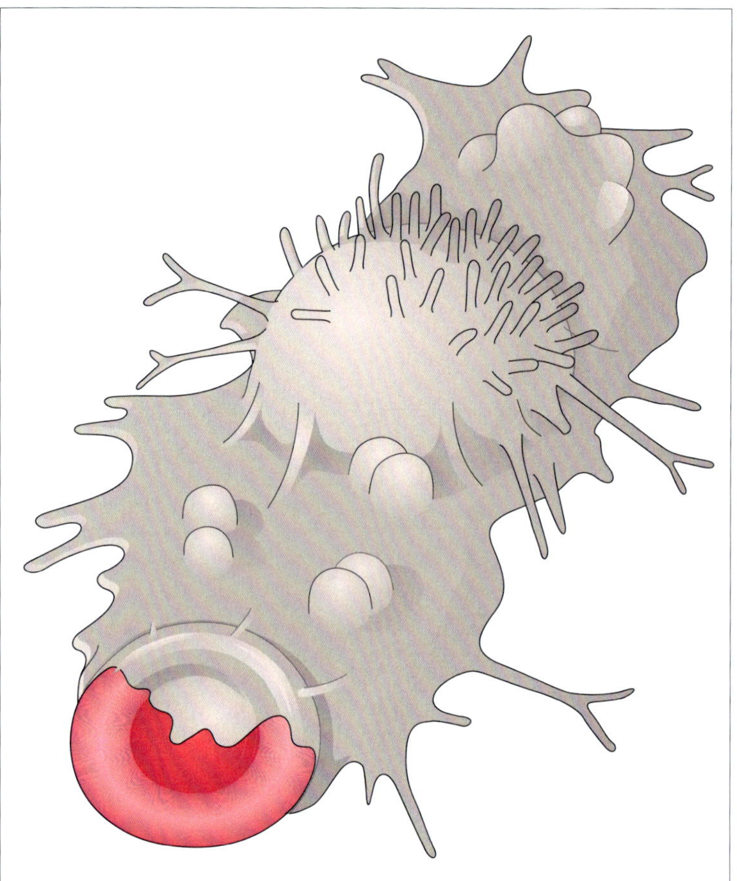

Abb. 1.**18** Phagozytierender Makrophage, hier bei der Phagozytose eines Erythrozyten.

- *basophilen* Granulozyten (0 – 1 %), die sich überwiegend mit basischen Farbstoffen färben lassen.

Granulozyten reifen im Knochenmark und gelangen danach ins Blut, um sich im Körper zu verteilen. Sie haben eine kurze Lebensdauer von meistens nur wenigen Tagen bis Wochen.

Die Zahl der Granulozyten in unserem Körper ist nicht konstant. Bei Entzündungen und z. B. bei allergischen Reaktionen steigt sie deutlich an (Abb. 1.**19**).

Eosinophile und basophile Granulozyten besitzen darüber hinaus spezifische Fähigkeiten. Erstere können die Produktion von Histamin in den Mastzellen hemmen, Letztere dagegen stimulieren die Mastzelle zur Freisetzung von Histamin, Serotonin und Heparin.

Agranulozyten

Agranulozyten besitzen ein klares Zytoplasma, weil sie kein Granulat enthalten, wie der Name schon vermuten lässt. Man unterscheidet hier zwischen

- Lymphozyten (20 – 40 % bei Erwachsenen, 70 % bei Kindern) und
- Monozyten (2 – 8 %).

Die Prozentangaben beziehen sich auf die Gesamtzahl der Leukozyten.

Lymphozyten werden im roten Knochenmark produziert, aber auch in den Lymphdrüsen, in der Milz, der Leber, in den Mandeln (Tonsillen) und in der Wand des Verdauungssystems (Abb. 1.**20**).

Man findet sie – wie ihr Name sagt – überwiegend im Lymphsystem, aber auch im Bindegewebe. Dabei kann ihre Anzahl im Bindegewebe, vor allem nach Verletzungen und während Entzündungen, stark zunehmen.

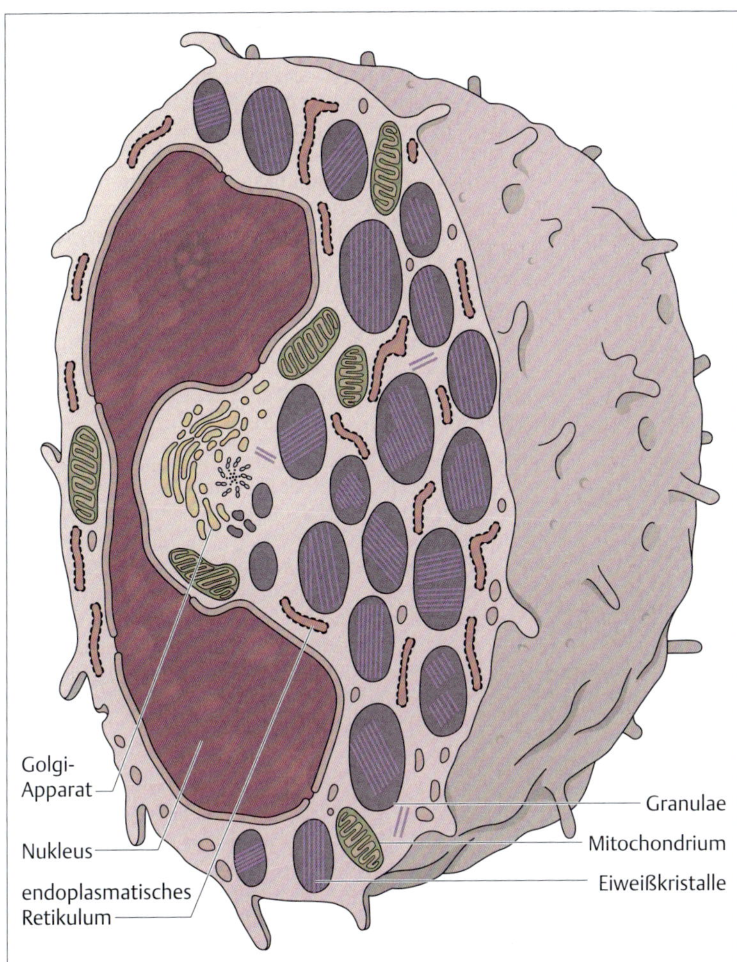

Abb. 1.**19** Granulozyt.

Die Zellen bewegen sich, wenn auch sehr langsam, mittels amöboiden Bewegungen durch das Gewebe. Sie spielen in unserem Körper zusammen mit den Makrophagen eine große Rolle bei der Immunabwehr. Dabei besitzen Lymphozyten die Fähigkeit zur Wahrnehmung, Erkennung und Erinnerung. Das bedeutet, dass diese Zellen in der Lage sind, fremde, den Körper bedrohende Zellen und Stoffe zu erkennen und von den Makrophagen angreifen zu lassen.

Zusätzlich können sie gleiche, erneut in den Körper eindringende fremde Zellen oder körperfremde Stoffe direkt wiedererkennen. Sie erinnern sich und veranlassen, dass diese Stoffe angegriffen werden. Deshalb werden diese Zellen oft als *mobiles Gehirn* angesehen, die Makrophagen und die phagozytierenden Granulozyten als *mobiler Darm*.

Exkurs: Körperabwehr

Man unterscheidet bei der Körperabwehr zwischen *humoralen* (in Körperflüssigkeit gelösten) und *zellulären* Komponenten. In beiden Fällen beginnen die Zellen, sobald sie mit körperfremden Stoffen (Antigenen) in Kontakt kommen, Antikörper zu bilden. Die Immunglobuline treffen auf die Antigene und verbinden sich mit der Zellmembran der Lymphozyten (Abb. 1.**21**).

Die *humorale Immunität* beruht auf der Bildung von spezifischen Gamma- oder Immunglobulinen. Diese Globuline werden erst dann gebildet, wenn die Zelle bereits Kontakt mit einem spezifischen Antigen hatte.

Diese Form der Immunität kann in ihrer Dauer variieren. Sie hält einige Wochen bis Monate an oder sogar das ganze Leben lang.

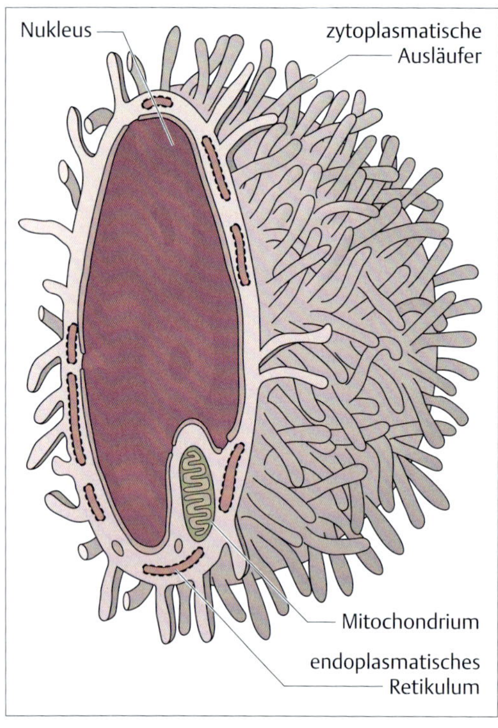

Abb. 1.**20** Lymphozyt.

Kurzlebige B-Lymphozyten (20% aller Lymphozyten) sind in der Lage, ein Antigen bei einem erneuten Kontakt wiederzuerkennen und mit erhöhter Geschwindigkeit und Aggressivität anzugreifen. Daraus resultiert ihr Name: *Memory-Zelle* oder auch *Gedächtniszelle*. Die *zelluläre Immunität* ist Aufgabe der T-Lymphozyten (70% aller Lymphozyten). T-Lymphozyten werden in der Thymusdrüse produziert. Diese Zellen stammen ursprünglich aus dem roten Knochenmark, sind aber kurz vor oder nach der Geburt in der Thymusdrüse zu finden.

Die T-Lymphozyten können, nachdem sie mit Antigenen in Kontakt gekommen sind, Lymphokine freisetzen, die die Makrophagen zu mehr Mobilität und erhöhter phagozytierender Aktivität stimulieren.

Man unterscheidet folgende T-Lymphozyten:
- *Helferzellen*, die die B-Lymphozyten zur Bildung von Plasmazellen anregen, nachdem sie ein Antigen entdeckt haben,
- *Unterdrücker*- oder *Suppressorzellen*, die die Aktivität der Lymphozyten und Makrophagen hemmen,
- *Gedächtniszellen* oder *Memory-Zellen*, langlebigen Zellen, die die Fähigkeit besitzen, bei erneutem Kontakt mit einem Antigen dieses direkt wiederzuerkennen und

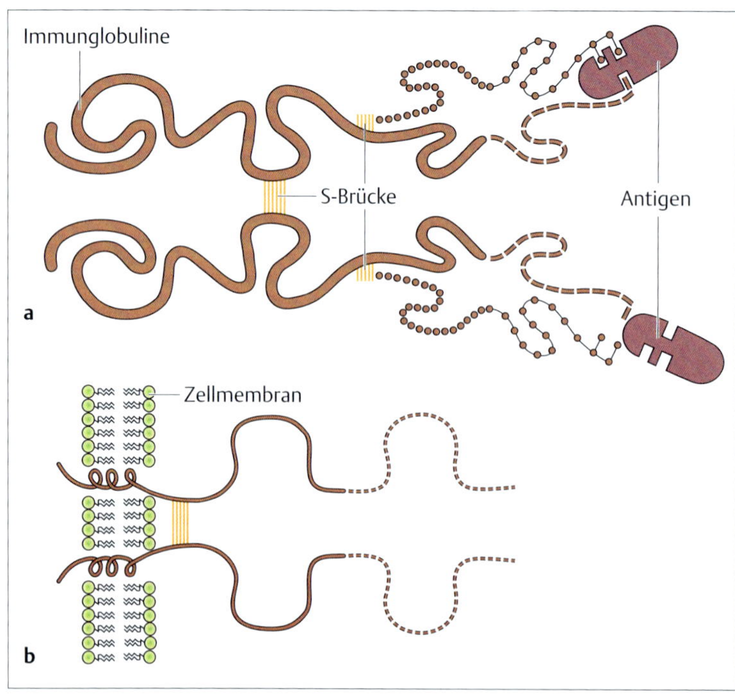

Abb. 1.**21** Immunglobuline treffen auf Antigene. **a** Immunglobuline treffen auf Antigene **b** und verbinden sich mit der Zellmembran der Lymphozyten.

- *Killerzellen*, die vor allem darauf spezialisiert sind, Viren und Tumorzellen anzugreifen und zu vernichten, und
- *Natural Killer Cells* oder *natürliche Killerzellen* (< 5% der Gesamtmenge der Lymphozyten).

Zusammenfassung: Bindegewebszellen

Im Bindegewebe unterscheidet man zwischen ortsständigen (fixen) und beweglichen (mobilen) Zellen. Die ortsständigen Zellen sind

- Fibroblasten, Fibrozyten, Myofibroblasten,
- Chondroblasten, Chondrozyten,
- Osteoblasten, Osteozyten,
- Odontoblasten und Odontozyten.

Andere ortsständige Zellen sind

- Mastzellen und
- Fettzellen.

Der Blast ist jünger bzw. synthetisch aktiver als der Zyt.
Fibroblasten und Osteoblasten findet man immer in sauerstoffreichem Gewebe, Chondroblasten in sauerstoffarmem. Myofibroblasten findet man normalerweise nur während der Wundheilung oder während entzündlicher Prozesse. Sie sind für die Stabilität des Gewebes verantwortlich, weil sie das Gewebe zusammenziehen können.
Mastzellen können Stoffe freisetzen, die eine dilatierende und permeabilitätssteigernde Wirkung auf die Gefäße haben.
Fettzellen lagern Fett ein, das als Energiespeicher und als mechanischer Schutz dient.
Mobile Zellen haben ihre überwiegende Funktion in der Immunabwehr des Körpers. Leukozyten und die von ihnen abstammenden Lymphozyten greifen Fremdkörper an. Makrophagen und deren Sonderform, die Osteoklasten, befreien das Gewebe von schädlichen oder zerstörten Strukturen.

1.4 Matrix

Zunächst möchte ich darauf hinweisen, dass die Begriffe *Matrix* und *Grundsubstanz* besonders im englischsprachigen Raum häufig synonym gebraucht werden. Die Erkenntnis, dass Matrix jedoch mehr bedeutet als die Zusammenfassung von Glykosamino- und Proteoglykanen – im deutschsprachigen Raum als Grundsubstanz definiert –, verdanken wir vor allem den Arbeiten von Pischinger und Heine (Heine 1991, Pischinger 1990). Diese Autoren beschreiben, wie bedeutend diese Bindegewebsbestandteile sind. Insbesondere die Interaktion der verschiedenen extrazellulären Bestandteile des Bindegewebes mit Wasser, ist erst durch die Untersuchungen und Veröffentlichungen dieser Wissenschaftler deutlich geworden.

Wie bereits eingangs erwähnt, verstehe ich unter Matrix alle extrazellulären Bestandteile des Bindegewebes. Die Matrix enthält folgende Komponenten:

- Fasern (kollagene und elastische Fasern)
- Grundsubstanz (Glykosaminoglykane und Proteoglykane)
- Nichtkollagene Proteine (Verbindungs- und Vernetzungsproteine)
- Wasser

Alle Komponenten der Matrix, außer Wasser, werden intrazellulär produziert. Die kollagenen Fasern des Bindegewebes bestehen aus kollagenen Fibrillen, die wiederum aus kollagenen Proteinen aufgebaut sind. Die elastischen Fasern bestehen ebenfalls aus Fibrillen und Mikrofibrillen, jedoch aus elastischen, und sind aus Strukturproteinen zusammengesetzt. Die Grundsubstanz des Bindegewebes besteht aus Proteoglykanen und Glykosaminoglykanen sowie Proteoglykanaggregaten. Sie verbindet Zellen und Fasern miteinander und bindet außerdem Wasser. Um diese Bindungen zu ermöglichen, enthält die Matrix auch nichtkollagene Proteine, die Verbindungs- und Vernetzungsproteine.

Die Aufgaben der Matrix ergeben sich aus dem Zusammenspiel dieser Komponenten: Da die Matrix aus kollagenen Fasern bzw. Fibrillen aufgebaut ist, die durch nichtkollagene Proteine (Vernetzungs- und Verbindungsproteine) an Proteoglykane oder Proteoglykanaggregate und an Zellen gebunden sind, entsteht ein *stabiles Netzwerk*. Dieses Netzwerk hat die Aufgabe, Belastungen zu absorbieren.

Da zwischen den Fasern und den Proteoglykanen Wasser als interstitielle Flüssigkeit eingebunden ist, erhält das Gewebe Volumen. Das in der Matrix gebundene Wasser versetzt das Gewebe u. a. in die Lage, Gewicht tragen und Stöße dämpfen zu können. Das gebundene Wasser spielt vor allem bei tragenden Geweben wie Knorpel- und Bandscheibengewebe eine entscheidende Rolle. Ohne das in der Matrix gebundene Wasser wären diese Gewebe nicht in der Lage, ihre gewichtstragenden und stoßdämpfenden Aufgaben angemessen zu erfüllen.

Vergleich: Knorpelmatrix – Wasserbett

Die Funktion der Matrix, besonders der Matrix im Knorpel, lässt sich gut mit einem Wasserbett vergleichen. Auf einem Wasserbett liegt man bekanntlich auf Wasser, das durch eine Hülle zusammengehalten wird. Die Hülle und das Wasser stehen unter Spannung. Der Druck des Wassers innerhalb dieser Hülle muss dem Körpergewicht des Menschen entgegenwirken. Das bedeutet, je größer das Körpergewicht ist, umso mehr Wasser wird innerhalb der Hülle gebraucht, um einen entsprechenden Gegendruck zu gewährleisten. Extrem wichtig ist, dass die Hülle der auf sie einwirkenden Spannung standhält. Sie darf nicht reißen. Die Grundsubstanz und das darin gebundene Wasser entsprechen dem Wasser des Wasserbetts, die Fasern entsprechen der Hülle, die Grundsubstanz und Wasser zusammenhalten. Auf einem ähnlichen Prinzip beruht auch die Funktionsfähigkeit der Reifen eines Autos oder Fahrrades. Dabei ist jedoch nicht Wasser, sondern Luft dafür verantwortlich, die Spannung und den Gegendruck aufrechtzuerhalten. So auch beim Knorpel, beispielsweise auf dem Tibiaplateau: Der Knorpel kann durch das in ihm gespeicherte Wasser dem Druck standhalten, der durch das Körpergewicht erzeugt wird.

In anderen Gewebsarten, wie z. B. in der Kapsel, haben Proteoglykane, Glykosaminoglykane und das an sie gebundene Wasser vor allem die Aufgabe, dafür zu sorgen, dass die Belastungen nicht mit zu großen Geschwindigkeiten auf die kollagenen Fasern einwirken. Sie erfüllen damit eine wichtige Pufferfunktion. Sie vermeiden, dass Spitzenbelastungen das kollagene Netzwerk zerstören. In Sehnen und Bändern wird die gleiche Funktion teilweise durch elastische Fasern übernommen.

Zusammenfassung: Aufbau und Funktion der Matrix

Alle extrazellulären Komponenten des Bindegewebes bilden die *Matrix*. Sie enthält:

- Fasern (kollagene und elastische),
- Grundsubstanz (Glykosaminoglykane und Proteoglykane),
- Nichtkollagene Proteine (Verbindungs- und Vernetzungsproteine),
- Wasser.

Die Komponenten der Matrix, außer Wasser, werden von den Bindegewebszellen produziert. Die Matrix bildet ein stabiles Netzwerk und gibt dem Gewebe sein Volumen. Das Netzwerk der Matrix absorbiert Belastungen und hat damit eine Pufferfunktion. Insbesondere die Bestandteile der Grundsubstanz und das gebundene Wasser haben die Funktion, Gewicht zu tragen und Stöße zu dämpfen.

1.4.1 Kollagene Fasern

Fasern lassen sich in *kollagene Fasern* bzw. *Fibrillen*, auch *kollagene Proteine* genannt, und in *elastische Fasern* einteilen. Als eine Sonderform der Fasern gelten die retikulären Fasern. Verbesserte Untersuchungsmethoden haben gezeigt, dass es sich bei diesen Fasern um einen bestimmten Kollagentyp handelt, namentlich um den Kollagen Typ III. In der neueren Literatur wird deshalb meist nicht mehr von retikulären Fasern, sondern von Kollagen Typ III gesprochen. Beide Bezeichnungen können synonym verwendet werden.

Kollagen bedeutet übersetzt *leimbildend*. Kocht man kollagenes Bindegewebe, entsteht folgerichtig eine klebrige, weiße Masse. Auch ungekocht sind kollagene Fasern weiß. Dementsprechend sind alle Gewebe, die viel Kollagen enthalten, auch weißlich. In Geweben, in denen der Neubau, der Turnover, von Kollagen sehr langsam verläuft, wie z. B. in der Bandscheibe, kommt es im Laufe der Jahre zu einer Verfärbung. Das Gewebe bekommt eine gelbe bis gelbbraune Farbe. Kollagen ist nach Wasser die zweitgrößte Komponente des Bindegewebes. Es repräsentiert ca. 30 % unseres Körpereiweißes.

Kollagentypen

Die wichtigsten Kollagentypen sind die Typen I, II, III und IV. Sie repräsentieren ca. 95 % des gesamten Kollagens.

Kollagen Typ I: Dieser Kollagentyp macht ca. 80 % allen Kollagens aus. Man findet ihn in allen Geweben, die unter Zugbelastungen stehen. Dazu gehören Kapseln, Bänder, Aponeurosen, Sehnen, intramuskuläres und intraneurales Bindegewebe. Es kommt teilweise auch in Menisken, Disken und Bandscheiben vor. Auch Knochen sind überwiegend aus Kollagen Typ I aufgebaut. Die Synthese dieses Kollagentyps erfolgt durch Fibroblasten, Osteoblasten und Odontoblasten.

Kollagen Typ II: Dieses Kollagen findet man in allen Geweben, die regelmäßig Druckbelastungen ausgesetzt sind. Dazu gehören Knorpel und Teile der Bandscheiben, Menisken und Disken. Die Synthese dieses Kollagentyps erfolgt durch Chondroblasten.

Kollagen Typ III: Dieses Kollagen wurde früher als *retikuläre Fasern* bezeichnet. Es besteht aus dünnen, kollagenen Fasern mit einem Durchmesser von ca. 30 – 50 nm. Man findet es vor allem in der Haut und Unterhaut, in synovialen Membranen sowie innerhalb und zwischen inneren Organen.

Diese kollagenen Fasern sind von einem dünnen Mantel von Proteoglykanen und Vernetzungsproteinen umgeben. Außerdem findet man dieses Kollagen in allen Geweben, in denen gerade eine Wundheilung stattfindet. Während der Proliferationsphase schließt dieses dünne Kollagen die Wunde. Erst in einem späteren Stadium wird es durch den eigentlichen und funktionsfähigen Kollagen Typ ersetzt. Die Synthese des Kollagens Typ III erfolgt durch Fibroblasten und Myofibroblasten.

Kollagen Typ IV: Dieses Kollagen findet man in Zellmembranen sowie in den Basalmembranen der Gefäße und der Haut. Daneben auch in den Basalmembranen innerhalb des Nerven- und Muskelgewebes. Basalmembranen dienen im Nervengewebe als Isolationsschichten und trennen im Muskel das eigentliche Muskelgewebe vom Bindegewebe. Die Synthese des Kollagens Typ IV erfolgt durch Fibroblasten, Epithel- und Endothelzellen.

Weitere Kollagentypen sind:

Kollagen Typ V: Das Kollagen Typ V findet man in fast allen Bindegewebsarten, auch in den Knochen. Es hat eine kontrollierende Funktion in Bezug auf die Dicke der Kollagene des Typs I und II. Zusätzlich sorgt es für eine Schmierung zwischen den kollagenen Fasern bei Bewegungen bzw. Belastungen.

Kollagen Typ VI: Das Kollagen Typ VI ist in fast allen Bindegewebsarten vorzufinden. Es ist dafür bekannt, dass es sehr viele Verbindungen mit dem Kollagen des Typs I eingehen kann. Die beiden Kollagene binden sich über Crosslinks.

Kollagen Typ VII: Das Kollagen Typ VII findet man überwiegend in Basalmembranen der Haut. Dort hat es eine wichtige stabilisierende Funktion.

Kollagen Typ VIII: Das Kollagen Typ VIII findet man in Endothelgeweben, Skleren, Meningen, Nerven, Perichondrium und Periost und wenig in Knorpel.

Kollagen Typ IX: Das Kollagen Typ IX kommt immer im Knorpel in Verbindung mit dem Kollagen Typ II vor. Mit diesem kann es viele Crosslinks bilden und trägt so dazu bei, dass ein sehr gut stabilisiertes kollagenes Netzwerk entsteht.

Kollagen Typ X: Kollagen Typ X findet man im Knorpel. Zusätzlich kommt es in den Wachstumsscheiben des Knochens vor, während der enchondralen Verknöcherung unseres Skeletts im gesamten entstehenden Knochen. Es wird sehr konträr diskutiert, ob Kollagen Typ X die Kalzifizierung von Knorpel unterstützt oder hemmt.

Kollagen Typ XI: Das Kollagen Typ XI kommt in Bandscheiben, Knorpel, Menisken und Disken vor, und zwar stets in Kombination mit dem Kollagen Typ II, mit dem es Crosslinks bilden kann (Abb. 1.**22**).

Kollagen Typ XII: Kollagen Typ XII kommt in Sehnen immer in Kombination mit Kollagen Typ I vor, aber auch in der Haut und in Bändern, vor allem in periodontalen Ligamenten.

Kollagen Typ XIII: Kollagen Typ XIII findet man in Knochen, Knorpel, der Haut und in den quergestreiften Muskeln.

Kollagen Typ XIV: Kollagen Typ XIV findet man vor allem im intraneuralen Bindegewebe der Nerven, im Epi- und Perimysium, aber auch innerhalb des Muskels nach einer Denervation.

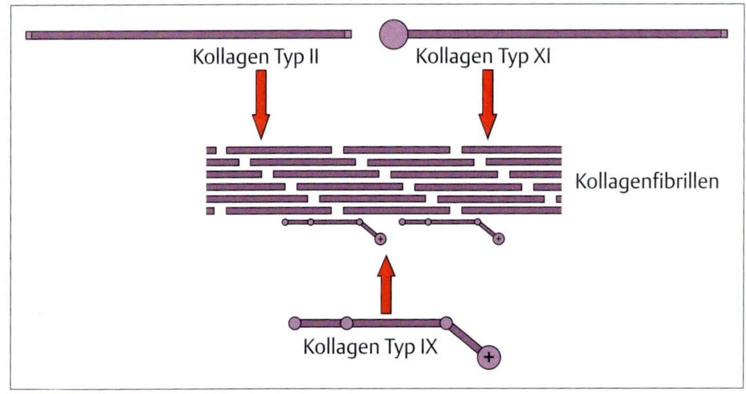

Abb. 1.**22** Crosslinks zwischen Kollagen Typ II und Kollagen Typ IX und XI.

Kollagen Typ XV: Kollagen Typ XV gibt es in der Basalmembran der Muskeln und in den Nieren nach einer Fibrosierung.

Kollagen Typ XVI: Kollagen Typ XVI findet man überwiegend in inneren Organen, in den Augen und etwas im Muskelgewebe.

Kollagen Typ XVII: Kollagen Typ XVII kommt vor allem im pathologischen Zustand der generalisierten benignen atrophischen Epidermolysis bullosa in größeren Mengen in der Haut vor.

Von den weiteren Kollagentypen XVIII bis XXVIII, die bislang erwähnt wurden, sind keine spezifischen Informationen und/oder Aufgaben in der Literatur beschrieben. Deshalb wurde mir nach Sichten der Literatur auch nicht klar, wie viele Kollagentypen es tatsächlich gibt.

Zusammenfassung: Kollagentypen

Man unterscheidet Kollagentypen von I bis (zurzeit) XXVIII. Die Kollagentypen I, II, III, und IV sind die weitaus häufigsten (90 %). Alle anderen Typen findet man nur in ganz geringen Mengen im Bindegewebe vor.

Aufbau

Den Aufbau des Kollagens möchte ich im Folgenden von der Mikrostruktur ausgehend beschreiben. Aus dieser wird die Belastbarkeit der kollagenen Fasern und damit des Bindegewebes, das physiotherapeutisch behandelt wird, deutlich.

Kollagen besteht grundsätzlich aus drei langen Eiweißketten (Polypeptiden), die alle einen linksspiraligen Aufbau besitzen. Man spricht von einer *Alpha-Helix*. Jede Alpha-Helix ist 280 nm lang und hat einen Durchmesser von 0,5 nm. Drei der helikalen Eiweißketten drehen sich rechts umeinander und bilden eine dreifache oder *Triple-Helix*. Die dreifache Helix ist das eigentliche kollagene Molekül und wird auch *tropokollagenes Molekül* genannt (Abb. 1.**23**).

Es ist ca. 280 nm lang und hat einen Durchmesser von ca. 1,5 nm. Das Molekulargewicht beträgt ca. 270 000 Dalton. Im Interstitium verbinden sich die kollagenen Moleküle miteinander und bilden eine kollagene Mikrofibrille, auch Subfibrille genannt. Mehrere Mikrofibrillen umschlingen sich spiralig und bilden eine kollagene Fibrille. Der Durchmesser der Fibrillen beträgt 10 – 300 nm (Abb. 1.**24**).

Mikrostruktur des Kollagenmoleküls

Jede α-Helix, also die Eiweiß- oder Polypeptidketten des Kollagens, besteht aus 333 Aminosäuren. Die drei Polypeptidketten des Kollagenmoleküls bestehen also aus 3 × 333 = ca. 1000 Aminosäuren. Die Aminosäuren sind z. B. Glycin (33,5 %), Prolin (12 %), Hydroxyprolin (10 %) und geringe Mengen Glutamin, Asparagin, Arginin, Methionin, Valin, Leucin, Isoleucin, Tyrosin, Hydroxyglysin, Lysin, Alanin usw. Kollagen ist aus 20 verschiedenen Aminosäuren aufgebaut, die durch ihre unterschiedlichen Reste unterschiedlich elektrisch geladen sind und jeweils ein eigenes elektromagnetisches Feld erzeugen. Einige Aminosäuren sind positiv, andere negativ geladen. Zudem gibt es Aminosäuren, die ladungsneutral sind. Durch den Ladungsunterschied bekommen die Aminosäuren eine hydrophobe (wasserabstoßende) oder hydrophile (wasseranziehende) Eigenschaft. Die meisten Aminosäuren (85 %) sind hydrophob, wobei von diesen mit 55 % Glycin, Prolin und Hydroxyprolin am häufigsten vorkommen. Die restlichen 30 % sind Leucin, Isoleucin, Alanin, Phenylalanin und Valin. Hierdurch ist Kollagen sehr schlecht wasser-

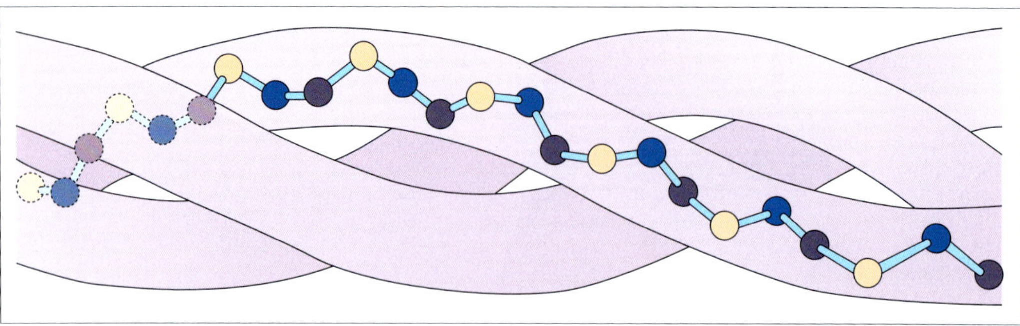

Abb. 1.**23** Kollagenes Molekül, auch tropokollagenes Molekül genannt, aufgebaut aus drei Alpha-Ketten (Triple-Helix).

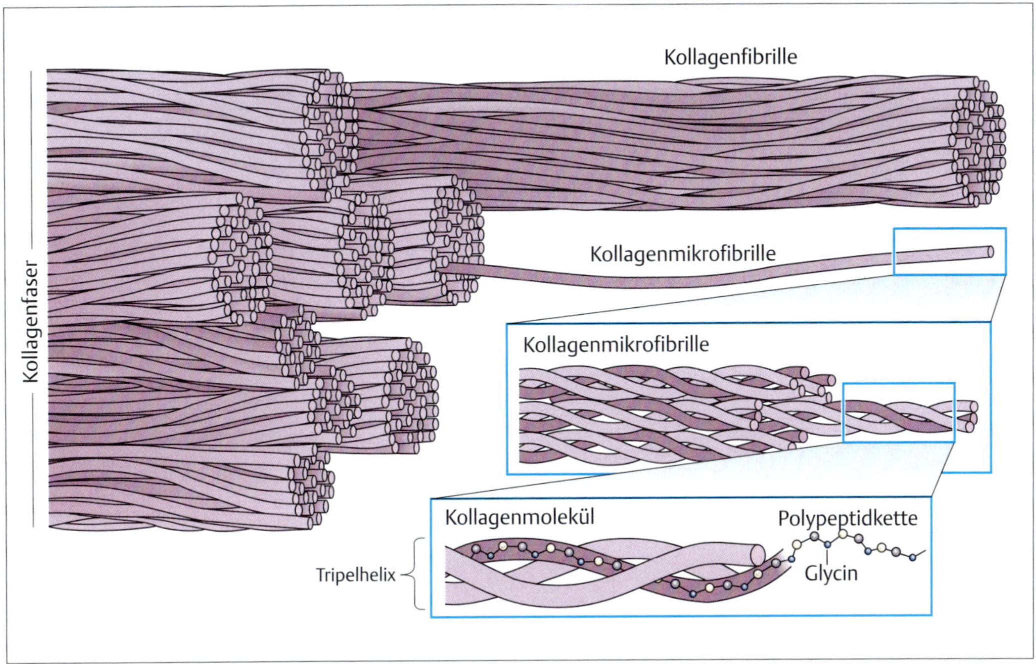

Abb. 1.**24** Aufbau einer kollagenen Faser aus spiralig umeinander gedrehten Kollagenfibrillen und Mikrofibrillen, mikroskopisch aus dem eigentlichen Kollagenmolekül.

löslich. Durch die Ringform der hydrophoben Prolinreste entsteht eine sehr starke Abstoßung, wodurch das Kollagen seine längliche Form bekommt. Ohne diese Prolinreste wäre Kollagen völlig verknäuelt. Deshalb findet man auch so viel Prolin und Hydroxyprolin in den α-Ketten. In einer α1-Kette sind das 23,3 % und in einer α2-Kette 20,1 %.

Jede dritte Aminosäure innerhalb des Kollagens ist Glycin. Beim Aufbau einer α-Helix wird oft von der Formel Gly–X–Y gesprochen. Die damit angegebene Reihenfolge Gly-X-Y ist allgemeingültig für alle α-Helix-Ketten des Kollagens. Die X- und Y-Stellen können durch verschiedene Aminosäuren besetzt werden. Prolin nimmt häufig die X-Stelle ein, innerhalb einer Kette ca. 100-mal, Hydroxyprolin dagegen meist die Y-Stelle, ebenfalls etwa 100-mal pro Kette. Man vermutet, dass die Stabilität des Kollagens davon abhängt, wie häufig die Aminosäure Glycin innerhalb einer Kette vorkommt (Abb. 1.**25**). Durch die Anwesenheit von viel Prolin und Hydroxyprolin bekommt die α-Helix ihre Linksdrehung und eine gestreckte Form. Die Reihefolge der Aminosäuren ist in der DNA festgelegt.

Die einzelnen Kollagentypen ergeben sich aus den unterschiedlichen Aminosäuren, die die X- und Y-Stellen belegen können. Man unterscheidet im Bindegewebe zwei verschiedene α-Helix-Ketten, die α1-Helix und α2-Helix. Der Kollagen Typ I ist aus zwei α1-Ketten und einer α2-Kette aufgebaut, der Kollagen Typ II besteht aus drei α1-Ketten. Da sich die Zusammensetzung der Aminosäuren – außer der des Glycins – und damit auch der Aufbau des Kollagens ändern kann, werden immer wieder neue Kollagentypen entdeckt und beschrieben und damit einhergehend auch eine andere Reihenfolge der Aminosäuren. Die Unterschiede zwischen den verschiedenen Kollagentypen werden zudem auch noch von der unterschiedlichen Hydroxylierung und/oder Glykolysierung der Aminosäuren bestimmt.

In den Kollagenen Typ I und Typ III findet man noch eine weitere spiralige Verbindung, wodurch dann noch dickere und stabilere kollagene Fasern entstehen.

Kollagen Typ IV, das in den Basalmembranen vorkommt, bildet keine Fibrillen aus. Hier bilden die kollagenen Moleküle mit den anderen extrazellulären Bestandteilen ein homogenes Netzwerk.

Die Mikrofibrillen sind so aufgebaut, dass sich die kollagenen Moleküle um ca. 25 % überlappen. Das entspricht ca. 27 nm. Diese Überlappung gibt dem Kollagen seine typische Querstreifung. Man erkennt diese Querstreifung mit dem Mikroskop jeweils nach ca. 64 nm. Die in Reihe geschalteten Moleküle haben einen Abstand von ca. 40 nm zu-

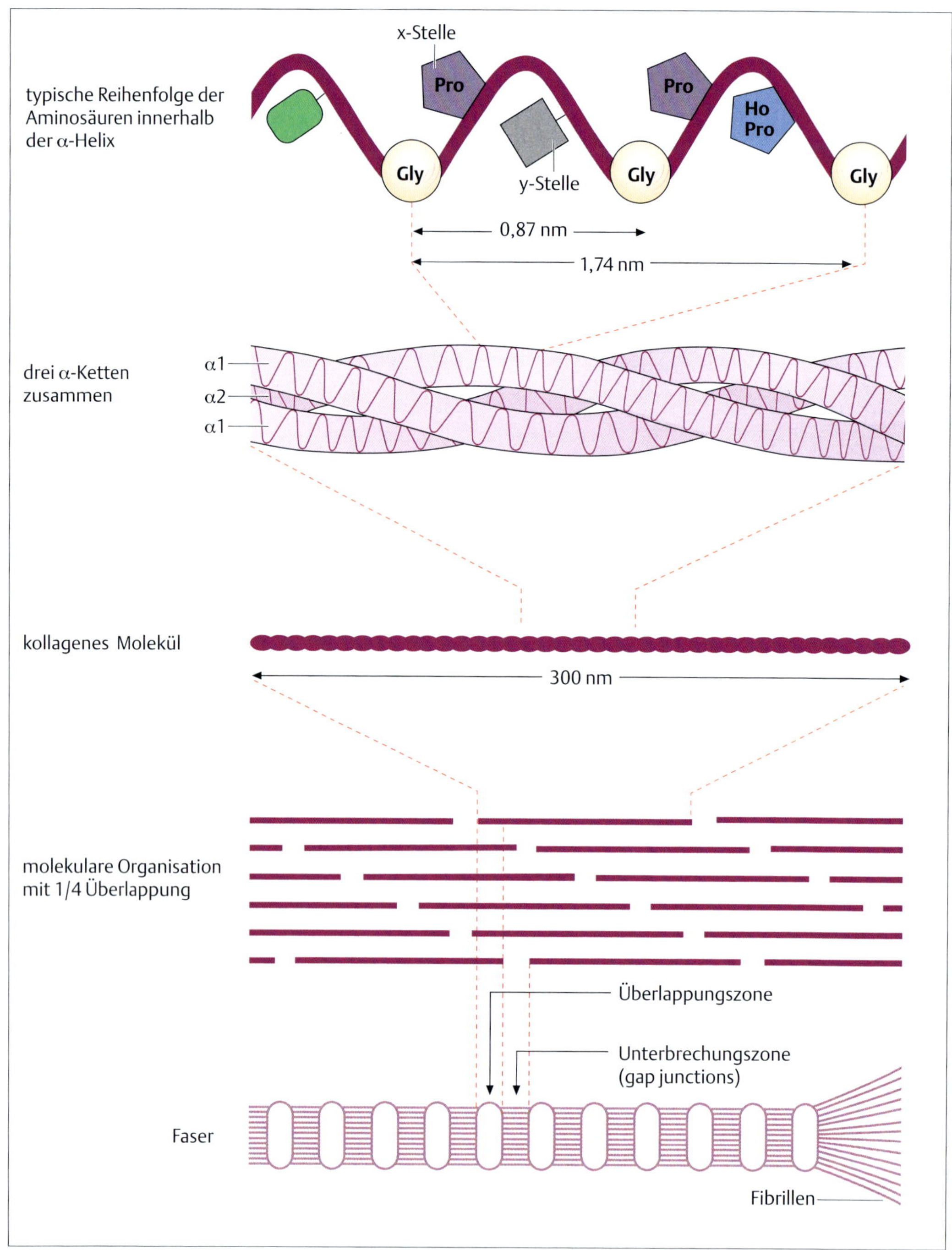

Abb. 1.**25** Aufbau des kollagenen Moleküls aus Aminosäureketten, molekulare Organisation der kollagenen Fasern.

einander. Dieser Abstand wird *Gap junction* genannt. Die Moleküle liegen im Gewebe nicht nur der Länge nach aneinander, sondern sind auch in ca. 5 Reihen dreidimensional angeordnet. Durch eine Spiralisierung entstehen aus den Mikrofibrillen dickere Fibrillen, die wiederum mittels H-Brücken und kovalenten Bindungen stabilisiert werden, aber auch durch Proteoglykane und Vernetzungsproteine, da sich um die kollagenen Fibrillen und Fasern herum eine Schicht von Proteoglykanen, Glykosaminoglykanen und Wasser, die *Henle'sche Schleife* befindet. Das Wachstum der kollagenen Fibrillen und Fasern wird über die piezoelektrische Spannung gesteuert. Sie steigert die Synthesebereitschaft der Zellen.

In einigen Lehrbüchern wird die Phase der Mikrofibrillenbildung nicht erwähnt, sondern gleich von Fibrillen gesprochen, die durch ein Zusammenketten von Molekülen entstehen.

Form, Aufbau und Stabilität der kollagenen Tropomoleküle

Die oben erwähnten Aminosäuren bilden α-Ketten (= α-Helix), d. h. sie sind in einer Reihe angeordnet. Diese Formation entsteht, weil die einzelnen Aminosäuren untereinander kovalente Bindungen, auch Elektronenpaarbindungen, ausbilden. Diese kovalenten Bindungen (Crosslinks) sind die stabilsten chemischen Bindungen. Sie entstehen durch Wechselwirkungen der Außenelektronen der Elektronenhüllen (Orbitale) der beteiligten Atome. Sie sind z. B. 20-mal stärker als eine H-Brücke. Zu den kovalenten Bindungen zählen auch die Disulfidbrücken, die aber nur zwischen zwei oder mehreren Cysteinen gebildet werden können. Da Kollagen Typ I in seinen helikalen Abschnitten kein Cystein enthält, gibt es hier auch keine Disulfidbrücken. Kollagen bekommt seine Stabilität, indem Lysin mit einem anderen Lysin oder mit Hydoxylysin kovalent verbunden ist. Diese Bindungen sind ohne schwefelhaltige Aminosäuren möglich. Würde Kollagen auch aus Cystein aufgebaut sein, würden die verschiedenen Cysteine sehr stark aneinander binden und damit das gesamte Kollagenmolekül sehr stark verknäueln. Es verlöre dadurch also seine längliche Form.

Neben kovalenten Bindungen gibt es auch nichtkovalente Bindungen, wie z. B. Wasserstoffbrückenbindungen (H-Brücken), Ionenbindungen oder Ionenverbindungen oder elektrostatische Brücken, Van-der-Waals-Kräfte und hydrophobe Wechselwirkungen. H-Brücken sind nach den kovalenten Bindungen die zweitstabilste chemische Bindung.

Die verschiedenen chemischen Bindungen können aber nur bei einem bestimmten Abstand der Atome zueinander gebildet werden. So beträgt der Abstand zwischen den beteiligten Atomen bei einer kovalenten Bindung 0,12 – 0,15 nm, bei einer H-Brücke 0,26 – 0,31 nm, bei Van-der-Waals-Kräften 0,24 – 0,40 nm und bei elektrostatischen Bindungen 0,28 nm. Das bedeutet, dass vor allem der Abstand zwischen den einzelnen Atomen bestimmt, welche Bindung die Moleküle eingehen und damit auch welche räumliche Struktur entsteht.

Eine H-Brücke entsteht, wenn das Wasserstoffatom der NH-Gruppe (Amidgruppe) eines Proteins mit dem Sauerstoffatom der CO-Gruppe (Carbonyl-Gruppe) eines anderen Proteins in Wechselwirkung tritt. H-Brücken kommen innerhalb der α-Helix (α-Kette) nicht vor, weil hierfür der Abstand zwischen den einzelnen Säureamidbindungen zu groß ist.

Je mehr kovalente Bindungen ein Protein besitzt, desto thermisch stabiler ist es. Disulfidbrücken schützen vor Denaturierung bei steigenden Temperaturen und sorgen so dafür, dass eine erhöhte Körpertemperatur oder Fieber keine Bedrohung für uns darstellt. Jede Disulfidbrücke erhöht die Schmelztemperatur um 4 °C. Da Kollagen keine Disulfidbrücken enthält, muss Kollagen auf eine andere Weise thermisch stabilisiert werden. Dies geschieht durch die Ausbildung von H-Brücken zwischen Prolin und Hydroxyprolin benachbarter Polypeptidketten. Die Prolinreste stabilisieren die α-Ketten durch eine sterische Abstoßung zwischen den einzelnen Pyrrolidinringen untereinander. Prolin liegt ca. zur Hälfte in hydroxylierter Form vor. Man unterscheidet hier zwischen dem vorwiegend vorkommenden 4-Hydroxyprolin und dem selteneren 3- und 5-Hydroxyprolin. Kollagen reguliert seine Schmelztemperatur, die normalerweise nur leicht über der Körpertemperatur liegt, über das Maß seiner Hydroxylierung.

Die Schmelztemperatur des Kollagens liegt z. B. bei Menschen mit einer Körpertemperatur von 37 °C bei 39 °C. Diese Schmelztemperatur kann das Kollagen nur erreichen, weil es in seiner α1-Kette 236 und in seine α2-Kette 203 Prolinreste (die Hälfte davon sind Hydroxyprolinreste) pro 1000 Aminosäuren besitzt. Bei einem Hai dagegen, der eine Körpertemperatur von 24 – 28 °C besitzt, liegt die Schmelztemperatur bei 29 °C. Dies liegt daran, dass das Kollagen des Hais aus nur 191 Prolinreste bzw. Hydroxyprolinresten pro 1000 Aminosäuren aufgebaut ist.

Die Hydroxylierung stört die stabilisierende Funktion der Pyrrolinidinringe nicht. Durch die Hydroxylierung können mehr H-Brücken zwischen den einzelnen Strängen innerhalb der Triple-Helix gebildet werden. Die Hydroxylierung von Prolin findet unter dem Einfluss des Enzyms Prolinhydroxylase statt, welches α-Ketoglutarat in Succinat umwandelt. Das Enzym benötigt hierfür Fe^{2+}. Das

Fe^{2+} koppelt ein Sauerstoffatom an Prolin, wodurch dieses zu Hydroxyprolin hydroxyliert wird. Das Enzym kann aber α-Ketoglutarat auch in Succinat umwandeln, ohne Prolin zu hydroxylieren. In dem Fall entsteht ein Fe^{3+}-O-Komplex, der die Prolinhydroxylase inaktiviert. Vitamin C (Ascorbinsäure) kann das Enzym wieder reaktivieren, wird aber bei diesem Vorgang in seine unwirksame Form Dehydroxyascorbinsäure umgewandelt. Wenn also nicht genügend Vitamin C vorhanden, kann auch keine ausreichende Hydroxylierung stattfinden. In diesem Fall bilden die drei einzelnen α-Ketten keine Triple-Helix und die α-Ketten werden in der Zelle abgebaut, was dann natürlich die Stabilität des Kollagens entsprechend negativ beeinflusst. Weil der Kollagenumbau (Turnover) in der Gefäßwand und im Zahnfleisch schneller als in anderen Bindegeweben stattfindet, sieht man die Symptome von Skorbut zuerst an diesen Stellen.

Innerhalb der Triple-Helix ist der Abstand zwischen den einzelnen α-Ketten gleich und, wie bereits erwähnt, für die Bildung von H-Brücken optimal. Durch die enge Verflechtung der drei Ketten liegt jede dritte Aminosäure im Zentrum der Triple-Helix. Hier ist dann nur noch für die kleinste Aminosäure – Glycin – Platz. Dies ist wahrscheinlich auch der Grund dafür, warum jede dritte Position in der Kette von Glycin eingenommen wird.

Makrostruktur des kollagenen Netzwerks

Makroskopisch sieht man in Sehnen und Bändern, dass sich die kollagenen Fasern umeinander drehen und Bündel entstehen. Ständige entgegengesetzte Drehungen erhöhen dabei die Belastbarkeit der Strukturen.

Vergleich: Kollagene Fasern – Stahlseile

Einen vergleichbaren Aufbau und damit eine ähnlich belastbare Konstruktion besitzen z. B. die Stahlseile, die an einem Kran benutzt werden. Kollagene Fasern und Stahlseile bestehen aus mehrmals spiralig umeinander gedrehten Einzelfasern. Auch in Seilen, die man zum Klettern verwendet, ja sogar beim Nähgarn, entdeckt man dieses Prinzip.

Kollagene Fasern und Fibrillen besitzen eine sehr hohe Zugfestigkeit von 50 bis 100 N/mm² (= 6 kg/mm²). Die Zugfestigkeit von kollagenen Fasern ist damit höher als die von Stahl! Die Ausrichtung der kollagenen Moleküle, der Fibrillen und Fasern richtet sich nach der Belastung, die auf die jeweilige Struktur einwirkt. Erfolgt Belastung stets auf dieselbe Weise und immer in gleicher Richtung, so wird sich das gesamte kollagene Material daran orientieren und entsprechend aufbauen. Kollagene Fasern verlaufen dann parallel nebeneinander und orientieren sich an den Kraftlinien. Man spricht in diesem Fall von *geformtem, straffem Bindegewebe.* Geformtes Bindegewebe kommt z. B. in Sehnen und in einigen Bändern vor.

Wirkt dagegen die Belastung immer aus verschiedenen Richtungen auf das Gewebe, entsteht ein eher maschengitterartiges Geflecht. Man spricht dann von *ungeformtem, straffem Bindegewebe.* Es kommt z. B. in Kapseln und in Faszien und um und in Muskeln und Nerven vor (Abb. 1.**26**).

Das Maschengeflecht des kollagenen Netzwerks von ungeformtem Bindegewebe passt sich den verschiedenen Zugbelastungen an.

Im Knorpel bilden die kollagenen Fibrillen Arkaden, im Knochen findet man dagegen einen spiraligen Aufbau.

Für die Orientierung und Ausrichtung der kollagenen Moleküle ist die *piezoelektrische Aktivität* extrem wichtig. Formveränderungen des Kollagens führen zu elektrischen Spannungsänderungen im Kollagen und im umgebenden Gewebe, an denen sich die Moleküle orientieren.

Kollagene Fasern bzw. Fibrillen besitzen normalerweise in entspannter Situation einen *wellenförmigen Verlauf.* Diese Wellenform verleiht dem Gewebe ein gewisses Maß an Mobilität und Elastizität. Sie verhindert aber auch, dass kollagene Fasern bei Belastung zu schnell und zu explosiv beansprucht werden. Je schneller eine Belastung auf eine Struktur einwirkt, desto größer ist sie, und desto größer ist selbstverständlich auch die Beanspruchung dieser Struktur. Das physikalische Gesetz „Kraft = Masse × Beschleunigung ($F = M \times a$)" bringt diesen Zusammenhang zum Ausdruck.

Durch den wellenförmigen Verlauf der kollagenen Fasern und Fibrillen und durch die Möglichkeit des Straffens der Windungen kann man kollagenes Bindegewebe um ca. 5 % verlängern. Versucht man, das Gewebe daraufhin weiter zu verlängern, kommt es jedoch zu einer Verformung der kollagenen Struktur. Bei einer weiteren Steigerung der Belastung folgt eine Verletzung bzw. Zerstörung des Gewebes. Diese Schädigung kann entweder daraus resultieren, dass die Masse M erhöht wird, z. B. bei Mobilisationen oder Dehnungen, oder aus einer Erhöhung der Beschleunigung a, z. B. bei Manipulationen. Je schneller und abrupter Belastungen einwirken, umso früher kommt es zur Schädigung. Je langsamer und kontinuierlicher die Belastung gesteigert wird, umso besser kann sich das Gewebe der Belastung anpassen und verformen. Es adaptiert sich an die Belastung.

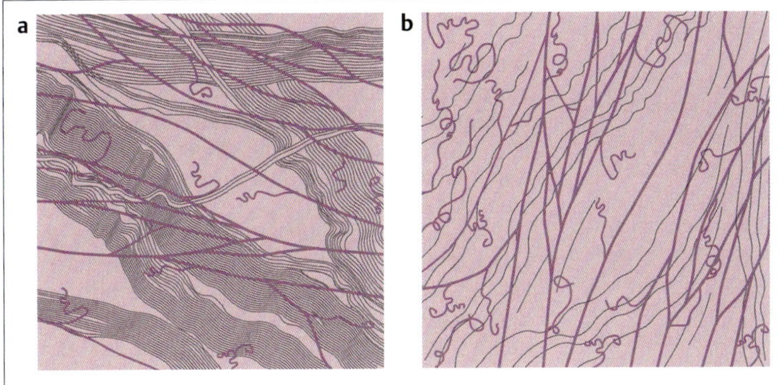

Abb. 1.**26** Ungeformtes Bindegewebe. **a** kollagene und elastische Fasern. **b** elastische und retikuläre Fasern in Ruhe. **c** Das Maschengeflecht des kollagenen Netzwerks von ungeformtem Bindegewebe passt sich den verschiedenen Zugbelastungen an.

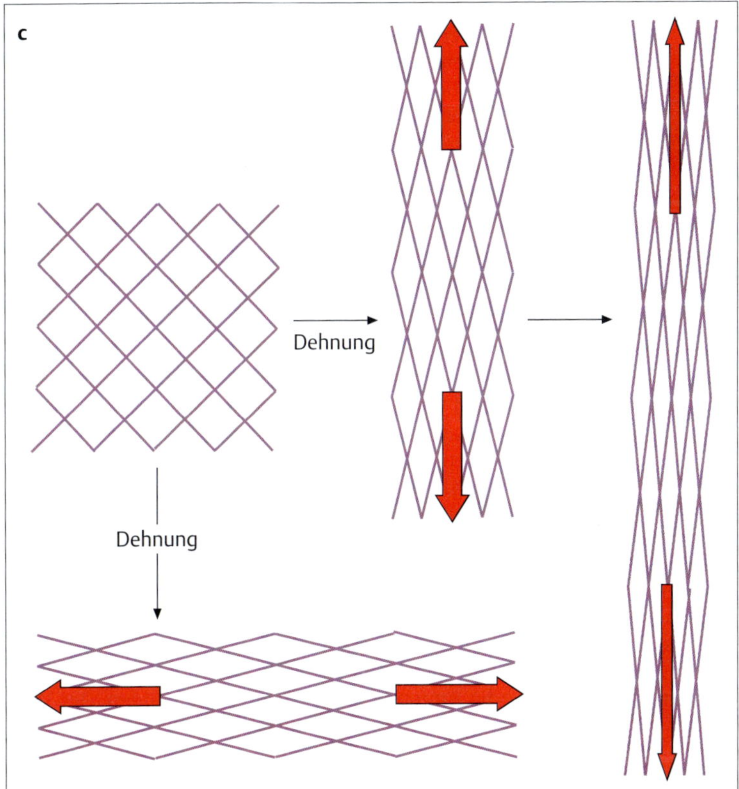

Funktion

Kollagen verleiht dem Gewebe Stabilität und Struktur. Es kann Zugkräfte absorbieren, wie es in Bändern, Kapseln, Sehnen, Aponeurosen und im intraneuralen und intramuskulären Bindegewebe notwendig ist. Es kann des Weiteren Kompressionskräfte absorbieren, wie es z. B. zu den Aufgaben von Knorpel und Bandscheiben gehört. Diese Aufgabe wird zum größten Teil durch die Wirkung der Glykosaminoglykane, der Proteoglykane und des Wassers erfüllt, die innerhalb des kollagenen Netzwerks Kompressionskräfte absorbieren.

Zusammenfassung:
Aufbau und Funktion des Kollagens

Das Kollagen wird wie alle Bestandteile der Matrix intrazellulär produziert. Die Kollagenmoleküle bestehen aus drei langen Eiweißketten von je 333 Aminosäuren. Das gesamte Molekül zählt somit ca. 1000 Aminosäuren. Im extrazellulären Raum verbinden sich die Moleküle miteinander und bilden Sub- oder Mikrofibrillen. Diese Mikrofibrillen laufen spiralig ineinander und bilden Fibrillen. In einigen Geweben kommt es zur Bildung von Fasern und eventuell Faserbündeln. Die verschiedenen Kollagentypen unterscheiden sich durch die unterschiedlichen Reihenfolgen der Aminosäuren und die unterschiedliche Bildung der primären Eiweißketten. Die im Kollagen am meisten und konstant genutzte Aminosäure ist Glycin. Für die Beschreibung des Aufbaus des Kollagens wird deshalb oft die Kodierung Gly-X-Y verwendet. Die X- und Y-Stellen werden häufig von Prolin und Hydroxyprolin eingenommen. Kollagen zeigt durch seinen spezifischen Aufbau eine extrem hohe Zugfestigkeit. Es kann nur in ganz geringen Maßen verlängert werden (ca. 5%). Die Moleküle und die daraus entstehenden Mikrofibrillen und Fibrillen orientieren sich bei ihrem Aufbau und in ihrer Ausrichtung an der Belastung, die auf die Struktur einwirkt:

- Wirkt die Belastung immer auf die gleiche Weise und aus derselben Richtung, entsteht geformtes Bindegewebe mit parallelen kollagenen Fibrillen und Fasern, ausgerichtet an der Kraftrichtung.
- Wirkt die Belastung aus wechselnden Richtungen, entwickelt sich ungeformtes Bindegewebe. Die Fibrillen und Fasern verlaufen dabei kreuz und quer in einem Netzwerk.

Kollagensynthese

Kollagensynthese findet in Fibroblasten, Myofibroblasten, Chondroblasten, Osteoblasten und Odontoblasten statt, daneben aber auch in Epithel- und Endothelzellen sowie in glatten Muskelzellen. Innerhalb dieser Zellen ist der Ort der Kollagensynthese das endoplasmatische Retikulum, wo an Ribosomen Alpha-Ketten gebildet werden (Abb. 1.**27**).

Die Syntheserate des Kollagens ist von vielen Faktoren abhängig. Sie wird sehr stark von der Menge an Belastungsreizen auf das Gewebe bzw. auf die Zelle beeinflusst, aber auch von sehr vielen Stoffen, wie Neuropeptiden, Neurotransmittern, Enzymen, Hormonen, Eicosanoiden, Zytokinen usw. Des Weiteren haben wechselnde elektromagnetische Felder, elektrische Ströme (Watson 1996) und wahrscheinlich auch Ultraschall (De Deyne et al. 1995) einen Einfluss auf die Syntheseaktivität der Zelle.

Prozesse der Kollagensynthese

Die Kollagensynthese fängt damit an, dass mRNS aus dem Zellkern zu den Ribosomen wandert. Dort werden dann die notwendigen Aminosäuren, die im Zytoplasma anwesend sind, ausgewählt und durch kovalente Bindungen zu einer Kette miteinander verbunden.

Dann werden zwei α1-Ketten und eine α2-Kette gebildet. Man spricht in diesem Stadium noch von Pro-α1- und -2-Ketten. An das Aminoende der α-Ketten werden noch ca. 20 Aminosäuren angehängt, die Signalpeptide (*Registerpeptide, Telopeptide*) genannt werden. Sie sorgen dafür, dass die Ketten in das endoplasmatische Retikulum transportiert werden können. Die Signalpeptide werden im endoplasmatischem Retikulum direkt wieder abgekoppelt. Hier findet dann auch die für die kollagene Stabilität wichtige Hydroxylierung von Prolin und Lysin statt, was für die spätere Fibrinogenese entscheidend ist. Die Hydoxylierung wird durch die Enzyme Lysinhydroxylase und Peptidylprolylhydroxylase oder Prolinoxidase sowie Vitamin C, Fe^{2+}-Ionen, α-Ketoglutarat und Sauerstoff beeinflusst.

Die Hydroxylierung ist sehr wichtig für die Stabilität innerhalb des Moleküls und im extrazellulären Raum zwischen verschiedenen Molekülen. Die Hydroxylierung von Prolin hat hier die größere Bedeutung, weil sie permanent stattfindet, während die Hydroxylierung von Lysin innerhalb des Kollagens und zwischen verschiedenen Kollagentypen, je nachdem, sehr unterschiedlich sein kann. So ist das Kollagen Typ I in der Haut viel geringer hydroxyliert als dasjenige im Knochen. Findet die Hydroxylierung nicht oder nur ungenügend statt, entsteht, wie bereits erwähnt, ein sehr instabiles Kollagen.

Nach der Hydroxylierung findet eine *Glykosylierung* statt. Dabei wird durch das Enzym Galaktosyltransferase Galaktose oder Glykosylgalaktose an die Aminosäure Hydroxylysin gebunden. Des Weiteren werden auch noch die Aminosäuren Threonin, Serin und Asparagin glykosyliert. Anschließend verbinden sich die drei α-Ketten spiralig rechtsdrehend miteinander und bilden jetzt das *Prokollagenmolekül*. Zwischen den einzelnen Ketten entstehen dabei H-Brücken und kovalente Bindungen, die die drei Ketten untereinander verbinden und stabilisieren.

Abb. 1.**27** Intrazelluläre und extrazelluläre Prozesse ▶ der Kollagensynthese: Die Telopeptide werden extrazellulär abgespalten, wodurch Fibrillen gebildet werden können.

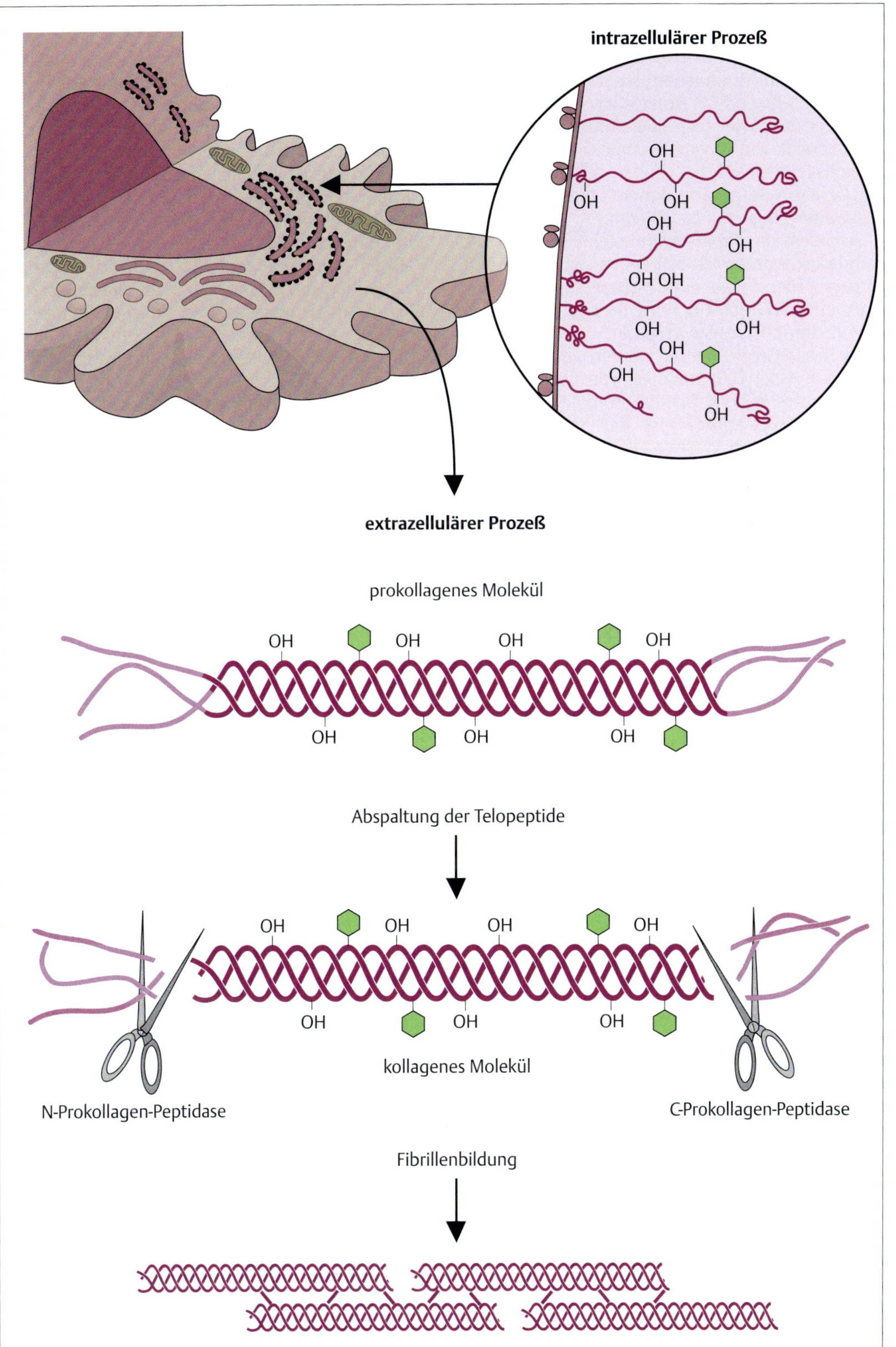
intrazellulärer Prozeß
OH
OH
OH
OH
OH
OH
OH OH
OH
OH
OH
OH
OH
OH
extrazellulärer Prozeß
prokollagenes Molekül
OH
OH
OH
OH
OH
OH
OH
Abspaltung der Telopeptide
OH
OH
OH
OH
OH
OH
OH
kollagenes Molekül
N-Prokollagen-Peptidase
C-Prokollagen-Peptidase
Fibrillenbildung

Am Anfang und Ende einer jeden α-Kette befinden sich Extensionspeptide (Propeptide). Sie sind an NH_2- oder an COOH-Gruppen gebunden. Die Propeptide am Aminoende der α1- und α2-Kette sind resp. 139 und 57 Aminosäuren lang, die am Carboxylende 246 resp. 264 Aminosäuren lang. Man spricht von einem N- und C-Terminus. Das Prokollagenmolekül hat durch die Anwesenheit der C- und N-Termini in diesem Stadium der Synthese eine Länge von ca. 300 nm.

Nachdem das Prokollagenmolekül gebildet und stabilisiert worden ist, bewegt es sich zum Golgi-Apparat, Hier findet eine weitere Glykolysierung statt und das Molekül wird dort letztendlich in einem Transportvesikel verpackt.

Im Trans-Golgi-Apparat werden an die Zuckerreste (ca. 4 bis 100, abhängig von der jeweiligen Aminosäure) 2 bis 3 Sialinsäuremoleküle gebunden. Im Golgi-Apparat ist die Sialinsäure bei einem dortigen pH-Wert von ca. 6,7 bis 7,0 neutral. Extrazellulär ist sie dagegen, bei einem pH-Wert von 7,35 bis 7,45, negativ geladen. Die negative Ladung, die durch die Sialinsäure entsteht, wird durch die positive Ladung der Aminosäuren fast völlig wettgemacht. Das Tropokollagenmolekül ist insgesamt nur leicht negativ bis neutral geladen.

Die an den Aminosäuren gebundenen Zuckerreste ragen etwas aus dem Tropokollagenmolekül heraus und sorgen dafür, dass um das Molekül ein Mantel (Wasser) gebildet wird. Die Zuckerreste sind im Golgi-Apparat und in den Transportvesikeln elektrisch neutral. Dies bewirkt, dass mit den jetzt noch vorhandenen Propeptiden, die eine stärkere elektrische Ladung besitzen und zu ca. 25% aus hydrophilen Aminosäuren bestehen, dass das Prokollagen noch immer wasserlöslich ist und deshalb noch keine intermolekularen Verbindungen gebildet werden können. Die Vesikel beugen also der Mikrofibrillenbildung vor. Käme es schon jetzt zu solchen Verbindungen, wäre es unmöglich, das Material aus den Zellen ins Interstitium zu transportieren.

Extrazellulär sind die Zuckerreste negativ geladen und steuern dort den räumlichen Aufbau (Architektur) des Kollagens.

Über der Endoprotease (Enzym) Furin wird im Transportvesikel das Prokollagen in seine Endform Tropokollagen umgebaut. Erst in dieser Form ist es für eine Exozytose bereit.

Über die *Exozytose* wird das Molekül vom Golgi-Apparat ans Interstitium abgegeben. An diesem Prozess sind verschiedene Enzyme beteiligt.

Während ihres Wegs zur Zellmembran formieren sich die Transportvesikel zu Reihen, die letztendlich miteinander verschmelzen. So entstehen extrazellulär längliche Kompartimente, die auch Recessi genannt werden. Zu Beginn umgibt die Zelle noch diese Kompartimente und steuert auf diese Weise die Fibrillogenese. In einem weiteren Stadium zieht sich die Zellmembran immer weiter zurück und die jetzt entstandenen Ketten von kollagenen Molekülen bleiben nebeneinander liegen, wodurch das kollagenen Mikro- oder Subfibril entsteht. Hat dieses seine endgültige Dicke und Stabilität erreicht, wird von es von dem Glykoprotein Fibrillin umhüllt und damit seine endgültige Dicke festgelegt wird (Abb. 1.**28**).

Außerhalb der Zellen werden die N- und C-Termini unter dem Einfluss der Enzyme C- und N-Prokollagen-Peptidase abgespalten. Die abgespaltenen Telopeptide geben eine Rückkopplung an die Zelle. So kann die Produktion von Kollagen kontrolliert werden.

Die C-terminale Peptide werden als erste abgespalten, die N-terminale dagegen eher später. Wenn mehr N-terminale Peptide vorhanden sind, wird damit automatisch auch der Durchmesser der Mikrofibrillen reduziert. Umgekehrt heißt das, wenn alle N-terminalen Peptide abgespalten werden, wird die Mikrofibrille dicker.

Nach der Abspaltung der Peptide ist das kollagene Molekül nicht mehr wasserlöslich.

Obwohl das kollagene Molekül, wie bereist erwähnt, elektrisch neutral ist, hat es Stellen, an denen eine eher negative (Zuckerreste) bzw. eher positive Ladung (NH_3-Rest) vorhanden ist.

Durch das hydroxylierte Lysin in den verschiedenen Tropokollagenmolekülen können intra- und intermolekular Lysinbrücken gebildet werden, die aus 5 kovalenten Bindungen bestehen. Diese Crosslinks werden möglich, weil die Lysinoxidase extrazellulär einen Teil des Lysins und Hydroxylysins in die Aldehyde Allysin und Hydroxyallysin umsetzt. Beide Substanzen können mit dem übriggebliebenen Lysin und Hydroxylysin sehr stabile Verbindungen bilden, die *Schiff'schen Basen* (Ketoaminverbindungen). Das dabei tätige Enzym Lysinoxidase benötigt Kupfer, um seine Wirkung entfalten zu können. Das bedeutet, dass Kupfermangel zu einer geringeren Stabilität des Kollagens führt. Obwohl diese Verbindungen bekanntlich sehr stabil sind, erlauben sie trotzdem ein geringes Maß an Mobilität zwischen den Molekülen.

Durch die Lysinbrücken und die vorhandenen Zuckerresten entsteht einen Abstand von 1,3 – 1,5 nm (*Gap junctions*) zwischen den einzelnen Molekülen. Im Knochengewebe sind dies die Stellen, an denen die Verknöcherung beginnt. Hier lagern sich die Hydroxyappatitkristalle zuerst an.

In Laufe der nächste drei Wochen werden die von Hydroxylysin gebildete H-Brücken in kovalente Bindungen (Aldolbrücken) umgebaut.

Das *Tropokollagenmolekül* hat eine Länge von 280 nm. Sobald die Peptide umgewandelt worden sind, können sich die einzelnen Tropokollagenmoleküle aneinander binden und eine *Mikrofibrille*,

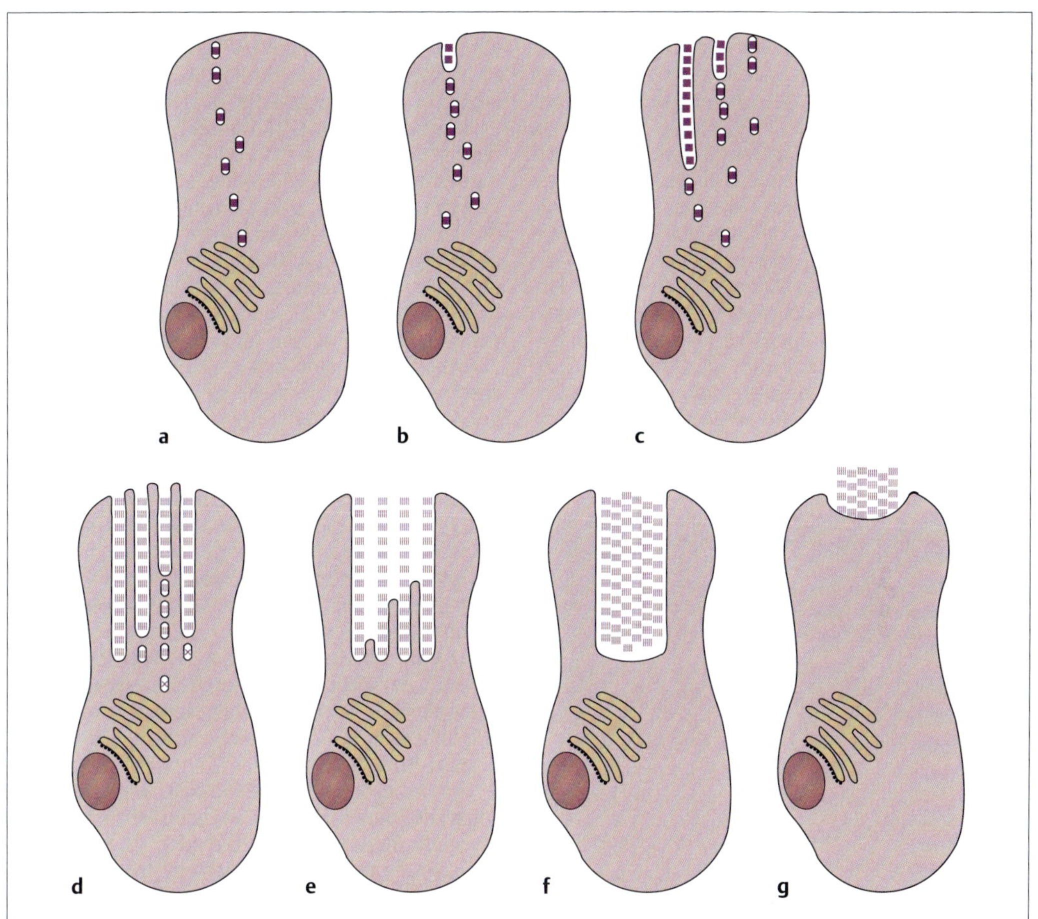

Abb. 1.**28** Übersicht über die Kollagensynthese (mod. nach Hank Brils). **a** Vesikel mit Prokollagenmolekülen werden zur Zellmembran transportiert. **b** Die Vesikel legen sich in eine Reihe. **c** Die Vesikel verschmelzen miteinander und mit der Zellmembran. **d** Durch diese Verschmelzung entstehen tiefe Recessi innerhalb der Mutterzelle. **e** Die Wände der Recessi ziehen sich zurück, so dass eine Parallelverschmelzung und Verstärkung der Fibrillen erfolgen kann. **f** Die Kollagenfaser ist fertig und wird in das Gewebe abgegeben. **g** Die Zelle kontrolliert zum letzten Mal die Fasern und deren Lage im Gewebe.

eine *Subfibrille* oder *Protofibrillen* bilden. Die Mikrofibrillen haben einen Durchmesser von ca. 3,8 nm. Im extrazellulären Raum befinden sich immer freie kollagene Moleküle, die bei Bedarf ein erweitertes Dickenwachstum der kollagenen Mikrofibrillen und Fibrillen (Durchmesser von 10 – 300 nm und Länge von einigen Mikrometer) ermöglichen.

Störungen der Kollagensynthese

Störungen in der Kollagensynthese werden durch einen Mangel an Enzymen, Vitaminen oder Spurenelementen ausgelöst. Eine mögliche Störung der Kollagensynthese kann darin bestehen, dass zu viel Kollagen synthetisiert wird. Die Ätiologie dieser Pathologie ist bis jetzt noch ungeklärt. Die Symptome sind z. B. an der Keloidbildung in der Haut erkennbar, wie sie nach Verletzungen bzw. Operationen im Bereich von Narben entstehen kann.

Des Weiteren kann auch zu wenig oder insuffizientes Kollagen synthetisiert werden. Man sieht dies z. B. bei Erkrankungen wie Skorbut, wo durch Vitamin-C-Mangel zu wenig und instabiles Kollagen gebildet wird.

Auch beim Ehlers-Danlos-Syndrom liegt dieses Problem vor. Patienten mit diesem Krankheitsbild zeigen u.a. eine sehr große Gelenkbeweglichkeit. Es handelt sich um eine Störung in der Bildung des Kollagens Typ III, was u.a. auch zur Bildung von Aorta-Anomalien wie Aneurysmen führen kann.

Beim Typ VI des Ehlers-Danlos-Syndroms führt eine gestörte Hydroxylierung von Lysin dazu, dass nur sehr wenige Crosslinks innerhalb und zwischen den kollagenen Molekülen gebildet werden können. Es entsteht ein sehr instabiles und hypermobiles Gewebe. Ähnliches entsteht beim Typ VII. Das Enzym Prokollagenpeptidase ist hier vermindert aktiv. Deshalb können die C- und N-Termini nicht abgebaut werden und die Moleküle sich nicht ausreichend gegenseitig stabilisieren. Auch diese Patienten zeigen eine vergrößerte Mobilität, die nur begrenzt indirekt durch muskuläre Stabilisation kompensiert werden kann.

Zusammenfassung: Kollagensynthese

Die primären Eiweißketten des kollagenen Moleküls werden innerhalb des endoplasmatischen Retikulums der Zelle produziert. Drei Molekülketten verbinden sich spiralig und stabilisieren sich dadurch. Sie werden über den Golgi-Apparat ins Interstitium transportiert. Im Interstitium findet die Bildung von Mikrofibrillen, Fibrillen und Fasern statt. Die Stabilität innerhalb und zwischen den kollagenen Molekülen beruht auf folgenden Vorgängen:

- Hydroxylierung von Prolin und Lysin ermöglicht die Bildung von H-Brücken.
- Durch die Umsetzung von Lysin und Hydroxylysin in Allysin und Hydroxyallysin werden kovalente Bindungen (Crosslinks) gebildet.
- Zwischen den verschiedenen Sulfatgruppen der Aminosäuren (vor allem Cystein) entstehen Disulfidbrücken.

All diese Prozesse stehen unter dem Einfluss von Enzymen, Vitaminen und Spurenelementen. Störungen in der Kollagensynthese werden durch einen Mangel an Enzymen, Vitaminen und/oder Spurenelementen ausgelöst und mindern die Stabilität und Funktion des Kollagens.

Abbau und Degeneration

Der Abbau des Kollagens findet im extrazellulären Raum durch das Enzym Kollagenase statt. Dieses ist in der Lage, die Moleküle voneinander zu lösen und die Helixstruktur aufzubrechen. Danach können intrazellulär die Reste von anderen, eher unspezifischen Proteasen, den Kathepsinen (Pepsin und Trypsin), weiter abgebaut werden. Kollagenase wird überwiegend von Makrophagen und neutrophilen Granulozyten freigesetzt. Auch Fibroblasten können Kollagenase in geringen Mengen freisetzen. Der Abbau des Kollagens erfolgt deutlich leichter, wenn zuerst die oberflächig liegenden Proteoglykane und Glykosaminoglykane abgebaut wurden. Die um die Fasern herum liegenden Glykosaminoglykane und Proteoglykane bilden einen Wassermantel. Eine Veränderung des Wassermantels hat zur Folge, dass sich die Mobilität innerhalb des Gewebes deutlich verändern kann. Im Laufe des Alterungsprozesses nimmt die Zahl an kovalenten Bindungen zu und damit auch die Dicke der kollagenen Fibrillen und deren Stabilität.

Prinzipiell ist eine kollagene Struktur umso dicker und stabiler, je mehr sie belastet wird. Dies gilt, solange die Belastung nicht die Belastungsgrenze überschreitet. Wird ein Gewebe dagegen nicht oder nur sehr wenig belastet, sinkt dessen Belastbarkeit. Das kollagene Bindegewebe verliert also unter Immobilisation deutlich und rasch seine Belastbarkeit und degeneriert.

Untersuchungen haben gezeigt, dass z. B. die Belastbarkeit einer Sehne nach einer vierwöchigen Immobilisationsperiode um 80% reduziert ist. Wird eine kollagene Struktur, z.B. bei schwerer körperlicher Arbeit oder durch Training, deutlich beansprucht, werden bindegewebige Strukturen wie Sehnen und Bänder dicker und stabiler (Tabary et al. 1972).

Unter besonderen Umständen kann Kollagen sogar als *Antigen* wirken. Beispielsweise bei chronischem Rheuma produziert der Körper durch einen Autoimmundefekt Antikörper gegen die Kollagene des Typs I, II und III. Die Membrana synovialis setzt Antikörper gegen das Kollagen Typ II frei, die den Knorpel angreifen und zerstören. Der Turnover, der Neubau von Kollagen, geht sehr langsam vonstatten. In der Regel liegt der Turnover zwischen 300 und 500 Tagen, dauert aber von Gewebe zu Gewebe unterschiedlich lange. In manchen Gewebsarten, z. B. in der Bandscheibe, kann er zwischen 60 und 100 Jahren dauern! In Knochen wird ein Turnover von ca. 10 Jahren angegeben. Man sollte sich darüber im Klaren sein, dass dieser Turnover durch viele Faktoren wie Belastung, Temperatur usw. deutlich beschleunigt werden kann.

Zusammenfassung:
Abbau und Degeneration des Kollagens

Der Abbau des Kollagens findet überwiegend extrazellulär durch das Enzym Kollagenase statt. Dieses wird von Makrophagen, neutrophilen Granulozyten und in geringen Mengen auch von Fibroblasten produziert. Intrazellulär wird das Kollagen durch unspezifische Proteasen (Kathepsinen) abgebaut. Die Belastung des Kollagens hat entscheidenden Einfluss auf die Dicke und Stabilität der Fasern. Durch höhere Belastungen, z. B. bei regelmäßigem Training, entwickeln sich dickere und stabilere Fasern. Bei wenig Belastung oder Immobilisation degenerieren sie. Der Turnover von Kollagen ist sehr langsam und liegt in der Regel bei 300 bis 500 Tagen. In Knochengewebe dagegen wird ein Turnover von ca. 10 Jahren angegeben, in anderen Geweben wie der Bandscheibe und dem Gelenkknorpel kann er sogar noch viel länger dauern.

1.4.2 Elastische Fasern

Elastische Fasern findet man überwiegend in lockerem Bindegewebe, in elastischem Knorpel (Ohrmuschel und Nasenspitze), in der Haut, in der Gefäßwand, aber auch in Sehnen und Bändern. Einige Bänder, wie z. B. das Lig. flavum der Wirbelsäule, sind fast ausschließlich aus elastischen Fasern aufgebaut.

Der Stoff *Elastin*, der in den elastischen Fasern in großen Mengen vorhanden ist, hat eine gelbliche Farbe. Daraus resultiert die gelbe Farbe der entsprechenden Strukturen. Das Lig. flavum ist nach dem gelben Farbton benannt, es heißt übersetzt *gelbes Band* (Abb. 1.**29**).

Der Anteil an elastischen Fasern beträgt in Gefäßen ca. 50 %. In anderen Bindegewebsformen, wie z. B. in der Haut und in Sehnen, nur ca. 2 – 5 %.

Aufbau

Elastin ist ein Strukturprotein, das den gleichen Aminosäurengehalt hat wie das Kollagen. Man unterscheidet zwischen α-Elastin, das aus ca. 17 Proteinketten mit je ca. 35 Aminosäuren besteht, und β-Elastin, das nur 2 Proteinketten mit je ca. 27 Aminosäuren hat. Nur 10 % der Proteinketten bilden eine Helix.

Mikrostruktur

Auch im Elastin findet man die Aminosäuren Prolin, Hydroxyprolin und Glycin, jedoch im Gegensatz zum Kollagen kein Hydroxylysin und Methionin. Ein deutlicher Unterschied zwischen Elastin und Kollagen besteht darin, dass die Aminosäuren Valin, Leucin, Isoleucin und Alanin innerhalb des Elastins in viel größeren Mengen vorhanden sind (ca. 90 %). Zusätzlich enthält Elastin die für dieses Strukturprotein typischen Aminosäuren Desmosin und Isodesmosin. Sie sind für die Polymerisation des Elastins mit verantwortlich. Desmosin und Isodesmosin werden unter dem Einfluss des Enzyms Lysinoxidase aus Lysin und Isolysin gebildet (Abb. 1.**30**).

Der Prolingehalt liegt, wie auch bei Kollagen, bei ca. einem Neuntel der vorhandenen Aminosäuren. Pro 1000 Aminosäuren findet man 100 – 400 Valinreste und pro 100 Aminosäuren 70 – 80 Cysteinreste. Durch den hohen Gehalt des schwefelreichen Cysteins können sehr viele stabile Disulfidbrücken gebildet werden. Für den Aufbau der Aminosäureketten wird auch hier das Triplet Gly-X-Y benutzt. Man findet hier oft die Reihenfolge: Gly-Val-Pro-Gly oder Val-Pro-Gly-Gly. Elastische Fasern sind, genau wie das Kollagen, von einem Wassermantel umgeben.

Die Mikrofibrillen sind unverzweigte Glykoproteinketten mit einem Durchmesser von 10 – 11 nm. Sie ähneln den Telopeptidketten des Kollagens und sind aus hydrophilen Aminosäuren aufgebaut, vor allem aus Cystein. Innerhalb der Mikrofibrillen sorgen große Mengen an Disulfidbrücken für Stabilität. Die elastischen Mikrofibrillen bilden das Gerüst, aus denen die elastischen Fasern entstehen.

Makrostruktur des elastischen Netzwerks

Die elastischen Fasern bestehen aus einer amorphen Masse Elastin, die von elastischen Mikrofibrillen umgeben ist. Die Mikrofibrillen dienen dem Elastin als Orientierung bei der Bildung der elastischen Fasern. Elastische Fasern sind sehr verzweigt und besitzen viele Verbindungen untereinander. Dadurch entsteht der netzartige Aufbau. Sie können sich um 100 – 150 % verlängern. Während der Verlängerung speichern sie potenzielle Energie, die dafür sorgt, dass sie nach der Belastung wieder in ihre Ursprungsform zurückkehren können (Abb. 1.**31**).

Werden die Fasern um mehr als 150 % verlängert, verformen sich die Strukturen. Erhöht sich die Belastung weiter, kommt es zur Zerstörung. Die Reißfestigkeit der elastischen Fasern beträgt ca. 300 N/cm². Allerdings gilt: Je mehr die Fasern gedehnt werden, umso größer wird ihre Zugfestigkeit. Der Widerstand wird immer größer.

Funktion

Elastische Fasern verleihen dem Gewebe ihrem Namen entsprechend Elastizität und Mobilität, was z. B. bei der Haut und bei den Gefäßen extrem wichtig ist. In Sehnen und Bändern sorgen elastische Fasern dafür, dass der wellenförmige Verlauf der kollagenen Fasern beibehalten wird. Wirken Belastungen auf diese Strukturen ein, so werden sie zuerst durch die elastischen Fasern aufgefangen und daraufhin langsam und gleichmäßig auf die

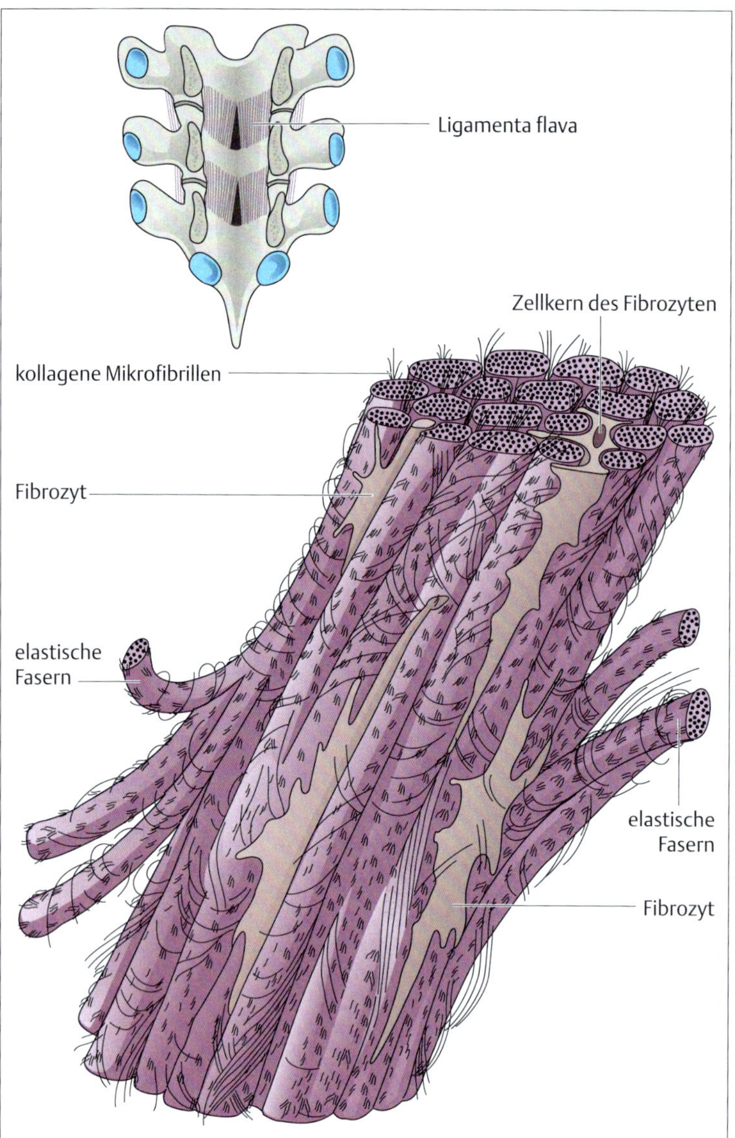

Abb. 1.**29** Aufbau eines elastischen Bandes am Beispiel des Lig. flavum: Es besteht aus elastischen Fasern und kollagenen Mikrofibrillen.

kollagenen Fasern übertragen. Auf diese Weise wird einer zu schnellen Belastung des Kollagens vorgebeugt. Schädigungen können damit vermindert werden. Das Funktionsoptimum von Elastin liegt bei 37 °C. Bei ca. 20 °C dagegen entsteht eine kristalline, glasartige Konsistenz. Es wird zerbrechlich.

Zusammenfassung: Aufbau und Funktion des Elastins

Elastische Fasern findet man überall im Körper. Vor allem in Gefäßen ist ihr Anteil mit ca. 50 % des gesamten Gewebes verhältnismäßig hoch. Im Bewegungsapparat liegt der Anteil an elastischen Fasern bei ca. 2 – 5 %. Eine Ausnahme bildet das Lig. flavum der Wirbelsäule, das überwiegend aus elastischen Fasern aufgebaut ist. Die elastischen Mikrofibrillen ähneln den Telopeptiden der kollagenen Moleküle. Elastin ist ähnlich aufgebaut wie Kollagen, enthält

$$\text{Desmosin:}\quad \text{Pyridinium-Ring } (N^+) \text{ mit den Seitenketten } (CH_2)_3\text{–CH(NH}_2\text{)–COOH},\ \text{HOOC–CH(NH}_2\text{)–}(CH_2)_2\text{–},\ \text{–}(CH_2)_2\text{–CH(NH}_2\text{)–COOH},\ N^+\text{–}(CH_2)_4\text{–CH(NH}_2\text{)–COOH}$$

$$\text{Isodesmosin:}\quad \text{Pyridinium-Ring } (N^+) \text{ mit den Seitenketten HOOC–CH(NH}_2\text{)–}(CH_2)_2\text{–},\ \text{–}(CH_2)_2\text{–CH(NH}_2\text{)–COOH},\ \text{–}(CH_2)_3\text{–CH–COOH},\ N^+\text{–}(CH_2)_4\text{–CH(NH}_2\text{)–COOH}$$

Desmosin   Isodesmosin

Abb. 1.**30** Molekularer Aufbau von Desmosin und Isodesmosin.

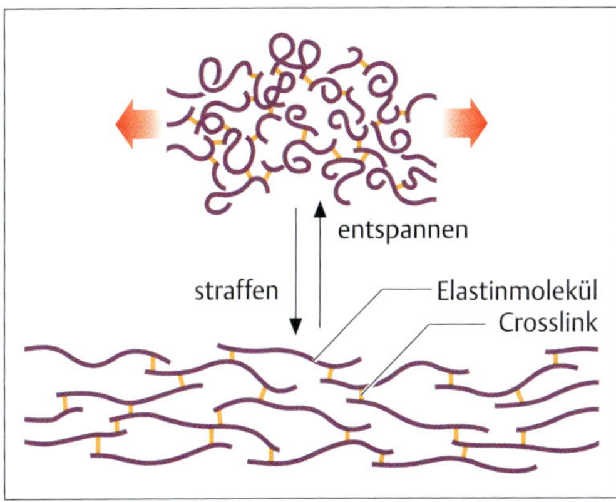

Abb. 1.**31** Verhalten des elastischen Netzwerks unter Spannung und bei Entspannung.

jedoch die für das Elastin typischen Aminosäuren Desmosin und Isodesmosin. Einzelne elastische Fasern sind aus einem Netzwerk elastischer Mikrofibrillen aufgebaut, in deren Mitte sich amorphes Elastin befindet. Sie bilden durch die starke interne Verzweigung ein stabiles Netzwerk, das unter Zugbelastung um bis zu 150 % verlängert werden kann.

Elastinsynthese

Elastische Fasern werden innerhalb des endoplasmatischen Retikulums der Fibroblasten des Bindegewebes und der glatten Muskelzellen der Gefäße produziert. Solange es sich innerhalb der Zellen befindet, spricht man von Proelastin. Außerhalb der Zellen wird es zu Tropoelastin. Man spekuliert, dass die Telopeptidketten, nachdem sie wie bei der Kollagensynthese extrazellulär von Prokollagenmolekülen abgespalten worden sind, zu Mikrofibrillen werden.

Bei der Elastinsynthese kann man drei Stadien unterscheiden:

- Im ersten Stadium spricht man von *Oxytalfasern*. Das sind Bündel elastischer Mikrofibrillen, die sich noch nicht zu elastischen Fasern ausdifferenziert und noch kein Elastin eingelagert haben.
- Im zweiten Stadium findet man dann die *Elauninfasern*. Hier sieht man, dass die Mikrofibrillen nur im Zentrum eine geringe Menge Elastin enthalten.
- Im dritten und letzten Stadium sieht man dann, dass das amorphe Elastin komplett von einem dichten Netz der elastischen Mikrofibrillen umgeben ist.

Nicht alle elastischen Fasern kommen zur vollen Reifung. Auch in hohem Alter werden noch Oxytalfasern gefunden. Die Synthese von Elastin kann durch Kupfermangel gestört werden sowie durch die Anwesenheit von Lathyrogen-β-Aminoproprionitril und D-Penicillamin.

Zusammenfassung: Elastinsynthese

Elastische Fasern werden im endoplasmatischen Retikulum der Fibroblasten und der glatten Muskelzellen produziert. Bei ihrer Synthese unterscheidet man drei Stadien:

- Bildung von Oxytalfasern, die nur als elastische Mikrofibrillen vorkommen,
- Elauninfasern, d. h. elastische Mikrofibrillen mit kleinen Mengen Elastin,
- komplett ausgebildete elastische Fasern.

Abbau und Degeneration

Elastische Fasern werden durch das Pankreasenzym Elastase abgebaut und bei extrem niedrigen pH-Werten (pH = 2) durch Pepsine (Trypsin und Pepsin). Mit zunehmendem Alter wird die Menge an Elastase größer. Bei Rauchern, bei Patienten mit Pankreatitis, Lungenemphysem und Arteriosklerose existiert ebenfalls mehr Elastase. Dadurch vermindert sich die Elastizität des Gewebes, und die Belastbarkeit wird geringer.

Während des Alterungsprozesses kommt es neben dem Zerfall der elastischen Fasern auch zur Einlagerung von Kalziumsalzen. Diese Veränderungen mindern die Elastizität des Gewebes. Es wird straffer und das Kollagen ist weniger gegen einwirkende Kräfte geschützt, weil die Belastungen schneller auf das Kollagen einwirken. Die Folge sind häufigere Überlastungen und Schädigungen.

Zusammenfassung:
Abbau und Degeneration des Elastins

Elastin wird durch das Enzym Elastase abgebaut, das im Pankreas gebildet wird. Es ist z. B. bei Rauchern oder Patienten mit Pankreatitis vermehrt vorhanden. Im Laufe des Alterungsprozesses lagern sich Kalziumsalze in die elastischen Fasern ein, die diese weniger belastbar und anfälliger gegen einwirkende Kräfte machen.

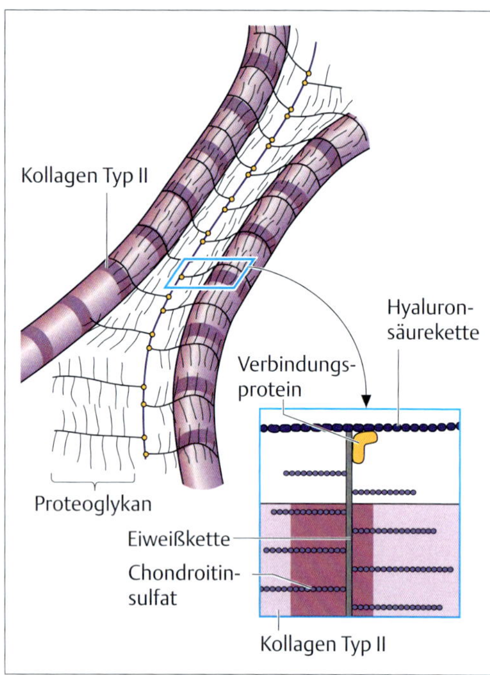

Abb. 1.**32** Verbindung zwischen kollagenen Fasern durch ein Proteoglykanaggregat.

1.4.3 Grundsubstanz

Die Grundsubstanz besteht aus *Glykosaminoglykanen* und *Proteoglykanen* bzw. *Proteoglykanaggregaten*. Glykosaminoglykane kommen vorwiegend im extrazellulären Raum vor, haben jedoch auch im intrazellulären Raum spezifische Aufgaben. Die Proteoglykane und Proteoglykanaggregate, die aus Glykosaminoglykanen aufgebaut sind, verbindenden Zellen, kollagene und elastische Fasern und binden sich an Wasser (Abb. 1.**32**).

Aufbau

Proteoglykane sind um eine lange Eiweißkette herum aufgebaut. An diese Eiweißkette werden die Glykosaminoglykane gebunden. Zu den Glykosaminoglykanen zählen zum einen bürstenähnlich strukturierte Polysaccharidketten mit sich regelmäßig wiederholenden Disacchariden, die über kovalente Bindungen an die Eiweißkette gebunden werden, und zum anderen lange, unverzweigte und fadenförmige Ketten wie Hyaluronsäure oder Heparin. Die gestreckte Form entsteht durch die starke negative Ladung, aufgrund derer sich die Moleküle gegenseitig abstoßen und den größtmöglichen Abstand zueinander suchen. Die Hyaluronsäure benötigt zur Bindung an die Eiweißkette ein Linkprotein. Sind mehrere Glykosaminglykane an eine Eiweißkette gebunden, entsteht die Struktur des Proteoglykans.

Vergleich: Proteoglykane – Bürste

Der Aufbau der Proteoglykane gleicht einer Bürste. Der Stiel der Bürste wird von einer Eiweißkette gebildet und ist ca. 300 nm lang. Die Borsten werden durch die Glykosaminoglykane gebildet. Sie sind 60 – 100 nm lang und mit einem Abstand von 15 – 30 nm zueinander an den Bürstenstiel gebunden.

Die Eiweißketten, an die sich die Glykosaminoglykane binden, sind je nach Art und Funktion des Gewebes unterschiedlich aufgebaut. Sie enthalten je nachdem Glutamat, Glycin, Serin und Threonin, jedoch kein Cystein. In einigen Geweben, z. B. im Knorpel, findet man auch Proteoglykane, die an eine Hyaluronsäurekette gebunden sind, so dass ein Proteoglykanaggregat entsteht. Dabei können bis zu 40 Proteoglykane gebunden werden, die eine Länge bis zu einem Mikrometer erreichen (Abb. 1.**33**).

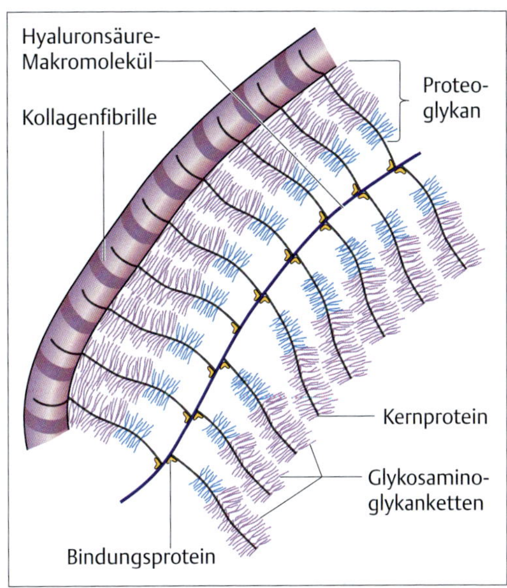

Abb. 1.**33** Aufbau eines Proteoglykanaggregats: Die zentrale Hyaluronsäurekette wird mit Proteoglykanen verbunden.

Aufbau eines Proteoglykans

Die zentrale Eiweißkette eines Proteoglykans enthält über 2000 Aminosäuren, am häufigsten Glutamat, Glycin, Serin und Threonin (Abb. 1.**34**).

Die äußeren 60% dieser Kette werden als Bindungsstelle für ca. 80 – 100 Chondroitinsulfatketten benutzt. Die darauf folgenden 10% werden für ca. 50 – 60 Keratansulfatketten verwendet. Weiter können vereinzelt noch einige andere, kürzere Oligosaccharidketten gebunden sein. Die restlichen 30% bleiben frei. Sie werden für die Bindung des Proteoglykans an eine Hyaluronsäurekette mittels eines Verbindungsproteins benötigt. Die Bindung des Verbindungsproteins geschieht über kovalente Bindungen. Das gesamte Aggregat hat ein sehr hohes Molekulargewicht.

Molekularstruktur der Glykosaminoglykane

Glykosaminoglykane (Abb. 1.**35**), die im Bindegewebe vorkommen, sind:

- Hyaluronsäure
- Chondroitin-4-Sulfat
- Chondroitin-6-Sulfat
- Dermatansulfat
- Keratansulfat
- Heparansulfat
- Heparin

Alle Glykosaminoglykane mit Ausnahme der Hyaluronsäure sind sulfatisiert. Sie besitzen viele Hydroxyl- und Carboxyl-Gruppen, wodurch sie einen stark hydrophilen Charakter bekommen. Glykosaminoglykane sind stark negativ geladen und können deshalb sehr viel Wasser binden. Zusätzlich können die Glykosaminoglykane an Natriumionen binden. Der Eiweißanteil dieser Moleküle ist sehr gering und beträgt in der Regel zwischen 10 und 20%.

Hyaluronsäure: Sie besitzt keine Sulfat- und keine Acetatgruppen. Sie kann nicht wie die anderen Glykosaminglykane direkt an eine Eiweißkette binden. Hyaluronsäure ist im gesamten Körper vertreten, sogar in der Synovialflüssigkeit. Oft bildet sie die zentrale Kette der Proteoglykanaggregate, wie man sie vor allem im Knorpel und in der Bandscheibe häufig findet. Hyaluronsäure ist extrem stark negativ geladen und hat deshalb eine sehr große Affinität zu Wasser. Die Halbwertszeit der

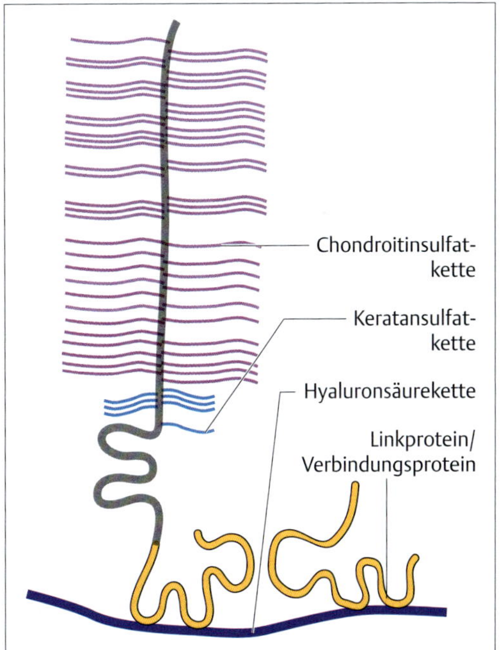

Abb. 1.**34** Aufbau eines Proteoglykans mit seinen Glykosaminoglykanen: An die zentrale Eiweißkette werden Chondroitinsulfat- und Keratansulfatketten gebunden (kovalente Bindungen) sowie Hyaluronsäure über ein Linkprotein.

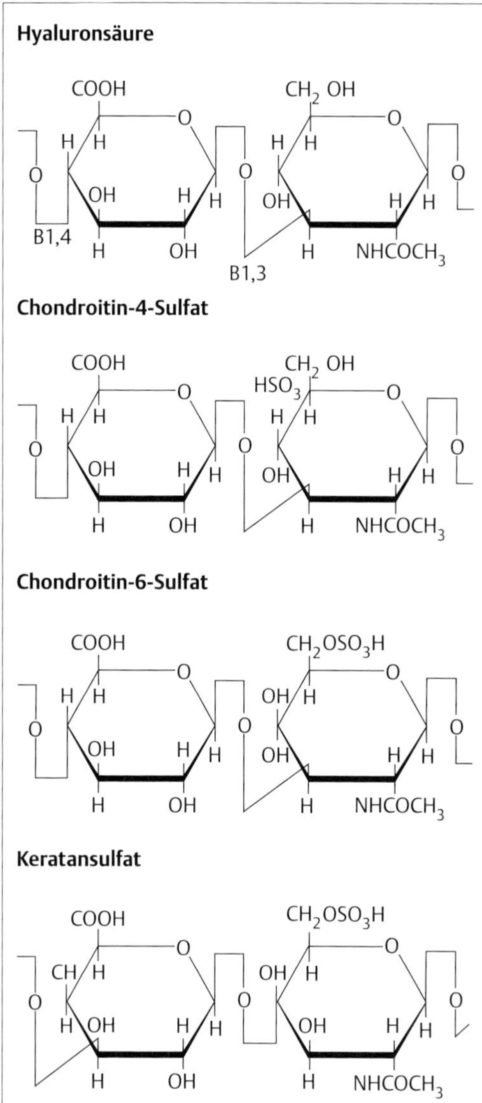

Abb. 1.**35** Strukturformeln der Glykosaminoglykane.

Hyaluronsäure beträgt 2 – 4 Tage. Abgebaut wird sie vom Enzym Hyaluronidase und von Radikalen. Die von den Zellen durchgeführte Produktion wird durch Insulinmangel, Kortisol (Stresshormon) und Kortison (in Medikamenten) gehemmt.

Chondroitin-4-Sulfat und Chondroitin-6-Sulfat: Diese Sulfate sind die meistverbreiteten Proteoglykane der Grundsubstanz. Zumeist sind sie an Hyaluronsäure oder an die Zellmembran gebunden. Ihre Halbwertszeit beträgt 7 – 10 Tage und entspricht damit den anderen sulfatisierten Glykosaminoglykanen.

Dermatansulfat: Dieses Glykosaminoglykan findet man oft in Kombination mit Chondroitinsulfat-Glykosaminoglykanen in der Haut, in Sehnen und in den meisten anderen Bindegewebsarten. Dermatansulfat-Proteoglykane gehen keine Verbindung mit Hyaluronsäure ein. Sie spielen eine kontrollierende Rolle bei der Reifung der kollagenen Fibrillen.

Keratansulfat: Dieses Glykosaminoglykan findet man sehr oft in Verbindung mit Chondroitinsulfat und Hyaluronsäure, z. B. in großen Mengen im Knorpel und der Bandscheibe. Keratansulfat kontrolliert die räumliche Ausrichtung der kollagenen Fibrillen und Fasern.

Heparansulfat: Dieses Glykosaminoglykan findet man vor allem an der Zelloberfläche. Heparansulfat ist Bestandteil der Zellmembran bzw. der Glykokalyx der Zellmembran und hat auf diese Weise Einfluss auf alle Funktionen der Zellmembran. Diese Funktion ist so wichtig, dass ich darauf näher eingehen möchte: Die Zellmembran selbst ist aus einer Doppelschicht von Protein- und Lipidmolekülen aufgebaut (Abb. 1.**36**).

Zellwachstum und -teilung werden durch die Verbindung von Heparansulfat mit der Zellmembran kontrolliert. Die Glykokalyx ist ein dünner Film negativ geladener Zuckermoleküle an der Zellmembran. Sie bestimmt die Resorption, die Aufnahme von Substanzen, also Endozytose, Pinozytose und Phagozytose, die Durchschleusung der Bestandteile, also die Zytopempsis, und das Ausschleusen aus der Zelle, die Exozytose. Innerhalb der Zellmembran befinden sich zusätzlich Chondroitinsulfat-Glykosaminoglykane und die Vernetzungsproteine Fibronektin und Laminin.

Manchmal sieht man, dass Zellen Verbindungen zueinander haben. Man nennt diese zellhaftenden Stellen *Nexus* oder *Gap junction*. An diesen Stellen findet über Natrium-, Kalium- und Kalziumionen ein Informationsaustausch zwischen den Zellen statt. Durch die Heparansulfatketten können die Zellen miteinander und mit der Basalmembran in Verbindung treten. Außerdem können verschiedene Wachstumshormone und Lektine und alle zellmembranständigen Rezeptoren und Antigene über Heparansulfat gebunden werden.

Heparin: Heparin kann prinzipiell von allen Zellen synthetisiert werden. Besonders Mastzellen und die basophilen Granulozyten im Blut können große Mengen Heparin ins Interstitium freisetzen. Hier kann es von Makrophagen und Fibroblasten aufgenommen werden und erhöht so die Abwehr-

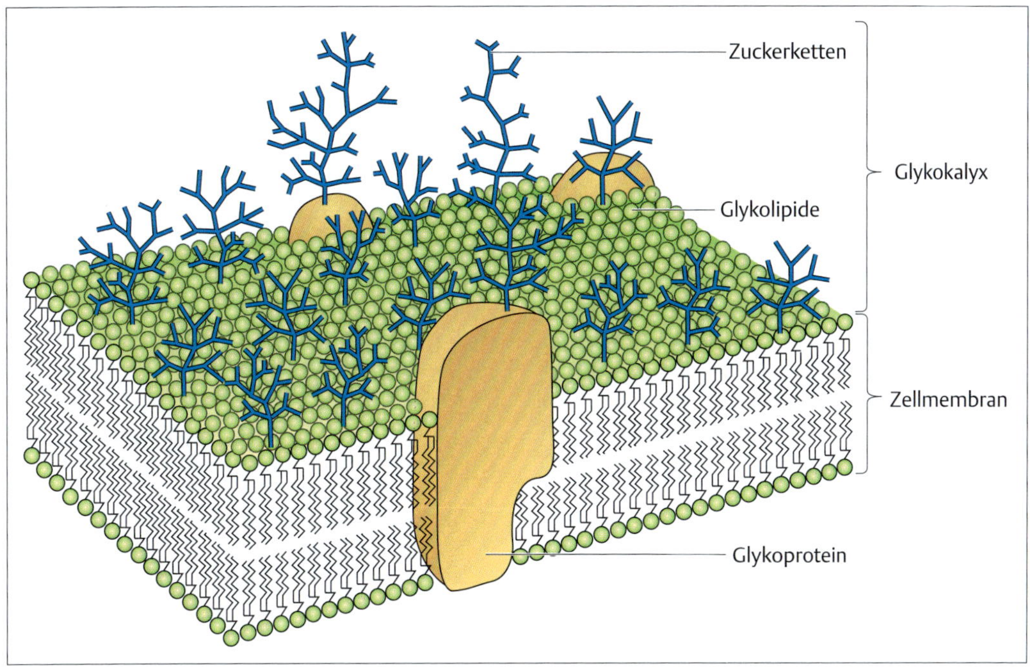

Abb. 1.**36** Zellmembran mit Glykokalyx: Die Zellmembran besteht aus einer Doppelschicht von Glykolipiden, die eine Zuckerschicht (Glykokalyx) bilden. In die Membran sind Glykoproteine eingelagert.

funktion dieser Zellen. Unter Einfluss von Heparin werden die Mobilität und die Zahl der Makrophagen erhöht. Dagegen hemmt es die Aktivität der B- und T-Lymphozyten und die der Osteoblasten. Heparin bindet sich an Kollagen und Fibronektin und kann auf diese Weise die Kollagensynthese kontrollieren und einer übermäßigen Produktion vorbeugen. Heparin hat einen aktivierenden Einfluss auf ca. 50 enzymatische Prozesse. Es wird in sehr vielen Salben verwendet und verbessert die Aufnahme von Medikamenten durch die Haut.

Die wesentlichen Aufgaben des Heparins sind:

- Hemmung der Blutgerinnung,
- Stimulation der Regenerationsprozesse der Zelle,
- Förderung der Kontraktilität der Fibroblasten (Myofibroblasten) und deren Ausrichtung innerhalb des Bindegewebes,
- Hemmung der Proteinkinase des Zellkerns und der Proteinkinasen in der Muskelzelle.

Funktion

Glykosamino- und Proteoglykane haben sehr viele verschiedene Funktionen:

- Sie stabilisieren das Bindegewebe, indem sie an kollagene und elastische Fasern, an Zellen und an Wasser binden.
- Sie absorbieren als erste die Kräfte, die auf das Gewebe einwirken, besonders in ungeformtem Bindegewebe.
- Sie schützen das kollagene Netzwerk gegen übermäßige Belastung.
- Sie verleihen dem Gewebe Elastizität und Stabilität.
- Sie sorgen dafür, dass das Gewebe nach einer Belastung in seine Ursprungsform zurückkehrt (Viskoelastizität).
- Sie bilden eine Art Sieb, das verhindert, dass großmolekulare Strukturen aus den Gefäßen ins Gewebe vordringen.
- Sie binden Wasser und liefern damit einen Transportweg für Nährstoffe und Abfallprodukte.
- Sie schützen das Gewebe und die Zelle gegen eindringende Bakterien. Bakterien können sich nur schlecht durch das dichte Netzwerk bewegen und in das Gewebe penetrieren. Nur wenn

sie das Enzym Hyaluronidase ausscheiden, das Matrix abbaut, können sie tiefer ins Gewebe eindringen und müssen vom Immunsystem abgewehrt werden.
- Sie sind größtenteils verantwortlich für die Absorption der Kompressionskräfte auf Knorpel, Bandscheiben, Menisken usw. Durch ihre starke negative Ladung und damit ihre Fähigkeit, an Wasser zu binden, verhindern sie, dass sich das Gewebe zu stark verformt.

Einige Funktionen der Grundsubstanz beruhen darauf, dass Bewegungen des Gewebes die Wassermenge verändern, die an Proteo- und Glykosaminoglykane gebunden ist. Unter Belastung des Gewebes muss Wasser abgegeben werden, das bei Entlastung wieder aufgenommen wird. Durch die Wasserabgabe und -aufnahme ändert sich die elektrische Ladung der Glykosamino- und Proteoglykane beständig (Abb. 1.**37**).

Es entstehen Spannungsschwankungen, die man als *piezoelektrische Aktivität* bezeichnet. Die piezoelektrische Aktivität reizt die Zellen zur Synthese und dient gleichzeitig als Reiz für die Organisation und Ausrichtung der kollagenen Moleküle und Fibrillen.

Im intrazellulären Raum lockern Glykosaminoglykane die Chromatinstruktur innerhalb des Zellkerns auf, so dass die DNS besser und leichter ablesbar ist. In Zellen des Immunsystems koppelt sich ein Glykosaminoglykan an Proteasen, d. h. an Enzyme, die Proteine abbauen, und verhindert damit, dass sich Zellen selbst zerstören.

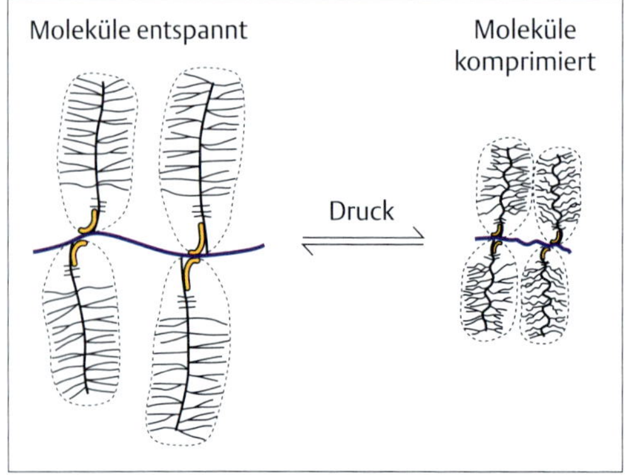

Abb. 1.**37** Veränderungen der Proteoglykanaggregate bei Kompression.

Zusammenfassung: Aufbau und Funktion der Grundsubstanz

Glykosamino- und Proteoglykane werden von allen Zellen des Bewegungsapparates produziert. Glykosaminoglykane sind bürstenähnliche Polysaccharide mit Ausnahme der Hyaluronsäure und des Heparins: Diese haben eine eher gestreckte Form. Alle Glykosaminoglykane binden an eine Eiweißkette und bilden auf diese Weise ein Proteoglykan. Hyaluronsäure braucht dazu ein Verbindungsprotein (Linkprotein). Glykosaminoglykane, Proteoglykane und Proteoglykanaggregate binden an Wasser sowie an kollagene und elastische Fasern. Die Glykosaminoglykane des Bindegewebes sind:

- Hyaluronsäure, die in allen Geweben vorkommt,
- Chondroitin-4- und -6-Sulfat, welche ebenfalls in allen Geweben vorkommen,
- Dermatansulfat, das vor allem in der Haut vorkommt,
- Keratansulfat, das überwiegend in Knorpel und Bandscheibe vorkommt,
- Heparansulfat, das überwiegend in der Zellmembran vorkommt, und
- Heparin, das überall im Körper vorkommt.

Glykosamino- und Proteoglykane haben intra- und extrazelluläre Funktionen:

- Sie binden an kollagene und elastische Fasern und an Wasser.
- Sie absorbieren große Teile der einwirkenden Kräfte (Druck und Zug).
- Sie filtern das Gewebe, um großmolekulare Stoffe wie Bakterien fernzuhalten.
- Sie lösen bei Verformungen eine piezoelektrische Aktivität aus.

Die wichtigste Funktion des Heparins ist die Hemmung der Blutgerinnung.

Synthese

Die Synthese der Hyaluronsäureketten, der Eiweißketten und einiger Oligosaccharide findet im endoplasmatischen Retikulum der Bindegewebszellen statt. Weitere Oligosaccharide und die Glykosaminoglykane werden im Golgi-Apparat synthetisiert, wo auch ein Teil der Glykolisierung und die gesamte Sulfatisierung stattfinden (Abb. 1.**38**).

Die Zellen müssen ständig synthetisch aktiv bleiben, da die Lebensdauer der Glykosaminoglykane nur sehr gering ist. Der Turnover von Hyaluronsäure beträgt ca. 2 – 4 Tage, die der anderen sulfatisierten Glykosaminoglykane ca. 7 – 10 Tage. Glykosaminoglykane müssen also laufend neu produziert werden, damit ihre Menge nicht abnimmt.

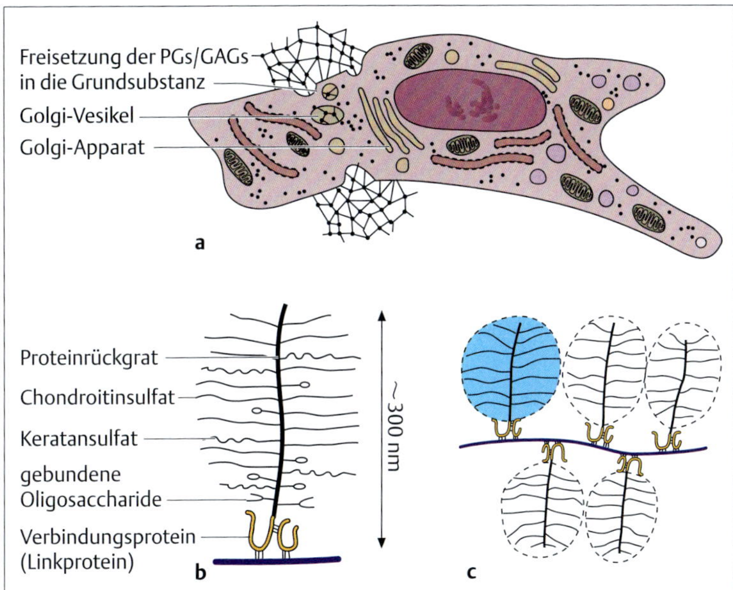

Abb. 1.38 Synthese der Proteoglykane und Glykosaminoglykane am Beispiel eines Fibroblasten.

Restprodukte der Glykosaminoglykane, die extrazellulär abgespalten werden, haben auf die Zellen einen Rückkopplungseffekt, der die Synthese kontrolliert. Auch die mechanische Verformung der Zelle selber stellt einen Synthesereiz dar.

Abbau und Degeneration

Das Enzym Hyaluronidase baut die Proteo- und Glykosaminoglykane ab, indem es sie in Oligo- und Polysaccharide spaltet. Hyaluronidase wird auch bei Infiltrationen oder Injektionen benutzt. Dieses Enzym sorgt dafür, dass das gespritzte Medikament besser und tiefer in das Gewebe eindringen kann. Werden zu wenig Glykosaminoglykane synthetisiert, degeneriert das Gewebe. Zu wenig Glykosaminoglykane bedeuten automatisch weniger im Gewebe gebundenes Wasser und dadurch eine verminderte Belastbarkeit. Bei funktionellen Fehlbelastungen oder nach einem Trauma lösen Antigene von Chondroitinsulfat autoaggressive Prozesse im Knorpel aus. Bei Rheuma bildet der Körper Antikörper gegen Knorpel-Proteoglykane. Ca. 40% dieser Antikörper findet man im Serum und ca. 60% in der Synovia vor. Auch während des Alterungsprozesses entstehen vermehrt Antigenaktivitäten.

Zusammenfassung: Synthese, Abbau und Degeneration der Grundsubstanz

Die Synthese der Glykosamino- und Proteoglykane findet teilweise im endoplasmatischen Retikulum, teilweise im Golgi-Apparat statt. Der Abbau wird durch Hyaluronidase gewährleistet. Der Turnover dieser Bestandteile geht sehr schnell und beträgt bei Hyaluronsäure 2 – 4 Tage, bei anderen Glykosaminoglykanen 7 – 10 Tage. Eine verminderte Glykosaminoglykansynthese führt zu verminderter Wasserbindung und damit zu einer geringeren Belastbarkeit des Gewebes. Bei Fehlbelastungen, Traumen oder im Alter entstehen Antigenaktivitäten gegen Proteoglykane.

1.4.4 Wasser

„Wasser ist das Lebensmittel Nr. 1", lautet eine Volksweißheit. Ohne Wasser kann der Mensch nur 3 – 7 Tage überleben. Das uns bekannte Universum besteht zu 90% aus Wasserstoff, der menschliche Körper zu ca. 60 – 70% aus Wasser. 99% der chemischen Reaktionen im Körper benötigen Wasser, um ablaufen zu können. Das alles sagt Einiges über die Bedeutung von Wasser für unsere Welt und unseren Organismus.

Wasser ist ohne Zweifel auch die Komponente des Bindegewebes, die wir in unserem Körper am häufigsten antreffen. Wasser kommt in unserem Körper an unterschiedlichen Stellen vor, und zwar

- als interstitielle Flüssigkeit zwischen den Zellen,
- als Bestandteil des Blutes in unseren Gefäßen,
- als Bestandteil des Liquors,
- als axoplasmatische Flüssigkeit im Nervensystem und
- innerhalb unserer Zellen.

Wasseranteile der Gewebe

Der Wassergehalt unseres Körpers beträgt ca. 60% des Gesamtgewichts. Selbstverständlich ist der prozentuale Anteil von Mensch zu Mensch verschieden. Vor allem aber bestehen erhebliche Unterschiede zwischen dem weiblichen und dem männlichen Körper. Bei Frauen beträgt der Wasseranteil meistens ca. 52%, bei Männern ca. 63%. Diese Unterschiede sind zumeist auf unterschiedliche Mengen an Fettgewebe zurückzuführen. Fettgewebe besitzt einen sehr niedrigen Wassergehalt (ca. 10%). Besitzt man viel Fettgewebe und damit ein hohes Körpergewicht, ist der prozentuale Anteil des Wassers automatisch geringer. Berechnet man dagegen den Wassergehalt eines Körpers hinsichtlich des Körpergewichts ohne Fettanteil (lean body mass), dann beträgt er normalerweise konstant – bei Frauen und Männern – ca. 72%.

Je nachdem, wo sich das Wasser in unserem Körper befindet, unterscheidet man

- intrazelluläre Flüssigkeit,
- interstitieller Flüssigkeit,
- transzelluläre Flüssigkeit und
- intravaskuläre Flüssigkeit.

Die intrazelluläre Flüssigkeit macht den weitaus größten Anteil aus und beträgt ca. 70% der vorhandenen Flüssigkeitsmenge. Innerhalb einer Zelle nimmt das Wasser ca. 80% der Gesamtmasse der Zelle ein. Die restlichen 30% gehören zur extrazellulären Flüssigkeit. Sie verteilen sich in ca. 20% intravaskuläre, ca. 13% transzelluläre (Augen, Gelenke, Bauchraum, Rückenmark, Gehirn usw.) und ca. 67% interstitielle Flüssigkeit.

Bei einem Menschen mit einem Körpergewicht von 60 kg kann die Verteilung der Flüssigkeit wie folgt aussehen:

- Körpergewicht: 60 kg
- Wassergehalt: (60%) 36 Liter
  - intrazellulär (70%) 25 Liter
  - extrazellulär (30%) 11 Liter
    - interstitiell (67%) 7,4 Liter
    - intravaskulär (20%) 2,2 Liter
    - transzellulär (13%) 1,4 Liter

Aggregatzustände

Wasser kennt man in 3 verschiedenen Aggregatzuständen, die von der Temperatur abhängig sind. Es kommt als Eis, als fließendes Wasser oder als Dampf vor (Abb. 1.**40**, **a**).

Bei niedrigen Temperaturen (unter 0 °C) bilden die einzelnen Wassermoleküle homogene Kristalle. Es entsteht die harte und stabile Struktur des Eises. Bei Temperaturen über dem Gefrierpunkt ist Wasser flüssig, bei noch höheren Temperaturen (ca. 100 °C) wird es gasförmig, was wir dann als Wasserdampf bezeichnen.

Die unterschiedlichen Aggregatzustände des Wassers werden durch unterschiedliche Geschwindigkeiten der Teilchen bestimmt. Bei niedrigen Temperaturen kommt die Teilchenbewegung zum Erliegen, das Wasser ist starr und hart, es bildet sich Eis. Bei hohen Temperaturen dagegen bewegen sich die Teilchen sehr schnell, so dass die H-Brücken der Teilchen gelöst werden – es entsteht Gas.

Zwischen diesen beiden extremen Temperaturen ist Wasser flüssig, so auch in unserem Körper mit einer durchschnittlichen Temperatur von ca. 37 °C. Das Wasser liegt bei dieser Temperatur zur Hälfte halbkristallin und zur anderen Hälfte flüssigkristallin vor (Abb. 1.**40**, **b**). Durch diese Flüssigkristalle kann das Wasser Informationen speichern und weiterleiten. Eine Erhöhung der Temperatur führt dazu, dass das Wasser flüssiger wird und weniger Flüssigkristalle besitzt. Eventuell gespeicherte Informationen werden gelöscht.

Aufbau

Wasser hat eine besondere Struktur, da sie nicht linear oder rechtwinklig aufgebaut sind. Die Atomkerne des Sauerstoffatoms und der beiden Wasserstoffatome schließen einen Winkel von 104,5° ein.

Durch diese geometrisch-energetische Form kann Wasser elektromagnetische Kopplungen (van der Waal'sche Kräfte) zu anderen Wassermolekülen ausbilden (Wasserstoffbrücken), wodurch große Molekül-Cluster entstehen. In unserem Körper liegt der größte Teil des Wassers als solche Molekül-Cluster vor (Abb. 1.**41**).

Im flüssigen Zustand bildet Wasser aufgrund seiner besonderen Struktur Dipole (negative und positive Partialladungen) aus, so dass einzelne freie Wassermoleküle untereinander Wasserstoffbrückenbindungen ausbilden können (Abb. 1.**42**).

Zusätzlich können die Wassermoleküle mittels Wasserstoffbrücken an andere Moleküle der Grundsubstanz gebunden sein, z. B. an Kollagen, Glykosamino- bzw. Proteoglykane (Abb. 1.**43**).

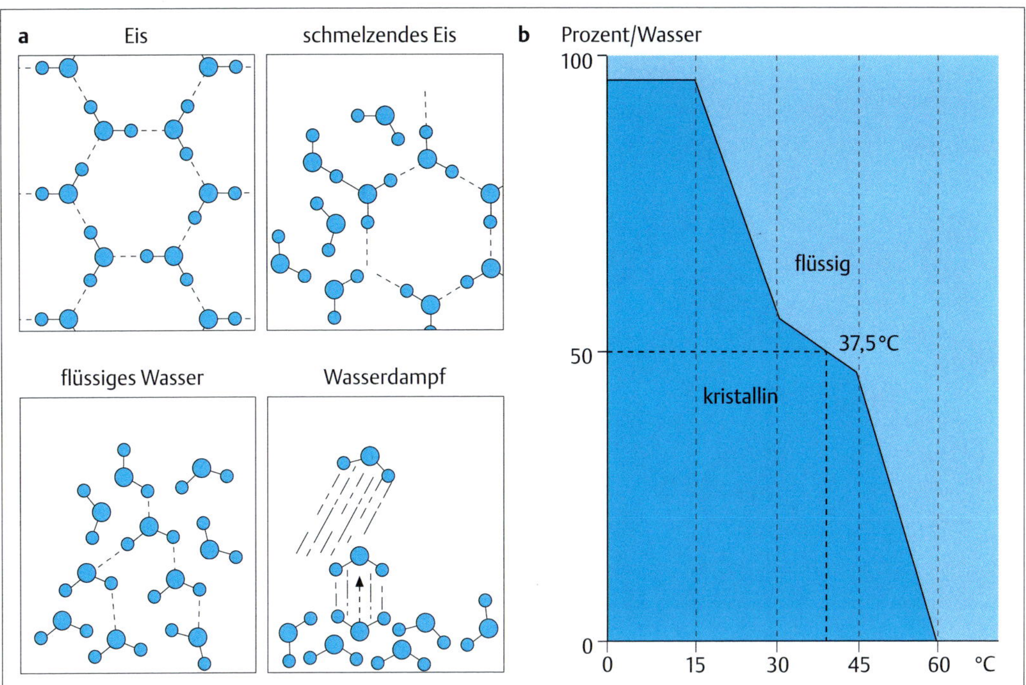

Abb. 1.**39** Aggregatzustände des Wassers. **a** Eis, schmelzendes Eis, flüssiges Wasser und Wasserdampf. **b** Prozentuale Verteilung von flüssigem und kristallinem Wasser bei verschiedenen Temperaturen.

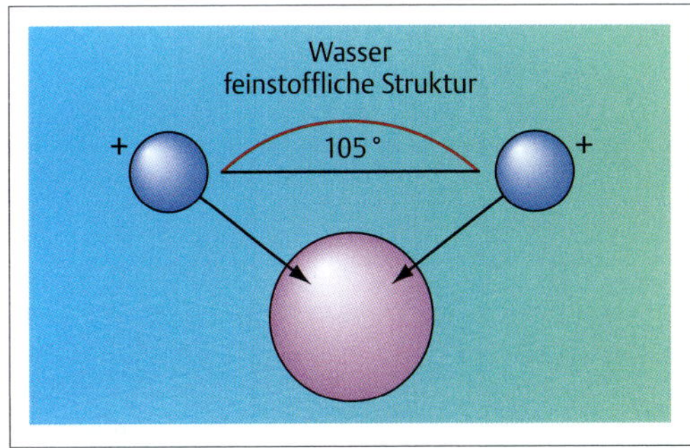

Abb. 1.**40** Wasser – atomarer Aufbau, wobei die Besonderheit der Stellung der positiv geladenen H-Atome zu beachten ist.

Moleküle wie Zucker, Harnstoff usw., die im Wasser aufgelöst werden, zerstören den homogenen Aufbau des Wassers und werden von Heine als „Strukturbrecher" bezeichnet. Gelöste Gase, wie Sauerstoff, Wasserstoff, Stickstoff usw., dagegen unterstützen den Aufbau des Wassers und werden demzufolge „Strukturmacher" genannt (Heine 1991).

Das Verhältnis zwischen freiem Wasser und pseudokristallinem bzw. Clusterstrukturen ist von der Temperatur abhängig. Je höher der Temperatur bzw. je größer die Geschwindigkeit der Teilchen, desto mehr liegt Wasser als Einzelmoleküle vor.

Die Besonderheit von Wasser (neben den Metallen Gallium und Wismut) ist, dass es sich beim Gefrieren ausdehnt (ca. 10 %) – im Gegensatz zu fast allen anderen Körpern, die sich beim Erwärmen ausdehnen. Beim Gefrieren bildet Wasser ein weitmaschiges, mit zahlreichen Hohlräumen durchsetztes Kristallgitter, das mehr Raum einnimmt, als es Einzelmoleküle tun. Das bedeutet, die Dichte des Wassers ist größer als die des Eises. Das erklärt, warum ein Eisberg im Wasser schwimmt und ca. 10 % über die Wasseroberfläche herausragt. Wasser erreicht seine größte Dichte bereits bei +4 °C.

Funktion

Wasser besitzt folgende wichtigen Funktionen:

- Es dient als Transport- und Lösungsmittel.
- Es dient als Wärmepuffer.
- Es ermöglicht Oxidation und Reduktion.

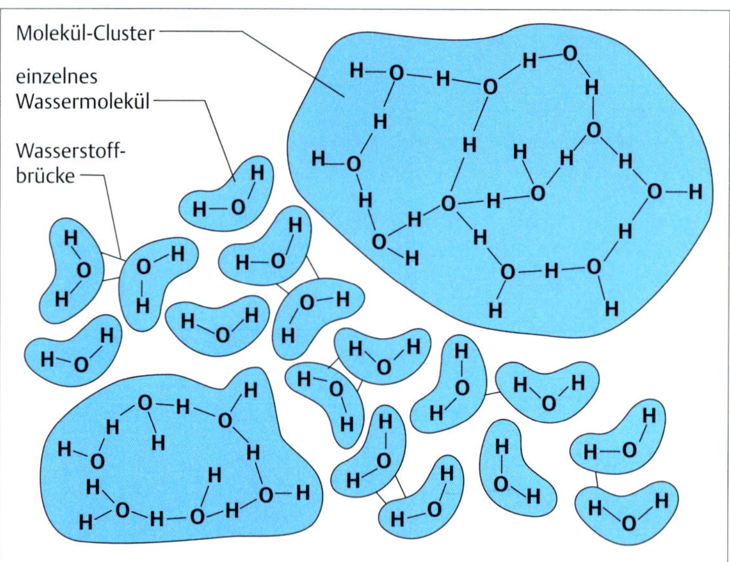

Abb. 1.**41** Wassermoleküle: einzeln, über Wasserstoffbrücken und zum Molekül-Cluster verbunden.

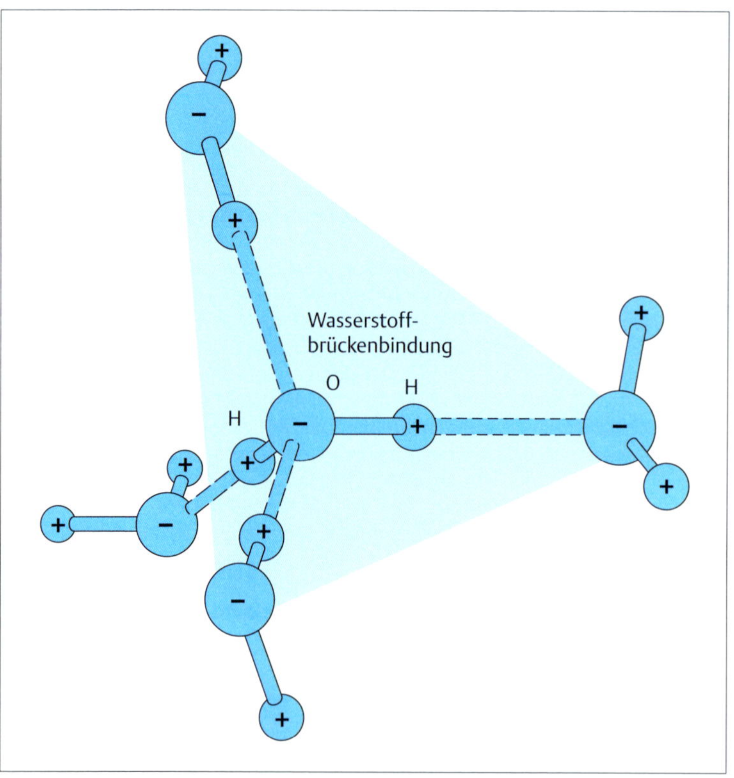

Abb. 1.**42** Wassermoleküle (Dipole) werden über Wasserstoffbrücken miteinander verbunden.

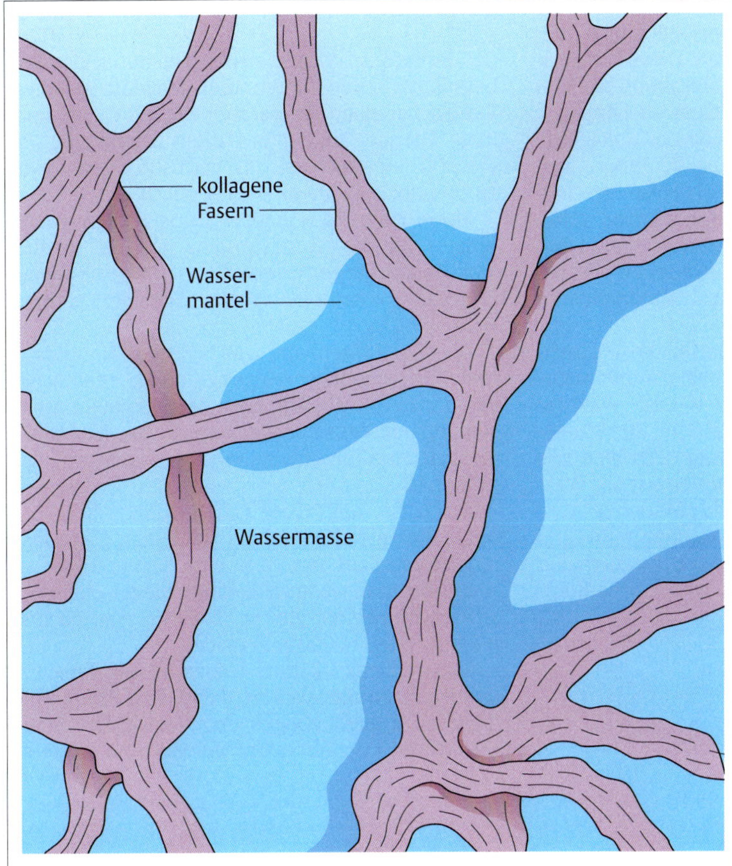

Abb. 1.**43** Wassermantel, hier z. B. um kollagene Fasern.

- Es übermittelt Informationen.
- Es gibt dem Gewebe Volumen und erfüllt dadurch mechanische Funktionen.

Wasser dient als Transportmedium und Lösemittel für alle möglichen Ionen, Gase und kleinmolekularen Strukturen. So wird ein Milieu geschaffen, in dem Zellen leben und arbeiten können. Es gleicht dem ursprünglichen Milieu der Einzeller.

Wasser dient auch als Wärmepuffer. Es kann durch seinen molekularen Aufbau sehr gut Wärme puffern und besitzt durch seine stabile Konstruktion einen sehr hohen Siedepunkt (100 °C). Es kostet daher sehr viel Energie, die Temperatur von Wasser um ein Grad zu erhöhen. Dagegen wird sehr viel Energie frei, wenn Wasser um ein Grad abkühlt. Die Wärmepufferfunktion ist sehr wichtig, da Zellen eine konstante Temperatur benötigen, um ihren Aufgaben nachzukommen. Die Temperatur innerhalb der Zelle ist stets höher als die außerhalb der Zelle, damit die Zelle immer überschüssige Wärme abgeben kann, die durch energieliefernde Prozesse entstanden ist.

Der Unterschied zwischen intra- und extrazellulärer Temperatur erzeugt an der Zellmembran und deren Glykokalyx eine *Grenzflächentemperatur*. Diese Grenzflächentemperatur hat Einfluss auf das Wasser innerhalb der Zellmembran und auf die Glykokalyx, die ihre Konsistenz von flüssig zu kristallin ändern kann. Wird sie mehr kristallin, wird ihre Speicherkapazität für Wärme größer, es bleibt mehr Wärme innerhalb der Zelle. Wird sie dagegen flüssiger, gibt die Zelle mehr Wärme an das Interstitium ab.

Wasser ermöglicht Oxidation und Reduktion, so dass viele chemische Prozesse in unserem Körper stattfinden können. So sind z. B. sehr viele Oxidationsprozesse essenziell für den Aufbau und die Stabilität des Bindegewebes.

Wasser ist außerdem Speicher und Überbringer von Informationen, die auf unseren Körper einwirken. Durch den besonderen Aufbau und die Vernetzung der Wassermoleküle besitzt das Wasser zu ca.

50% eine flüssigkristalline Struktur. Mit dieser Struktur kann es Information speichern und über den gesamten Körper weiterleiten. Diese Fähigkeit erhält das Wasser durch seine Interaktion mit den Zuckerpolymeren der Grundsubstanz (Glykosaminoglykane und Proteoglykane) und des Kollagens.

Auf diese Weise lassen sich viele Veränderungen erklären, die in unserem Körper als Folge verschiedenster Reize stattfinden. Zu diesen Reizen gehören z. B. Farbe, Strahlung, elektromagnetische Felder, Erdstrahlen, aber auch Infiltrationen wie bei der Neuraltherapie, Akupunktur, homöopathische Präparate usw.

Wasser bestimmt zum größten Teil das Volumen des Gewebes und hat daher gemeinsam mit anderen extrazellulären Bestandteilen eine wichtige mechanische Funktion. Vor allem in Strukturen, die Kompressionsbelastungen ausgesetzt sind wie Knorpel, Bandscheiben und Menisken hat das Wasser eine große, druckabsorbierende Wirkung. Wasser bildet um und innerhalb der Glykosamino- und Proteoglykane einen Wassermantel, wodurch ein großer Widerstand gegen Verformung bzw. Kompression entsteht (Abb. 1.**44**).

Exkurs: Wasser als Informationsträger

Das Biosystem Wasser ermöglicht durch das Verhältnis zwischen freiem und pseudokristallinem Wasser bei einer Temperatur von 37 °C eine optimale Energie- und Informationsübertragung. Bei dieser Temperatur ist das Verhältnis von freiem zu pseudokristallinem Wasser gleich.

Fieber könnte aus diesem Grund als Reinigungsprozess für die Grundsubstanz gesehen werden, weil durch die gestiegene Temperatur die Menge an pseudokristallinem Wasser (Speicher) geringer wird.

Der Zusammenhang von Wasser, Temperatur und Schwingungsbewegung wird deutlicher, wenn man die Möglichkeiten der Schwingungsdarstellung und des Informationsprozesses betrachtet, also z. B. eine Tonschwingung auf Wasser projiziert (Abb. 1.**45**).

Betrachtet man diese Schwingungen bei – 5 °C unter einem Mikroskop, so sieht man Eiskristallstrukturen. Taut man z. B. eine Schneeflocke auf und friert man sie anschließend wieder ein, so erscheint immer die gleiche Struktur, egal ob man dies 10- oder 10 000-mal macht.

Masaru Emoto konnte jedoch in mehreren Untersuchungen nachweisen, dass Wasser unter verschiedenen Bedingungen auch eine sehr unterschiedliche Kristallstruktur aufweist. So zeigte er,

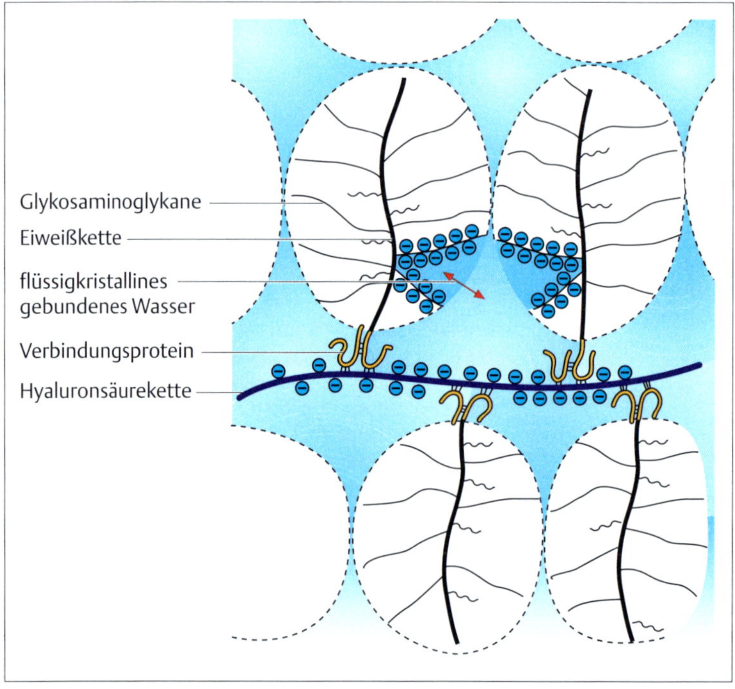

Abb. 1.**44** Gebundenes flüssigkristallines Wasser als Wassermantel innerhalb der Proteoglykane.

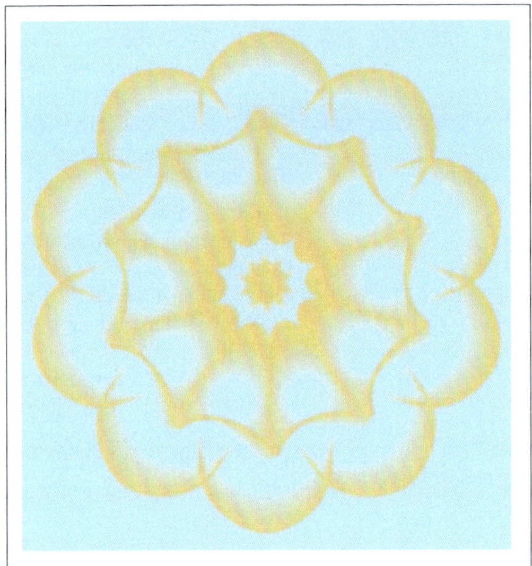

Abb. 1.**45** Wellenform durch Tonschwingungen.

dass Wasser aus unterschiedlichen Teilen der Welt eine unterschiedliche kristalline Form aufwies, aber auch Leitungswasser, Regenwasser, Quellwasser usw. sich hinsichtlich ihrer Kristallform unterschieden. Ferner konnte Emoto zeigen, dass sogar unterschiedliche Energiequellen wie Musik, das gesprochene, aber auch das geschriebene Wort (bei immer der gleichen Wasserprobe) die Kristallform von Wasser beeinflussen. Wenn wir wissen, dass unser Körper zu einem sehr großen Teil aus Wasser besteht und dass dieses Wasser auch noch zu einem wichtigen Teil in flüssigkristalliner Form vorliegt, dann müssen wir davon ausgehen, dass die genannten Energiequellen auch einen Einfluss auf das Wasser in unserem Körper und damit auf unseren Körper haben.

Auf diese Weise lässt sich möglicherweise die Wirkung verschiedener Therapieformen wie Farbtherapie (s. Bd. 5), Musiktherapie, aber wahrscheinlich auch Homöopathie usw. erklären. Auf diesem Effekt könnte auch die immer wieder erwähnte negative Wirkung von Elektrosmog o. Ä. beruhen (Grasberger und Kotteder 2003).

Weitere Informationen zu dem Thema liefert Kap. 1 in Bd. 5 sowie Masaru Emoto in seinem Buch „Die Botschaft des Wassers" sowie Del Giudice E.: Is the „memory of water" a physical impossibility? In: P.C. Endler und J. Schulte (Hrsg.). Ultra light dilution. S. 117 – 119, Kluwer Academic Press, Dordrecht/NL, 1994.

Zusammenfassung: Wasser

Wasser ist die wahrscheinlich wichtigste Substanz unseres Körpers. Der Wasseranteil am Gesamtgewicht unseres Körpers beträgt ca. 60 %. Man unterscheidet

- intrazelluläres Wasser,
- interstitielles Wasser,
- intravaskuläres Wasser und
- transzelluläres Wasser (Augen, Bauchraum, Liquor usw.).

Wasser erscheint abhängig von der Temperatur in drei Formen:

- Eis
- flüssiges Wasser
- Wasserdampf

In unserem Körper liegt das Wasser zu ca. 50 % als Flüssigkristall vor. Das Wassermolekül bildet Dipole, die durch Wasserstoffbrücken miteinander verbunden sind. Wasser dient als

- Transport- und Lösemittel,
- Wärmepuffer,
- Speicher und Überträger von Information.

Zusätzlich ermöglicht das Wasser verschiedene Oxidations- und Reduktionsprozesse.

1.4.5 Nichtkollagene Proteine

Zu den nichtkollagenen Proteinen gehören die *Vernetzungs-* und die *Verbindungsproteine.*

In den verschiedenen Geweben findet man folgende Vernetzungsproteine:

- *Fibronektin* in Kapseln, Ligamenten, Nerven, Menisken, dem Discus interarticularis, der Bandscheibe, dem Insertions- und Sehnenbereich, dem Muskel-Sehnen-Übergang und dem Bindegewebe des Muskelbauchs und der Haut,
- *Laminin* in der Basalmembran der Haut, der Nerven, Muskeln und Gefäße,
- *Chondronektin* in Knorpel, Bandscheibe, Insertions- und Knorpelbereichen der Sehnen,
- *Osteonektin* in Knochen und Insertionsbereichen,
- *Osteopontin* in Knochen und Insertionsbereichen,
- *Osteokalzin* in Knochen und Insertionsbereichen,
- *Dekorin* in Knochen und Insertionsbereichen,
- *Tenascin R und C* im Bereich der Sehne, der Insertion, des Muskel-Sehnen-Übergangs und im Bindegewebe des Muskelbauchs,
- *Anchorin DII* im Knorpel,

- *Thrombospindin* im Meniskus,
- *Integrin* im Discus interarticularis, am Muskel-Sehnen-Übergang und im Bindegewebe des Muskelbauchs,
- *Vinkulin* am Muskel-Sehnen-Übergang und im Bindegewebe des Muskelbauchs,
- *Talin* am Muskel-Sehnen-Übergang und im Bindegewebe des Muskelbauchs,
- *Vibronektin* am Muskel-Sehnen-Übergang und im Bindegewebe des Muskelbauchs sowie zwischen Zell- und Basalmembran.

Zusätzlich gibt es das
- 116-kD-Protein im Meniskus,
- 58- und 59-kD-Proteine in der Bandscheibe,
- 24-, 60- und 63-kD-Phosphoproteine im Knochen,
- α2-HS-Glykoproteine im Knochen und
- α-Aktin in der Zellmembran, im Bereich des Muskel-Sehnen-Übergangs und im Bindegewebe des Muskelbauchs.

Die Verbindungsproteine, die Proteoglykane an Hyaluronsäureketten binden können, werden auch *Linkproteine* genannt. Es gibt zwei verschiedene Verbindungsproteine, die sich in ihrem Molekulargewicht unterscheiden (42-kD- und 50-kD-Proteine) (s. Abb. 1.**50**).

Aufbau

Fibronektin

Das Vernetzungsprotein Fibronektin kann von allen Zellen außer Tumorzellen produziert werden. Es kontrolliert u. a. das Wachstum der Zelle. (Weil Krebszellen kein Fibronektin produzieren, bleibt deren Wachstum ungebremst.) Fibronektin besteht aus zwei Proteinketten von je 60 – 70 nm Länge und ca. 2 – 3 nm Dicke, die mittels Disulfidbrücken miteinander verbunden sind (Abb. 1.**46**).

Innerhalb dieser Ketten gibt es Domänen von dicht gefalteten Proteinketten, die größer als 2000 Aminosäuren sind. Jede Domäne kann sich an bestimmte Komponenten des Bindegewebes binden:

- Domäne I bindet an Fibrin, Aktin, Heparin und Transglutaminase-Substrat.
- Domäne II bindet an kollagene Fasern.
- Von Domäne III ist noch nicht geklärt, woran sie spezifisch bindet.
- Domäne IV bindet an die Zelloberfläche. In diesem Bereich sieht man, dass die Reihenfolge der Aminosäuren Arginin-Glycin-Asparagin-Serin ist.
- Domäne V bindet an Heparin.
- Domäne VI bindet an Fibrin.

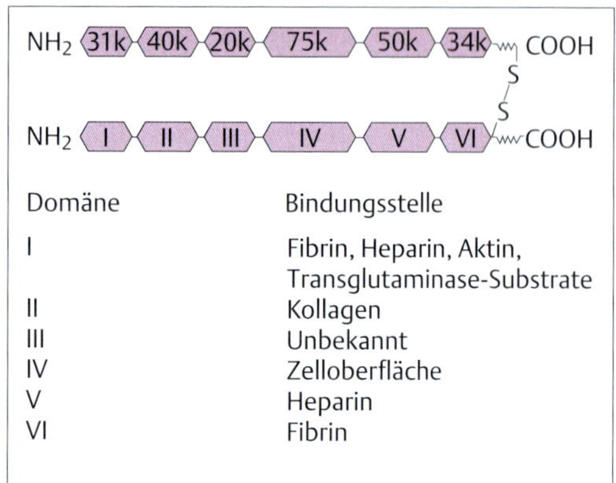

Domäne	Bindungsstelle
I	Fibrin, Heparin, Aktin, Transglutaminase-Substrate
II	Kollagen
III	Unbekannt
IV	Zelloberfläche
V	Heparin
VI	Fibrin

Abb. 1.**46** Aufbau eines nichtkollagenen Proteins am Beispiel des Fibronektins.

Gerade die Domänen I und VI sind durch ihre Bindungsmöglichkeit an Fibrin für die Blutgerinnung von entscheidender Bedeutung. Auch innerhalb der Zelle hat Fibronektin verschiedene Funktionen. Es kann z. B. die Aktinketten im Zellinneren mit der Zellmembran verbinden, wodurch eine Kontraktion der Zelle möglich wird.

Andere Vernetzungsproteine

Der Aufbau anderer Vernetzungsproteine ist mehr oder weniger identisch mit dem von Fibronektin. Nur Laminin ist anders aufgebaut: Es kommt in der Baselmembran vor und bindet überwiegend an Kollagen Typ IV und an Heparansulfat sowie Heparin. Es hat die Form eines Kreuzes. Die beiden Arme des Kreuzes sind über Disulfidbrücken miteinander verbunden. Der Zucker- und Sialsäuregehalt beträgt durchschnittlich etwa 15 – 20 % und 4 – 6 %. Laminin wird von Epithel- und Endothelzellen und von Zellen der quergestreiften Muskeln produziert.

Dekorin: Knochen und Insertion (Abb. 1.**47**)

Tenascin R und C: Sehne, Insertion, Muskel-Sehnen-Übergang und Bindegewebe des Muskelbauchs (Abb. 1.**48**)

Integrin: Discus interarticularis, Muskel-Sehnen-Übergang und Bindegewebe des Muskelbauchs (Abb. 1.**49**)

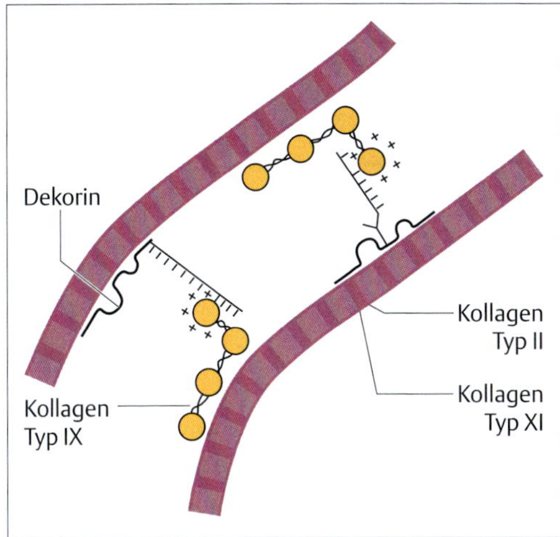

Abb. 1.**47** Vernetzung über das Vernetzungsprotein Dekorin im Knochen- und Insertionsbereich.

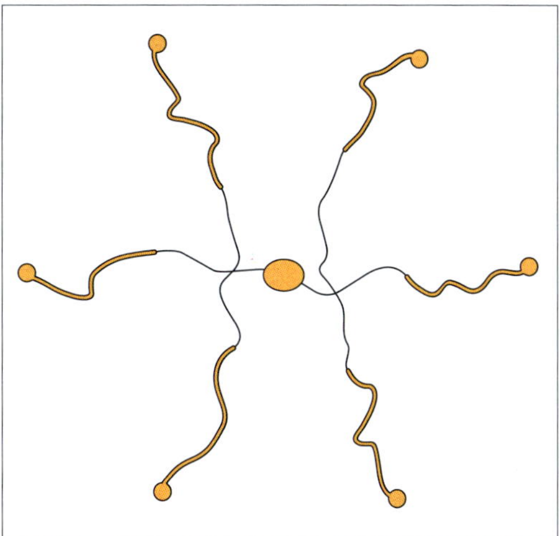

Abb. 1.**48** Vernetzung über das Vernetzungsprotein Tenascin in Sehnen, Insertionsbereichen, am Muskel-Sehnen-Übergang und im Bindegewebe des Muskelbauchs.

Funktion

Alle Vernetzungsproteine haben die Aufgabe, die verschiedenen extrazellulären Bestandteile innerhalb des Bindegewebes miteinander zu verbinden und zu vernetzen. Aus diesem Grund werden sie oft mit einem Klebemittel verglichen. So entsteht das stabile homogene Netzwerk, das dem Bindegewebe seine verschiedenen Funktionen ermöglicht.

Fibronektin hilft den beweglichen Zellen, ihren Weg durch das Bindegewebe zu finden.

Vinkulin, Spektrin und Aktomyosin, die man an der Innenseite der Zellmembran findet, steuern die Aktivität des Zellkerns, der Mitochondrien und des Golgi-Apparates. Die verschiedenen Oligosaccharidketten haben Verbindungen innerhalb des Interstitiums mittels Kalziumionen. Sie sind mit der Zellmembran und dadurch auch mit intrazellulären Strukturen verbunden. Über diesen Weg können sich Ladungs- und Spannungsänderungen aus dem Interstitium auf die intrazellulären Strukturen übertragen und damit deren Aktivität steuern.

Die Funktion des Verbindungs- oder Linkproteins besteht darin, die verschiedenen Proteoglykane an eine Hyaluronsäurekette binden zu können (Abb. 1.**50**). Auf diese Weise können z. B. im Knorpel oder in der Bandscheibe große Proteoglykanaggregate entstehen. Durch die Bildung dieser Struktur kann das Gewebe große Mengen Wasser binden und seine druckabsorbierende Aufgabe gewährleisten. Das Linkprotein bindet sich mithilfe kovalenter Bindungen an die zentrale Eiweißkette des Proteoglykans und an die Hyaluronsäurekette.

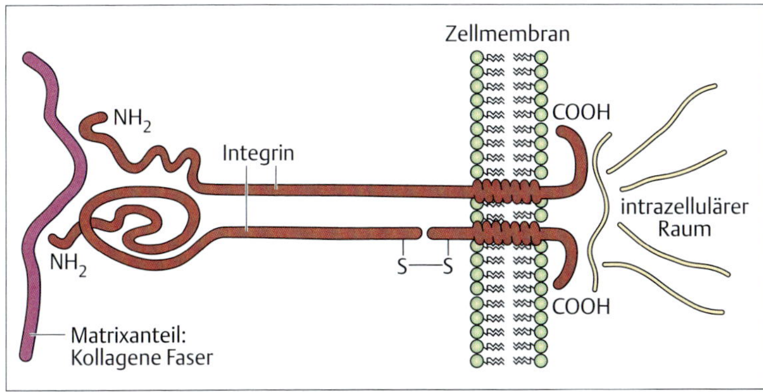

Abb. 1.**49** Vernetzung über das Vernetzungsprotein Integrin im Bereich des Discus interarticularis, des Muskel-Sehnen-Übergangs und des Bindegewebes des Muskelbauchs.

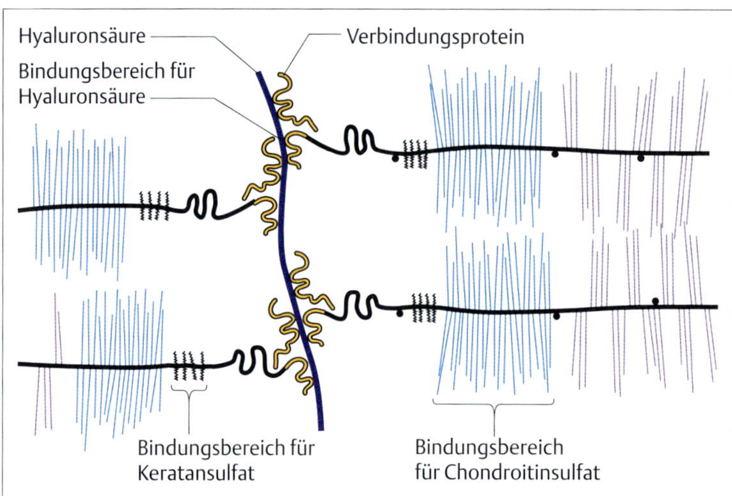

Abb. 1.**50** Verbindungsproteine binden die Proteoglykane an die zentrale Hyaluronsäurekette.

Während des Alterungsprozesses nimmt die Menge an Verbindungsproteinen zu, wodurch die Mobilität des Bindegewebes abnimmt.

Zusammenfassung: Nichtkollagene Proteine

Die nichtkollagenen Proteine haben die Aufgabe, die extrazellulären Bestandteile miteinander zu verbinden. Sie sind aus zwei langen Eiweißketten aufgebaut, die mittels Disulfidbrücken miteinander verbunden sind. Innerhalb dieser Ketten gibt es bestimmte Abschnitte (Domänen), in denen sie an unterschiedliche Strukturen binden können. Die bekanntesten nichtkollagenen Proteine sind Fibronektin, Chondronektin, Osteonektin, Osteokalzin, Osteopontin, Laminin, Tenascin, Dekorin, Anchorin DII, Thrompospinidin, Integrin, Vinkulin, Talin und Vibronektin. Verbindungs- oder Linkproteine binden die verschiedenen Proteoglykane an eine zentrale Hyaluronsäurekette und bilden so Proteoglykanaggregate, vor allem im Knorpel und in der Bandscheibe.

1.5 Physiologie: Ernährung des Bindegewebes

Bindegewebe ist normalerweise sehr gut durchblutet und innerviert. Die einzige Ausnahme ist der Gelenkknorpel, der nach heutigem Kenntnisstand weder durchblutet noch innerviert ist. In einigen Geweben wie Bandscheiben, Disken, Menisken und Teilen der direkten Insertionen von Bändern und Sehnen am Knochen gibt es Bereiche, die durchblutet und innerviert sind, und solche, die es nicht sind.

Sauerstoff, Nährstoffe und Abfallprodukte gelangen von den Kapillaren über die interstitielle Flüssigkeit zur Zelle, um von dort wieder über das Interstitium zum Venen- und Lymphsystem abtransportiert zu werden. Dieser Transportweg ist von verschiedenen Komponenten abhängig, wie dem Konzentrationsunterschied zwischen Eiweißen und anderen Molekülen und zwischen Gefäßsystem und Interstitium (COD = kolloid-osmotischer Druck).

Die Gefäßwand ist normalerweise nur für Wasser und kleine Moleküle durchlässig. Man spricht deshalb von einer semipermeablen Wand. Unter Einfluss gewisser Mediatoren kann sich die Durchlässigkeit der Gefäßwand jedoch deutlich verändern. Aus der semipermeablen kann eine permeable Wand werden.

Auf der arteriellen Seite im Gewebe ist der Blutdruck, den man hier auch den orthostatischen Druck nennt, höher als der COD. Wasser und Moleküle treten aus dem Gefäßsystem aus und bewegen sich ins Interstitium. Hier werden die Moleküle über die interstitielle Flüssigkeit zu den Zellen transportiert, die die Moleküle dann aufnehmen und verwerten. Die von der Zelle produzierten Produkte, auch Abfallprodukte, können dann wiederum über das Interstitium zum Venen- und Lymphsystem transportiert werden. Da der Blutdruck auf der venösen Seite im Gewebe viel geringer ist als der COD, werden Wasser und Moleküle in das Gefäßsystem aufgenommen.

Bei Veränderungen in der Gefäßwand, verursacht durch Mediatoren, z. B. Entzündungsmediatoren wie Heparin oder Prostaglandin 2, aber auch bei strukturell bedingten Veränderungen, kann es passieren, dass Wasser nicht aus dem Interstitium ins Venen- oder Lymphsystem transportiert, sondern dort eingelagert wird. Es entstehen dann Schwellungen im Gewebe: *Ödeme*.

Das Lymphsystem ist im Gegensatz zum venösen System in der Lage, eventuell ausgetretene Eiweiße aufzunehmen. Das ist sehr wichtig, um den kolloid-osmotischen Druckunterschied zwischen Interstitium und Gefäßsystem zu gewährleisten. Die beschriebenen Transportprozesse nennt man *Diffusion* und *Osmose*.

1.5.1 Diffusion

Diffusion ist ein passiver Transport von ungeladenen Teilchen, der von einem Konzentrationsunterschied abhängig ist. Die Teilchen bewegen sich dabei immer vom Ort der höheren zum Ort der niedrigeren Konzentration. Bedingung für diese Bewegung ist, dass eine Struktur bzw. das Gewebe für die Teilchen durchlässig ist, also als permeable Membran fungiert (Abb. 1.**51**).

Merke

Liegt eine permeable Membran vor, diffundieren alle Teilchen vom Ort der höheren zum Ort der niedrigeren Konzentration, um einen Druckausgleich herbeizuführen (Abb. 1.**52**).

A

B

permeable Membran

Abb. 1.**51** Permeable Membran als Voraussetzung für die Diffusion.

Die Diffusion ist abhängig von:

- der Temperatur: je höher, desto schneller
- dem Konzentrationsunterschied: je größer, desto schneller
- der Diffusionsoberfläche: je größer, desto schneller
- der Größe der Partikel (Teilchen): je kleiner, desto schneller
- der Viskosität des Gewebes: je geringer, desto schneller

1.5.2 Osmose

Osmoseprozesse sind prinzipiell mit den Diffusionsprozessen vergleichbar. Der Unterschied besteht lediglich darin, dass bei der Osmose zwischen den beiden Flüssigkeiten unterschiedlicher Konzentration eine selektiv durchlässige Wand, d. h. eine semipermeable Membran, liegt (Abb. 1.**53**).

Diese Membran lässt also bestimmte Teilchen durch, andere hingegen nicht (Abb. 1.**54**).

Bei einer NaCl-Lösung können die kleineren Natriumionen die Membran passieren, die größeren Chloridionen hingegen nicht.

Permeabilität der Membranen

In Geweben, die selbst nicht oder nur teilweise durchblutet werden, treten Nährstoffe und Sauerstoff aus den in der Nähe liegenden Gefäßen aus.

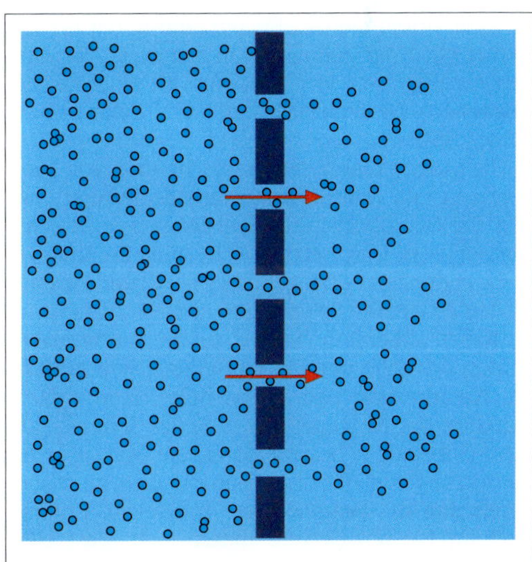

Abb. 1.**52** Teilchen diffundieren durch die permeable Membran vom Ort höherer Konzentration zum Ort niedrigerer Konzentration.

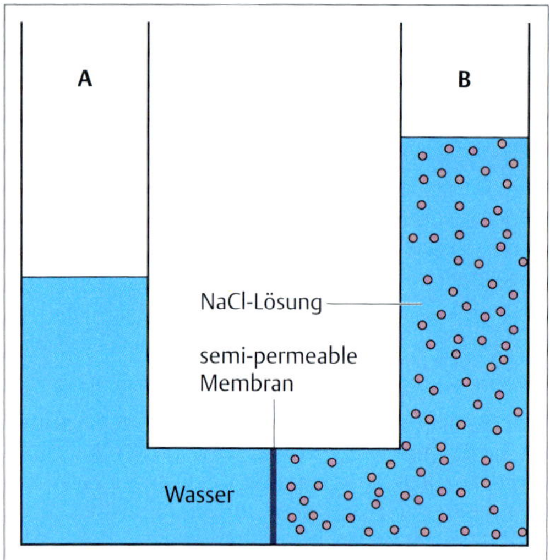

Abb. 1.**53** Semipermeable Membran als Voraussetzung eines Osmoseprozesses.

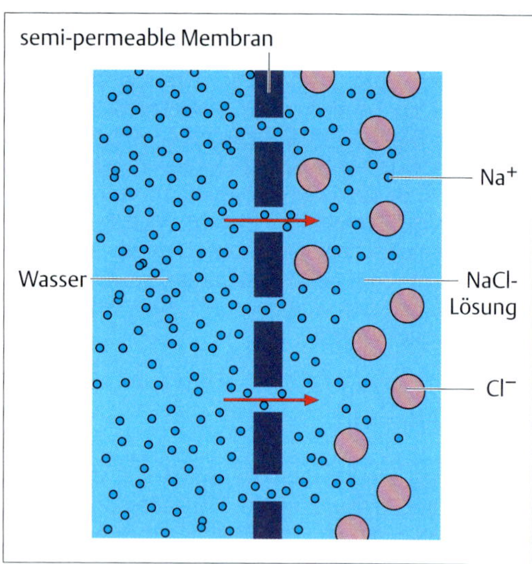

Abb. 1.**54** Nur kleinere Teilchen können die semipermeable Membran passieren.

Diese Stoffe dringen dann, über Diffusion und Osmose, in die nicht durchbluteten Gewebe ein und bewegen sich durch das Interstitium zur Zelle. Der Abtransport der Abfallprodukte geschieht auf die gleiche Weise in umgekehrter Richtung.

Normalerweise ähnelt die Zusammensetzung der interstitiellen Flüssigkeit der des Blutplasmas. Nur der Eiweißgehalt des Plasmas ist unter normalen Umständen sehr viel höher als der des Interstitiums. Die Bedingungen für das Ein- und Ausströmen durch die Gefäßwand sind durch die Endothelzellen der Zellmembran festgelegt. Sie hängen vor allem von der Glykokalyx ab, einer negativ geladenen Zuckerschicht an der Zellmembran (Abb. 1.**56**).

Die Ladung dieser Zuckerschicht kann von Polypeptiden und Neurotransmittern beeinflusst werden. Die Neurotransmitter werden von vegetativen Nervenfasern freigesetzt, welche blind im Bindegewebe enden, und gelangen über die Grundsubstanz zu den Zellen. Die Polypeptide und Neurotransmitter haben außerdem Einfluss auf die Syntheseaktivitäten der Zelle und die Freisetzung von Adrenalin, Noradrenalin und Acetylcholin. Eine weitere Funktion der Neuropeptide, z. B. der Schmerzsubstanz Substanz P, besteht darin, die Mastzelle zur Freisetzung von Histamin, Heparin usw. zu stimulieren und die Lymphozyten anzuregen, Immunglobulin M freizusetzen. Indem sich Mastzellen und vegetative Fasern gegenseitig beeinflussen, wird über die Freisetzung von Neuropeptiden und Histamin die Durchblutung des Gewebes reguliert.

1.5.3 Physiologische Be- und Entlastung

Einer der wichtigsten Faktoren für den Erhalt des Bindegewebes ist neben einer guten und ausreichenden Ernährung die regelmäßige physiologische Be- und Entlastung der Gewebe durch normale Belastungsreize. Für Strukturen, z. B. Sehnen, die am Knochen und an den Muskeln inserieren, und für das Bindegewebe des Muskelbauchs bestehen diese Reize aus Kontraktionen und Verlängerungen der Muskeln. Dieses Bindegewebe kann seine normale Funktion und Länge nur beibehalten, wenn der Muskel regelmäßig auf maximale Länge gebracht, aber auch maximal kontrahiert wird.

Strukturen wie Kapseln und Bänder bekommen ihre Reize durch die Bewegungen der Gelenke. Auch sie müssen ab und zu auf maximale Länge gebracht werden. Das bedeutet, dass die maximalen Bewegungsmöglichkeiten der Gelenke genutzt werden müssen.

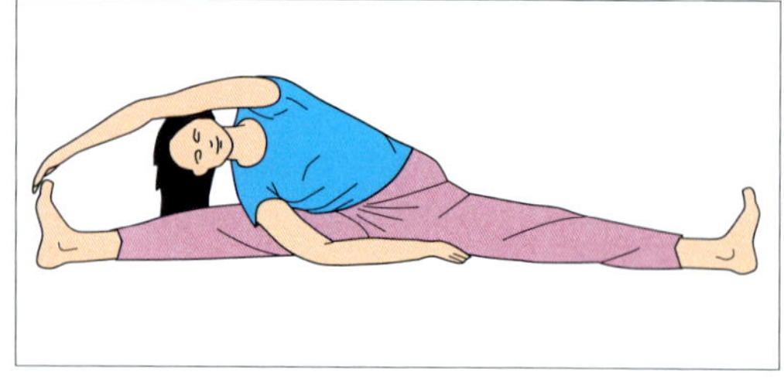

Abb. 1.**55** Beim Dehnen werden Muskeln auf maximale Länge gebracht.

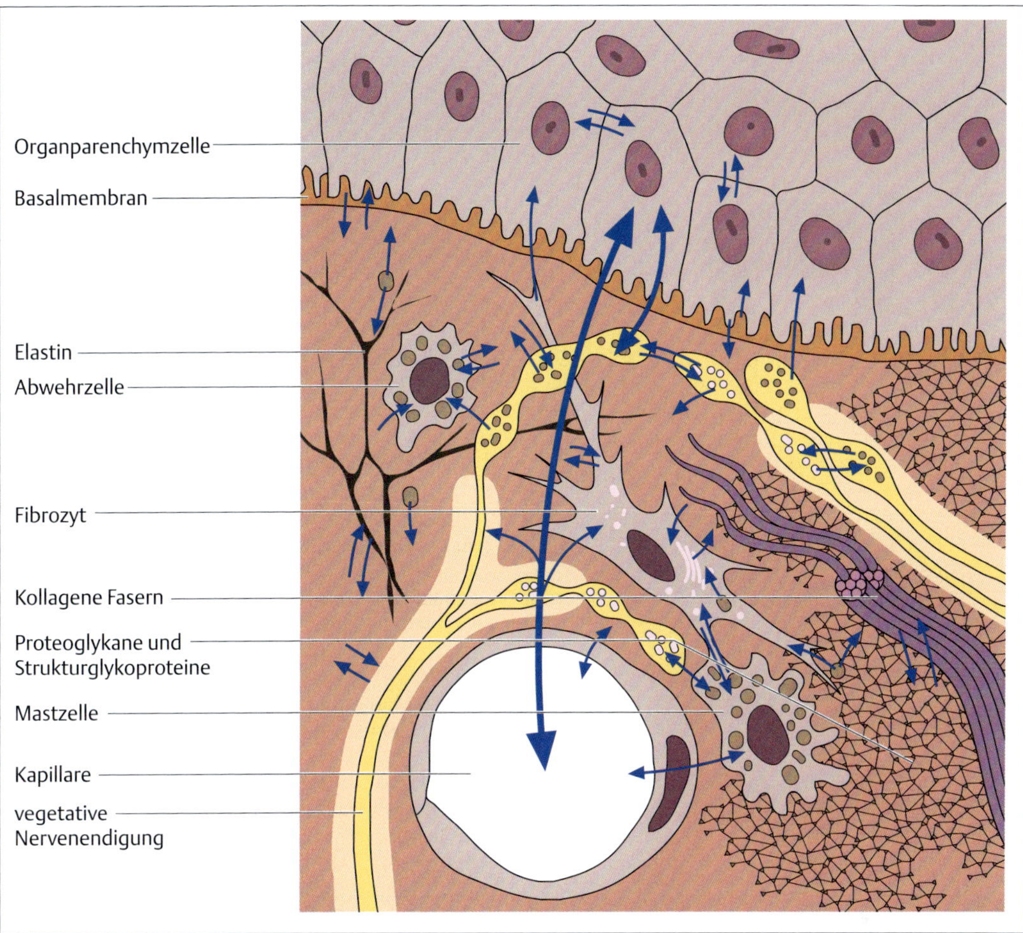

Abb. 1.**56** Aus freien Nervenendigungen werden Neurotransmitter und Polypeptide freigesetzt, die die Ladung der Glykokalyx beeinflussen und die Synthesebereitschaft der Zellen steigern. Sie können auch als Schmerzmediatoren fungieren und die Mastzellen stimulieren.

Strukturen wie Knorpel, Disken, Menisken, aber auch die Bandscheibe erhalten ihre physiologischen Belastungen durch Kompression. Die Kompression entsteht durch die Belastungen durch die Körpergewichte, aber auch durch Kräfte, die von Muskelkontraktionen ausgehen.

Entsteht ein Mangel an diesen physiologischen Reizen, so kommt es gezwungenermaßen zu einer Degeneration des Bindegewebes. Schlussfolgernd kann man sagen, dass die Physiologie unseres *Bewegungs*apparates darin besteht, dass dieser *bewegt* und *belastet* wird.

Zusammenfassung: Ernährung des Bindegewebes/physische Be- und Entlastung

Für den Erhalt des Bindegewebes und seiner Funktionen gibt es zwei essenzielle Faktoren:

- Die Zellen benötigen für die ständige Synthese extrazellulärer Bestandteile ein ausreichendes Angebot an Sauerstoff und Nährstoffen. Diese Stoffe werden über Gefäße geliefert, die direkt im Gewebe verlaufen. Nährstoffe und Sauerstoff erreichen die Zellen immer über die interstitielle Flüssigkeit mithilfe von Diffusions- und Osmoseprozessen.

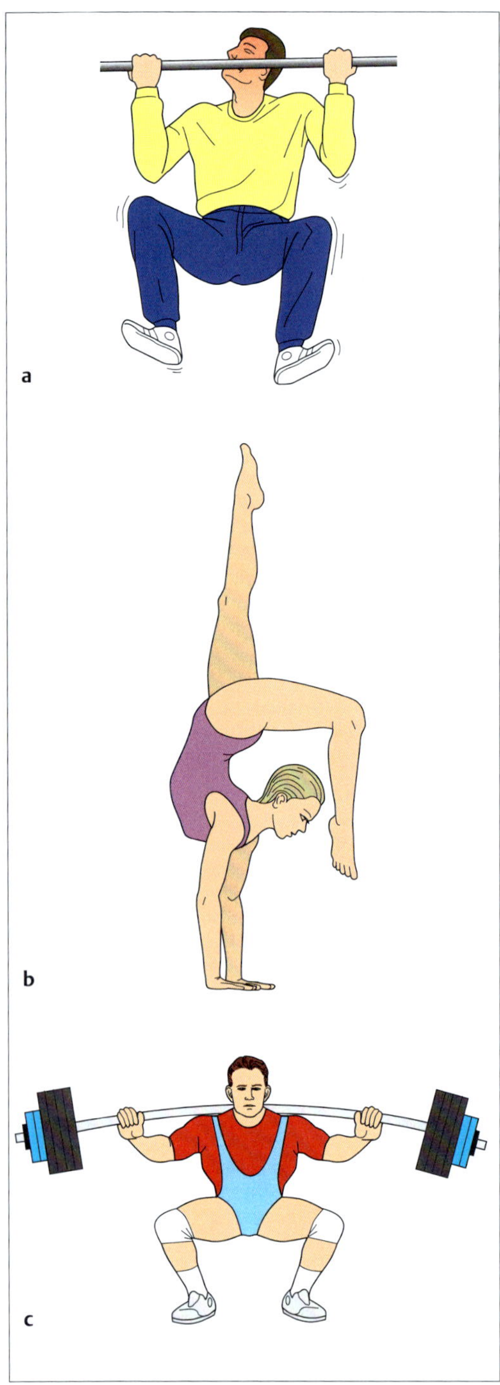

Abb. 1.**57** Die Kompressionskräfte entstehen durch ...
a Kräfte, die von Muskelkontraktionen ausgehen,
b die Körpergewichte, **c** aber auch durch Belastungen.

- Zum Erhalt des Bindegewebes sind die normalen physiologischen Belastungen des Gewebes erforderlich, die durch Bewegungen entstehen. Einerseits wird durch ständig wechselnde Belastung die Durchblutung und damit die Synthese der Zelle stimuliert. Andererseits entsteht durch die Bewegung eine piezoelektrische Aktivität, die die Zelle ebenfalls zur Synthese anregt und gleichzeitig die Organisation und Ausrichtung der kollagenen Moleküle und Fibrillen veranlasst.
- Die mechanische Verformung der Zelle selbst liefert einen zusätzlichen Synthesereiz.

1.6 Pathophysiologie: Degeneration und Alterung

1.6.1 Degeneration

Degeneration des Bindegewebes kann sehr viele verschiedene Ursachen haben.

Mangel an physiologischen Belastungsreizen

Ein Mangel an physiologischen Belastungsreizen ist sicherlich mit einer der wichtigsten Gründe für eine Degeneration des Bindegewebes. Das ist ohne Frage primär ein Problem der industrialisierten Welt. Viele Menschen bewegen und belasten sich im Alltag viel zu wenig. Viele haben eine sitzende Berufstätigkeit und belasten und bewegen demzufolge ihre Gelenke und Wirbelsäule am Tag kaum. Ein sehr großes Problem ist, dass viele Menschen auch neben ihre Arbeit ihren Körper kaum noch belasten und bewegen. Dies ist sicherlich nicht nur ein Problem der Erwachsenen, sondern in vielen Fälle auch schon der Kinder. Die meisten Kinder belasten ihren Körper nach ihrer „Immobilisation" in der Schule kaum, d.h. sie treiben kein oder kaum Sport als Ausgleich und sitzen lieber am Computer, vor dem Fernseher usw. Das könnte auch einer der Gründe sein, warum wir Degenerationszeichen wie Arthrosen, Bandscheibenbeschwerden usw. in immer jüngerem Alter vorfinden. Das ist sicherlich nicht der einzige Grund, auch eine ungesunde und einseitige Ernährung spielt hier ohne Frage eine entscheidende Rolle.

Bei Bewegungsmangel werden die Zellen immer weniger zur Matrixsynthese stimuliert, was eine Abnahme der Stabilität und Elastizität bzw. Mobilität zur Folge hat. Weiter sieht man, dass sich durch einen Mangel an normaler physiologischer Belastung auch der Aufbau des Gewebes ändert, und zwar hin zu mehr ungeformtem Bindegewebe. Bekanntlich entsteht geformtes Bindegewebe, wenn das Gewebe regelmäßig auf die gleiche Weise und vor allem in der gleichen Richtung belastet wird.

Erkrankungen

Diabetes

Auch bei Diabetikern sieht man eine starke Degeneration des Bindegewebes, die verschiedene Ursachen hat.

Zucker, die aus den Kohlenhydraten in der Nahrung gebildet werden, verursachen im Blut einen Anstieg des Blutzuckers. Um den Blutzuckerspiegel wieder ins Gleichgewicht zu bringen bzw. es zu halten, produziert der Pankreas Insulin. Dies sorgt dafür, dass Zucker in die Zellen aufgenommen werden kann. Die Zellen sind aber nur in der Lage, Zucker aufzunehmen, wenn an ihrer Zelloberfläche Insulinrezeptoren vorhanden sind, die auch noch für Insulin empfindlich sein müssen. Diabetespatienten haben zum einen nur noch eine geringere Anzahl an Insulinrezeptoren an der Zelloberfläche und zum anderen sind auch noch diese wenigen vorhandenen Rezeptoren weniger empfindlich gegenüber Insulin. Dies hat zu Folge, dass immer weniger Zucker in die Zellen aufgenommen wird, was dann Fettleibigkeit, aber auch eine verstärkte Bildung von AGEs (advanced glycation endproducts, siehe Erklärung weiter unten) mit sich bringt.

Ob ein Diabetes Typ 2 überhaupt erst entsteht, ist häufig von der Lebensweise abhängig. Patienten mit einem solchen Diabetes-Typ ernähren sich kohlenhydratreich mit einem sehr großen Anteil von kurzkettigen Kohlenhydraten (Einfachzuckern). Zudem belasten diese Patienten ihren Pankreas auch noch zusätzlich mit verschiedenen Reizstoffen wie Kaffee, schwarzem Tee, Rauchen, Stress usw. Ferner kommt oft noch ein chronischer Bewegungsmangel hinzu. Gerade diese Kombination aus schlechten Ernährungsgewohnheiten und mangelnder Bewegung beeinflusst sehr stark wie, wann und vor allem wie ausgeprägt sich der Diabetes entwickeln wird.

1985 hat der amerikanische Wissenschaftler Anthony Cerami (Cerami et al. 1985) eine Glykosilierungstheorie vorgestellt. Sie beruht auf der Reaktion zwischen Zuckern und Eiweißen (Proteinen), wodurch eine Gruppe von Verbindungen, die man „Advanced Glycation End Products“ (AGEs = fortgeschrittene Glykosilierungsendprodukte) nennt, entstehen. Diese AGEs können andere Proteine und damit auch die DNA schädigen durch die Bildung von zusätzlichen und damit pathologischen Verbindungen zwischen Proteinketten (Crosslinks). Hierdurch ist das Gewebe deutlich weniger elastisch und auch weniger mobil. Dies führt dann zu einer reduzierten Mobilität im Bindegewebe der Haut, der Kapsel und in anderen ungeformten straffen Bindegewebsarten. Auch die Entstehung des grauen Stars im Auge beruht auf Crosslinks. Diese Verbindungen können sogar im ZNS Änderungen bewirken, die dann zu Erkrankungen wie Alzheimer, Parkinson und ALS (= amyotrophische Lateralsklerose) beitragen. In Gefäßen führen diese Veränderungen zu einer Verhärtung der Gefäßwand und zu Atherosklerose. Des Weiteren können diese Crosslinks Autoimmun- und Entzündungsreaktionen auslösen sowie die Zellteilung stimulieren.

Diese Veränderungen im Gewebe können dann zu Erkrankungen wie Bluthochdruck, Augenprobleme, Nierenbeschwerden, Bewegungseinschränkungen, Hautveränderungen usw. zur Folge haben.

Bei Diabetikern treten die genannten Veränderungen meistens noch schneller und gravierender ein, weil bei diesen Patienten zu viel freier Zucker im Körper vorhanden ist.

Eine Strategie, wie man diese Probleme in den Griff bekommen könnte, wäre zu versuchen, den dramatischen Anstieg der Zahl der Diabeteserkrankungen vom Typ 2 zu reduzieren. Diese Form des Diabetes hat, wie bereits erwähnt, sehr viel mit Ernährungsgewohnheiten und körperlicher Aktivität zu tun. Deshalb könnten durch Umstellung der Ernährungsgewohnheiten und sportliche Aktivitäten die Beschleunigung der Degeneration- und Alterungsprozesse und vor allem die Komplikationsraten reduziert werden. Diabetes Typ 2 wird heutzutage häufig bereits in jungen Jahren festgestellt. Die Bezeichnung „Alterdiabetes“, die früher für diese Form des Diabetes verwendet wurde, trifft daher eigentlich nicht mehr zu.

In der medizinischen Forschung strebt man daher an, Medikamente zu entwickeln, die die Bildung der pathologischen Crosslinks verhindern bzw. rückgängig machen. Man nennt diese Medikamente Crosslink-Brecher (Breakers). Die Wirkstoffe, die hier möglicherweise eingesetzt werden, sind Acetylsalicylsäure (Aspirin®) und Pimagedin (= Aminoguanidin).

Untersuchungen von Suji und Sivakami (2006) haben aber gezeigt, dass Pimagedin zwar einen positiven Einfluss auf die Beseitigung der AGEs (advanced glycation endproducts) hat, aber dass es in Kombination mit Fe^{3+} die DNA unter Einwirkung von Hydroxylradikalen stark oxidativ schädigt.

Zusätzliche Veränderungen

Mangel an essenziellen Nährstoffen, Senkung des pH-Werts, Atherosklerose

Viele Menschen bereiten ihre Nahrung häufig sehr traditionell zu, allerdings trifft dies auf die Zusammensetzung der Mahlzeiten, aber vor allem auch auf Zubereitungsweise zu. Häufig werden die Nahrungsmittel über längere Zeit in Wasser gekocht, wodurch bekanntlich sehr viele Vitamine, Mineralien und Spurenelemente verlorengehen. Außerdem ist das Essen meist sehr fleischlastig mit einem hohen Anteil an Schweinefleisch. Dieses erniedrigt den pH-Wert im Körper, wodurch die Syntheseprozesse im Gewebe erschwert werden und unweigerlich eine Degeneration des Gewebes entsteht. Außerdem nimmt man sehr viele gesättigte Fettsäuren auf, wenn man große Mengen Fleisch, Wurst usw. isst. Dies kann erhöhte Cholesterinwerte und damit eine Atherosklerose bedingen (s. auch Kap. 1.7 Wundheilung: sekundäre Heilungsbedingungen).

1.6.2 Alterung

Über die altersbedingten Veränderungen im Bewegungsapparat gibt es sehr viele Angaben in der Literatur. Alle Veränderungen sind immer wieder zurückzuführen auf einen Verlust an Zellen und eine Abnahme der Syntheseaktivität der Zellen und dazu noch eine reduzierte Qualität der produzierten Matrixbestandteile.

Interessanterweise wird in der Literatur permanent – teilweise auch sehr kontrovers – diskutiert, ob bestimmte Veränderungen altersbedingt sind oder nur auf einen Mangel an Bewegungs- bzw. Belastungsreizen zurückzuführen sind. Wahrscheinlich entstehen die meisten altersbedingten Veränderungen nicht, weil wir kalendermäßig alt werden, sondern weil wir im Alter immer weniger aktiv sind und unseren Körper immer weniger fordern.

Altersbedingte Veränderungen im Bindegewebe allgemein

Durch Zellverlust und eine reduzierte Zellaktivität kommt es zu einer Abnahme von Matrixkomponenten, vor allem der Grundsubstanz. Dies bedeutet, dass immer weniger Wasser im Gewebe gebunden wird und es mehr oder weniger austrocknet. Hierdurch nimmt das Volumen des Gewebes ab, mit der Folge, dass im ungeformten straffen faserigen Bindegewebe wie der Kapsel, den Faszien und dem intramuskulären sowie intraneuralen Bindegewebe vermehrt pathologische Crosslinks gebildet werden (Abb. 1.**58**). Dies wiederum führt zu einem Verlust von Mobilität und

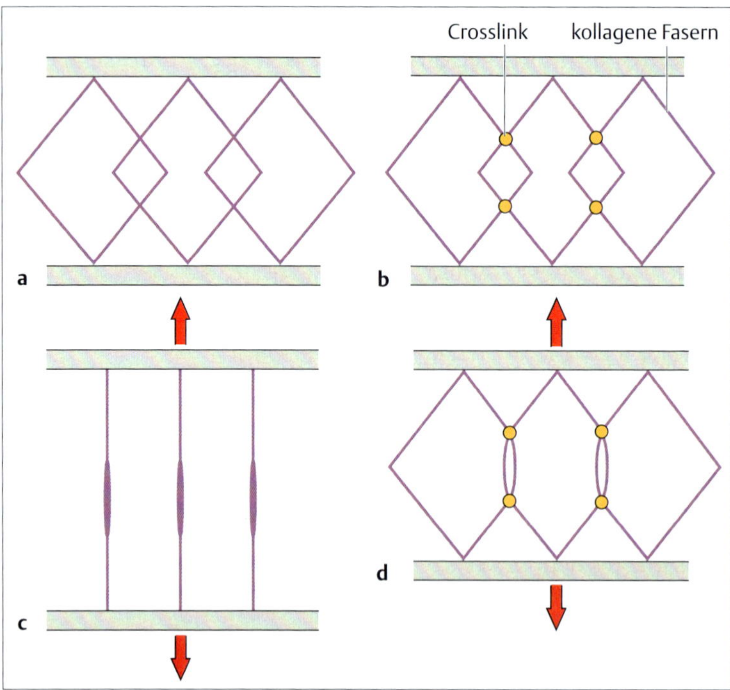

Abb. 1.**58** Schematische Darstellung eines Gitternetzes. **a** im entspannten Normalzustand. **b** entspannt mit pathologischen Crosslinks. **c** im belasteten Normalzustand. **d** und belastet mit pathologischen Crosslinks.

Elastizität, und infolgedessen zu einer erhöhten Belastung des kollagenen Netzwerks (Hamlin et al. 1980).

Weniger Grundsubstanz und damit weniger Wasser (s. Abb. 1.**43**) im Gewebe führt zu eine verschlechterten Ernährung des Gewebes und einem reduzierten Abtransport von Abfallprodukten (Verschlackung) (Ham et al. 1983).

Verlust an Grundsubstanz hat natürlich auf diejenigen Gewebe den stärksten Einfluss, die hinsichtlich ihrer Stabilität von dieser Grundsubstanz abhängig sind wie der Gelenkknorpel und der Nucleus pulposus der Bandscheibe. Das Volumen dieser Gewebe nimmt gleichzeitig sehr stark ab und damit auch die Belastbarkeit (Pickels 1983).

In der Wirbelsäule hat dies zusätzlich zur Folge, dass die stabilisierende Bänder an Spannung verlieren, weil die Wirbelkörper sich annähern. Hierdurch nimmt die Stabilität im Segment ab, so dass die Bandscheiben, aber vor allem auch die Facettengelenke deutlich höher belastet werden. Dies wiederum kann zu einer frühzeitigen Gelenksarthrose führen.

Des Weiteren nimmt die Zahl der elastischen Fasern ab, welche zum Teil durch kollagene Fasern ersetzt werden (Kenney 1985). Außerdem nimmt der Umfang der kollagenen Fasern zu (Klein et al. 1985). All diese Veränderungen bewirken, dass das Gewebe wesentlich an Elastizität verliert, wodurch die Belastung auf das Bindegewebe größer wird. Wenn man sich das physikalische Gesetz „Kraft gleich Masse mal Beschleunigung" ($F = m \times a$, 2. Newton'sche Gesetz) in Erinnerung ruft, dann wird deutlich: Je höher die Geschwindigkeit ist, mit der das Kollagen belastet wird, desto größer ist auch die Kraft, die auf dieses Gewebe einwirkt.

Nimmt die Zahl der elastischen Fasern ab, erhöht sich zwangsläufig auch die Geschwindigkeit, mit der das Kollagen unter Spannung gebracht wird.

Auf der anderen Seite wird das Bindegewebe dadurch stabiler und steifer (Abb. 1.**8**).

Auch im Bereich der Haut, der Gefäßwand und der Bronchien nimmt der Zahl der elastische Fasern ab (Andres 1985, Kenney 1985).

Zudem sieht man, dass sich innerhalb der elastischen Fasern mehr Crosslinks bilden, wodurch sich auch die Elastizität der Fasern selbst verringert (Kenney 1985).

Außerdem wird noch erwähnt, dass im Laufe des Alters die Menge an Myofibroblasten zunimmt. (Ryan 1974). Ryan gibt außerdem an, dass die Veränderungen der Palmaraponeurose beim Morbus Dupuytren auf eine Zunahme der Myofibroblastenzahl zurückzuführen ist. Regelmäßige Bewegung soll seiner Ansicht nach der Bildung von Myofibroblasten vorbeugen. Im Alter nimmt auch der Produktion von antioxidativen Enzymen im Körper stark ab.

In der Literatur nachzulesen ist außerdem, dass im Alter auch mehr Fibrinogen im Gewebe vorkommt, wodurch Verklebungen und damit Bewegungseinschränkungen entstehen (Pickels 1983). Bewegung soll den Abtransport von Fibrinogen fördern.

Im Alter nimmt auch der Menge an intrazellulärer Flüssigkeit ab, was zu einer Dehydration der Zelle führt. Hierdurch werden auch die Transportprozesse innerhalb der Zelle erschwert (Steen 1988, Borkan et al. 1980, Borkan et al. 1983). Aus diesem Grund ist es vor allem auch für ältere Menschen sehr wichtig, immer ausreichend viel zu trinken.

1.7 Wundheilung

Physiotherapeuten sind sehr häufig damit beschäftigt, Patienten mit Verletzungen am Bewegungsapparat zu behandeln. Es ist deshalb meiner Meinung nach sehr wichtig, die Prozesse zu kennen, die nach einer Verletzung im Gewebe ablaufen.

Wenn wir Physiotherapeuten den Ablauf der Wundheilung mit seinen verschiedenen Stadien genau kennen, können wir die Therapie effektiver gestalten. Effektiv heißt, dass sie in Abhängigkeit zu den Phasen der Wundheilung, in denen sich ein Patient befindet, gewählt und geplant wird.

Es wird immer wieder diskutiert, ob Wundheilung mit Regeneration gleichzusetzen sei. Sichtet man die Literatur, stellt man fest, dass viele Autoren der Meinung sind, dass Wundheilung immer ein Reparaturprozess ist, bei dem das Originalgewebe durch ein Ersatzgewebe ersetzt wird. Sie sprechen dann von Narbengewebe. Andere Autoren sind dagegen der Auffassung, dass es Kriterien dafür gibt, ob nach einer Verletzung Narbengewebe entsteht oder das Originalgewebe wieder neu aufgebaut wird. Ein Kriterium ist die Anzahl physiologischer Reize, denen das Gewebe während der Wundheilung ausgesetzt ist. Je besser physiologische Reize auf das heilende Gewebe einwirken können, desto eher kann eine Heilung mit normalem Gewebe, also mit weniger Narbengewebe entstehen. Man kann dann von Regeneration sprechen statt von Reparatur. Ich werde im weiteren Verlauf dieses Buches die Wundheilung immer auch als Regeneration beschreiben.

Wundheilung wird häufig in 3 oder eventuell in 4 Phasen eingeteilt (Abb. 1.**59**).

Die *Entzündungs-* oder *Reizungsphase* dauert vom 0.– 5. Tag. Sie wird unterteilt in:

- vaskuläre Phase: 0.– 2. Tag
- zelluläre Phase: 2.– 5. Tag

Die *Proliferationsphase* dauert vom 5.– 21. Tag.

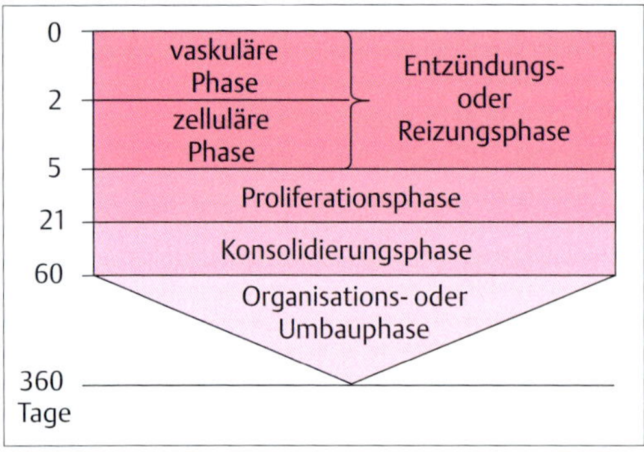

Abb. 1.**59** Phasen der Wundheilung.

Die *Umbauphase* wird manchmal unterteilt in:

- Konsolidierungsphase: 21.– 60. Tag
- *Organisationsphase*: 60.– 360. Tag

Es gibt Autoren, die die Konsolidierungsphase als eigenständige Phase der Wundheilung beschreiben, auf die dann die Umbauphase oder Organisationsphase folgt (Currier et al. 1992). Diese Einteilung werde auch ich vornehmen. Die letzte Phase der Wundheilung wird ab und zu auch als Reifungsphase bezeichnet.

1.7.1 Entzündungs- oder Reizungsphase

Man unterscheidet hier eine *vaskuläre* und eine *zelluläre* Phase.

Biochemischer Ablauf der Wundheilung:

Direkt nach der Verletzung läuft eine biochemische Kaskade ab, die die Blutgerinnung ermöglicht. Gleichzeitig findet aber auch die Arachidonsäurekaskade statt und es kommt zur Bildung von Wachstumshormone und Zytokinen, welche die Wundheilung initiieren.

Durch die Verletzung, bei der neben Bindegewebe normalerweise auch Gefäße verletzt werden, werden durch die jetzt entstandene Blutung Gewebsfaktoren und intrazelluläres Kalzium freigesetzt. Das Kalzium aktiviert den Faktor V und initiiert damit die extrinsische Gerinnungskaskade. Die Gerinnung beginnt mit einer reflektorischen Vasokonstriktion, um die Homöostase beizubehalten. Diese Konstriktion wird dann von dem Gerinnungsstoff Fibrin unterstützt. Dieses bildet dann eine provisorische Wundmatrix, auf der sich die Blutplättchen ansammeln. Diese aktivierten Blutplättchen sind die wichtigsten Zellen in der frühen Phase der Wundheilung. Sie sind die Quelle von proentzündlichen Substanzen wie „tissue growth factor" (TGF-β) und „platelet-derived factor" (PDGF). Growth factors (Wachstumsfaktoren) sind Peptide, die dafür sorgen, dass Entzündungszellen, Fibroblasten und Endothelzellen die Wundheilung steuern. Die Aktivierung dieser Zellen ist die erste Reaktion, die direkt nach der Verletzung stattfindet. Das freigesetzte PDGF und der „basic fibroblast growth factor" (bFGF) werden bereits direkt nach der Verletzung produziert. Anschließend setzen die aktivierten Blutplättchen TGF-β und PDGF frei, wodurch Neutrophile, Monozyten und Fibroblasten in das Verletzungsgebiet einwandern.

Zusätzlich produziert das verletzte Gewebe *Eicosanoide*. Dies sind Arachidonsäure-Metaboliten, die aus den Fettsäuren der Zellmembran gebildet werden. Aktivierte Phospholipase A ist eine Katalysator für die Produktion von Prostaglandinen und Thromboxan aus Arachidonsäure. Diese Substanzen spielen eine zentrale Rolle bei der Regulierung der Vasomotorik und Ansammlung von Blutplättchen.

Nach der durch die Verletzung entstandenen Vasokonstriktion erhöht sich die Permeabilität der Gefäße. Jetzt entstehen die für eine Entzündung klassischen Entzündungszeichen wie Rötung, Erwärmung und Schwellung. Die durch die Vasodilatation entstehende Rötung wird primär von Prostazyklin (PGI2) verursacht, aber daneben auch von den Prostaglandinen A, D und E (PGE). Die Schwellung entsteht dadurch, dass Plasmaproteine das vaskuläre Endothel durchwandern. Sie wird verstärkt durch PGE2 und Prostaglandin F2-α. PGI2 und PGE2 sorgen für eine verstärkte lokale Durchblutung, wodurch es im Verletzungsgebiet warm wird. Zudem ermöglichen sie, dass aufgrund der erhöhten Permeabilität der Gefäßwand Entzündungszellen in das Wundgebiet eintreten können. Diese Zellen produzieren Zytokine, die dann Fieber verursachen.

Der Schmerz, der nach einer Verletzung entsteht, wird durch den Effekt von PGI2, PGE und PGE2 auf die peripheren sensorische Nervenendungen hervorgerufen.

Die Eicosanoide unterstützen den von den Blutplättchen gebildeten roten Thrombus, die vaskuläre Permeabilität und die Chemotaxis der Zellen im Verletzungsgebiet.

Eine andere Gruppe von Mediatoren, die eine wichtige Rolle in dieser Phase der Wundheilung spielen, sind die Zytokine. Nachdem die Homöostase wieder erreicht ist, treten polymorphonukleäre (PMN) Leukozyten in das Verletzungsgebiet ein. Sie werden von chemotaxischen Stoffen, die durch die Degranulierung der Blutplättchen entstehen, in dieses Gebiet gelockt. Diese Leukozyten sind jetzt die dominanten Zellen während der ersten drei

Tage der Wundheilung. Die höchste Menge erreichen sie nach ca. 48 Stunden. Sie sind die ersten Zellen, die eine antibakterielle Aktivität entwickeln. Hierzu benötigen sie Entzündungsmediatoren und Sauerstoff-Radikale (freie Radikale). Es hat sich aber experimentell gezeigt, dass diese Leukozyten nicht entscheidend sind für die Wundheilung.

Andere Leukozyten, vor allem die T-Helfer-Zellen, produzieren das Zytokin Interleukin 2 (IL-2). IL-2 unterstützt die Proliferation weiterer T Zellen, um die immunologische Reaktion nach der Verletzung zu verstärken. Interleukin 1 (IL-1) ist ein Zytokin, das von den Makrophagen produziert wird. Zirkulierende Monozyten gelangen nach den PMN-Leukozyten in das Verletzungsgebiet und erreichen ihr Maximum nach ca. 24 bis 36 Stunden. Sie werden im Bindegewebe dann zu Makrophagen, die vor allem die Aufgabe haben, das verletzte Gewebe abzubauen und zu resorbieren. Sie produzieren Substanzen wie bFGF, einen chemotaktischen und Mitochondrien aktivierenden Faktor für Fibroblasten und Endothelzellen und IL-1. IL-1 stimuliert die Proliferation multipler Entzündungszellen, initiiert die Zellteilung von Endothelzellen und unterstützt die Angiogenese. Der Abbau durch die Makrophagen verursacht große Veränderungen im Verletzungsgebiet, was u. a. zu einer Abnahme der Stabilität im Gewebe führt.

Im späteren Stadium der Entzündungsphase nimmt der Menge an Eicosanoiden zu, die dann mit den dortigen Zellen interagieren. Zum Beispiel ist die Steigerung der Mengen an PGF-2 im Vergleich zu PGE-2 während des späteren Abschnitts der Entzündungsphase ein Stimulus für die Fibroblasten, um mit der Synthese von Kollagen und Grundsubstanz zu beginnen. Zusätzlich erreichen die von den Makrophagen produzierten Wachstumsfaktoren ihr mengenmäßig optimales Niveau, wodurch die Einwanderung von Fibroblasten (hier werden sie wegen ihrer Beweglichkeit und Kontraktilität Myofibroblasten genannt), Keratinozyten und Endothelzellen im Verletzungsgebiet stark beeinflusst wird. Die Zellen werden jetzt primär mononukleär und die Zahl der Neutrophilen und Makrophagen nimmt ab. Hiermit geht dann der Entzündungsphase in die Proliferationsphase über.

Die Fibroblasten werden zu Myofibroblasten, weil sie eine große Mobilität, vergleichbar mit z. B. Makrophagen, entwickeln. Diese Zellen binden sowohl aneinander als auch an die Wundränder und können so die Wundränder zusammenziehen. Auf diese Weise wird dann die Wunde kleiner und stabilisiert. Man spricht dann von Wundkontraktion.

Wie man weiter oben lesen kann, findet in der *vaskulären Phase* vor allem die Gerinnung statt. Die primäre Aufgabe ist hier die Reparatur des Gefäßsystems.

Bereits während der Entzündungsphase wird mit der Kollagensynthese begonnen. Es handelt sich dabei um die Synthese von Kollagen Typ III (retikuläre Fasern). Da retikuläre Fasern mit anderen Färbemethoden sichtbar gemacht wurden als Kollagen Typ I, ging man ursprünglich davon aus, dass die Kollagensynthese erst in einer späteren Phase der Wundheilung einsetzt. Kollagen Typ III stellt eine wichtige Vorstufe für die Bildung des gut organisierten und funktionsfähigen Netzwerks des Kollagens Typ I dar. Der Körper nutzt Kollagen Typ III, um die Wunde so schnell wie möglich mit Bindegewebe zu verschließen. Diese mit der primären Produktion von Kollagen Typ III stattfindende Wundheilung findet man in jedem Gewebe, das verletzt wurde.

Vom ca. 2.– 5. Tag der Wundheilung spricht man von der *zellulären Phase*. Während des 2. und 3. Tages dominiert die Neubildung von Fibroblasten bzw. Myofibroblasten. Die Bildung von Kollagen Typ III sieht man hauptsächlich ab dem 3.– 4. Tag, wobei die Fasern anfänglich an den Wundrändern in unmittelbarer Nachbarschaft von Kapillargefäßen lokalisiert sind .

In der ersten Zeit (in den ca. ersten 6 Wochen) werden im Vergleich zu Kollagen relativ wenige Glykosaminoglykane und Proteoglykane synthetisiert. In dieser Phase erzeugen interzelluläre Verbindungen zwischen Myofibroblasten und retikulären Fasern die Stabilität. Das ist der Grund dafür, dass man während der gesamten Entzündungsphase mit jeder Form von mechanischer Belastung auf das Verletzungsgebiet sehr zurückhaltend sein muss. Daraus ergibt sich, dass man in dieser und in der nachfolgenden Proliferationsphase eventuelle Schmerzangaben des Patienten als Bewegungsgrenze unbedingt respektieren muss. Die Behandlung besteht jetzt aus Entlastungen oder Immobilisation. Soll dennoch bewegt werden, bleiben Bewegungen und damit Belastungen im Matrixbelastungsbereich (eigentlich sollte man hier besser von Grundsubstanzbelastungsbereich sprechen) (s. Abb. 1.**61**, S. 73), z. B. hubfreie Mobilisation, wie sie sich nach Bandscheibenverletzungen anbietet, oder Pendelübungen nach Schulter- oder Knieverletzungen.

Exkurs: Schmerz- und entzündungshemmende Medikamente und Eisbehandlungen

Schmerz- und entzündungshemmende Medikamente

An dieser Stelle möchte ich kurz auf die Gefahr des Einsatzes von schmerzhemmenden Medikamenten in dieser Phase der Wundheilung hinweisen.

Interessanterweise sieht man, dass bei der Produktion von Autos immer mehr Sicherheitssysteme eingebaut werden, damit der Fahrer über jeder Störung im Auto rechtzeitig informiert wird. Dies passiert über alle mögliche Warnlämpchen im Armaturenbrett. Brennt solch ein Lämpchen, so bekommt man die Information, etwas funktioniert nicht richtig, man soll also vorsichtig sein, weil etwas kaputtgehen könnte. Unsere Körper kennt nur ein Lämpchen und das ist Schmerz. Der Schmerz warnt uns, dass irgendeine Struktur droht geschädigt zu werden oder bereits geschädigt ist. Kein normal denkender Mensch würde auf die Idee kommen, die Warnlämpchen im Auto abzukleben oder das zuführende Kabel durchzuschneiden und dann mit ruhigem Gewissen weiterzufahren. Bei Menschen ist es aber nach Operationen und Verletzungen gang und gäbe, dass schmerzhemmende Medikamente verschrieben und eingenommen werden, aber der Patient sein Gewebe trotzdem weiter normal belastet. Wenn im Auto solch ein Warnlämpchen brennt, lassen wir die Sache untersuchen und reparieren – und erst wenn das passiert ist, fahren wir weiter. Bei unserem Körper bedeutet dies analog, dass wir warten müssen, bis die Wundheilung so weit fortgeschritten ist, dass wir uns wieder schmerzfrei bewegen können.

Es braucht nur ein bisschen Zeit und Geduld – etwas, das viele Menschen nicht haben oder nicht in ihre Heilung investieren möchten. Das Ergebnis ist aber, dass die Wundheilung eher länger dauert und die Probleme länger anhalten.

Selbstverständlich kann es passieren, dass der Patient sehr starke Schmerzen hat und diese nicht erträgt. In dem Fall sind schmerzhemmende Medikamente natürlich notwendig und für den Patienten ein Segen. Zudem könnte die Gefahr einer Schmerzchronifizierung bestehen. Es sollte jetzt aber schon die Konsequenz haben, dass der Patient in dieser Periode die verletzte Struktur nicht belasten sollte.

Negative Effekte von schmerzhemmenden Medikamente auf die Wundheilung wurden nachgewiesen in den Untersuchungen von Brower und Johnson 2003, Dormus et al. 2003, Northcliffe und Buggy 2003, Bislo und Tanelion 1992 sowie Scherb et al. 2009.

Die während der Wundheilung entstehenden Symptome wie Rötung, Erwärmung und Schwellung entsprechen auch einer ganz normalen und notwendigen Physiologie. Nach der Verletzung müssen die Zellen in der Lage sein, Reparatur durchzuführen. Hierfür müssen die Zellen vermehrt und beschleunigt Matrixbestandteile synthetisieren, damit die Wunde geschlossen werden kann. Dies bedeutet aber, dass die Zellen plötzlich viel mehr Nährstoffen, Vitamine, Enzyme, Sauerstoff usw. brauchen. Diese Stoffe können nur über das Gefäßsystem zu den Zellen transportiert werden. Aus diesem Grund wird das Gewebe im Verletzungsbereich stärker durchblutet. Verabreicht man in dieser Phase entzündungshemmende Medikamente, so beeinflusst dies die Wundheilung sehr negativ, weil jetzt keine verstärkte Durchblutung im Gewebe entsteht. Es gibt auch viele Untersuchungen, die die negative Wirkung von entzündungshemmenden Medikamenten auf die Wundheilung nachgewiesen haben (z. B. Bergenstock et al. 2005, Kaftan et al. 2005, Marsolais et al. 2003, Murnaghan et al. 2006, Muscara et al. 2000, Sikiric et al. 2003, Tortland 2007, Yugoshi et al. 2002 und deren umfangreichen Literaturlisten).

Eisbehandlung

In diese Phase der Wundheilung werden häufig Kältetherapien (Eis, Eiswasser, Stickstoff usw.) eingesetzt. Ob dies sinnvoll ist, kann man geteilter Meinung sein. Aus physiologischer Sicht ist diese Therapieform sicherlich nicht gutzuheißen. Die Kältetherapie löst auf der Basis unserer Thermoregulation eine Vasokonstriktion der Gefäße aus. Der Grund für diese Vasokonstriktion ist, dass das Blut nicht abkühlen soll, weil dies die Körperkerntemperatur absenken würde. Wäre dies der Fall, so würden viele lebenswichtige Enzymprozesse gestoppt, was dann lebensbedrohlich wäre (Unterkühlung). Lokal bedeutet diese Vasokonstriktion natürlich, dass das Gewebe nicht mehr optimal durchblutet wird, und damit einer normalen Wundheilung entgegensteht. Nicht umsonst setzt der Körper in dieser Phase Entzündungsmediatoren frei.

Eine lang anhaltende Kältetherapie hat aber zusätzlich noch den negativen Effekt, dass auch über längere Zeit die Durchblutung der Nerven gedrosselt wird. Bekanntlich sind Nerven sehr sauerstoffabhängige Strukturen, die sehr empfindlich auf jegliche Form einer verminderten Durchblutung reagieren. Dadurch werden viele Neuropeptide freigesetzt, die dann dafür sorgen, dass der Nerv Schmerzsignale nach zentral schickt. Der Schmerz ist auch hier ein Zeichen einer drohenden Schädigung. Aus diesem Grund verspüren Menschen bei einer Eisapplikation schon nach einigen Minuten

Schmerz. Dieser Schmerz erlischt erst dann, wenn der Nerv letztendlich funktionsunfähig ist. Untersuchungen haben festgestellt, dass längere Eisanwendungen manchmal zu irreversiblen Schäden der peripheren Nerven führen können (Basset et al. 1992, Drez et al. 1981, Green et al. 1989, Parker et al. 1983).

Eine weitere Komplikation der Langzeit-Eisbehandlung ist die Entstehung eines Lymphödems durch die Tatsache, dass durch den langen Kältereiz die Epithelplatten des Lymphgefäßes so weit auseinandergleiten, dass sie sich nicht mehr schließen können. Hierdurch wird die Permeabilität des Lymphgefäßes so groß, dass jetzt auch größere Eiweißmoleküle das Lymphsystem verlassen können. Nimmt aber der Eiweißgehalt außerhalb des Lymphgefäßes zu, so gleicht sich der kolloidosmotische Druck im Interstitium dem des Lymphsystems an und das Lymphsystem verliert seine wasseransaugende Wirkung (Osmose). Bei Untersuchungen an der Freien Universität in Brüssel haben Forscher festgestellt, dass längere Eisanwendungen Ödeme verursachen, die durch Schädigungen der Wand der Lymphgefäße entstehen (Leduc et al. 1979, Lievens et al. 1984, Meeuwsen et al. 1986).

Der Körper schützt das heilende Gewebe gegen mögliche Überbelastungen und erneute Schädigungen durch das Freisetzen von *Schmerzmediatoren*. Diese Mediatoren senken die Reizschwelle der Rezeptoren in der Nähe des Verletzungsgebiets. Die Rezeptoren können rechtzeitig warnen, wenn die Belastungen zu hoch werden sollten. Eisanwendungen hemmen die Aktivität dieser Rezeptoren und die Weiterleitung ihrer Impulse über die peripheren Nerven.

Der Grund, warum einige Therapeuten in dieser Phase so gerne zu Eistherapien greifen, ist wahrscheinlich, die Tatsache, dass durch das Eis einerseits der Schmerz gehemmt wird (s. oben) und andererseits die Schwellung (zunächst) abnimmt, weil die Durchblutung im Verletzungsgebiet gedrosselt wird.

Es handelt sich hier bei den oben besprochenen Behandlungsformen um eine reine Symptombekämpfung. Alle diese Behandlungsformen haben aber, wie gesagt, einen negativen Effekt auf die Wundheilung.

1.7.2 Proliferationsphase

Diese Phase umfasst normalerweise den Zeitraum vom 5.– 21. Tag. Manche Wissenschaftler beschreiben aber, dass diese Phase ihrer Meinung nach eigentlich schon nach ca. 2 – 3 Tage nach der Verletzung anfängt, weil bereits schon dann die Fibroblasten mit der ersten Produktion von Matrixbestandteile beginnen.

Die Fibroblasten befinden sich anfänglich nur am Wundrand, bewegen sich aber später über das provisorisch angelegte Fibrinnetzwerk weiter in die Wunde hinein. Zunächst werden die Fibroblasten noch durch bFGF, TGF-β und PDGF, die von Makrophagen produziert werden, zur Proliferation von Matrixbestandteilen stimuliert. Weil aber später die Zahl der Makrophagen abnimmt, fangen die Fibroblasten selber an, bFGF, TGF-β und PDGF zu synthetisieren. Außerdem beginnen sie zusätzlich noch Keratinozyten-Wachstumsfaktor (keratinocyte growth factor) und „insulin-like growth factor“ zu produzieren.

Fibroblasten sind jetzt der dominante Zelltyp. Die Fibroblasten erreichen ihren Höhepunkt nach 7 – 14 Tage.

In der Proliferationsphase sieht man, dass die Zahl der Monozyten, Leukozyten, Lymphozyten und Makrophagen langsam abnimmt. Nach ca. 14 Tagen findet man nur noch Fibroblasten und Myofibroblasten im neu gebildeten Gewebe, im Wundrandbereich noch einige Mastzellen. Die eigentliche Entzündung sollte zu diesem Zeitpunkt normalerweise beendet sein. Schont sich der Patient während dieser Phase der Wundheilung nicht, weil er seine Verletzung bagatellisiert und das Gewebe ständig neu schädigt, kann es passieren, dass das Gewebe sich noch immer in einer akuten Situation und damit in der Entzündungsphase befindet. Bewegungen verursachen immer noch viel Schmerzen und sind stark eingeschränkt. Eventuell entstehen Kapselmuster, die die Bewegungsgrenze festlegen. Besonders in dieser Phase der Wundheilung muss ernsthaft überlegt werden, inwieweit Eisanwendungen in der Therapie die physiologischen Prozesse positiv unterstützen.

Während der gesamten Proliferationsphase ist die Synthese von Kollagen sehr ausgeprägt. Den Höhepunkt der Neubildung sieht man um den 14. Tag herum. Die Fasern sind zunächst sehr dünn und liegen eng aneinander. Oft wird in der Literatur behauptet, dass die Organisation in diesem neu heranwachsenden Gewebe schlecht sei. Neuere Untersuchungen haben jedoch mittlerweile deutlich gezeigt, dass der Organisationsgrad davon abhängig ist, ob Gewebe während der Wundheilung normale physiologische Belastungsreize erhält oder nicht. Werden keine Reize gesetzt, so ist die Organisation tatsächlich nicht gut. Das Gewebe braucht für die Organisation und die Ausrichtung seiner produzierten kollagenen Moleküle unbedingt Belastungsreize. Wird das Gewebe während dieser Phase innerhalb physiologischer Grenzen belastet, so sieht man, dass die Organisation gut ist und ein normales funktionsfähiges Gewebe aufgebaut wird (Abb. 1.**60**).

Die Produktion von Grundsubstanz, also von Glykosamino- und Proteoglykanen ist in dieser Zeit immer noch sehr gering. Das Gewebe ist deshalb wenig elastisch und nur gering belastbar. Aus diesem Grund zeigen die Myofibroblasten eine starke Aktivität, um die Wunde zu stabilisieren und zusammenzuziehen. Der große Vorteil der Wundkontraktion besteht darin, dass die Wunde nicht nur stabiler, sondern auch kleiner wird. So ist sie schneller zu überbrücken und zu schließen. Deshalb wird diese Phase auch oft als Kontraktionsphase bezeichnet.

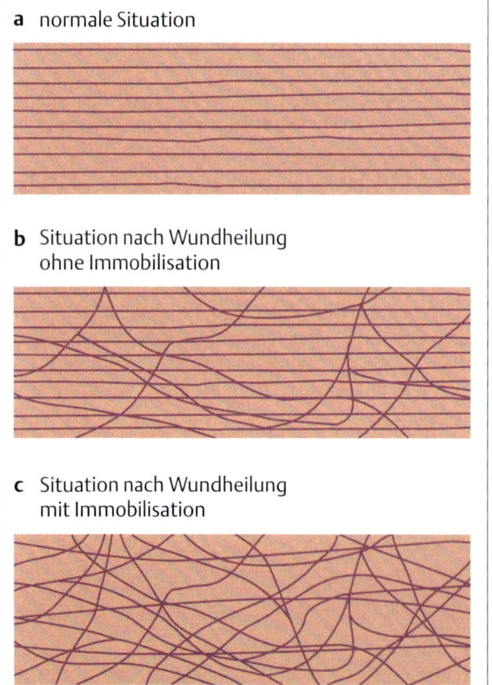

Abb. 1.**60** Kollagenstruktur nach Wundheilung mit und ohne Immobilisation.

1.7.3 Konsolidierungsphase

Dies ist die Zeit vom 21.–60. Tag. Jetzt wird das neu gebildete Kollagen vermehrt stabilisiert und organisiert. Fibroblasten beginnen zunehmend, Grundsubstanz zu synthetisieren. Die Belastbarkeit des Gewebes wird dadurch deutlich erhöht. Die Wundkontraktion durch die Myofibroblasten als Schutz vor zu großer Belastung ist nicht mehr notwendig. Dies bedeutet, dass die Myofibroblasten weniger werden und Fibroblasten vorherrschen.

Die Kollagenfasern werden nun dicker. Durch die Zunahme von Grundsubstanz wird der Abstand zwischen den Fasern größer. All diese Faktoren sind Voraussetzung dafür, ein stabiles Netzwerk aus Kollagen bilden zu können.

Nach ca. 4 Wochen ist das Kollagen schon deutlich dicker und stabiler. Obwohl die Zahl der Zellen und die Durchblutung sich verringern, bleibt die Kollagensynthese noch immer sehr hoch. Das weitere Umbauen von Kollagen Typ III in Kollagen Typ I vergrößert die Stabilität weiter. Durch die vermehrte Produktion von Grundsubstanz kommt es gleichzeitig zu einer verbesserten Elastizität. In der Behandlung des Patienten kann ab jetzt die Belastung auf das Gewebe deutlich gesteigert werden. In dieser Phase behandelt man vor allem im kollagenen Belastungsbereich (s. Abb. 1.**61** Zone B).

Der Übergang von der Konsolidierungsphase zur nachfolgenden Organisations- oder Umbauphase verläuft fließend.

1.7.4 Organisations- oder Umbauphase

Bis zum ca. 120. Tag bleibt die Kollagensynthese hoch. Danach läuft sie langsam aus. Bis zum ca. 150. Tag sind ca. 85 % des ursprünglich angelegten Kollagens Typ III durch neues und stabileres Kollagen ersetzt. Zwischen dem 180. und 360. Tag geht die Zahl der Fibroblasten immer mehr zurück. Nach Abschluss der Umbauphase sind häufig noch 3–5 % zelluläre Anteile zu finden. Somit hat sich der ursprüngliche Verletzungsbereich von einem überwiegend zellulären Gewebe hin zu einem normalen kollagenen Bindegewebe entwickelt.

Wird während der Wundheilung das Gewebe längere Zeit immobilisiert, sind die hierdurch entstandenen Veränderungen und eventuellen Bewegungseinschränkungen nur noch geringfügig therapeutisch beeinflussbar. Je länger die Immobilisation andauert, umso schlechter ist die Prognose bezüglich der Wiedererlangung normaler physiologischer Beweglichkeit. Die therapeutischen Konsequenzen der Wundheilung werden ausführlich in Band 3 dieser Reihe besprochen.

Die Belastbarkeit des verletzten Gewebes lässt sich anhand der Kollagenbelastungskurve verdeutlichen (Abb. 1.**61**).

Die Belastbarkeit des Gewebes ist davon abhängig, welche Zellen in den einzelnen Phasen aktiv sind und welche Gewebeanteile sie synthetisieren. Sie ergibt sich aus den Hauptaufgaben von Myofibroblasten und Fibroblasten, die sehr unterschiedlich sind. Myofibroblasten sind vor allem in der ersten Phase der Wundheilung für die Synthese von Kollagen Typ III verantwortlich und in der Proliferationsphase für die Stabilität des neuwachsenden Gewebes mittels Wundkontraktion. Die Behandlung sollte in der Entzündungs- und Proliferationsphase aus Entlastung und dosierter Bewegung im Matrixbelastungsbereich bestehen.

Die Fibroblasten werden dagegen erst zu einem späteren Zeitpunkt der Wundheilung aktiv. Sie sind für den Umbau des ursprünglich angelegten Kollagens Typ III in das eigentliche und belastungsstabile Kollagen, meistens Typ I, zuständig. Die Therapie sollte dann aus viel Bewegung und Belastung im Matrixbelastungsbereich (eigentlich Grundsubstanzbelastungsbereich) und am Anfang des kollagenen Belastungsbereichs bestehen. (s. Abb. 1.**61**: Zone A und Anfang Zone B)

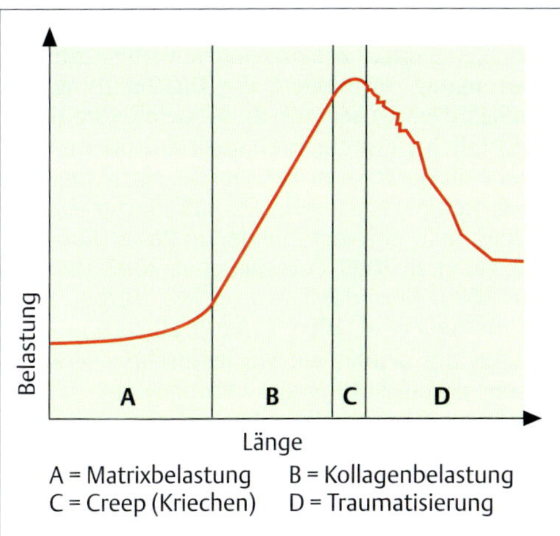

Abb. 1.**61** Kollagenbelastungskurve: Im Matrixbelastungsbereich kann eine kollagene Struktur verlängert werden, ohne dass die Belastung zunimmt. Wird über diesen Bereich hinaus weiter verlängert, werden die kollagenen Fasern erheblich belastet. Im Creepbereich verformen sich die kollagenen Fasern. Darüber hinaus führt eine weitere Belastung zum Trauma.

Zusammenfassung: Wundheilung

Die Wundheilung der meisten Gewebe (außer Knorpel) durchläuft 3 Stadien:

- Entzündungsphase mit vaskulärer und zellulärer Phase
- Proliferationsphase
- Umbauphase mit Konsolidierungs- und Reifungsphase

Während aller Phasen ist es physiotherapeutisch sehr wichtig, das verletzte und heilende Gewebe des Patienten adäquat zu ent- und belasten. Entlastung steht während der Entzündungsphase im Vordergrund. In den anderen Phasen ist eine dosierte Belastung ein wichtiger Reiz. Immobilisation der heilenden Gewebe verursacht die Bildung von Narbengewebe, weil den von den Zellen produzierten kollagenen Molekülen die Reize zur Organisation und Ausrichtung des Gewebes fehlen. Physiologische Belastungen während der Wundheilung stimulieren dagegen die Bildung eines Gewebes, das in Aufbau und Belastbarkeit so normal wie möglich ist.

1.7.5 Exkurs: Primäre und sekundäre Wundheilungsbedingungen

Wundheilung ist von physiologischen Belastungsreizen abhängig, die sich in ihrer Dosierung an der momentanen Belastbarkeit des Gewebes in den verschiedenen Phasen der Wundheilung orientieren.

Man kann diese mechanischen Reize als Trainingsreiz betrachten, der die Zelle stimuliert und sie darüber informiert, welche Matrixkomponenten in welchem Verhältnis und in welchen Mengen produziert werden müssen, außerdem wie sie angeordnet und aufgebaut werden sollten.

Damit die Zelle auf diese Trainingsreize mit der Produktion einer funktionsfähigen Matrix reagieren kann, gibt es mehrere Bedingungen, die erfüllt sein müssen.

Kontrolle der Belastbarkeit des Gewebes

Das Gewebe muss nach einer Verletzung auch im Alltag gegen übermäßige Belastung geschützt werden, damit es nicht zu immer wiederkehrenden Überbelastungen und damit zu Schädigungen kommt. Um dies zu erreichen, setzen die Zellen Schmerzmediatoren frei, die die Reizschwelle der

Schmerzrezeptoren herabsetzen. Hierdurch lösen die Schmerrezeptoren bereits bei geringen Belastungsreizen einen Schmerzreiz aus. Auf diese Weise bekommt der Patient permanent Information darüber, wie belastbar sein Gewebe zurzeit ist. Ignoriert oder spürt der Patient diese Schmerzreize (Bagatellisierung) nicht, weil er schmerzhemmende Medikamente einnimmt, so führt dies zwangsweise zu eine Störung und damit zu einer Verlängerung der Wundheilung.

Durchblutung

Damit die Wundheilung optimal stattfinden kann, benötigen die Zelle ausreichend Nährstoffe, Vitamine, Mineralien, Spurenelemente, Sauerstoff, Enzyme usw. um die notwendige und erhöhte Produktion von Matrixkomponente gewährleisten zu können.

Diese Stoffe können nur über das Gefäßsystem im Gewebe und anschließend durch Diffusion zu den Zellen gelangen. Deshalb ist es extrem wichtig, dass das Gewebe gut durchblutet wird und dass die Diffusionsprozesse ungehindert über die interstitielle Flüssigkeit stattfinden können.

Damit das Gewebe optimal durchblutet wird, setzen die Zellen nach einer Verletzung des Bindegewebes, die meist auch mit einer Gefäßverletzung einhergeht, Entzündungsmediatoren frei. Diese sorgen dafür, dass die Gefäße dilatieren und die Permeabilität der Gefäßwand zunimmt. Hierdurch gelangen mehr Nährstoffe in das Gewebe, die durch die erhöhte Permeabilität die Gefäßwand auch schneller passieren können.

Negativ auf diesen Prozess wirken sich entzündungshemmende Medikamente aus, weil sie die Freisetzung der Entzündungsmediatoren (u. a. Prostaglandin 2) verhindern.

Die Durchblutung des Gewebes wird bekanntlich vom vegetativen Nervensystem, in diesem Fall vom Sympathikus, gesteuert. Ist die sympathische Reflexaktivität hoch, so wird das Gewebe des Bewegungsapparates schlechter durchblutet. Aus diesem Grund ist es wichtig, dass während der Wundheilung die sympathische Reflexaktivität niedrig ist.

Schmerz und die damit verbundenen Angst sind ein häufiger Grund für eine gesteigerte Sympathikusaktivität. Deshalb ist es extrem wichtig, dem Patienten den Grund für seine Schmerzen zu erklären und ihn darüber zu informieren, dass er alles dafür tun sollte, Schmerzen nicht zu provozieren. Wichtig ist aber auch, dem Patienten den Ablauf der Wundheilung zu erklären, damit er auch weiß, dass die Schmerzen und Beschwerden von alleine wieder weggehen, wenn die Wundheilung fortschreitet.

Verspürt ein Patient zu viel Schmerz und/oder bereitet dieser ihm viel Angst, dann ist es in diesem Fall sinnvoll, schmerzhemmende Medikamente zu geben. Weil jetzt natürlich das körpereigene Kontrollsystem außer Wirkung gesetzt wird, muss man dafür sorgen, dass der Patient in der Zwischenzeit das Gewebe nicht schädigen kann. In dem Fall werden die Bewegungen (Belastungen) durch immobilisierende Maßnahmen wie Gips, Schiene, Bandagen, Tapes usw. eingeschränkt bzw. eliminiert. Die sich direkt an die Verletzung anschließende Steigerung der Sympathikusaktivität ist an sich ein normaler physiologischer Prozess, der häufig als Alarmphase gedeutet wird. Diese Alarmphase darf aber nicht zu lange dauern, weil sie, wie oben beschrieben, die Wundheilung stört. Deshalb muss der Physiotherapeut dem Patienten klar machen, dass eine Bagatellisierung vermieden werden sollte. Man soll bei der Gabe von schmerzhemmenden Medikamenten aber aufpassen, dass es sich hier nicht um Kombinationspräparate handelt. Dies sind Medikamente, die sowohl eine schmerzlindernde als auch eine entzündungshemmende Wirkung haben. Gerade bei oraler Medikation werden extrem häufig Kombinationspräparate eingenommen.

Rauchen ist eine weitere Ursache für eine gestörte Durchblutung im Gewebe. Dabei ist es egal, ob es sich um aktives oder passives Rauchen handelt. Es gibt mittlerweile genügend Untersuchungen, die nachweisen, dass Rauchen die physiologischen Aufbauprozesse im Bindegewebe negativ beeinflusst (Holm und Nachemson 1988, Oda et al. 2004, Iwahashi et al. 2002, Pezeshki et al. 2007).

Auch eine durch Atherosklerose verursachte Gefäßverengung vermindert die Durchblutung des Gewebes. Der Grund für diese Gefäßerkrankung ist sicherlich vielseitig. Hier spielt der übermäßige Verzehr an gesättigten Fettsäuren, ein Mangel an ungesättigten Fettsäuren, viel raffinierter Zucker, Rauchen usw. eine entscheidende Rolle. (Kauppila 2009, Liu et al. 2009, Pezeshki et al. 2007, Dwivedi et al. 2003, Kurunlahti et al. 1999, Turgut et al. 2008, Tokuda et al. 2006, Liuke et al. 2005).

Außer der primär auf biochemischen Veränderungen zurückzuführende verminderten Durchblutung im Gewebe, die außerhalb der physiotherapeutischen Kontrolle bzw. Einflusses liegen, gibt es aber auch physiotherapeutische Maßnahmen, die die sich negativ auf die Wundheilung auswirken können. Dazu gehört zum einen das Bagatellisieren des Therapeuten während der Behandlung, z. B. wenn der Patient dem Therapeuten während der Behandlung mitteilt, dass die durchgeführte Therapie Schmerzen verursacht, dies der Therapeut aber ignoriert. Zum anderen haben Eisbehandlungen einen negativen Effekt auf die Durchblutung. Gemeint ist hier nicht das einmalige Auflegen eines Eisbeutels direkt nach einer Verletzung in der akuten Phase, sondern das immer wieder neue Auflegen von Eisbeuteln über einen längeren Zeitraum (z. B. > 10 Minuten). Hierdurch wird das Gewebe immer schlechter durchblutet, weil der Körper die Gefäße im Bereich des gekühlten Gewebes schließt, damit die Kerntemperatur des Blutes nicht abnimmt. Diesen Vorgang nennt man Thermoregulation und wird ausführlicher in Kapitel 4 besprochen.

Wenn das interstitielle Gewebe voller Abfallprodukte (Schlacken) ist, ist der Transportweg vom Gefäß zur Zelle gestört und die Zelle erhält nicht mehr ausreichend Nährstoffe für die Reparaturprozesse. Man spricht dann von Verschlackung des Bindegewebes. Durch diese Veränderungen kommt es dann im Bindegewebe zu einer Reaktionsstarre. Das bedeutet, dass die Zellen ihre Syntheseaktivität zum größten Teil einstellen und das Gewebe seine normalen physiologischen Umbauprozesse nicht mehr durchführen kann, geschweige denn eine Heilung und Reparatur.

Transportweg

Bei einem vorhandenen Lymphödem wird der Transportweg der Kapillare zur Zelle länger, dadurch können die Nährstoffe die Zelle schwerer erreichen. Aus diesem Grund kann es sicherlich sinnvoll sein, den Abtransport der Lymphe zu unterstützen bzw. zu optimieren. Deshalb kann es bereits in einem sehr frühen Stadium der Wundheilung indiziert sein, eine Lymphdrainage durchzuführen.

Synthesebedingungen

Auch wenn das Gewebe gut durchblutet wird und die physiologischen Belastungsreize einwirken können, gibt es noch weitere Faktoren, die entscheidend für die Reparatur im Gewebe sind.

Einer dieser Faktoren für eine normale Syntheseaktivität der Fibroblasten ist der Säuregrad (pH-Wert) im Gewebe. Fibroblasten und auch Osteoblasten benötigen für ihre Syntheseaktivität im Gewebe einen pH-Wert von 6,5 oder höher. Sinkt der pH-Wert unter 6,5 können diese Zellen nicht mehr ihre normale Syntheseaktivität durchführen. Die einzige Bindegewebszelle, die auch bei niedrigem pH-Werte synthetisieren kann, ist der Chondroblast.

Ein häufiger Grund für eine Übersäuerung des Gewebes ist ein hoher Konsum von tierischen Eiweißen, Zucker, Kaffee, schwarzem Tee sowie Rauchen, Stress usw.

Tab. 1.**3** gibt eine Übersicht über die basen- und säurebildenden Nahrungsmittel.

Neben einem zu niedrigem pH-Wert im Gewebe hat auch ein hoher Blutzuckerspiegel einen negativen Einfluss auf die Heilungsprozesse. Wenn wir Nahrungsmittel aufnehmen, vor allem in die Form von Kohlenhydrate, bildet der Körper daraus Glukose. Glukose hat zur Folge, dass der Blutzuckerspiegel ansteigt (Hyperglykämie). Um dies im physiologischen Rahmen zu halten, produziert der Pankreas eine angepasste Menge Insulin, das dafür sorgt, dass Zellen die mit einem Insulinrezeptor ausgestattet sind, Zucker aus der Blutbahn aufnehmen, wodurch der Blutzuckerspiegel wieder gesenkt wird. Auf diese Weise reguliert unser Körper den Blutzuckerspiegel. Wenn unsere Nahrung aber viele kurzkettige Zucker (z. B. raffinierter oder Industriezucker) enthält, wird dieser bereits in den Blutkreislauf aufgenommen, bevor er den Dünndarm erreicht, der Pankreas kann dann die erforderliche Insulinmenge nicht mehr auf die aufgenommene Zuckermenge abstimmen. Dies hat zur Folge, dass der Pankreas jetzt indirekt, über die Blutbahn, registriert, dass der Blutzuckerspiegel erhöht ist und beginnt, große Mengen Insulin zu produzieren. Hierdurch wird der Zucker dem Kreislauf entnommen, was eine Unterzuckerung (Hypoglykämie) im Blut verursacht.

Eine Hypoglykämie verursacht Symptome wie Konzentrationsstörungen, Schwitzen, zittrige Knie, „komisches Gefühl" im Bauch (Magen) und Ähnliches. Um diese Symptome verschwinden zu lassen, muss man wieder „Zucker" zu sich nehmen, damit der Blutzuckerspiegel wieder ansteigt.

Dies hat dann immer häufigere und extremere Schwankungen des Blutzuckerspiegels zur Folge. Dadurch werden die Insulinrezeptoren zerstört und/oder für Insulin unempfindlich und der Blutzuckerspiegel kann dann nicht mehr reguliert werden, es entsteht ein Diabetes Typ 2. Wie weiter oben bereits erwähnt, wurde diese Form des Diabetes früher auch als Altersdiabetes bezeichnet. Diese Bezeichnung ist aber heutzutage nicht mehr so zutreffend, weil mittlerweile auch immer mehr jüngere Menschen (Kinder) an dieser Form des Diabetes erkranken. Wenn Frauen beispielsweise schon während der Schwangerschaft Zucker zu sich nehmen, gelangt das produzierte Insulin über die Plazenta zum Kind und beginnt bereits dort die Insulinrezeptoren zu zerstören.

Ferner gibt es immer mehr Frauen mit einem Schwangerschaftsdiabetes, außerdem nehmen Geburtsgewicht und -größe der Kinder immer weiter zu. Dies hat dann wiederum zur Folge, dass immer öfter ein normaler Geburtsvorgang nicht mehr möglich ist und das Kind per Kaiserschnitt auf die Welt kommt. Die Kaiserschnittgeburt hat aber den Nachteil, dass das Kind nicht mit Vaginalbakterien

Tab. 1.3 Basenbildende (+) und säurebildende (–) Nahrungsmittel

Gemüse/ Salat	Kartoffeln/ Wurzelgemüse	Obst/ Früchte	Milchprodukte/ Eier	Mehl/Körnerfrüchte	Brot/Kuchen/ Süßigkeiten	Fleisch/Fisch	Nüsse/Samen	Fette
Grünkohl +	Schwarzwurzel +	Äpfel +	Kuhmilch +	Kartoffelstärke +	Dinkelbrot +	Lammfleisch – –	Erdnüsse – – –	Margarine – –
Rotkraut ++	Rettich, schwarz ++++ ++	Johannisbeeren ++	Buttermilch +	Linsen ++	Graubrot – – –	Schweinefleisch – – – – – –	Paranüsse – –	Butter –
Rhabarber ++	Rettich-weiß +	Erdbeeren +	Ziegenmilch +	Weiße Bohnen +++	Weißbrot – – –	Kalbfleisch – – – – –	Walnüsse – –	Olivenöl (kaltgepresst) +
Porreeknolle ++	Kartoffel ++	Birnen +	Molke +	Sojamehl +++	Zwieback – –	Rindfleisch – – – – –	Kürbiskerne +	
Porreeblätter +++	Kohlrabi +	Kirschen +	Schafsmilch +	Sojabohnen ++++	Vollkornbrot – –	Meeresfisch – – – –	Sonnenblumenkerne +	Getränke
Bohnen ++	Meerrettich ++	Sauerkirschen +	Sojamilch +	Sojasprossen +++++	Knäckebrot –	Süßwasserfisch – – –	Kastanien +/–	Kaffee – – – –
Steinpilze +	Karotte ++	Ananas +	Hartkäse – – –	Reis, geschält – –– – – – –	Zucker – – – – – –	Putenfleisch – –	Mandeln +/–	Schwarztee – – – –
Pfifferlinge +	Rote Rübe +++	Datteln +	Joghurt – – – –	Reis, ungeschält – – –	Kuchen – – – – –	Hühnerfleisch – –	Haselnüsse +/–	Alkohol – – – – –
Champignons +		Bananen ++	Quark– – – –	Reisstärke –	Schokolade – – – – –	Gans/Ente – – –	Cashewnüsse +/–	Kolahaltige Getränke – – – – –
Brunnenkresse ++		Mirabelle +	Sahne +	Roggenmehl – – – –	Bonbons – – – – – –	Schinken – – – – – –	Pistazien +/–	Limonade – – – – – –
Dill ++		Zwetschgen +	H-Milch –	Graupen – – –		Frischwurst – – – – – –		Obstsäfte (frisch) ++
Schnittlauch ++		Himbeeren +	Hühnerei – – – – –	Weizenmehl –		Salami – – – – – –		Gemüsesäfte (frisch) ++
Zucchini ++		Mangos +	Nudeln –	Weizengrieß – –		Putenschinken – –		Mineralwasser ($+CO_2$) – –
Spargel +		Melonen +	Haferflocken – –					Quellwasser ($-CO_2$) ++
Zwiebeln +		Heidelbeeren ++						Kräutertee ++

Fortsetzung ►

Tab. 1.3 Fortsetzung

Gemüse/ Salat	Kartoffeln/ Wurzelgemüse	Obst/ Früchte	Milchprodukte/ Eier	Mehl/Körnerfrüchte	Brot/Kuchen/ Süßigkeiten	Fleisch/Fisch	Nüsse/Samen	Fette
Blumenkohl +		Pflaumen ++						
Wirsing +		Pfirsiche ++						
Erbsen ++		Aprikosen ++						
Spinat +++		Preiselbeeren ++						
Sellerie +++		Brombeeren ++						
Tomaten +++		Trauben ++						
Feldsalat +		Stachelbeeren ++						
Endivie +++		Orangen ++						
Löwenzahn +++++		Zitronen ++						
Gurke ++++++		Mandarinen +++						
Kopfsalat +++		Rosinen +++						
Chicoree ++++		Hagebutten +++						
Rosenkohl ––		Feigen ++++++						
Artischocke –								

+ = schwach basisch, ++++++ = stark basisch
– = schwach sauer, – – – – – – = stark sauer
+/– = neutral

Beachte: Alle Dosenprodukte sind säurebildend aufgrund ihres hohen Zuckeranteils. Tiefgefrorenes Obst und Gemüse, das nicht weiterverarbeitet wurde, behält weitgehend die angegeben Werte.

in Kontakt (runterschlucken) kommt, wie es bei einer normalen Geburt auf dem Weg durch den Geburtskanal der Fall wäre. Dieser Kontakt mit den mütterlichen Vaginalbakterien stellt den ersten Reiz für die Aktivierung des Immunsystems des Kindes. Eine Kaiserschnittgeburt kann daher eine anfängliche Immunschwäche des Kindes zur Folge haben, wodurch das Kind schon im jungen Alter für bakterielle und virale Infekte anfällig wird. Bekommt das Kind dann auch noch Antibiotika, wird das Immunsystem weiter angegriffen und geschwächt. Häufig bekommen die Kinder Infekte im Hals- und Rachenbereich, oft mit der Folge, dass die Mandeln operativ entfernt werden müssen. Auf diese Weise wird dann eine wichtige Immunbarriere (Lymphfollikel) entfernt – möglicherweise nach einigen Jahren auch noch der Appendix (ein Bereich mit sehr vielen Lymphfollikeln, die wichtig für das Darmimmunsystem sind), wodurch das Immunsystem noch mehr geschwächt wird. Folgen können sein: Allergien und Autoimmunerkrankungen.

Für die Stabilität des Bindegewebes sind vor allem die in der Nahrung vorhandenen Vitamine, Mineralien und Spurenelemente entscheidend (s. auch Kap. 1.4.1 Kollagensynthese).

Wichtig für eine normale Bindegewebssynthese ist natürlich auch eine ausreichende Menge an Eiweißen, weil das Bindegewebe nun einmal überwiegend aus Eiweiß aufgebaut wird. Aus diesem Grund sollte man darauf achten, dass die Nahrung reichlich Eiweiß, vor allem in Form von essenziellen Aminosäuren, enthält.

Damit unser Körper die aufgenommenen Makronutrienten (Nahrung) in unseren Körper in verwertbare Mikronutrienten umsetzen kann, brauchen wir einen gut funktionierenden Verdauungsapparat. Das bedeutet, dass wir uns noch so gut ernähren können, wenn aber unser Verdauungsapparat nicht in der Lage ist, die Nahrung in brauchbare Aminosäuren, Fettsäuren und Kohlenhydrate umzusetzen und die mitgelieferten Vitamine, Mineralien und Spurenelemente zu verwerten, bringt uns das nicht wesentlich weiter.

Damit die Nahrung gut verdaut werden kann, muss man lange und viel kauen, damit die Kontaktfläche mit dem Nahrungsbrei vergrößert wird und die Verdauungsenzyme gut einwirken können. Zudem ist es so, dass je mehr der Nahrung durch kauen verkleinert wird, desto weniger wird der Magen und letztendlich auch der Dünndarm belastet. Deshalb ist es sehr ungünstig, schnell zu essen, wenig zu kauen, zum Essen zu trinken, sehr warme und/oder sehr kalte Speisen zu essen bzw. zu trinken. Eigentlich sind häufig gerade wir Physiotherapeuten ein Paradebeispiel dafür, wie man eigentlich nicht essen sollte. Viele von uns nehmen sich in der Praxis kaum Zeit zum Essen, zwischen 2 Patienten nimmt man schnell einen Bissen zu sich und dann geht's wieder weiter mit der Arbeit. Interessanterweise ist laut der chinesischen Medizin ein Mensch mit einer „Magenpsyche" meistens ein Mensch mit einem „Helfersyndrom".

Wenn die Leber stark mit Giften (Alkohol, Medikamente, Umweltgifte usw.) belastet wird, kann sie u. a. ihre entgiftende und pH-Wert-stabilisierende Wirkung nicht mehr ausüben. Dann ist sie auch nicht mehr in der Lage, den Energiehaushalt optimal zu regulieren.

Stresshormone

Auch die Freisetzung von Stresshormonen hat einen negativen Einfluss auf die Wundheilung sowie die physiologischen Umbau- und Regenerationsprozesse, weil die dann produzierten Hormone, z. B. Kortisol, die Kollagensynthese hemmen.

1.7.6 Exkurs: Schmerzphysiologie

Weil bei der Wundheilung immer wieder über das Phänomen Schmerz und dessen Bedeutung für die Wundheilung gesprochen wird, möchte ich an dieser Stelle kurz auf die Schmerzphysiologie eingehen (für ausführlichere Informationen s. Bd. 4 dieser Reihe: Schmerzen verstehen und beeinflussen)

Wenn Schmerzen irgendwo im Körper entstehen, z. B. durch eine Verletzung, werden Nozizeptoren im Gewebe aktiviert, die ihre Aktionspotenziale über periphere Nerven zum Hinterhorn im Rückenmark schicken. Schmerzreize werden über nichtmyelinisierte C-Fasern und über dünn myelinisierte A-Delta-Fasern geleitet. Die C-Fasern aktivieren Zellen im Bereich der Lamina II des Hinterhorns, die A-Delta-Fasern dagegen Zellen der Lamina V. Von dem Hinterhorn wird diese Information über verschiedene Bahnsysteme zum verlängerten Rückenmark, Pons und Kortex weitergeleitet. Der A-Delta-Schmerz wird hierzu überwiegend über den auf der kontralateralen Seite (anterior) im Rückenmark verlaufenden Tractus spinothalamicus weitergeleitet, dessen primäre Anlaufstelle die lateralen Kerne des Thalamus sind. Von hier aus wird dann die Information auf den sensorisch Kortex weitergeleitet, wo dann der Schmerz bewusst wahrgenommen wird. Zudem wird hier auch die genaue Lokalisation des Schmerzes im Körper ermittelt. Außer dem Tractus spinothalamicus werden auch noch Bahnsysteme auf der homolateralen Seite (posterior) im Rückenmark genutzt, die aber auch den lateralen Thalamus als Anlaufstelle haben. Der C-Faser-Schmerz wird über Bahnsysteme weitergeleitet, die zum Teil im grauen Rückenmark liegen, aber auch über einen ontogenetisch älteren

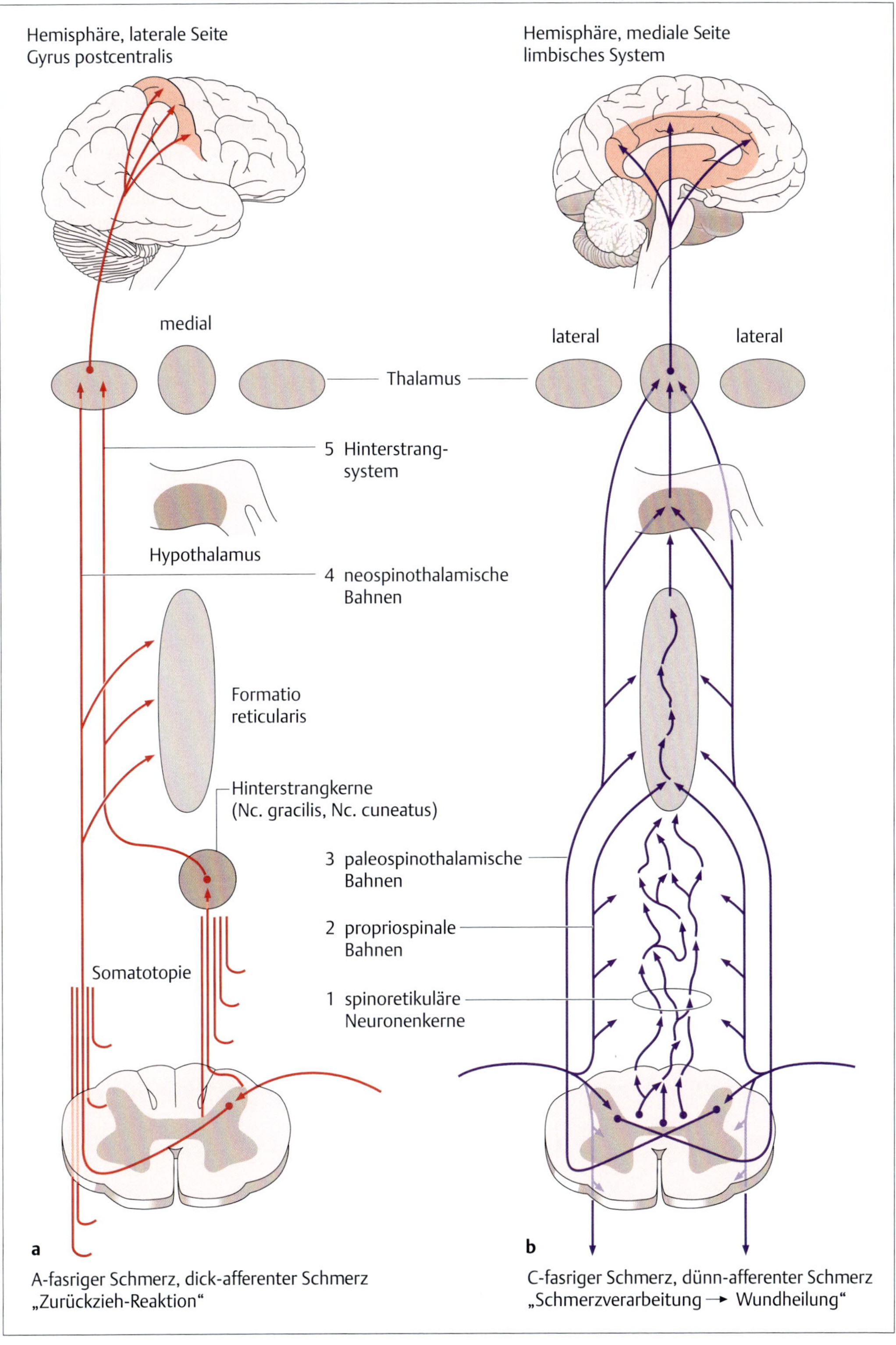

Abb. 1.**62** Schmerzbahnen (aus van Cranenburgh 1983, 2000). **a** A-δ-faseriger Schmerz, dick-afferenter Schmerz, „Zurückziehreflex" **b** C-faseriger Schmerz, dünn-afferenter Schmerz, „Schmerzverbreitung" (Wundheilung)

Tractus spinothalamicus sowie über propriospinale Bahnen, wie den Tractus von Lissauer. Diese Bahnsysteme leiten den Schmerz zur Formatio reticularis, zum Hypothalamus und zu den medialen Kernen des Thalamus. Von hier gelangt die Information dann zum limbischen System. Hier findet primär eine emotionale Beurteilung des Schmerzes statt, was bedeutet, dass hier die emotionale Reaktionen bzw. das Verhalten des Patienten auf der Basis des Schmerzes koordiniert werden.

Der Schmerz löst auf verschiedene Ebenen im ZNS Reaktionen aus. So gibt es spinale Reflexaktivitäten (z. B. den „Zurückziehreflex“, der aber auch von höheren Strukturen mitkoordiniert wird), Reaktionen im Bereich der Formatio reticularis (Tonuserhöhung der quergestreiften Muskulatur), aber auch eine Erhöhung der Wachsamkeit sowie Veränderungen im vegetativen Nervensystem (Steigerung der Sympathikusaktivität). Des Weiteren kommt es über den Hypothalamus zu einer erhöhten Freisetzung von z. B. Stresshormonen (Adrenalin, Kortisol usw.) und auch zu einer Beeinflussung des vegetativen Nervensystems (Abb. 1.**62**).

2 Strukturen der Funktionseinheit Gelenk

Im weiteren Verlauf dieses Buches werde ich die funktionell zusammenhängenden Strukturen des *physiologischen Gelenks* besprechen. Dabei werde ich auf das *periphere Gelenk* und das *Wirbelsäulensegment* eingehen und folgende Strukturen näher behandeln:

- Knochen
- Gelenkknorpel
- Menisken
- Intraartikuläre Disken
- Meniskoiden
- Bandscheiben
- Gelenkkapsel und Bänder
- Synovialflüssigkeit
- Knochen-Sehnen-Übergang
- Sehnen
- Muskel-Sehnen-Übergang
- Bindegewebe innerhalb des Muskelbauchs
- Kontraktile Elemente der quergestreiften Muskulatur
- Periphere Nerven
- Faszien

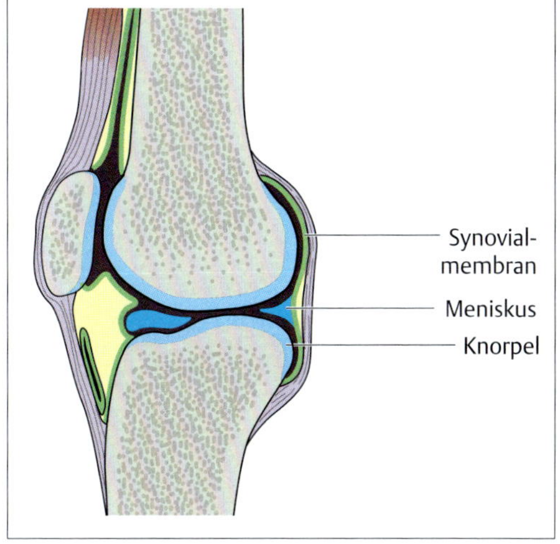

Abb. 2.**1** Aufbau eines peripheren Gelenks: Sagittalschnitt durch das Kniegelenk.

Peripheres Gelenk

Ein Gelenk ist zunächst die Stelle, an der sich zwei oder mehrere *Knochen* treffen und sich mit- bzw. gegeneinander bewegen (Abb. 2.**1**). Dabei sind die Knochen des Gelenks durch einen Gelenkspalt voneinander getrennt.

Die einzelnen Bestandteile eines Gelenks differenzieren sich während des Wachstums aus. Die peripheren Gelenke sind dabei ähnlich aufgebaut (Abb. 2.**2**).

Die Knochen benötigen eine Schutzschicht, die in der Lage ist, für eine reibungs- und verschleißlose Bewegung zu sorgen. Diese Schicht sollte auch die Belastung reduzieren, die bei Bewegungen auf die Knochen einwirkt. Diese Funktionen erfüllt der *Gelenkknorpel*.

Das Gelenk muss außerdem Strukturen besitzen, die eine Bewegung steuern und begrenzen. Hierfür sind die *Bänder* und die *Kapsel* verantwortlich. Die Kapsel produziert zusätzlich Synovialflüssigkeit, die für die Schmierung des Gelenks von essenzieller Bedeutung ist und außerdem für die Ernährung des Gelenkknorpels sorgt.

Weitere wichtige Strukturen eines Gelenks sind die *Muskeln*, die Bewegungen initiieren und ermöglichen. Dabei sind nichtkontraktile und kontraktile Elemente von Bedeutung. Muskeln könnten jedoch ohne ein Steuerungssystem nicht funktionieren, weshalb jedes physiologische Gelenk auch *Nerven* besitzt. Strukturen, die nur in bestimmten Gelenken zu finden sind, sind *Disken* und *Menisken*. Diese *intraartikulären Strukturen* sind sowohl in den peripheren Gelenken als auch in den Wirbelsäulengelenken zu finden. Für den Discus intervertebralis werde ich die im deutschsprachigen Raum gängige Bezeichnung Bandscheibe verwenden. In den peripheren Gelenken werden bandscheibenähnliche Strukturen Meniskus oder Discus interarticularis genannt, in den Facettengelenken der Wirbelsäule werden bandscheibenähnliche Strukturen meist als Meniskoiden bezeichnet. Ihre Funktion ist in allen Fällen gleich: Sie gleichen vorhandene Gelenkinkongruenz aus. Eine Inkongruenz zwischen den Gelenkpartnern hätte eine viel zu hohe Stoßbelastung pro cm^2 zur Folge. Durch den Ausgleich erhöht sich die Stabili-

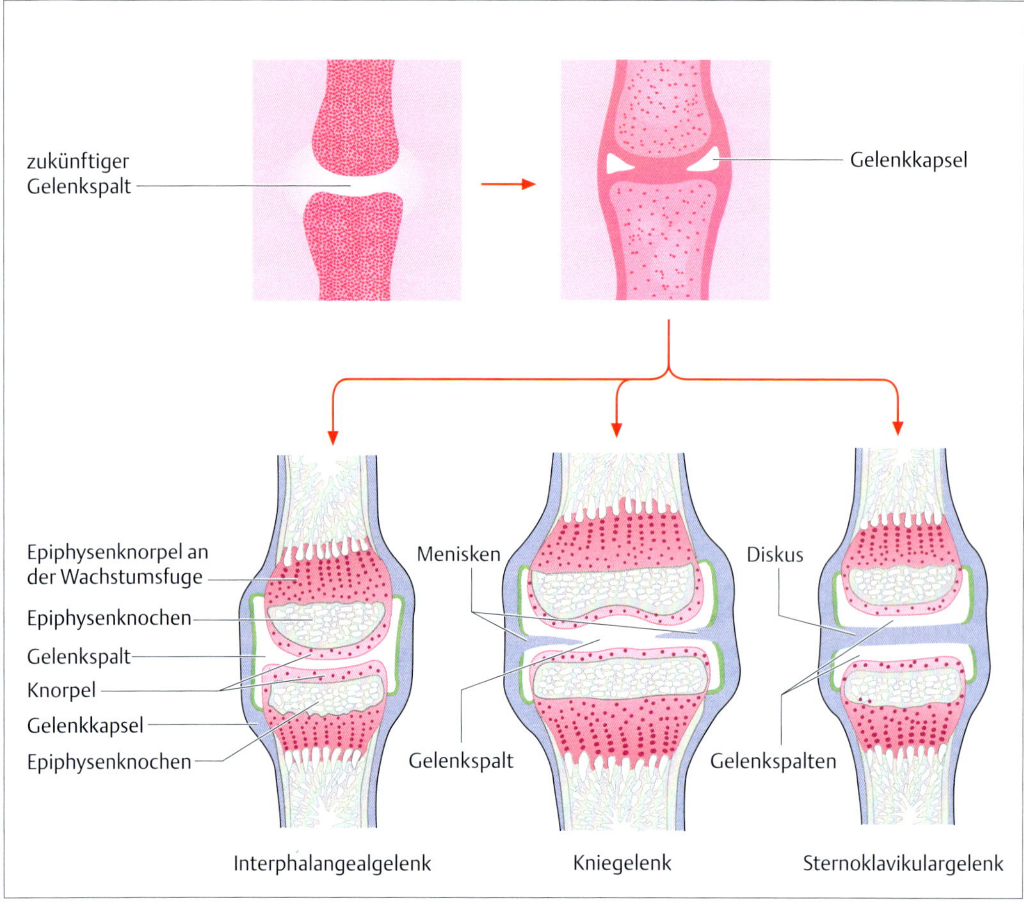

Abb. 2.**2** Entwicklung und Aufbau verschiedener peripherer Gelenke.

tät des Gelenks, wobei sich gleichzeitig die Belastung auf die Knorpelflächen der Gelenkpartner verringert. Die intraartikulären Strukturen verteilen und reduzieren also die Stoßbelastung und schützen das Gelenk so vor zu schnellem Verschleiß.

Für die *Durchblutung* der Gelenke sorgen Blutgefäße, die in Kapseln, Bändern, Menisken, Disken, Knochen und Muskeln zu finden sind. Die einzige Struktur in diesem Bereich, die nach heutigem Kenntnisstand nicht durchblutet wird, ist der Gelenkknorpel. Er erhält die Nährstoffe über die Prozesse der Diffusion und der Osmose. Alle Strukturen, die durchblutet werden, werden auch innerviert. Damit werden alle genannten Strukturen außer dem Gelenkknorpel sensorisch (afferent) und vegetativ (efferent) innerviert. Allein das Muskelgewebe wird zusätzlich motorisch (efferent) innerviert.

Wirbelsäulensegment

Während ein einzelnes peripheres Gelenk bereits eine funktionelle Einheit bildet, ist es bezüglich der Wirbelsäule sinnvoll, ein Bewegungssegment als funktionelle Einheit zu betrachten. In einem Bewegungssegment finden zwischen zwei Wirbeln immer gleichzeitig Bewegungen in zwei synovialen Gelenken und im sog. Bandscheibengelenk und der Bandscheibe statt. Junghans hat 1959 als erster vom Bewegungssegment als funktioneller Einheit der Wirbelsäule gesprochen, weshalb es auch als Bewegungssegment nach Junghans (Abb. 2.**3**) bezeichnet wird.

Nach Junghans umfasst ein Bewegungssegment zwei halbe Wirbelkörper und alle Strukturen, die sich dazwischen befinden: zwei Facettengelenke, ihre intraartikulären Strukturen, die Meniskoiden, das Bandscheibengelenk, die Bänder, Muskeln, Nerven und Gefäße.

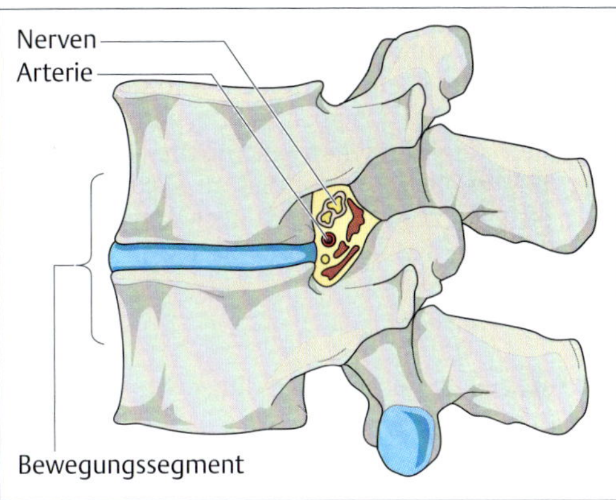

Abb. 2.**3** Aufbau eines Bewegungssegments: zwei benachbarte Wirbelkörper und die eingeschlossene Bandscheibe, Nerven und Arterie.

Zusammenfassung:
Peripheres Gelenk und Wirbelsäulensegment

Das periphere Gelenk besteht aus

- zwei oder mehreren artikulierenden Knochen, die mit einer knorpeligen Schutzschicht überzogen und durch einen Gelenkspalt voneinander getrennt sind,
- Kapsel und Ligamenten,
- eventuell intraartikulären Strukturen wie Disken oder Menisken,
- Muskeln,
- Nerven und Gefäßen.

Das Wirbelsäulensegment besteht aus

- zwei Facettengelenken,
- ihren intraartikulären Strukturen, den Meniskoiden,
- dem Bandscheibengelenk,
- Bändern,
- Muskeln,
- Nerven und Gefäßen.

In einem Bewegungssegment finden immer gleichzeitig Bewegungen in zwei Facettengelenken und im Bandscheibengelenk statt.

2.1 Knochen

Knochen besteht zu 60% aus Kalziumsalzen, zu 30% aus kollagenen Fasern sowie zu 10% aus Wasser, Zellen und Gefäßen. Knochen sind durch den hohen Mineraliengehalt eine der härtesten Strukturen unseres Körpers. Da die Mineralisierung Diffusionsprozesse unmöglich macht, muss der Austausch von Nährstoffen und Abfallprodukten über das Gefäßsystem stattfinden, das deshalb überall im Knochengewebe zu finden ist.

Knochen sind ebenfalls eine Form von Bindegewebe, obwohl wahrscheinlich viele Menschen dies nicht erwarten würden. Die Besonderheit des Knochens, im Gegensatz zu anderen Bindegewebsformen, liegt darin, dass die Matrix an Mineralien, hier vor allem an Kalzium, bindet und nicht – wie normalerweise in unserem Körper – an Wasser. Während die Bindung der Matrix an Wasser für eine stabile, aber auch elastische Struktur sorgt, ist die Bindung an Mineralien für die typische harte und unelastische Struktur des Knochens verantwortlich. Allerdings sind Knochen nicht so unelastisch, wie man zunächst annehmen könnte, was in diesem Kapitel noch näher ausgeführt wird.

2.1.1 Äußere Erscheinung

Knochen sind normalerweise weiß bis gelblichweiß. Ihre Farbe kann sich während des Alterungsprozesses zu mehr gelb-braun verändern. Auch die meisten anderen Bindegewebsarten unseres Körpers verändern ihre Farbe im Laufe der Zeit. Die Form der Knochen ist sehr unterschiedlich und variiert von *lang* und *rund*, wie z. B. die *Röhrenknochen* (Femur, Abb. 2.**4**; Humerus), zu *kurz* und *kastenförmig*, wie z. B. die Wirbelkörper (Abb. 2.**5**) und die Hand- und Fußwurzelknochen (Abb. 2.**6**), bis

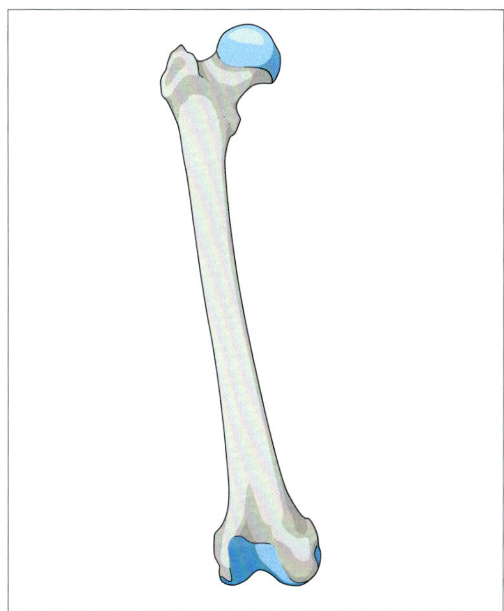

Abb. 2.**4** Röhrenknochen: Femur.

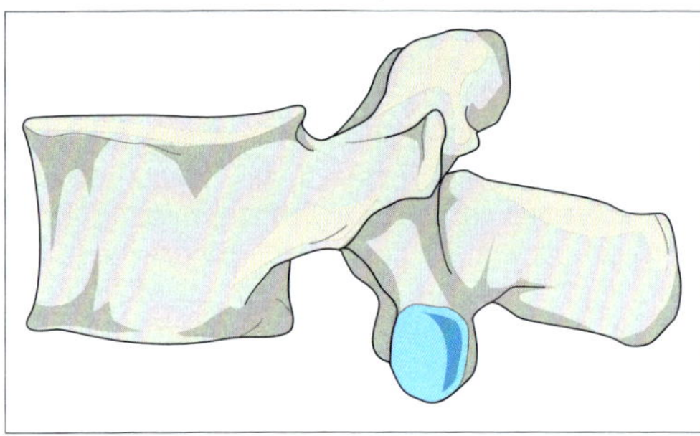

Abb. 2.**5** Kastenknochen: Wirbelkörper.

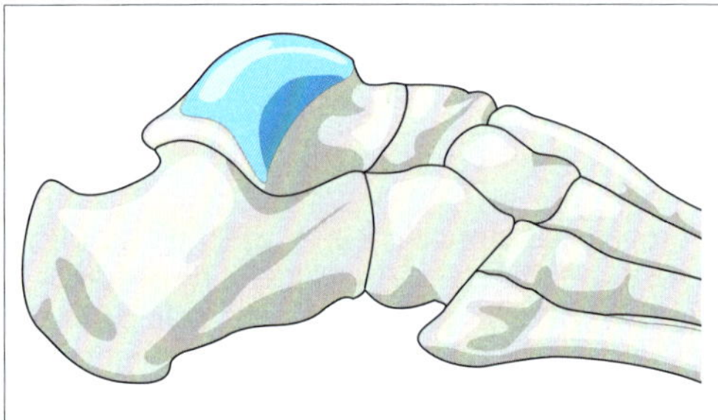

Abb. 2.**6** Kastenknochen: Fußwurzelknochen.

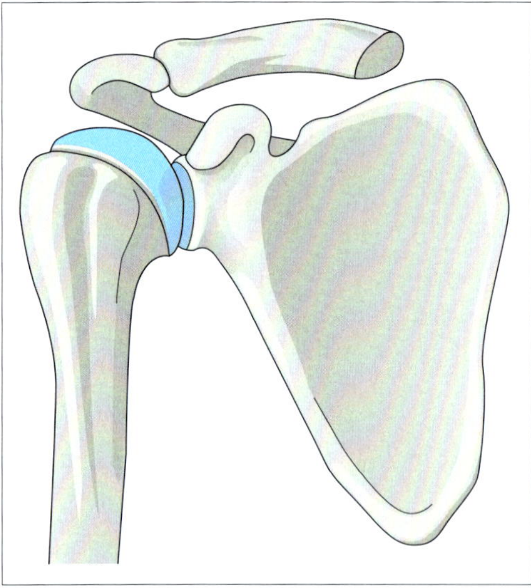

Abb. 2.**7** Flacher Knochen: Skapula.

hin zu *flach*, wie z. B. die Schädelknochen, die Skapula (Abb. 2.**7**) und das Ilium.

Knochengewebe macht einen sehr stabilen und rigiden Eindruck, was aber nicht ganz den physiologischen Gegebenheiten entspricht. Auch Knochen besitzt ein gewisses Maß an Flexibilität und kann sich veränderten Belastungen anpassen.

2.1.2 Funktion

Die Funktionen der Knochen sind sehr vielseitig:

- Knochen haben eine tragende Funktion. Dadurch ist der Mensch in der Lage, sich gegen die Schwerkraft zu bewegen und zu halten.
- Knochen haben eine schützende Funktion. Der Thorax schützt z. B. die inneren Organe, der Schädel und die Wirbelsäule das Nervensystem.
- Knochen haben eine formgebende Funktion. Der Thorax, das Becken, der Schultergürtel und der Schädel bestimmen die Form eines Menschen.
- Knochen bieten eine Ansatzfläche für Muskeln und Bänder, die die Bewegungen ermöglichen und stabilisieren.
- Knochen haben eine bewegende Funktion. Sie bilden Gelenke, die uns Bewegungen ermöglichen.
- Knochen haben eine produzierende Funktion. Sie bilden in ihrem Inneren, d. h. im Knochenmark, Blutzellen.
- Knochen haben eine Speicherfunktion. Sie speichern Kalzium und Phosphate, was vor allem deshalb sehr wichtig ist, weil der Körper diese Mineralien an vielen unterschiedlichen Stellen benötigt.

Funktion des Kalziums

Kalzium spielt erstens bei der Kontraktion der Muskeln eine große Rolle. Vor allem der Herzmuskel ist sehr stark von der Kalziumkonzentration abhängig. Die Kontraktionskraft des Herzmuskels korreliert direkt mit dem Kalziumspiegel in der Gewebsflüssigkeit des Herzens.

Kalzium ist zweitens beim Prozess der Blutgerinnung nach Verletzungen wichtig.

Drittens spielt Kalzium eine entscheidende Rolle bei der Funktion vieler Enzyme.

Des Weiteren kommt Kalzium bei der Impulsweiterleitung der Nerven sowie bei der Reizbarkeit von Nerven- und Muskelmembranen eine entscheidende Bedeutung zu.

Funktion der Phosphate

Phosphate werden für den Aufbau von Adenosintriphosphat (ATP) benötigt. Es dient als Energielieferant in allen energieverbrauchenden Prozessen.

Zusammenfassung:
Äußere Erscheinung und Funktion des Knochens

Ein Knochen kann unterschiedlich aussehen. Es gibt

- lange und runde Röhrenknochen,
- kurze und kastenförmige Knochen und
- flache Knochen.
- Der Knochen hat verschiedene Funktionen,
- und zwar
- eine tragende Funktion,
- eine schützende Funktion,
- eine formgebende Funktion,
- eine bewegende Funktion,
- eine produzierende Funktion,
- eine Speicherfunktion für Kalzium und Phosphate
- und bietet eine Ansatzfläche.

Kalzium benötigt der Körper für die Kontraktion der quergestreiften Muskulatur und des Herzmuskels, aber auch zur Blutgerinnung und zur Impulsübertragung und -weiterleitung der Nerven. Phosphate spielen eine Rolle in der Energiebereitstellung durch ATP.

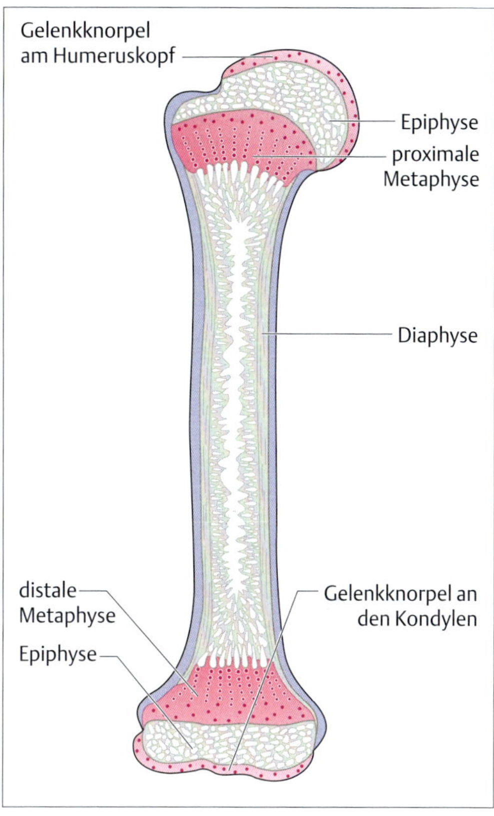

Abb. 2.**8** Aufbau eines Röhrenknochens: Humerus einer Zehnjährigen mit Diaphyse, Metaphysen, Epiphysen und den Knorpelflächen in den Gelenkbereichen.

2.1.3 Aufbau

Der Aufbau eines typischen *Röhrenknochens* lässt sich wie folgt beschreiben:

In der Mitte befindet sich die *Diaphyse*, das eigentliche Rohr des Knochens. Die Diaphyse besteht aus einer sehr kompakten Masse von Knochengewebe und wird deshalb auch *Ossa compacta* oder einfach *Kompakta* bzw. *Kortikalis* genannt.

An beiden Enden dieses Rohres befinden sich die *Epiphysen*, die eine dünne Schicht von Kompakta aufweisen. Unter dieser Schicht befindet sich mehr schwammähnlich aufgebautes Knochengewebe, die *Ossa spongiosa* oder einfach *Spongiosa*.

Zwischen Diaphyse und Epiphyse liegt die *Metaphyse*, eine Übergangszone, die im Jugendalter bis zum Ende des Wachstums auch *Wachstumsscheibe* oder *Epiphysenfuge* genannt wird (Abb. 2.**8**).

Die *kurzen Knochen* bestehen hauptsächlich aus Spongiosa und sind von einer dünnen Schicht von Kortikalis umgeben. Dagegen sind die *flachen Knochen* fast nur aus Kortikalis und einer ganz geringen Menge an Spongiosa zwischen den beiden Kortikalisschichten aufgebaut. Spongiosa kann, wie z. B. in einigen Teilen des Iliums und der Skapula, sogar ganz fehlen.

Die Kortikalis macht ca. 80% des Knochens aus, die Spongiosa folglich nur 20% (Pfeilschifter 1990).

Die Kortikalis ist deutlich steifer als die Spongiosa und reagiert bzw. verformt sich daher auch wesentlich schlechter (Buckwalter und Cooper 1987). Außerdem unterscheiden sich beide Strukturen hinsichtlich des Stoffwechsels: Die Spongiosa weist einen viel höheren Metabolismus auf als die Kortikalis.

Vergleich: Knochenbau – Bau von Gebäuden

Beim Bau von Gebäuden verwendet man Beton. Würde man ausschließlich Beton verwenden, bekäme diese Konstruktionen bei mechanischer Verformung sehr schnell Risse und würde bald zusammenbrechen. Beton ist zwar sehr hart und stabil, besitzt aber keine Elastizität und Verformbarkeit. Eine Konstruktion aus Metall wäre dagegen deutlich elastischer und mobiler, hätte aber eine viel zu geringe Stabilität. Deshalb wählt man beim Bau von Gebäuden eine Kombination aus Metall und Beton, nämlich Stahlbeton, um eine optimale Kombination von Stabilität und Elastizität zu erreichen. Nach einem ähnlichen Prinzip ist auch der Knochen aufgebaut: Er ist aus kollagenen Fasern, Matrix und Mineralien aufgebaut, wobei die kollagenen Fasern für Elastizität sorgen und die Mineralien die Stabilität gewährleisten.

Diaphyse

Die Diaphyse eines Röhrenknochens muss hauptsächlich Biege- und Rotationskräfte abfangen. Dazu muss sie eine besondere Bauweise haben: Die Diaphyse ist ein stabiles Rohr aus Kortikalis.

Vergleich: Diaphyse – Rohr und Stab

Ein Rohr und ein massiver Stab können beide Kräfte abfangen. Bei auftreffenden Kräften sind bei Rohr und Stab die Spannungen am Rand am größten. Rohr und Stab unterscheiden sich jedoch vor allem dadurch, dass das Rohr nicht so schwer ist: Bei gleicher Kraftableitung kommt das Rohr mit deutlich weniger Material aus. Die Leichtbauweise des Rohrs trifft man auch beim Aufbau der Diaphyse an: Wie beim Rohr kann den Biege- und Rotationskräften mit geringem Materialaufwand standgehalten werden. Die auftreffenden Kräfte sind auch bei der Diaphyse im Randbereich am größten und werden dort durch die massivere Kortikalis abgeleitet. In der Mitte des Röhrenknochens wirken nur noch wesentlich geringere Kräfte ein, so dass hier durch die schwammähnliche Spongiosa Material gespart werden kann. Der Röhrenknochen ist stabil und bleibt zugleich leicht.

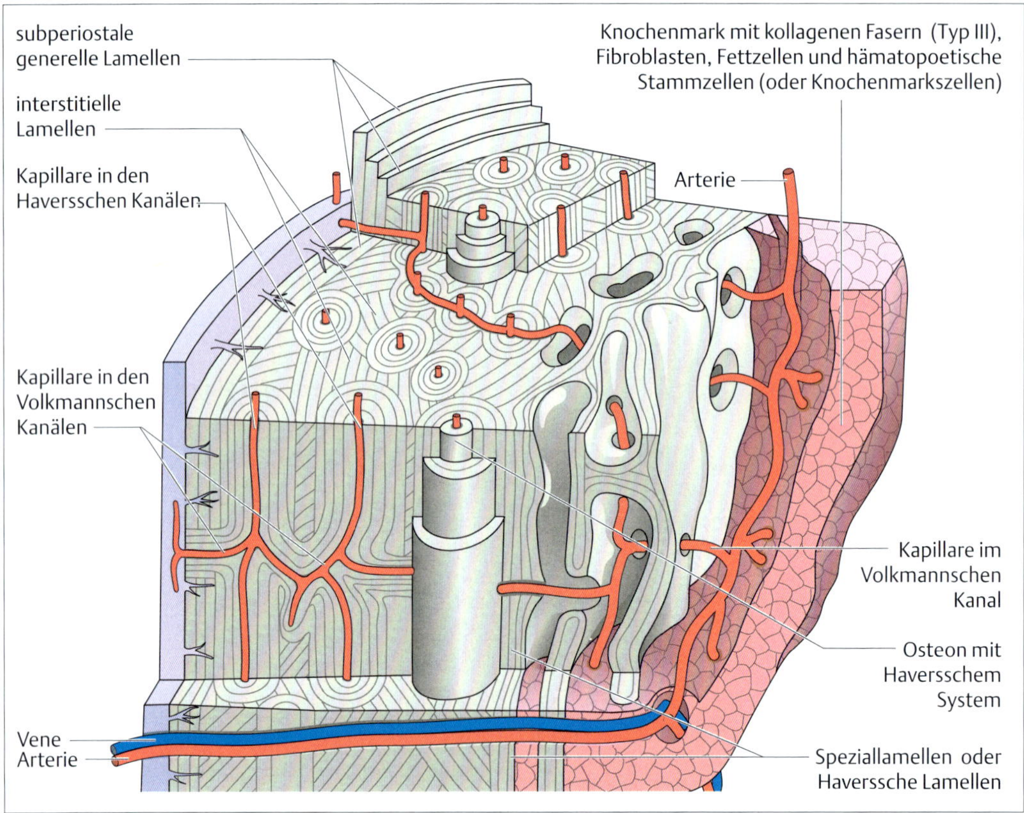

Abb. 2.**9** Frontal-, Transversal- und Sagittalschnitt durch die Kortikalis und das angrenzende, innen liegende Knochenmark eines Röhrenknochens. Die Kortikalis ist aus einem Lamellensystem aufgebaut (subperiostale generelle Lamellen, interstitielle Lamellen, Speziallamellen oder Havers'sche Lamellen). Die Blutversorgung erfolgt über Kanalsysteme (Havers'sche und Volkmann'sche Kanäle).

Die Kortikalis besteht aus einzelnen Knochengewebsschichten, den *Lamellen*. Die Lamellen sind parallel zur Knochenoberfläche und damit parallel zur Knochenlängsachse angeordnet. Innerhalb der Lamellen verlaufen die kollagenen Fasern parallel zueinander und parallel zur Diaphyse. Die kollagenen Fasern der einzelnen Schichten sind Lamelle für Lamelle *entgegengesetzt spiralig* angeordnet. Dadurch ist die Kortikalis in der Lage, Rotationskräfte aus verschiedenen Richtungen abzufangen.

Die Lamellen selber sind sehr dünn, in einer Größenordnung zwischen 3 und 7 µm. Die meisten Lamellen sind zirkulär um eine Höhle aufgebaut, in der sich Gefäße, Nerven und eine dünne Schicht Bindegewebe befinden. Der Kanal, der dadurch entsteht, wird *Havers'scher Kanal* genannt. Der Komplex aus *Havers'schen Kanälen*, dem *Havers'schen System*, und den angrenzenden Knochenlamellen wird als *Osteon* bezeichnet (Abb. 2.**9**).

Die äußere Schicht eines Osteons ist eine ganz dünne Kittschicht, die Zementlinie, an der die verschiedenen Osteone miteinander in Kontakt kommen. Diese Zementlinie ist im Gegensatz zu den restlichen Bestandteilen des Knochens arm an Mineralien und kollagenen Fasern (Abb. 2.**10**).

Im Allgemeinen findet man das Havers'sche System nur im Bereich der Diaphyse. Sie bildet also Osteone mit Lamellen, die sich um das Havers'sche System aufbauen, mit Osteozyten, Kapillargefäß, perivaskulärem Raum, Osteoblasten, Osteoklasten, Makrophagen und Nerven (Abb. 2.**11**).

Die Lamellen der Osteone nennt man Speziallamellen oder Havers'sche Lamellen. Zwischen den Osteonen liegen sog. Schalt- oder interstitielle Lamellen.

Die Innenseite des Havers'schen Kanals wird durch eine Schicht aus innerer Knochenhaut, dem *Endost*, und lockerem Bindegewebe ausgekleidet, in dem Gefäße und Nerven verlaufen. Die Havers'schen Kanäle sind durch Verbindungskanäle untereinander, mit der Markhöhle und mit der äußeren Knochenhaut, dem *Periost*, verbunden. Die Verbindungskanäle verlaufen senkrecht und schräg zur Knochenlängsachse und werden *Volkmann'sche Kanäle* genannt (s. Abb. 2.**9**).

Neben der Kortikalis findet man an der Innenseite der Diaphyse meistens noch etwas Spongiosa. Der Hohlraum des Knochenschaftes ist mit rötlichem Knochenmark gefüllt, das für die Produktion von roten und weißen Blutzellen verantwortlich ist. Im Laufe der Jahre wird das rote Knochenmark durch ein gelblich-weißes Fettgewebe ersetzt. Die blutbildende Funktion geht damit verloren. Eine Ausnahme bilden die flachen Knochen, deren Knochenmark nicht zu Fettgewebe umgebaut wird. Sie behalten ihre Fähigkeit, Blutzellen zu produzieren. Knochenmarkzellen können sich zu Adipozyten oder Osteoblasten differenzieren.

Epiphyse

Im Bereich der Epiphysen eines Röhrenknochens muss der Knochen hauptsächlich Druckbelastung abfangen. Um dazu in der Lage zu sein, ist er hier aus Spongiosa aufgebaut. In der Spongiosa verlaufen die kollagenen Fasern in Richtung der Kraft- und Belastungslinien, der Vektoren. Diese Konstruktion, die *Trabekelstruktur* genannt wird,

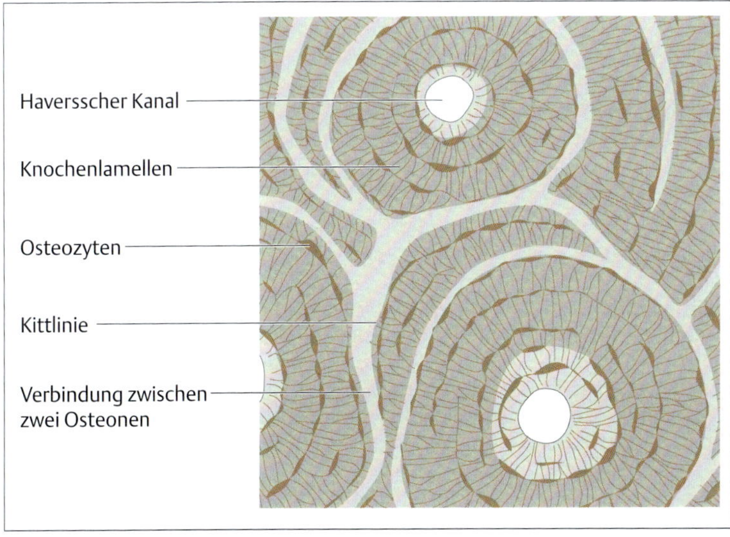

Abb. 2.**10** Transversalschnitt durch Osteone mit den zentral liegenden Havers'schen Kanälen. Die Kittlinien sind die äußeren Schichten der Osteone. Im Lamellensystem der Osteone liegen Osteozyten.

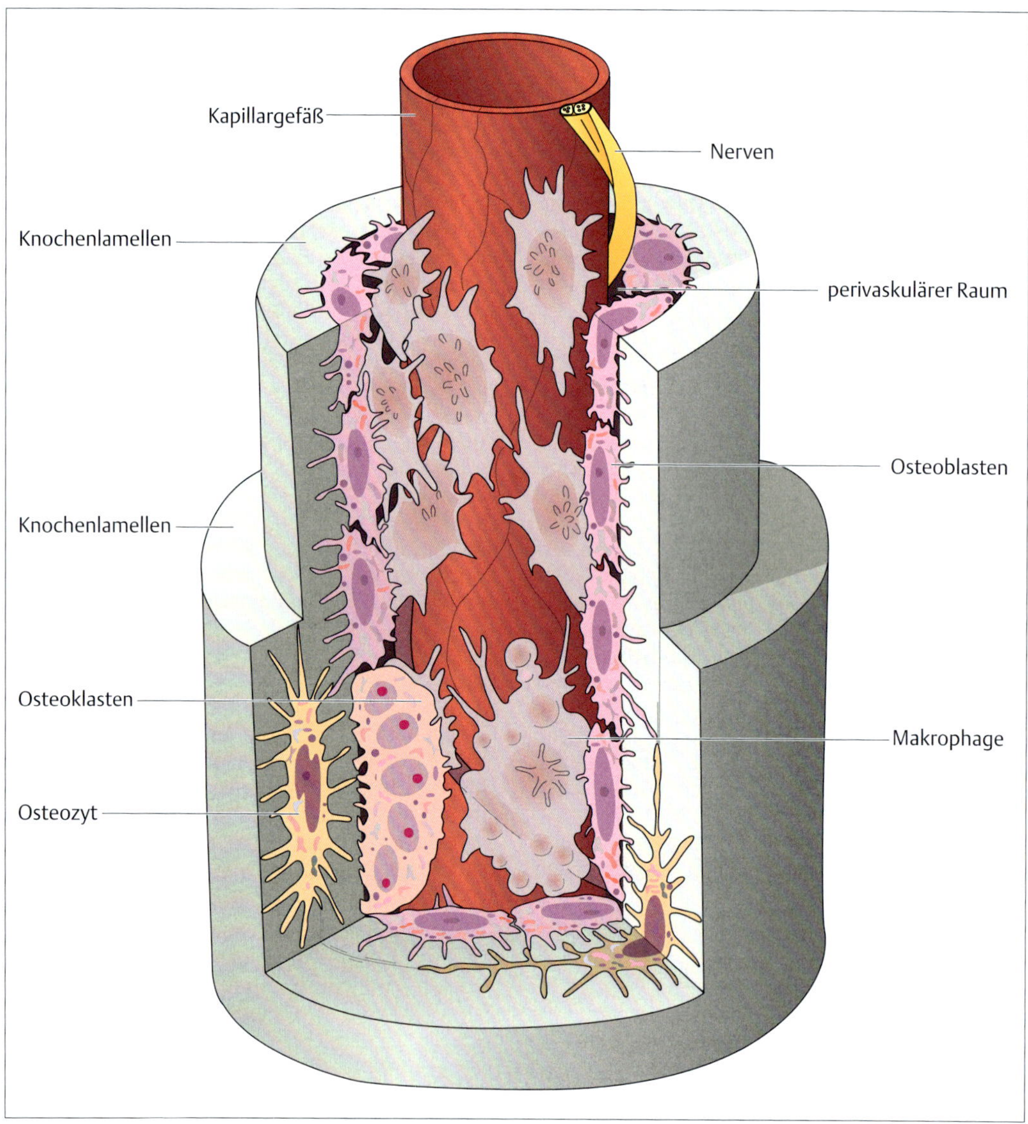

Abb. 2.**11** Die Lamellen eines Osteons bauen sich um eine Kapillare auf. Im Havers'schen Kanal liegen außer dem Blutgefäß Nerven und Zellen.

kann sich veränderten Belastungen besonders gut anpassen (Abb. 2.**12**, Abb. 2.**13**).

Kalziumphosphatkristalle stabilisieren die kollagenen Fasern in der Spongiosa, die hier von einer dünnen Schicht Kortikalis umhüllt wird. Interessanterweise zeigt der Verlauf der kollagenen Fasern in der Spongiosa eines proximalen Femurs sehr große Ähnlichkeit mit der Konstruktion eines Krans, der ebenfalls hohen Druck- und Biegekräften standhalten muss (Abb. 2.**14**).

Periost und Endost

An der Außenseite wird der Knochen vom *Periost* umhüllt. An der Innenseite findet man eine ähnliche Struktur, die *Endost* genannt wird.

Das *Periost* besteht aus zwei Schichten. Die äußere oder fibröse Schicht enthält elastische Fasern und vor allem Fasern des Kollagens Typ I. Sie sind im Gegensatz zu denen im Knochen nicht mineralisiert. Die Zellen, die man hier vorfindet, sind Fibroblasten. Die äußere Schicht dient vor allem als

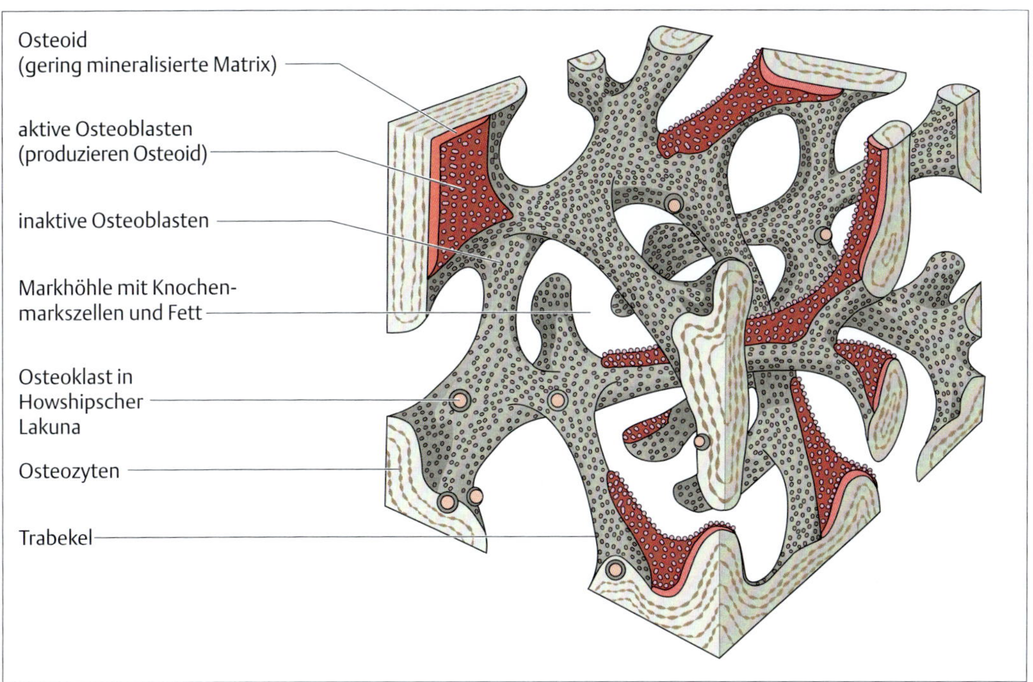

Abb. 2.**12** Spongiosakonstruktion: Die Trabekelstruktur lässt Anpassungen an Belastungen zu. Für den Umbau, der sich an Kraftlinien orientiert, sind die Zellen ständig aktiv.

Insertionsstelle (Verbindungsstelle) für Bänder, Sehnen und Kapseln (Buckwalter und Cooper 1987).

Die innere oder osteogene Schicht, die auch Kambium genannt wird, ist reich an Zellen und Gefäßen. Die Zellen ähneln den Fibroblasten und können bei Bedarf in Osteoblasten, Osteozyten oder Knochendeckzellen umgewandelt werden. Die innere Schicht ist in der Lage, Knochen zu bilden.

Retikuläre Fasern, sogenannte Sharpey-Fasern (Abb. 2.**15**), fixieren das Periost am Knochen

Der *Endost* ist einschichtig und viel dünner als das Periost. Auch das Endost ist wie das Periost reich an Gefäßen und Nerven, die über die Volkmann'schen Kanäle ins Innere des Knochens gelangen. Auf diesem Weg werden Nährstoffe und knochenproduzierenden Zellen transportiert, so dass Knochenwachstum und Regenerationsprozesse gewährleistet sind. Stellen am Knochen, die nicht mit Periost oder Endost ausgekleidet sind, werden durch Osteoklasten angegriffen und abgebaut.

Zusammenfassung: Aufbau des Knochens

Ein typischer Röhrenknochen besteht aus

- einer Diaphyse, dem Knochenschaft,
- den Epiphysen an beiden Enden und
- einer Längenwachstumsschicht, der Metaphyse.

Die Diaphyse besteht aus der Kortikalis, die aus Lamellen mineralisierter kollagener Fasern aufgebaut ist. Diese Lamellenkonstruktion erhöht die Belastbarkeit des Schafts.

Die Epiphysen bestehen aus Spongiosa, deren mineralisierte kollagene Fasern sich an den Kraftlinien ausrichten und eine schwammähnliche Struktur aufweisen.

Die Gefäße und Nerven des Knochens verlaufen parallel zur Knochenlängsachse durch die Havers'schen Kanäle und schräg und senkrecht zur Knochenlängsachse durch die Volkmann'schen Kanäle.

Die Außenseite des Knochens ist durch Periost abgedeckt, die Innenseite mit Endost ausgekleidet.

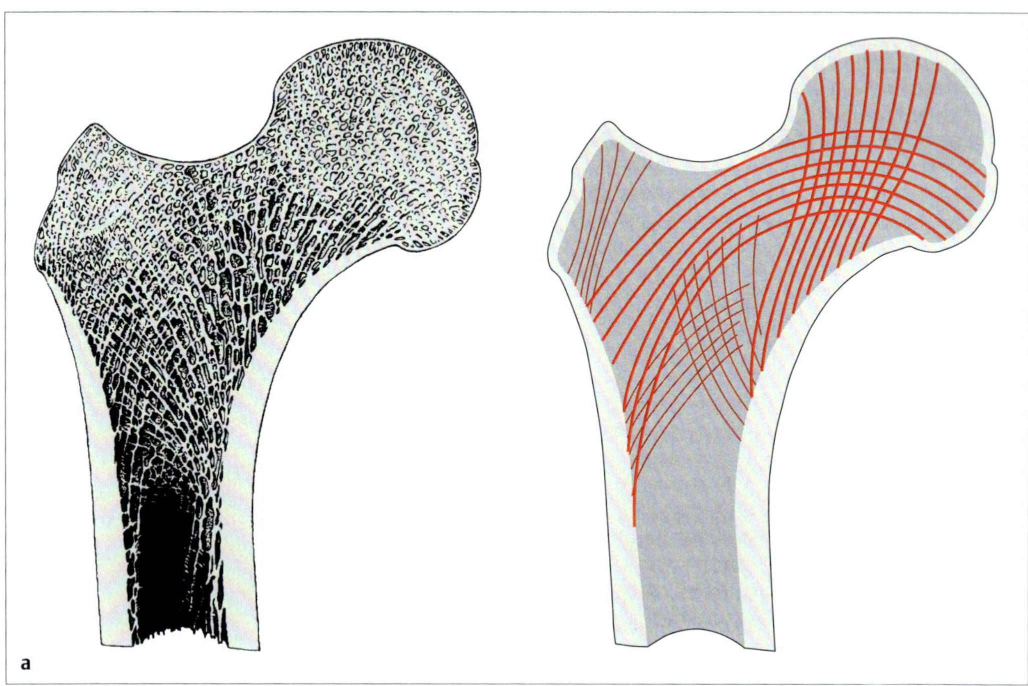

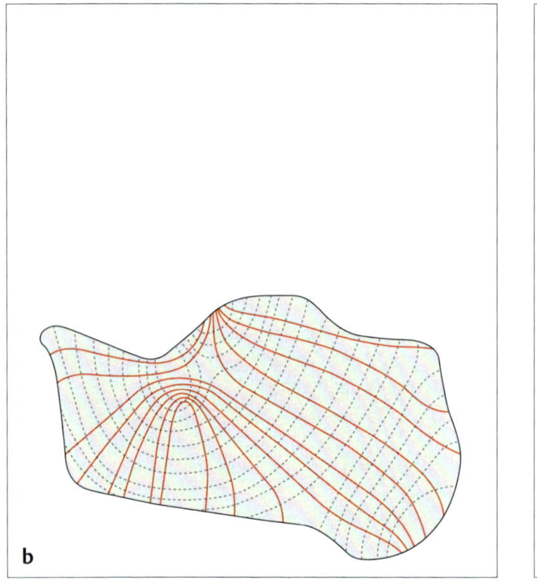

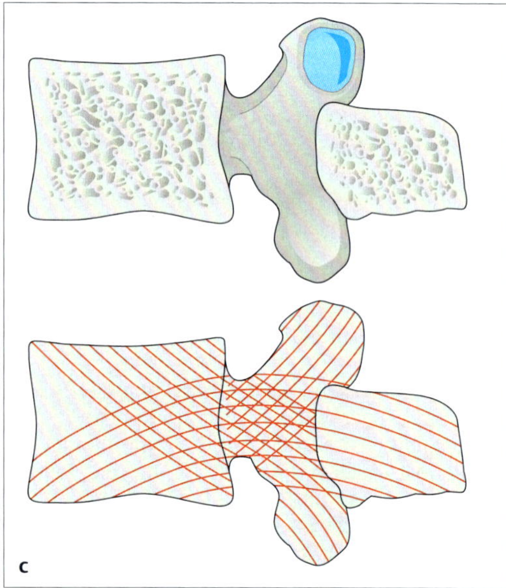

Abb. 2.**13** An Kraft- und Belastungslinien ausgerichtete Spongiosastrukturen. **a** im Femurhals und Femurkopf. **b** im Kalkaneus. **c** im Wirbelkörper.

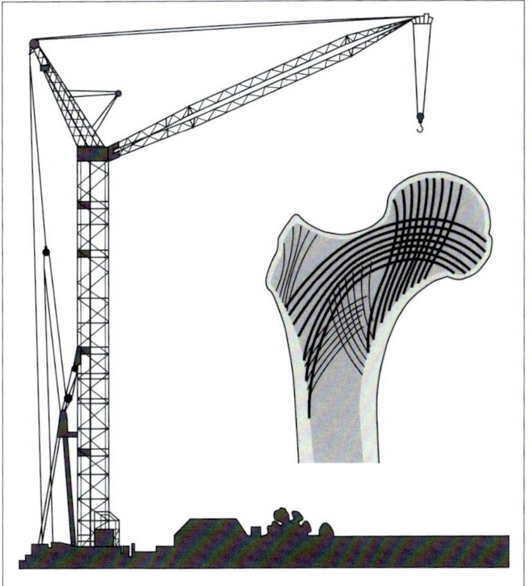

Abb. 2.**14** Die Belastung, die auf den Oberschenkelhals einwirkt, kann mit der Belastung verglichen werden, der ein Baukran standzuhalten hat. Die Krankonstruktion ist ähnlich aufgebaut wie die Spongiosastruktur des Knochens.

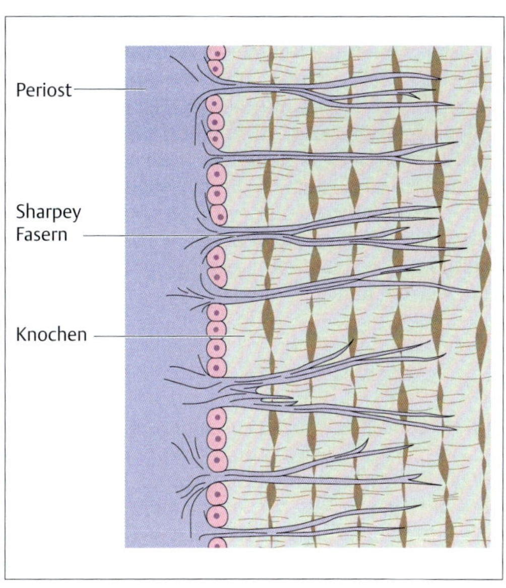

Abb. 2.**15** Sharpey-Fasern fixieren das Periost am Knochen.

2.1.4 Komponenten

Der Knochen ist – wie alle anderen Formen des Bindegewebes auch – aus Zellen und Matrix aufgebaut. Die Matrix besteht wiederum aus kollagenen Fasern, der Grundsubstanz, also den Proteoglykanen und Glykosaminoglykanen, Wasser sowie nichtkollagenen Proteinen. Hinzu kommt beim Knochen ein hoher Anteil an Mineralien.

Zellen

Im Knochen gibt es

- Osteoblasten und Knochendeckzellen,
- Osteozyten und
- Osteoklasten (Abb. 2.**16**).

Knochenzellen liegen immer in der Nähe und parallel zu einem Blutgefäß, wobei kleine Kanäle, die

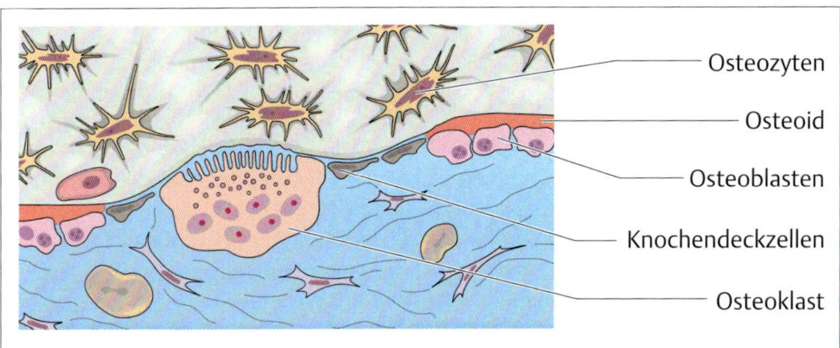

Abb. 2.**16** Knochenzellen: Im Bereich des neu entstehenden Knochengewebes (Osteoid) liegen Osteoblasten, die knochenproduzierenden Zellen. Sie werden zu Osteozyten, wenn sie sich vollständig in das Knochengewebe eingebaut haben und dort ruhen. Osteozyten können wieder aktiv werden, wenn sie von Osteoklasten wieder aus dem Knochen befreit werden. Osteoklasten bauen auf der Innenseite der Kortikalis bei Bedarf Knochen ab. Knochendeckzellen sind ruhende Knochenzellen.

Canaliculi, grundsätzlich senkrecht auf die Gefäße zulaufen. Durch die Kanäle verlaufen die zytoplasmatischen Zellausläufer, über die die Zellen miteinander in Verbindung stehen. Der Kontakt der Zellen untereinander ist wichtig, weil hierüber ein Austausch von Ionen und anderen kleineren Bestandteilen möglich ist. In den Ausläufern findet man Aktinfilamente. Es wird diesbezüglich diskutiert, ob durch die eventuell vorhandene Kontraktilität der Strom der Gewebsflüssigkeit stimuliert werden kann.

Beim Erwachsenen sind ca. 90 – 95 % der an der Außenseite des Knochens vorhandenen Osteoblasten nicht bzw. nur gering aktiv. Sie werden deshalb auch Oberflächenosteozyten oder ruhende Osteoblasten genannt. Da diese Zellen den Osteoblasten eigentlich nicht mehr ähnlich sind, ist es wohl richtiger, sie als *Knochendeckzellen* zu bezeichnen. Knochendeckzellen, deren Aufgabe bis jetzt noch ungeklärt ist, sind somit inaktive Osteoblasten, die bei Bedarf jedoch wieder aktiviert und in Osteoblasten umgewandelt werden können.

Osteoblasten und Knochendeckzellen

Die Osteoblasten sind knochenproduzierende Zellen und damit für den Aufbau und Erhalt des Knochens verantwortlich. Ihr Zellanteil im Knochen beträgt weniger als 5 %, mit einer Lebensdauer von normalerweise nur wenigen Wochen (Bonewald 2007). Osteoblasten liegen in Gruppen an der Knochenoberfläche und haben eine kubusähnliche Form. Sie besitzen einen großen Golgi-Apparat, ein endoplasmatisches Retikulum und einen großen Zellkern, der sich innerhalb der Zelle an der dem Knochen abgewandten Seite befindet. Osteoblasten synthetisieren Kollagen Typ I, Glykoproteine, Proteoglykane und das Enzym alkalische Phosphathase, das eine bedeutende Rolle bei der Kalzifizierung des Knochens spielt.

Osteoblasten bauen sich zwischen die kollagenen Fasern in die kalzifizierte Matrix ein. Dabei entstehen Höhlen, die *Lacunae*, die durch kleine Kanäle, die *Canaliculi*, Kontakt mit anderen Lakunen und der Knochenoberfläche halten.

Nachdem der Osteoblast sich in die kalzifizierte Matrix eingebaut hat, wird seine Aktivität gesenkt und er wird zum *Osteozyten*. Osteoblasten und Osteozyten haben aufgrund von zytoplasmatischen Ausläufern Kontakt miteinander.

Osteozyten

Osteozyten liegen im Inneren des Knochens innerhalb der mineralisierten Matrix und machen ca. 90 – 95 % aller Zellen eines Knochens aus. Osteozyten sind in ihrer Form deutlich flacher als Osteoblasten und vergleichbar mit einer Mandel (Abb. 2.**17**).

Osteozyten produzieren unter normalen Umständen genauso viel Matrix, wie es für den Erhalt des Knochengewebes notwendig ist. Diese Matrixsynthese ist von einer guten Durchblutung abhängig. Osteozyten liegen deshalb immer sehr nahe an einem Blutgefäß und zudem eng beieinander. Ihr Abstand zueinander ist normalerweise nicht größer als 0,2 mm. Störungen in der Durchblutung führen direkt zum Zelltod und damit zum Zerfall des Knochens.

Osteozyten sind mittels Dendriten (zytoplasmatische Ausläufer der Zelle) untereinander verbunden. Ferner haben sie Kontakt zu den Volkmann'schen und Havers'schen Kanälen und damit zum Gefäßsystem. Außerdem sind sie über Zell-Zell-Verbindungen, den Gap junctions und transmembranen Kanälen, mit dem Knochenmark und den Osteoblasten an der Knochenoberfläche verbunden.

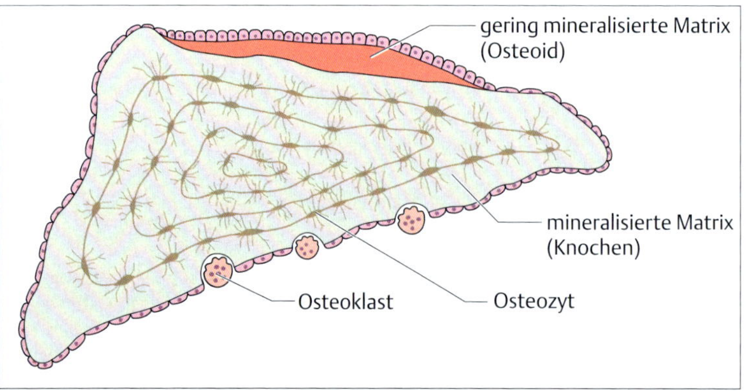

Abb. 2.**17** In der mineralisierten Matrix des Knochens liegen Osteozyten. Osteoklasten liegen auf dem Knochen.

Durch mechanische Belastungsänderungen auf den Knochen werden vor allem Osteozyten stimuliert und aktiviert. Dies führt dazu, dass Signale an die Osteoblasten und -klasten gesendet werden, die durch Knochenaufbau und -abbau den Knochen an eine veränderte (erhöhte) Belastung anpassen. Die Osteozyten können Sklerostin freisetzen wodurch die Osteoblasten gehemmt werden und damit auch der Knochenaufbau. Gleichzeitig sorgt das Sklerostin dafür, dass die Osteoklasten zur Knochenabbau stimuliert (Bonewald 2007). Die Osteoblasten reagieren meist direkt auf die mechanische Belastung auf den Knochen, die Osteozyten vor allem auf einen durch diese Belastung ausgelösten veränderten Flüssigkeitsstrom in den Kanälen. Die Folge davon ist, dass die Osteozyten kleine Mengen Prostaglandin E2 freisetzen, so dass die Osteoblasten zu einer verstärkten Knochenbildung angeregt werden (Grimston et al. 2006).

Die Lebensdauer eines Osteozyten beträgt viele Jahre bis mehrere Dekaden (Bonewald 2007). Osteozyten können sich nicht mehr teilen.

Osteoklasten

Während Osteoblasten von Mesenchymzellen abstammen, entstehen Osteoklasten aus der hämatogenen Ursprungszelle. Sie sind eigentlich spezialisierte Makrophagen und damit phagozytierende Zellen. Ihr Zellanteil im Knochen liegt normalerweise bei weniger als 1 %. Ihre Lebensdauer beträgt nur wenige Tage.

Ein Osteoklast ist eine große, mehrkernige Zelle, die zwischen 3 und 50 Kerne aufweisen kann. Er besitzt Aktinfilamente, weshalb er sich bewegen kann. Osteoklasten sind für den Knochenabbau verantwortlich und wie alle Makrophagen sehr mobile Zellen.

Knochenabbau ist nötig bei veränderter Belastung, nach Frakturen und zur Freisetzung von Kalzium und Phosphaten, einem hormonell gesteuerten Prozess. Beim Knochenabbau legt sich der Osteoklast auf den Knochen (Abb. 2.**17**) und beginnt an der Kontaktfläche, Knochengewebe wegzufressen. Unterhalb der Zelle entsteht so eine Höhle, die *Howship'sche Lakuna*. Osteoklasten sind reich an Vakuolen und Lysosomen. Sie besitzen einen gut entwickelten Golgi-Apparat, ein endoplasmatisches Retikulum und Mitochondrien. Sie sind in der Lage, Substanzen freizusetzen, die für den Abbau von Knochen sehr wichtig sind. Der Knochenabbau ist ebenso wichtig wie der Knochenaufbau. Ohne Knochenabbau wären unsere Knochen sehr dick und schwer. Knochenheilung nach einer Fraktur wäre unmöglich, Fragmente würden nicht abgebaut und Knochen könnten nicht als Kalzium- und Phosphatspeicher dienen. Kalzium und Phosphate werden beim Knochenabbau freigesetzt.

Zu den Substanzen, die Osteoklasten für den Abbau produzieren, gehören die stark saure Phosphatase, Zitronensäure, Milchsäure und saure Hydroxylasen. Zitronensäure und Milchsäure bauen die Mineralien ab und die sauren Hydroxylasen greifen die Matrix an. Der Abbau des Knochens findet teilweise extrazellulär und teilweise intrazellulär statt.

Beim Abbau des Knochens werden eingebaute Osteozyten wieder freigesetzt, die sich dann in Knochendeckzellen umwandeln und eventuell wieder zu Osteoblasten aktiviert werden.

Die Lebensdauer eines Osteoklasten beträgt meistens nur einige Tage. Sie besetzen normalerweise nur 1 % der Knochenoberfläche. Ein Osteoklast kann pro Zeiteinheit so viel Knochen abbauen, wie ca. 100 bis 150 Osteoblasten aufgebaut haben. Da sowohl die Aktivität der Osteoklasten als auch der Osteoblasten u. a. hormonell gesteuert werden, können Knochendicke und -stabilität sowie die Kalziumfreigabe bzw. -speicherung sehr genau kontrolliert werden.

Osteoklasten können während entzündlicher Prozesse im Knochen auch als Immunzellen aktiv werden (Boyce et al. 2007).

Während der Entstehung des knöchernen Skeletts ist im Knochen außerdem noch eine Zelle zu finden, die dem Osteoklasten sehr ähnlich ist, der *Chondroklast*. Er baut während des Verknöcherungs- und Wachstumsprozesses Knorpel ab, der durch Knochen ersetzt wird.

Zusammenfassung: Knochenzellen

Die Zellen im Knochen sind:

- Osteoblasten und Knochendeckzellen,
- Osteozyten und
- Osteoklasten.

Osteoblasten sind knochenproduzierende Zellen, die für den Aufbau und Erhalt des Knochens verantwortlich sind. Nicht aktive Osteoblasten an der Knochenoberfläche werden Knochendeckzellen genannt.

Osteozyten sind ehemalige Osteoblasten, die durch den Verknöcherungsprozess im Knochengewebe eingebaut sind. Sie sorgen für den Erhalt des Knochens, indem sie den Knochenabbau dem -aufbau anpassen.

Osteoklasten sind für den Abbau des Knochens verantwortlich. Durch sie kann die Dicke des Knochens bestimmt und Kalzium und Phosphat aus dem Knochen freigesetzt werden.

Das hormonell gesteuerte Wechselspiel der Aktivität von Osteoblasten und Osteoklasten reguliert und kontrolliert den Zustand des Knochens. Je nach Erfordernis kann Auf- oder Abbau überwiegen.

Matrix

95% der organischen Bestandteile des Knochens sind kollagene Fasern. Nur 5% bestehen aus amorpher Matrix, wovon 1 – 2% *Glykoproteine*, *Proteoglykane*, *Proteine* und *Lipide* sind. Die Grundsubstanz ist wie überall aus Glykosaminoglykanen (GAGs) aufgebaut, bestehend aus Chondroitin-4-Sulfat, Chondroitin-6-Sulfat und Keratansulfat.

50% des Trockengewichts der Matrix bestehen aus anorganischen Bestandteilen wie Kalzium, Magnesium, Kalium, Natrium, Phosphat, Bikarbonat und Bizitrat. Davon sind 85% Kalziumphosphat, 6 – 10% Kalziumkarbonat und 0,7 – 1,5% Magnesiumphosphat. Kalziumfluorid, Kalziumchlorid und Alkalisalze liegen in noch geringeren Mengen vor.

Kalziumphosphat bildet *Kristalle*, die Hydroxyapatit-Kristalle ($Ca_{10}(PO_4)_6(OH)_2$) genannt werden und wie feine Nadeln aussehen. Die Kristalle legen sich parallel an die kollagenen Fasern und stabilisieren sie auf diese Weise. Durch die Verbindung zwischen kollagenen Fasern und Kristallen entsteht die harte und stabile Struktur des Knochens, denn ohne diese Kristalle wäre der Knochen genauso biegsam wie eine Sehne (wie dies z. B. bei „Rachitis“ der Fall ist). Dagegen wäre ein Knochen ohne kollagene Fasern sehr zerbrechlich (wie z. B. bei Menschen, die „Glasknochen“ haben). Um die Kristalle herum liegt eine ganz dünne Wasserschicht, deren Funktion bisher nicht geklärt ist. Im Folgenden möchte ich näher eingehen auf die kollagenen Fasern und die nichtkollagenen Proteine des Knochens.

Kollagene Fasern

Die Fasern im Knochen sind *kollagene Fasern Typ I*. Sie werden von Hydroxyapatit-Kristallen der Matrix umgeben und dadurch stabilisiert.

Die Fasern in der Diaphyse verlaufen parallel zur Knochenlängsachse. In den einzelnen Lamellen verlaufen die Fasern abwechselnd links und rechts spiralig, wodurch unterschiedliche Rotationskräfte abgefangen werden können.

Die Fasern in den Epiphysen verlaufen in Richtung der Kraftlinien, der Kraftvektoren, die sich aus der Beanspruchung des jeweiligen Knochenteils ergeben. Der Verlauf der Fasern kann sich ändern, wenn über längere Zeit andere (eventuell nicht physiologische) Kräfte auf den Knochen auftreffen.

Nichtkollagene Proteine

Die nichtkollagenen Proteine im Knochen sind die Vernetzungsproteine Osteocalcin (OC), Osteopontin (OPN), Alpha-2-HS-Glykoprotein, Knochen-Sialoprotein (BSP), Decorin und Osteonectin (ON). Des Weiteren werden in der Literatur noch die Substanzen 24-kDa-, 60-kDa- und 63-kDa-Phosphoprotein als Bestandteile der nichtkollagenen Fasern des Knochens erwähnt.

Der Gesamtanteil von nichtkollagenen Proteinen beträgt ca. 10% des Trockengewichts der Matrix. Zusätzlich findet man ein Verbindungsprotein, das die unterschiedlichen Proteoglykankomponenten verbindet und damit für die Bildung der Proteoglykane der Grundsubstanz wichtig ist.

Die nichtkollagenen Proteine im Knochen haben – wie auch in allen anderen Bindegeweben – die Aufgabe, Verbindungen zwischen den verschiedenen Bestandteilen des Bindegewebes herzustellen. Sie verbinden Knochenzellen, kollagene Fasern und die Grundsubstanz miteinander. Außerdem hat man festgestellt, dass den nichtkollagenen Proteinen im Knochen eine wichtige Rolle bei der Mineralisierung und beim Turnover des Knochens zukommt. Knochen-Sialoprotein und Osteopontin stimulieren die Mineralisierung des Knochens und hemmen die Aktivität der Osteoklasten. Das Osteocalcin dagegen aktiviert die Osteoklasten zum Knochen- und damit zum Mineralienabbau.

Neuere Untersuchungen haben ergeben, dass die Verknöcherung unseres Skeletts von einer Gewebeschicht eingeleitet wird, die nur aus Grundsubstanz und nichtkollagenen Proteinen aufgebaut ist (Meyer et al. 1997).

Auch die Zementlinien werden aus Grundsubstanz und nichtkollagenen Proteinen (vor allem Osteopontin) gebildet und enthalten keine kollagenen Fasern.

Zusammenfassung: Matrix des Knochens

Die Fasern des Knochens sind kollagene Fasern Typ I. Sie verlaufen in der Diaphyse parallel zur Knochenlängsachse und innerhalb der Lamellen rechts und links spiralig, in der Epiphyse in Richtung der Kraftvektoren. Die Fasern sind so auf das Abfangen von Rotationskräften und Druckbelastung ausgerichtet. Die Grundsubstanz der Knochen ist aus Keratansulfat, Chondroitin-4- und Chrondroitin-6-Sulfat aufgebaut. Sie bindet im Gegensatz zu jedem anderen Gewebe nicht an Wasser, sondern an Mineralien. Dadurch erhält der Knochen seine stabile Struktur. Der Anteil kollagener Fasern hält ihn gleichzeitig elastisch. Die nichtkollagenen Proteine verbinden Zellen, Fasern und Grundsubstanz miteinander. Sie sind außerdem für die Mineralisierung des Knochens bedeutsam.

2.1.5 Knochenbildung

Entstehung der Extremitäten

Unsere Extremitäten werden anfänglich wie ein auf dem Kopf stehendes Y aufgebaut. Der Fuß des Y entwickelt sich zum Humerus bzw. zum Femur. Die beiden Arme des Y bilden sich zur Ulna und zum Radius bzw. zur Tibia und zur Fibula aus. Erst später entstehen dann die Gelenke wie Humeroulnar-, Humeroradial- und proximales Radioulnargelenk bzw. Kniegelenk und proximales Tibiofibulargelenk.

Die Ausdifferenzierung der Gelenke (Abb. 2.**18**) beginnt mit der Bildung einer sogenannten Zwischenzone. Sie besteht aus Mesenchymzellen, die sehr nah aneinanderliegen und durch Gap junctions miteinander verbunden sind. Die benachbarten kondensierten Mesenchymzellen differenzieren zu Chondroblasten und produzieren ein knorpeliges Netzwerk. Mit der Zeit wird die Zwischenzone immer dicker. Die Zellen in diese Zone aktivieren die benachbarten Chondroblasten (s. Kap. 2.2.4), wodurch die Zone proximal und distal länger wird. Diese Zellen spielen daher eine wichtige Rolle bei der Morphogenese des Gelenks, da sie die beiden gegenüberliegenden Gelenkflächen formen. Schließlich entwickeln sich aus diesen Zellen Gelenkknorpelzellen und Ligamente (Pacifici et al. 2006). Es gibt deutliche Unterschiede zwischen den Chondroblasten, die den Gelenkknorpel bilden (permanente oder artikuläre Chondroblasten) und den sogenannten Übergangschondroblasten, die einen Weg von einer Proliferation über eine Reifungsphase und Hypertrophie bis hin zum Zelltod durchlaufen und daraufhin durch Osteoblasten ersetzt werden.

Klassische Experimente von Sokoloff (Aaron et al. 2006) haben gezeigt, dass Muskelkontraktionen für die Bildung von Gelenken notwendig sind.

Der Bildung eines Gewebes hängt von genetischer, aber auch von epigenetischer (s. Kap. 1) Information ab. So hat man fest gestellt, dass elektrische Felder die Zellmigration und -differenzierung beeinflussen. Störungen dieser endogenen elektrischen Ströme und Spannungsgradienten, die durch eine mechanische Verformung des Gewebes verursacht werden, stören die Morphogenese, wodurch Anomalien entstehen (Aaron et al. 2006).

Hyperthermie beispielsweise – abhängig von der Dosierung, der Zeit und dem Alter – behindert die Gelenkbildung, beeinflusst das ZNS und führt zu kraniofaszialen Anomalien. So zeigte der Fötus von schwangeren Frauen, die mindestens 24 Stun-

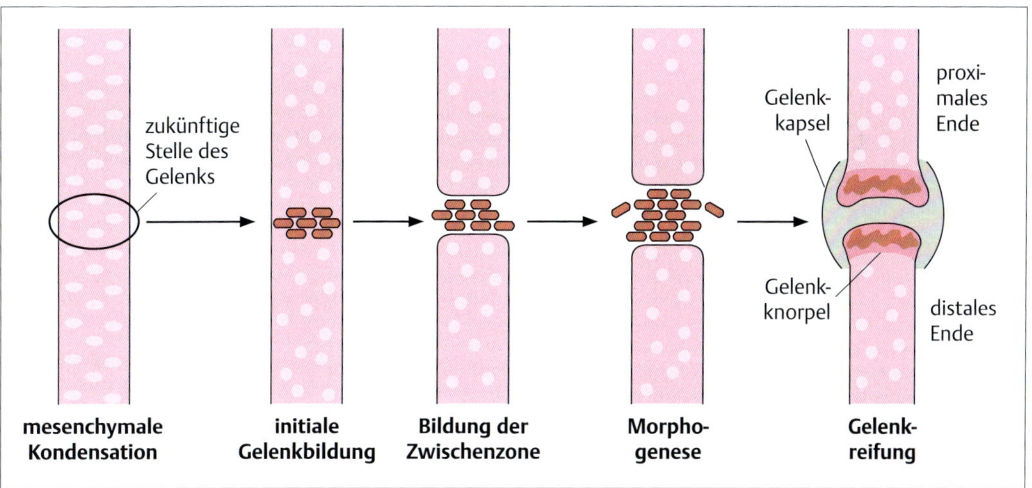

Abb. 2.**18** Schematische Darstellung der wichtigsten Schritte der Bildung eines Gelenks. **a** Mesenchymale präkondensierte Chondroblasten in der frühen Extremitätenknospe zeigen keine Anzeichen eines Gelenks und sind ununterbrochen, **b** Durch noch unbekannte Ursachen (möglicherweise genetisch bedingt) fangen die Zellen an, sich zu sammeln und zu kondensieren. Auf diese Weise wird die Bildung eines Gelenks eingeleitet. **c** Kurz danach wird die Zwischenzone, als deutlich dickere und kompaktere Zone, senkrecht zur Knochenlängsachse erkennbar. Sie besteht jetzt aus Mesenchymzellen, die mittels Gap junctions miteinander verbunden sind **d** Der Zwischenzone und das angrenzende epiphysale Knorpelgewebe sind für die Morphogenese verantwortlich: Das Gelenk wird geformt und erhält seine dreidimensionale Form **e** Schließlich werden alle Strukturen des erwachsenen Gelenks wie Gelenkknorpel, Gelenkkapsel usw. gebildet.

den lang 39 °C und höher Fieber hatten in 15,8% der Fälle größere Anomalien im Vergleich zur Kontrollgruppe (Schwangere ohne Fieber), bei der nur in 4,5% der Fälle der Fötus stark geschädigt war (Aaron et al. 2006).

Das knöcherne Skelett unseres Körpers entsteht durch eine Verknöcherung des ehemals mesenchymal-bindegewebigen und später hyalin-knorpeligen Skeletts. Dabei bildet sich zuerst eine geflechtartige Knochenstruktur aus, die *Primärknochen*, *Primitivknochen* oder *Faserknochen*. Erst danach entsteht der eigentliche *Sekundär-* oder *Lamellenknochen*.

Es gibt zwei unterschiedliche Formen der Verknöcherung, die *endesmale* bzw. *desmale* Verknöcherung und die *enchondrale* Verknöcherung.

Endesmale oder desmale Verknöcherung

Die endesmale oder desmale Verknöcherung ist ein Verknöcherungsprozess von Bindegewebe. Auf diese Weise entstehen die meisten flachen Knochen wie die Schädelknochen, ein Teil des Beckens, der Skapula, der Klavikula und des Unterkiefers. Bei den anderen Knochen spielt diese Form der Verknöcherung eine geringere, aber dennoch nicht unwichtige Rolle.

Im Bindegewebe entstehen primäre Knochenbildungskerne (Abb. 2.**19**). Diese sind Gruppen von differenzierten Mesenchymzellen, die sich in Osteoblasten umwandeln können. Diese Osteoblasten produzieren dann Osteoid, eine proteoglykanhaltige Interzellulärsubstanz, die durch die Freisetzung von Kalksalzen zu Knochen wird.

Dieser Vorgang bewirkt, dass sich um die Zellen herum eine Knochenschicht aufbaut und der Raum zwischen den Zellen damit ausgefüllt wird. Um die zytoplasmatischen Ausläufer der Zellen bilden sich kleine Kanäle, die Volkmann'schen Kanäle. Durch Freisetzung der alkalischen Enzyme Phosphatase und Pyrophosphatase werden Kalziumionen in die Matrix und um die kollagenen Fasern eingelagert. So entsteht die Verknöcherung.

In diesem Prozess spielen auch Phospholipide eine bedeutende Rolle. Sobald die Osteoblasten vollständig in die mineralisierte Matrix eingebaut sind, wandeln sie sich in Osteozyten um. Ein Wachstum des so entstandenen Knochens ist dann nur noch durch einen kontrollierten Knochenab- und -aufbau, also ein ausbalanciertes Zusammenspiel von Osteoblasten und Osteoklasten, möglich.

Enchondrale Verknöcherung

Die zweite Variante der Verknöcherung, die den weitaus größten Teil unseres Skeletts betrifft, ist die enchondrale Verknöcherung. Dabei handelt es sich um eine Verknöcherung von Knorpelgewebe (s. Abb. 2.**22**). Die enchondrale Form der Verknöcherung findet man hauptsächlich in kurzen Knochen und in Röhrenknochen. Dieser Prozess beginnt im Bereich der Diaphyse, wobei sich zuerst das Perichondrium verändert. Dieser Vorgang ist dem der desmalen Verknöcherung sehr ähnlich. Die enchondrale Verknöcherung setzt sich immer tiefer in den Knochen fort bis ins Zentrum der Diaphyse, wo dann der primäre Knochenkern entsteht. Von hier aus schreitet der Verknöcherungsprozess nach proximal und distal fort in Richtung Epiphyse bzw. Metaphyse. Erst in einer späteren Phase, laut vielen Autoren nach der Geburt, entwickeln sich sekundäre Knochenkerne im Bereich der Epiphysen. Zuletzt verknöchern die Metaphysen. Dieser Vorgang wird im Abschnitt Knochenwachstum (s. Kap. 2.1.6) näher besprochen.

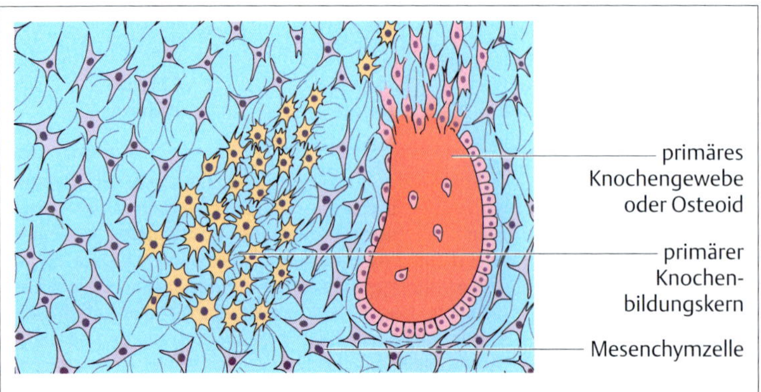

Abb. 2.**19** Desmale Verknöcherung über primäre Knochenbildungskerne.

Verknöcherung der Diaphyse

Der enchondrale Verknöcherungsprozess beginnt bereits im Mutterleib – etwa in der 6. bis 7. Woche nach der Befruchtung – direkt unter dem Perichondrium, einer Hüllschicht des knorpeligen Skeletts, und zwar mit einer desmalen Verknöcherung in der Mitte des knorpeligen Skeletts (Abb. 2.**20**). Dies passiert, weil es in diese Phase schon zum Kontakt zwischen – ins Gewebe einsprossende – Gefäße und dem Perichondrium kommt. Warum dies normalerweise in der Mitte der Diaphyse geschieht, ist allerdings noch immer unklar. Die direkt unter dem Perichondrium liegenden Zellen hypertrophieren und werden aufgrund der Freisetzung von VEGF (= vascular endothelial growth factor, Gefäßwachstumsfaktor) von zahlreichen Gefäßen durchsetzt (Maes et al. 2007).

Dadurch wandeln sich die im Perichondrium liegenden Zellen zu Osteoblasten um und beginnen mit der Knochenbildung, indem sie eine mineralisierte Matrix produzieren. Dies führt zu einer vermehrten Anzahl an vaskulären Endothelzellen und Osteoklasten bzw. Chondroklasten in der perichondriale Region. Durch noch unbekannte Ursache beginnt nun die enchondrale Verknöcherung. Es entsteht ein dünner Knochenmantel um die Knorpelstruktur. Dadurch bedingt können sich die Knorpelzellen nicht mehr durch Diffusion ernähren. Die Chondrozyten fangen an zu hypertrophieren, und die Matrix beginnt zu verkalken. Dadurch werden die Diffusionsprozesse noch mehr erschwert, so dass die Chondrozyten schließlich zerstört werden: Innerhalb des mineralisierten Knorpels bilden sich Lakunen.

Die Entwicklung des Knochenmantels, die in der Mitte der Diaphyse begonnen hat, breitet sich in Richtung beider Epiphysen aus. Der Knochenmantel deckt die beiden Enden des Knochens jedoch

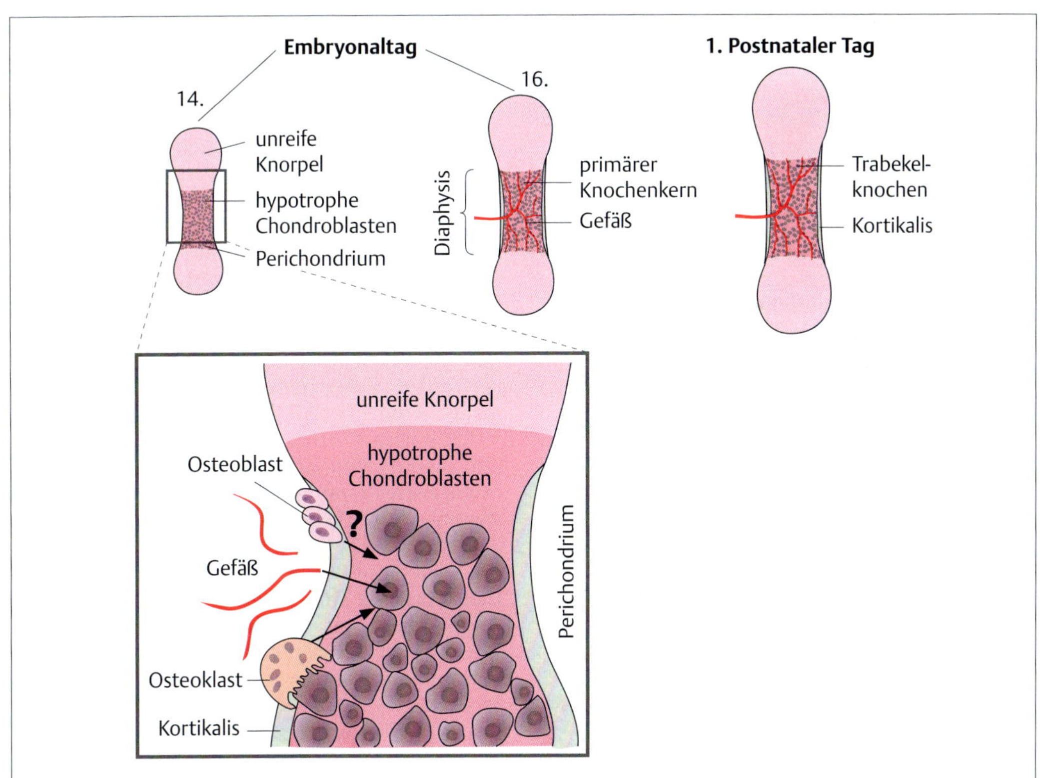

Abb. 2.**20** Frühe Veränderungen während der enchondralen Verknöcherung (nach Maes et al. 2007). In der knorpeligen Wand des zukünftigen Röhrenknochens differenzieren sich die unreifen Chondroblasten zu hypertrophen Chondroblasten (HC), da sich in den umgebenden Perichondrium Osteoblasten entwickeln. Um den 14. embryonalen Tag (bei Mäusen) kommt es zu einer Invasion von Gefäßen und Osteoklasten (Chondroklasten) im Perichondrium. Hierdurch wird der hypertrophe Knorpel zerstört, es entsteht der POC (= primary ossification center).

nicht ab. An den Epiphysen bleibt der Knorpel erhalten, er wird zum Gelenkknorpel.

Das gesamte Skelett wurde ursprünglich aus Mesenchymgewebe aufgebaut. Die meisten Mesenchymzellen, die enchondralen Knochen bilden, werden zu Chondroblasten. Die Zellen an der Außenseite wandeln sich zu Perichondrialzellen um. Diese können sich dann später zu Chondroblasten oder zu Osteoblasten (im Bereich der zukünftigen Kortikalis und Spongiosa) differenzieren. Die perichondrialen Zellen empfangen und senden permanent Signale von und zu den unten liegenden wachsenden Knorpelzellen.

Ganz zu Anfang liegen die Mesenchymzellen noch sehr nah aneinander (kondensiert), weshalb Gefäße nicht eindringen können. Im Zentrum werden die Zellen dann später zu Chondroblasten und fangen an zu proliferieren und eine Matrix zu bilden. Diese sog. Übergangschondroblasten sorgen für Wachstum und Formgebung des Knochens Auch die Chondroblasten liegen zu Beginn des Vorgangs sehr dicht beieinander, was auch hier das Einwachsen von Blutgefäßen erschwert, so dass das Gewebe avaskulär ist. Sie produzieren große Mengen Kollagen Typ II und Grundsubstanz. Wenn die Chondroblasten und deren Matrix eine – für jeden Knochen – typische Masse erreicht hat, stoppt deren Proliferation. Die Folge sind hypertrophierte Zellen. Diese Zellen produzieren jetzt vor allem Kollagen Typ X und mineralisieren die sie umgebende Matrix. Danach senden sie Signale an die perichondrialen Zellen, wodurch eine Invasion von Gefäße und Osteoblasten erfolgt.

Die noch proliferierenden Chondroblasten am Ende des Knochens verlängern den Knochen noch weiter.

Chondroblasten, die nahe an der hypertrophen Zone liegen, verändern ihren Form, werden flach und bilden regelmäßige Säulen. Die Asymmetrie dieser Säulen ist für die Form des Knochens maßgeblich. Perichondriale Zellen, die an hypertrophen Knorpelzellen grenzen, werden zu Osteoblasten, die die Kortikalis bilden. Außerdem wandern einige mit den einwachsenden Gefäßen zum Zentrum des Knochens und bilden dort die Spongiosa.

Signalaustausch zwischen Perichondrialzellen und Chondroblasten

Die perichondrialen Zellen scheiden Moleküle aus, die den oben beschriebenen Prozess kontrollieren. Im frühen Stadium setzen perichondriale Zellen und junge Chondroblasten das Parathyroid Hormone-related Protein (PTHrP) frei. PTHrP sorgt dafür, dass sich die Chondroblasten weiter teilen. Sie hören erst mit der Zellteilung auf, wenn sie weit genug von einer PTHrP-Quelle entfernt sind. Daraufhin produzieren die prähypertrophen Chondroblasten Ihh (= Indian hedgehog, ein Protein, das die Differenzierung, die Proliferation und das Wachstum der Chondroblasten während der enchondrale Verknöcherung steuert).

Ihh

- bewirkt eine gesteigerte Proliferation der Chondroblasten,
- wandelt die runden proliferierenden Zellen zu flachen Zellen um,
- sendet wichtige Signale an das Perichondrium,
- ist absolut notwendig, damit Perichondrialzellen und Chondroblasten am Ende des Knochens PTHrP produzieren durch,
- sendet Signale an die Perichondrialzellen, die direkt im Bereich der hypertrophen Chondroblasten liegen, und veranlasst so, dass sie sich zu Osteoblasten differenzieren.

Ihh und PTHrP regulieren im Zusammenspiel die Höhe der Proliferationssäulen. Während Ihh die Umwandlungsrate von runden zu flachen Zellen an der Spitze der Proliferationssäulen erhöht, ist PTHrP dafür zuständig, dass die flachen Zellen weiter proliferieren. Obwohl anfänglich alle Chondroblasten mit einer erhöhten Proliferation auf Ihh reagieren, synthetisieren im späteren Stadium nur noch perichondriale Zellen und Chondroblasten am Ende des Knochens PTHrP. Die räumliche Distanz zwischen dem Bereich, in dem Ihh und dem Bereich, in dem PTHrP produziert wird, stellt die koordinierte Umwandlung von runden zu flachen Chondroblasten und dann zu hypertrophe Chondroblasten sicher. Wenn die PTHrP-Produktion abnimmt, wird die Schicht flacher Zellen geringer, und die Stellen, an denen sich flache Zellen zu hypertrophen Zellen umwandeln, werden unregelmäßig (Kronenberg 2007).

Als nächster Schritt sprosst in der Mitte der Knorpel-Knochen-Struktur ein Gefäß ein, das von osteogenen Ursprungszellen begleitet wird. Diese stammen von Mesenchymzellen ab und wandern zu den Osteoblasten. Dort beginnen sie innerhalb des mineralisierten Knorpels Knochen zu bilden. Die knorpelige Matrix wird immer weiter abgebaut. Osteoblasten und Knochenmarkzellen besetzen das jetzt frei werdende Gebiet und bilden den sog. primären Knochenkern (POC = primary ossification center). Von hier aus schreitet der Prozess in distale und proximale Richtung, d. h. in Richtung Metaphyse (Wachstumsscheibe) fort.

Der ursprüngliche mineralisierte Knorpel wird auf Dauer vollständig durch Knochengewebe ersetzt.

Mit dem Einwachsen der Gefäße erreichen auch hämatogene Stammzellen die Knorpelstruktur. Diese Zellen entwickeln sich zu Osteoklasten. Die Osteoblasten beginnen mit der Produktion von Osteoid, das nach der Mineralisierung zu Knochengewebe wird. Zur gleichen Zeit wird von den Chondroklasten der mineralisierte Knorpel abgebaut. Auf diese Weise entsteht nun nach und nach die Diaphyse. Die Osteoklasten beginnen, an der Innenseite der Diaphyse Knochen abzubauen, wodurch sich aus einem massiven Knochen ein Knochenrohr entwickelt.

Parallel zum Entwicklungsprozess des Knochenmantels sieht man im Inneren des knorpeligen Skeletts, dass Knochenauf- und -abbau vom Zentrum aus in Richtung der beiden Epiphysen verlaufen.

Hierdurch wird die avaskuläre Knorpelsäule durch ein reich durchblutetes Knochen- und Knochenmarksgewebe ersetzt. Die Osteoblasten produzieren kontinuierlich knöcherne Matrix als Ersatz für den kalzifizierten Knorpel. Anschließend wird dann durch Osteoklastenaktivität und eine hieraus resultierende Knochenabbau das Gewebe modelliert und der spongiöse Trabekelknochen entsteht.

Im Gegensatz dazu wird der kortikale Knochen, die in longitudinale Richtung wachsende Knochenhülle, immer dicker und stabiler. Diese Art der Verknöcherung ist der desmalen sehr ähnlich.

Die Knochenmarkzellen können sich zu Adipozyten und zu Osteoblasten entwickeln. Aus dem Perichondrium entsteht das Periost.

Verknöcherung der Epiphysen

Die nächste Phase ist die Verknöcherung der Epiphysen. Dieser Prozess beginnt nach Auffassung verschiedener Autoren erst nach der Geburt. Andere sind dagegen der Meinung, dass er schon vor der Geburt einsetzt.

Im Zentrum der Epiphyse stellen die runden proliferierenden Chondroblasten (die regelmäßige Zellreihen bilden) ihre Zellteilung aus bisher ungeklärten Gründen ein und hypertrophieren.

Gleichzeitig produzieren sie VEGF (= vascular endothetial growth factor), wodurch Kapillaren in die Epiphyse einwachsen. Normalerweise ist der epiphysale Knorpel durch seine große Zelldichte resistent gegen eine vaskuläre Invasion. Am Ende des dritten Monats befinden sich an einigen Stellen fibrovaskuläre Auswachsungen oberhalb der sog. epiphysalen Linie. Sie kommen meistens im Zentrum der Epiphyse, aber auch ab und zu im peripheren Bereich vor. Diese fibrovaskulären Auswachsungen penetrieren immer tiefer in das Knorpelgewebe hinein und breiten sich nach lateral aus.

Wenn zwei Gefäße nahe aneinander kommen, entsteht ein neuer Ossifikationskern (Roach et al. 1998).

Die Chondroblasten sterben (Apoptose) und werden durch Osteoblasten ersetzt. Diese fangen an eine knöcherne Matrix aufzubauen, die dann wieder zum Teil von Osteoklasten abgebaut wird. Hierdurch entsteht die für die Epiphyse typische spongiöse Trabekelstruktur (Kronenberg 2006) (Abb. 2.**21**).

Im ca. 8. Monat entstehen lange fibro-ossale Verbindungen zwischen Epiphyse und Diaphyse. Im ca. 12. Monat ist die gesamte Epiphyse kalzifiziert, Knorpelgewebe ist kaum noch vorzufinden (Morini et al. 1999).

Die Verknöcherung der Epiphyse verläuft bei Menschen und einigen anderen (höheren) Säugetiere wie oben beschrieben. Bei Ratten und ähnlichen Tieren dagegen verknöchert die Epiphyse, indem Gefäße aus der Diaphyse einwachsen.

Nachdem die Verknöcherung der Epiphysen und der Diaphyse beendet ist, bleibt nur noch eine dünne knorpelige Trennschicht zwischen Diaphyse und Epiphyse übrig: die Metaphyse, die auch *Epiphysenfuge* oder *Wachstumsscheibe* genannt wird. An der epiphysären Seite der Wachstumsscheibe findet ununterbrochen ein Knorpelwachstum statt, wobei der Knorpel an der diaphysären Seite abgebaut und durch Knochen ersetzt wird.

Die Verknöcherung der Diaphyse ist normalerweise bei der Geburt bereits vollendet. Der Prozess der Verknöcherung beginnt im Mutterleib und hört nach Abschluss der Wachstumsphase auf.

Die Entstehung der kurzen Knochen, wie z. B. der Wirbelkörper, ist mit den oben besprochenen Vorgängen in den Epiphysen vergleichbar.

Zusammenfassung: Knochenbildung

Es gibt zwei Arten der Verknöcherung: erstens die endesmale oder desmale und zweitens die enchondrale. Die Verknöcherung eines Röhrenknochens startet in der Mitte der Diaphyse mit dem Prozess der desmalen Knochenbildung. Nach dem Einsprossen der ersten Gefäße in die Mitte der Diaphyse beginnt die enchondrale Verknöcherung. Beide Verknöcherungsprozesse bewegen sich von der Mitte der Diaphyse aus in Richtung der Epiphysen. Die Verknöcherung der Epiphysen beginnt etwas später und wird ebenfalls durch das Einsprossen von Gefäßen initiiert. Zwischen der Diaphyse und den Epiphysen entstehen die Wachstumsscheiben (Metaphysen), die durch ein Wachstum von Knorpelgewebe auf der epiphysären Seite und einem Verknöcherungsprozess auf der diaphysären Seite gekennzeichnet sind. Bei flachen Knochen findet nur eine desmale Verknöcherung statt.

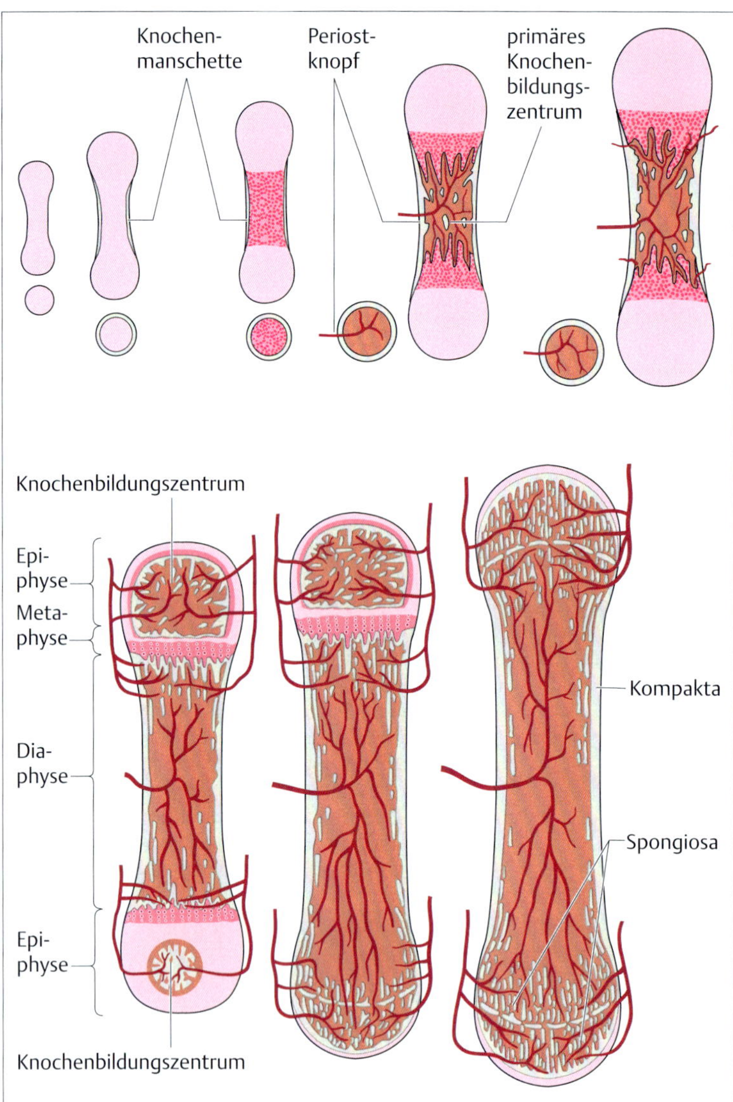

Abb. 2.**21** Enchondrale Verknöcherung über Umwandlung von Knorpelgewebe in Knochengewebe.

2.1.6 Knochenwachstum

Es gibt zwei Arten von Knochenwachstum, das Längen- und das Breitenwachstum.

Längenwachstum

Das Längenwachstum entsteht durch Wachstum des Knorpels innerhalb der Epiphysenfuge. Der Knorpel wird an der diaphysären Seite in Knochen umgewandelt. Zum Ende der Wachstumsphasen eines Menschen stoppt das Knorpelwachstum und die Epiphysenfuge wird knöchern durchbaut (Abb. 2.**23**, Abb. 2.**24**).

Die Wachstumsscheibe wird in fünf Zonen unterteilt, in

- die Ruhezone,
- die Proliferationszone,
- die Schwellungszone,
- die Kalzifizierungszone und
- die Knochenbildungszone.

Die *Ruhezone* ist eine Schicht von hyalinem Knorpel, in der allem Anschein nach keine nachweisbare Aktivität vorhanden ist. Dies erklärt ihren Na-

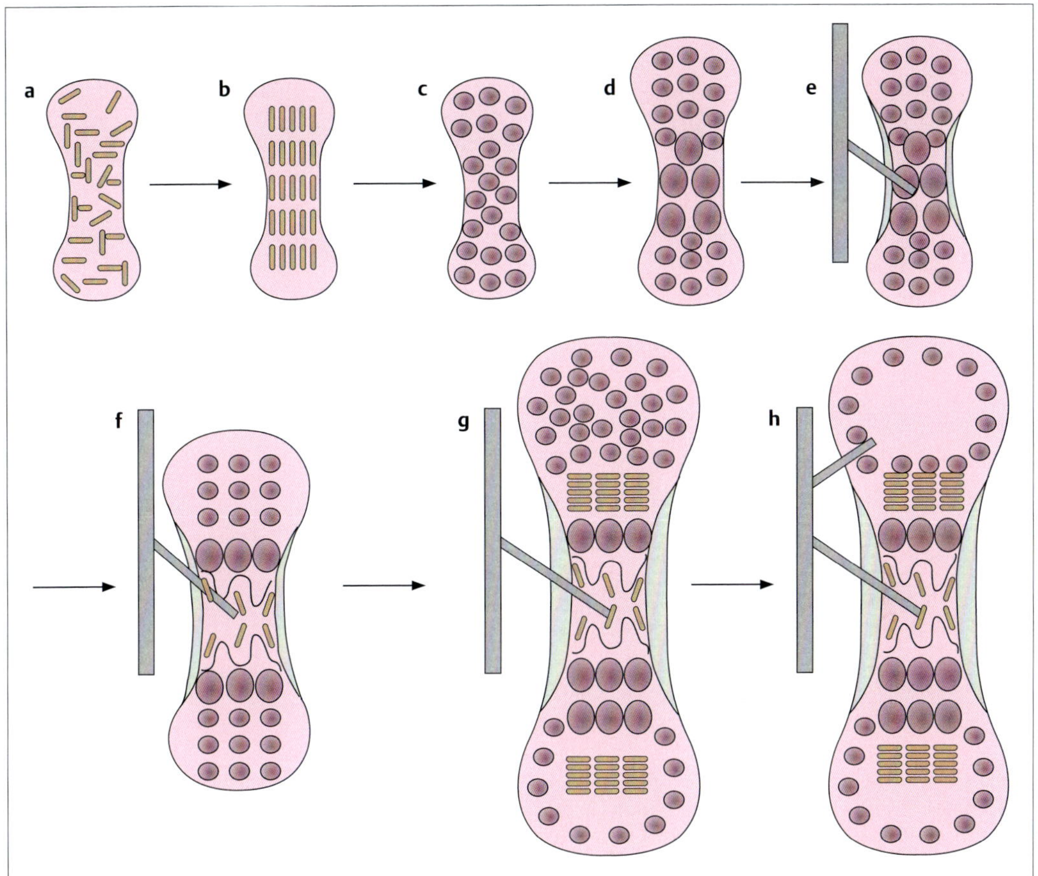

Abb. 2.**22** Enchondrale Knochenbildung. **a** Mesenchymzellen. **b** Die Mesenchymzellen bewegen sich aufeinander zu und bilden einen Kondensierungsbereich. **c** Mesenchymzellen differenzieren zu Chondroblasten. **d** Chondroblasten – im mittleren Knorpelbereich – stoppen ihre Proliferation und werden zu hypertrophierenden Chondroblasten. **e** Hypertrophe Chondroblasten induzieren eine Vaskularisation und die Bildung einer knöchernen Randleiste im anschließenden Perichondrium. **f** Osteoblasten differenzieren aus Zellen, die - durch oben genannte Vaskularisation - in das Knorpelgewebe transportiert werden und bilden dort die primäre Spongiosa. **g** Verbleibende Chondroblasten setzen ihre Proliferation fort und bilden Säulen von flachen Chondroblasten. **h** Sekundäre Ossifikationskerne entwickeln sich.

men. Die *Proliferationszone* ist die Zone, in der die Chondroblasten sehr aktiv sind und sich teilen. Hier entstehen flache Zellen, deren Längsachsen parallel zur Knochenlängsachse ausgerichtet sind. In der *Schwellungszone* werden die Chondroblasten sehr hypertroph. Zugleich wird die synthetisierte Matrix in dünnen, länglichen Platten angeordnet, die parallel zur Knochenlängsachse aufgebaut werden. In der *Kalzifizierungszone* werden die Matrixlamellen kalzifiziert; die Chondroblasten verschwinden. In der *Knochenbildungszone* sieht man Gefäße und osteogene Ursprungszellen einsprossen: Die Knochenbildung beginnt. Das ursprüngliche Knorpelgewebe wird durch Knochen ersetzt.

Durch das Längenwachstum der Wachstumsscheibe an der Seite der Diaphyse wird diese und damit der gesamte Knochen länger (Abb. 2.**25**).

Veränderungen im Bereich der Metaphyse (Wachstumsscheibe)

In dem kalzifizierten Knorpel der Metaphyse bilden sich direkt unterhalb der letzten Zellreihe mit hypertrophierten Chondroblasten (Schwellungszone) zylindrische Kanäle aus. Diese verlaufen parallel zur Knochenlängsachse und besitzen Kapillargefäße. Die Kapillaren bilden sehr viele parallel

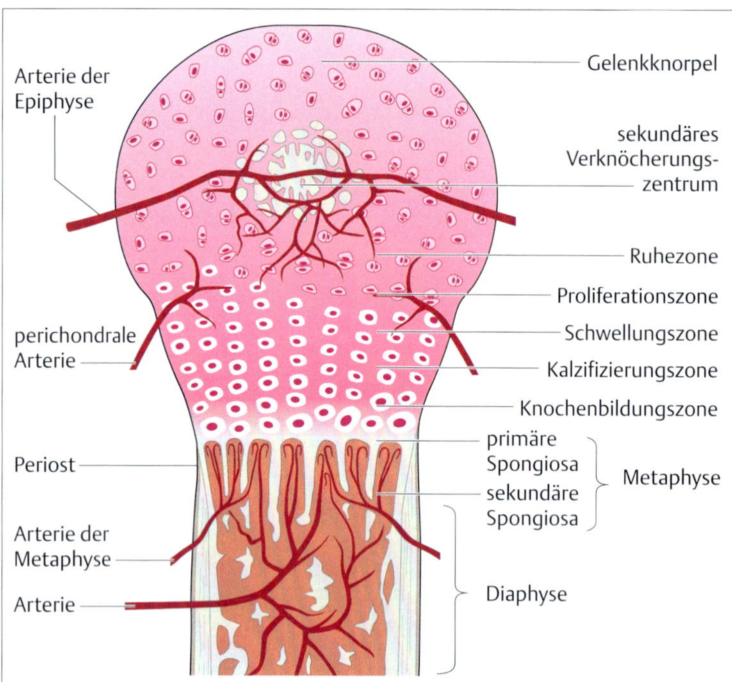

Abb. 2.**23** Längenwachstum des Knochen: Knorpel wird an der diaphysären Seite in Knochen umgewandelt.

verlaufende Schlingen, die an ihren Spitzen kleine (Durchmesser: 10 – 12 µm) Sprossen bilden (Aharinejad et al. 1995). Diese Kapillaren sind sehr reich an voluminösen Endothelzellen, die viele freie Ribosomen und raues endoplasmatisches Retikulum besitzen. Charakteristisch für diese Kapillaren ist auch, dass sie keine Basalmembran aufweisen.

An den Stellen, an denen die Chondroblasten mit Gefäßen in Kontakt kommen, sterben die Chondroblasten ab und werden durch Osteoblasten ersetzt.

Die Kanäle verlaufen durch die gesamte Wachstumsscheibe – von der Resorptionszone (Knochenbildungszone) über die Kalzifizierungs- und Schwellungszone bis hin zur Ruhezone.

Ein kleiner Bereich kalzifizierter Knorpel trennt die Kanäle voneinander. Diese Kalzifizierung ist direkt zum Kanal angrenzend am stärksten ausgeprägt. Das Lumen des Kanals selber kalzifiziert nicht. Die Mineralisierung (Kalzifizierung) der Knorpelmatrix ist nicht komplett, so dass kleine Poren von nichtmineralisierter Matrix entstehen, die die Chondroblastenlakunen miteinander verbindet. Diese Diskontinuität der Matrixkalzifizierung dient als Diffusionsweg für Metabolite, Nährstoffe etc. zu den Chondroblasten. Der kalzifizierte Knorpel ist sogar stärker mineralisiert als der benachbarte Knochen.

In der terminalen Wachstumsscheibe sterben die hypertrophen Chondroblasten ab, da die Chondroklasten die kalzifizierte Matrix, die die Zellen umgibt, abbauen (Lewinson und Silbermann 1992). Dies führt dann automatisch zu einer Invasion von Kapillaren und hat schließlich zur Folge, dass Osteoblasten die Lacunae der hypertrophen Chondroblasten besetzen und sich mit Knochenmaterial umgeben. Man vermutet sogar, dass diese Osteoblasten das terminale Stadium in der Differenzierung der hypertrophe Chondroblasten darstellen (Boyde und Shapiro 1987).

Breitenwachstum

Das Breitenwachstum wird auch als appositionelles Wachstum bezeichnet. Das Wachstum geht von den Osteoblasten aus, die auf der Außenseite des Knochens im Periost liegen. Die Osteoblasten produzieren Osteoid, das dann durch den Mineralisierungsprozess der Matrix und die kollagenen Fasern stabilisiert wird. Dadurch wird der Knochen dicker.

Damit der Knochen nicht zu dick und massiv wird, bauen auf der Innenseite, vom Endost ausgehend, Osteoklasten Knochen wieder ab (Abb. 2.**26**).

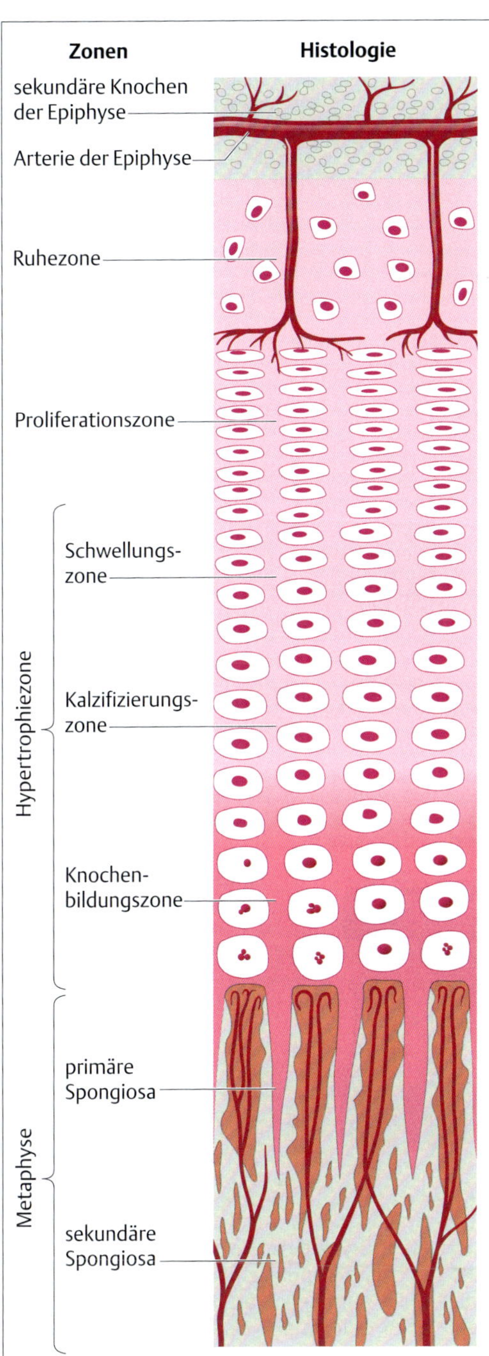

Abb. 2.**24** Längenwachstum des Knochens: Die fünf Zonen der Wachstumsscheibe.

Hormonelle Einflüsse auf das Knochenwachstum

Das Knochenwachstum steht unter dem Einfluss von verschiedenen Hormonen:

- Wachstumshormone
- Schilddrüsenhormone
- Geschlechtshormone Testosteron und Östrogen
- Nebennierenmarkshormone

Wachstumshormon Somatotropin

Der Hypothalamus produziert den Somatropin-Releasing-Faktor, der auch Wachstumshormon-Releasing-Faktor genannt wird. Dieser stimuliert die Hypophyse, die daraufhin das Wachstumshormon Somatotropin produziert. Es gelangt mit dem Blut zu den Körperzellen. Dort bewirkt es eine erhöhte Aminosäureaufnahme, eine erhöhte Eiweißsynthese und eine erhöhte Freisetzung von Fetten, wodurch mehr Energie bereitgestellt werden kann.

Das Wachstumshormon Somatotropin hat auf den Knochen keine direkte Wirkung, aber es stimuliert die Leber zur Freisetzung von Somatomedin: Dieses stimuliert die Chondroblasten in der Wachstumsscheibe zum erhöhten Knorpelwachstum und zur Matrixsynthese und damit zum Knochenlängenwachstum.

Schilddrüsenhormon Thyroxin

Der Hypothalamus produziert den Thyreotropin-Releasing-Faktor. Dieser regt die Hypophyse zur Produktion eines die Schilddrüse stimulierenden Hormons an. Diese produziert daraufhin das Schilddrüsenhormon Thyroxin, das die Eiweißsynthese stimuliert. Die Eiweiße erhöhen die Verbrennung von Zucker und Fetten und sorgen damit für eine erhöhte Energiebereitstellung.

Des Weiteren aktiviert das Hormon das Knorpelwachstum und die Hypertrophie des Knorpels in der Wachstumsscheibe. Gleichzeitig regt es die Osteoblasten an der diaphysären Seite der Wachstumsscheibe zur Verknöcherung an. Das Knochenlängenwachstum wird gefördert.

Geschlechtshormone

Testosteron sorgt für eine erhöhte Eiweißsynthese und stimuliert damit die Osteoblasten zu vermehrter Osteoidbildung. Testosteron, das männliche Geschlechtshormon, bedingt, dass Männer dickere und festere Knochen besitzen als Frauen.

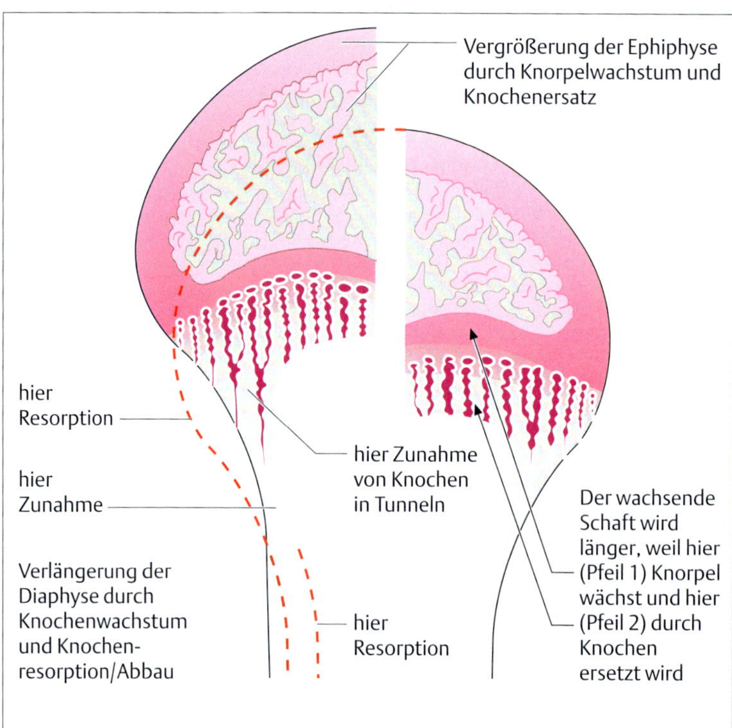

Abb. 2.**25** Längenwachstum des Knochens: Durch das Längenwachstum der Wachstumsscheibe wird der gesamte Knochen länger.

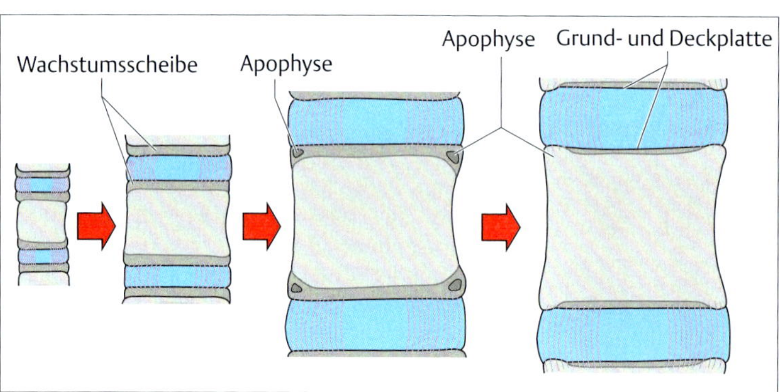

Abb. 2.**26** Schematische Darstellung des Breiten- und Längenwachstums am Beispiel eines Wirbelkörpers.

Nebennierenmarkshormone bzw. Nebennierenmarksandrogene stimulieren bei Frauen und Männern die gleichen Prozesse wie Testosteron.

Östrogen hemmt das Knorpelwachstum der Wachstumsscheibe, stimuliert dagegen deren Verknöcherung und beendet damit das Knochenlängenwachstum.

Östrogen sorgt auch dafür, dass weniger Osteoklasten gebildet werden, und dass es zu einem schnelleren Zelltod der Osteoklasten kommt. Das bedeutet natürlich umgekehrt, dass bei einem Östrogenmangel die Anzahl der Osteoklasten zunimmt und demzufolge mehr Knochen abgebaut wird (Weizmann und Pacifici 2007).

Bei Östrogenmangel produzieren die T-Zellen mehr TNF (= Tumor-Nekrose-Faktor), wodurch mehr Osteoklasten gebildet werden (Weitzmann und Pacifici 2007, Zallone 2006). T-Zellen werden im Knochenmark aus Monozyten gebildet (siehe auch Kap. 1 – Immunsystem).

Das Knochenwachstum hört bei Männern durchschnittlich ein Jahr später auf als bei Frauen, das erklärt auch, warum Männer meistens längere Knochen haben und größer sind als Frauen.

Zusammenfassung: Knochenwachstum

Das Knochenwachstum vollzieht sich einerseits durch Längenwachstum und andererseits durch Breitenwachstum. Beim Längenwachstum wird auf der epiphysären Seite der Wachstumsscheibe ständig Knorpel aufgebaut, der auf der diaphysären Seite in Knochen umgewandelt wird. Breitenwachstum entsteht mithilfe der Osteoblasten durch Knochenbildung an der Außenseite des Knochens im Periost. Parallel dazu wird auf der Innenseite des Knochens Knochen abgebaut. Das Wachstumshormon Somatotropin und das Schilddrüsenhormon Thyroxin haben Einfluss auf das Längenwachstum der Knochen. Das Geschlechtshormon Testosteron und die Nebennierenmarkshormone stimulieren die Osteoidbildung. Das Geschlechtshormon Östrogen bewirkt, das das Knochenwachstum beendet wird.

2.1.7 Durchblutung und Innervation

Durchblutung

Das Knochengewebe ist ein sehr gut durchblutetes Gewebe. Im gesamten Bereich trifft man Gefäße an. Eine große Arterie durchbohrt die Knochenwand in der Mitte der Diaphyse und gelangt bis in den Knochenmarksraum, wo sie sich aufteilt und den ganzen Bereich der Diaphyse durchblutet. Die kleineren Gefäße, die außerdem auch das Endost versorgen, gelangen über das Volkmann'sche System ins Knochengewebe, wo sie mit den Gefäßen des Havers'schen Systems anastomosieren. Von außen wird der Knochen von periostalen Gefäßen durchblutet, die ebenfalls über das Volkmann'sche System mit den Gefäßen des Havers'schen Systems in Verbindung stehen. Diese mehrfache Versorgung verdeutlicht, dass die Diaphyse sehr stark durchblutet wird.

Die Kortikalis besitzt damit zwei Systeme, die sich gegenseitig ständig kompensieren können und auf diese Weise eine permanente und optimale Durchblutung gewährleisten. In der Epiphyse gelingt dies nicht so gut, weil hier nur ein Gefäßsystem vorhanden ist (Abb. 2.**27** u. Abb. 2.**28**).

Das bedeutet, dass z. B. nach Frakturen die Epiphyse stärker und häufiger gefährdet ist als die Kortikalis (Buckwalter und Cooper 1987).

Weil der Verknöcherungsprozess unseres Skeletts mit der Einsprossung von Gefäßen in die Diaphyse und Epiphyse beginnt, sind Gefäße schon sehr früh bei der Entwicklung des Knochens zu finden. Gefäße, die erst später in den Knochen ein-

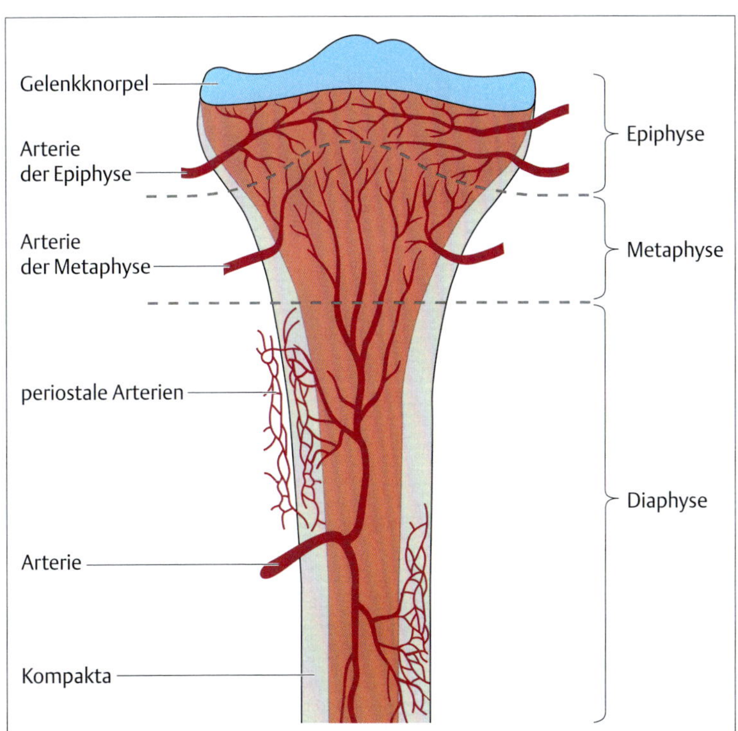

Abb. 2.**27** Arterielle Versorgung des Knochens.

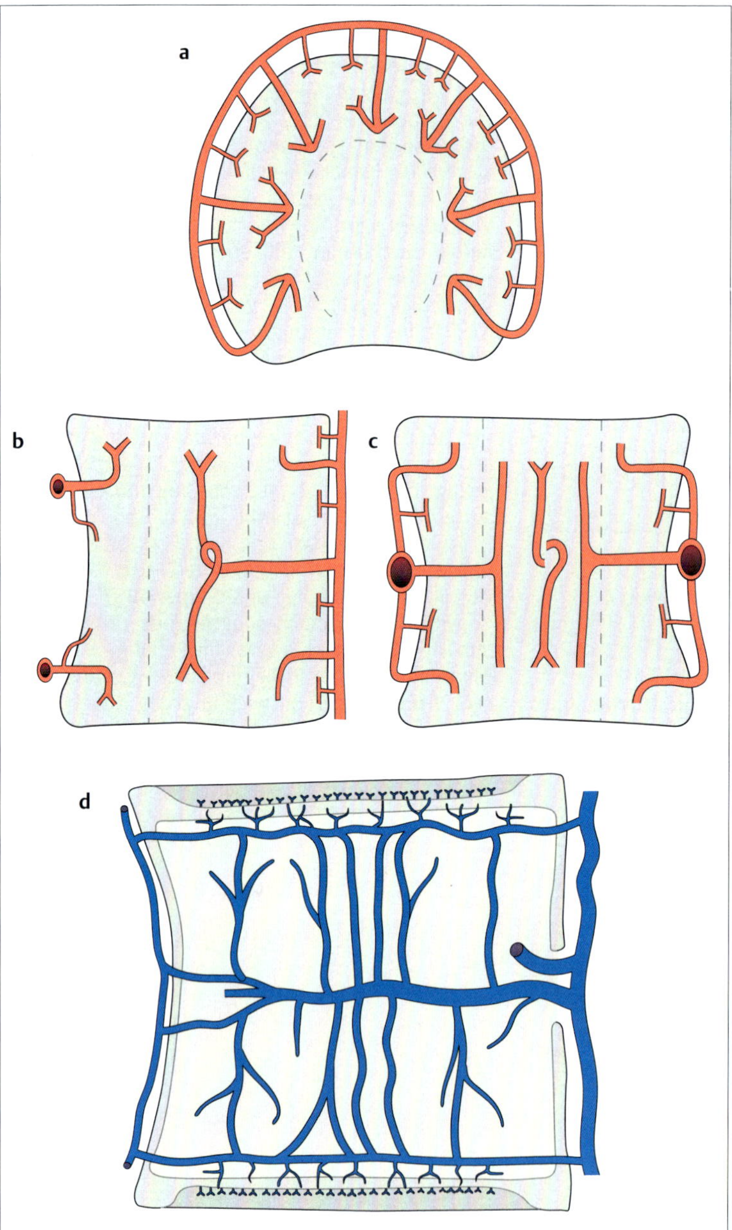

Abb. 2.**28** Arterielle Versorgung eines Wirbelkörpers. **a** transversaler und vertikaler Schnitt. **b** sagittaler Schnitt. **c** frontaler Schnitt. **d** sagittaler Schnitt, venöse Versorgung eines Wirbelkörpers.

treten, sind sogenannte metaphysäre Gefäße, was bedeutet, dass sie erst nach dem Abschluss des Knochenwachstums ihre Funktion erhalten.

Große Blutungen und Hämatome nach Frakturen weisen auf diese sehr gute Durchblutung des Knochens hin.

Die einzigen Bereiche des Knochens, die nicht durchblutet werden, sind die beiden Knochenenden, an denen der Knochen mit einer dünnen Schicht Knorpelgewebe (Gelenkknorpel) abgedeckt ist.

Im Übergangsbereich zwischen Knochen und Gelenkknorpel, dem subchondralen Knochenbereich, ändert sich die Durchblutung im Verlauf der Jahre häufiger. Im Bereich des Femurkopfs nimmt die Durchblutung vom Jugendalter bis zum 70. Lebensjahr um ca. 20 % ab, danach jedoch wieder zu. Im Humeruskopf nimmt die Durchblutung bis zum 60. Lebensjahr um ca. 15% ab und danach nicht mehr zu. Bereiche, an denen das Gelenk am meisten belastet wird, weisen grundsätzlich mehr Gefäße auf als unbelastete bzw. weniger belastete Bereiche – und zwar in jedem Alter. So weist das Femur ca. 25% und der Humerus ca. 15% mehr Gefäße auf als andere Knochen. Die physiologischen Umbauprozesse nach der enchondralen Verknöcherung nehmen im Femur vom Jugendalter bis zum 70. Lebensjahr um 50% und im Humerus bis zum 60. Lebensjahr um ca. 30% ab. Danach steigen sie aber wieder an, und zwar bis ungefähr auf das Niveau des Jugendalters. Auch hier ist dieses Phänomen vor allem an den Stellen zu finden, an denen die Belastung am höchsten ist (Lane et al. 1977).

Innervation

Der Knochen zeigt eine reiche Innervation. Dabei befinden sich neben sehr vielen vegetativen Nerven im Bereich der Gefäße überall im gesamten Knochenbereich sensorische Nerven. Alle Nerven verlaufen zunächst parallel zu den Gefäßen und erreichen so den Bereich des Knochenmarks und das Endost. Von dort aus gelangen sie über die Volkmann'schen Kanäle und das Havers'sche System tief in den Knochen. Die sensorischen Nerven breiten sich darüber hinaus im gesamten Knochen aus.

Das Periost ist ebenfalls gut innerviert, so dass auch von hier aus Nerven in den Knochen gelangen. Im Knochen selbst sind überwiegend unmyelinisierte, aber auch wenige myelinisierte Nerven anzutreffen.

Über die Aufgaben der sensorischen Nerven im Knochen ist bisher wenig bekannt. Schmerzweiterleitung, Weiterleitung von Belastungsreizen, aber auch Steuerung des Knochenaufbaus bzw. -abbaus werden als mögliche Funktionen aufgeführt.

Die Anzahl der Nerven im Knochen kann stark variieren. Man hat festgestellt, dass z. B. bei einer Arthrose die Menge an Nerven und Gefäßen im subchondralen Knochenbereich deutlich zunimmt und diese sogar in die kalzifizierte Knorpelzone eindringen (Reimann und Christensen 1977).

Die vermehrte nervale und vaskuläre Versorgung liefert eine mögliche Erklärung für die Belastungsschmerzen, über die Arthrosepatienten häufig klagen.

Zusammenfassung: Durchblutung und Innervation des Knochens

Knochengewebe ist sehr gut durchblutet. Es wird über Gefäße versorgt, die über das Endost und das Periost in das Havers'sche und Volkmann'sche System und von dort aus in alle Bereiche des Knochens vordringen. Nur der Gelenkknorpel an den Epiphysen wird nicht durchblutet. Mit den Gefäßen gelangen auch vegetative Nerven in den Knochen. Zusätzlich innervieren sensorische (afferente) Nerven den gesamten Knochenbereich. Über die sensorischen Nerven ist der Knochen in der Lage, Informationen über die auf ihn einwirkenden Kräfte an das zentrale Nervensystem weiterzuleiten.

2.1.8 Physiologie: Regulation des Kalziumhaushalts

Auch Knochen ist, wie alle Gewebe unseres Körpers, abhängig von physiologischen Reizen. Be- und Entlastung sind die Reize, die der Knochen für eine physiologische Entwicklung benötigt. Belastung verursacht in der Diaphyse vor allem Biege- und Rotationskräfte, in den Epiphysen eine Verformung des Fasernetzes durch die dabei auftretende Kompression.

Ohne den ständigen Wechsel von Be- und Entlastung wäre der Knochen nicht in der Lage, seine Stabilität zu gewährleisten und damit seinen verschiedenen Funktionen nachzukommen. Die Regulation des Mineralgehalts und damit der Stabilität des Knochens ist jedoch nicht nur von Belastungsreizen, sondern ebenfalls von Hormonen, Vitaminen und damit von der Ernährung abhängig. Eines der ersten Zeichen von Qualitätsverlust des Knochens ist eine Demineralisierung, besser bekannt als Osteoporose. Die physiologischen Mechanismen zur Regulation des Kalziumhaushalts, pathophysiologische Veränderungen und die Anpassung des Knochens an veränderte Belastungen (höhere oder geringere) werden im Folgenden differenziert beschrieben.

Belastungsreize und piezoelektrischer Effekt

Die physiologischen Kräfte, die auf den Knochen einwirken, sorgen für Biegekräfte im Knochen. Diese Biegungen verursachen durch Veränderungen im kollagenen Netzwerk und der Grundsubstanz eine Änderung der elektrischen Spannung, den *piezoelektrischen Effekt*. Sind weniger negative Teilchen im betroffenen Knochenbereich, so werden die Osteoklasten zum Knochenabbau stimuliert. Steigt dagegen die Zahl der negativen Teilchen, bauen die Osteoblasten Knochen auf (Abb. 2.**29**). Auch die mechanische Verformung der Zellen selber hat einen stimulierenden Einfluss auf deren Aktivität.

Mehrere Untersuchungen haben nachgewiesen, dass gesteigerte Belastung, wie z. B. das Tragen von Lasten, aber auch Krafttraining eine größere Stabilität und eine höhere Mineralisierung des Knochens zur Folge haben.

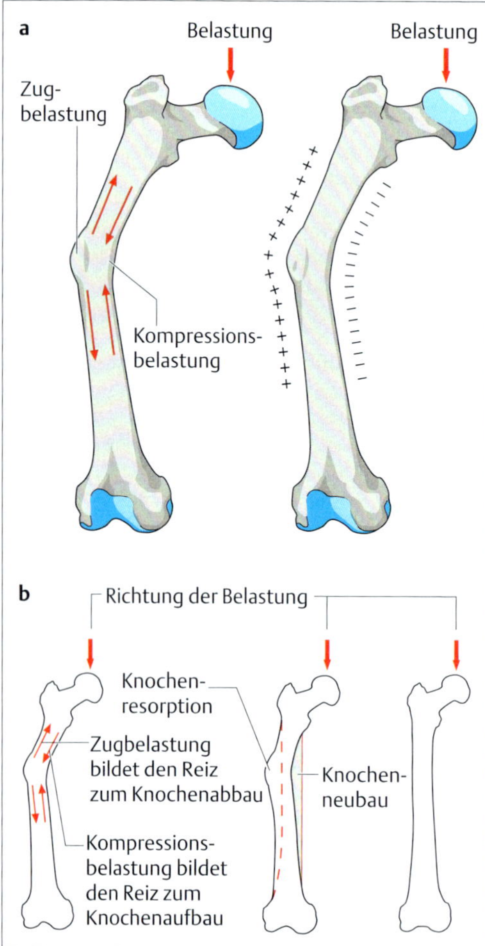

Abb. 2.**29** Belastungsreize auf den Röhrenknochen wirken in Form von Kompressions- und Zugkräften. Durch die Biegespannung entsteht der piezoelektrische Effekt, der die Knochenzellen zu Auf- und Abbau stimuliert.

Vitamine und Hormone

Ein konstanter Kalziumspiegel ist für unseren Körper von sehr großer Bedeutung. Der Körper versucht ständig, eine Kalziumkonzentration von ca. 2,4 mmol/l oder 100 mg/l im Blut beizubehalten. Kalzium ist zu 99 % im Knochenskelett gespeichert. Der restliche Anteil liegt hauptsächlich in ionisierter Form vor, wobei er unter anderem an Eiweiße im Blut gebunden ist. Eine geringfügige Menge ist in nichtionisierter Form in unserem Körper zu finden. Das über die Nahrung aufgenommene Kalzium wird entweder im Knochen gespeichert oder es verlässt den Körper über den Urin oder Stuhl.

Die Regulierung des Kalziumhaushalts, bei der nur das ionisierte Kalzium verwendet wird, ist von verschiedenen Faktoren abhängig:

- Vitamin D ermöglicht die Aufnahme von Kalzium aus der Nahrung.
- Kalzitonin ist für die Speicherung von Kalzium im Knochen verantwortlich.
- Das Parathormon kann dem Knochen Kalzium entziehen und die Resorption von Kalzium aus dem Vorurin erhöhen.

Vitamin D

Vitamin D kann nicht direkt über die Nahrung aufgenommen werden, sondern nur über eine Vorstufe in Form von 7-Dehydrocholesterol, das in tierischen Eiweißprodukten wie Eiern, Milch und Milchprodukten, Leber und Fisch vorhanden ist. Ein sehr bekannter Lieferant von Vitamin D_3 ist der Lebertran, der früher häufig, heute jedoch seltener eingenommen wird.

Neben Vitamin D_3 kann durch den Verzehr von Hefe und Pilzen auch Vitamin D_2 zugeführt werden. Beide Vitamine haben als wichtigste Vertreter des Vitamin D die gleiche biochemische Wirkung.

7-Dehydrocholesterol, eine Vorstufe des Vitamin D_3, wird unter dem Einfluss von UV-Strahlung in der Haut zu Vitamin D_3 bzw. Cholecalciferol umgewandelt und in Leber und Niere weiter aufbereitet. In der Leber erhält Cholecalciferol eine Hydroxylgruppe an der 25. Bindungsstelle und wird als 25-Hydroxycholecalciferol (25-OH-D_3) bezeichnet. In der Niere findet dann eine zusätzliche Hydroxylierung statt, bei der sich eine Hydroxylgruppe an die 1. Bindungsstelle bindet. Es entsteht 1,25-Hydroxycholecalciferol (1,25-$(OH)_2$-D_3). Das 1,25-Hydroxycholecalciferol wird zu den Darmzellen transportiert, wo es die Produktion von Eiweißen fördert. Die Eiweiße sind schließlich für die Aufnahme von Kalzium aus der Nahrung verantwortlich. In der Niere wird durch 1,25-Hydroxycholecalciferol außerdem die Resorption von Kalzium und Phosphaten aus dem Vorurin gewährleistet.

Da die Lebensdauer von Vitamin D_3 nur 2 – 5 Tage beträgt, ist die Funktion der Leber, große Mengen von 25-Hydroxycholecalciferol speichern zu können, für die Regulation des Vitamin-D-Haushalts und damit des Kalziumhaushalts ebenfalls sehr wichtig. Ein Vitamin-D-Mangel liegt jedoch selten vor, da der Mensch Vitamin D unter dem Einfluss von UV-Strahlung auch aus körpereigenem Cholesterin produzieren kann.

Ein Mangel an Vitamin D führt zu einem Kalziummangel im Knochen, weil einerseits durch den Vitamin-D-Mangel Kalzium im Dünndarm schlechter aufgenommen wird und andererseits Parathyroidhormon(PTH)-abhängig vermehrt Phosphat in den Nieren ausgeschieden wird, was sekundär zu Hyperparathyroidismus und Hypophosphatämie führt.

Dies hat dann wiederum eine Desorganisation der Wachstumsscheibe und dadurch eine Osteomalazie (Knochenerweichung) zur Folge (Demay 2006).

Kalzitonin

Kalzitonin wird auch Thyreokalzitonin genannt und in den C-Zellen der Schilddrüse produziert. Unter dem Einfluss von Kalzitonin wird die Aktivität der Osteoklasten und damit die Resorption von Kalzium aus den Knochen gehemmt. Gleichzeitig werden die Osteoblasten zum Knochenaufbau stimuliert, wobei Kalzium verbraucht wird und somit der Kalziumspiegel im Blut sinkt.

Die Menge des produzierten Kalzitonins ist abhängig von der Höhe der Kalziumkonzentration im Blut: Je höher der Kalziumspiegel im Blut ist, desto mehr Kalzitonin wird freigesetzt. Des Weiteren ist die Menge des produzierten Kalzitonins von Hormonen abhängig, die bei einem hohen Kalziumangebot der Nahrung im Magen-Darm-Trakt produziert werden.

Der Einfluss von Kalzitonin auf die Kalziumregulation ist bei Kindern von größerer Bedeutung als bei Erwachsenen, da der Knochenaufbau bei Kindern intensiver ist und schneller abläuft.

Parathormon

Das Parathormon wird in der Nebenschilddrüse (Glandula parathyroidea) gebildet und besitzt eine sehr kurze Lebensdauer von einer halben Stunde. Es stimuliert zunächst die Osteozyten zur Freisetzung von Kalzium und Phosphaten. Dadurch werden die Osteoklasten zum Knochenabbau und damit zur Freisetzung von Kalzium aktiviert. Gleichzeitig werden die Osteoblasten in ihrer Aktivität gehemmt.

Die Kalziumkonzentration im Blut ist direkt verantwortlich für die Menge an Parathormon, die freigesetzt wird. Verringert sich die Kalziumkonzentration im Blut, wird vermehrt Parathormon produziert und infolgedessen Kalzium aus dem Knochen freigesetzt. Erhöht sich dagegen der Kalziumspiegel, so wird die Aufnahme von Eiweißen in die Nebenschilddrüse gehemmt und damit die Produktion von Parathormon gesenkt. Die Freisetzung von Kalzium aus dem Knochen wird somit reduziert.

Um zu vermeiden, dass zu viel freigesetztes Kalzium über den Urin ausgeschieden wird, sorgt das Parathormon außerdem dafür, dass die Resorption von Kalzium aus dem Vorurin erhöht und demgegenüber die Ausscheidung von Phosphaten stimuliert wird. Das Parathormon gewährleistet, dass nur ganz geringe Mengen (5 – 10 %) Kalzium über den Urin ausgeschieden werden.

Zusammenfassung:
Regulation des Kalziumhaushalts

Knochen ist für den Erhalt seiner Stabilität und damit für seine Aufgabe als Schutz- und Stützgewebe auf einen ausreichenden Mineraliengehalt angewiesen. Dazu muss der Kalziumhaushalt reguliert werden. Die Mineralisierung ist abhängig vom Wechsel von Be- und Entlastungsreizen: Eine hohe Belastung verursacht eine Zunahme der Mineralisierung, eine geringe Belastung dagegen eine Abnahme. Die Mineralisierung ist auch von Vitaminen und Hormonen abhängig: Vitamin D ermöglicht die Aufnahme von Kalzium aus der Nahrung, wodurch der Körper Kalzium im Knochen speichern kann. Kalzitonin erhöht die Aktivität der Osteoblasten und senkt die Aktivität der Osteoklasten, wodurch die Mineralisierung des Knochens erhöht wird. Das Parathormon dagegen steigert die Aktivität der Osteoklasten und hemmt die Aktivität der Osteoblasten. Hierdurch entsteht eine Demineralisierung des Knochens.

2.1.9 Pathophysiologie: Demineralisierung, Osteoporose und Alterung

Unterbelastung oder Immobilisation sind charakteristische Beispiele für eine unphysiologische Beanspruchung des Knochens. Schon nach sehr kurzer Immobilisationszeit tritt eine Demineralisierung des Knochens und damit Osteoporose auf (Abb. 2.**30**).

Nach einer Immobilisationszeit von vier Wochen ist bereits erkennbar, dass ca. 340 mg Kalzi-

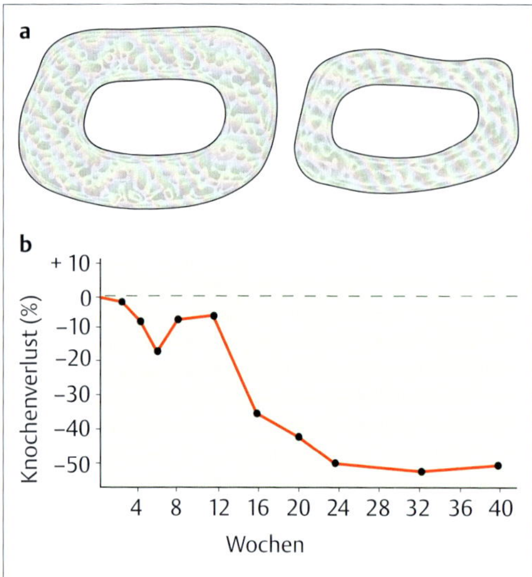

Abb. 2.**30** Immobilisationsosteoporose: Knochenabbau innerhalb von wenigen Wochen am Beispiel eines Röhrenknochens eines Hundes.

um pro Tag mit dem Urin ausgeschieden werden, während die physiologische Konzentration bei 180 mg pro Tag liegt. Im Verlauf des Alterungsprozesses ist ein geringer Verlust von Kalzium aus dem Knochen physiologisch. Nach dem vierzigsten Lebensjahr verliert man ca. 0,5 – 1,5 % Kalzium pro Jahr. Steigt der Kalziumverlust jedoch auf 3 – 4 %, entsteht eine Osteoporose. Man spricht in diesem Fall von sogenannten *Fast Loosers*.

Als Prophylaxe wird eine Zufuhr von Vitamin D und ca. 1000 mg Kalzium pro Tag empfohlen, wobei die Kalziumgabe bei Frauen nach der Menopause auf ca. 1500 mg pro Tag steigen sollte. Untersuchungen haben jedoch gezeigt, dass die meisten Menschen nur ca. 600 – 800 mg Kalzium pro Tag zu sich nehmen (Dietl 1995).

Alterung

Wie bereits oben erwähnt, ist das größte und sicherlich auch das bekannteste Problem hinsichtlich der Alterung der Knochen die Osteoporose. Bei der Osteoporose nehmen die Knochendichte und -masse durch Resorptionsvorgänge ab. Der Grund hierfür ist, dass die Aktivität der Osteoklasten im Alter zu- und die der Osteoblasten abnimmt. Osteoporose kommt häufiger bei Frauen als bei Männern vor, obwohl man inzwischen beobachtet, dass die Anzahl der Männer, die unter Osteoporose leiden, stetig zunimmt. Eine andere Veränderung im Knochen, die geschlechtsunabhängig ist, ist die Osteomalazie, die durch eine schlechtere bzw. geringere Mineralisierung des Knochens verursacht wird. Das bedeutet, dass hier die Knochenmasse bzw. die Knochendichte nicht verloren geht, sondern dass das kollagene Netzwerk im Knochen nicht mehr ausreichend durch Mineralien (Kalziumphosphaten) stabilisiert wird.

Der verstärkte Abbau des Knochens kann verschiedene Ursachen haben:

1. Eine geringere Vitamin-D_3-Konzentration im Blut im Alter (Bidlack et al. 1988), wodurch im Darm weniger Kalzium aus der Nahrung resorbiert wird. Hierdurch muss der Körper, um die Kalzium spiegel im Blut stabil zu halten, Knochen abbauen, damit mehr Kalzium freigesetzt wird.
2. In der Menopause wird die Menge an Östrogen geringer, wodurch die Konzentration von Parathormon zunimmt und die des Kalzitonins abnimmt. Kalzitonin hemmt die Osteoklastenaktivität und fördert die Osteoblastenaktivität. Parathormon dagegen stimuliert die Osteoklastenaktivität und hemmt die Osteoblastenaktivität.
3. Die Gabe von steroidhaltigen Medikamenten (Entzündungshemmer) führt zu einer verstärkten Osteoklastenaktivität und einer reduzierten Osteoblastenaktivität.
4. Eine Hyperparathyriodea, wodurch der Knochenabbau aufgrund der Zunahme des Parathormons beschleunigt wird.
5. Eine Hypoparathyroidea, wodurch die Kalziumresorption im Darm abnimmt.
6. Ein Bewegungs- bzw. Belastungsmangel, wodurch die Aktivität der Knochenzellen (Osteoblasten) abnimmt.

Eine große Gefahr bei Osteoporose als auch Osteomalazie sind spontan Frakturen.

Bei der Osteoporose ist der Mineraliengehalt der Knochen geringer, die Markhöhlen werden größer. Der Mineralienzusammensetzung im Blut und Urin ist aber weiterhin normal.

Die Knochenmasse nimmt sowohl bei Männern als auch bei Frauen bis zum ca. 35. Lebensjahr zu. Danach verlieren Frauen in den nächsten 25 Jahren ca. 25 % und Männer ab dem 50. bis 55. Lebensjahr ca. 12 % ihre Knochenmasse.

Bei älteren Personen findet man Osteozytenlakunen und eine amorphe Mineralienablagerung in den Havers'schen Kanälen(Kenney 1985).

Die Osteonen werden kleiner und die Menge der Zementlinien nimmt zu.

Nach Aussagen von Giansiracusa und Mitarbeiter (Giansiracusa et al. 1978) ist Osteoporose nicht durch einen Kalziummangel in der Nahrung oder durch eine verringerte Mineralisierung des Knochens bedingt, sondern durch eine verstärkte endostale Resorption, die größer ist als die Neubildung von Osteonen.

Diese Veränderungen kann man in der Spongiosa bereits ab dem 35. Lebensjahr beobachten, in der Kompakta dagegen erst ab dem 40. Lebensjahr. Die Knochenmasse nimmt ca. 0,5% pro Jahr ab. Nach der Menopause steigt dieser Wert auf 2% bis 8% an.

Männer besitzen normalerweise eine größere Knochenmasse als Frauen.

Eine gestörte Kalziumresorption kann verursacht werden durch:

- Vitamin-D-Mangel
- Darmstörungen, wodurch Kalzium nicht oder nur mangelhaft resorbiert wird
- Nierenerkrankungen
- Lebererkrankungen

Kalziumgabe

Um eine ausreichende Menge an Kalzium zu erhalten und damit für eine gute Knochenstabilität zu sorgen, wird immer wieder zum Verzehr von Kuhmilch und Milchprodukten geraten. Ob diese Empfehlung jedoch wirklich ohne Weiteres zu akzeptieren ist, erscheint mir fraglich. Dagegen spricht, dass Tiere, Vegetarier und ein sehr großer Teil der Weltbevölkerung nicht unter Osteoporose leiden, obwohl sie keine oder kaum Kuhmilch zu sich nehmen. Verschiedene Untersuchungen haben gezeigt, dass bei Vegetariern die Kalziumkonzentration im Urin deutlich niedriger war als bei Personen, die sich nicht vegetarisch ernähren. Des Weiteren konnte bei Vegetariern eine höhere Knochendichte und ein selteneres Auftreten von Osteoporose und Knochenfrakturen nachgewiesen werden. Hier stellt sich die sehr viel grundsätzlichere Frage, ob ein Mensch überhaupt Kalzium aus der Milch aufnehmen kann. Positive Angaben gehen von einer Kalziumresorption von 30% aus, weniger positiven Aussagen zufolge ist der Mensch in keiner Weise in der Lage, Kalzium aus der Milch zu resorbieren. Aus der Literatur ist weiter zu entnehmen, dass der Konsum von tierischen Eiweißen dazu führt, dass der pH-Wert in unserem Körper deutlich absinkt. Ob dies beim Trinken von Kuhmilch ebenfalls geschieht, wird diskutiert. Einige Autoren sind der Meinung, dass Milch die gleichen Auswirkungen wie alle anderen tierischen Eiweiße hat und zur Senkung des pH-Wertes führt. Andere Autoren vertreten dagegen die These, dass Milch eine mehr neutrale Reaktion in unserem Körper verursacht. Zur Neutralisierung des gesenkten pH-Wertes bzw. zur Aufrechterhaltung des Neutralwertes muss der Körper Basen rekrutieren. Die vom Körper verwendeten Basen sind u. a. Kalziumphosphate aus dem Knochen. Die Folge dieses Vorgangs ist natürlich eine Demineralisierung des Knochens. Die Reaktionen unseres Körpers auf tierische Eiweiße wurde in einer umfassenden Untersuchung von A. Wachmann und Mitarbeiter aufgezeigt und später von Abelow bestätigt (Abelow et al. 1992, Dietl 1995, Ellis et al. 1972, Wachmann et al. 1968, Willet 1994).

Daraus ist zu schließen: Milch kann sicherlich nicht als einzige und beste Kalziumprophylaxe angesehen werden. Auch durch den Verzehr von beispielsweise Obst und Gemüse können wir sehr viel Kalzium aufnehmen.

Östrogenbehandlung

Auch die immer wieder erwähnte Behandlung mit Östrogenen ist umstritten. Da der Körper bei einem hohen Östrogenspiegel vermehrt Kalzium speichern kann, werden Frauen in der Menopause zur Prophylaxe und Therapie auch mit Östrogenen behandelt. In nicht industrialisierten Ländern, in denen eine medizinische Versorgung kaum gewährleistet ist, erhalten vergleichbare Frauen jedoch keine Östrogene und zeigen trotzdem deutlich weniger Osteoporose. Diese Tatsache lässt den Schluss zu, dass die Osteoporoseprävention auch durch eine ausgewogene und naturbelassene Ernährung und normale körperliche Belastung gefördert werden kann.

Zu beachten ist außerdem die Tatsache, dass die künstlich zugeführten Mengen an Östrogenen das Risiko für Brust- und Gebärmutterkrebs deutlich erhöhen (Isales et al. 2007).

Ob die Menopause und der dadurch entstehende Östrogenmangel tatsächlich als Hauptursachen für Osteoporose anzusehen sind, ist fraglich in Anbetracht dessen, dass in anderen Teilen der Welt deutlich weniger Frauen an Osteoporose erkranken als in den industrialisierten Ländern und außerdem auch immer mehr Männer an Osteoporose leiden.

Einfluss von Medikamenten auf die Knochendichte

Steroidale Entzündungshemmer (Glukokortikoide)

Nehmen Patienten über einen längeren Zeitraum steroidale Entzündungshemmer, meist Kortisonpräparate (Glykokortikoide), ein, erhöht sich das Risiko, an einer Osteoporose zu erkranken. Denn eine der schwersten und bekanntesten Nebenwirkungen von Kortison ist, dass es neben einem negativen Einfluss auf Leber und Nieren auch die

Knochendichte verringert, also eine Osteoporose begünstigt. Bereits bei einer Einnahmedauer von ca. einem Jahr verliert der Knochen ca. 12% seiner Masse und noch weitere ca. 3% bei einer Einnahme über ein Jahr hinaus.

Diese Medikamente beeinflussen die Knochendichte und -stabilität sowohl direkt als auch indirekt. Eine indirekte Wirkung von Kortison ist z. B., dass es die Synthese und Ausscheidung von Sexualhormonen hemmt, die, wie oben bereits erwähnt, für die Knochenbildung essenziell sind. Zudem hemmt Kortison die Kalziumresorption in den Nierentubuli und in der Mukosa des Dünndarms. Dabei kann sogar ein Hyperparathyroidismus entstehen.

Eine direkte Wirkung der steroidalen Entzündungshemmer ist, dass sie die Osteoblasten und damit den Knochenaufbau hemmen (Kim et al. 2007).

Immunsuppressiva

Noch weitaus gravierender ist die Wirkung von Immunsuppressiva (Chemotherapie) auf die Knochendichte. Im Gegensatz zu Kortison, das nur eine relativ langsame Abnahme der Knochendichte und -stabilität verursacht, wird der Knochen unter dem Einfluss von Immunsuppressiva sehr schnell abgebaut. Grund hierfür ist, dass Immunsuppressiva sowohl das Zellwachstum als auch die Differenzierung zu Osteoblasten sehr stark hemmen, so dass die Knochenmasse sowohl in der Spongiosa als auch im Bereich der Kortikalis stark abnimmt (Tamler und Epstein 2006).

Interessant ist auch, dass ein Mittel, das in den letzten Jahren oft und gerne in der Schönheitschirurgie eingesetzt wird, das sogenannte Botox, auch eine deutlich nachweisbare und irreversible Osteoporose verursacht. Dies lässt sich dadurch erklären, dass durch Botox die Muskelaktivität lokal zum Erliegen kommt, wodurch der Knochen an diesen Stellen weniger belastet und infolgedessen die Zellaktivität (Osteoblasten) weniger gefördert wird. Obwohl der Einfluss von Botox auf die Muskeln reversibel ist, scheinen die Wirkung auf die Knochen irreversibel zu sein (Grimston et al. 2007).

Autoimmunerkrankungen

Bei Autoimmunerkrankungen, wie z. B. Rheuma (PCP), psoriatische Arthritis, Morbus Bechterew, Morbus Crohn usw., wird verstärkt TNF (= Tumor-Nekrose-Faktor) gebildet. TNF verstärkt zum einen (als proentzündliches Zytokin) Entzündungsprozesse und zum anderen stimuliert es die Bildung und Aktivität von Osteoklasten. TNF regt die Knochenmarkszellen im Knochenmark zur Synthese von Monozyten an, die über das Gefäßsystem zum Ort der Entzündung transportiert werden. Dort wandeln sie sich zu Makrophagen und Osteoklasten um.

Über die Blutbahn gelangen die Osteoklasten schließlich auch in die Gelenkkapsel und greifen von dort aus den Knochen und den Gelenkknorpel an. Interferon α hemmt die Bildung von Osteoklasten im Knochenmark (Schwarz et al. 2006).

Merke

Eine neuere Bezeichnung für Autoimmunerkrankungen ist Immune-mediated inflammatory disorders (IMIDS).

Regeneration: Ernährung und Bewegung

Vielleicht liegt eine Ursache für die häufiger auftretende Osteoporose in europäischen Ländern darin, dass unsere Nahrung nicht mehr die notwendigen Mengen an Vitaminen und Mineralien enthält. Eine weitere Ursache besteht sicherlich darin, dass sich viele Menschen zu selten und zu wenig körperlich betätigen. Untersuchungen haben gezeigt: Je stärker Knochen physiologisch belastet werden, desto größer ist die Mineralisierung, die Knochendicke und damit die Stabilität des Knochens. Dagegen nimmt die Dicke des Knochens ab, je weniger man belastet (Sabo et al. 1995). Patienten mit Koxarthrose oder Gonarthrose bekommen von Ärzten und Therapeuten z. B. häufig die Empfehlung, zur Schonung ihrer Gelenke mehr Fahrrad zu fahren. Der Nachteil dieser Aktivität ist jedoch die geringe Reizintensität, so dass die Demineralisierung der Knochen der unteren Extremität weiter fortbesteht.

Damit die Knochen ausreichend axiale Belastung erhalten und die Mineralisierung des Knochens stimuliert wird, sollten Patienten mit Koxarthrose oder Gonarthrose regelmäßig gehen. Günstig ist, die Belastung der Gelenke durch den Gebrauch von ein oder zwei Gehstützen zu verringern.

Die Gabe von Kalzitonin zur Behandlung der Osteoporose hat gezeigt, dass dessen Einfluss auf der Frakturprävention sehr gering ist und der Effekt auch nur kurz anhält (Isales et al. 2007). Auch die Gabe von Fluor hat gezeigt, dass die Knochendichte zwar zunimmt, aber gleichzeitig auch die Anzahl der Hüftfrakturen – und zwar deutlich (Isales et al. 2007). Neu in der Osteoporosetherapie ist die Gabe von Bisphosphonaten, die primär den Knochenabbau durch die Osteoklasten hemmt.

Dass Belastung auf unsere Knochen wichtig ist, damit sie ihren normalen Aufbau und ihre Stabilität behalten, zeigen auch Untersuchungen aus der Raumfahrt: Bei Raumfahrern nimmt die Knochendichte um ca. 1 – 2% pro Monat ab. In der Schwerelosigkeit resorbieren die Osteoklasten verstärkt Knochen, woraufhin der Kalziumspiegel im Urin zunimmt. Außerdem wird der Aktivität und der Bildung von Osteoblasten schon während eines sechsmonatigen Aufenthalts stark gehemmt. Ferner konnte man beobachten, dass das kollagene Netzwerk verstärkt Crosslinks aufweist (Saxena et al. 2007).

Zusammenfassung: Demineralisierung und Osteoporose

Immobilisation führt in sehr kurzer Zeit zu einer starken Demineralisierung und damit zur Inaktivitätsosteoporose. Pathophysiologische Veränderungen im Knochen verursachen ebenfalls Osteoporose. Als weitere Ursachen sind der Alterungsprozess, bei Frauen aufgrund der gesenkten Östrogenproduktion in der Menopause, aber auch der Konsum großer Mengen von tierischen Eiweißen anzusehen. Die genannten Faktoren haben eine gesenkte Belastbarkeit des Knochens zur Folge. Die Regeneration der Knochen kann durch eine Steigerung der Mineralisierung bewirkt werden. Sie ist einerseits von der Qualität unserer Nahrung, andererseits von der Menge an physiologischen Belastungsreizen abhängig. Die Regeneration kann durch eine ausgewogene Ernährung und mithilfe von Training bzw. Rehabilitation gefördert werden. Über die Nahrung wird dem Körper Kalzium zur Verfügung gestellt, das durch physiologische Belastungsreize vermehrt in die Knochen eingelagert werden kann. Die Belastbarkeit des Knochens steigt wieder.
Östrogene zur Therapie der Osteoporose bzw. zu ihrer Prävention sind in ihrer Wirkung sehr differenziert zu sehen. Zwar hat dieses Hormon eine stimulierende Wirkung auf die Osteoblasten, aber gleichzeitig birgt es ein stark erhöhtes Risiko für Brust- und Gebärmutterhalskrebs. Die Frage ist auch, warum Männer Osteoporose bekommen und warum Frauen aus anderen Teilen der Welt keine Osteoporose bekommen.
Medikamente wie steroidale Entzündungshemmer und vor allem Zytostatika führen sehr schnell zu einer sehr ausgeprägten Osteoporose. Auch Botox kann eine lokale Osteoporose auslösen.
Bei Autoimmunerkrankungen kommt es durch eine verstärkte Bildung von Makrophagen und Osteoklasten zu einem verstärkten Knochenabbau.

Merke

Eine Osteoporosetherapie sollte das Training des Bewegungsapparates durch adäquate Belastung zum Ziel haben und eine Ernährungsberatung im Sinne einer ausgewogenen, naturbelassenen Nahrung enthalten.

2.1.10 Knochenheilung

Knochenheilung ist ein Prozess, der normalerweise mit einer größeren Geschwindigkeit vonstatten geht als in den meisten anderen Geweben unseres Bewegungsapparates. Der Grund liegt darin, dass die Stabilität des Skeletts für Menschen von essenzieller Bedeutung ist. Für Tiere stellt sie eine Lebensnotwendigkeit dar, da ohne Stabilität keine Mobilität und damit fast kein Überleben möglich wäre.

Hämatom

Nach einer Fraktur entsteht normalerweise ein großes Hämatom, da nicht nur der reich durchblutete Knochen, sondern auch viele Weichteilstrukturen und damit viele Gefäße verletzt worden sind. Es kommt zu einer Ansammlung von geronnenem Blut, totem Knochengewebe, nekrotischem Knochenmark und zerstörtem Weichteilgewebe im Frakturgebiet. Obwohl oft behauptet wird, dass die Gerinnung dieses Hämatoms für die Knochenheilung entscheidend sei, weil sich hierdurch der Kallus entwickeln könne, ist ein solcher Zusammenhang eher infrage zu stellen, denn Knochenheilung findet z. B. auch bei Patienten mit Hämophilie (Blutern) statt, obwohl bei ihnen keine Gerinnung des Hämatoms erfolgt.

Das Hämatom weitet sich bis zum Frakturspalt aus, wo es dann durch Granulationsgewebe ersetzt wird. In dieses Gewebe produzieren Fibroblasten Kollagen Typ III und Grundsubstanz.

Etwas entfernt vom Frakturspalt beginnt das Periost einen periostalen Kallus zu bilden, um mehr Stabilität im Frakturgebiet zu erreichen (Claes und Augat 2005).

Durch die Anoxie – die durch die Gefäßverletzung entstanden ist – bilden sich auch sehr viele Chondroblasten, die anfangen, ihre knorpelige Matrix zu produzieren und auf diese Weise den Knorpelkallus zu bilden.

Entzündungsreaktion

In das Verletzungsgebiet wandern Makrophagen, Leukozyten und Mastzellen ein, die für die Freisetzung von Schmerz- und Entzündungmediatoren, wie z. B. Bradykinin, Prostacyclin, Thromboxan, Substanz P, Histamin und Prostaglandin-2, verantwortlich sind. Durch die Entzündungsmediatoren wird eine Entzündungsreaktion verursacht, womit die Wundheilung ihren Anfang nimmt.

Resorption

Gleichzeitig werden Makrophagen und Osteoklasten aktiv, indem sie das zerstörte Weichteil- und Knochengewebe als Fremdkörper erkennen und phagozytieren bzw. resorbieren. Die Resorption wird dadurch ermöglicht, dass es durch die Verletzung der Gefäße zu einer Ischämie und damit zum Zelluntergang kommt. Dies führt zu einer Freisetzung von verschiedenen lysosomalen Enzymen, wie z. B. Kollagenase, das die kollagenen Fasern angreift, und zur Freisetzung von anderen Enzymen, die die Matrix angreifen.

Wundkontraktion

Als nächstes gelangen Mesenchymzellen in das Verletzungsgebiet, wo sie sich zu Fibroblasten, Chondroblasten und Osteoblasten entwickeln. Zu Beginn eines Wundheilungsprozesses besitzen die neu gebildeten Fibroblasten im Allgemeinen kontraktile Eigenschaften und werden deswegen Myofibroblasten genannt. Während des Heilungsprozesses eines Knochens sind sie dort zu finden, wo die Stabilität des heilenden Gewebes wiederhergestellt werden muss (Wundkontraktion).

Revaskularisierung

Das Frakturgebiet wird dann, ausgehend vom umliegenden Gewebe, Schritt für Schritt revaskularisiert. Die vorhandenen Fibroblasten, Chondroblasten und Osteoblasten synthetisieren das sogenannte Granulationsgewebe, das die Fraktur überbrückt. Nach ca. 3 bis 4 Tagen entwickelt sich nun um die Fraktur eine Weichteilhülle, die man *Weichteilkallus* nennt. Die Weichteilhülle wird von Fibroblast-ähnlichen Zellen, die aus dem Kambium des Periosts expandieren, gebildet (Bourque et al. 1997).

Nachdem sich dieser Weichteilkallus gebildet hat, ist der Entzündungsprozess normalerweise beendet.

Granulation

In das Granulationsgewebe wird zu Beginn Kollagen Typ I, II und III angelegt, wobei es sich bei dieser weichen Struktur vor allem um Kollagen Typ I handelt. Der Weichteilkallus wird dann von Chondroblasten durch Knorpelgewebe (Knorpelkallus) bzw. eine Knorpelhülle ersetzt. Hierfür benötigt das Gewebe manchmal einen Monat, um die Frakturteile zu stabilisieren, so dass auf diese Weise eine interne Fixation entsteht. Das gesamte Frakturgebiet wird damit ruhiggestellt und ist gegen erneute Verletzungen geschützt.

Mineralisierung

Die Chondroblasten durchlaufen einen Prozess von Reifung, Hypertrophie und Kalzifizierung. Durch Letztere wird die Diffusion verhindert, wodurch ein Sauerstoffmangel (Hypoxie) entsteht.

Die Zellen beginnen nun, „Hypoxia Inducible Factors" (HIF) zu aktivieren, was dazu führt, dass der Gefäßwachstumsfaktor VEGF verstärkt produziert wird. Die darauffolgende Angiogenese sorgt dafür, dass die Chondroblasten von Osteoblasten ersetzt werden (Wang et al. 2007, Provot und Schipani 2007; s. auch Kap. 2.1.5 Knochenbildung. Mit den Gefäßen wandern auch Osteoklasten in das Frakturgebiet ein, die ebenfalls Stoffen freisetzen, die die Angiogenese fördern (Cackowski et al. 2007). Bisphosphonate (s. oben) – die heutzutage immer öfter als Osteoporosetherapie eingesetzt werden – hemmen die Angiogenese.

Danach wird dann der Kallus, durch das Einwachsen von Gefäße und eine daraus entstehende Übergang von Chondroblasten zu Osteoblasten, mithilfe des Mineralisierungsprozesses, durch den *harten Kallus* ersetzt, was in der Regel zwei Monate dauert. Es entsteht jetzt eine Struktur von mineralisiertem Knorpel, die im Laufe der Zeit über den Prozess der *enchondralen Verknöcherung* in Knochen umgebaut wird. Sie ist mit dem Primitivknochen vergleichbar, der zu Beginn des Verknöcherungprozesses gebildet wird. Allmählich bildet sich nun das Havers'sche System aus, wobei gleichzeitig mithilfe der Osteoklasten überflüssiges Knochenmaterial abgebaut wird. Periost und Endost wachsen jeweils wieder zusammen. Der Knochenauf- und -abbau wird durch die auf den Knochen einwirkenden physiologischen Belastungsreize reguliert. Letztendlich ist der Knochen wieder vollständig als eine homogene Knochenstruktur durchbaut, in der kaum Narben zu entdecken sind. Der gesamte Prozess der Knochenheilung steht unter dem ständigen Einfluss von verschiedenen Wachstumshormonen, die hier nicht weiter besprochen werden.

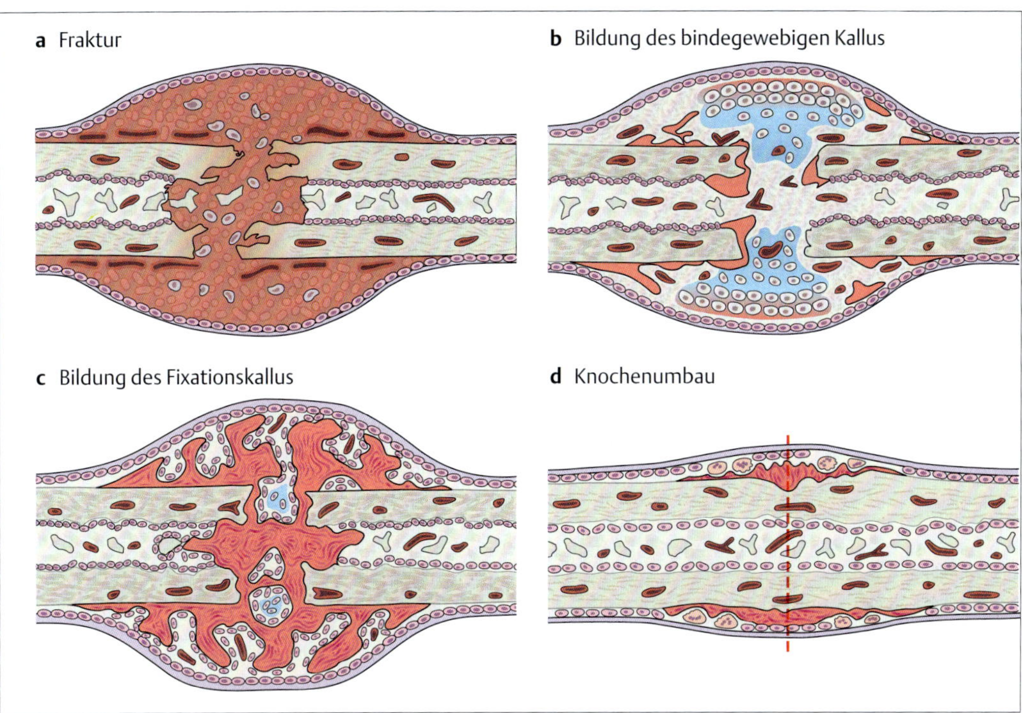

Abb. 2.**31** Phasen der Knochenneubildung nach einer Fraktur.

Die Knochenheilung läuft in ähnlicher Weise ab wie die Heilung in allen übrigen Bindegeweben (Abb. 2.**31**).

Sie durchläuft die gleichen Wundheilungsphasen. Die erste Phase der Knochenheilung wird als *Entzündungsphase* bezeichnet, die im Gegensatz zu anderen Bindegewebsformen sehr kurz ist. Sie dauert zumeist nur drei bis vier Tage. In dieser Phase wird das Frakturgebiet durch Granulationsgewebe überbrückt.

Als nächstes folgt die *Proliferationsphase*. In dieser Phase gehen die vorhandenen Bindegewebszellen zur Synthese über. Hier wird in großen Mengen Kollagen synthetisiert, vor allem Kollagen Typ I, II und III, wobei Typ I den größten Anteil ausmacht. Es wird jetzt knorpelähnliches Gewebe synthetisiert.

Bei der letzten Phase der Knochenheilung handelt es sich schließlich um die *Umbauphase*. Hier wird das knorpelähnliche Gewebe langsam durch normales Knochengewebe ersetzt.

Komplikationen bei der Knochenheilung führen zu einer *Delayed union* oder *Non-union*. Es entwickelt sich eine *Pseudarthrose*. Die Ursache für das Entstehen einer Pseudo-Arthrose ist bis heute noch nicht eindeutig geklärt. Die Erklärungsmodelle variieren von zu hoher oder zu niedriger Belastung im Frakturgebiet bis hin zu einem Mangel an Vitamin A und D oder zu hoher Dosierung dieser Vitamine. Aber auch Medikamente wie Kortikosteroide und Antikoagulanzien werden als Verursacher erwähnt. Diabetes oder eine Denervierung des Knochens gelten als weitere negative Faktoren. Das Phänomen der Pseudarthrose stellt insgesamt ein noch nicht geklärtes Rätsel dar.

Einflüsse auf der Knochenheilung

Viele verschiedene Untersuchungen haben gezeigt, dass die Knochenheilung von mechanischen Belastungen im Frakturgebiet abhängt. Neben diesen Belastungen sind aber auch Faktoren wie pH, pO_2, hydrostatische Druck, Flüssigkeitsstrom, osmotischer Druck und elektrokinetische Phänomene entscheidend. Man kann die Knochenheilung aber auch durch elektrischen Strömen, elektromagnetische Feldern und Ultra-Schall positiv beeinflussen.

Mechanische Belastung

Belastungen von $<5\%$ und ein hydrostatischer Druck von $<0{,}5$ MPa stimulieren die desmale Knochenbildung. Belastungen von 5 – 15 % und ein hydrostatische Druck von > 0,15 MPa fördert dagegen die enchondrale Knochenbildung. Werden die Belastungen allerdings sehr hoch (> 15 %), so wird eher ein fibröses Gewebe gebildet, was dann die Entstehung von Pseudo-Arthrosen zur Folge hat. Auch die Bewegungsamplituden im Frakturgebiet sind mit entscheidend: So sieht man, dass bei Bewegungsamplituden von 400 mm/s mehr Knochenmineralien gebildet werden als bei 2 – 40 mm/s.

Goodship (2005) beschreibt, dass niedrig dosierte Belastungen (geringer als im Alltag) mit einer Frequenz von 30 Hz die Osteogenese stimulieren.

Fixierungen von Frakturen (z. B. Plattenfixation) mit einen sehr hohen Steifigkeit und eine daraus resultierende geringe interfragmentäre Bewegung verzögern die Knochenheilung. Umgekehrt zeigen Fixierungen mit einer geringeren Steifigkeit einen stimulierenden Effekt auf die Knochenheilung. Des Weiteren hat Goodship festgestellt, dass der Abstand zwischen den Frakturteilen auch eine entscheidende Rolle bei der Frakturheilung spielt. Ein großer Abstand und ein großer interfragmentärer Bewegungsspielraum sorgen für die Bildung von Pseudoarthrosen. Optimal sind kleine Bewegungen von ca. 0,15 – 0,5 mm mit einer Frequenz von 25 – 50 Hz und einem Frakturabstand von ca. 1 mm (Goodship 2005). Hierdurch werden die Proliferation und der Metabolismus der Zellen vergrößert. Zudem wird mehr Prostaglandin produziert, damit eine Entzündungsreaktion und damit die Wundheilung optimal stattfinden können. Folglich beeinflussen die Gabe von Prostaglandinhemmern (Entzündungshemmer) diese Prozesse negativ. Die Belastungsreize müssen schon sehr früh während der Knochenheilung gesetzt werden. Werden die Belastungsreize beispielsweise erst 4 Wochen nach dem Knochenbruch gesetzt, so zeigen sie keinen Effekt mehr (Goodship 2005).

Therapeutische Reize auf die Frakturheilung

Elektrische und elektromagnetische Felder (EF und EMF) haben einen Einfluss auf die transmembranen Kanäle und erleichtern deren Interaktionen mit Transmembranrezeptoren. Durch diese Wirkung auf die Kanäle wird mehr Kalzium in die Zelle transportiert und Kalmodulin aktiviert. Die Rezeptoren, die aktiviert werden, sind vor allem der Parathyroidhormon(PTH)-Rezeptor und der Adenosine-A_{2A}-Rezeptor.

EF und EMF verbessern und beschleunigen die Knochenheilung nachweislich. So sieht man, dass im Knorpelgewebe während der Knochenheilung sich die Produktion von Kollagen Typ II verdoppelt und die der extrazellulären Matrix verdreifacht (Aaron et al. 2006). Auch die anschließende enchondrale Verknöcherung läuft schneller ab, weil die Reifung, die Hypertrophie und die Kalzifizierung der Chondroblasten beschleunigt werden (Abb. 2.**32**). Es hat sich aber bei diesen Untersuchungen gezeigt, dass EF und EMF vor allem in den ersten Tagen nach der Fraktur eingesetzt werden sollten. Werden diese Reize erst nach dem 9. Tag eingesetzt, zeigen sie keinen positiven Einfluss auf der Frakturheilung (Aaron et al. 2006). EMF stimuliert die Produktion von IGF-2-mRNA

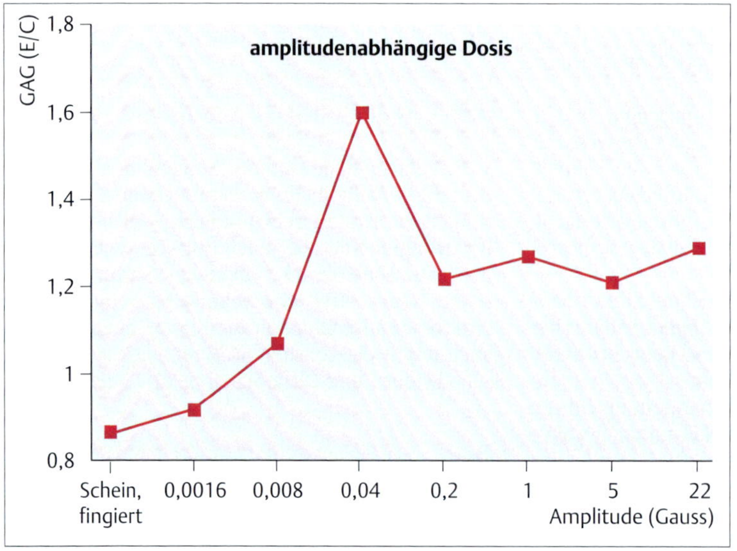

Abb. 2.**32** Die amplitudenabhängige Dosis zeigt eine ca. 20 – 30 %ige Steigerung der Chondrogenese bei 0,2 G und darüber. Bei 0,04 – 0,1 G erreicht die Chondrogenese eine deutliche Spitze von 50 – 60 % (GAG (E/C) = extrazelluläre Grundsubstanz).

(= Immunglobulin F-2), wodurch die Proliferation von Osteoblasten-ähnlichen Zellen ansteigt.

Negative Einflüsse auf die Knochenheilung

Nichtsteroidale Entzündungshemmer (NSAID) wie Ibuprofen, Indomethacin, Ketorolac, Celecoxib usw., aber auch die Generation der COX-2-Hemmer haben einen negativen Einfluss auf die Knochenheilung, weil sie:

1. die Differenzierung von Mesenchymzellen zu Osteoblasten erschweren,
2. die desmale Verknöcherung beeinträchtigen,
3. die Osteokalzinproduktion vermindern
4. und die Knochenbildung verlangsamen.

Wird gleichzeitig Prostaglandin E2 supplementiert, so verläuft die Knochenheilung wieder normal. Zu beachten ist allerdings, dass diese Medikamente auch vermehrt Pseudo-Arthrosen induzieren (O'Keefe et al. 2006).

Ultraschall (US) mit einen mittleren Intensität, so wie sie z. B. in der Physiotherapie verwendet wird, wirkt sich negativ auf die Frakturheilung aus. Dagegen hatte US mit einen Frequenz von 1,5 MHz in einer pulsierten Form von 1 KHz (Puls 1:5), einer Intensität von 30 mW/cm^2 und einer Dauer von 20 min/Tag einen positiven Effekt auf die Heilung, vor allem von frischen Frakturen (Heppenstall 2005). Auch in älteren Studien von Dyson und Brookes (pulsierter US von 500 mW/cm^2) und Klug et al. (pulsierter US 200 mW/cm^2) konnte ein positiver Effekt auf die Frakturheilung nachgewiesen werden (Heppenstall 2005).

Auch galvanische Ströme (2 – 20 µA) fördern die Frakturheilung, wenn sie 24 Stunden/Tag appliziert werden mit dem negativen Pol auf der Fraktur und dem positiven Pol weit entfernt auf den Weichteilen (Cadossi et al. 2005).

Interferenzströme mit einer Frequenz von 60 KHz und einer Intensität von 33 µA/cm^2 verbesserten ebenfalls die Knochenheilung und zeigten zudem einen positiven Effekt auf die Behandlung von Pseudo-Arthrosen (Cadossi et al. 2005). Gleiches gilt für pulsierte Elektromagnetische Felder (PEMF) (Cadossi et al. 2005).

Zusammenfassung: Knochenheilung

Die Wundheilung nach einer Fraktur lässt sich mit allen anderen Wundheilungsprozessen unseres Bewegungsapparates vergleichen. Auch hier werden alle Phasen, wie Entzündung, Proliferation und Umbau durchlaufen. Die Frakturteile werden zunächst vom Weichteilkallus überbrückt, der später in einen harten Kallus (mineralisierten Knorpel) umgebaut wird. Diese Knorpelstruktur wird schließlich wieder durchblutet und schließlich in normales Knochengewebe umgewandelt. Der Prozess gleicht der enchondralen Verknöcherung unseres Skeletts. Nach Beendigung der Wundheilung zeigt der Knochen nur eine ganz geringe Menge an Narbengewebe.

Die Belastbarkeit einer verletzten Struktur hängt jedoch nicht nur vom Heilungsstadium, sondern auch von der Art der ärztlichen Versorgung ab. In der physiotherapeutischen Behandlung ist zunächst der Stabilitätsgrad der versorgten Struktur zu berücksichtigen. In Deutschland wird die Stabilität mittels der Begriffe lagerungs-, bewegungs-, belastungs- oder trainingsstabil eingeteilt.

2.2 Gelenkknorpel

Der Gelenkknorpel ist eine Form des Bindegewebes, die wir in allen synovialen Gelenken des Körpers finden. Die Knochenenden synovialer Gelenke sind an beiden Seiten mit *hyalinem* Knorpel überzogen. Der Gelenkknorpel bildet die Abdeckschicht der Knochen im Gelenk und ermöglicht dort eine reibungslose Bewegung zwischen den beiden Gelenkpartnern. Auf der wellenförmigen Knorpeloberfläche liegen Glykoproteine. Die visköse Synovialflüssigkeit geht zur Mitte des Gelenkknorpels hin in eine wässerige Synovialflüssigkeit über (Abb. 2.**33**).

Das einzige synoviale Gelenk, das nicht an beiden Seiten mit hyalinem Knorpel überzogen ist, ist das Sakroiliakalgelenk. Während sich an der sakralen Seite des Gelenks hyaliner Knorpel befindet, liegt auf der Seite des Iliums ein mehr faseriger Gelenkknorpel. Eine eindeutige Erklärung hierfür ist bisher nicht gefunden.

2.2.1 Äußere Erscheinung

Der Gelenkknorpel bildet über beiden Enden des Knochens eine weiße, durchscheinende und glänzende Abdeckschicht. Die Farbe des Gelenkknorpels kann sich im Laufe des Alterungsprozesses zu

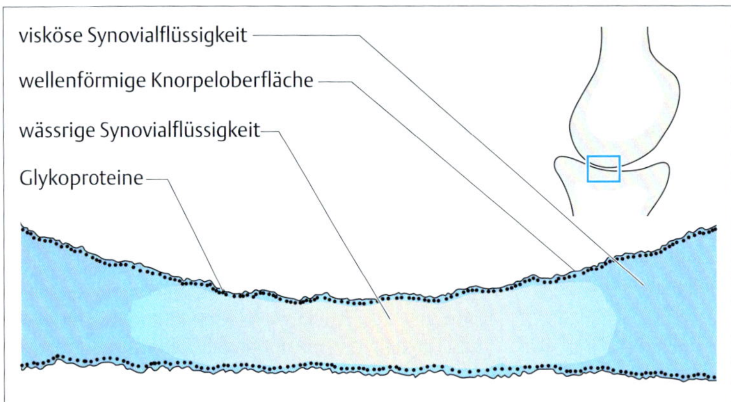

Abb. 2.**33** Gelenk mit Gelenkspalt und Gelenkknorpel, der eine wellenförmige Oberfläche aufweist. Darauf liegen Glykoproteine, visköse und wässerige Synovialflüssigkeit.

gelb bis gelbbraun verändern (Mainil-Varlet et al. 2003). Die Dicke der Knorpelschicht beträgt in der Regel einige Millimeter bis zu einem guten halben Zentimeter. Die Häufigkeit der Belastung und deren Intensität, die vor allem im Jugendalter während der Wachstumsphase auf den Knorpel einwirkt, kann die Dicke dieser Schicht beeinflussen. Sie wird umso dicker, je stärker sie innerhalb des physiologischen Rahmens belastet wird. Natürlich sind jedoch auch in diesem Zeitraum die Wachstumsmöglichkeiten der Knorpelschicht begrenzt.

2.2.2 Funktion

Der Gelenkknorpel dient der Absorption von Stoß- und Kompressionskräften. Er ist ein Puffer für alle Kräfte, die ansonsten direkt auf den Knochen auftreffen würden. Geht die knorpelige Schutzschicht z. B. bei einer Arthrose verloren, entstehen kleine Risse in den subchondralen Knochenbereichen, die bei Belastung Schmerzen verursachen können.

Eine weitere Aufgabe des Gelenkknorpels besteht darin, die Reibungskräfte zwischen den Gelenkpartnern zu reduzieren. Diese Funktion wird maßgeblich von der Synovialflüssigkeit unterstützt. Sie ist für die Schmierung eines Gelenks mit verantwortlich.

Zusammenfassung: Äußere Erscheinung und Funktion des Gelenkknorpels

Der Gelenkknorpel ist eine weiße, durchscheinende und glänzende Abdeckschicht des Knochens, die bis zu 0,5 cm dick werden kann. Sie dient als Schutzschicht zur Absorption von Stoß- und Kompressionskräften und zur Reduktion der Reibung. Bei Letzterem wird der Gelenkknorpel von der Synovialflüssigkeit unterstützt.

2.2.3 Aufbau

Innerhalb des Gelenkknorpels kann man 4 Zonen unterscheiden (Abb. 2.**34**):

- Zone I: Oberflächliche Knorpelzone
- Zone II: Mittlere Knorpelzone oder Übergangszone
- Zone III: Tiefe oder radiale Knorpelzone
- Zone IV: Kalzifizierte Knorpelzone

Zone I: Oberflächliche Knorpelzone

Die oberflächliche Knorpelzone ist die dünnste der 4 Zonen des Gelenkknorpels und nimmt ca. 10 – 20 % des Gelenkknorpels ein (Williams 2007). Direkt an der Oberfläche dieser Zone findet man eine dünne Schicht zellfreier Matrix und dünner kollagener Fibrillen. Über der oberflächlichen Knorpelzone liegt ein ganz dünner Film Synovialflüssigkeit, der *Lamina splendens* genannt wird, deren Aufgabe noch nicht geklärt ist. Die Zellen dieser Zone haben eine längliche Form und liegen – in der oberflächigen Zone des oberen Sprunggelenks – in kleinen Gruppen zusammen, mit ihren Längsachsen parallel zur Knorpeloberfläche. Diese findet man im Kniegelenk nicht vor (Guilak et al. 2006). Sie sind in diesem Bereich wahrscheinlich wenig aktiv, obwohl ein endoplasmatisches Retikulum, ein Golgi-Apparat und Mitochondrien vorhanden sind.

Die Wasserbindung der Matrix ist in diesem Bereich deutlich höher als in den anderen 3 Zonen. Die Aufgabe der oberflächlichen Knorpelzone besteht hauptsächlich darin, Scherkräfte abzufangen und Reibungskräfte zu reduzieren. Die kollagenen Fibrillen sind hier am dünnsten und verlaufen parallel zur Gelenkoberfläche. Die Chondrozyten in diesem Bereich produzieren Schmierungsproteine,

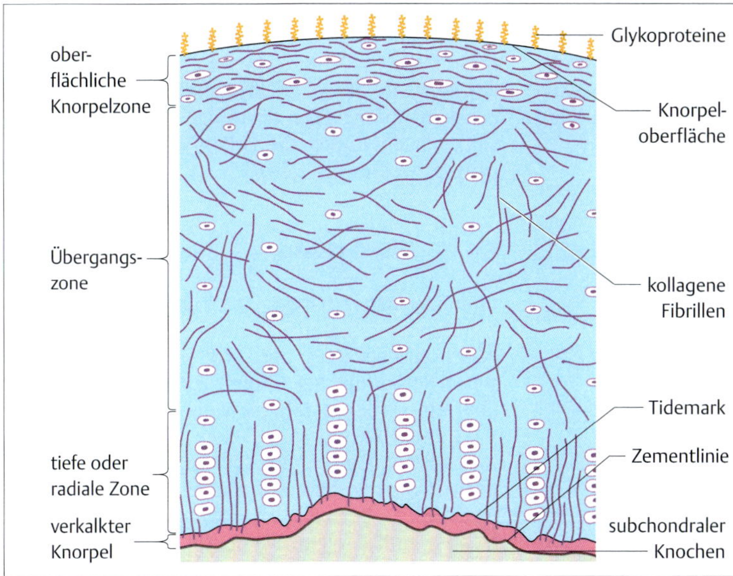

Abb. 2.**34** Aufbau des Gelenkknorpels: Zone I: Oberflächliche Knorpelzone, Zone II: Mittlere Knorpelzone oder Übergangszone, Zone III: Tiefe oder radiale Knorpelzone, Zone IV: Kalzifizierte Knorpelzone.

sogenannte SZPs (superficial zone proteins). Sie sorgen zusätzlich mit Proteoglykan 4 (PRG-4) und der Lamina splendens für eine optimale Schmierung des Gelenks (boundary lubrication). Auch das von der Membrana fibrosa produzierte Lubricin optimiert diese Gelenkschmierung. PRG-4 ist zudem auch immunoreaktiv, d. h., es wird bei Gelenkentzündungen aktiv (Schmidt et al. 2005).

Zone II: Mittlere Knorpelzone oder Übergangszone

Die mittlere Knorpelzone, auch Übergangszone genannt, ist die dickste Knorpelzone und nimmt ca. 40 – 60 % des Gelenkknorpels ein (Williams 2007). Die kollagenen Fibrillen sind hier etwas dicker als in der Zone I und verlaufen unregelmäßig, d. h. eher schräg zur Knorpeloberfläche und bilden eine Art von Bögen (Arkaden).

Die Zellen dieser Zone sind rundlicher und aktiv. Auch diese Zellen bilden kleine Gruppen, die dann auch eher schräg zur Gelenkoberfläche verlaufen. Sie produzieren primär Grundsubstanz (Schmidt et al. 2005). Eine spezifische, mechanische Aufgabe der mittleren Knorpelzone ist nicht bekannt.

Zone III: Tiefe oder radiale Knorpelzone

Die tiefe oder radiale Knorpelzone nimmt ca. 30 % des Gelenkknorpels ein (Williams 2007). Die kollagenen Fibrillen besitzen hier den größten Durchmesser. Sie verlaufen in dieser Zone senkrecht zur Gelenkoberfläche.

Die Zellen der tiefen Knorpelzone sind aktive Chondroblasten. Sie haben eine runde Form und liegen in Gruppen bzw. Ketten zusammen, die parallel zu den kollagenen Fibrillen verlaufen.

Die Proteo- und Glykosaminoglykane binden in dieser Zone stärker an kollagene Fibrillen als in den anderen Zonen. Die Aufgabe der tiefen Knorpelzone besteht im Absorbieren von Kompressionskräften.

Zone IV: Kalzifizierte Knorpelzone

Die kalzifizierte Knorpelzone ist normalerweise sehr dünn. Die Grenze zwischen Zone 4 und kalzifizierter Knorpelzone wird von der *Tidemark*, dem Grenzstreifen, gebildet. Man nennt diesen Streifen auch *blue line*. Die Bezeichnung verdankt er der Tatsache, dass er bei den gängigen Färbungen während histologischer Untersuchungen durch den hohen Mineraliengehalt eine blaue Färbung annimmt.

Die kollagenen Fibrillen laufen durch die Tidemark in die kalzifizierte Zone und verbinden so den weicheren verformbaren mit dem harten nicht verformbaren Gelenkknorpel. Sie verbinden und stabilisieren den Gelenkknorpel mit dem Knochen.

In der kalzifizierten Zone gibt es einige kleine Zellen, wahrscheinlich Chondrozyten, die normalerweise wenig aktiv sind. Sie besitzen ein kleines

Zytoplasma und haben fast kein endoplasmatisches Retikulum. Die untere Grenze dieser Zone wird von der *Zementlinie* gebildet, die die Grenze zum subchondralen Knochen darstellt. Die Aufgabe der kalzifizierten Knorpelzone ist die Verbindung des Gelenkknorpels mit dem Knochen.

Zusammenfassung: Aufbau und Aufgaben des Gelenkknorpels

Der Gelenkknorpel wird in 4 Zonen unterteilt:

- Die oberflächliche Knorpelzone (ca. 10 – 20 %) absorbiert die Scherkräfte und reduziert die Reibungskräfte.
- Die Übergangszone (ca. 40 – 60 %) hat keine weiteren spezifischen Aufgaben.
- Die tiefe Knorpelzone (ca. 30 %) absorbiert Kompressionskräfte.
- Die kalzifizierte Knorpelzone (ca. 10 %) verbindet den Gelenkknorpel mit dem Knochen.

2.2.4 Komponenten

Der Gelenkknorpel ist, wie alle anderen Bindegewebsarten auch, aus Zellen und Matrix aufgebaut.

Der Zellanteil im Gelenkknorpel beträgt ca. 1 – 10 % (Regling 1994). Die Menge der Grundsubstanz beträgt ca. 10 – 15 %, Kollagen ca. 1 – 2 % und Wasser 60 – 80 %.

Die *Zellen* des Gelenkknorpels heißen *Chondroblasten* und *Chondrozyten*.

Diese Zellen synthetisieren die Bestandteile der Matrix, die beim Knorpel aus kollagenen Fasern, Proteo- und Glykosaminoglykanen sowie nichtkollagenen Proteinen zusammengesetzt ist. Die Grundsubstanz der Matrix bindet im Knorpelgewebe sehr viel Wasser. Der hohe Wasseranteil (60 – 80 %) macht die Besonderheit des Knorpelgewebes aus. Durch diesen kann der Gelenkknorpel seine zentrale Funktion erfüllen, nämlich Kompressionsbelastungen absorbieren.

Zellen

Die Zellen des Gelenkknorpels sind, wie oben schon erwähnt, Chondroblasten und Chondrozyten. Die Zellen im Gelenkknorpel haben keinen direkten Kontakt zueinander, bilden aber sog. interzelluläre Kanäle durch integrale Membranproteine (Connexin 43) (Schwab et al. 1998). Sie können sich vom Jugendalter an bis zum Ende des Wachstums teilen – eine Fähigkeit, die nach Beendung der Wachstumsphase nahezu gänzlich verschwindet. Beim Erwachsenen findet nur noch eine ganz geringe bis gar keine Zellteilung mehr statt. Da die Zellen nur eine begrenzte Lebensdauer haben, nimmt die Zahl der Zellen folglich im Laufe der Jahre ab. In der oberflächlichen Knorpelzone, in der von Anfang an nur wenige Zellen vorhanden sind, verschwinden die Zellen während des Alterungsprozesses fast gänzlich.

Chondroblasten

Chondroblasten haben eine rundliche Form und gehören zu den aktiven Zellen. Sie haben ein deutlicher ausgeprägtes und größeres endoplasmatisches Retikulum als Chondrozyten und verfügen über eine größere Zahl an Mitochondrien.

Chondroblasten sind Zellen, die bei ihrer Syntheseaktivität auf Sauerstoff angewiesen sind, jedoch in geringerem Ausmaß als andere Bindegewebszellen. Beispielsweise benötigen die Fibroblasten im Kapselgewebe deutlich mehr Sauerstoff.

Chondroblasten können eine anaerobe Glykolyse durchführen. Aus diesem Grund findet man Chondroblasten in Geweben, die keine direkte Durchblutung besitzen, also in avaskulären Geweben, die einen niedrigen pH-Wert aufweisen.

Avaskuläre Gewebe besitzen deutlich geringere Regenerations- und Heilungsmöglichkeiten als durchblutete. Wie verschiedene Untersuchungen belegen, finden jedoch trotzdem Regenerationsprozesse statt (Mitchell et al. 1976, Mitchell et al. 1980, Woo et al. 1991).

Chondrozyten

Chondrozyten sind den weniger aktiven oder inaktiven Zellen zuzurechnen. Bei histologischen Untersuchungen hat man festgestellt, dass Chondrozyten eher länglich aussehen und ein weniger ausgeprägtes endoplasmatisches Retikulum sowie weniger Mitochondrien besitzen als Chondroblasten.

Zusammenfassung: Zellen des Gelenkknorpels

Die Zellen des Gelenkknorpels sind Chondroblasten und Chondrozyten. Chondroblasten sind die synthetisch aktiveren Zellen. Chondrozyten hingegen sind wenig bis gar nicht aktiv. Die Zellen des Gelenkknorpels synthetisieren die Bestandteile der Matrix.

Matrix

Die Matrix des Knorpels besteht aus Wasser und *Makromolekülen*, also den verschiedenen Proteinen. Im Knorpel findet man

- 50% kollagene Fasern bzw. Fibrillen, also kollagene Proteine, überwiegend vom Kollagen Typ II,
- 30 – 35% nichtkollagene Proteine wie die Vernetzungsproteine Decorin, Fibromodulin, Chondrocalcin, Chrondronectin, Fibronektin, Vitronectin, Thrompospondin, Anchorin DII usw. sowie Verbindungs- oder Linkproteine und
- 15 – 20% Proteoglykane und Glykosaminoglykane.

Im Gelenkknorpel unterscheiden wir 3 Formen von Matrix:

- *Perizelluläre Matrix*: Dies ist die Matrix, die sich in einer ganz dünnen Schicht direkt um die Zelle legt. In diesem Bereich findet man auch viele nichtkollagene Proteine wie Anchorin DII, Chrondronectin und viele andere, welche die Matrix mit der Zelle bzw. mit der Zellmembran verbinden.
- *Territoriale Matrix*: Sie umschließt die perizelluläre Matrix mehrerer Zellen. Sie ist vor allem in der tiefen Zone des Gelenkknorpels zu finden, in der die Zellen in Ketten angeordnet liegen.
- *Interterritoriale Matrix*: Diese stellt den deutlich größten Anteil der Matrix des Gelenkknorpels dar und macht dessen eigentliches Volumen aus.

Die Makromoleküle des Knorpels binden sehr viel Wasser. Das Verhältnis von Wasser zu Makromolekülen liegt zwischen 60 – 80% Wasser zu 20 – 40% Makromolekülen. Dieses Verhältnis verschiebt sich von der Oberfläche in die Tiefe zugunsten der Makromoleküle. In den oberflächlichen Bereichen ist die im Knorpelgewebe gebundene Wassermenge also deutlich höher als in den tiefer gelegenen. Das *interstitielle Wasser*, die *Gewebsflüssigkeit*, enthält Gase, kleinere Proteine und Metaboliten.

Eine Zelle bzw. mehrere Zellen mit ihrer umgebenden perizellulären und territorialen Matrix wird auch *Chondron* genannt (Regling 1994). Formveränderungen der Chondrone während Be- und Entlastung haben einen großen Einfluss auf den Zellmetabolismus (Schmidt et al. 2005). Belastungsveränderungen der extrazellulären Matrix (ECM) stimulieren die Zelle zu einer verstärkten Proteoglykansynthese und beeinflussen die Reaktion der Zelle auf Wachstumshormone. Es ist sogar so, dass die ECM kontrolliert, welche und wie viel Wachstumshormone zu der Zelle gelangen. Auch Veränderungen der perizellulären Matrix (PCM) beeinflussen sehr stark die Aktivität der Zelle. Dies geschieht sowohl unter normalen physiologischen Umständen als auch während pathologischer Veränderungen, z. B. bei Arthrose. Bei einer statischen Belastung sieht man, dass die Proteoglykanproduktion in der PCM zu-, in der ECM jedoch abnimmt. Bei einer dynamischen Belastung hingegen nimmt sie in beiden Bereichen zu (Guilak et al. 2006).

Kollagene Fasern

Die kollagenen Fasern des Gelenkknorpels bestehen vorwiegend aus kollagenen Fibrillen vom Typ II (90 – 95%). Kollagen Typ II trifft man in Geweben an, die wie das Gelenkknorpelgewebe eine sehr hohe Konzentration an Proteoglykanen und viel Wasser besitzen, und deren größte und regelmäßigste Belastungsform die Kompression ist (Abb. 2.**35**).

Im Knorpel sind in geringeren Prozentanteilen außerdem die Kollagene der Typen V, VI, IX, X, XI und XII (Hyc et al. 2001) vorhanden. Ihr prozentualer Anteil liegt in Größenordnungen von 5 – 10%. Die Aufgaben der verschiedenen kollagenen Fasern sind noch weitgehend ungeklärt. Wahrscheinlich sind sie für die Stabilität des kollagenen Netzwerks mit verantwortlich.

Vom Kollagen Typ VI nimmt man an, dass er die Dicke des Kollagens Typ II bestimmt und kontrolliert (Fleischmajer et al. 1990). Es kommt hauptsächlich in der perizellulären Matrix vor, wo es zusammen mit Proteoglykanen, Hyaluronsäure und

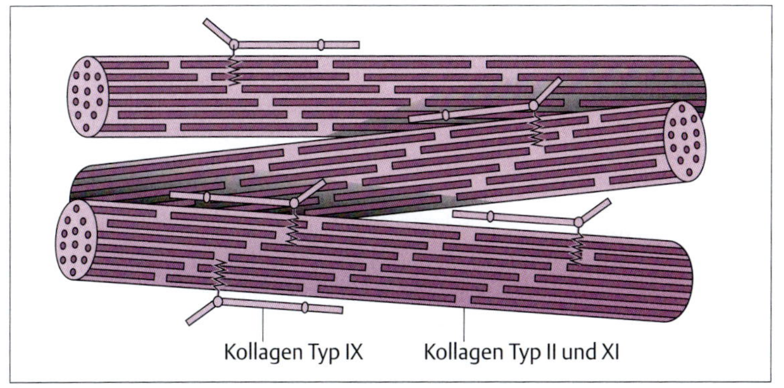

Abb. 2.**35** Crosslinks zwischen Kollagen Typ II und Kollagen Typ IX und XI.

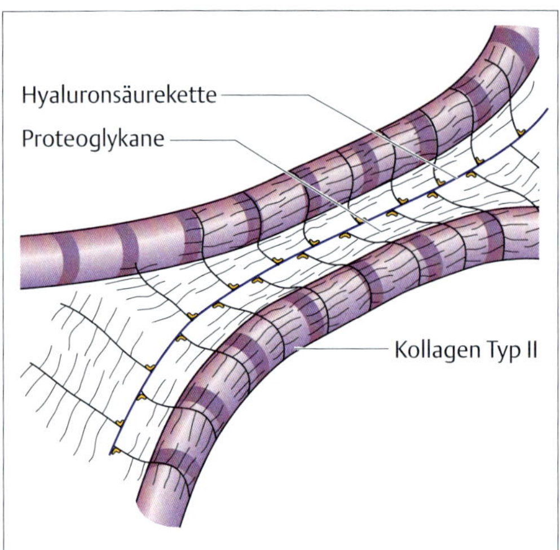

Abb. 2.**36** Verbindung zwischen kollagenen Fibrillen und Proteoglykanaggregaten zur Stabilisierung des kollagenen Netzwerks.

Decorin ein feines Netzwerk bildet. Es bindet die perizelluläre Matrix an die Zelle und reguliert auf diese Weise die Zellaktivität (Guilak et al. 2006).

Kollagen Typ VI bindet grundsätzlich gut an sehr viele Vernetzungsproteine wie Decorin, Fibromodulin, Fibronektin, Perlecan, aber auch an Heparin und Hyaluronsäure. Sehr schlecht hingegen bindet es an Kollagen Typ I und II (Guilak et al. 2006).

Die Kollagene der Typen IX und XI sind in der Lage, sehr viele Verbindungen (Crosslinks) mit den Fibrillen des Kollagens Typ II einzugehen. Sie können auf diese Weise das kollagene Netzwerk stabilisieren (Abb. 2.**36**). Kollagen Typ XI stimuliert die Produktion der kollagenen Fibrillen und begrenzt deren Durchmesser auf ca. 20 nm (Yingst et al. 2009).

Der Durchmesser der kollagenen Fibrillen beträgt normalerweise 50 – 200 nm. Sie verbinden sich je mit ca. 1000 Chondronen und sind über sog. Vernetzungsproteine mit der Zellmembran und damit mit dem Zellinneren verbunden (Regling 1994).

Das kollagene Netzwerk bildet ein Geflecht, in dem die Proteoglykane, Glykosaminoglykane und das von ihnen gebundene Wasser Platz finden. Da die Grundsubstanz sehr viel Wasser binden kann, wird das kollagene Netzwerk unter Spannung gebracht und in diesem Zustand gehalten. Gerade diese Kombination eines kollagenen Netzwerks mit einer wassergefüllten Grundsubstanz verleiht dem Gelenkknorpel seine Fähigkeit, Kompressionskräfte zu absorbieren.

Kollagen Typ X wird von hypertrophierenden Chondrozyten produziert. Damit wird die Mineralisierung des Gewebes eingeleitet, die enchondrale Kalzifizierung (s. auch Kap. 2.1 Knochen). Kollagen Typ II und X verbinden sich mit Annexin V in der Zellmembran und sorgen dann dafür, dass die Zelle mehr Ca^{2+} intrazellulär transportiert: Dies führt dann zur endgültigen Mineralisierung der extrazellulären Matrix (Kim und Kirsch 2008, Mainil-Varlet et al. 2003).

Vergleich: Gelenkknorpel – Wasserbett

Zum besseren Verständnis kann man sich den Knorpel wie ein Wasserbett vorstellen. Das Wasser des Bettes wird von einer Hülle zusammengehalten, die es erlaubt, sich auf das Bett zu legen. Die Menge an Wasser, die in der Hülle, dem kollagenen Netzwerk, untergebracht werden muss, ist abhängig vom Körpergewicht des Menschen, der sich auf dieses Bett legen möchte: Je größer das Körpergewicht, desto mehr Wasser ist nötig. Auf diesem Prinzip beruhen z. B. auch Auto- oder Fahrradreifen. Wasser wird hier durch Luft ersetzt: Auch dabei gilt, dass die im Reifen benötigte Luftmenge individuell an das Gewicht des Fahrzeugs angepasst werden muss. Je größer also die Kompressionskräfte sind, die das jeweilige Knorpelgewebe abzufangen hat, desto mehr Wasser muss im kollagenen Netzwerk gebunden werden.

Grundsubstanz

Die Grundsubstanz des Gelenkknorpels ist aus einer zentralen Kette von Hyaluronsäure aufgebaut, an die mithilfe von Verbindungsproteinen, den Linkproteinen, Proteoglykane gebunden sind. Die Proteoglykane werden von einer zentralen Eiweißkette gebildet, an die wiederum verschiedene Glykosaminoglykane (GAGs) kovalent (Guilak und Setton 2005) gebunden sind.

Die GAGs, die wir im Gelenkknorpel vorfinden, sind Chondroitin-4-Sulfat, Chondroitin-6-Sulfat, Keratansulfat und in der oberflächlichen Schicht etwas Dermatansulfat. Durch die Bindung von mehreren Proteoglykanen an eine Hyaluronsäurekette entstehen Proteoglykanaggregate.

Die verbindenden zentralen Eiweißketten kann man in 3 Abschnitte unterteilen:

- Abschnitt I: Bindung mit Hyaluronsäure
- Abschnitt II: Bindung mit Keratansulfat
- Abschnitt III: Bindung mit Chondroitinsulfat

Im Bindungsabschnitt mit Hyaluronsäure kann das Ende der zentralen Eiweißkette nur mithilfe eines Verbindungsproteins, eines Linkproteins, an die Hyaluronsäurekette binden. Im hyaluronsäurenahen Bereich der zentralen Eiweißkette können die Keratansulfatketten an die Eiweißkette binden. In diesem Abschnitt werden ca. 60% der vorhandenen Keratansulfatgruppen gebunden. Die restlichen Bereiche der zentralen Eiweißkette werden für die Bindung mit den Chondroitinsulfatketten genutzt. Hier binden über 90% der vorhandenen Chondroitinsulfatketten (Abb. 2.**37**).

Wasser bindet an die SO_4^{2-}- und an die COO^--Gruppen der Glykosaminoglykane und erzeugt auf diese Weise eine stark negativ geladene Matrix (Regling 1994). Diese negative Ladung wird durch freie Na^+- und K^+-Ionen ausgeglichen. Bei Belastung wird die Basis des Gelenkknorpels negativ, die Gelenkoberfläche positiv geladen. Während einer Belastung findet innerhalb von 60 – 90 Sekunden eine elektrische Spannungsänderung von 6 – 11 mV statt.

Durch die negative Ladung und die starke Affinität, die die Grundsubstanz des Knorpels zu Wasser hat, entsteht ein Wassermantel um die Glykosamino- und Proteoglykane. Der Wassermantel ist sehr stabil und kann so der Verformung durch Kompression standhalten. Die eigentliche Funktion des Gelenkknorpels beruht also auf der Stabilität dieses Wassermantels (Abb. 2.**38**).

Die Glykosaminoglykane können sich außer an Wasser auch an Na^+- und Ca^{2+}-Ionen binden. Dadurch entsteht ein starker osmotischer Schwellungsdruck, der unter dem Namen *Donnan osmotischer Druck* bekannt ist und im Knorpelgewebe ca. 0,35 MPa beträgt.

Das kollagene Netz verhindert, dass die Matrix ihre maximale Aufnahmekapazität für Wasser ausschöpft. Unter pathophysiologischen Umständen, z. B. bei beginnender Arthrose, wenn das kollagene Netzwerk nicht mehr intakt ist, nimmt die Grundsubstanz mehr Wasser auf. Die Folge ist eine Schwellung des Gelenkknorpels.

Während der Kompression des Gelenkknorpels wird die Grundsubstanz gezwungen, Wasser abzugeben. Die negative Ladung der einzelnen Sulfatketten wird dadurch größer. Als Folge entstehen eine starke abstoßende Kraft zwischen den einzelnen Glykosaminoglykanen und ein großer Widerstand gegen weitere Verformungen des Gelenkknorpels. Nach der Kompression nimmt der Gelenkknorpel seine Ursprungsform sofort wieder an, weil die Grundsubstanz jetzt wieder in der Lage ist, Wasser aufzunehmen.

Zwischen den Raumdomänen der Proteoglykan-Makromoleküle entstehen schlauchartige Kanäle, die auch *Matrixporen* genannt werden. In diesen Poren befindet sich Flüssigkeit, über die der Transport bzw. Austausch von Glukose, Metaboliten, Interleukin, Ionen, Enzymen usw. stattfindet (Regling 1994). Die Poren sind zwischen 3 und 6 nm groß.

Während eines Belastungswechsels nehmen ungefähr 70% des Wassers im Gelenkknorpel an diesem Transportgeschehen teil. Für diesen Transport von Wasser, den darin gebundenen Gasen, kleinen Proteinen und der Glukose benötigt der Gelenkknorpel ein gewisses Maß an Permeabilität.

Die Grundsubstanz verbindet sich jedoch nicht nur mit Wasser, sondern auch mit den kollagenen Fibrillen. In der oberflächlichen Knorpelzone werden ca. 20% der Bindungsstellen für die Bindung an Kollagen verwendet und ca. 80% für die Bindung an Wasser. In der tieferen Knorpelzone werden dagegen ca. 35% der Bindungsstellen für die Bindung an die kollagenen Fibrillen und nur ca. 65% für die Bindung an Wasser aufgewendet. Durch die vermehrte Bindung an kollagene Fibrillen in der tieferen Zone des Gelenkknorpels wird das kollagene Netzwerk besser stabilisiert.

Nichtkollagene Proteine

Die nichtkollagenen Proteine des Gelenkknorpels werden von den Vernetzungsproteinen Decorin, Fibromodulin, Fibronektin, Perlecan, Chondronectin, Anchorin DII usw. und dem Verbindungsprotein (Linkprotein) in den Proteoglykanaggregaten gebildet. Die Aufgabe des Verbindungsproteins besteht darin, die Eiweißketten der Proteoglykane mit der zentralen Hyaluronsäurekette zu verbinden. Die Vernetzungsproteine können die Zellen an die Proteoglykanaggregate und an die kollagenen Fibrillen binden. Aus allen Verbindungen innerhalb des Knorpels resultiert seine große Stabilität.

Über die verschiedenen Aufgaben der Vernetzungsproteine gibt es in der Literatur immer mehr Information.

Die kleinen, nicht aggregierten Proteoglykanen sowie Decorin und Fibromodulin limitieren die Bildung von kollagenen Fibrillen, wohingegen Chondrocalcin und die Typ-II-Kollagen-N-Propeptide die Fibrillenbildung unterstützen. Andere Proteine wie Chondronektin, Fibronektin, Vitronektin und Thrompospondin ermöglichen die Interaktionen zwischen Zellen und der extrazellulären Matrix.

Das sog. Cartilage oligomeric matrix protein (COMP) verhindert eine Vaskularisierung des Gelenkknorpels und ist wahrscheinlich verantwortlich für die Knorpelreparatur bzw. -regeneration.

Die Proteine, die unter den Namen Cart-1 (= cartilage homeprotein-1) und CEP-68 (= chondrocyte expressed protein-68) bekannt sind, unterstützen die Chondrogenese, während Tenascin und MGP (= Matrix-GLA-Protein) die Kalzifizierung des Knorpels hemmen (Hyc et al. 2001).

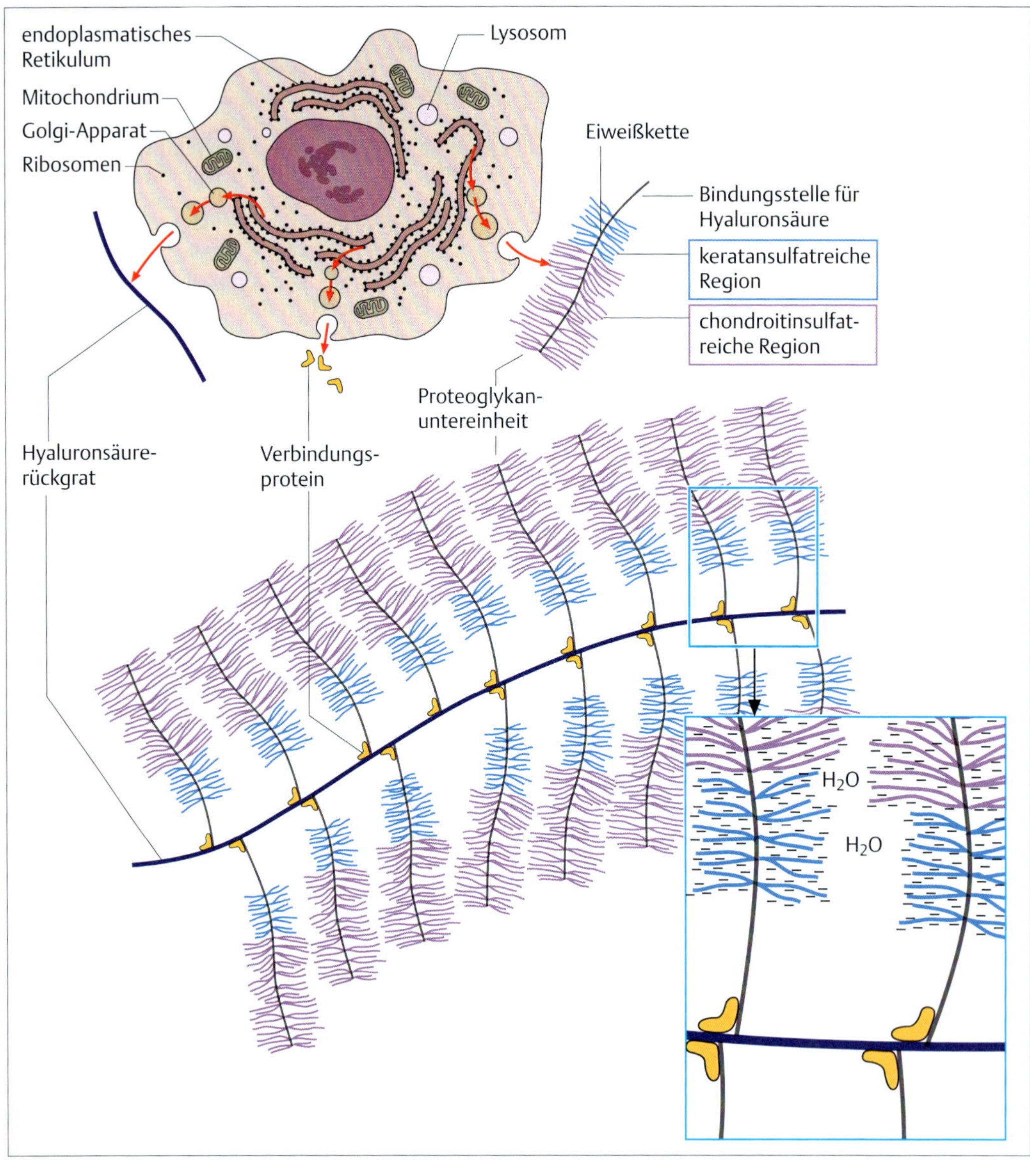

Abb. 2.**37** Synthese der Proteoglykane und Proteoglykanaggregate im Gelenkknorpel.

Zusammenfassung: Matrix des Gelenkknorpels

Im Knorpel lassen sich 3 Formen der Matrix unterscheiden:

- perizelluläre Matrix
- territoriale Matrix
- interterritoriale Matrix

Die kollagenen Fasern des Knorpels bestehen überwiegend aus Kollagen Typ II und in geringen Mengen aus Kollagen Typ V, VI, IX, X, XI und XII. Die Grundsubstanz des Knorpels ist aus Hyaluronsäure, Chondroitinsulfat, Keratansulfat und etwas Dermatansulfat aufgebaut.

Die Grundsubstanz ist stark negativ geladen und bindet viel Wasser. Durch die Bindung an Wasser und kollagene Fibrillen entsteht ein homogenes Netzwerk, das Kompressionsbelastungen überaus gut widerstehen kann. Die Bindung an Fibrillen ist in der tiefen Knorpelzone größer als in der ober

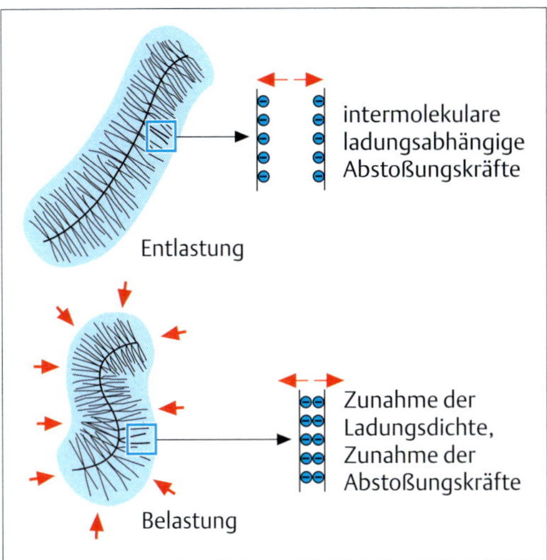

Abb. 2.**38** Proteoglykanaggregate unter Druckbelastung.

flächlichen, wodurch das kollagene Netzwerk dort besser stabilisiert wird. Die nichtkollagenen Proteine im Knorpel sind die verschiedene Vernetzungsproteine sowie die Verbindungsproteine der Proteoglykanaggregate. Durch das ausgefeilte Zusammenspiel aller Komponenten besitzt der Gelenkknorpel ein optimales Verhältnis zwischen Elastizität und Stabilität.

2.2.5 Durchblutung und Innervation

Durchblutung

Obwohl in der Literatur immer wieder beschrieben wird, dass der Gelenkknorpel nicht durchblutet wird, stimmt dies nur bedingt.

Die kalzifizierte Knorpelzone besitzt Gefäße, die wie beim Knochen durch sog. Havers'sche und Volkmann'sche Kanäle verlaufen. Diese Kanäle haben einen Durchmesser von 20 – 40 µm (Clark 1990). Die Anzahl der Gefäße im kalzifizierten Knorpel ist weitaus geringer als die im subchondralen Knochen. Bei Arthrosen beobachtet man aber, dass die Zahl der Gefäße im subchondralen Knochenbereich, aber auch in der kalzifizierten Knorpelzone deutlich zunimmt (Norrdin et al. 1998).

Alendronat (ALN) oder Alendronsäure hemmt die vaskuläre Invasion in den kalzifizierten Knorpel (Hayami et al. 2004). Alendronat gehört zu der Gruppe der Bisphosphonate, die zur Behandlung von Osteoporose eingesetzt werden (siehe auch Kapitel 2.1. „Knochen").

Carter et al. (1987) beschreiben zudem, dass eine intermittierende Belastung einer Kapillarisierung und damit einer Kalzifizierung des Gelenkknorpels vorbeugt, weil hierdurch die Tidemark stabiler wird. Folglich können die Kapillaren aus dem kalzifizierten Knorpel die Tidemark nicht mehr penetrieren. Normalerweise nimmt die Zahl der Gefäße in der kalzifizierten Knorpelzone bis zum ca. 70. Lebensjahr gleichmäßig ab, um erst danach wieder zuzunehmen. An den Stellen, an denen die Belastung am größten ist, ist auch die Zahl der Gefäße am größten. Solange aber die Tidemark stabil ist, können die Gefäße diese nicht passieren.

Innervation

Ferner kann man in der Literatur häufig lesen, dass der Gelenkknorpel auch nicht innerviert wird. Was an sich logisch ist, denn wenn es keine Gefäße gibt, kann es auch keine Nerven geben, da Nerven bekanntlich sehr blut- und sauerstoffabhängige Strukturen sind.

Trotzdem geben Schwab und Funk (1998) an, dass es im äußeren Bereich des Gelenkknorpels im Knie Nerven geben soll. Ob dies physiologisch ist oder bereits eine pathologische Veränderung, ist dem Artikel nicht zu entnehmen.

2.2.6 Physiologie: Regulation des Wasserhaushalts

Auch der Gelenkknorpel ist, wie alle Gewebe unseres Körpers, abhängig von physiologischen Reizen. Er benötigt sie, um die Syntheseaktivitäten der Knorpelzellen zu fördern und damit den Wasserhaushalt des Knorpelgewebes zu regulieren. Die Syntheseaktivitäten sind abhängig vom Nährstoffangebot durch die Synovialflüssigkeit und den subchondralen Knochen (Williams 2007), von der Zusammensetzung und Durchlässigkeit der Matrix und von den Be- und Entlastungsreizen, die auf den Gelenkknorpel einwirken.

Syntheseaktivitäten

Die Syntheseaktivitäten des Knorpelgewebes sind im Jugendalter bis zum Abschluss der Wachstumsphase sehr hoch, danach nehmen sie deutlich ab. Der Gelenkknorpel kann seine Aufgaben nur erfüllen, wenn der Neubau an extrazellulären Bestandteilen mit den physiologischen Abbauprozessen des Knorpels Schritt halten kann. Besonders die ständige Erneuerung der Proteo- und Glykosaminoglykane geht relativ schnell. Der Turnover von Hyaluronsäure beträgt 2 – 4 Tage, die der anderen Glykosaminoglykane 7 – 10 Tage. Der Turnover der kollagenen Fibrillen dagegen verläuft bedeutend langsamer.

Nährstoffangebot

Für die Synthese von *Proteoglykanen*, *Glykosaminoglykanen* und *kollagenen* und *nichtkollagenen Proteinen* benötigen die Zellen vor allem Sauerstoff, Aminosäuren und Glukose. Diese Stoffe gelangen über Diffusion und Osmose von der Synovialflüssigkeit und vom subchondralen Knochen zu den Zellen (Abb. 2.**39**).

Für die Qualität und Quantität der angebotenen Nährstoffe ist die Durchblutung des subchondralen Knochens und der Gelenkkapsel verantwortlich. Die qualitative Zusammensetzung der von der Gelenkkapsel produzierten Synovialflüssigkeit hat großen Einfluss auf die adäquate Versorgung des Gelenkknorpels mit Nährstoffen. Die Qualität der Synovialflüssigkeit bestimmt deshalb in hohem Maße die Regenerationsmöglichkeiten des Gelenkknorpels. Die Qualität der Nährstoffe, die den Knorpelzellen angeboten werden, ist an die Qualität der Synovialflüssigkeit gekoppelt.

Die Energiebereitstellung in den Zellen läuft primär anaerob ab, weil die Sauerstoffkonzentration hier sehr niedrig ist. Dies führt dazu, dass viel Laktat gebildet wird, mit der Folge, dass der pH-Wert im Gelenkknorpel sehr niedrig ist (Williams 2007).

Piezoelektrischer Effekt

Belastungswechsel stimulieren den Transport von Sauerstoff und Nährstoffen durch den Gelenkknorpel und verursachen Schwankungen der elektrischen Spannung im Gewebe. Sie fördern die *piezoelektrischen Aktivität*. Diese elektrischen Impulse liefern einen Reiz an die Knorpelzellen, die dadurch zur Synthese übergehen und die Organisation und Ausrichtung der kollagenen Moleküle und Fibrillen bewirken. Durch den elektrischen Reiz organisiert sich das Gewebe. Die Fasern richten sich so aus, dass ein optimales Verhältnis von Stabilität und Elastizität erreicht wird.

Die piezoelektrische Aktivität wird nicht nur durch den Wassertransport bzw. die - umverteilung erzeugt, sondern auch durch die Verformung des Kollagens selbst (Regling 1994). Eine Verformung der Proteoglykane verursacht, seiner Meinung nach, keine piezoelektrische Aktivität.

Die Spannungsschwankungen während Be- und Entlastungen betragen nach 60 – 90 Sekunden ca. 6 – 11 mV (Regling 1994).

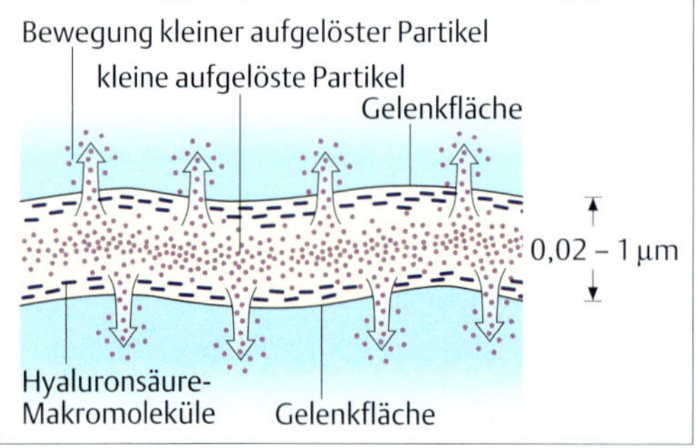

Abb. 2.**39** Partikeltransport von der Synovialflüssigkeit zum Knorpel.

Belastung und Entlastung

Bei den Transportmöglichkeiten unterscheidet man zwischen einem Transport von Flüssigkeit in und einem aus dem Gelenkknorpel. Der Transport ist von Druckunterschieden abhängig. Unter Druck verändert sich die Form des Gelenkknorpels, weil sich das Wasser infolge des Druckgefälles von einem Bereich mit hohem zu einem mit niedrigerem Druck bewegt. Reduziert man die Belastung, nimmt der Knorpel seine ursprüngliche Form wieder an. Unter Entlastung normalisiert sich die Wasserverteilung wieder, da sich die Matrix wieder mit Wasser füllen kann. Man bezeichnet dies als *Viskoelastizität* (Abb. 2.**40**).

Vergleich: Gelenkknorpel – Schwamm

Ein Schwamm ist in der Lage, Wasser und darin enthaltene Stoffe aufzunehmen. Wenn der Schwamm nicht komprimiert wird, nimmt er bei ausreichendem Angebot so viel Wasser auf, bis seine Aufnahmekapazität erschöpft ist. Diese ist durch die Gewebsstruktur festgelegt. Der Schwamm saugt sich voll. Wenn der Schwamm zusammengedrückt wird, wird damit – je nach Kraftaufwand – mehr oder weniger Wasser aus dem Schwamm herausgedrückt. Er wird ausgepresst. So kann auch der Knorpel unter Entlastung die Flüssigkeit aufnehmen, in der seine Nährstoffe enthalten sind. Unter Belastung gibt der Gelenkknorpel Flüssigkeit und Abfallprodukte ab.

Während der Druckbelastung bewegt sich das Wasser nicht nur innerhalb des Knorpels, sondern dringt auch in die Synovialflüssigkeit und in den subchondralen Knochen ein. Während der nachfol-

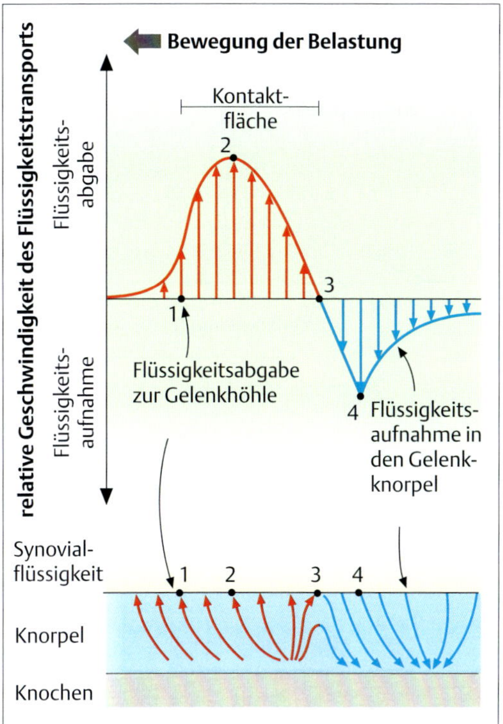

Abb. 2.**40** Flüssigkeitstransport bei Be- und Entlastung.

genden Entlastung bewegt sich das Wasser aus dem subchondralen Knochen und dem Gelenkraum wieder in den Knorpel zurück. Die Menge an Wasser, die dabei den Gelenkknorpel verlassen kann, ist limitiert. Die Grenze wird durch das Gleichgewicht (Equilibrium) zwischen der einwirkenden Kompressionskraft, der Verformungskraft des Knorpels wie auch der Bindungskraft des Wassers an die Matrix bestimmt.

Die mechanischen Belastungen, die auf den Gelenkknorpel als viskoelastische Struktur einwirken, verursachen folgende Phänomene:

- Biphasic creep behavior (biphasisches Kriechverhalten), auch kurz *Creep* (Kriechen) genannt
- Biphasic stress-relaxation behavior (biphasisches Stress-Entlastungsverhalten), auch kurz Stress-relaxation (Stress und Entlastung) genannt.

Creep wird durch die Verformung des kollagenen Netzwerks und der kollagenen Fibrillen verursacht. Diese Verformung ist abhängig von der Wassermenge, die den Gelenkknorpel verlassen kann. Das Höchstmaß an Verformung ist erreicht, wenn ein Gleichgewicht zwischen folgenden Kräften erreicht ist: der Verformungs- bzw. Kompressionskraft, der Bindungskraft des Wassers an die Matrix und den Abstoßkräften der Glykosaminoglykane, wenn sie aufeinander gepresst werden (Abb. 2.**41**).

Allerdings kommt eine solche Gleichgewichtssituation äußerst selten vor, da sie beim Menschen

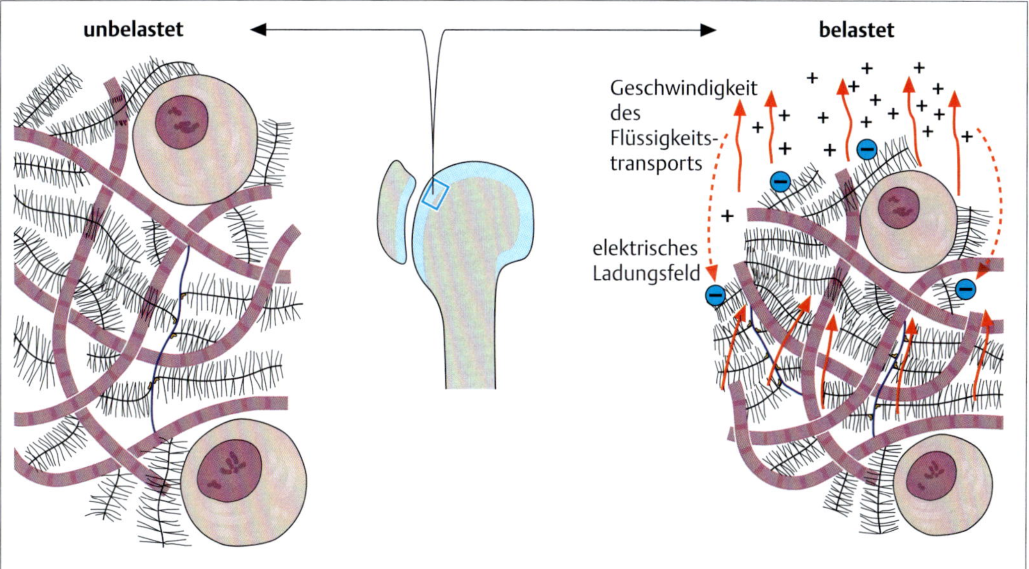

Abb. 2.**41** Verformung des Knorpels während Belastung: Unter Belastung wird Wasser abgegeben. Die Ladung des Gewebes wird negativ.

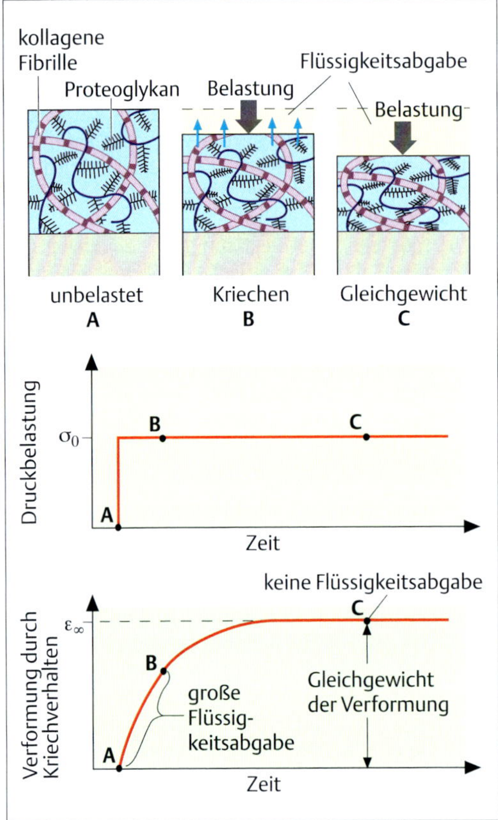

Abb. 2.**42** Wassertransport von und zum Knorpel.

Abb. 2.**43** Längenbelastungskurve für Knorpelgewebe.

Abb. 2.**44** Wassertransport von und zum Knorpel.

normalerweise erst nach ca. 16 Stunden Belastung erreicht wird (Abb. 2.**42**).

Die Verformung der kollagenen Fibrillen, die vor allem durch Scherkräfte entsteht, hat eine Belastbarkeitsgrenze. Wird diese überschritten, werden die kollagenen Fibrillen zerstört (Abb. 2.**43**).

Im Fußbereich der Längenbelastungskurve findet eine Verformung durch Wasseraustritt statt. Im linearen Bereich entsteht eine Verformung des kollagenen Netzwerks.

Stress-relaxation (Stress-Entlastung) bedeutet, dass sich Wasser während der Kompression aus dem Gelenkknorpel in die Synovialflüssigkeit und den subchondralen Knochen bewegt, aber auch durch den Gelenkknorpel selbst. Dies geschieht so lange, bis sich überall der gleiche Druck aufgebaut hat und ein Gleichgewicht (Equilibrium) erreicht ist.

Hinzu kommt die *intrinsische viskoelastische Eigenschaft* (flow-independent viscoelastic behavior). Sie wird durch eine Bewegung der Makromoleküle verursacht, die nicht von externen Faktoren (z. B. von Belastungsunterschieden) abhängig ist.

Es findet zunächst ein Austritt von Flüssigkeit aus dem Knorpel statt, dann eine Umverteilung der Flüssigkeit innerhalb des Knorpels, bis sich eine Gleichgewichtssituation einstellt (Abb. 2.**44**).

Auch die mechanische Verformung der Zellen selber hat einen starken Einfluss auf die Syntheseaktivitäten der Knorpelzellen.

Der Zellmetabolismus ist von einer mechanischen, aber auch von einer chemischen Stimulation abhängig. Hierdurch werden Wachstumshormone und Zytokine aktiviert (Schmidt et al 2005). Die mechanisch Be- und Entlastung erzeugt im Gewebe einen Flüssigkeitsstrom und verändert den hydrostatischen und osmotischen Druck (Guilak und Setton 2005), wodurch sich die Zellaktivität erhöht.

Aus diesem Grund führt eine Unterbelastung bzw. eine Immobilisation zu einer Reduzierung der Zellaktivität, was dann einen direkten Einfluss auf die Matrixprodukion und damit auf die Stabilität des Gelenkknorpels hat. Aber nicht nur Zellaktivität und Matrixsynthese werden gedrosselt, sondern es findet sogar eine Resorption der Matrix statt.

Übergewicht erhöht signifikant die Belastung auf den Gelenkknorpel und führt sehr schnell zu Arthrosen. Schon bei einer Gewichtszunahme von 5 kg nimmt das Arthoserisiko um 50% zu (Guilak und Setton 2005).

Der Gelenkknorpel ist vor allem abhängig von einem Wechsel zwischen Be- und Entlastung. Eine statische Belastung reduziert bereits sehr schnell die Zellaktivität, im Gegensatz zu zyklischen Belastungen, bei denen die Zellaktivität deutlich zunimmt. Bei stark erhöhten oder sehr langen Belastungen wird die Zellaktivität reduziert. Dies kann dann letztendlich sogar zum Zelltod und zu Gewebezerstörung führen. Geht das Fasernetzwerk kaputt, kommt es zu Schwellungen in Knorpelgewebe (Guilak und Setton 2005).

Wenn man sich überlegt, mit welchen Belastungen unser Gelenkknorpel im Alltag konfrontiert wird, wird deutlich, dass es schon sehr schnell zu Überbelastungen kommen kann. So beträgt beispielsweise die Belastung im Gelenkknorpel des Knies beim Gehen normalerweise schon das Dreifache des Körpergewichts. Beim Laufen erhöht sich die Belastung auf das Zehnfache und beim Springen bis auf das Zwanzigfache des Körpergewichts (Williams 2007).

Bei einer Kompression von ca. 20% besitzt die Matrix ca. 15 – 20% weniger negative Ladungen, der osmotische Druck steigt an und der pH-Wert im Gewebe sinkt ab. Verformt sich der Knorpel, verformt sich auch gleichzeitig die Zelle, wobei das Zellvolumen um 15 – 20% abnimmt. Dies stimuliert den Transport von Ca^{2+}-Ionen und gleichzeitig auch die Na^+/K^+-Pumpe, was wahrscheinlich ebenfalls die Zelldifferenzierung beeinflusst.

Bei einer Druckerhöhung von 30 MPa verändern sich bereits die Zellorganellen, die Mikrotubili und der Golgi-Apparat. Bei einer Belastungsfrequenz van ca. 1 Hz entsteht ein Flüssigkeitsstrom von ca. 1 µm/s. Die Belastungswechsel im Gelenkknorpel erzeugen Spannungsänderungen von ca. 15 mV, elektrische Spannungsfelder von 1500 V/m und eine Stromdichte von ca. 100 mA/cm^2. Diese niedrigen elektrischen Felder modulieren die Zellaktivität, indem sie die Ionenkanäle für Ca^{2+}-, Na^+- und K^+-Ionen in der Zellmembran verändern. Vor allem Ca^{2+} stimuliert die Zellaktivität (Guilak und Setton 2005). All diese Veränderungen werden natürlich primär durch die Vernetzungsproteine ermöglicht, weil diese dafür sorgen, dass die Veränderungen der Matrix auf die Zelle bzw. Zellmembran übertragen werden.

Die Zellen produzieren auch permanent abbauende Enzyme wie die sog. Metalloproteinase (= Kollagenase, Gelatinase und Stromelysin), die Kollagen, Proteoglykane und Glykosaminoglykane abbauen, und sog. Kathepsine, die für den Abbau der Proteoglykanaggregate zuständig sind (Williams 2007).

Die physiologischen Mechanismen innerhalb des Gelenkknorpels können durch verschiedene Einflüsse gestört werden. Negative Einflüsse auf den Gelenkknorpel haben z. B. chronische Entzündungen der Gelenkkapsel, Blutungen innerhalb des Gelenks, bestimmte Medikamente (z. B. Kortikosteroide), aber auch gewisse Nahrungsmittel, wie beispielsweise Schweinefleisch. Selbstverständlich können durch die normale und stetige Be- und Entlastung des Gelenks neben den für den Stoffwechsel benötigten auch knorpelschädigende Stoffe in die Knorpelzellen gelangen und diese angreifen (Abb. 2.**45**).

Bei Belastung werden die Abfallprodukte zur Synovialflüssigkeit und zum subchondralen Knochen transportiert. Bei Entlastung werden Nährstoffe und Sauerstoff in den Knorpel und zu den Zellen transportiert. Einseitige Kompression oder ständige Entlastung wirken sich demzufolge negativ auf die Funktion des Gelenkknorpels aus, da das Kräftegleichgewicht, das den Wassertransport regelt, dadurch gestört wird.

Zusammenfassung: Regulation des Wasserhaushalts im Gelenkknorpel

Zur Erhaltung des Gelenkknorpels ist eine ständige Synthese und Neubildung von Fibrillen und Grundsubstanz notwendig. Der Reiz zur Synthese wird zum einen durch die piezoelektrische Aktivität hervorgerufen, die durch Be- und Entlastung entsteht, zum anderen spielt jedoch auch die mechanische

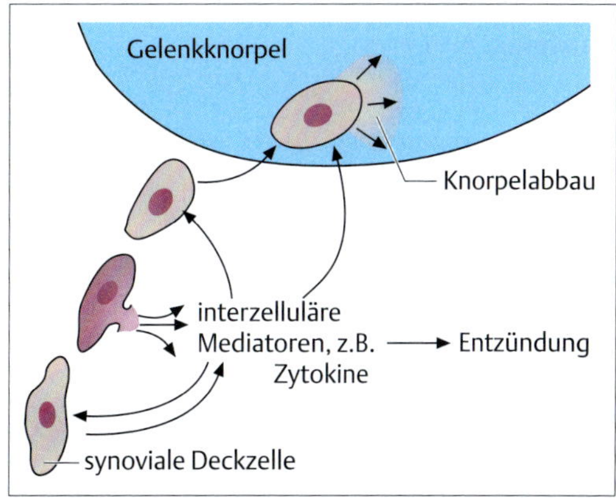

Abb. 2.**45** Knorpelabbau als Folge einer Schädigung der synovialen Deckschicht der Kapsel.

Verformung der Knorpelzellen selbst eine wichtige Rolle. Für die Synthese benötigen die Zellen Sauerstoff und Nährstoffe aus der Synovialflüssigkeit und dem subchondralen Knochen. Die Qualität der Synovialflüssigkeit bestimmt in hohem Maße die Qualität der Nährstoffe für die Knorpelzellen. Für den Transport von Wasser und den darin enthaltenen Nährstoffen ist ein regelmäßiger Wechsel von Be- und Entlastung des Gelenkknorpels wichtig. Ständige Be- oder dauerhafte Entlastung wirkt sich negativ auf die Physiologie des Gelenkknorpels aus, weil dadurch der Transport negativ beeinflusst wird.

2.2.7 Pathophysiologie: Degeneration, Arthrose und Alterung

Für die Entstehung degenerativer Erscheinungen des Gelenkknorpels und von Arthrosen gibt es verschiedene Hypothesen. Die wesentlichen Ursachen einer Arthrose sind:

- verminderter Wechsel zwischen Be- und Entlastung
- zunehmende Verknöcherung des Gelenkknorpelgewebes
- Traumen

Alle diese Faktoren bringen Veränderungen im Knorpel selbst mit sich. Es kann zu einer Schädigung des kollagenen Netzwerks im Gelenkknorpel kommen, sei es durch eine verminderte Matrixsynthese des Gelenkknorpels, durch Veränderungen, die vom Knochen oder dem Gefäß- und Nervensystem ausgehen oder durch Traumen. Immer dann, wenn der Gelenkknorpel seiner Funktion, Belastungen vom Knochen fernzuhalten, langfristig nicht mehr nachkommen kann, führen die degenerativen Erscheinungen am Gelenkknorpel zu einer manifesten Arthrose.

Verminderter Wechsel zwischen Be- und Entlastung

Ein verminderter Wechsel zwischen Be- und Entlastung des Gelenkknorpels kann wiederum sehr unterschiedliche Ursachen haben. Im Folgenden möchte ich eingehen auf:

- altersbedingte Veränderungen bzw. Degeneration
- Unterbelastung
- Überbelastung

Altersbedingte Veränderungen bzw. Degeneration

In der Literatur werden die Begriffe „Arthrose" und „Alterung" immer wieder mehr oder weniger synonym verwendet. Einige Autoren fragen sich allerdings, ob Alterung tatsächlich mit Arthrose gleichzustellen ist, denn einerseits kann eine Arthrose auch bei jüngeren Menschen vorkommen und andererseits gibt es auch viele ältere Menschen, die keine Arthrose haben. Der größte und wahrscheinlichste Ursache für eine Degeneration des Gelenkknorpels ist sicherlich die Unterbelastung, die tatsächlich häufig mit einem höheren Alter einhergeht, die aber auch eine sehr wichtige Rolle bei einer Immobilisation nach Verletzungen oder Operationen spielt.

Bestimmte Gelenke unseres Körpers sind sehr häufig von Gelenkarthrosen betroffen, wie z. B. das Kniegelenk. Hier findet man Arthrosen nicht nur im eigentlichen Kniegelenk, sondern auch sehr oft im patellofemoralen Gelenk. Auch das Hüftgelenk ist vermehrt betroffen und hin und wieder auch das Schultergelenk. Berufs- oder sportbedingt entstehen Arthrosen auch in anderen Gelenke wie dem Sprunggelenk, in den Fingergelenken, den Daumensattelgelenken, im Handgelenk, im Ellenbogengelenk usw. Letzteres ist meist nach Verletzungen für Arthrosen anfällig.

Als Ursache für die Arthrosen werden sowohl chronische Über- als auch Unterbelastungen angegeben, obwohl die Literatur eindeutig zeigt, dass Unterbelastungsarthrosen weitaus häufiger vorkommen als Überbelastungsarthrosen (Buckwalter et al. 1992).

Sokoloff (1987) beschreibt, dass Kniegelenksarthrosen linear mit dem Alter und einer Degeneration im Gelenkknorpel korrespondieren.

Peyron (1987) äußert, dass ab dem 40. Lebensjahr die Degeneration langsam beginnt, um dann nach den 60. Lebensjahr immer schneller fortzuschreiten.

Dagegen konnte Casscells (1978) anhand einer Untersuchung an ca. 300 Leichen mit einem Durchschnittsalter von 70 Jahren überhaupt keine altersbedingte Degeneration feststellen. Bei 62 % der untersuchten Leichen fand er keine oder nur minimale Schädigungen im Kniegelenk und patellofemoralen Gelenk.

Interessanterweise geben einige Autoren an, dass Gelenke für eine optimale Ernährung ein gewisses Maß an Inkongruenz brauchen (Goodfellow et al. 1967, Bullough et al.1973, Ogston 1875 und 1878). Das ist deshalb interessant, weil man ursprünglich davon ausging, dass mit zunehmender Kongruenz im Gelenk dieses auch besser ernährt wird. Im Kniegelenk ging man immer davon aus, dass die Menisken dafür zuständig sind, die Kongruenz im Kniegelenk zu erhöhen und zu optimieren.

Im Alter nimmt die Kongruenz der Gelenke immer mehr zu, wodurch die Ernährungssituation des Gelenkknorpels immer schlechter wird.

Zudem ist es sehr wichtig, dass die Häufigkeit der Belastung, aber auch die Belastungsdauer kontrolliert wird. Wenn man beispielsweise 8 Stunden lang steht, belastet man meistens ca. 6 Stunden lang immer nur ein und dasselbe Bein. Geht man einer vorwiegend sitzenden Tätigkeit nach, dann werden die Beine meistens nur ca. 1 bis 2 Stunden belastet. Andererseits weiß man auch, dass manche Gelenk- bzw. Knorpelbereiche im Laufe eines Tages überhaupt nicht belastet werden (Buckwalter et al 1992) und trotzdem keine nennenswerte arthrotischen Veränderungen zeigen.

Goldstein (1991) beschreibt, dass ältere Menschen häufig in einem Teufelskreis geraten, weil sie im Alter ihre Gelenke immer weniger belasten, wodurch dann auch ihre allgemeine körperliche Belastbarkeit abnimmt, was Schmerzen und andere Beschwerden verursacht. Dies führt wiederum dazu, dass sich ältere Menschen noch weniger Belastungen aussetzen und ihre Beweglichkeit dadurch noch weiter eingeschränkt wird.

Veränderungen im zellulären Bereich

Über mögliche Veränderungen der Gelenkknorpelzellen und ihrer Syntheseaktivität gibt es sehr unterschiedliche Meinungen.

Meachim (1969) beschreibt, dass sich die zytoplasmatischen Organellen der Zellen verändern und die Zahl der intrazellulären Filamenten zunimmt.

Buckwalter et al. (1992) behaupten, dass die Produktion aller Matrixbestandteile im Alter abnimmt, was aber von Sokoloff (1980) wieder verneint wird.

Andere sind der Meinung, dass die Zellzahl im Alter nicht oder kaum abnimmt, dass aber die katabolische Aktivität der einzelnen Zellen zunimmt (Evans et al.1981).

Stockwell (1979) berichtet, dass die Zellzahl nicht abnimmt, sondern sich die Zellen lediglich umverteilen. So befinden sich im Bereich der Oberfläche immer weniger Zellen, während sie sich in den tieferen Bereichen häufen.

Einige Autoren beschreiben, dass die Zellteilung im Alter abnimmt (Dustmann et al.1977), aber die Regenerationsfähigkeit der Zelle hingegen nicht abnimmt (Hough et al.1986).

Verschiedene Autoren geben an, dass die Syntheseaktivität der Zellen mit zunehmendem Lebensalter geringer wird. Daraus resultieren qualitativen und quantitativen Veränderungen der Grundsubstanz.

Veränderungen der Matrix

Der Gelenkknorpel nimmt im Alter eine gelbliche bis gelb-bräunliche Farbe an (Weichselbaum 1877, Heine 1927, Stockwell 1979). Eine mögliche Erklärung hierfür ist, dass durch einen Verlust an Grundsubstanz verstärkt Aminosäurereste an nichtkollagene Proteine binden. Durch die verminderte Produktion von Grundsubstanz trocknet der Gelenkknorpel immer mehr aus.

Zudem sieht man, dass die Menge an Chondroitinsulfat (Walker 1991, Woo et al. 1991) abnimmt. Die Hyaluronsäure- und Chondroitinsulfatketten werden kürzer und zum Teil durch Keratansulfat ersetzt (Thonar et al.1986). Dies hat zu Folge, dass die noch vorhandene Grundsubstanz immer weniger Wasser binden kann, wodurch die Verformbarkeit des Gelenkknorpels progredient zunimmt. Hierdurch steigt dann die Belastung auf das kollagene Netzwerk an. Letztendlich führt dies zu Schädigungen im kollagenen Netzwerk, was sich dann an der Knorpeloberfläche durch Risse zeigt (Buckwalter et al. 1992). Anfänglich sieht man, dass das Kollagen auf diese gesteigerte Belastung mit einer Verdickung der kollagenen Fasern bzw. Fibrillen reagiert.

Um die Belastung, vor allem auf die Knorpeloberfläche (Zone 1), gering zu halten, braucht man eine gute Gelenkschmierung, die u. a. von Hyaluronsäure abhängig ist.

Bewegung und vor allem Kompression stimuliert die Produktion von Hyaluronsäure (Donatelli et al. 1981). Im Alter wird weniger Hyaluronsäure produziert, wodurch auch die Schmierung im Gelenk schlechter wird (Walker 1991). Dies hat zur Folge, dass der Gelenkknorpel in Zone 1 stärker belastet wird.

Außerdem wird angedeutet, dass in der Zone 1 vermehrt Dermatansulfat vorhanden ist, was normalerweise dazu dient, Verklebungen zwischen den Gelenkoberflächen vorzubeugen (Rosenberg 1992). Rosenberg et al. (1985) beschreibt, dass die Dermatansulfatmenge im Alter um das ca. 10-Fache zunimmt, was seine Meinung nach Reparaturvorgänge verhindert.

Peyron (1987) ist dagegen der Meinung, dass im Alter (> 40) einige kleinere Proteoglykane nicht mehr gefunden werden.

Weiter oben wurde bereits angesprochen, dass im Alter auch Prozesse ablaufen, die dazu führen, dass die Wassermenge im Gelenkknorpel zunimmt.

Venn (1978) schreibt hier, dass die Wassermenge vom 3. bis zum 86. Lebensjahr linear abnimmt und dass hierdurch auch die Dicke des Gelenkknorpels abnimmt. Trotzdem sieht man, dass die Dicke des Knorpels vor allem im Jugendalter abnimmt und sich nach Ende des Wachstums kaum noch ändert (Venn 1978, Roberts et al. 1986).

Im Alter nimmt die Anzahl der Linkproteine ab, die die Proteoglykane an die Hyaluronsäureketten binden, damit Proteoglykanaggregate gebildet werden können (Plaas et al. 1988). Außerdem gibt es weniger Integrin, ein Vernetzungsprotein, was dafür sorgt, dass die Zellen Verbindungen mit den Matrixbestandteilen herstellen können. In diesem Fall werden die Belastungen auf die Matrix nicht optimal auf die Zellen übertragen, wodurch die Zellen nicht ausreichend zur Synthese stimuliert werden (Buckwalter et al. 1992, Kap. 12, S. 165 – 179).

Heine beschreibt bereits 1926, dass Defekte des Gelenkknorpels von einer sehr dünnen und transparenten Faserschicht abgedeckt werden. Man nimmt an, dass diese Schicht von der Membrana synovialis stammt.

Bullough et al. (1985) beschreiben einige typische Unterschiede zwischen Unterbelastung und normaler Belastung des Gelenkknorpels (Tab. 2.**1**).

Veränderungen im Übergangsbereich Knochen – Knorpel

Carter et al. (1987) beschreiben zudem, dass eine intermittierende Belastung einer Kapillarisierung und damit einer Ossifikation des Gelenkknorpels vorbeugt, weil die Tidemark stabiler ist. Hierdurch können dann die Kapillaren aus dem kalzifizierten Knorpel die Tidemark nicht penetrieren.

Tab. 2.**1** Veränderungen des Knorpels bei Unter- und normaler Belastung

Unterbelastung	Normale Belastung
Gelenkoberfläche ist unregelmäßig	Gelenkoberfläche ist glatt
Zellen sind größer und runder sowie wasserreicher	Zellen sind flacher und haben mehr intrazelluläres Fett
Kollagene Fibrillen dünner und mehr wellenförmig angelegt	Kollagene Fibrillen dicker und straffer
Schlechte Bindung zwischen Fibrillen und Grundsubstanz	Gute Bindung zwischen Fibrillen und Grundsubstanz
Weniger Proteoglykane	Mehr Proteoglykane
Tidemark ist glatt und dünner	Tidemark ist unregelmäßig und dicker
Weniger subchondrale Aktivität und eine geringere Mineralisierung	Mehr subchondrale Aktivität und eine stärkere Mineralisierung

Normalerweise nimmt die Zahl der Gefäße in der kalzifizierten Knorpelzone bis zum ca. 70. Lebensjahr gleichmäßig ab, um erst danach wieder zuzunehmen. Dort wo der Belastung am größten ist, ist auch die Zahl der Gefäße am größten. Solange aber die Tidemark stabil ist, können die Gefäße diese nicht passieren.

Dies ist wahrscheinlich auch der Grund, warum sich der hyaline Knorpel bei Belastungsmangel in einen Faserknorpel umwandelt (Walker 1991, Donatelli et al. 1981). Wenn der Knorpel stärker kapillarisiert wird, gelangen mehr Knochenzellen in den Gelenkknorpel und beginnen das für diese Zellen typische Kollagen Typ I zu produzieren.

Walker (1990) beschreibt, dass sich im Jugendalter die kalzifizierte Knorpelzone ziemlich schnell verschiebt, was sehr wahrscheinlich auf die normale progrediente Verknöcherung des Knochens im Jugendalter zurückzuführen ist. Im höheren Alter kommt es zu einer konstanten Verschiebung von 2 µm pro Woche oder mehr. Dies führt zu einem Verlust von hyalinem Knorpel von ca. 8 – 10 % pro Jahr.

Im Alter produzieren die Zellen der Membrana synovialis und/oder die Chondrozyten mehr Enzyme, die die Abbauprozesse beschleunigen, wodurch der Gelenkknorpel immer stärker dehydriert wird. Dies hat zur Folge, dass bei einem Belastungswechsel die piezoelektrische Aktivität im Gewebe geringer wird, was wiederum zum einen dazu führt, dass die Zellen weniger aktiv sind, und zum anderen der Austausch von Abfallprodukten und Nährstoffen reduziert wird.

Tab. 2.**2** gibt eine Übersicht über die unterschiedlichen Veränderungen bei Arthrose im Vergleich zur Alterung.

Veränderungen der Stabilität und Belastbarkeit

Die oberflächliche Zone (Zone 1) erreicht ihre maximale Stabilität im 3. Lebensjahrzehnt, danach nimmt die Stabilität ab. In der radialen Zone (Zone 3) nimmt die Stabilität vom 8. bis 91. Lebensjahr kontinuierlich ab. Diese Daten beziehen sich aber nur auf Untersuchungen im Bereich des Kniegelenks und des patellofemoralen Gelenks. Im Sprunggelenk werden diese Änderungen dagegen nicht beschrieben (Weightman 1979).

Obwohl weiter oben verschiedene Veränderungen im Bereich der Zelle und der extrazellulären Matrix beschrieben sind, scheinen diese Veränderungen keinen merkbaren Einfluss bzw. keine Einbusen im Bezug auf die Druckbelastbarkeit und Verformung zu haben (Buckwalter et. al. 1992, Kap. 10, S. 137 – 149).

Tab. 2.2 Unterschiede zwischen Arthrose und Alterung (aus: Bland und Cooper 1984)

Arthrose	Alterung
Viele anabolische und synthetische Prozesse	Normaler Metabolismus
Enzymatische Zerstörung von Knochengewebe	Normaler enzymatischer Umbau
Umbau von allen Geweben im Gelenk – artikulär und periartikulär	Nur Veränderungen des Gelenkknorpels
Mitose der Chondrozyten	Keine Mitose
Stark erhöhte Synthese von Kollagen und Grundsubstanz	Normale Syntheseraten von Kollagen und Grundsubstanz
Erhöhter Wassergehalt im Knorpel	Keine Veränderungen
Faserbildung, lokal und verstärkt an gewichttragenden Stellen	Faserbildung, nicht verstärkt, vor allem an gewichttragenden Stellen
Elfenbeinähnliche Verfärbung und Verhärtung des Gewebes	Keine elfenbeinähnliche Verfärbung und Verhärtung des Gewebes
Bildung von Osteophyten und andere Veränderungen	Osteophyten nur bei extremer Belastung
Kein verstärktes Crosslinking	Verstärktes Crosslinking
Entzündung	Keine Entzündung
Keine Pigmentierung des Knorpels	Pigmentierung des Knorpels

Unterbelastung

Die wahrscheinlich größte Bedrohung der Funktion und Stabilität des Gelenkknorpels ist eine chronische Unterbelastung, die das Leben in einer Wohlstandsgesellschaft aber leider mit sich bringen kann. Bei vielen Menschen, deren Tagesablauf hauptsächlich aus sitzenden Tätigkeiten besteht, wird der Gelenkknorpel durch diese einseitige Belastungsform bzw. durch fehlende Belastung nicht ausreichend ernährt. Eine nicht ausreichende Versorgung hat auf Dauer negative Auswirkungen auf den Aufbau und die Stabilität des Gelenkknorpels.

Der Mangel an Druckwechsel hat zur Folge, dass die Knorpelzellen nicht ausreichend zur Synthese stimuliert werden und durch den mangelnden Flüssigkeitstransport nicht genügend Nährstoffe bekommen. Die Zellen können keine ausreichende Menge an Matrix synthetisieren, vor allem Grundsubstanz. Das führt auf Dauer zu einem Verlust an

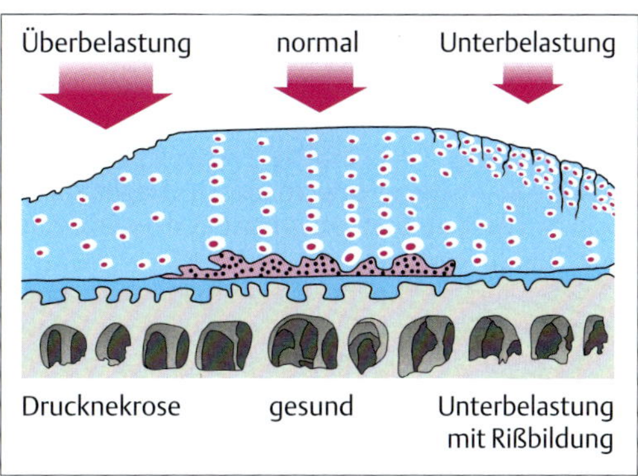

Abb. 2.46 Einfluss von Über- und Unterbelastung auf den Gelenkknorpel: Bei Überlastung entstehen Drucknekrosen. Bei Unterbelastung bilden sich Risse.

Grundsubstanz und bedeutet automatisch, dass weniger Wasser innerhalb des Knorpels gebunden werden kann. Die Spannung des kollagenen Netzwerks nimmt dadurch ab, was zwingend zu einer größeren Verformbarkeit des Knorpels führt.

Eine erhöhte Verformung des Knorpels hat wiederum eine größere Belastung für die einzelnen kollagenen Fibrillen zur Folge, wodurch eine Schädigung entstehen kann (Abb. 2.46).

Überbelastung

Aber auch eine ständige Belastung im Sinne einer Überbelastung hat negative Folgen. Berufe, in denen die Gelenke ständig einseitig belastet werden, führen früher oder später zu Knorpelschädigungen, z. B. zu einer Arthrose. Übergewicht der Betroffenen unterstützt häufig die weitere Schädigung des Knorpels.

Wie bereits erwähnt, führt eine Gewichtszunahme von 5 kg zu einem über 50 % höheren Arthroserisiko (Guilak und Setton 2005).

Ein großes Problem, gerade für das Kniegelenk, ist die Instabilitätsproblematik.

Appleton et al. (2007) konnte bei Ratten, aber auch bei Menschen nachweisen, dass eine Entfernung bzw. ein Riss des vorderen Kreuzbandes plus eine Teilentfernung des medialen Meniskus schon nach 4 Wochen kleine degenerative Veränderungen im Gelenkknorpel verursachen. Diese Veränderungen zeigen sich hier durch einen Verlust an Proteoglykanen, eine Zerstörung des kollagenen Netzwerks von primär Kollagen Typ II und ein Knorpelödem. Diese Degenerationen werden extrem durch forcierte Mobilisationen des Gelenks beschleunigt und zeigen sich dann schon nach 2

Wochen. Dies hat zur Folge, dass sich sehr schnell Osteophyten bilden, der subchondrale Knochen geschädigt wird und die Bildung von Faserknorpel verstärkt wird. Als Folge der forcierten Mobilisationen sieht man degenerative Frühzeichen bereits nach 2 – 4 Wochen, eine moderate Degeneration nach 8 Wochen und ernsthafte Degenerationen nach 12 – 20 Wochen.

Diese Veränderungen sieht man aber nicht, wenn man auf forcierte Mobilisationen verzichtet.

Des Weiteren zeigt Appleton, dass ein moderates Kräftigungsprogramm der gelenkumgebenden Muskulatur und niedrigdosierte Übungen sowie moderates Spazierengehen einen sehr positiven Einfluss auf eine Arthrose haben. Es zeigt sich, dass häufig sogar Aktivitäten aus dem täglichen Leben (ATL) wie Treppensteigen schon zu belastend für den Gelenkknorpel sind.

Nach Verletzungen bzw. postoperativ sieht man, dass nach ca. 4 Wochen der kollagene Turnover deutlich zunimmt, das produzierte kollagene Netzwerk aber schlecht organisiert ist. Später nimmt der kollagene Turnover eher wieder ab. Ein häufiges Problem ist hierbei, dass die Chondrozyten anfangen zu hypertrophieren, was dann die Vorstufe zu einer Kalzifizierung darstellt (siehe auch Kapitel 2.1.5 „Knochenbildung“).

Interessanterweise konnte Appleton nachweisen, dass parallel auch Veränderungen im Gelenkknorpel (Proteoglykanverlust) des kontralateralen Gelenks entstehen, allerdings nicht im subchondralen Knochenbereich (Appleton et al. 2007).

Karsdal et al. (2007) geben an, dass Arthrose häufig bei Frauen in der Menopause entsteht, wahrscheinlich als Folge der geringeren Knochenstabilität im subchondralen Knochenbereich. Man sieht hier eine subchondrale Sklerosierung, ein Knochenmarksödem, eine veränderte Trabekelstruktur und die Bildung von Osteophyten in Kombination mit einer Degeneration des Gelenkknorpels.

Kalzitonin, das in der Osteoporosetherapie eingesetzt wird, weil es die Aktivität der Osteoklasten hemmt, hat auch einen positiven Einfluss auf die Chondrozyten: Es hemmt die Aktivität von Kollagenase, Proteinase und Phospholipase A2 und damit den Abbau von Knorpelgewebe. Andererseits stimuliert es die Bildung von Glykosaminoglykanen und Kollagen Typ II.

Die Chondrozyten besitzen wie die Osteoklasten Kalzitonin rezeptoren, an die Kalzitonin binden kann. Kalzitonin hemmt aber nicht nur den Abbau von Kollagen Typ II im Gelenkknorpel, sondern auch den von Kollagen Typ I im subchondralen Knochen (Karsdal et al. 2007).

Folgende Veränderungen, die bei einer Arthrose im Bereich des Gelenkknorpels und des subchondralen Knochens entstehen, werden beschrieben:

- Zellclustering und später Hypertrophie (De Bri et al. 1996)
- Zerstörung des kollagenen Netzwerks von primär Kollagen Typ II
- Zunahme der Wassermenge – Knorpelödem (Mainil-Varlet et al. 2003)
- Matrixdegeneration durch die verstärkte Produktion abbauender Enzymen (Mainil-Varlet et al. 2003)
- Zelltod und Nekrose bzw. Gewebezerstörung
- Verdickung des subchondralen Knochens und der kalzifizierten Knorpelzone (De Bri et al. 1996)
- Mikrofrakturierung im Bereich des subchondralen Knochens (Norrdin et al. 1998)
- Tidemark wird dünner (De Bri et al. 1996)

Auch biochemische Veränderungen lassen sich beobachten:

- Eine verstärkte Produktion von Transforming growth factor β1 (TGF-β1) und Interleukin-1α (IL-1α). Das Zytokin Interleukin-1 hemmt die Matrixsynthese und stimuliert die Degeneration bzw. den Abbau der Matrix. TGF-β1 wirkt genau umgekehrt: Es stimuliert die Matrixsynthese und hemmt die Degenerations- bzw. Abbauprozesse. Diese Stoffe werden vor allem deshalb freigesetzt, weil es bei gleichzeitiger Arthrose immer wieder zu einer Entzündung der Membrana synovialis kommt.
- Des Weiteren wird die Produktion von PRG-4 (Proteoglykan 4) gedrosselt, wodurch die Gelenkschmierung schlechter wird – und dann an sich natürlich wieder eine größere Belastung für die Zone I darstellt.

Durch diese Veränderungen entstehen Risse im Gelenkknorpel, die nach Meinung von Regling (1994) dazu dienen, dass Sauerstoff und Nährstoffe die Zelle leichter und schneller erreichen können. In allen Fällen sieht man, dass nach Verletzungen ein Reparaturprozess im Gelenkknorpel eingeleitet wird (Mainil-Varlet et al. 2003, Regling 1994). Dieser ist vor allem an der deutlich gesteigerte Zellaktivität im Gelenkknorpel erkennbar. Aber auch im Bereich des subchondralen Knochens kommt es zu einer Umbauaktivität (Guilak und Setton 2005).

Ein weiteres großes Problem einer Arthrose ist die Entzündung der Gelenkkapsel. Durch eine Gelenkkapselentzündung gelangen permanent Entzündungsmediatoren (Prostaglandin 2) und Zytokine in die Synovialflüssigkeit. Dies führt dann zu einer Zerstörung der Knorpelzellen und damit auch des Gelenkknorpels. Durch die Synovitis wird die Angiogenese stimuliert, weil Makrophagen angiogenetische Faktoren produzieren und freisetzen. Hierdurch gerät das Gleichgewicht zwischen Angiogenese-hemmenden und -stimulierenden Faktoren durcheinander. Durch die verstärkte Angiogenese wird die Bildung von Knochen und Osteophyten stimuliert. Zudem verändert sich hierdurch auch der Knochen-Knorpel-Übergang. Durch die verstärkte Kapillarbildung und Einsprossung wird das Gewebe auch gleichzeitig stärker innerviert, wodurch es schmerzempfindlich wird (Walsh 2004).

Durch eine Arthrose und die hiermit verbundene Zerstörung des Knorpels gelangen aber andererseits freiwerdende Knorpelfragmente über die Synovialflüssigkeit zur Membrana synovialis, wo sie immer wieder Entzündungen hervorrufen.

Regling (1994) beschreibt nach mehreren Untersuchungen zur Strömungskinetik, dass im gesunden Gelenkknorpel das viskoelastische Verhalten überall im Knorpel gleich ist. Das bedeutet, dass egal aus welchem Abschnitt des Gelenks Regling Knorpel für seine Experimente entnommen hat, das Gewebe bei einer Druckbelastung immer gleich reagiert hat.

Regling fand aber auch, dass bei einer Arthrose das Gewebe überall die gleichen pathologischen Veränderungen gezeigt hat. Das bedeutet, dass die arthrotischen Veränderungen nicht nur dort vorhanden sind, wo man während einer OP Veränderungen sieht, sondern auch dort, wo der Gelenkknorpel noch völlig normal aussieht. Deshalb ist Regling der Meinung, dass Arthrose kein lokales, sondern ein generelles Gelenkproblem darstellt. Er hat sogar festgestellt, dass der Gelenkknorpel direkt um die lädierte Stelle steifer wird, wahrscheinlich um die dort entstandene Schwäche zu kompensieren.

Vergleich: Gelenkknorpel – Autoreifen

Zum besseren Verständnis kann man den Gelenkknorpel mit einem Autoreifen vergleichen. Solange der Autoreifen mit ausreichend Luft aufgepumpt ist und der Stahlmantel des Reifens unter genügend Spannung steht, hat dieser Reifen eine sehr große Belastbarkeit und kann viele Kilometer zurücklegen. Die Luft des Reifens entspricht den Glykosaminoglykanen und dem daran gebundenen Wasser, der Stahlmantel des Reifens dem kollagenen Netzwerk. Lässt man dagegen Luft aus dem Reifen, nimmt seine Verformbarkeit zu. In diesem Fall wirkt auf den Stahlmantel des Reifens durch die erhöhte Verformbarkeit eine größere Belastung: Er wird in Mitleidenschaft gezogen. Wenn daraufhin Risse im Stahlmantel entstehen, kann es passieren, dass sich Luft zwischen Stahlmantel und Gummibezug des Reifens sammelt. Als sichtbare Folge dieses Vorgangs entwickelt sich unter der Gummischicht eine (weiche) Beule. Wird der Reifen dann weiter belastet, so wird mit hoher Wahrscheinlichkeit die Gummischicht beschädigt und Luft kann aus dem Reifen austreten. Diese Situation nennt man dann einen *Platten*!

Wenn auf einen unterernährten und untrainierten Gelenkknorpel plötzlich große Belastungen auftreffen, ist die Grenze der Belastbarkeit schnell erreicht und überschritten. Die hieraus resultierende Überbelastung hat einen traumatisierenden Effekt auf das kollagene Netzwerk. Der erste Bereich, in dem es häufig zu Schädigungen kommt, ist die Übergangszone. Durch eine Schädigung der kollagenen Fibrillen kann die Grundsubstanz plötzlich vermehrt Wasser binden, da sie vom kollagenen Netzwerk nicht daran gehindert wird. Durch die größere Wasseransammlung in der Übergangszone wird die Spannung auf die oberflächliche Knorpelzone von unten her deutlich größer, wodurch diese nun in Richtung der Gelenkknorpeloberfläche weggedrückt wird.

Bei Arthroskopien kann beobachtet werden, wie Schwellungen oder Blasen auf der Gelenkknorpeloberfläche entstehen. Dieses Phänomen wird in der englischsprachigen Literatur *blistering* genannt. Drückt man während der Arthroskopie mit einem Tasthaken auf diese Blase, ist der Gelenkknorpel in diesem Bereich weich und verformbar. Es ist dann nur noch eine Frage der Zeit, bis diese Schicht des Gelenkknorpels traumatisiert und geschädigt wird.

Bei einer manifesten Schädigung gelangt Knorpelmaterial in die Synovialflüssigkeit. Dieses kommt in Kontakt mit der Gelenkkapsel und wird als Fremdkörper angegriffen. Die Reaktion der Gelenkkapsel auf den Fremdkörper führt zu einer Entzündung der Kapsel. Dieser Mechanismus ist eine mögliche Erklärung für Arthritiden, die sehr häufig bei Arthrosen auftreten.

Löst sich das Gelenkknorpelmaterial vom Gelenkknorpel ab, so entstehen die bei Arthrose bekannten Risse und Löcher in der Oberfläche. Nehmen die Risse und Löcher innerhalb des Knorpels zu, kann der Gelenkknorpel seine schützende

Funktion für den Knochen nicht mehr ausreichend übernehmen. Der subchondrale Knochenbereich wird einer deutlich erhöhten Belastung ausgesetzt. Die Folge sind weitere Schädigungen in diesem Bereich sowie starke Belastungsschmerzen.

Verknöcherung

Eine andere Ursache der Arthrose kann in Veränderungen bestehen, die vom Knochen ausgehen. Sie stellen einen anderen Weg des Arthroseprozesses dar.

Verschiebung der Tidemark

Das erste Anzeichen einer Arthrose besteht in der Verschmälerung des Gelenkspalts, was auf dem Röntgenbild zu erkennen ist. Auf einer Röntgenaufnahme werden nicht nur die Knochen, sondern auch die mineralisierte Knorpelzone dargestellt. Oettmeier hat gezeigt, dass die erste Veränderung in einer Verschiebung der Tidemark, d. h. des Grenzstreifens, in Richtung Knorpeloberfläche besteht (Oettmeier et al. 1989 und 1992). Hierdurch wird die mineralisierte Knorpelzone größer. Wenn diese mineralisierte Knorpelzone dicker, die weichere Knorpelzone dagegen schmaler wird, so lässt sich dies einwandfrei auf dem Röntgenbild feststellen. Eine Verschmälerung des Gelenkspalts ist bereits vorhanden, bevor auf arthroskopischem Wege Veränderungen im Gelenk zu sehen sind.

Das lässt den Schluss zu, dass der Verknöcherungsprozess unseres Skeletts, der vor unserer Geburt begonnen hatte und nach der Wachstumsphase beendet war, wieder einzusetzen scheint. Der weiche Bereich des Gelenkknorpels, der die auf den subchondralen Knochen einwirkenden Belastungen absorbieren soll, wird durch die Verschiebung der Tidemark dünner, die Beanspruchung bei mechanischer Belastung entsprechend größer. Die Belastungsgrenze wird hierdurch sehr schnell erreicht und überschritten. Dies hat wiederum eine Schädigung des kollagenen Netzwerks zur Folge. Aus den damit verbundenen Veränderungen entsteht eine Arthrose.

Die Ergebnisse von Oettmeier sind von vielen anderen Forschern bestätigt worden. Ihre Hypothese lautet, dass Arthrose einerseits von der Knorpeloberfläche und andererseits gleichzeitig von der Knochenseite her beginnen kann. Nach Oettmeier laufen also zwei Prozesse parallel ab: die von der Oberfläche ausgehende Arthrose bei Traumen und Überbelastung und die vom Knochen ausgehende Arthrose durch Verschiebung der Tidemark bei einer Unterbelastung.

Zunahme des pH-Werts durch vermehrte Gefäßeinsprossung

Eine weitere Veränderung bei Arthrosen besteht darin, dass die Anzahl der Gefäße und Nerven im subchondralen Knochenbereich und im kalzifizierten Knorpel zunimmt. Wird dann zusätzlich die Tidemark aufgrund einer chronischen Unterbelastung dünner und letztendlich undicht, können die Gefäße in den Knorpelbereich vordringen. Dort steigt der pH-Wert automatisch an und es entsteht ein weniger saures Milieu, das für Chondroblasten und Chondrozyten ungeeignet ist. Einen ähnlichen Ablauf kann man beim Verknöcherungsprozess unseres Skeletts beobachten (s. auch Kap. 2.1.5 Knochenbildung). Dringen Gefäße in das Knorpelgewebe des Skeletts ein, so beginnt dessen Verknöcherung, weil sich die Sauerstoffmenge plötzlich erhöht und der pH-Wert ansteigt. Dadurch entsteht ein Lebensmilieu, das für Osteoblasten und Osteozyten deutlich geeigneter ist als für Chondroblasten und Chondrozyten. Die Osteoblasten produzieren nun eine Matrix, die reich an Mineralien ist, was zur Verknöcherung führt. Dieser Ablauf würde auch die bereits angesprochene Verschiebung der Tidemark und eine Verschiebung der kalzifizierten Knorpelzone erklären. Die Tatsache, dass bei einer Arthrose direkt unter dem Knorpelbereich verstärkt Nerven einsprossen und infolgedessen die Innervation zunimmt, erklärt möglicherweise auch die oft erwähnten Belastungsschmerzen.

Traumen

Außer den oben erwähnten Veränderungen und den daraus resultierenden Schädigungen des Knorpels, die sich zumeist über einen längeren Zeitraum entwickeln, gibt es natürlich auch traumatische Verletzungen des Knorpels. Diese Knorpelschädigungen können bei Verletzungen im Sport, aber auch im Alltag entstehen. Dabei kommt es manchmal zu Absprengungen größerer Knorpelfragmente, die dann als *freie Gelenkkörper* innerhalb der Gelenkkapsel für Probleme sorgen können. Als Folge dieser Knorpelschäden kann es zu einer verfrühten Arthrose des betroffenen Gelenks kommen.

Neuerdings versucht man, diese freien Fragmente mittels arthroskopisch durchgeführter Operationen wieder zu fixieren.

Zusammenfassung: Degeneration und Arthrose des Gelenkknorpels

Eine Degeneration des Knorpels entsteht während des Alterungsprozesses und bei Immobilisation. Sie wird in Verbindung gebracht mit

- gesenkter Matrixsynthese,
- Verkürzung der Hyaluronsäure- und Chondroitinsulfatketten,
- Abnahme der Chondroitinsulfatmenge und der
- Zunahme von Keratansulfat.

Ein Mangel an physiologischen Belastungsreizen sowie chronische Unter- oder Überbelastung des Knorpels führen zu einem Mangel an Nährstoffen, zu einer gesenkten Matrixsynthese und damit zu einem Matrixverlust. Ein Matrixverlust bewirkt, dass der Knorpel weniger Wasser binden kann. Dadurch entsteht ein gesenkter Widerstand des Gelenkknorpels gegen mechanische Verformungen, so dass das kollagene Netzwerk vermehrt belastet wird. Die kollagenen Fibrillen werden geschädigt. Sind die kollagenen Fibrillen der Übergangszone geschädigt, führt dies zu einer Schwellung der Oberfläche des Gelenkknorpels. Wird diese im Anschluss ebenfalls zerstört, entstehen Risse und Löcher im Knorpel. Die Belastung auf den subchondralen Knochen steigt.
Arthrose ist ein Prozess, bei dem die Schutzschicht des Knochens durch den Funktionsverlust des Knorpelgewebes geschädigt und zerstört wird. Mögliche Ursachen der Arthrose sind

- eine Schädigung des Knorpels aus Altersgründen, durch Immobilisation sowie chronischer Unter- oder Überbelastung (von der Knorpeloberfläche ausgehende Arthrose),
- eine Verschiebung der Tidemark, wobei die mineralisierte Knorpelzone dicker und der weiche Knorpelbereich dünner wird (vom Knochen ausgehende Arthrose),
- Verknöcherung der weichen Knorpelzone durch vermehrtes Einsprießen von Gefäßen und infolgedessen erhöhtem pH-Wert, welcher die Aktivität der knochenproduzierenden Zellen steigert. Dadurch verschieben sich wahrscheinlich die Tidemark und die kalzifizierte Knorpelzone.
- Traumen.

Das erste Zeichen einer Arthrose ist eine Verschmälerung des Gelenkspalts, sichtbar auf dem Röntgenbild. Erst später kommt es zu sichtbaren Veränderungen der Knorpeloberfläche, die nur arthroskopisch feststellbar sind.

2.2.8 Regeneration

In der Physiotherapie beschäftigt man sich mit der Frage, ob eine Regeneration des Gelenkknorpels möglich ist. So deuten beispielsweise Untersuchungen von Salter an, dass sich der Gelenkknorpel tatsächlich regenerieren kann (Salter et al. 1980, 1984 und 1989). Salter benutzt die kontinuierliche passive Bewegung eines Gelenks als Regenerationsreiz. Aber auch Untersuchungen von Regling (1994), Mainil-Varlet et al. (2003), Bail et al. (2003), Walsh (2004), Drakos und Allen (2007) und vielen anderen mehr beschreiben Reparaturprozesse des Gelenkknorpels.

In Tierversuchen konnte Salter nach einer Schädigung der Gelenkknorpelfläche eine Heilung bzw. eine Regeneration des Knorpels durch kontinuierliche passive Bewegung feststellen. Salter gibt an, dass der geschädigte Gelenkknorpel durch Neubildung von hyalinem Gelenkknorpel heilt.

Andere Autoren erwähnen eine Heilung zu mehr faserigem Gelenkknorpel. Die Frage, ob eine Heilung hin zu hyalinem oder faserigem Gelenkknorpel erfolgt, ist anscheinend von der Tiefe der Verletzung abhängig. Nach Angaben in der Literatur können oberflächige Schädigungen hyalin ausheilen, bei tieferen Schädigungen kommt es dagegen zu einer Produktion von einem mehr faserigen Ersatzgewebe (Woo et al. 1991).

Ein weiterer wichtiger Punkt für die Heilung scheint zu sein, ob es gleichzeitig zu Verletzungen im subchondralen Knochenbereich kommt. In der Literatur wird häufig angedeutet, dass die Heilungschancen in diesem Fall größer sind. Als Erklärung hierfür wird oftmals das Einsprossen neuer Gefäße aus dem subchondralen Knochenbereich in das verletzte Knorpelgebiet genannt. Hierdurch können sich neue Zellen in das Knorpelgebiet bewegen und so eine bessere Heilung des geschädigten Gewebes ermöglichen (Woo et al. 1991). Diese Betrachtungsweise wird fraglich, wenn man sich dabei den Entstehungsmechanismus der Arthrose vor Augen hält. Gerade das Einsprossen von Gefäßen in den Knorpelbereich wird von anderen Autoren als Ursache für die Arthrose gesehen (Oettmeier et al. 1989). Dagegen sollte die Heilungschance ohne Schädigung des subchondralen Knochens deutlich geringer sein.

Nach einer Verletzung des Knorpels kann man eine deutlich gesteigerte Aktivität der Zellen feststellen. Die Zellen synthetisieren in deutlich größerer Menge extrazelluläre Bestandteile, die zur Regeneration des Knorpels beitragen können.

In der Physiotherapie kann man das regelmäßige Be- und Entlasten des Gelenkknorpels, wie es im Prinzip bei allen physiologischen Bewegungen stattfindet, zur Regeneration nutzen. So kann man in der Therapie den Patienten mit einer geringen Belastung des betroffenen Gelenks üben lassen. Dies kann man z. B. durch Fahrradfahren, Aquajogging, Gehen unter Entlastung (Unterarmgehstützen, Zuggerät, Gehbarren usw.) erreichen. Auch durch Übungen im Sitzen mit Fuß-Boden-Kontakt unter geringem Druck auf die Gelenke oder mittels hubfreier Mobilisationen kann man den Knorpel positiv stimulieren. Dieser physiologische Reiz lässt sich auch manuell durch intermittierende Kompressionen, Gleitbewegungen mit und ohne Kompression sowie durch passive anguläre Bewegungen mit und ohne Kompression setzen. Weitere Informationen dazu erhalten Sie in Band III dieser Reihe zur Therapie des Bewegungsapparats.

Der Regeneration von Gelenkknorpel kann durch die Supplementierung von mehreren Stoffen unterstützt werden.

Der positive Einfluss von Stoffen wie Chondroitinsulfat, Glykosaminsulfat und Hyaluronsäure wurde in viele Studien nachgewiesen. Ich verweise hier auf Studien von Förster und Bach (2004), Übelhart et al. (2004), Pavelká et al. (2002) und von Drakos und Allen (2007), um nur einige von vielen zu erwähnen.

Pavelha beschreibt in seiner Studie auch die deutlichen und nachgewiesenen negativen Effekte von steroidalen und nichtsteroidale Entzündungshemmern (NSAIDs; auch COX-2) auf Arthrose.

Auch bei ärztlich durchgeführten Therapieformen wie „Microfracturing", Bohrungen usw. wird immer wieder angedeutet, dass hier Reparaturprozesse ablaufen. Die Frage, die sich dabei auch Mainil-Varlet und seine Forschungsgruppe (Mainil-Varlet et al. 2003) stellen, ist, ob diese Reparatur mit normalem hyalinem Knorpel oder mit minderwertigem Ersatzmaterial durchgeführt wird?

In diesem Zusammenhang wird immer wieder über Faserersatzknorpel gesprochen. Die große Frage ist hier aber, ob dieses Gewebe mit normalem Gelenkknorpel vergleichbar ist, oder ob es die gleichen Aufgaben übernehmen kann? Die Antwort ist schwierig, da dieses Reparaturgewebe nur sehr selten histologisch analysiert und beurteilt wird. Es kann in den meisten Fällen nur durch ein bildgebendes Verfahren (MRT) nachgewiesen werden. Das bedeutet, dass man nur sehen und „nachweisen" kann, dass sich wieder „etwas" gebildet hat, aber was es ist, kann man nicht sagen .

Ein weiteres Problem laut Mainil-Varlet ist, dass sogar, wenn man das gesamte Gewebe histologisch analysieren würde, das Ergebnis extrem unterschiedlich ausfallen kann, da das Ergebnis davon abhängt, welche Art der Gewebefixierung verwendet wird. Sehr viele Fixiermittel ändern nämlich das Gewebe sehr stark. Deshalb plädiert Mainil-Varlet dafür, dass diese Untersuchungen standardisiert werden sollte, damit man vergleichbare Untersuchungen durchführen kann.

Inwieweit die in den letzten Jahren intensiver durchgeführten Knorpeltransplantationen, Züchtungen von Knorpelzellen sowie Knorpelzellen plus Matrix einen dauerhaften positiven Effekt haben werden, muss sich in den nächsten Jahren zeigen. Diese Behandlungstechniken sind noch verhältnismäßig „jung", weshalb noch keine Langzeitergebnisse vorliegen. Persönlich glaube ich aber, dass diese Therapien, wenn sie mit einer sinnvollen und physiologisch orientierten Nachbehandlung kombiniert werden, sicher sehr gute Chancen bergen.

Zusammenfassung: Regeneration des Gelenkknorpels

Regeneration des Knorpels ist möglich, wenn die Gelenke und damit der Knorpel genügend physiologische Be- und Entlastungsreize bekommen. Inwieweit eine gleichzeitiger Schädigung des subchondralen Knochens einen positive oder negativen Einfluss hat, ist noch fraglich. In der Physiotherapie werden die Gelenkflächen mithilfe dosierter Druckbelastung während aktiver und passiver Bewegungen behandelt. In der Manuellen Therapie kann man die Gelenke mit intermittierender Kompression und Gleittechniken (ohne und mit Kompression) behandeln.

2.2.9 Gelenkschmierung

Die Gelenkschmierung ist notwendig, um die Reibungskräfte bei Bewegungen wie Gehen, Laufen usw. auf ein Minimum zu reduzieren. Die Belastungsintensität auf den Gelenkknorpel unterliegt bei allen Bewegungen großen Schwankungen, die abhängig sind vom Körpergewicht der bewegenden Person, der Geschwindigkeit der Bewegung und dem Ausmaß an Muskelaktivität über dem Gelenk. Sie kann variieren von einer minimalen Belastung bis hin zu einer Belastung, die das Körpergewicht um ein Mehrfaches pro cm^2 übersteigt.

Die Gelenkschmierung hält die Reibung und damit die Belastung auf die Knorpelflächen so gering wie möglich. Es gibt zwei Formen von Gelenkschmierung:

- Grenzschmierung,
- Schmierung mittels Flüssigkeitsfilm.

Die *Grenzschmierung* wird durch eine dünne Schicht von Glyko- bzw. Schmierungsproteinen, z. B. Lubricin, SZP (= superficial zone protein) und Proteoglykan 4 (PRG-4), gewährleistet (Schmidt et al. 2005). Die Proteine heften sich an die Oberfläche des Gelenkknorpels und verhindern damit einen direkten Kontakt zwischen den Knorpelflächen. Der Abstand zwischen den Gelenkknorpelflächen liegt infolgedessen zwischen 1 und 100 nm (Abb. 2.**47**).

Bei der *Schmierung mittels Flüssigkeitsfilm* unterscheidet man zwischen squeeze film lubrication (Quetschfilmschmierung) oder komprimierter Filmschmierung und hydrodynamischer Schmierung, die vor allem bei Rollbewegungen entsteht. Diese Form der Schmierung vermeidet ebenfalls einen direkten Kontakt zwischen den sich bewegenden Gelenkknorpelflächen. Zwischen den beiden, nicht völlig kongruenten Knorpelflächen werden während der Belastung kleine Wassermengen eingeklemmt und festgehalten. Diese winzigen Wasserbereiche können jetzt wie eine Art Kugellager funktionieren (Abb. 2.**48**).

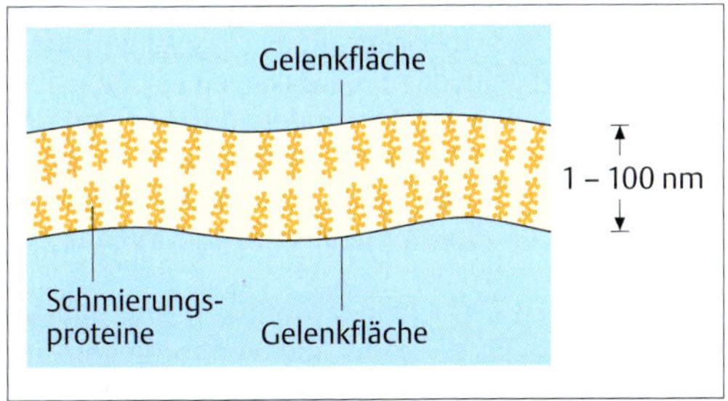

Abb. 2.**47** Grenzschmierung.

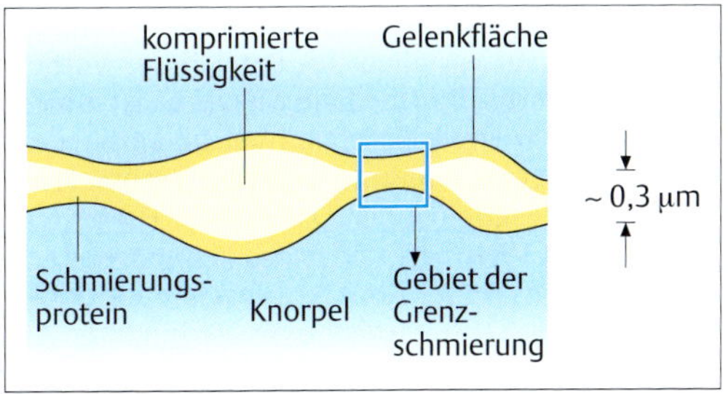

Abb. 2.**48** Schmierung mittels Flüssigkeitsfilm.

Zusammenfassung: Gelenkschmierung

Die Gelenkschmierung reduziert die Reibungskräfte zwischen zwei sich miteinander oder gegeneinander bewegenden Gelenkflächen auf ein Minimum. Durch sie können die Gelenke ohne Verschleiß ein Leben lang funktionieren. Es gibt zwei verschiedene Formen der Gelenkschmierung:

- Grenzschmierung durch Glykoproteine, die sich an die Knorpelflächen festheften,
- Schmierung mittels Flüssigkeitsfilm, der durch das Einklemmen von kleinen Wassermengen zwischen den beiden nicht kongruenten Gelenkflächen entsteht.

2.3 Menisken

2.3.1 Äußere Erscheinung

Das einzige Gelenk in unserem Körper, in dem Menisken als *intraartikuläre Strukturen* erscheinen, ist das Kniegelenk. Pro Gelenk sind zwei große, ausgeprägte, knorpelige Strukturen vorhanden, die sich nur in ihrer Form unterscheiden. So hat der *laterale Meniskus* eine runde Form, während der *mediale Meniskus* eine mehr sichelähnliche Form aufweist. Beide sind weiße, glänzende, elastische und außerordentlich zugbelastbare Strukturen. Wie die meisten kollagenen Strukturen unseres Körpers kann sich ihre Farbe während des Alterungsprozesses mehr in Richtung gelblich bis gelbbraun verändern (Abb. 2.**49**).

2.3.2 Funktion

Die Aufgabe der Menisken besteht laut Literatur darin, die beträchtliche Gelenkinkongruenz zwischen Tibia und Femur auszugleichen. Dadurch wird die Stabilität des Gelenks vergrößert und gleichzeitig die Belastung auf die Knorpelflächen dieser Knochen verringert. Ohne die Menisken wäre die Belastung auf Tibia und Femur sehr hoch, was starke Verschleißerscheinungen und Schädigungen zur Folge haben könnte. Neben der wichtigen Aufgabe, für Stabilität zu sorgen, sind die Menisken – wie alle anderen knorpeligen Strukturen auch – dafür zuständig, den Körper zu tragen und Stöße zu absorbieren. Zusätzlich sind sie für die Schmierung des Gelenks mit verantwortlich.

Die genannten Aufgaben werden immer wieder in der Literatur beschrieben, folglich auch immer wieder weitervermittelt und unterrichtet. Wenn man die Menisken allerdings unter histologischen

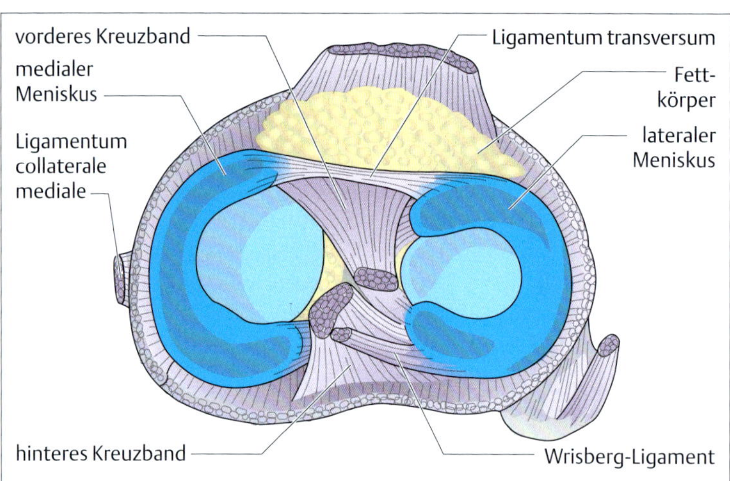

Abb. 2.**49** Kniegelenk mit Menisken. Das Wrisberg-Ligament ist das Lig. meniscofemorale.

Gesichtspunkten betrachtet, zeigt sich, dass sie fast ausschließlich aus Kollagen Typ I und nur zu einem geringen Teil aus Grundsubstanz bestehen. Dies deutet darauf hin, dass die Menisken primär Zugbelastungen ausgesetzt sind. Für die Absorption von Druckbelastungen ist dieser Aufbau dagegen ungeeignet.

Die Menisken spielen eine sehr wichtige Rolle in der Gelenkmechanik des Kniegelenks und haben vor allem bei Rotationen eine wichtige stabilisierende Aufgabe.

Zusammenfassung:
Äußere Erscheinung und Funktion der Menisken

Der laterale Meniskus hat eine runde Form, der mediale ist dagegen mehr sichelförmig. Die Funktion der Menisken laut Literatur ist:

- Absorption von Druckbelastungen
- Vergrößerung der Kongruenz der Gelenkflächen
- Vergrößerung der Stabilität
- Unterstützung der Gelenkschmierung

Ob die Menisken wirklich die Aufgabe haben, Druckbelastungen zu absorbieren, ist aufgrund ihres histologischen Aufbaus fraglich. Vielmehr scheinen sie vor allem Zugbelastungen aufzufangen.

2.3.3 Aufbau

Die Menisken unterscheiden sich in ihrem Aufbau nur geringfügig voneinander. Der laterale Meniskus ist eine nahezu runde Struktur, die im äußeren Bereich am dicksten ist und Richtung Zentrum immer dünner wird. Der mediale Meniskus ist ebenfalls im äußeren, posterioren Bereich am dicksten, aber mehr halbmond- oder sichelförmig. In diesem Teil befinden sich die meisten Zellen. Er ist hier außerdem am stärksten innerviert und durchblutet. Die Orientierung der Fasern ist innerhalb der verschiedenen Bereiche eines Meniskus sehr unterschiedlich: Man findet zirkuläre und horizontale Fasern, aber auch Fasern, die von außen nach innen verlaufen (Abb. 2.**50**). Man spricht in diesem Fall von einem ungeformten straffen faserreichen Bindegewebe.

Die äußeren Bereiche der Menisken sind mit der Kapsel verwachsen, wobei die Verbindungen auf der medialen Seite deutlich stabiler sind als auf der lateralen. Demzufolge besitzt der laterale Meniskus mehr Mobilität als der mediale (Abb. 2.**51** u. Abb. 2.**52**). Die Menisken sind über die meniskotibialen Bänder (auch „coronary ligaments“ genannt) mit der Tibia verbunden. Diese Verbindungen findet man vor allem im Bereich des Vorder- und Hinterhorns. Der mediale Meniskus ist zudem noch mit dem Lig. collaterale mediale verbunden. An der Vorderseite verbindet das Lig. transversum die Menisken miteinander. Das laterale Hinterhorn hat über das Wristberg- oder das Humphrey-Ligament mit dem Femur Kontakt (Bhagia et al. 2009). Die Popliteus-Sehne weist eine Verbindung mit dem lateralen Meniskus (Hinterhorn) auf und zieht ihn bei Flexion nach hinten. Der M. semimembranosus hat die gleiche Aufgabe in Bezug auf den medialen Meniskus. Bei Extension werden die Menisken vom M. quadriceps über die beiden Retinaculae nach vorne gezogen.

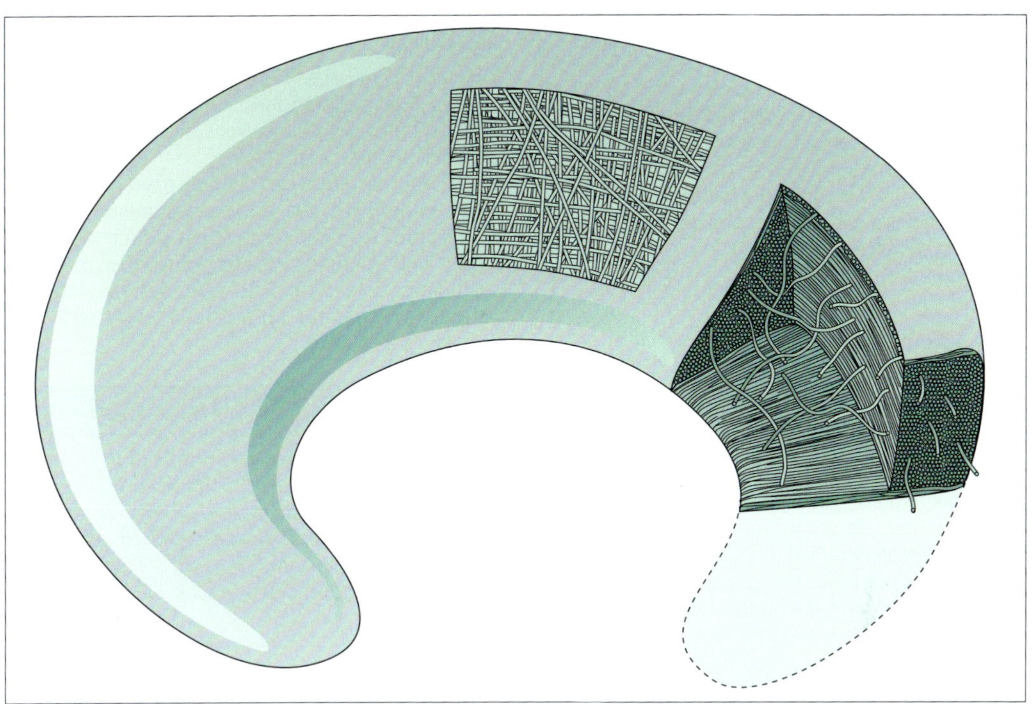

Abb. 2.**50** Aufbau und Faserverlauf des Meniskus, verdeutlicht durch Fensterausschnitt und Schnitt in drei Ebenen.

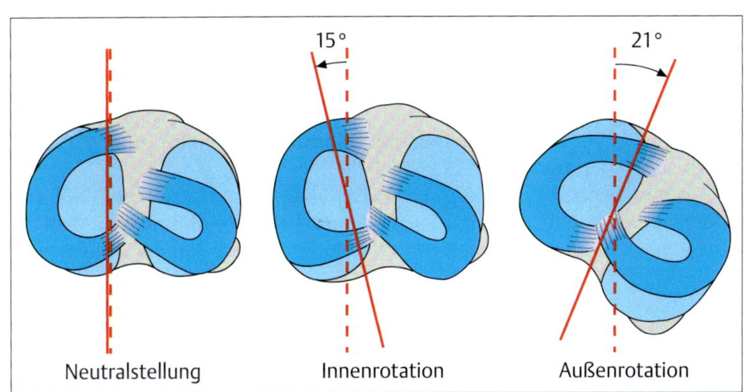

Abb. 2.**51** Bei Rotationsbewegungen im Kniegelenk verlagert sich der Meniskus.

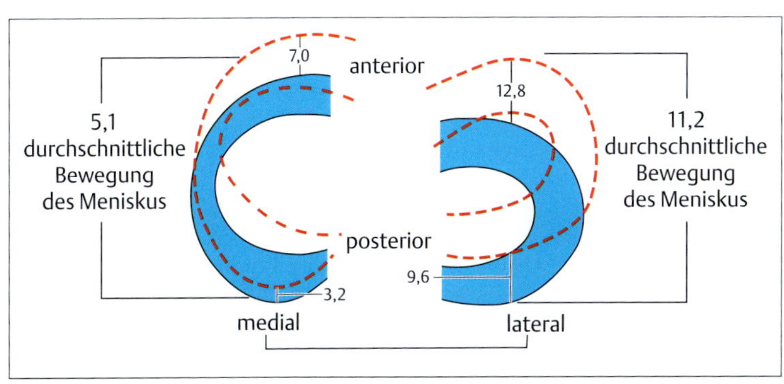

Abb. 2.**52** Durchschnittliche Bewegungen der Menisken gegenüber dem Tibiaplateau bei Rotationen des Kniegelenks in mm.

Zusammenfassung: Aufbau der Menisken

Der laterale Meniskus ist am Rand am dicksten und wird zur Mitte hin immer dünner. Der mediale Meniskus ist im hinteren äußeren Bereich am dicksten. Beide Menisken sind mit der Kapsel verwachsen, wobei die Verbindungen zwischen dem medialen Meniskus und der Kapsel stabiler sind als die zum lateralen.

2.3.4 Komponenten

Die Komponenten oder Bestandteile der Menisken sind wie bei allen bindegewebigen Strukturen auch Zellen und Matrix. Die Matrix in den Menisken ist aus kollagenen Fasern, der Grundsubstanz, bestehend aus Proteoglykanen und Glykosaminglykanen, und dem daran gebundenen Wasser sowie aus nichtkollagenen Proteinen aufgebaut.

Die Menisken bestehen zu ca. 70% aus Wasser. Das Trockengewicht der Matrix besteht zu ca. 75% aus kollagenen Fasern (vor allem Kollagen Typ I) und zu 0,06% aus elastischen Fasern. Die nichtkollagenen Proteine machen ca. 8 – 13% aus. Proteo- und Glykosaminoglykane (Grundsubstanz) nehmen dagegen nur ca. 1% ein. Der Anteil der Zellen liegt bei ca. 11 – 16%. Diese sind primär in den dickeren Bereichen der Menisken anzutreffen (Brindle et al. 2001).

Zellen

Die Zellen der Menisken werden in der Literatur unterschiedlich benannt. Einige Autoren bezeichnen sie als Fibroblasten im äußeren Bereich und als Chondroblasten bzw. Chondrozyten im inneren Bereich. Da der äußere Bereich der Menisken durchblutet wird, ist zu erwarten, dass die dort vorhandenen Zellen sich tatsächlich eher als Fibroblasten oder als fibroblastähnliche Zellen präsentieren, während im inneren Bereich, wo keine Durchblutung mehr vorhanden ist, eher Chrondroblasten bzw. Chrondrozyten vorzufinden sind. Immer öfter taucht aber in der neueren Literatur der Begriff Fibrochondrozyten bzw. Fibrochondroblasten auf.

Das Problem ist, dass früher aufgrund histologischer Untersuchungen drei verschiedene Bindegewebszellen festgelegt wurden. Da sich die Untersuchungsmöglichkeiten ständig verbessern – z. B. leistungsfähigere Mikroskope – kann man immer mehr Matrixkomponenten eines Gewebes ausmachen und diese auch detaillierter beschreiben. So stellte man fest, dass manche Gewebe z. B. verschiedene Kollagen-Typen aufweisen, die zum einen eher Fibroblasten, und zum anderen eher Chondroblasten zuzuordnen sind. Aus diesem Grund ist den Begriff Fibrochondroblast eigentlich logisch und verständlich. Es ist wahrscheinlich grundsätzlich so, dass jedes Gewebe seine eigene spezifische Zelle besitzt.

Die Fibroblasten und Chondrozyten sind zum einen in der Lage, alle Matrixkomponenten zu synthetisieren, zum anderen sorgen sie für Regenerations- und Heilungsprozesse, obwohl man bisher noch keine Erklärung dafür gefunden hat, wie Heilung bzw. Reparatur im avaskulären Bereich vonstatten gehen kann.

Zusammenfassung: Zellen der Menisken

Die Zellen der Menisken sind Fibroblasten im äußeren, durchbluteten Bereich und Chondroblasten im inneren, nicht durchbluteten Bereich. Manchmal werden die Zellen der Menisken auch einfach Fibrochondrozyten genannt. Alle Zellen der Menisken können die notwendigen extrazellulären Bestandteile produzieren.

Matrix

Um eine Zelle herum findet man eine große Menge von *perizellulärer Matrix*, die sehr reich an Proteoglykanen und kollagenen Fibrillen ist. Sie hat die Aufgabe, die Zelle vor großer mechanischer Belastung zu schützen. Dieser Bereich weist auch eine sehr hohe Menge an nichtkollagenen Proteinen auf wie Thrombospindin, Fibronektin und Kollagen Typ VI.

Um die perizelluläre Matrix herum befindet sich eine Schicht von *territorialer Matrix*, die mehrere Zellen umschließt. Der größte Teil der Matrix wird von der *interterritorialen Matrix* gebildet, die dann auch das eigentliche Volumen der Menisken bestimmt. Die Matrix ist in der Lage, sehr stark an Wasser, an Kollagen und an die Zellen zu binden, wodurch die Menisken ihre große Stabilität und damit Widerstand gegen Verformungen erreichen.

Kollagene und elastische Fasern

Die Fasern in den Menisken sind überwiegend kollagene Fasern. Zusätzlich findet man in geringen Mengen auch elastische Fasern (0,6%). Die kollagenen Fasern sind hauptsächlich Kollagen Typ I (90%). Der restliche Anteil von 10% wird von Kollagen Typ II (1 bis 2%), Typ III (< 1%), Typ V (1 bis 2%) und Typ VI (1%) gebildet.

Die Fasern verlaufen zirkulär, horizontal und radial. Die Kräfte, die auf die Menisken einwirken, sind Zug- und Kompressionskräfte. Da die Verformung und damit die Zugbelastung auf die Menisken die größten Belastungsfaktoren darstellen, ist auch verständlich, dass die kollagenen Fasern vom Kollagen Typ I den größten Anteil ausmachen. Man findet jedoch auch Kollagen Typ V vor, das immer gemeinsam mit Kollagen Typ I in einem Gewebe anzutreffen ist. Diese beiden Kollagentypen können sich gut miteinander verbinden und damit ein stabiles Netzwerk bilden.

Kollagen Typ VI scheint ebenfalls für die Stabilität, aber vor allem auch für die Dicke des Kollagens Typ I verantwortlich zu sein. Das Kollagen Typ I bildet eine große Anzahl von Crosslinks und weist Ähnlichkeiten mit dem Kollagen der Bandscheibe auf.

Grundsubstanz

Die Grundsubstanz stimmt mit der des Knorpels in vielen Punkten überein. Sie wird von einer zentralen Kette Hyaluronsäure (6%) gebildet, an die durch ein Verbindungsprotein Proteoglykane gebunden sind. Diese Proteoglykane setzen sich zusammen aus einer Eiweißkette, an die Glykoaminoglykane sowie Chondroitin-6-Sulfat (60%), Chondroitin-4-Sulfat (25%) und Dermatansulfat (5%) gebunden sind. Einen ähnlichen Aufbau besitzt insbesondere die Grundsubstanz von jungem Knorpel. Zusätzlich aber binden die Glykosaminoglykane an Na^+- und Ca^{2+}-Ionen, wodurch ein starker osmotischer Schwellungsdruck entsteht, der als *Donnan osmotischer Druck* bezeichnet wird.

Nichtkollagene Proteine

Die nichtkollagenen Proteine in den Menisken sind Thrombospindin, Fibronektin und das 116-kD-Protein. Sie stellen Verbindungen zwischen den einzelnen Bindegewebsanteilen der Menisken her. Sie binden die Zellen aneinander oder an kollagene Fasern bzw. an die Grundsubstanz. Auch Kollagen Typ VI hat offensichtlich die gleichen Möglichkeiten wie die nichtkollagenen Proteine. Ein weiteres wichtiges nichtkollagenes Protein ist das Link- oder Verbindungsprotein, das die Eiweißketten mit ihren Glykosaminoglykanen an die zentrale Hyaluronsäurekette bindet.

Zusammenfassung: Matrix der Menisken

Man unterscheidet in den Menisken zwischen perizellulärer, territorialer und interterritorialer Matrix. Die perizelluläre Matrix umschließt eine Zelle, die territoriale mehrere Zellen. Die interterritoriale Matrix macht den größten Teil der Matrix aus und bildet das eigentliche Volumen der Menisken. Durch die Matrix und deren Verbindung mit Wasser, kollagenen Fasern und Zellen bekommen die Menisken ihre große Stabilität. Die kollagenen Fasern der Menisken sind überwiegend vom Typ I (90%). Die restlichen 10% sind Kollagene der Typen II, III, V und VI. Zudem findet man in den Menisken eine geringe Menge an elastischen Fasern (0,6%). Der Faserverlauf variiert von zirkulär zu horizontal und radial. Die Grundsubstanz der Menisken ist aufgebaut aus Proteoglykanaggregaten, die aus einer zentralen Hyaluronsäurekette und daran gebundenen Proteoglykanen bestehen. Die Glykosaminoglykane sind Chondroitin-4- und -6-Sulfat sowie Dermatansulfat. Die nichtkollagenen Proteine sind die Vernetzungsproteine Thrombospindin und Fibronektin sowie das Verbindungsprotein der Proteoglykanaggregate.

2.3.5 Durchblutung und Innervation

Durchblutung

Der Meniskus ist nur in den äußeren Bereichen durchblutet. Die Penetrationstiefe der Gefäße im medialen Meniskus liegt dabei zwischen 10 und 30%, im lateralen Meniskus zwischen 10 und 25% (Day et al 1985).

Die Durchblutung der Menisken ist am stärksten im Bereich des Vorder- und Hinterhorns.

Die Gefäße stammen von der Art. articularis genu medialis, lateralis und intermedia, die wiederum der Art. poplitea entspringen (Abb. 2.**53**) (Brindle et al. 2001).

Bei der Geburt werden beide Menisken vollständig durchblutet. Diese Gefäßversorgung nimmt dann in Laufe der Jahren ab, mit der Folge, dass die Menisken in der 2. Dekade nur noch im Bereich des äußeren Drittels durchblutet sind. Nach dem 50. Lebensjahr sind sie nur noch im äußeren Viertel durchblutet (Petersen und Tillmann 1995). Etwa um das 40. Lebensjahr herum hat die Durchblutung um ca. 20% abgenommen (Bhagia et al. 2001).

Innervation

Der Meniskus wird im äußeren Bereich innerviert. Hier findet man viele Rezeptoren wie die *Ruffini-Rezeptoren*, die zu den sog. Typ-I-Rezeptoren gehören und statische Mechanorezeptoren sind, die *Pacini-Rezeptoren*, die zu den Typ-II-Rezeptoren zählen und dynamische Mechanorezeptoren darstellen. Diese Rezeptoren dienen der Propriozeption und informieren das Gelenk über intraartikuläre

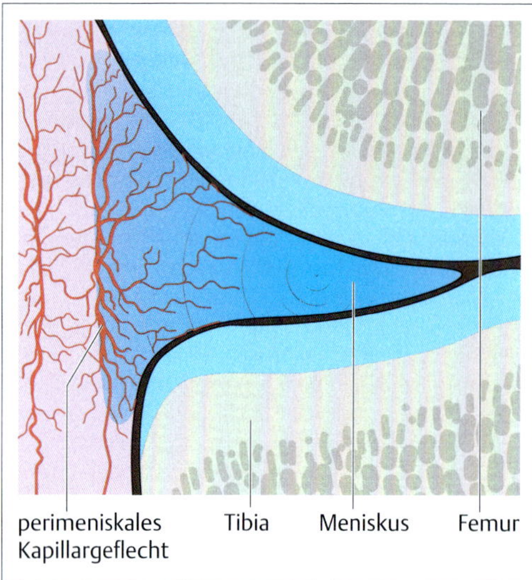

Abb. 2.**53** Durchblutung des Meniskus: Kapillare sprossen von lateral aus der Kapsel in den Meniskus ein.

Belastungen. Sie steuern auf diese Weise auch die Muskelaktivität um das Kniegelenk.

Des Weiteren besitzen die Menisken *Golgi-Rezeptoren*, die bei Stimulation die Muskelaktivität im Bereich des Kniegelenks inhibieren. Sie dienen auch als Schutz vor Verletzungen der Menisken (Brindle et al. 2001). Golgi-Rezeptoren findet man vor allem im Bereich des Vorder- und Hinterhorns. Im äußeren Bereich der Menisken kommen vorwiegend dickere afferente Nervenfasern vor, die propriozeptive Informationen nach zentral leiten (Mine et al. 2000). Im inneren Bereich sind eher dünnere afferente Nervenfasern vorhanden, die Informationen von den freien Nervenendigungen (Schmerz) nach zentral leiten. Diese dünneren afferenten Nervenfasern trifft man laut Zimmy und Assimakopoulos (Zimmy 1988, Assimakopoulos et al. 1992) auch im mittleren Drittel an. Damit stellt sich natürlich die Frage, ob nicht auch Gefäße im mittleren Drittel der Menisken existieren, denn erfahrungsgemäß gibt es überall dort, wo Nerven sind, auch Gefäße.

Zusammenfassung:
Durchblutung und Innervation der Menisken

Die Menisken werden nur in den äußeren, dickeren Bereichen durchblutet, wobei die Gefäße ungefähr im äußeren Drittel penetrieren. Innerviert werden die Menisken im äußeren Drittel durch dicke, afferente Nervenfasern, im mittleren Drittel dagegen durch dünne afferente Nervenfasern.

2.3.6 Physiologie: Transportmechanismen

Da der Meniskus nur in den Randbereichen durchblutet wird, erhält er seine Nährstoffe auch nur dort ohne Verzögerung. Seine Abfallprodukte kann er ebenfalls nur in den Randbereichen auf direktem Weg abgeben. Die avaskulären Bereiche des Meniskus bekommen dagegen ihre Nährstoffe nur über Diffusion und Osmose.

Um die physiologischen Funktionen des Meniskus zu gewährleisten, laufen sowohl Prozesse ab, die von einer physiologischen Be- und Entlastung abhängig sind, als auch solche, die unabhängig davon stattfinden. Die *viskoelastische Eigenschaft* einer Struktur, also die Eigenschaft, sich unter Einfluss externer Kräfte zu verformen und nach der Belastung die Ursprungsform wieder anzunehmen, ist daher druckabhängig. Aufgrund der viskoelastischen Eigenschaft entstehen die Phänomene *Stress-Relaxation* und *Creep*. Außerdem wird durch die Verformung des Gewebes eine *piezoelektrische Aktivität* ausgelöst. Druckunabhängig ist dagegen die *intrinsische Viskoelastizität*.

Viskoelastizität

Wie auch der Gelenkknorpel ist der Meniskus eine *viskoelastische Struktur*. Das bedeutet, dass sich bei Belastung des Gewebes innerhalb des Meniskus Wasser von Stellen mit hohem Druck zu Stellen mit geringerem Druck bewegt, aber auch zur Synovialflüssigkeit. Man unterscheidet zwischen einem Transport von Flüssigkeit durch den Meniskus und dem Transport aus dem Meniskus heraus und zurück. Beide Transportwege sind von Druckunterschieden abhängig und werden durch Be- und Entlastung verursacht. Die Menge an Wasser, die den Meniskus verlassen kann, ist jedoch begrenzt. Sie wird bestimmt durch das Gleichgewicht (Equilibrium) zwischen der Kompressions-, Verformungs- und Bindungskraft des Wassers an die Matrix (Abb. 2.**54** u. Abb. 2.**55**).

Stress-Relaxation und Creep

Die mechanischen Belastungen, die auf den Meniskus als viskoelastische Struktur einwirken, verursachen folgende Phänomene:

- Biphasic stress-relaxation behavior (biphasisches Stressentlastungsverhalten), auch kurz *Stress-Relaxation* (Stress und Entlastung) genannt
- Biphasic creep behavior (biphasisches Kriechverhalten), auch kurz *Creep* (Kriechen) genannt

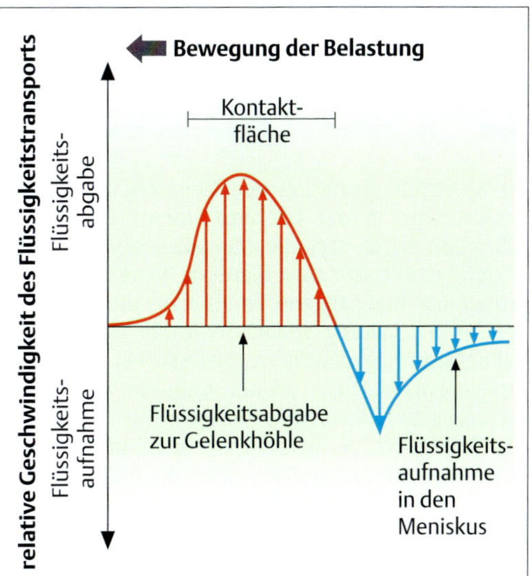

Abb. 2.**54** Austausch von Synovialflüssigkeit zum Meniskus und zurück.

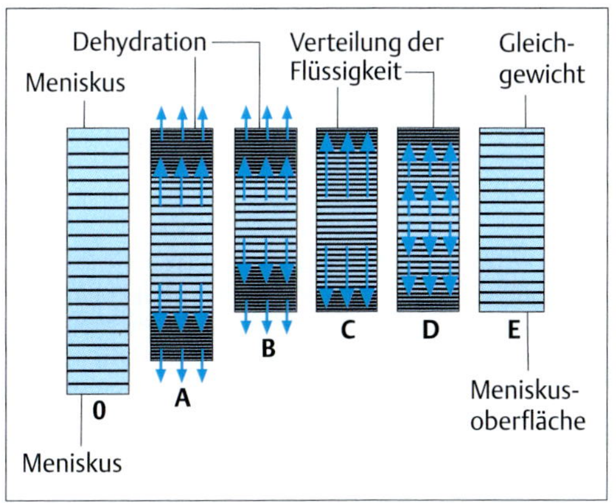

Abb. 2.**55** Wassertransport von und zum Meniskus.

Stress-Relaxation (Stress-Entlastung) bedeutet, dass sich bei Belastung Wasser vom Meniskus zur Synovialflüssigkeit, aber auch durch den Meniskus hindurch bewegt, und zwar so lange, bis sich überall der gleiche Druck aufgebaut hat und ein Gleichgewicht erreicht ist. Durch die mechanische Belastung wird Wasser aus dem Gewebe heraustransportiert und das Gewebe verformt sich. Nach der Belastung nimmt das Gewebe seine Ursprungsform wieder an. Die Flüssigkeit, die bei Belastung aus dem Meniskus gepresst wird, ist für die Schmierung des Gelenks mit verantwortlich.

Creep (Kriechen) entsteht durch die Verformung des Gewebes und die anschließende Verformung des kollagenen Netzwerks bzw. der kollagenen Fasern. Diese Verformung ist direkt abhängig von der Wassermenge, die den Meniskus verlassen kann. Ein Austreten von Wasser ist nur so lange möglich, bis ein Gleichgewicht zwischen folgenden Kräften erreicht ist: der Verformungs- bzw. Kompressionskraft, der Bindungskraft des Wassers an die Matrix und der Abstoßungskraft der Sulfatgruppen, wenn sie aufeinandergepresst werden. Eine solche Gleichgewichtssituation kommt äußerst selten vor, da sie beim Menschen normalerweise erst nach ca. 16 Stunden Belastung erreicht wird (Abb. 2.**56**).

Die Verformbarkeit der kollagenen Fasern, die vor allem bei Scherkräften entsteht, ist begrenzt. Wenn die Grenze der Belastbarkeit überschritten wird, werden die kollagenen Fasern zerstört (Abb. 2.**57**).

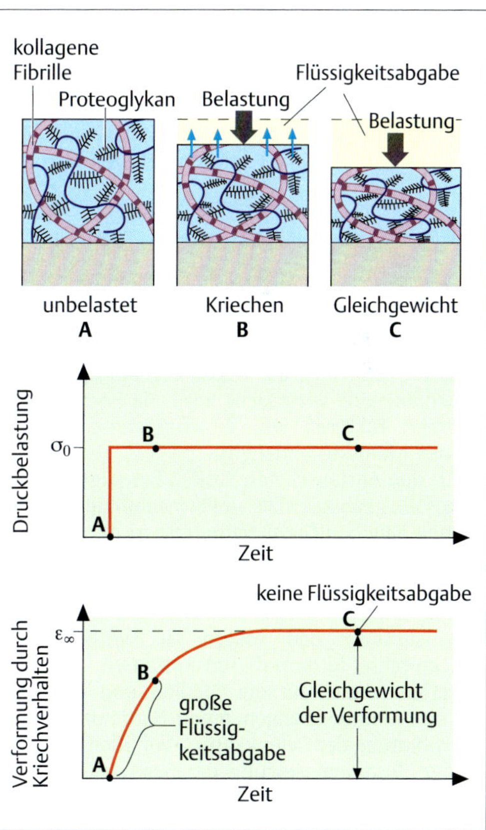

Abb. 2.**56** Wassertransport von und zum Meniskus.

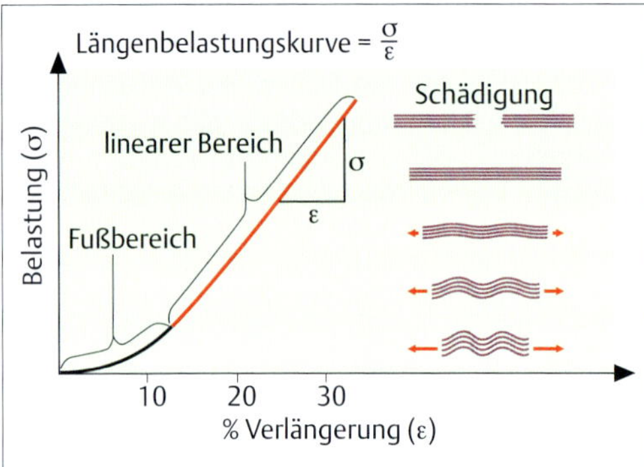

Abb. 2.**57** Längenbelastungskurve für das Meniskusgewebe.

Piezoelektrische Aktivität

Die unterschiedlichen Belastungen führen auch zu einer ständigen Änderung der elektrischen Ladung des Gewebes. Dieser Ladungswechsel erzeugt die sogenannte *piezoelektrische Aktivität*. Diese, aber auch die mechanische Verformung der Zellen sind Reize, die die Fibrochrondrozyten zur Synthese anregen. Folglich wirken sich sowohl eine fortwährende Kompression als auch eine andauernde Entlastung negativ auf die Funktion des Meniskus aus.

Intrinsische viskoelastische Eigenschaft

Neben der allgemeinen viskoelastischen Eigenschaft besitzt der Meniskus auch eine *intrinsische viskoelastische Eigenschaft* (flow-independent viscoelastic behavior), die durch die Bewegung der Makromoleküle verursacht wird. Sie ist nicht von externen Faktoren wie Belastungsunterschieden auf den Meniskus abhängig.

Für den Austausch von Stoffen benötigt der Meniskus ein gewisses Maß an Permeabilität. Dadurch können Sauerstoff und Nährstoffe in die Zelle gelangen, weiterverarbeitet und später als Abfallprodukte wieder ausgeschieden werden. Die Nährstoffe und den Sauerstoff brauchen die Zellen, um Grundsubstanz und Fasern zu synthetisieren. Druckwechsel fördern diesen Austausch.

Verantwortlich für die Qualität und Quantität der den Menisken angebotenen Nährstoffe ist die Durchblutung der Gelenkkapsel. Vor allem die qualitative Zusammensetzung der Synovialflüssigkeit hat einen großen Einfluss auf die adäquate Versorgung mit Nährstoffen und damit auf die Regenerationsmöglichkeiten des avaskulären Teils des Meniskus. Negative Einflüsse auf den Meniskus haben chronische Entzündungen der Gelenkkapsel, Blut im Gelenk, bestimmte Medikamente, aber auch gewisse Nahrungsmittel, da diese bei Belastungswechsel in den Meniskus gelangen können.

Mechanische Aufgaben der Menisken

Im Abschnitt „Funktion der Menisken“ wurde erwähnt, dass in der Literatur immer wieder beschrieben wird, dass die Menisken eine gewichttragende und stoßabsorbierende Wirkung haben. Früher hat man angenommen, dass die Menisken bei Druckbelastung genauso wie der Gelenkknorpel zusammengedrückt werden und bei Entlastung ihre normale Form wieder annehmen. Dies ist aber, wie bereits erwähnt, wegen ihres typischen histologischen Aufbaus eher unwahrscheinlich. Wäre dies der Fall, dann müssten die Menisken ebenso wie der Gelenkknorpel überwiegend aus Grundsubstanz bestehen und nicht – wie histologisch nachgewiesen – vornehmlich aus Kollagen Typ I.

Trotzdem haben die Menisken tatsächlich auch eine wichtige stoßabsorbierende Aufgabe, die aber auf einem ganz anderen Mechanismus beruht, als früher angenommen. Während einer Extension und axialen Belastung im Kniegelenk in extendierter Position, werden die Menisken in eine anterioposteriore Richtung verformt. Das bedeutet, dass die Menisken mehr oder weniger zwischen den Gelenkflächen weggedrückt werden und sich in anteroposteriore Richtung verformen. Auf diese Weise werden die Menisken gedehnt, was auch die große Menge kollagener Fasern vom Typ I erklärt. Durch die elastischen Fasern nehmen die Menisken bei einer Entlastung ihre Ursprungsform wieder an. Bei Flexion verformt sich der Meniskus mehr in mediolaterale Richtung (Brindle et al. 2001, Bhagia et al. 2009). Dadurch werden die Stoßbelastungen auf den Gelenkknorpel um ca. 40 % reduziert.

Zusammenfassung: Physiologie der Menisken

Die Physiologie eines Meniskus ist mit der von Gelenkknorpel vergleichbar. Der Meniskus benötigt für den Erhalt seiner Struktur und Funktion einen regelmäßigen Wechsel zwischen Be- und Entlastung. Durch diesen Belastungswechsel wird zum einen der Transport eines Teils der Nährstoffe und Abfallprodukte gewährleistet, zum anderen wird dadurch eine piezoelektrische Aktivität erzeugt, die den Zellen als Stimulus dient, zur Synthese überzugehen. Der Flüssigkeitstransport, der im Meniskus und von dort zur Synovialflüssigkeit stattfindet, ist abhängig vom Gleichgewicht zwischen dem Druck, der auf den Meniskus einwirkt, und der Bindungskraft zwischen Wasser und Matrix.

> Die Menisken besitzen, da sie sich verformen und dehnen lassen, einen wichtigen stoßabsorbierenden Effekt.

2.3.7 Pathophysiologie: Degeneration und Traumen

Pathophysiologische Veränderungen des Meniskus sind zum einen die Degeneration, die altersbedingt oder durch Immobilisation auftreten kann. Zum anderen können pathophysiologische Veränderungen vor allem nach Traumen beobachtet werden.

Degeneration

Während eines Degenerationsprozesses im Meniskus kommt es zu einem Verlust von Proteo- und Glykosaminoglykanen. Bei beginnender Arthrose verliert der Meniskus ca. 30 % Chondroitinsulfat und 50 % Dermatansulfat. Im fortgeschrittenen Verlauf kann dieser Verlust sogar über 70 % betragen. Eine Degeneration des Meniskus stellt man bereits bei geringen arthrotischen Veränderungen im Kniegelenk fest, die, je weiter die Arthrose fortschreitet, entsprechend größer werden. Während eines Degenerationsprozesses nimmt die Menge an nichtkollagenen Proteinen zu, was einen negativen Einfluss auf die Belastbarkeit des Meniskus hat.

Es gibt auch eine klare pathologische Wechselwirkung zwischen Menisken und Gelenkknorpel: Eine Verletzung der Menisken kann den Gelenkknorpel schädigen, aber auch umgekehrt kann eine Gelenkknorpelarthrose die Menisken schädigen.

Immobilisation

Immobilisation hat einen pathophysiologischen Einfluss auf den Meniskus: Es treten sehr schnell degenerative Veränderungen ein. Die Immobilisation führt zu Wasser- und Grundsubstanzverlust, aber auch zu einem Verlust an Kollagen, mit der Folge, dass der Meniskus weniger belastbar ist. Am meisten beeinträchtigt dabei der Verlust an Grundsubstanz die Belastbarkeit, da dann automatisch der Wassergehalt des Meniskus abnimmt. Genau wie beim Knorpel steht das kollagene Netzwerk nicht mehr unter Spannung, wodurch die Verformbarkeit des Meniskus und dementsprechend die Belastung auf die kollagenen Fasern zunimmt.

Als weiterer negativer Faktor gelten Fettverklebungen zwischen den Menisken und den Gelenk- bzw. Knorpelflächen, durch die die Mobilität der Menisken gegenüber den Gelenkflächen drastisch eingeschränkt wird. Diese Hypomobilität hat zur Folge, dass die Menisken bei Bewegungen des Kniegelenks eingeklemmt werden können und infolgedessen einem erhöhten Druck ausgesetzt sind. Geht dies mit einer bereits verringerten Belastbarkeit einher, erklärt sich die große Gefahr, die sich für die Menisken nach Ruhigstellung während des Rehabilitationsprozesses ergibt, wie auch die hierbei immer wieder auftretenden Komplikationen.

Traumen

Menisken sind dafür bekannt, dass sie sehr häufig verletzt werden. Grundsätzlich können alle Bewegungen im Kniegelenk mit genügender Amplitude und/oder Geschwindigkeit eine Verletzung eines oder beider Menisken hervorrufen. Es dominieren jedoch Traumen, die durch eine Flexions-, Valgisierungs- und Außenrotationsbewegung zustande kommen. Die durch ein Trauma verursachten Risse können in verschiedenen Bereichen des Meniskus entstehen. Man unterscheidet zwischen

- radialen Rissen,
- Längsrissen und
- vertikalen oder horizontalen Rissen.

Radiale Risse verlaufen von außen nach innen und haben eine relativ gute Prognose, da hier die Verletzung im vaskulären Bereich liegt. *Längsrisse* hingegen können durch den vaskulären, den avaskulären und/oder durch beide Bereiche laufen. Risse im vaskulären Bereich weisen im Hinblick auf eine Heilung eine deutlich bessere Prognose auf als die anderen. Jedoch können auch Risse im avaskulären Bereich heilen. Wie dies geschieht, ist jedoch bis jetzt noch ungeklärt.

Neben den radialen und längsverlaufenden Rissen kommen auch *vertikale* und *horizontale Risse* vor. Vor allem letztere treten als Folge von degenerativen Veränderungen der Menisken auf, meistens in Kombination mit degenerativen Veränderungen im Gelenkknorpel. Auch bei diesen Rissen ist die Heilungschance davon abhängig, ob der Riss durch den vaskularisierten Bereich des Meniskus verläuft oder nicht.

Meniskusverletzungen sind bei Kindern unter 10 Jahren eine absolute Seltenheit. Am häufigsten sieht man sie bei jungen Männern, meistens sportbedingt, und bei Personen über 55 Jahre (Bhagia et al. 2009). Zudem wurde nachgewiesen, dass bei Personen, die während ihrer Berufs- und/oder Sportaktivitäten öfter und vor allem länger Kniebeugen ausführen, gehäuft Meniskusverletzungen auftreten (Bhagia et al. 2009).

Zusammenfassung:
Degeneration und Traumen der Menisken

Während einer Immobilisation degenerieren die Menisken und die Belastbarkeit der Menisken nimmt ab. Gleichzeitig verringert sich die Mobilität der Menisken gegenüber der Knorpelfläche. Durch diese Hypomobilität kann die Belastung auf die Menisken während Bewegungen extrem zunehmen, wodurch ein erhöhtes Risiko für Verletzungen entsteht. Pathologische Veränderungen im Meniskus sieht man vor allem auch nach Traumen. Dabei ist der mediale Meniskus häufiger betroffen als der laterale. Risse im vaskularisierten Bereich zeigen eine deutlich bessere Prognose als die im nicht vaskularisierten Bereich. Auch Risse, die nur partiell im durchbluteten Teil verlaufen, haben noch immer gute Heilungschancen.

2.3.8 Regeneration und Wundheilung

Bei Verletzungen im vaskularisierten Bereich des Meniskus laufen die gleichen Wundheilungsprozesse ab wie sonst in unserem Körper auch. Bei der Verletzung kommt es zu einer Blutung mit einer daran anschließenden Gerinnung und Hämatombildung. Die aus dem Gefäßsystem freigesetzten Zellen wie Leukozyten, Monozyten und Makrophagen setzen Schmerz- und Entzündungsmediatoren frei und leiten damit die erste Phase der Wundheilung ein. Diese Entzündungsphase dauert ca. 4 bis 5 Tage.

In der nachfolgenden Proliferationsphase beginnen die Zellen mit einer erhöhten Synthese, vor allem von Kollagen Typ III, mit dem die Wunde geschlossen und aufgefüllt wird. Dieser Vorgang ist nach ca. 10 Wochen beendet. Danach folgt die Umbauphase, in der das ursprünglich angelegte Kollagen Typ III in das eigentliche Kollagen des Meniskus umgebaut wird: vor allem in Kollagen Typ I. Oft dauert es mehrere Monate, bis das gesamte Verletzungsgebiet des Meniskus wieder funktionell umgebaut ist. Während der Wundheilung ist auch ein erneutes Einsprossen von Gefäßen in das Verletzungsgebiet und damit eine Revaskularisierung zu sehen (Abb. 2.**58**).

Untersuchungen von Webber haben gezeigt, dass auch Verletzungen im avaskulären Bereich heilen können (Webber et al. 1985). Wie dieser Heilungsvorgang abläuft, ist jedoch noch nicht genau geklärt. Man geht jedoch davon aus, dass die Reparaturprozesse hier vor allem durch die Gelenkkapsel initiiert werden und dann weiter über die Synovialflüssigkeit verlaufen. Die Zellen, die im Meniskus in der direkten Umgebung des Verletzungsgebiets liegen, entwickeln eine erhöhte Aktivität und beginnen, vermehrt Kollagen und andere Matrixkomponenten zu synthetisieren. Die für die Heilung notwendigen Nährstoffe und Sauerstoff erreichen die Zellen über die Synovialflüssigkeit.

Man unterteilt die Meniskusverletzungen häufig in

- Verletzungen im roten Bereich, was dem äußeren durchbluteten Bereich entspricht,
- Verletzungen im rot-weißen Bereich, was dem mittleren Drittel entspricht und
- Verletzungen im weiß-weißen Bereich, was dann dem inneren Drittel entspricht.

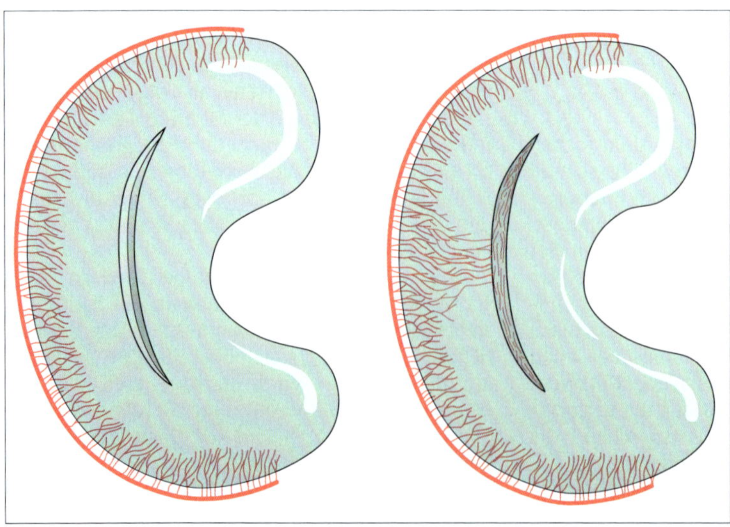

Abb. 2.**58** Längsriss eines Meniskus: Während der Wundheilung sprossen in das avaskuläre Gewebe des Verletzungsgebiets Gefäße ein.

Die Verletzung, die Webber in seiner Untersuchung anspricht, ist also eine Verletzung im rot-weißen Bereich. Verletzungen in diesem Bereich haben tatsächlich eine relativ gute Heilungstendenz.

Dagegen zeigen Verletzungen im weiß-weißen Bereich keine Heilungsaktivität. Diese Teile werden meistens bei einer Operation entfernt.

Für die Wundheilung ist es wichtig, das heilende Gewebe regelmäßig physiologischen Belastungen auszusetzen. Patienten sollten das Kniegelenk in reduzierter Form bewegen und belasten. Ohne physiologische Reize dieser Art kann kein funktionsfähiges und belastungsstabiles Gewebe aufgebaut werden. Unterbleiben die physiologischen Belastungsreize, entsteht ein minderwertiges Ersatz- bzw. Narbengewebe. Eine optimale Belastung der Menisken erreicht man durch eine axiale Belastung, aber vor allem durch Rotationsbewegungen im rotierten Kniegelenk. Selbstverständlich muss man, wie immer, wenn die Wundheilung noch nicht abgeschlossen ist, auf die Belastungsintensität achten und sich an den Phasen der Wundheilung orientieren.

Zusammenfassung: Regeneration und Wundheilung der Menisken

Die Wundheilung des Meniskus findet vor allem im vaskulären Gebiet des Meniskus statt und durchläuft alle Phasen der Wundheilung. Sie wird mit der Entzündungsphase eingeleitet. Während der darauf folgenden Proliferationsphase wird die Wunde mit Hilfe eines Netzwerks aus dünnen Kollagenfasern vom Typ III geschlossen. In der anschließenden Umbauphase wird dieses Gewebe durch das belastungsstabile Kollagen des Typs I ersetzt. Obwohl im avaskulären Bereich des Meniskus keine Wundheilung stattfinden kann, kann man auch hier eine Regeneration des verletzten Gewebes feststellen. Dies sieht man in den sog. rot-weißen (mittleren) Bereichen. Verletzungen im inneren (weiß-weißen) Bereich zeigen dagegen keine Heilungsaktivität.

2.4 Intraartikuläre Disken

Ein Diskus oder *Discus articularis* ist eine intraartikuläre Struktur, zu der sich in der Literatur leider nur relativ wenige Angaben finden lassen. Der einzige Diskus, der etwas ausführlicher beschrieben wird, ist der Discus interarticularis des Kiefergelenks. Vereinzelt wird auch der Diskus im Handgelenk erwähnt. Im nachfolgenden Kapitel wird der Discus interarticularis am Beispiel des Diskus im Kiefergelenk besprochen.

2.4.1 Äußere Erscheinung

Der Discus interarticularis ist eine zumeist kleine, weiß glänzende, knorpelähnliche Struktur, die in ihrer Form von rund zu ellipsoid bis länglich variieren kann. Man findet diese Struktur nur in wenigen Gelenken, jedoch auch dort nicht immer. Im Kiefer- und im Handgelenk ist normalerweise ein Diskus vorhanden, im Akromioklavikular- und Sternoklavikulargelenk häufig, jedoch ebenfalls nicht immer.

2.4.2 Funktion

Der Discus interarticularis vergrößert die Kontaktflächen zwischen zwei artikulierenden Knochen und hält damit die Belastung pro Quadratzentimeter so gering wie möglich. Er gleicht vorhandene Gelenkinkongruenzen aus und vergrößert dadurch die Gelenkstabilität. Eine weitere Aufgabe besteht darin, Stöße zu dämpfen. Außerdem hat der Diskus sehr wahrscheinlich auch eine propriozeptive Funktion. Man vermutet außerdem, dass der Diskus im Kiefergelenk zusätzlich das Wachstum der Kondylen reguliert.

Auch die Aufgaben des Diskus werden wie die des Meniskus im Knie (Kap. 2.3) traditionell immer mit der Absorption von Druckbelastungen in Verbindung gebracht – eine naheliegende und plausible Erklärung für die Anwesenheit dieser Strukturen im Gelenk. Neuere histologische Untersuchungsmethoden zeigten jedoch, dass der Discus interarticularis genauso wie der Meniskus im Knie primär aus kollagenen Fasern aufgebaut ist, also eher eine zugabsorbierende Aufgabe besitzt.

Zusammenfassung: Äußere Erscheinung und Funktion der intraartikulären Disken

Der intraartikuläre Diskus ist eine weiße, meistens längliche bis ellipsoide Struktur, die man in einigen Gelenken unseres Körpers vorfinden kann. Ihre Funktion ist:

- Vergrößerung der Kongruenz der Gelenkflächen
- Vergrößerung der Stabilität
- Absorption von Kompressionskräften – aufgrund des histologischen Aufbaus der Disken allerdings eher fragwürdig
- Absorption von Zugkräften

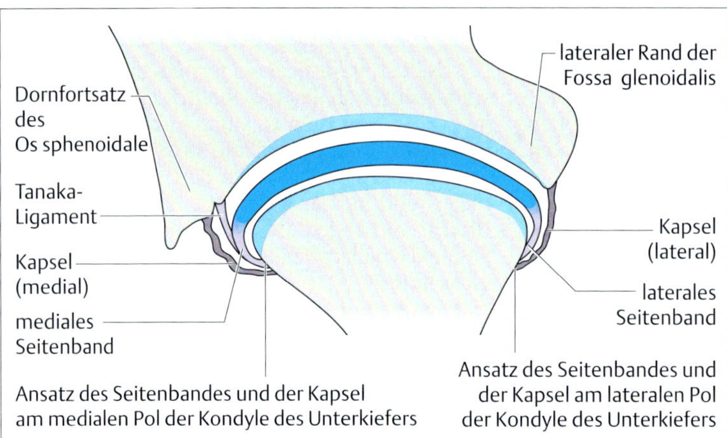

Abb. 2.**59** Frontalschnitt durch das Kiefergelenk.

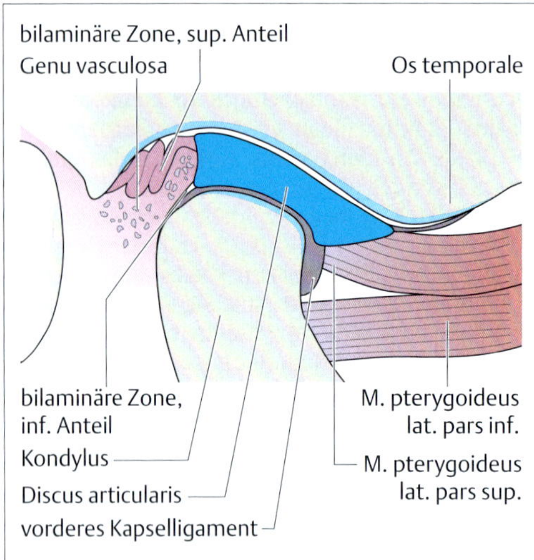

Abb. 2.**60** Sagittalschnitt durch das Kiefergelenk.

2.4.3 Aufbau

Disken sind deutlich kleiner und kompakter als Menisken, mit denen sie sich aber aufgrund ihres histologischen Aufbaus am ehesten vergleichen lassen. Der Diskus des Kiefergelenks ist ellipsoid, im posterioren Bereich am dicksten und in der Mitte am dünnsten. Griffin (Griffin et al. 1975) beschreibt zusätzlich, dass der Diskus auf der medialen Seite dicker ist als auf der lateralen Seite.

Der mediolaterale Durchmesser ist deutlich größer als der anteroposteriore (Abb. 2.**59** u. Abb. 2.**60**).

Der Diskus ist durch kollaterale Bänder seitlich auf dem Caput mandibulae fixiert, die – verglichen mit dem Kniegelenk – dort als meniskotibiale Bänder oder als Coronary Ligaments bezeichnet werden. Auf der medialen Seite hat der Diskus eine Verbindung zum Os temporale durch das Tanaka-Ligament, das dann mit dem meniskofemoralen Band im Kniegelenk, auch bekannt als Humphrey- oder Wrisberg-Ligament, vergleichbar wäre. Außerdem ist das Lig. sphenomandibulare an der posterior-superior-medialen Seite mit der Kapsel und dem Diskus verbunden (Griffin et al. 1975).

An der Hinterseite besitzt der Diskus durch das bilaminäre oder posteriore Ligament eine bindegewebige Verbindung zum Os temporale und zum Caput mandibulae (Abb. 2.**60**).

In der bilaminären Zone verlaufen sehr viele Nerven und Gefäße, die für die Durchblutung und Innervation des Diskus, des Unterkiefers und des Ohrs verantwortlich sind. Zudem findet man in diesen Bereichen viel Fettgewebe, wodurch der Druck auf die Nerven reduziert wird (Khan et al. 2008).

Das Ligament ist unterschiedlich aufgebaut: Die Anteile, die zum Diskus ziehen, bestehen überwiegend aus elastischen Fasern, wohingegen diejenigen, die am Unterkiefer ansetzen, aus Kollagen bestehen, vor allem aus Kollagen Typ I (Khan et al. 2008). Der elastische Anteil kann als Antagonist des M. pterygoideus lateralis betrachtet werden, der den Diskus bei Kontraktionen nach vorne zieht. Auf der Oberfläche des Diskus liegt eine ganz dünne Schicht, die ausschließlich aus Proteoglykanen besteht und die Reibung zwischen Diskus und Gelenkflächen des Kiefergelenks reduziert.

Zusammenfassung:
Aufbau der intraartikulären Disken

Der Diskus des Kiefergelenks ist ellipsoid, im posterioren Bereich am dicksten und in der Mitte am dünnsten. Er wird seitlich durch kollaterale Bänder auf dem Caput mandibulae stabilisiert. Auf der medialen Seite gibt es eine Verbindung zum Os temporale durch das Tanaka-Ligament. In der bilaminären Zone verlaufen viele Nerven und Gefäße, die das Gelenk, den Diskus, aber auch das Ohr versorgen.

2.4.4 Komponenten

Über die Zusammensetzung der verschiedenen Komponenten eines Diskus sind bis auf den Diskus des Kiefergelenks nur wenige Angaben verfügbar.

Zellen

Die Zellen des Diskus im Kiefergelenk setzen sich aus Fibroblasten bzw. Fibrozyten und Chondrozyten zusammen. Aus diesem Grund spricht man immer öfter auch von Fibrochondrozyten.

Zu welchem Zelltyp sich die Zellen in den unterschiedlichen Bereichen des Diskus ausdifferenzieren, ist von der dort vorherrschenden Belastung und Durchblutungssituation abhängig. In den durchbluteten anterioren und posterioren Anteilen findet man demzufolge mehr Fibroblasten bzw. fibroblastenähnliche Zellen, im avaskulären, mittleren Bereich dominieren dagegen Chondrozyten bzw. chondrozytenähnliche Zellen. Detamore (Detamore et al. 2006) beschriebt, dass das Verhältnis zwischen Fibroblasten und Chondroblasten 2,35 zu 1 beträgt. Mehrere Autoren postulieren auch, dass die Verschiebung des Zelltyps von Fibroblasten zu mehr Chondroblasten mit dem Alterungsprozess zusammenhängt. Dazu passt, dass einige Autoren meinen, dass die Struktur des Diskus ursprünglich eher einer Sehne bzw. einem Ligament ähnelt, die sich dann im Laufe der Zeit zu einer faserknorpeligen Struktur umbaut. Andere Autoren sind dagegen der Meinung, dass Chondroblasten bzw. chondroblastenähnliche Zellen nur bei pathologischen Zuständen im Diskus zu finden sind (Berkovitz und Pacy 2002).

Einige Autoren erwähnen grundsätzlich nur Fibrochondrozyten im Bereich des Diskus. Alle genannten Zelltypen können die notwendigen Matrixkomponenten wie kollagene Fasern, Proteoglykane und Glykosaminoglykane sowie nichtkollagene Proteine produzieren. Je nach vorherrschender Matrixkomponente kann der Diskus unterschiedlichen Funktionen nachkommen und ist unterschiedlich stark belastbar.

Die Zellen besitzen intrazellulär Aktinketten, die ein Zusammenziehen der Zelle ermöglicht. Des Weiteren bestehen zwischen den Zellen Gap junctions aus Connexin 43, die einen Austausch von Nährstoffen und Information zwischen den Zellen (auch in den nichtdurchbluteten Bereich) ermöglichen (Berkovitz und Becker 2003).

Die Zellen sind rund und besitzen ein großes endoplastischem Retikulum, was auf eine hohe Proteinsynthese (Kollagen) hinweist. Ferner besitzen die Zellen viele Mitochondrien, Golgi-Apparate, Ribosomen und Transportvesikel.

Im Alter wandeln sich die Zellen dann eher zu chondroblastenähnlichen Zellen um und besitzen dann, deutlicher als bei jüngeren Zellen, eine perizellulären Matrix. Diese Zellen sind eher typisch für den sog. Faserknorpel, unterscheiden sich aber sehr deutlich von den Zellen des hyalinen Gelenkknorpels (Berkovitz und Pacy 2002). Im äußeren Bereich des Diskus findet man längliche Zellen, die eher den Zellen einer Sehne ähneln (Berkovitz und Pacy 2002).

Matrix

Die Zusammensetzung der Matrix stimmt nicht mit der des Gelenkknorpels überein. Daraus lässt sich schließen, dass die Absorption von Kompression sicherlich nicht die wichtigste Aufgabe des Diskus ist. Die Zusammensetzung der Matrix entspricht eher denjenigen Geweben, die primär unter Zugbelastung stehen und sich daher stark verformen müssen.

Zunächst besteht der Diskus aus einem Netzwerk von ungeformtem straffem faserigem Bindegewebe, das sich dann im Laufe der Jahre immer mehr zu Faserknorpel umbildet (Berkovitz und Pacy 2000).

Kollagene und elastische Fasern

Die kollagenen Fasern bilden ca. 56% des Trockengewichts des Diskus. Es sind überwiegend kollagene Fasern der Typen I und III. Es sind jedoch auch geringe Mengen der Kollagene Typ VI und IX vorhanden. Die Fasern richten sich im hinteren und vorderen Bereich vor allem mediolateral aus, im mittleren Bereich dagegen mehr anteroposterior. Im mittleren Bereich des Diskus kommen auch kollagene Fibrillen vom Kollagen Typ II vermehrt vor.

Der durchschnittliche Durchmesser der kollagenen Fasern beträgt ca. 43,9 nm, obwohl auch Fasern mit einen Durchmesser von 100 bis 135 nm gefunden werden.

Dass im gesamten Bereich zusätzlich elastische Fasern zu finden sind, erklärt vermutlich die große Verformbarkeit des Diskus. Die elastischen Fasern verlaufen im äußeren Bereich des Diskus parallel zu den kollagenen Fasern, im inneren Bereich dagegen mehr schräg dazu.

Grundsubstanz

Die Grundsubstanz des Diskus besteht aus Proteo- und Glykosaminoglykanen. Sie ist zu ca. 5,6% aus Hyaluronsäure, zu ca. 69,9% aus Chondroitin-4-Sulfat und Chondroitin-6-Sulfat, zu ca. 24,5% aus Dermatansulfat und in ganz geringen Mengen aus Keratansulfat zusammengesetzt.

Mit steigendem Alter sieht man, dass sich in dem Diskus immer deutlicher eine perizelluläre Matrix bildet, die aber nicht so klar begrenzt ist wie im hyalinen Gelenkknorpel (Berkovitz und Pacy 2000).

Nichtkollagene Proteine

Die wichtigsten nichtkollagenen Proteine des Diskus sind Fibronektin und Integrin. Im Bereich der Ansätze bzw. der Übergänge vom Diskus zum M. pterygoideus lateralis im anterioren Teil und zur bilaminären Zone im posterioren Teil findet man zusätzlich etwas Tenaskin. Laminin ist vor allem in der Basalmembran der Gefäße vorhanden, die innerhalb des Diskus verlaufen.

Die nichtkollagenen Proteine sind für die Verbindungen zwischen den einzelnen Gewebekomponenten wie den Zellen, den kollagenen Fasern, den Proteo- und Glykosaminoglykanen verantwortlich und damit für die Stabilität des Gewebes. Wie überall werden die Eiweißketten mit ihren Glykosaminoglykanketten durch ein Linkprotein an die Hyaluronsäureketten gebunden.

Zusammenfassung: Zellen und Matrix der intraartikulären Disken

Die Zellen der intraartikulären Disken sind Fibroblasten und Chondroblasten bzw. Fibrochondrozyten. Sie sind alle in der Lage, die notwendigen extrazellulären Bestandteile der intraartikulären Disken zu produzieren. Die kollagenen Fasern werden vom Kollagen der Typen I, II und III gebildet. Zudem findet man größere Mengen elastische Fasern. Die Fasern verlaufen im anterioren und posterioren Bereich mediolateral, im mittleren Bereich mehr anteroposterior. Die Grundsubstanz besteht aus Hyaluronsäure, Chondroitin-4- und -6-Sulfat und Dermatansulfat. Die nichtkollagenen Proteine sind die Vernetzungsproteine Fibronektin und Integrin sowie etwas Tenaskin und die Verbindungsproteine (Linkproteine) der Proteoglykanaggregate.

2.4.5 Durchblutung und Innervation

Durchblutung

Nur der vordere und hintere Bereich des Diskus wird durchblutet, der mittlere Teil normalerweise nicht (Detamore et al. 2006). Die Gefäße erreichen den Diskus über den M. pterygoideus lateralis und über die bilaminäre Zone.

Pränatal und bei Junggeborenen ist der Diskus in seine Gesamtheit durchblutet, die Gefäße verschwinden danach aber zum Teil (Linns und Möller 2007).

Innervation

Der anteriore und posteriore Teil des Diskus wird über Äste des N. auriculotemporale, N. masseter (anteriorer Bereich), N. temporalis (tiefer Ast) und den 5. Hirnnerv (N. trigeminus) innerviert. Diese Nerven gelangen über das perikapsuläre Gewebe zum Diskus. Der mittlere Teil des Diskus wird nach heutigem Kenntnisstand nicht innerviert. Der posteriore Teil wird besser innerviert als der anteriore, die äußeren Bereiche besser als die inneren (Khan et al. 2008, Schwab und Funk 1998, Wink et al. 1992, Asaki et al. 2006). Im Diskus sind außerdem verschiedene Rezeptoren wie Ruffini-Endungen bzw. Ruffini-Rezeptoren, Pacini-Körperchen und Golgi-Rezeptoren vorzufinden. Auch hier findet man die meisten im äußeren Bereich des Diskus (Wink et al. 1992). Außerdem enthält das Diskusgewebe freie Nervenendigungen und vegetative Fasern. Demnach ist der Diskus sensibel und propriozeptiv innerviert. Neben Schmerzen können auch Informationen über Zug- und Druckverhältnisse innerhalb des Diskus weitergeleitet werden (Asaki et al. 2006).

Haeuchi (Haeuchi et al. 1999) beschreibt, dass die Neurpeptide – Calcitonin gene-related peptide (CGRP), Substanz P (SP), Vasoactive intestinal polypeptide (VIP) und die Neuropeptide Y (NPY) – alle in dem Diskus nachgewiesen werden können. All diese Neuropeptiden spielen bei der Schmerzentstehung und bei der Durchblutungsregulation eine wichtige Rolle.

Zusammenfassung: Durchblutung und Innervation der intraartikulären Disken

Durchblutet und innerviert werden nur der anteriore und posteriore Bereich, nicht aber der dünnere mittlere Bereich. Der Diskus wird nicht nur sensorisch, sondern auch propriozeptiv innerviert.

2.4.6 Physiologie: Anpassung an Belastungen

Bei Kieferbewegungen wie dem Öffnen und Schließen des Mundes und den Kaubewegungen wird der Diskus sehr stark komprimiert und verformt. Beim Öffnen und Schließen ist die Verformung und damit die Zugbelastung größer als beim Kauen, bei dem die Kompressionsbelastung vorherrscht. Beim Kauen und Beißen auf harten und/oder sehr großen Nahrungsbrocken können die Kompressionsbelastungen extrem hoch werden.

Beim normalen Kauvorgang und anderen Kieferbewegungen werden die hinteren Strukturen und der M. pterygoideus lateralis regelmäßig be- und entlastet bzw. ge- und entspannt. Dadurch ist die Durchblutung dieser Strukturen sehr gut und beeinflusst auch die Durchblutung der anterioren und posterioren Anteile des Diskus positiv. Der posteriore und anteriore Anteil des Diskus wird durchblutet, während der mittlere Teil seine Nährstoffe und Sauerstoff nur über den Prozess der Diffusion und Osmose erhält. Für diesen Prozess ist regelmäßige Be- und Entlastung des Diskus notwendig. Die Nährstoffe werden aus den anterioren und posterioren Diskusbereichen und aus der Synovialflüssigkeit zum mittleren Teil transportiert. Im Laufe der Zeit können bei der Okklusion, also der Art und Weise, wie die Zähne der Maxilla und Mandibula beim Mundschluss aufeinandertreffen, langsam Veränderungen entstehen. Dabei sieht man, dass der Diskus sich auf veränderte Belastungen einstellen kann, und zwar durch die Ausrichtung der kollagenen Fasern und die Zusammensetzung und Menge der Bestandteile der Grundsubstanz.

Zusammenfassung: Anpassung an Belastungen der intraartikulären Disken

Alle Kieferbewegungen verursachen einen ständigen Wechsel von Be- und Entlastung des Diskus. Beim Öffnen und Schließen des Mundes sind die Verformungen und damit die Zugbelastungen auf den Diskus vorherrschend, bei Kauaktivitäten hingegen dominieren die Druckbelastungen. Solange sich diese Belastungen im physiologischen Bereich bewegen, ist die optimale Ernährung und Syntheseaktivität des Diskus gewährleistet. Seine normale Funktion und Belastbarkeit bleiben erhalten. Bei langsam entstehenden Veränderungen der Belastung kann sich der Diskus daran anpassen.

2.4.7 Pathophysiologie: Degeneration und Traumen

Pathophysiologische Prozesse innerhalb des Diskus können als physiologische Degeneration während des Alterungsprozesses oder aber durch veränderte Belastungen entstehen. Sie treten auch z. B. nach Traumen des Unterkiefers bzw. eines oder beider Kiefergelenke auf.

Khan et al. (2008) beschrieben, dass ca. 28 % der erwachsenen Bevölkerung unter Kiefergelenksproblemen leidet. Betroffen sind überwiegend Frauen zwischen dem 20. und 40. Lebensjahr, die meistens 3 bis 5 Jahre Symptome haben. Das Verhältnis Männer zu Frauen beträgt 1 zu 10.

Es handelt sich vor allem um Frauen mit einer generalisierten Laxität des Kapsel-Band-Apparates, in Kombination mit einer anterioren Position des Kopfes. Die Symptome sind meistens ein Knacken im Kiefergelenk bei Kieferbewegungen, manchmal begleitet von lokale Schmerzen sowie Nacken- und Kopfschmerzen.

Degeneration

Degenerative Veränderungen entstehen während des physiologischen Alterungsprozesses wie auch durch lang anhaltende Veränderungen der Belastungen der Disken. Während der degenerativen Prozesse verringert sich die Menge der Matrixkomponenten. Die Menge der kollagenen Fasern, der Proteoglykane, Glykosaminoglykane und nichtkollagenen Proteine nimmt ab. Vor allem der Verlust von Proteo- und Glykosaminoglykanen hat sehr negative Auswirkungen auf die Belastbarkeit des Diskus. Zudem können makrophagenähnliche Zellen aus dem Synovium in den Diskus gelangen und das Gewebe angreifen. Unter dem Einfluss dieser Zellen werden Enzyme wie Kollagenasen und Proteinasen freigesetzt, die für den Abbau von Kollagen und anderen Eiweißen verantwortlich sind.

Untersuchungen haben gezeigt, dass sich innerhalb des Diskus Rezeptoren befinden, die auf Hormone wie Testosteron und Östrogen reagieren. Die Degeneration des Diskus wird offensichtlich durch eine erhöhte Aktivierung der Östrogenrezeptoren beschleunigt. Bei einer Osteoarthrose des Kiefergelenks entstehen neben degenerativen Veränderungen im Bereich des Knorpels auch sehr große Degenerationserscheinungen im Diskus.

Veränderte Belastung

Veränderte und/oder vermehrte Kauaktivitäten können zu einer chronischen Überbelastung der Disken führen. Dies betrifft sicherlich nicht nur das ständige Kaugummikauen, sondern vor allem die pathologischen Kauveränderungen wie Bruxismus (Knirschen) und Clenching (dauerhaftes Beißen), bei denen die Zähne und Disken über längere Zeit und mit erhöhter Kompression belastet werden. Die Durchblutung verschlechtert sich dann wesentlich.

Eine geringe Überbelastung, die auf Dauer ebenfalls traumatisierend wirkt, kann durch eine veränderte Körperhaltung entstehen, die man heutzutage bei sehr vielen Menschen beobachten kann: Die Haltung ist durch eine Anteroposition des Kopfes gekennzeichnet, die zu einer Verlängerung bzw. Dehnung der anterioren Muskeln wie Platysma und supra- und infrahyoidale Muskulatur führt. Durch die erhöhte Spannung dieser Muskeln wird der Unterkiefer nach unten gezogen und damit der Mund geöffnet. Um dem vorzubeugen, müssen jetzt die Kaumuskeln eine erhöhte Aktivität entwickeln, durch die der Mund weiter geschlossen gehalten werden kann. Die ständige Aktivität der Kaumuskeln hat auf Dauer einen negativen Einfluss auf die Disken des Kiefergelenks, da diese jetzt unter einem dauerhaft erhöhten Druck stehen.

Bei einer veränderten Okklusion, die ebenfalls sehr oft durch diese Haltungsänderung provoziert wird, kommt es zu einer Bewegung zwischen Diskus und Caput mandibulae, durch die eine Diskusverlagerung nach anterior entsteht (Abb. 2.**61**).

Durch diese Positionsänderung wird der Diskus bei jeder Kiefer- und Kaubewegung unter vermehrte Belastung gebracht. Bei einer anterioren Verlagerung des Diskus, bei der er sich gegenüber dem Caput mandibulae nach anterior bewegt, kommt es zu einer vermehrten Druckbelastung auf die hinteren stabilisierenden Strukturen. Die bilaminäre Zone wird vermehrt komprimiert und baut sich histologisch um. Die erhöhte Kompressionsbelastung bewirkt hier eine schlechtere Durchblutung, wodurch sich auch der pH-Wert verändert. Es entsteht ein Milieu, das jetzt mehr mit dem von Knorpel vergleichbar ist. Die bilaminäre Zone wird zu einer mehr diskusähnlichen Struktur. Die Zellen wandeln sich von Fibroblasten in chondrozytenähnliche Zellen um, die faserigen Komponenten enthalten mehr Kollagen Typ II. Die Proteoglykanaggregate verändern sich ebenfalls. Die posterioren Strukturen können durch die erhöhte Belastung ebenfalls irritiert und geschädigt werden.

Eine Immobilisation des Kiefergelenks wird nur in sehr seltenen Fällen durchgeführt, überwiegend nach komplizierten Frakturen im Bereich des Unterkiefers, manchmal auch bei komatösen Patienten. Immobilisation verursacht immer eine gesenkte Kollagen- und Grundsubstanzsynthese, wodurch die Belastbarkeit der Struktur sinkt. Auch die Be-

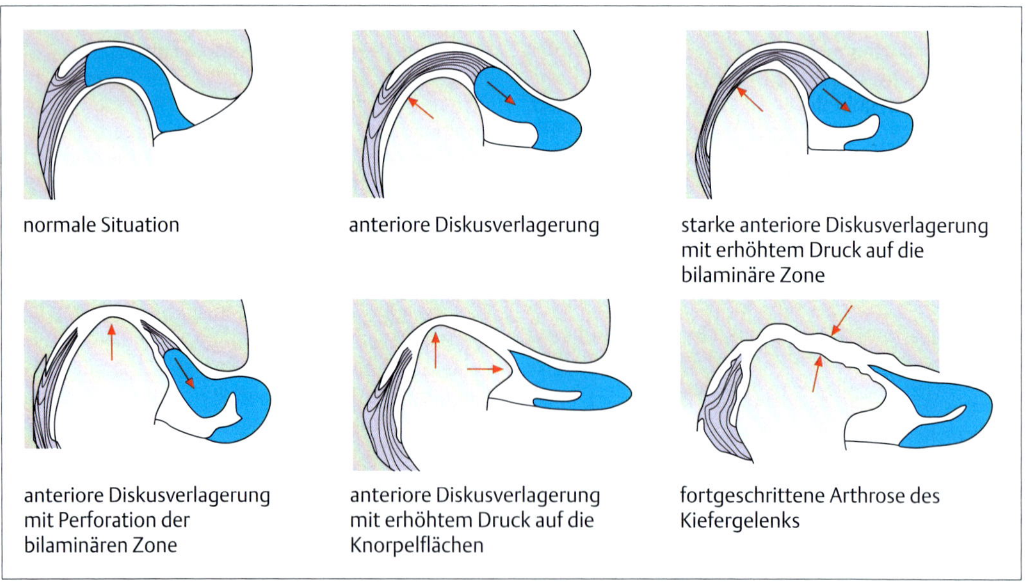

Abb. 2.**61** Anteriore Diskusverlagerung und deren pathologische Konsequenzen für den Diskus und die bilaminäre Zone.

weglichkeit des Diskus gegenüber den Gelenkflächen wird geringer, so dass die Belastungen des Diskus bei Bewegungen des Unterkiefers und beim Kauen deutlich steigen.

Traumen

Traumen im Unterkieferbereich entstehen durch Gewalteinwirkung, beispielsweise durch einen Schlag gegen den Unterkiefer wie beim Boxen, aber auch durch Stürze und Autounfälle. Sie können auch bei zahnärztlichen Behandlungen auftreten, z. B. beim Ziehen von Zähnen, insbesondere der Weisheitszähne des Unterkiefers. Auch Wurzelkanalbehandlungen, bei denen der Patient den Mund über einen längeren Zeitraum maximal geöffnet halten muss, können an den Kiefergelenken und den Disken ein Trauma auslösen. Nach Traumatisierungen kommt es häufig zu Rissen im Diskus, die vor allem im dünnen mittleren Teil des Diskus zu finden sind.

Zusammenfassung: Traumen und Degeneration der intraartikulären Disken

Pathologische Veränderungen im Kiefergelenk entstehen als degenerative Erscheinungen während des physiologischen Alterungsprozesses, bei veränderter Belastung und nach Traumen. Bei degenerativen Erscheinungen, sei es durch langandauernde chronische Überbelastung oder im Alter, verändert sich vor allem die Zusammensetzung der Matrix, wodurch die Belastbarkeit abnimmt. Schädigungen des Diskus verursachen vor allem Risse im mittleren Teil des Diskus. Haltungsfehler und/oder veränderte Kaubewegung sind häufig Ursache einer erhöhten Belastung. Eine Unterbelastung durch Immobilisation tritt selten auf.

2.4.8 Regeneration und Wundheilung

Nach Verletzungen des Diskus sieht man vor allem im durchbluteten anterioren und posterioren Bereich Heilungsvorgänge ablaufen wie in jeder anderen Bindegewebsform auch. Die Heilung beginnt mit der Entzündungsphase, in der unter dem Einfluss von Makrophagen, Leukozyten usw. Entzündungs- und Schmerzmediatoren freigesetzt werden. Nach einigen Tagen geht diese Phase in die Proliferationsphase über. Hier werden mithilfe von Fibroblasten und Myofibroblasten große Mengen kollagener Fasern, vor allem vom Typ III, und in geringeren Mengen elastische Fasern, Fibronektin, Proteoglykane und Glykosaminoglykane synthetisiert. In der nachfolgenden Umbauphase wird dann das Reparaturgewebe in ein funktionsfähiges und belastungsstabiles Gewebe umgewandelt, das von seiner Zusammensetzung her dem eigentlichen Diskusgewebe gleicht.

Die Funktionalität und Belastbarkeit des Gewebes nach einer Wundheilung ist von der Anzahl physiologischer Belastungsreize während der Wundheilung abhängig: je weniger Belastung, desto minderwertiger ist das Gewebe, je mehr physiologische Belastung, desto besser und funktioneller wird das neu entstehende Gewebe aufgebaut.

Im Bereich des Diskus des Kiefergelenks kann – wie beim Meniskus des Kniegelenks – nach einer Entfernung erneut eine fast normale Diskusstruktur aufbaut werden.

Wird der Diskus überbelastet und verletzt, steigt üblicherweise die Zahl der Zellen wie Fibroblasten, Chrondrozyten und Myofibroblasten. Gleichzeitig ist aber zu erkennen, dass jetzt auch der mittlere Anteil des Diskus durchblutet und innerviert wird. Er entwickelt verstärkt regenerative Kapazitäten. Auch der mittlere Teil des Diskus ist hierdurch in der Lage, nach einer Schädigung zu regenerieren bzw. zu heilen.

Basterzi et al. (2009) konnten nachweisen, dass Infiltrationen mit Hyaluronsäure den Schmerz bei Patienten mit Kiefergelenksproblemen deutlich lindern können. Außerdem konnten die Autoren zeigen, dass diese Infiltrationen auch das Knacken bei einer anterioren Diskusverlagerung reduzieren.

Zusammenfassung: Regeneration und Wundheilung der intraartikulären Disken

Nach einer Schädigung des Diskus findet im vaskularisierten Bereich eine normale Wundheilung statt. Die Wundheilung durchläuft alle Stadien: Entzündungs-, Proliferations- und Umbauphase. Wichtig ist, dass während der Wundheilung physiologische Reize auf die heilende Struktur einwirken, damit das neue Gewebe seine normale Belastbarkeit zurückbekommt. Obwohl der mittlere Teil des Diskus nicht durchblutet wird, finden nach einer Verletzung auch hier regenerative Prozesse statt.

2.5 Meniskoiden

Die Meniskoiden sind *interartikuläre Strukturen* in den Facettengelenken der Wirbelsäule, die sich mit den Menisken und Disken in anderen Gelenken vergleichen lassen. Die ersten Aussagen zu den Meniskoiden machte Henle bereits 1855. Seitdem findet man immer wieder vereinzelte Angaben zu diesen Strukturen. Kos und Wolf beschreiben sie schließlich im Jahre 1972 ausführlicher und erheben die Hypothese, dass Meniskoiden für das Phänomen der Gelenkblockierung verantwortlich sein könnten. Histologische Daten sind jedoch selten vorzufinden (Henle 1855, Kos und Wolf in Lewit 1979).

2.5.1 Äußere Erscheinung

Die Meniskoiden sind Ausläufer der Pars synovialis der Gelenkkapsel der Facettengelenke. Sie sind weiß bis gelblich und haben eine zapfenähnliche Form.

2.5.2 Funktion

Die Funktion der Meniskoiden ist noch immer nicht eindeutig geklärt. Man geht momentan davon aus, dass es sich um Strukturen handelt, die – ähnlich wie die Menisken – die Gelenkkongruenz vergrößern, die Belastung auf die Knorpelflächen verringern und die Stabilität der Gelenke erhöhen.

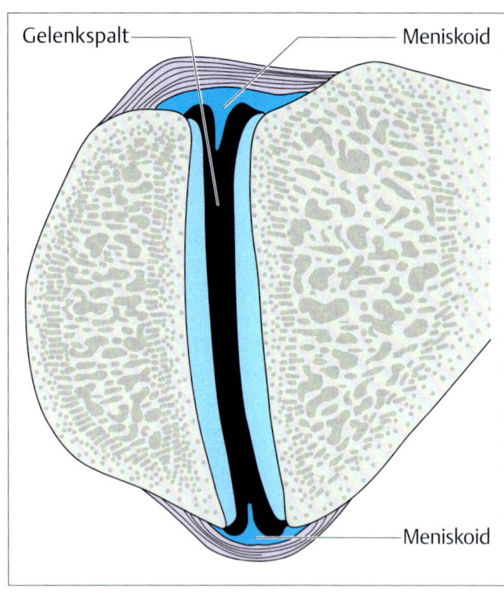

Abb. 2.**62** Schnitt durch ein Wirbelbogengelenk mit Meniskoiden.

2.5.3 Aufbau

Meniskoiden treten in drei verschiedenen Erscheinungsformen auf. Erstens gibt es einen rein bindegewebigen Ausläufer der Kapsel, der in seinem Aufbau dem Faserknorpel des Meniskus ähnelt und die deutlich kleinste Variationsform darstellt. Zweitens gibt es eine aus reinem Fettgewebe aufgebaute Form, deren Größe ca. 2 mm beträgt. Die dritte Variante, eine Kombination aus Fettgewebsbasis und bindegewebigen Ausläufern, ist die deutlich größte der drei Erscheinungsformen. Sie kann bis zu 5 mm groß sein (Abb. 2.**62**).

2.5.4 Komponenten

Aussagen hierüber sind in der Literatur so gut wie nicht vorzufinden. Werden sie dennoch vereinzelt getroffen, beruhen sie auf Spekulationen, Hypothesen und Erwartungen, die sich aus der allgemeinen Bindegewebsphysiologie ableiten lassen.

Die Komponenten der drei Erscheinungsformen der Meniskoiden sind verschieden: Die bindegewebige Form, die einen Ausläufer der Kapsel darstellt, dürfte aus den gleichen Bestandteilen aufgebaut sein wie auch die Kapsel selbst. Die kollagenen Fasern sind hauptsächlich Kollagen Typ I, wobei auch Kollagen Typ II zu erwarten ist. Die Zellen sind wahrscheinlich Fibroblasten. Ob diese Struktur innerviert und durchblutet wird, ist unbekannt. Die fettgewebige Form weist als Zellkomponenten nicht nur vereinzelte Fettzellen, sondern auch Fibroblasten auf. Das Fettgewebe wird von verschiedenen bindegewebigen Lamellen durchzogen. Die Außenseite ist zusätzlich von Bindegewebe umhüllt. Das Bindegewebe innerhalb und außerhalb des Fettgewebes besteht aus Fibroblasten, kollagenen Fasern Typ I, einer Grundsubstanz aus Hyaluronsäure, Dermatansulfat und etwas Heparansulfat. Die fettgewebigen Meniskoiden sind reich durchblutet und vor allem vegetativ innerviert. Ob auch eine sensorische bzw. propriozeptive Innervation vorliegt, ist nicht bekannt. Die dritte und größte Form der Meniskoiden besteht aus einer Fettgewebsbasis, die innen durch bindegewebige Lamellen stabilisiert und von außen von diesen umhüllt wird. Im Basisbereich findet man Fettzellen und Fibroblasten. Hinsichtlich der kollagenen Fasern dominiert Kollagen Typ I, und die Grundsubstanz ist aus Hyaluronsäure, Dermatansulfat und Heparansulfat aufgebaut. Der bindegewebige Ausläufer, der dem normalen Meniskus ähnlich ist, enthält folgende Komponenten: Der zelluläre Anteil besteht aus Chondrozyten, da dieser Teil im Gegensatz zur Fettgewebsbasis nicht durchblutet wird. Die kollagenen Fasern sind Kollagene der Typen I und II und die Grundsubstanz ähnelt der der Menisken. Sie besteht aus Hyaluronsäure, Chondroitinsulfat und Keratansulfat. Durchblutet und innerviert wird nur die Basis dieser dritten Form der Meniskoiden.

Da über diese Strukturen so wenig bekannt ist, ist es zu dieser Zeit nicht möglich, die Themen

Physiologie und Pathophysiologie sowie Degeneration und Regeneration näher auszuführen.

Zusammenfassung: Meniskoiden

Meniskoiden sind meniskus- bzw. diskusähnliche Strukturen in den Facettengelenken der Wirbelsäule. Ihre Aufgabe besteht darin, die Gelenkkongruenz zu vergrößern und die Kompressionsbelastung auf die Gelenkflächen zu verringern. Es gibt drei verschiedene Erscheinungsformen:

- Die kleinste ist ein bindegewebiger Ausläufer der Gelenkkapsel.
- Die mittlere ist etwa 2 mm groß und aus Fettgewebe aufgebaut.
- Die größte ist etwa 5 mm groß und besteht aus einer Fettgewebsbasis und einem bindegewebigen Ausläufer.

Innerviert ist nur der Teil, der aus Fettgewebe aufgebaut ist.

2.6 Bandscheibe

Ein besonderer und sehr wichtiger Diskus unseres Körpers ist der Discus intervertebralis, die Bandscheibe. Sie liegt nicht intraartikulär, sondern *intersegmental* bzw. *intervertebral*. Man findet sie zwischen allen Wirbeln ab C 2-C 3 bis einschließlich L 5-S 1.

2.6.1 Äußere Erscheinung

Die Bandscheibe ist eine runde bis ellipsoide, weiß glänzende Struktur, die im Laufe des Alterungsprozesses ihre Farbe zu gelb bis gelbbraun verändern kann. In jungen Jahren ist diese Struktur gelartig und fast durchscheinend, mit fortschreitendem Alter ändert sie sich zu einer weiß glänzenden, homogenen, elastischen und besonders biegsamen und belastungsstabilen Struktur. Im höheren Alter verschwinden diese Eigenschaften häufig wieder und die Bandscheibe wird trockener, unelastischer und weniger belastbar. Ihre Konsistenz erinnert dann manchmal an nassen Sand.

Die Bandscheiben nehmen insgesamt ca. ein Drittel der Länge der Wirbelsäule ein. Sie sind im Bereich der LWS ca. 7 – 10 mm dick und haben dort einen Durchmesser von ca. 4 cm (Urban und Roberts 2003). Von oben nach unten betrachtet, nimmt ihre Dicke in der Wirbelsäule um ca. 11 % pro Segment zu (Foster 2010). Im inneren Bereich sind sie etwas dicker als im äußeren Bereich.

Die Bandscheiben sind mit den Wirbelkörpern und den longitudinalen Ligamenten verbunden (Roberts et al. 2006, Foster 2010).

Die sog. Endplatten, die auch manchmal Grund- und Deckplatten genannt werden, bestehen aus hyalinem Knorpel. Man ist sich allerdings nicht einig, ob diese zur Bandscheibe oder zum Wirbelkörper gerechnet werden sollten.

2.6.2 Funktion

Die Bandscheibe hat verschiedene Funktionen. Sie ist zunächst dafür zuständig, Kompressions- und Stoßkräfte zu absorbieren, die auf die Wirbelsäule bzw. auf die Wirbelkörper einwirken. Des Weiteren kommt durch die Bandscheibe ein gewisses Maß an Beweglichkeit zwischen den einzelnen Wirbeln zustande. In diesem Zusammenhang wird häufig erwähnt, dass die Dicke der Bandscheibe das *Ausmaß* an Beweglichkeit zwischen zwei Wirbeln bestimmt, die Facettengelenke hingegen den *Verlauf* der Bewegung steuern. Außerdem hält die Bandscheibe die Ligamente in der Wirbelsäule unter Spannung, wodurch die Bandscheibe auch für die Stabilität in der Wirbelsäule mit verantwortlich ist. Diese Aufgaben übernimmt vor allem der Nucleus pulposus.

Der Anulus fibrosus hat hauptsächlich eine stabilisierende und zugkraftabsorbierende Funktion.

Die Kräfte, die während einer Bewegung der Wirbelsäule entstehen, werden aber nicht nur durch die kollagenen Fasern der Bandscheibe (Anulus) absorbiert, sondern auch durch die Ligamente, die zwischen und entlang den Wirbeln verlaufen. Nach Auffassung von Gracovetsky stabilisiert dabei auch die Fascia thoracolumbalis die Wirbelsäule, besonders bei Flexion. Einerseits geschieht dies passiv durch den kollagenen Aufbau der Faszie, andererseits aktiv, da die Faszie durch verschiedene Muskeln wie den M. latissimus dorsi, die Glutäen, die Rückenstrecker, aber vor allem auch durch die Bauchmuskeln (M. transversum abdominus) gestrafft wird (Gracovetsky et al.1981).

Zusammenfassung: Äußere Erscheinung und Funktion der Bandscheibe

Die Bandscheibe ist eine runde bis ellipsoide Struktur, die man zwischen allen Wirbeln ab C 2-C 3 bis L 5-S 1 findet. Sie ist in jungen Jahren eine weiße, gelartige, fast durchscheinende Struktur, die im Laufe der Jahre zu einer gelbbraunen, ausgetrockneten und unelastischen Struktur wird. Die Bandscheibe hat folgende Funktionen:

- Sie absorbiert Kompressions- und Stoßkräfte.
- Sie ermöglicht Bewegungen zwischen den Wirbelkörpern.
- Sie hält Spannung auf die Ligamente der Wirbelkörper.
- Sie vergrößert die Stabilität der Wirbelsäule.

2.6.3 Aufbau

Der Aufbau der Bandscheibe verändert sich vom Jugendalter bis zum Erwachsenenalter sehr deutlich. Nach der Geburt besteht die Bandscheibe etwa zur Hälfte aus dem Nucleus pulposus, der zu dieser Zeit eine überwiegend gelartige Konsistenz hat und wenige kollagene Fasern bzw. Fibrillen und elastische Fasern aufweist. Die äußere Hälfte der Bandscheibe (Anulus fibrosus) enthält kollagene und elastische Fasern, die sich in unterschiedlich dicken Ringen strukturieren. Im Laufe des Wachstums verschwindet die ursprünglich deutliche Trennung zwischen Nukleus und Anulus. Die Bandscheibe hat sich zu einer mehr homogenen faserknorpeligen Struktur entwickelt (Abb. 2.**63**).

Den größten Teil unseres Lebens besitzt die Bandscheibe einen lamellen- oder schalenförmigen Aufbau. Die Schalen, ca. 15 – 25 Laminae (Urban und Roberts 2003), lassen sich in einen äußeren, einen inneren und einen zentralen Teil unterteilen. Die Schalen sind unterschiedlich dick, wobei die Lamellen im anterioren und lateralen Bereich deutlich dicker sind als im posterioren (Abb. 2.**64**).

In der Halswirbelsäule ist diese Lamellenstruktur nicht so deutliche zu erkennen wie in der Lendenwirbelsäule. Das kommt daher, dass die Bandscheiben der Halswirbelsäule anderen Belastungen ausgesetzt sind als die der Lendenwirbelsäule. Die Ursache hierfür liegt wahrscheinlich darin, dass die Rotationsachsen für Flexion und Extension nicht im Bereich der Bandscheibe liegen – so wie dies in der Lendenwirbelsäule der Fall ist –, sondern im anterioren Bereich des unteren Wirbelkörpers (White und Panjabi 1978).

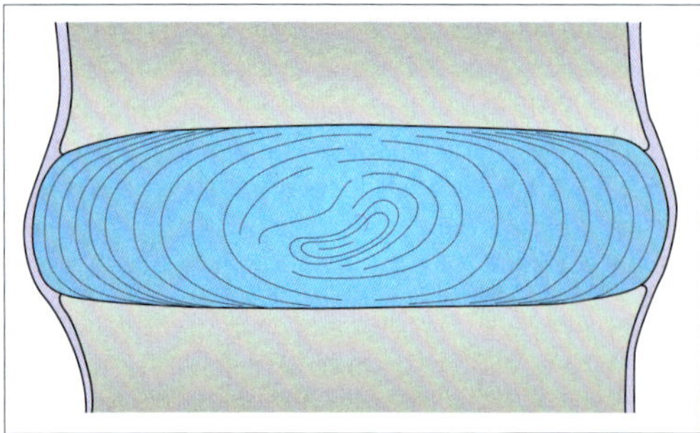

Abb. 2.**63** Schematische Darstellung der Bandscheibe.

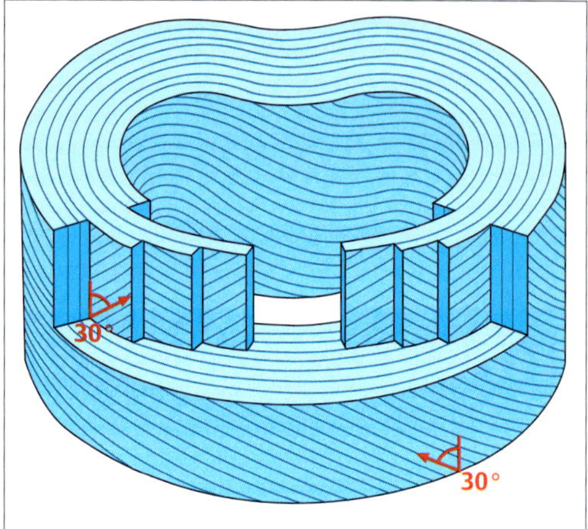

Abb. 2.**64** Schematische Darstellung der Lamellen des Anulus fibrosus.

Vergleich: Bandscheibe – Zwiebel

Zum besseren Verständnis kann man den Aufbau der Bandscheibe mit einer Zwiebel vergleichen. Der äußere Teil der Bandscheibe entspricht dabei den dünnen, braunen Schalen der Zwiebel, der innere Teil den dickeren weißen. Der zentrale Kern der Bandscheibe, der Nucleus pulposus, entspricht dem Kern der Zwiebel. Dort ist keine deutliche Schalenstruktur mehr erkennbar.

Der äußere Bereich der Bandscheibe ist relativ dünn und hauptsächlich aus kollagenen Fasern aufgebaut. Im inneren Bereich findet man überwiegend faserigen Knorpel vor. Darin eingebettet liegt der Nucleus pulposus. Zwischen dem Anulus fibrosus und dem Nucleus pulposus der Bandscheibe liegt eine Übergangszone, in der der äußere Bereich – außer in sehr jungen Jahren – fließend in den inneren Bereich übergeht. Einen plötzlichen Übergang von einem Bereich mit überwiegend kollagenen Fasern zu einem Bereich, der fast ausschließlich aus Grundsubstanz aufgebaut ist, gibt es nicht. Die oft gewählte Darstellung der Bandscheibe als Scheibe mit einer faserigen Wand und einem in der Mitte deutlich abgegrenzten weichen Kern entspricht somit nicht den bestehenden Tatsachen. Nur bei einer sehr jungen Bandscheibe lässt sich sogar optisch einigermaßen eine Abgrenzung erkennen. Diskussionen darüber, wohin der Kern bei bestimmten Bewegungen wandert, sind irreführend. Man bekommt dadurch den falschen Eindruck, dass es sich um die Bewegung einer be-

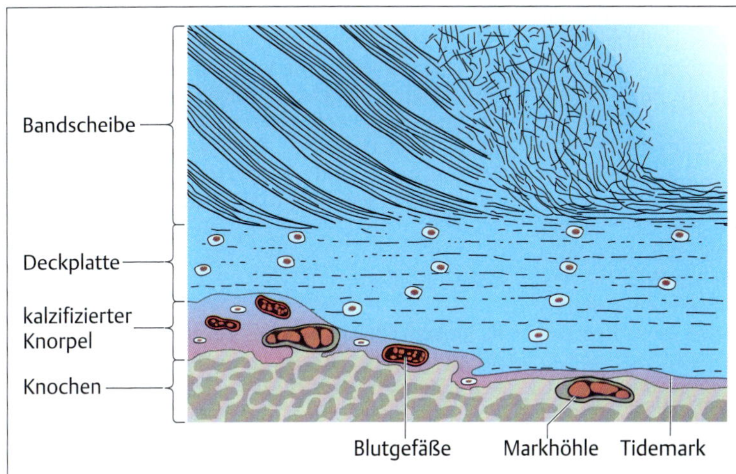

Abb. 2.**65** Übergang von der Bandscheibe zum Wirbelkörper mit Deckplatte.

stimmten, morphologisch klar abgrenzbaren Struktur handelt. Durch Kontrastmitteldarstellungen, bei denen das Kontrastmittel an Wasser bindet, konnte jedoch gezeigt werden, dass sich – wie auch beim Gelenkknorpel – lediglich Wasser von einem Bereich mit hohem Druck zu einem Bereich mit niedrigerem Druck bewegt.

Auch der Übergang von einem Fasertyp zum anderen verläuft in der Bandscheibe sehr gleichmäßig. In den äußeren Bereichen findet man vor allem Kollagen Typ I, weil dieser Teil der Bandscheibe hauptsächlich Zugbelastungen ausgesetzt ist. Der innere Bereich hingegen wird mehr durch Kompressionskräfte belastet und enthält aus diesem Grund mehr Kollagen Typ II.

In direkter Nähe der Rotationsachse der Wirbelsäule befindet sich die größte Menge an Grundsubstanz und die geringste Anzahl an Fasern. Da man sich sehr nah an der Achse befindet, ist hier die Zugbelastung am geringsten. Die Druckbelastung stellt in diesem Bereich die vorherrschende Belastungsform dar.

Bezüglich der *Endplatte* (*Deckplatte* oder *Grundplatte*) wird immer noch diskutiert, ob diese Struktur zur Bandscheibe oder zum Wirbelkörper gezählt werden soll. Bei Verletzungen der Wirbelsäule hat sich gezeigt, dass die Endplatte eine festere Verbindung mit der Bandscheibe besitzt als mit den Wirbelkörpern. Aus diesem Grund ist es wahrscheinlich richtiger, die Endplatte als eine Struktur der Bandscheibe zu betrachten (Abb. 2.**65**). Verletzungen in diesem Bereich werden häufig „RIM lesions“ (Läsionen) genannt. Hierbei kommt es zu Verletzungen der Verbindung zwischen Bandscheibe und Wirbelkörper. In der Halswirbelsäule ist diese Verletzung meist traumatisch bedingt, in der Lendenwirbelsäule eher eine Folge von Degenerationen.

Die Endplatte ist eine knorpelähnliche Struktur, die vor allem den Bereich des Nukleus abdeckt und ihn von den Wirbelkörpern abgrenzt. Im äußeren Bereich verbindet sich der Anulus direkt mit den Wirbelkörpern. Im zentralen Bereich verbinden Bandscheine und Wirbelkörper sich indirekt miteinander. Hier sieht man, dass Fasern von der Bandscheibe sich von der eine Seite in der Endplatte verankern und der Wirbelkörper macht dies von der anderen Seite genauso. So dient die Endplatte als Bindeglied zwischen Bandsscheibe und Wirbelkörper (Abb. 2.**66**).

Die Endplatte ist ca. 1 mm dick (Urban und Roberts 2003) und ähnlich aufgebaut wie die Wachstumsscheibe (Epiphysenfuge). Sie besteht am Anfang der Entwicklung nur aus hyalinem Knorpel, beginnt aber während des Wachstumsprozesses von den Wirbelkörpern ausgehend zu verknö-

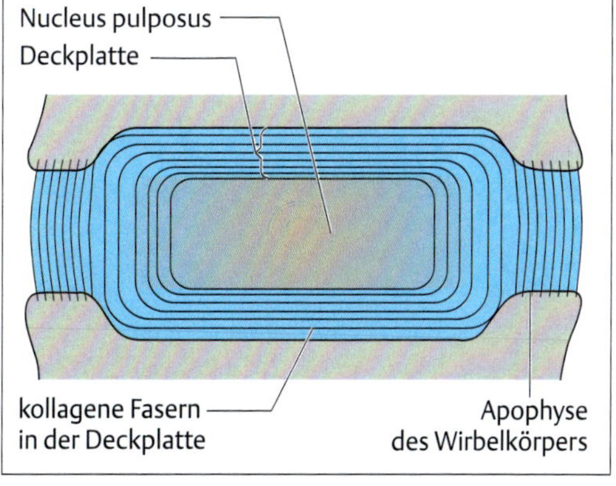

Abb. 2.**66** Verbindung der Bandscheibe mit den Wirbelkörpern.

chern. Die Endplatten werden dann zunehmend dünner, wobei die Kalzifizierung im zentralen Bereich etwas geringer ist als in den Randbereichen. Da Diffusions- und Osmosevorgänge nur in knorpeligem Bindegewebe möglich sind, werden diese Transportprozesse durch die fortschreitende Verknöcherung immer schlechter. Die Bandscheibe erhält in den von den Endplatten abgedeckten Bereichen immer weniger Nährstoffe und degeneriert dort schneller. Die Permeabilität der Endplatte wird in der Literatur verschieden beziffert. Die Angaben bezüglich der Durchlässigkeit im äußeren Bereich liegen bei ca. 11 %, für den zentralen Bereich zwischen ca. 36 und 80 %.

Zusammenfassung: Aufbau der Bandscheibe

Die Bandscheibe wird üblicherweise unterteilt in den Anulus fibrosus, die faserige Außenseite, und den Nucleus pulposus, das wässerige Innere. Diese Trennung ist in ganz jungem Alter deutlich, wird im Laufe der Jahre jedoch immer unschärfer. Die Bandscheibe wird von ihren benachbarten Wirbelkörpern an beiden Seiten durch die Endplatte getrennt. Die Endplatte besteht zu Beginn aus hyalinem Knorpel, der im Laufe der Jahre jedoch kalzifiziert.

2.6.4 Komponenten

Die Bandscheibe ist, wie alle anderen Bindegewebsarten auch, aus Zellen und Matrix aufgebaut. Die Zellen der Bandscheibe sind Fibroblasten, Fibrozyten, fibroblastenähnliche Zellen, Chondroblasten, Chondrozyten, chondroblastenähnliche Zellen, Fibrochondroblasten und in jungem Alter Notochordalzellen. Die von diesen Zellen synthetisierte Matrix besteht aus folgenden extrazellulären Bestandteilen: kollagene und elastische Fasern sowie Proteoglykane, Glykosaminoglykane und Vernetzungs- und Verbindungsproteine. Daran wird Wasser gebunden (Abb. 2.**67**).

Zellen

In jungen Jahren sind die Zellen der Bandscheibe im äußeren Bereich Fibroblasten und in den übrigen Bereichen Notochordalzellen, die sich im Laufe der Jahre umwandeln. Normalerweise sind ab dem 10. Lebensjahr in der Bandscheibe keine Notochordalzellen mehr zu finden (Abb. 2.**68**).

Die äußere Schicht der Bandscheibe enthält ausschließlich Fibroblasten und Fibrozyten (5 %) bzw. fibroblastenähnliche Zellen (Postachini et al. 1984, Melrose et al. 2008, Yoon und Patel 2006, Urban und Roberts 2003). Die Zellen sind hier dünn und länglich und liegen in kleine Gruppen parallel zu den kollagenen Fasern (Urban und Roberts 2003).

Da diese Zellen normalerweise nur in durchbluteten Strukturen zu finden sind, kann man davon ausgehen, dass dieser Teil der Bandscheibe durchblutet wird. Diese Annahme wurde unter anderem von Brunner bestätigt, der Kapillaren in diesem Bereich der Bandscheibe nachweisen konnte (Brunner et al. 1989).

Im Übergansbereich bzw. im inneren Teil des Anulus fibrosus liegen eher Fibrochondroblasten bzw. -zyten vor. Diese Zellen haben einen mehr ovale Form und bilden lange (> 30 µm) zytoplas-

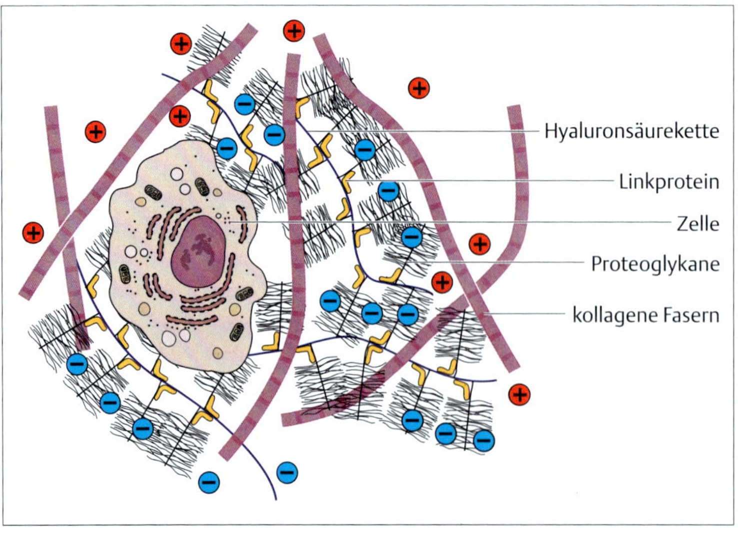

Abb. 2.**67** Die Zelle und ihre extrazellulären Bestandteile: Die kollagenen Fasern sind positiv geladen, die Proteoglykane negativ.

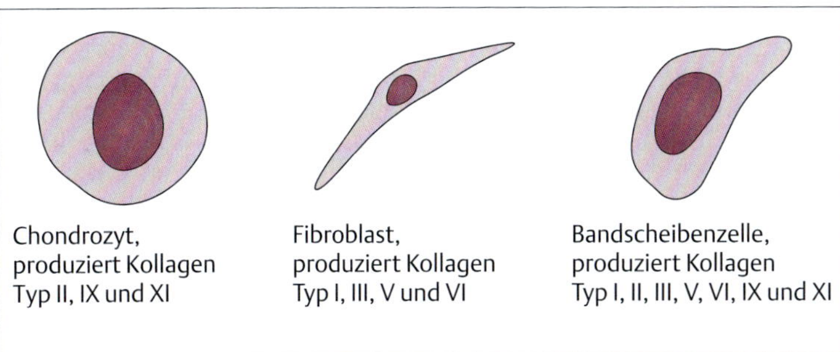

Abb. 2.**68** Zellen der Bandscheibe.

matische Ausläufer (Urban und Roberts 2003). Die Zellen, vor allem im äußeren Bereich des Anulus besitzen sog. Gap junctions, über die die Zellen miteinander verbunden sind und Nährstoffe sowie Informationen austauschen können (Melrose et al. 2008).

Im Bereich des Nucleus pulposus sind überwiegend Chondroblasten und Chondrozyten bzw. chondroblastenähnliche Zellen anzutreffen (Urban und Roberts 2003, Yoon und Patel 2006). Da diese Zellen eher in nicht durchbluteten Geweben, wie z. B. Gelenkknorpel auftreten, nimmt man an , dass die Bandscheibe in diesem Bereich nicht durchblutet ist und sie deshalb ausschließlich über Diffusion und Osmose mit Nährstoffen und Sauerstoff versorgt wird.

Obwohl die Bandscheibe nur in einem kleinen Bereich durchblutet wird, scheint sie auch über Diffusion und Osmose reichlich mit Sauerstoff und Nährstoffen versorgt zu werden. Folglich ist sie im gesamten Bereich zur Regeneration und Heilung in der Lage.

Bei Erwachsenen sind ca. über 50% der Zellen nekrotisch (Urban und Roberts 2003).

Die Zellen in der Endplatte sind Chondrozyten. Sie weisen ihren weitaus höchsten Anteil innerhalb der gesamten Bandscheibe in diesem Bereich auf.

Zusammenfassung: Zellen der Bandscheibe

Die Zellen der Bandscheibe sind im äußeren Bereich Fibroblasten, Fibrozyten bzw. fibroblastenähnliche Zellen. Ihr Anteil nimmt ab, je weiter man ins Innere der Bandscheibe gelangt. Im inneren Bereich des Anulus findet man sog. Fibrochondroblasten bzw. -zyten. Im Nukleusbereich findet man überwiegend Chondroblasten, Chondrozyten bzw. chondroblastenähnliche Zellen. Alle Zellen stammen von den embryonalen Notochordalzellen ab. Die Zellen der Endplatte sind Chondrozyten. In der Endplatte befinden sich die meisten Chondrozyten innerhalb der gesamten Bandscheibe.

Matrix

Man kann in der Bandscheibe drei Formen von Matrix unterscheiden:

- *Perizelluläre Matrix*: Dies ist die Matrix, die sich in einer ganz dünnen Schicht direkt um die Zelle legt. In diesem Bereich finden man Kollagen Typ I, II, III, VI, XIII und XVIII, viele nichtkollagene Proteine wie Fibronektin, Chondronektin, Lumikan, Biglykan, Perlekan, Dekorin, Fibromodulin, Thrombospondin (Gruber et al 2007, Urban und Roberts 2003). Im Bereich der perizellulären Matrix des Anulus kommt gehäuft das Proteoglykan Perlekan vor, welches dem Vernetzungsprotein Laminin sehr ähnlich ist. Es interagiert mit Fibronektin, Thrombospondin, Kollagen Typ XIII und XVIII. Auf diese Weise werden ca. 10 – 12 Zellen miteinander zu sog. Chondronen verbunden (Melrose et al. 2008).
- *Territoriale Matrix*: Sie umschließt die perizelluläre Matrix mehrerer Zellen (Chondrone).
- *Interterritoriale Matrix*: Diese stellt die deutlich größte Menge der Matrix dar und macht das eigentliche Volumen der Bandscheibe aus.

Die Makromoleküle der Matrix können unterteilt werden in

- kollagene Proteine bzw. kollagene Fasern und elastische Fasern,
- Proteoglykane und Glykosaminoglykane der Grundsubstanz und
- nichtkollagene Proteine wie Verbindungs- und Vernetzungsproteine.

Der Anteil an kollagenen Fasern im Bereich des Anulus liegt bei ca. 70%, im Bereich des Nukleus bei ca. 20%. Der Anteil an Grundsubstanz beträgt im Bereich des Anulus 20% und im Bereich des Nukleus 50% (Urban und Roberts 2003). Das Verhältnis von Fasern zu Grundsubstanz in der Bandscheibe verschiebt sich ausgehend von der Oberfläche in die Tiefe wie folgt: Im äußeren Bereich beträgt das Verhältnis 80% Fasern zu 20% Grundsubstanz, im inneren Bereich dagegen liegt es bei ca. 99% Grundsubstanz zu ca. 1% Fasern. Diese Angaben beziehen sich ausschließlich auf ganz junge Bandscheiben und ändern sich im Jugendalter. Die faserigen Komponenten im Nukleusbereich machen bei Erwachsenen dann ca. 20% aus. Im Laufe des Alterungsprozesses kann der Anteil noch weiter steigen. Das Gesamtverhältnis von Fasern zu Grundsubstanz in der Bandscheibe beträgt 40:60.

Die Grundsubstanz der Bandscheibe bindet sehr viel Wasser. Das Verhältnis von Wasser zu Makromolekülen liegt bei ca. 70% (Anulus) und 80% (Nukleus) Wasser zu ca. 30% Makromolekülen. Dieses Verhältnis verschiebt sich von außen nach innen, d. h. die Wassermenge in den äußeren Bereichen ist etwas niedriger als im Inneren. Im Wasser, der Gewebsflüssigkeit, sind Gase, kleinere Proteine und Metabolite gelöst.

Der hohe Grundsubstanz- und Wassergehalt des Nukleus dient vor allem der Absorption von Kompressionskräften. Die Grundsubstanz (vor allem Chondroitinsulfat) und das daran gebundene Wasser im Bereich der Anulus dient vor allem der Schmierung der kollagenen Fasern bzw. Faserbündel, damit sie sich besser gegeneinander bewegen können. Ferner werden dadurch Diffusionsprozesse ermöglicht.

Das kollagene Netzwerk ist im äußeren Bereich der Bandscheibe sehr deutlich geformt, in Richtung Nukleus schon weniger geformt und im Nukleus selbst schließlich ungeformt (Johnson et al. 1984).

Kollagene Fasern

Das Kollagen in der Bandscheibe besteht aus den Kollagen-typen I, II, II, V, VI, IX, X, XI, XII, XIII, XIV und XVIII (Urban und Roberts 2003).

Die Fasern in der äußeren Schicht sind überwiegend kollagene Fasern vom Typ I, wie man sie auch in Kapseln, Sehnen, Bändern und Aponeurosen findet. Diese Strukturen sind auf Zugbelastung ausgerichtet. Der einzige Unterschied zwischen dem Kollagen Typ I in der Bandscheibe und dem in den genannten Strukturen besteht darin, dass die Bandscheibe mehr Hydroxylysin enthält. Lediglich in den Menisken des Kniegelenks findet man den gleichen Aufbau vom Kollagen Typ I.

Je weiter man ins Innere der Bandscheibe gelangt, desto mehr Kollagen Typ II findet man vor, da diese Bereiche hauptsächlich auf Kompressionsbelastungen ausgerichtet sind. Auch im Kollagen Typ II ist die Menge an Hydroxylysin deutlich höher als im vergleichbaren Knorpel. Kollagen Typ I und II bilden die weitaus größten Anteile an kollagenen Proteinen in der Bandscheibe. In geringeren Mengen sind auch andere Kollagentypen vorzufinden: Im Bereich des Anulus fibrosus Kollagen Typ III, V, VI, XIII und XVIII, im Gebiet des Nucleus pulposus Kollagen Typ VI, IX, X, XI, XII und XIII.

Vom Kollagen Typ VI (ca. 5%) und IX nimmt man an, dass es das kollagene Netzwerk stabilisiert, weil es sehr leicht Crosslinks mit Kollagen Typ II eingeht. Kollagen Typ VI soll außerdem die Dicke der kollagenen Fasern der Typen I und II kontrollieren. Des Weiteren verringert Kollagen Typ VI vermutlich den Gleitwiderstand zwischen den kollagenen Fasern untereinander.

Das Verhältnis zwischen Kollagen Typ V und XI ist mit dem Verhältnis zwischen Kollagen Typ I und II vergleichbar, da man das Kollagen Typ V immer dort vorfindet, wo vermehrt Kollagen Typ I vorhanden ist, das Kollagen Typ XI dort, wo sich Kollagen Typ II in größeren Mengen befindet. Das Kollagen Typ I bildet Crosslinks mit dem Kollagen Typ V, und Kollagen Typ II verbindet sich mit Typ XI.

Der Verlauf der kollagenen Fasern in den verschiedenen Laminae weist kleine Unterschiede auf. In der äußeren Lamina, in der die längsverlaufenden Bänder einen engen Kontakt mit der Bandscheibe haben, sind die Fasern mehr longitudinal orientiert. In den direkt darunter liegenden Laminae (ca. 10 – 20) sieht man den typischen schrägen Faserverlauf. Die Fasern verlaufen in einem Winkel von ca. 60° zur Horizontalebene (Foster 2010, Urban und Roberts 2003) und kreuzen sich dann von Lamina zu Lamina in einem Winkel von 120° (vgl. Abb. 2.**64**). Dieser schräge Verlauf lässt eine sog. isovolumetrische Rotation zu, die zum Beispiel auch Haien eine Rotation ermöglicht, ohne dass sich ihre Haut faltet (Foster 2010).

Durch diesen schrägen Verlauf der Fasern kann die Bandscheibe sowohl longitudinal einwirkende Kräfte, wie sie bei Flexion, Extension und Seitneigung entstehen, als auch schräg einwirkende Kräfte, wie sie bei Rotationsbewegungen auftreten, absorbieren. Zusätzlich können horizontal einwirkende Kräfte abgefangen werden, die durch Kompression der Bandscheibe hervorgerufen werden. Je weiter man ins Innere der Bandscheibe gelangt, desto geringer wird der Organisationsgrad der Fasern. Die spezifische Ausrichtung der kollagenen Fasern nimmt ab. Es entsteht ein mehr ungeformtes Bindegewebe vor allem in Bereich des Nukleus (Melrose et al. 2008).

Elastische Fasern

Die Bandscheibe besitzt ca. 2%. elastische Fasern, was auf den ersten Blick sehr wenig er scheint. Aber auch unsere Haut hat nur einen Anteil von 2% an elastischen Fasern. Das Ligamentum flavum dagegen besteht zu ca. 55% aus elastischen Fasern und nur zu 8% aus kollagenen Fasern (Güner et al. 1995).

Durch diese elastischen Fasern erhält die Bandscheibe ein gewisses Maß an Verformbarkeit und Elastizität. Sie kann sich bei Bewegungen der Wirbelsäule innerhalb bestimmter Grenzen verformen. Die Fasern verlaufen horizontal, vertikal und zirkulär. Ihre Zahl nimmt von außen nach innen zu. Die elastischen Fasern befinden sich vor allem im Bereich des Anulus fibrosus, wo sie innerhalb, aber vor allem auch zwischen den Lamellen zu finden sind (Johnson et al. 1984, Melrose et al. 2008, Urban und Roberts 2003). Die elastischen Fasern verbinden bis zu 8 Lamellen miteinander und stabilisieren sie auf diese Weise. Nach der Geburt nimmt die Anzahl der Verbindungen zwischen den Fasern und den Lamellen sogar noch zu (Melrose et al. 2008).

Im Anulus kommen die elastischen Fasern vor allem im Bereich des Übergangs zum Wirbelkörper vor (Güner et al. 1995).

Güner und Kollegen sind der Meinung, dass im Bereich des Nukleus keine elastischen Fasern vorkommen (Güner et al. 1995). Urban und Roberts dagegen beschreiben 150 µm lange elastische Fasern im Bereich des Nukleus (Urban und Roberts 2003).

Grundsubstanz

Der Aufbau der Grundsubstanz der Bandscheibe ist dem des Gelenkknorpels sehr ähnlich. Die Grundsubstanz besteht hauptsächlich aus Proteoglykanaggregaten. Diese sind aus einer zentralen Hyaluronsäurekette aufgebaut, an die mithilfe von Verbindungsproteinen Eiweißketten gebunden sind. An die Eiweißketten sind Glykosaminoglykane angelagert. Chondroitinsulfat lagert sich vor allem am Ende der Kette, Keratansulfat am Anfang der Kette an. In geringerer Menge ist in der Grundsubstanz der Bandscheibe auch Heparansulfat vorzufinden (Abb. 2.**69**).

Die Proteoglykane und Glykosaminoglykane der Grundsubstanz besitzen auch in der Bandscheibe eine sehr starke negative Ladung, wodurch sie eine äußerst feste Bindung mit Wasser eingehen können. Dadurch entsteht die große Stabilität und Widerstandskraft gegen Verformung der Bandscheibe, durch die sie Stöße absorbieren kann. Neben Wasser bindet die Grundsubstanz der Bandscheibe auch an kollagene Fibrillen der Typen I und II und stabilisiert damit das kollagene Netzwerk (Abb. 2.**70**).

Die Fähigkeit der Grundsubstanz, sich äußerst stark an Wasser zu binden und dadurch das kollagene Netzwerk unter Spannung zu halten, lässt sich mit einen prall gefüllten Auto- oder Fahrradreifen vergleichen.

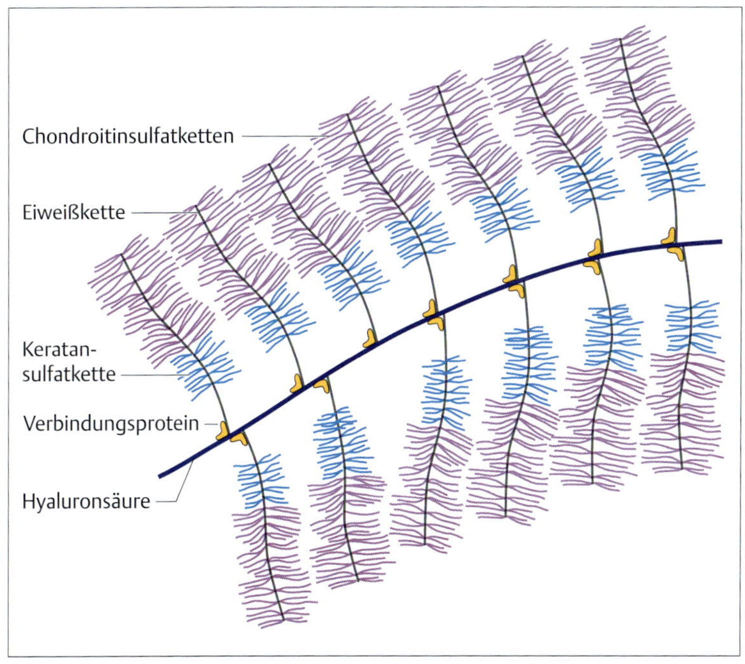

Abb. 2.**69** Struktur eines Proteoglykanaggregats in der Grundsubstanz der Bandscheibe.

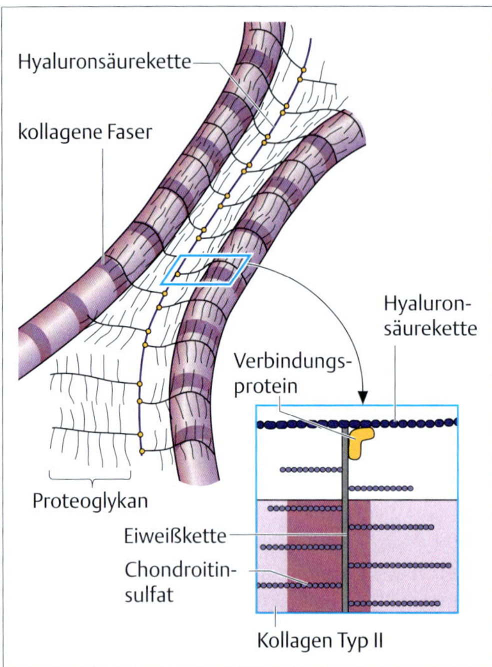

Abb. 2.**70** Verbindung zwischen Proteoglykanaggregaten und kollagenen Fasern in der Bandscheibe.

Vergleich: Wasserbindung der Grundsubstanz – prall gefüllter Autoreifen

Man kann die Wasserbindung der Grundsubstanz mit einem prall gefüllten Autoreifen vergleichen, der ebenfalls großen Widerstand gegen Verformung leisten kann. Die im Reifen benötigte Luftmenge muss individuell an das Gewicht des Fahrzeugs angepasst werden. Je größer also die Kompressionskräfte sind, die das jeweilige Fahrzeug abzufangen hat, desto mehr Luft muss im Reifen gebunden werden. Je größer dementsprechend die Kompressionskräfte sind, die die Grundsubstanz abzufangen hat, desto mehr Wasser muss im kollagenen Netzwerk gebunden werden.

Die Grundsubstanz ist nicht in der Lage, die maximale Aufnahmekapazität für Wasser auszuschöpfen, weil dies durch das kollagene Netzwerk verhindert wird.

Nichtkollagene Proteine

Die nichtkollagenen Proteine der Bandscheibe sind Fibronektin, Chondronektin, Lumikan, Biglykan, Perlekan, Dekorin, Fibromodulin und Thrombospondin (Abb. 2.**71**).

Fibronektin stellt Verbindungen zwischen den Zellen und der Matrix her. Die Fibronektinketten weisen Domänen auf, die an Fibroblasten oder Fasern, vor allem Kollagen Typ I und kollagene Fibrillen, binden können. Chondronektin ist hingegen eine Struktur, die sich primär an Chondroblasten und Kollagen Typ II zu binden vermag. Durch diese Vernetzungsproteine werden die gesamten Bindegewebskomponenten miteinander verbunden und vernetzt. Hierdurch erhält auch das Bindegewebe der Bandscheibe seine Struktur und Stabilität.

Zusammenfassung: Matrix der Bandscheibe

Man unterscheidet zwischen einer perizellulären, einer territorialen und einer interterritorialen Matrix. Der faserige Anteil wird von verschiedenen Typen von kollagenen und elastischen Fasern gebildet. Die kollagenen Fasern bilden ein geformtes Bindegewebe und verlaufen in den verschiedenen Lamellen parallel zueinander, und zwar in einem Winkel von ca. 60° zur Endplatte, wobei dieser Winkel von Lamelle zu Lamelle entgegengesetzt verläuft. Dadurch kreuzen sich die Fasern in einem Winkel von ca. 120°. An der Außenseite der Bandscheibe herrscht eine Zugbelastung vor. Dementsprechend ist hier Kollagen der Typen I, III, V, VI, XII und XVIII anzutreffen. An der Innenseite dominiert die Druckbelastung und entspre-

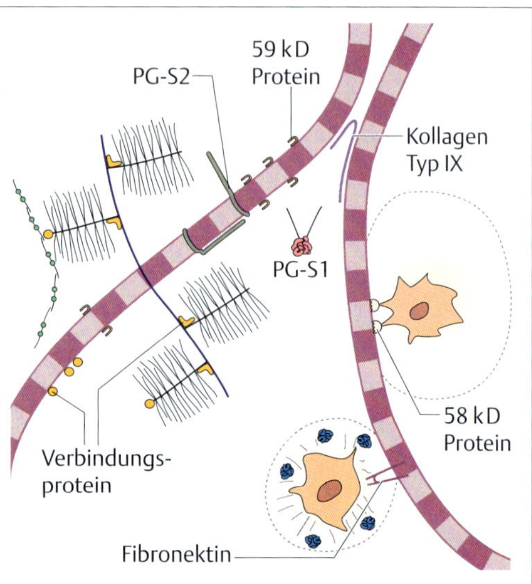

Abb. 2.**71** Übersicht über die verschiedenen Vernetzungsproteine in der Bandscheibe.

chend die Kollagentypen II, V, IX, X, XI, XII, XIII. Durch ca. 2% elastische Fasern besitzt die Bandscheibe ein gewisses Maß an Elastizität. Die Grundsubstanz der Bandscheibe besteht aus Proteoglykanen, die aus Chondroitinsulfat und Keratansulfat aufgebaut sind. Die Proteoglykane binden durch ein Verbindungsprotein an eine zentrale Hyaluronsäurekette und bilden auf diese Weise ein Proteoglykanenaggregat. Diese binden sehr viel Wasser. Da im Inneren der Bandscheibe mehr Proteoglykane und Glykosaminoglykane vorhanden sind als außen, ist der Wassergehalt im Inneren ebenfalls größer. Der Transport von Nährstoffen von den Wirbelkörpern zur Bandscheibezelle findet über die Grundsubstanz statt. Verbindungs- und Vernetzungsproteine verbinden wie in allen Geweben Zellen und Bestandteile der Grundsubstanz miteinander und geben der Bandscheibe Stabilität. Der Organisationsgrad des Gewebes ist außen höher als innen. Im Inneren der Bandscheibe befindet sich ungeformtes Bindegewebe.

2.6.5 Durchblutung und Innervation

Durchblutung

Die äußeren Schichten der Bandscheibe werden über die Gefäße in den längs verlaufenden Ligamenten (Ligg. longitudinale posterior und anterior), der Anastomosen von Arterien, die die Wirbelkörper versorgen, und über die Gefäße des M. iliopsoas versorgt. Über diesen Weg erhalten die Fibroblasten Sauerstoff und Nährstoffe für ihre Syntheseaktivität. Das Lig. longitudinale posterior ist verhältnismäßig schmal, was möglicherweise zu einer verringerten Durchblutung des hinteren Teils der Bandscheibe führt. Nach Angaben von Brunner gibt es im äußeren Bereich der Bandscheibe Kapillaren (Brunner et al. 1989). Diese Bereiche des Anulus werden aber laut Rudert und Tillmann nur bis zum 20. Lebensjahr mit Blut- und Lymphgefäßen versorgt (Rudert und Tillmann 1993). Andererseits beschreiben aber viele andere Autoren, dass der äußere Bereich des Anulus immer durchblutet wird und diese Durchblutung bei Degenerationen oder Schädigungen der Bandscheibe sogar deutlich zunimmt und immer tiefer in die Bandscheibe vordringt (Kokubo et al. 2008, Grunhagen et al. 2006, Melrose et al. 2008). Unter normalen Umständen findet man bei Erwachsenen keine Lymphegefäße im Bereich der Anulus, aber nach Verletzungen schon (Kliskey et al. 2009). (Abb. 2.**72**) (Abb. 2.**73**).

Der innere Teil des Anulus fibrosus wird von Gefäßen versorgt, die von den Wirbelkörpern

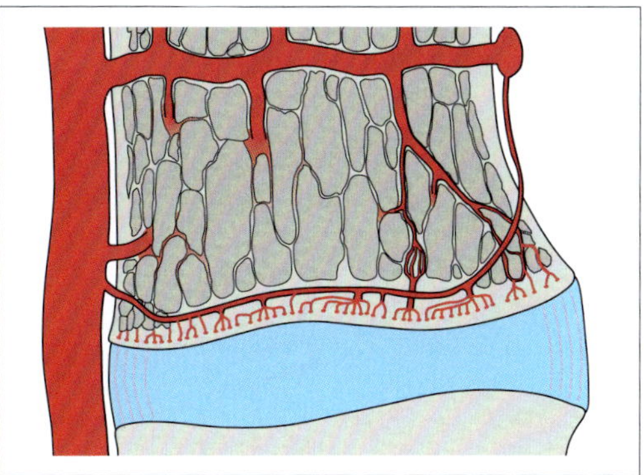

Abb. 2.**72** Durchblutung des Wirbelkörpers und der Deckplatte.

durch die Endplatten in das Innere des Anulus hineinführen. Nach dem Säuglingsalter nimmt diese Durchblutung normalerweise sehr stark ab (Roberts et al. 2006). Vor allem in der ersten Dekade besitzt die Endplatte kleine Kanäle, in denen ca. 6 – 10 Gefäße mit einem Durchmesser von ca. 5 – 50 µm verlaufen. Die Kanäle sind an der Innenseite mit Perichiondrium bedeckt (Kobayashi et al. 2008, Nerlich et al. 2007, Chandraraj et al. 1998). Nach dem ca. 1. Lebensjahr verschwinden diese Gefäße zum größten Teil. Ab diesem Zeitpunkt wird der innere Teil des Anulus langsam avaskulär. Diese Kanäle verursachen aber in der Endplatte Schwachstellen (Weak spots), wodurch häufig schon ab der 3. Dekade Bandscheibenmaterial durch die Endplatte in die Wirbelkörper gepresst wird, wodurch sog. Schmorl'sche Knötchen entstehen (Chandraraj et al. 1998).

Nach diesem Zeitraum werden Nährstoffe und Abfallprodukte in diesem Teil der Bandscheibe nur noch über Diffusion und Osmose ausgetauscht. Verantwortlich für die Qualität und Quantität der angebotenen Nährstoffe ist die Durchblutung der Wirbelkörper bzw. der Endplatten und des äußeren Teils des Anulus. Da die Bandscheibe den größten Teil unseres Lebens nicht oder nur wenig durchblutet wird, ist sie fast ausschließlich von einer guten Durchblutung der genannten drei Strukturen abhängig, damit die Nährstoffe durch Diffusion und Osmose zu den Zellen der Bandscheibe gelangen können.

Die Endplatten werden durch Gefäße versorgt, die in den Wirbelkörpern verlaufen. Dabei wird das Zentrum der Endplatten besser durchblutet als deren äußeren Bereiche. Die Durchblutung der Endplatte nimmt mit fortschreitendem Alter ab, da diese langsam verknöchert (Urban et al. 2004, Bernick und Cailliet 1982). Skoliosen scheinen diesen Verknöcherungsprozess zu beschleunigen, mit-

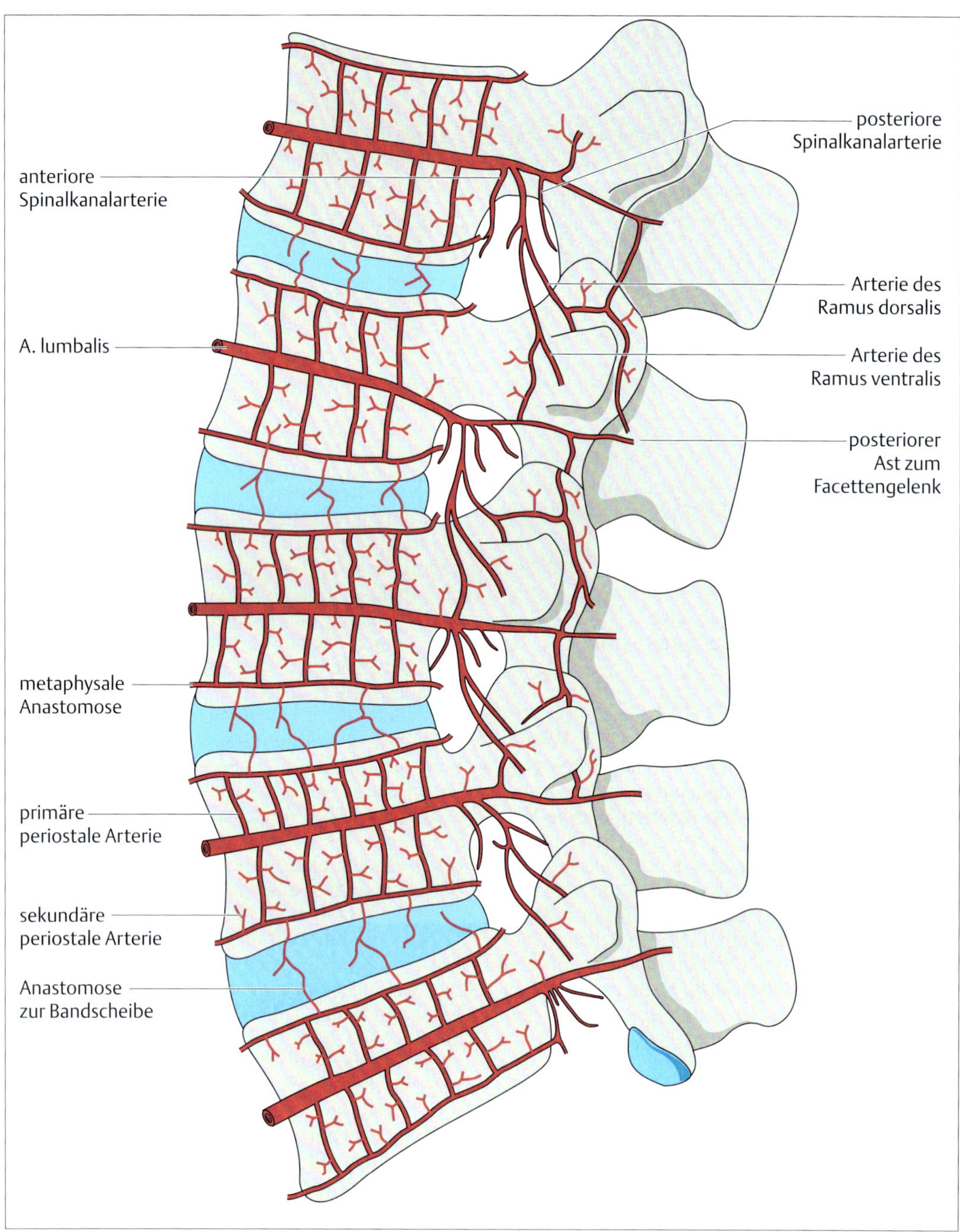

Abb. 2.**73** Blutversorgung der Wirbelkörper und der Bandscheibe.

unter ist sogar von teilweiser Verknöcherung der Bandscheibe die Rede (Roberts et al. 2006).

Ob der Nukleus über die Endplatte durchblutet wird, und wenn ja, bis zu welchem Zeitpunkt, ist Gegenstand einer langjährigen und immer noch anhaltenden Diskussion. Einige Autoren meinen, dass der Nukleus nie durchblutet und daher komplett avaskulär sei (Ferguson 1950, Ratcliffe 1980, Whalen et al. 1985). Dagegen steht die Auffassung von Töndury, dass der Nukleus nur bis zum 2. Lebensjahr durchblutet wird und danach nicht mehr (Töndury 1958). Zwei ältere Untersuchungen aus den 1930er Jahren deuteten sogar darauf hin, dass der Nukleus erst ab dem 30. Lebensjahr nicht mehr durchblutet wird (Übermuth 1929, Böhmig 1930).

Das Problem bei den älteren Untersuchungen ist vor allem, dass nicht klar ersichtlich wird, ob die Autoren von einer Durchblutung des Nukleus oder des Anulus sprechen, da in den Studien meistens allgemein von der Bandscheibe gesprochen wird.

Dass die Möglichkeit einer verstärkten Kapillarisierung der Bandscheibe generell besteht, ist an der Pathologie ablesbar. Nach einem Prolaps ist die Bandscheibe im Verletzungsgebiet sogar sehr reich kapillarisiert. Diese Tatsache belegen mittlerweile sehr viele Studien (Roberts et al. 2006, Tsuguo et al. 1993, Virri et al. 1996, Johnson et al. 2001, Johnson et al. 2007).

Innervation

Das gesamte äußere Drittel oder die äußeren ca. 7 mm der Bandscheibe sind innerviert (Kääpä et al. 1994, Ashton et al. 1994, Ohtori et al. 2001). Der anteriore Bereich der Bandscheibe wird vor allem vom R. ventralis versorgt. Der posteriore Bereich wird dagegen überwiegend vom N. sinuvertebralis des zugehörigen Segmentes, aber auch von den Ästen der darüber und darunter liegenden Segmente innerviert. Klinisch relevant ist dies insofern, als dass eine rein segmentale Schmerzproblematik in der Wirbelsäule normalerweise kaum anzutreffen ist. Betroffene Patienten geben meistens Schmerzen in mehreren Segmenten an, möglicherweise mit unterschiedlicher Intensität (Abb. 2.**74**).

> **Merke**
>
> Der N. sinuvertebralis wird auch N. oder R. meningeus, N. oder R. recurrens, N. oder R. recurrens meningeus oder N. bzw. R. von Luschka genannt.

Des Weiteren wird die Bandscheibe vom R. communicans albus und griseus, einer Verbindung zwischen den Spinalwurzeln und dem sympathischen Grenzstrang, versorgt (Ohtori et al. 2001, Higuchi und Sato 2002, Urban und Roberts 2003). Auch hier erfolgt die Innervation größtenteils multisegmental.

Es handelt sich dabei überwiegend um freie Nervenendigungen, obwohl auch Propriorezeptoren in der Bandscheibe vorkommen (Higuchi und Sato 2002, Urban und Roberts 2003). Dies bedeutet, dass die Bandscheibe einerseits schmerzempfindlich ist, andererseits aber auch eine Rolle in der Propriozeption der Wirbelsäule spielt. So vertreten viele Autoren die Meinung, dass Rückenschmerzen,

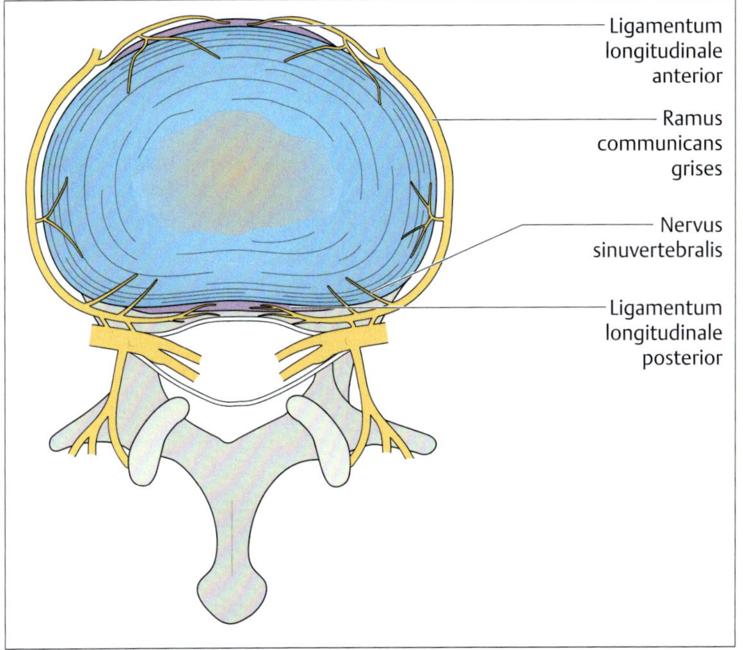

Abb. 2.**74** Innervation Bandscheibe.

wie sie unter anderem bei einem sog. Hexenschuss entstehen, von der Bandscheibe verursacht werden.

Insbesondere in dem Bereich, in dem die Bandscheibe mit dem M. iliopsoas verwachsen ist, sind sehr viele Propriorezeptoren vorhanden. Deshalb nimmt man an, dass die Bandscheibe wesentlich an der Regulation von Haltung und Bewegung der Wirbelsäule beteiligt ist.

Zusammenfassung: Durchblutung und Innervation der Bandscheibe

Die Bandscheibe wird nur im äußeren Bereich durchblutet. Die Gefäße findet man überwiegend im äußeren Teil des Anulus der Bandscheibe. Nach einer Verletzung der Bandscheibe können die Gefäße tiefer in die Bandscheibe vordringen. Bis zu einem gewissen Alter wird die Bandscheibe über Gefäße aus den Wirbelkörpern durchblutet. Innerviert wird das äußere Drittel der Bandscheibe, überwiegend vom N. sinuvertebralis, dem R. ventralis und R. communicans griseus und albus.

2.6.6 Physiologie: Transportmechanismen

Hinsichtlich der Transportmöglichkeiten von Flüssigkeit und Nährstoffen innerhalb der Bandscheibe unterscheidet man zwischen druckabhängigen und druckunabhängigen Prozessen. Der Transport von Flüssigkeit durch die Bandscheibe und aus der Bandscheibe heraus ist von Druckunterschieden abhängig, die durch Be- und Entlastung verursacht werden. Sie werden als viskoelastische Eigenschaft der Bandscheibe bezeichnet. Die intrinsische viskoelastische Eigenschaft der Bandscheibe (flow-independent viscoelastic behavior) bezieht sich hingegen auf die Bewegung der Makromoleküle und ist nicht von externen Faktoren wie Belastungsunterschieden auf die Bandscheibe abhängig.

Viskoelastizität

Die Bandscheibe verdankt ihre viskoelastischen Eigenschaften der Tatsache, dass sich Wasser bzw. interstitielle Flüssigkeit innerhalb der Bandscheibe von Stellen mit hohem Druck zu Stellen mit niedrigerem Druck bewegen kann. Gleichzeitig findet auch ein Transport von der Bandscheibe zum Wirbelkörper und zurück statt. Während einer Belastungsphase gibt die Bandscheibe Wasser an den Wirbelkörper ab, das sie während Entlastung wieder aufnehmen kann. Prinzipiell nehmen während eines Belastungswechsels ungefähr 70 % des Wassers der Bandscheibe an den Transportvorgängen teil. Für den Transport von Wasser und den damit verbundenen Transport von Gasen, kleinen Proteinen und Glukose benötigt die Bandscheibe ein gewisses Maß an Permeabilität, weshalb die von der Grundsubstanz gebildeten Poren zwischen 3 und 6 nm groß sind.

Hydration und Dehydration

Wenn die durch die Schwerkraft verursachte Kompression der Bandscheibe entfällt, füllt sich die Bandscheibe mit Flüssigkeit, die vor allem aus den angrenzenden Wirbelkörpern kommt. Dieser Effekt wird *Hydration* genannt. Wenn die Schwerkraft erneut auf die Bandscheibe einwirkt, wird die Flüssigkeit wieder aus der Bandscheibe herausgepresst. Es kommt zur *Dehydration* (Abb. 2.**75**).

Die Menge an Wasser, die die Bandscheibe verlassen kann, ist begrenzt. Sie wird durch das Gleichgewicht (Equilibrium) zwischen der Kompressions- bzw. Verformungskraft und der Bindungskraft des Wassers an die Matrix bestimmt. Durch diesen Austausch von Flüssigkeit, die Sauerstoff und Nährstoffe enthält, wird die Bandscheibe versorgt. Hierdurch können die ernährten Zellen die Synthese durchführen.

Stress-Relaxation und Creep

Die mechanischen Belastungen, die auf die viskoelastische Bandscheibe einwirken, bedingen folgende Phänomene:

- Biphasic stress-relaxation behavior (biphasisches Stress-Entlastungsverhalten), auch *Stress-Relaxation* (Stress und Entlastung) genannt
- Biphasic creep behavior (biphasisches Kriechverhalten), auch *Creep* (Kriechen) genannt

Stress-Relaxation (Stress-Entlastung) bedeutet, dass sich Wasser während der Kompression sowohl von der Bandscheibe zum Wirbelkörper als

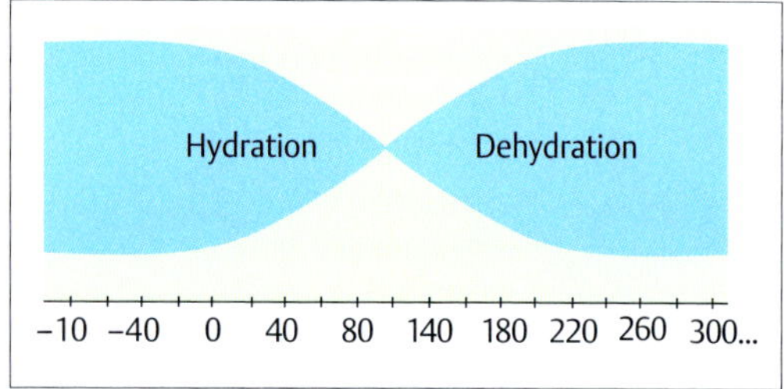

Abb. 2.**75** Druckabhängige Wasserverteilung innerhalb der Bandscheibe: Hydration und Dehydration.

auch durch die Bandscheibe hindurch bewegt. Das Wasser verteilt sich so lange, bis überall der gleiche Druck vorherrscht und ein Gleichgewicht (Equilibrium) erreicht ist (Abb. 2.**76**).

Creep (Kriechen) wird durch die Verformung des kollagenen Netzwerkes und letztendlich die Verformung der kollagenen Fasern verursacht. Diese Verformung ist direkt abhängig von der Menge an Wasser, die die Bandscheibe verlassen kann. Das kollagene Netzwerk der Bandscheibe kann sich nur so weit verformen, bis ein Gleichgewicht zwischen folgenden Kräften erreicht ist: der Verformungs- bzw. Kompressionskraft, der Bindungskraft des Wassers an die Matrix und den Abstoßungskräften der Glykosaminoglykane, wenn sie aufeinander gepresst werden. Diese Gleichgewichtssituation kommt äußerst selten vor, da sie normalerweise erst nach ca. 16 Stunden Belastung erreicht wird. Der Wasserverlust in einer gesunden Bandscheibe beträgt während des Tages ca. 10 – 12 %, bei einer degenerierten Bandscheibe ca. 25 % (Abb. 2.**77**).

Die Verformung der kollagenen Fibrillen, die vor allem bei Scher- und Zugkräften entsteht, hat eine Belastungsgrenze. Wenn diese überschritten wird, kommt es zur Zerstörung der kollagenen Fasern und damit des kollagenen Fasernetzes (Abb. 2.**78**).

Piezoelektrische Aktivität

Durch einen Wechsel von Be- und Entlastung entsteht ein ständiger Wechsel der elektrischen Spannung innerhalb der Bandscheibe. Dieser Ladungs- bzw. Spannungswechsel verursacht die piezoelektrische Aktivität. Sie ist für die Zellen der Reiz, zur Synthese überzugehen – ein weiterer Grund, warum sich Be- und Entlastung positiv auf Erhalt und Funktion der Bandscheibe auswirken. Auch die mechanische Verformung der Zellen hat auf die Syntheseaktivitäten einen regulierenden Einfluss.

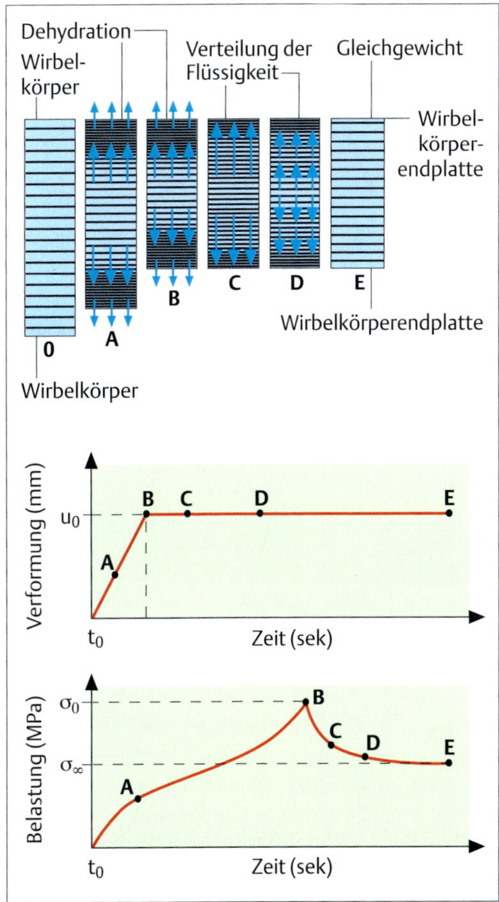

Abb. 2.**76** Wassertransport von und zur Bandscheibe bei unterschiedlichen Verformungs- und Belastungszuständen.

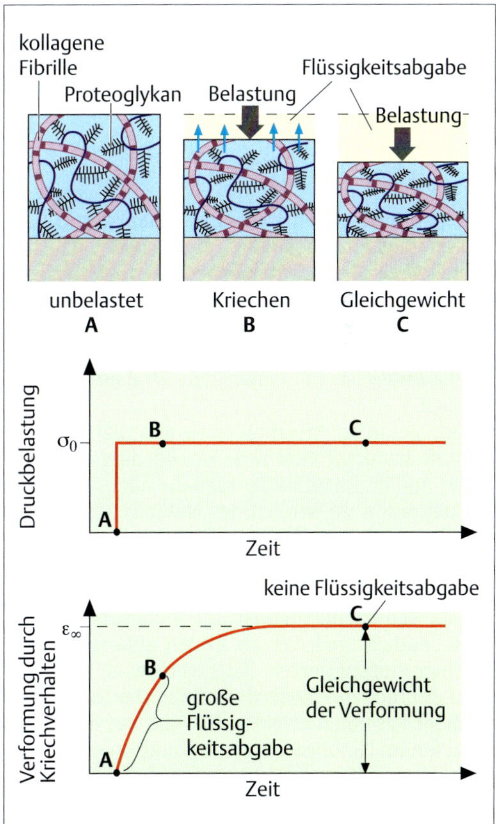

Abb. 2.**77** Wassertransport von und zu der Bandscheibe bei Entlastung und steigender Belastung.

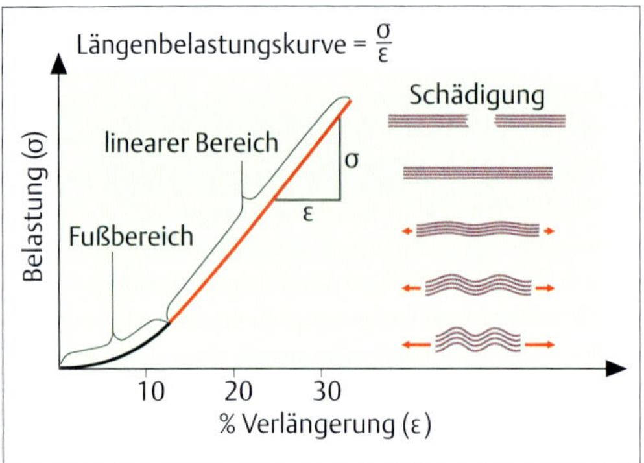

Abb. 2.**78** Längenbelastungskurve der kollagenen Fasern der Bandscheibe.

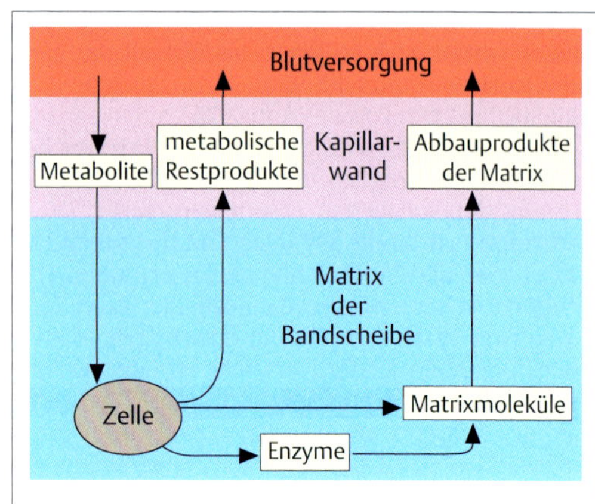

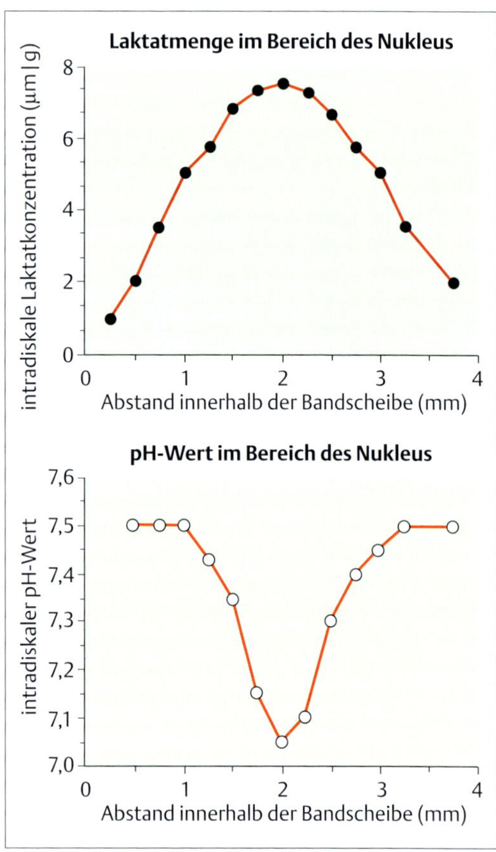

Abb. 2.**79** Schematische Darstellung der Transportwege zwischen Bandscheibe und Gefäß. **a** Laktatkonzentration und **b** pH-Wert innerhalb der Bandscheibe.

Intrinsische viskoelastische Eigenschaft

Ob der Flüssigkeitstransport über druckabhängige Mechanismen den einzigen bzw. wichtigsten Transportweg für Nährstoffe in der Bandscheibe darstellt, ist jedoch zu bezweifeln. Der Austausch von kleinen Partikeln wie Sauerstoff, Aminosäuren, Glukose, Sulfaten und Abfallprodukten wie Laktat erfolgt auch durch Diffusion und Osmose.

Diffusion und Osmose

Diffusion und Osmose können unabhängig vom Wassertransport ablaufen, und zwar deutlich schneller als die beschriebenen druckabhängigen Phänomene. Allein der Austausch von großen Partikeln wie Enzymen, Hormonen, Wachstumsfaktoren und großen Abfallprodukten innerhalb der Bandscheibe ist nur über den Wassertransport möglich.

Der gesamte Metabolismus der Bandscheibe verläuft hauptsächlich anaerob, so dass sehr viel Laktat anfällt. Dabei findet man die höchste Laktatkonzentration im Bereich des Nukleus, da hier die deutlich geringste Sauerstoffversorgung stattfindet. Dies hat außerdem zur Folge, dass der pH-Wert in den verschiedenen Anteilen der Bandscheibe unterschiedlich ist. Im Nukleusbereich ist er wesentlich niedriger als in den äußeren Teilen. In einer degenerierten Bandscheibe ist der pH-Wert deutlich niedriger als normal. Der Sauerstoffgradient hat einen direkten Einfluss auf die Chondrozyten im Hinblick auf die Produktion von Chondroitin- und Keratansulfat. Wenn der pH-Wert niedrig ist, nämlich bei einem niedrigen Sauerstoffgradienten, dann vermindern sich die Syntheseaktivitäten und damit die Grundsubstanz. Die Aktivität der grundsubstanzabbauenden Enzyme nimmt dagegen zu (Abb. 2.**79**).

In einer umfangreichen Untersuchung von Holm und Nachemson wurde gezeigt, dass regelmäßige Bewegungen der Wirbelsäule einen deutlichen Einfluss auf die Syntheseaktivität der Bandscheibe haben, obwohl der Transport von Sauerstoff, Nährstoffen und Abfallprodukten nicht ausschließlich von einem Transport über die Wasserbewegung abhängig ist. Mit den Nährstoffen und dem Sauerstoff, die durch Diffusion und Osmose in die Zellen gelangen, können die Bandscheibenzellen Grundsubstanz und Fibrillen synthetisieren (Holm et al. 1983). Noch ein Grund, warum sich Be- und Entlastung positiv auf Erhalt und Funktion der Bandscheibe auswirken.

Mangelt es an Glukose, wird die Zellsynthese sofort reduziert. Sauerstoffmangel hat zwar keinen direkten Einfluss auf die Zellsynthese, indirekt aber senkt er den pH-Wert ab, weil die Zellen bei Sauerstoffmangel nur noch anaerob Energie bereitstellen können. Ein niedriger pH-Wert beeinflusst aber wiederum die Zellaktivität negativ (Bibby und Urban 2004).

Bei einem pH-Wert von 6,2, dem Durchschnittswert im Bereich des Nukleus, verbrauchen die Zellen weitaus weniger Sauerstoff als bei einen pH-Wert von 7,5 (Bibby et al. 2005).

Die Sauerstoffkonzentration im Bereich der Nukleus beträgt ca. 1 % (Grunhagen et al. 2006).

Die Sauerstoff- und Glukosekonzentration nimmt Richtung Zentrum immer mehr ab, dagegen steigt die Laktatkonzentration immer mehr an (Sélard et al. 2003).

Laut Urban (Urban et al. 2004) haben Be- und Entlastungsreize keinen Einfluss auf den Transport von Nährstoffen und Abfallprodukten, da diese aufgrund von Konzentrationsunterschieden diffundieren.

Kroeber (Kroeber et al. 2005) zeigt bei einem Experiment mit Kaninchen, dass eine Kompression der Bandscheibe über eine Periode von 28 Tagen die Höhe der Bandscheibe reduziert. Zudem kommt es zu einer Desorganisation des kollagenen Netzwerkes im Bereich des Anulus und zum Zelltod im Bereich der Endplatte und des Anulus. Bei einer Traktion von 28 Tagen normalisieren sich alle oben genannten Parameter wieder.

Zusammenfassung: Transportmechanismen in der Bandscheibe

Die Bandscheibe ist für den Erhalt ihrer Funktion und Stabilität von einer ständigen Synthese und Neubildung von Fasern und Grundsubstanz abhängig. Für die Synthese benötigen die Zellen erstens eine piezoelektrische Aktivität, die durch Be- und Entlastung entsteht. Zweitens brauchen sie Aminosäuren, Glukose und Sauerstoff sowie die Möglichkeit, Abfallprodukte abtransportieren zu können. Der Transport der Nährstoffe und Abfallprodukte wird durch einen ständigen Wechsel von Be- und Entlastung der Bandscheibe gewährleistet. Demzufolge haben Bewegungen einen positiven Einfluss auf die physiologischen Funktionen der Bandscheibe. Die mechanische Verformung der Zellen selbst hat ebenfalls einen fördernden Effekt auf die Syntheseaktivitäten.

2.6.7 Pathophysiologie: Degeneration, Alterung, Prolaps und Protrusion

Die größte Beeinträchtigung für die Funktion und Stabilität der Bandscheibe ist eine chronische Unterbelastung. Bedingt durch die Lebensweise in unserer heutigen Gesellschaft mangelt es uns an Bewegung und Belastung unserer Wirbelsäule im Alltag. Viele Menschen üben in ihrem Tagesablauf hauptsächlich sitzende Tätigkeiten aus. Laut Statistiken sitzen Menschen in der industrialisierten Welt durchschnittlich ca. 12 Stunden pro Tag. Rechnet man noch ca. 8 Stunden Schlaf hinzu, bedeutet dies, dass diese Menschen ihre Gelenke und ihre Wirbelsäule ca. 4 Stunden pro Tag belasten. Das sind natürlich statistische Durchschnittswerte, es gibt also auch Menschen, die sogar weniger als diese 4 Stunden ihre Wirbelsäule und Gelenke belasten.

Dabei beginnt diese einseitige und statische Belastung bereits im Kindesalter, spätestens dann, wenn die Kinder schulpflichtig werden. Neben dem Sitzen haben auch andere einseitige Belastungen, z. B. Überbelastungen, negative Auswirkungen auf die Bandscheibe. Durch den Mangel an Druckwechseln und damit an stimulierenden Reizen wie auch durch den ungenügenden Transport von Nahrungsstoffen sind die Zellen nicht mehr in der Lage, ausreichend Grundsubstanz zu synthetisieren. Dadurch wird die Spannung innerhalb der Bandscheibe geringer und die Verformbarkeit größer. Das hat eine stärkere Belastung der kollagenen Fasern zur Folge.

Neben den physiologischen Degenerationserscheinungen im Alter sind die bekanntesten pathologischen Veränderungen der Bandscheibe die *Bandscheibenprotrusion (Bandscheibenvorwölbung)* und der *Bandscheibenprolaps* (*Bandscheibenvorfall*). Dass diese in immer jüngerem Alter auftreten, kann ebenfalls durch mangelnde Bewegung, durch berufliche Gegebenheiten und fehlende körperliche Aktivitäten neben dem Beruf erklärt werden. Durch diesen Mangel an Bewegungsreizen verringert sich die Syntheseaktivität der Zellen in der Bandscheibe, und die Belastbarkeit nimmt ab. Eine schlechte, unausgewogene Ernährung, Übergewicht und aktives oder passives Rauchen (Holm et al. 1988) begünstigen darüber hinaus die pathophysiologischen Erscheinungsbilder.

Degeneration

Die Bandscheibe degeneriert zum Teil im Laufe des Alterungsprozesses, aber vor allem bei zu wenig physiologischen Belastungsreizen. Während des Alterungsprozesses, aber auch bei einer geringen Belastung im Alltag nimmt die Syntheseaktivität der Zellen ab. Viele Autoren erklären die Degeneration mit Veränderungen in der Zusammensetzung und der Produktion der Grundsubstanz und mit einer Verkürzung der Hyaluronsäure- und Chondroitinsulfatketten. Einige Autoren führen Letzteres darauf zurück, dass die Menge an Chondroitinsulfat ab- und die Menge an Keratansulfat zunimmt (Chiang 1983, Nishiyama 1985, Stevens et al. 1982, Urban et al. 1988).

Diese Veränderungen können u. a. damit erklärt werden, dass die Zellen im inneren Bereich der Bandscheibe, nachdem sich die Endplatte geschlossen hat, die Nährstoffe, die sie für die Synthesevorgänge benötigen, immer schwieriger über Diffusions- und Osmoseprozesse erhalten. Die Durchlässigkeit der Endplatte wird zudem während des Alterungsprozesses durch die fortschreitende Kalzifizierung immer geringer, so dass die Zellen immer weniger Nährstoffe erhalten. Die Menge an Grundsubstanz nimmt ab, die Makromoleküle der Grundsubstanz werden kürzer, und es ist nicht mehr so viel Hyaluronsäure und Chondroitinsulfat zu verzeichnen, während dagegen die Keratansulfatmenge normalerweise zunimmt.

Diese Veränderungen haben zur Folge, dass die Bandscheibe weniger Wasser binden kann. Aufgrund dessen sind viele Autoren der Auffassung, dass die Bandscheibe während des Alterungsprozesses dünner wird (Amonoo-Kuofi 1991, Rolander 1966). Andere Autoren halten dagegen, dass nicht die Bandscheibe dünner, sondern diese in die Wirbelkörper eingedrückt werde (Twomey et al. 1987). Sie erscheint bei bildgebenden Verfahren dann lediglich kleiner. Yasuma und seine Mitarbeiter beschreiben, dass abhängig davon, wo die größte Degeneration stattfindet, der eine oder der andere Prozess abläuft: Eine Degeneration der Wirbelkörper, z. B. durch Osteoporose oder Krebs, führt dazu, dass die Bandscheibe in die Wirbelkörper eingedrückt wird. Liegt dagegen eine Degeneration der Bandscheibe oder ein Bandscheibenprolaps vor, wird die Bandscheibe an sich dünner (Yasuma et al. 1988), da im fortgeschrittenen Alter der Zellen überwiegend Keratansulfat synthetisiert wird, das ein geringeres Bindungsvermögen an Wasser besitzt als die anderen Glykosaminoglykane. Es bindet dagegen relativ gut an Kalzium, Magnesium, Fluor und Phosphat. Diese Substanzen erreichen die Bandscheibe vor allem über die Gefäße der längs verlaufenden Ligamente. Deshalb trocknet die Bandscheibe mit den Jahren aus. Es werden mehr Kalzium, Phosphat, Fluor und Magnesium einlagert. Die Bandscheibe verliert damit an Elastizität und gewinnt an Stabilität. Die Farbe der Bandscheibe ändert sich von weiß zu gelbbraun. Diese Verfärbung ist typisch für alle Bindegewebe, die einen langsamen Turnover aufweisen. Der Turnover des Kollagens der Bandscheibe wird von einigen Autoren auf über 100 Jahre datiert. Das bedeutet, dass ein Teil der kollagenen Fasern, die zum Zeitpunkt der Geburt vorliegen, ein ganzes Leben lang vorhanden sind. Die Daten beruhen hauptsächlich auf dem Turnover – Geschwindigkeiten von Kollagen Typ I und II, die deutlich niedriger sind als die von Kollagen Typ VI und IX. Eine weitere degenerative Veränderung während des Alterungsprozesses besteht in einer Verschiebung des Verhältnisses zwischen Kollagen Typ II und Kollagen Typ I in Richtung von Kollagen Typ I. Dies hat zur Konsequenz, dass die Bandscheibe nicht mehr in optimaler Form ihre kompressionsabsorbierende Funktion durchführen kann (Abb. 2.**80**).

Durch das Austrocknen der Bandscheibe treten im fortgeschrittenen Alter fast keine Protrusionen und auch keine Prolapse mehr auf.

Ob Alterung jedoch immer im direkten Zusammenhang mit Degeneration stehen muss, ist meiner Meinung nach infrage zu stellen. Ich denke, dass die während des Alterns entstehende Degeneration hauptsächlich auf einem Mangel an positiven physiologischen Reizen beruht, der durch den im Laufe der Jahre zunehmenden Bewegungsmangel entsteht. Weitere Ursachen für die Degeneration der Bandscheibe sind enzymatische Prozesse und der Verlust von Hyaluronsäure nach dem 40. Lebensjahr. Da Hyaluronsäure die zentrale Kette innerhalb der Proteoglykanaggregate bildet, hat der Verlust einen großen Einfluss auf den Aufbau der Grundsubstanz und damit deren Vermögen, Wasser zu binden. Ich werde im Folgenden ausführlicher auf die typischen altersbedingten Veränderungen der Bandscheibe eingehen.

Bei Spondylosen (= Bandscheibedegenerationen) sind die Veränderungen am stärksten im Bereich der Endplatten und im inneren Bereich des Anulus. Die Endplatten werden auch dünner und verknöchern schließlich (Gruber et al. 2005). Zudem sieht man Sklerosierungen im Bereich des subchondralen Knochens. Diese Veränderungen führen dann zur Bildung von Zellclustern, die anfänglich eine gesteigerte Zellsynthese zeigen, später aber einem verstärkten Zelltod unterliegen. Hierdurch verliert der Nukleus immer mehr Matrix und kann folglich weniger Wasser einlagern (Roberts et al. 2006).

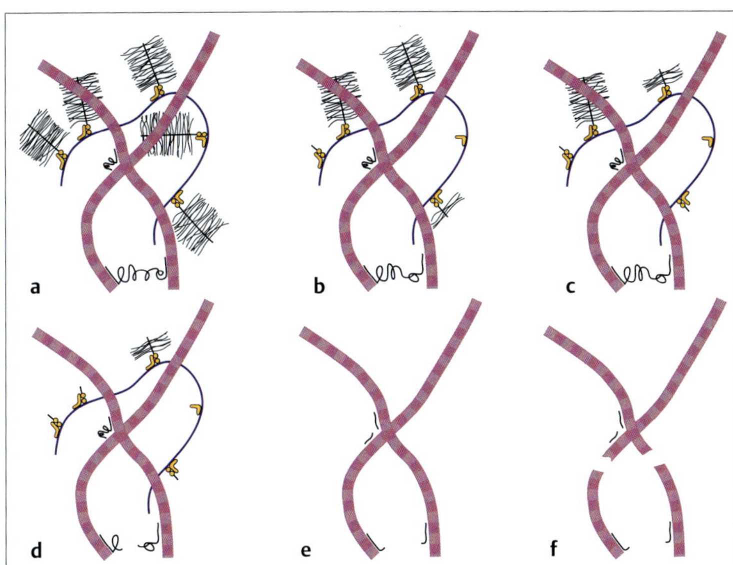

Abb. 2.**80** **a – e** Degeneration der Matrix. **a** Die undegenerierte Matrix **b** verliert zunehmend an Grundsubstanz **f** und die kollagenen Fasern fragmentieren.

Bei Spondylosen werden auch vermehrt Matrixmetalloproteinase-3 (MMP-3) und Tumor-Nekrose-Faktor α (TNF-α) freigesetzt, aber in einem viel geringerem Ausmaß als nach Verletzungen des Anulus (Kokubo et al. 2008).

Auch die Freisetzung von Entzündungsmediatoren ist bei Spondylosen geringer als nach Verletzungen. Es kommt hier zur Freisetzung von Stickstoffmonoxid (NO). Interleukin-6 (IL-6), Matrixmetalloproteinasen (MMP), Prostaglandin E2 (PGE2), Tumor-Nekrose-Faktor α (TNF-α) und Zytokinen, wie insulin-like growth factor-1 (IGF-1), epidermal growht factor (EGF) und fibroblast growth factor (FGF) (Podichetty 2007). Einige dieser Stoffe hemmen sehr stark die Grundsubstanzsynthese, was innerhalb von 48 Stunden zu einem 75 %gen Verlust an Proteoglykanen führt (Yoon und Patel 2006).

Stromelysin verursacht vor allem einen Abbau von Proteoglykanen im Nukleus, Kollagenase und Gelatinase bauen hauptsächlich die kollagenen und elastischen Fasern des Anulus ab. Zudem werden bei Degenerationen auch verstärkt Crosslinks im Bereich des Anulus gebildet.

Zytokine (= Wachstumsfaktoren) sind für Zellproliferation, Zelldifferenzierung, Zellmigration und letztendlich auch für den Zelltod verantwortlich.

Die Veränderungen bei einer Spondylose führen dazu, dass die Verbindung zwischen der Bandscheibe und den Wirbelkörpern geschädigt wird, was man als RIM lesions bezeichnet.

Bei 20-Jährigen findet man ca. 20 % RIM lesions, bei 80-Jährigen dagegen ca. 90 %. Im anterioren Bereich des Anulus sieht man ca. 10 % mehr RIM lesions als im posterioren Bereich. Obwohl die Durchblutung hier gut ist, kommt es kaum zu Reparaturprozessen (Melrose et al. 2008). Die RIM lesions sind trotz mittlerweile sehr guter MRT-Geräte nur sehr schwer zu erkennen.

Nach solchen Verletzungen findet anfänglich eine Angiogenese im äußeren Bereich des Anulus statt, später (nach ca. 12 Monaten) auch in tieferen Abschnitten. Die Reparatur findet – wenn überhaupt – primär im Anulusbereich statt. Im Bereich des Nukleus finden kaum Reparaturen statt, da die Endplatte im Alter nur schlecht durchblutet wird (Melrose et al. 2008).

Im Periost der Wirbelkörper kommt es zu einer verstärkten periostalen Chondrogenese, die wahrscheinlich dafür verantwortlich ist, dass spondylophytäre Ausziehungen der Wirbelkörper gebildet werden (Melrose et al. 2008).

Bei Spondylosen dringen Gefäße und Nerven tiefer in die Bandscheibe ein (Roberts et al. 2006).

Urban (Urban et al. 2004) beschreibt, dass der Degenerationsprozess durch eine reduzierte Durchblutung im Endplattenbereich entsteht sowie durch Atherosklerose, Kalzifizierung der Endplatte und subchondrale Sklerose. Dies führt zu einem Verlust von Nährstoffen, so dass sich die Matrixsynthese reduziert. Infolgedessen sind die Zellen schließlich einem verstärkte Zelltod ausgesetzt – die Degeneration beginnt.

Foster (Foster 2010) stellte nach Diskografien (Kontrastmittelaufnahmen der Bandscheibe) eine deutliche Degeneration der Bandscheibe mit einer begleitenden Höhenminderung fest. Auch nach

Bandscheibeoperationen, bei denen der Nukleus entfernt wird, vermindert sich nach 3 Monaten bereits die Bandscheibenhöhe um ca. 18%, nach 2 Jahren schon um ca. 26%. 10% der Patienten werden sogar nach ca. 10 Monaten erneut operiert, wobei dann noch mehr Material entfernt wird.

Foster beschreibt weiter, dass lumbale Rückenschmerzen eindeutig eine starke genetische Komponente besitzen und dass Männer meistens eine Dekade früher als Frauen unter Rückenschmerzen leiden.

Nach einer Infiltration mit Chemopapain (ein Enzym, welches die gesamte Grundsubstanz auflöst) nimmt die Höhe der Bandscheibe des Patienten erwartungsgemäß sehr stark ab. Dies hat eine starke Degeneration der Facettengelenke zur Folge. Umgekehrt sieht man aber auch, dass fixierte (hypomobile) Facettengelenke direkt eine Degeneration der Bandscheide auslösen können (Foster 2010).

Viele Untersuchungen haben mittlerweile gezeigt, dass Rauchen einen sehr negativen Einfluss auf der Bandscheibe hat sowie deren Degeneration stark beschleunigt und verstärkt. So konnte Holm nachweisen, dass nach 20 – 30 Minuten Rauchen die Diffusion von Sauerstoff und Glukose in der Bandscheibe um 30 – 40% abnimmt (Holm und Nachemson 1988). Nach 3 Stunden Rauchen nehmen diese Parameter sogar schon um ca. 50% ab. Erst nach 2 Stunden erholt sich der Bandscheibe wieder.

Raucht man eine Zigarette pro Stunde, so verändern sich die Chondroblasten bereits nach 8 Wochen (Oda et al. 2004): Sie werden größer und runder und ihre Zellaktivität nimmt stark ab. Ferner werden deutlich mehr Interleukin-1 und Entzündungmediatoren freigesetzt.

Laut Untersuchungen von Iwahashi verursacht Nikotin folgende Veränderungen (Iwahashi et al. 2002):

- Nekrose des Nukleus
- veränderter Aufbau des Anulus
- vaskuläre Stenose
- Verdickung der Gefäßwand und eine periphere Kalzifizierung
- Nekrose der Endothelzellen
- Lumenverminderung der Gefäße
- Abnahme der Menge an Gefäße im Bereich der Endplatten
- reduzierte Syntheseaktivität der Zellen in der Bandscheibe
- Bandscheibedegeneration
- Rückenschmerzen

Auch Pezeshki (Pezeshki et al. 2007) beschreibt, dass bei eineiigen Zwillingen, von denen nur einer geraucht hat, dieser 18% mehr Bandscheibendegenerationen hatte. Der rauchende Zwilling hatte auch eher Bluthochdruck, höhere Cholesterolwerte und litt eher an Athrerosklerose. Diese Werte können sich allerdings wieder normalisieren, wenn die Person das Rauchen aufgibt. Pezeshki beschreibt auch, dass durch das Rauchen die Chondroblastenaktivität abnimmt. Zudem entwickeln sich eine Nekrose und eine Fibrosierung des Nukleus.

Auch andere Autoren beschreiben einen Zusammenhang zwischen Rauchen, Atherosklerose und Bandscheibendegeneration. Bei einer Athrosklerose der Aorta abdominalis wird die Durchblutung der lumbalen Arterien gestört, die die Wirbelkörper mit Blut versorgen. Dies führt dann automatisch zu einer schlechteren Versorgung der Wirbelkörper – und damit auch der Bandscheiben (Kauppila 2009, Liu et al. 2009, Pezeshki et al. 2007, Dwivedi et al. 2003).

Laut Dwivedi beginnen atherosklerotische Veränderungen der Aorta bereits ab dem 18. Lebensjahr. Sie werden häufig begleitet von Gefäßveränderungen im Bereich der A. carotis und der Aa. coronaria.

Kurunlahti stellte fest, dass 55% der über 55-jährigen Patienten mit Rückenschmerzen unter Atherosklerose leiden, im Vergleich zu nur 11% der Patienten ohne Rückenschmerzen. Bei Patienten unter 50 Jahre findet man in der Gruppe mit Rückenschmerzen in 48% der Fälle Atherosklerose gegenüber nur 8% in der schmerzfreien Gruppe (Kurunlahti et al. 1999).

Turgut beschreibt auch einen Zusammenhang von atherosklerotischen Veränderungen im Bereich der Glandula pinealis und der Aorta abdominalis mit Bandscheibendegenerationen (Turgut et al. 2008). Liu stellte fest, dass bereits bei einer 14%igen Reduktion der Durchblutung des Wirbelkörpers Bandscheibedengenerationen entstehen (Liu et al. 2009).

Tokuda beschreibt eine direkte Korrelation zwischen der Durchblutung der lumbalen Arterien und der Diffusion in die Bandscheibe (Tokuda et al. 2006).

Liuke erwähnt einen Zusammenhang zwischen Übergewicht und Bandscheibendegenerationen. Bei Patienten mit einem Body-Mass-Index (BMI) über 25 fand er schon deutliche und starke Bandscheibendegenerationen. Dies war vor allem bei jüngeren Patienten der Fall (Liuke et al. 2005).

Alterung

Bereits vor vielen Jahren haben Schmorl und Junghanns Untersuchungen an Bandscheiben durchgeführt und festgestellt, dass in der 3. Dekade nur wenige Bandscheiben degeneriert sind, in der 4. Dekade bereits relativ viele und in der 9. Dekade alle (Schmorl und Junghanns 1971).

Andere Autoren beschreiben, dass bereits ab dem 50. Lebensjahr alle Bandscheiben degeneriert sind.

Kellgrenn und Lawrence geben an, dass es deutliche Unterschiede zwischen Männern und Frauen gibt. So konnten sie bei 83% der untersuchten Männer zwischen dem 55. und 64. Lebensjahr Bandscheibendegenerationen nachweisen, bei den untersuchten Frauen im gleichen Alter dagegen nur bei 72% (Kellgrenn und Lawrence 1952).

Miller und Kollegen beschrieben, dass 97% aller Personen über 50 Jahre Bandscheibendegenerationen aufweisen. Weiterhin stellten sie fest, dass diese bei Männern bereits nach der 2. Dekade beginnen (Miller et al. 1988).

Powel und Kollegen haben mit einer MRT 302 weibliche Wirbelsäulen zwischen den 16. und 80. Lebensjahr untersucht und herausgefunden, dass bei Frauen die Degenerationen meistens erst nach dem 30. Lebensjahr anfangen. Außerdem beschreiben die Autoren, dass das Segment L 5-L 4 deutlich stärker betroffen ist als das Segment L 2-L 3 und das Segment L 2-L 1 am wenigsten betroffen ist (Powel et al. 1986).

Körpergröße und -gewicht beeinflussen das Altern und das Ausmaß der Degenerationen. So geben auch Magora und Schwartz an, dass Übergewichtige deutlich mehr unter Degenerationen leiden als Normalgewichtige (Magora und Schwartz 1976).

Battie und Mitarbeiter haben nach MRT-Untersuchungen an Zwillingen festgestellt, dass Raucher mehr und stärkere Bandscheibendegenerationen aufweisen als Nichtraucher (Battie et al. 1991).

Des Weiteren erwähnen einige Autoren, dass es auch eine Beziehung zwischen Degenerationen und schwerer körperlicher Arbeit gibt. Andere Autoren dementieren dies, da sie in den immer wiederkehrenden Verletzungen durch die schwere körperliche Arbeit die Ursache für die Degenerationen sehen.

Des Weiteren wird spekuliert, inwieweit Bandscheibendegenerationen mit Degenerationen der Facettengelenke in Verbindung gebracht werden können. Einige Untersuchungen ergaben, dass in den meisten Fällen die Bandscheibedegenerationen deutlich früher als die Degenerationen der Facettengelenke auftreten (Urban 1992).

Veränderungen im Bereich der Nucleus pulposus

Die Bandscheibe erreicht ihre Reife zwischen dem 21. und 25. Lebensjahr.

In dem Alter ist der Nucleus pulposus bei 40% der Männer und bei 60% der Frauen eine farblose und durchsichtige gelartige Masse. Bei den anderen ist sie eher ein weißes, feuchtes, homogen faserartiges Kissen.

Ab dem 40. Lebensjahr wird der Nukleus in 97% der Fälle immer faserreicher und bekommt dann eine trockenere gummiartige Beschaffenheit (Miller et al. 1988).

Später sieht man dann, dass sich zwischen den kollagenen Fasern anfänglich kleine Spalten entwickeln, die aber im Laufe der Zeit immer größer werden. Diese Spalten entwickeln sich zunächst parallel zur Endplatte zentral oberhalb und unterhalb des Nukleus, später auch in Richtung Anulus fibrosus. Diese Veränderungen der Bandscheiben betreffen ca. 48% aller Personen, die älter als 60 Jahre sind. Letztendlich verschwindet dann der Nukleus komplett (Pearce 1992).

Der Nukleus, der in der 3. Dekade noch eine weiße Farbe besitzt, wird im Laufe der Jahre durch eine Pigmentierung immer brauner. Der Grund hierfür ist der Glykosylierungsprozess, bei dem immer mehr Fluor an Lysin und Hydroxylysin bindet (Hormel et al. 1991). Neben der Einlagerung von Fluor werden auch noch andere Mineralien wie Kalzium, Magnesium und Phosphat erwähnt.

Die Grenze zwischen Nucleus pulposus und Anulus fibrosus wird immer diffuser.

Die durchschnittliche Anzahl der Zellen beträgt in gesunden und jungen Bandscheiben:

- Endplatten: 15 000/mm^3
- Anulus fibrosus: 9000/mm^3
- Nucleus pulposus: 4000/mm^3

Im Bereich des Nucleus pulposus und des inneren Anteils des Anulus fibrosus sind es Chondroblasten bzw. Chondrozyten, in den anderen Bereichen Fibroblasten bzw. Fibrozyten.

Im Alter nimmt der Zahl der Zellen in allen Bereich stark ab. Außerdem entsteht um die Zellen herum vermehrt eine territoriale Matrix.

Die durchschnittliche Wassermenge des Nucleus pulposus und des Anulus fibrosus ändert sich stark im Laufe der Jahre. So beträgt sie im Nukleus in utero ca. 9 g/g, mit 18 Jahren ca. 4 g/g und mit 84 Jahren nur noch 2,3 g/g. Im Anulus beträgt sie in utero nur ca. 3,6 g/g, mit 18 Jahren ca. 2,6 g/g und mit 84 Jahren 2,1 g/g (Gower et al. 1969).

Die Proteoglykansynthese ist bis zum Erwachsenenalter sehr gut. Der Turnover beträgt bei jungen Tieren ca. 30 Tage. Bei erwachsenen Tieren (Hunde und Kaninchen) wird der Turnover immer langsamer (18 bis 30 Monate) (Urban 1992). Studien an menschlichen Bandscheiben haben nachgewiesen, dass der Turnover der Proteoglykane 2 – 4 Jahre dauern kann (Bayliss et al. 1988).

Die Menge an Proteoglykanen in der Matrix nimmt im Alter sehr deutlich und sehr stark ab. So beträgt die Gesamtmenge an Glykosaminoglykanen im Nukleus zwischen 11 und 20 Jahre 14%, zwischen 21 und 30 Jahre 11% und zwischen 81 und 90 Jahre 6% (Hallén 1958). Auch im Anulus verringert sich die Menge der Glykosaminoglykane, am stärksten nach dem 40. Lebensjahr (Urban et al. 1988). Gleichzeitig nimmt auch die Menge an Linkproteinen ab, wodurch die Proteoglykane immer schlechter und weniger an Hyaluronsäurenketten zu Proteoglykanaggregaten binden (s. Abb. 2.**69**).

Man hat früher auch immer wieder geschrieben, dass im Alter die Zahl und die Aktivität der matrixabbauenden Enzyme zunehmen. Neuerdings geht man aber eher davon aus, dass die Menge und die Aktivität der Protease-Inhibitoren abnehmen. Protease-Inhibitoren sind Stoffe, die matrixabbauende Enzyme in ihrer Aktivität hemmen (Pearce 1992).

Der Zahl der nichtkollagenen Proteine (Vernetzungsproteine, s. Abb. 2.**71**) nimmt im Alter zu (Dickson et al. 1967).

In den Bandscheiben wird der Nucleus pulposus durch die oben genannten Veränderungen immer faserreicher und dem Anulus fibrosus immer ähnlicher (Lipson et al. 1980). Auch Harris und McNab beschreiben eine langsame Fibrosierung des Nukleus im Alter und letztendlich sogar eine diffuse Kalzifizierung (Harris und McNab 1954).

Veränderungen im Bereich der Anulus fibrosus

Der Anulus fibrosus besteht zunächst aus ca. 15 – 25 Lamellen. Im Alter nimmt die Zahl der Lamellen ab, der Dicke der Lamellen aber gleichzeitig zu. Zusätzlich vergrößert sich der Abstand zwischen den einzelnen Lamellen (Marchand und Ahmed 1990) und die Übergangszone zwischen Anulus und Nukleus wird größer.

Der Anulus besitzt normalerweise im äußeren Bereich mehr kollagene Fasern als im inneren und die lumbalen Bandscheiben mehr als die thorakalen.

Kollagene machen zwei Drittel des Trockengewichtes des Anulus fibrosus aus, beim Nukleus hingegen nur ein Viertel des Trockengewichtes.

Im Alter nimmt die Kollagenmenge leicht zu, dabei nimmt sie im hinteren Bereich der Bandscheibe stärker zu als im vorderen.

Im Laufe des Alters wird die Organisation und Ausrichtung der kollagenen Fasern im Anulus immer schlechter und das ursprünglich geformte faserigen Bindegewebe wandelt sich immer mehr zu ungeformtem faserigen Bindegewebe um. Auch wird die Organisation innerhalb der Faserbündel schlechter.

Bernick und Kollegen beschreiben, dass die kollagenen Fasern in den Laminae bis zum 40. Lebensjahr schräg verlaufen (Bernick et al. 1991). Ab ca. dem 50. bis 80. Lebensjahr wird diese Organisation schlechter und es kommt letztendlich zu einem Verlust von kollagenen Fasern. Das Kollagen wird steifer, Anulus und Nukleus verlieren ihre Viskosität. Zudem wird die Bandscheibe instabiler (s. Abb. 2.**64**).

Ab dem 35. Lebensjahr entstehen auch immer mehr Risse im Bereich des Anulus fibrosus, in den Segmenten L 1-L 2 bis L 4-L 5 meistens im vorderen Bereich, im Segment L 5-S 1 dagegen eher im hinteren und vorderen Bereich (Pearce 1992). Hierdurch kommt es zu einer verstärkten Kapillarisierung und zur Bildung von Granulationsgewebe.

Johnson und Mitarbeiter schreiben, dass im Bereich des Anulus anfänglich ca. 10% elastische Fasern vorhanden sind, die im Alter aber abnehmen (Johnson et al. 1985).

Harada und Nakahara stellten fest, dass 70% der Bandscheibenvorfälle (Prolapse) der 60- bis 69-jährigen Patienten und 80% der über 70-jährigen aus Anulus- und Endplattenmaterial bestehen (Harada und Nakahara 1989).

Veränderungen im Bereich der Endplatten (Grund- und Endplatten)

Der Transport von Nährstoffen und Abfallprodukten findet größtenteils über die Endplatten statt. Direkt angrenzend an die Endplatten existiert im Wirbelkörper ein sehr dichtes Kapillarnetz. Nährstoffe können sehr leicht durch die 0,1 – 0,6 mm dicken Endplatten, die aus hyalinem Knorpel bestehen, diffundieren.

Untersuchungen haben gezeigt, dass Rauchen und Vibrationen die Durchblutung der Endplatten stark reduzieren, wodurch die Bandscheibe degeneriert (Hirano et al. 1988, Holm et al. 1988).

Auch die Endplatten selbst verändern sich durch die Alterungsprozesse. Sie kalzifizieren zunehmend und werden schließlich durch Knochen ersetzt (s. Abb. 2.**65**, Abb. 2.**66**) (Aoki et al. 1987, Peereboom 1970, van den Hooff 1964).

Dies hat zur Folge, dass die Permeabilität der Endplatte abnimmt und die Bandscheibe immer schlechter ernährt wird, was dann dort zu Degenerationen führt. Die Folge ist auch eine zunehmende Nekrose (bis 50%) der Zellen im Nukleusbereich.

Zudem beobachtet man in im Bereich der Endplatten der Wirbelkörper eine vermehrte Sklerosierung (Pritzker 1977, Bernick et al. 1982).

Letztlich werden Osteo- bzw. Spondylophyten gebildet, die normalerweise anterior stärker ausgeprägt sind als hinten.

Zusammenfassung

Zusammenfassend kann man sagen, dass im Alter die Bandscheibe immer mehr an Grundsubstanz verliert und relativ an Kollagen gewinnt (Cole et al. 1986). Außerdem nimmt die Qualität der produzierten Grundsubstanz ab. Die Chondroitinsulfatketten werden immer kürzer (Chiang 1983) und schließlich durch Keratansulfatketten ersetzt (Pearce et al. 1987, Eyre 1979, Pritzker 1977). Die Grundsubstanz kann dadurch immer weniger Wasser binden und verliert deshalb an Dicke und Viskosität (Nachemson et al. 1970, Peereboom 1973). Der Wasserverlust der Bandscheibe ist besonders ausgeprägt in der 2. bis 4. Dekade, danach ist er nur noch geringfügig höher. Auch die Fähigkeit der Bandscheibe, während Entlastung (Liegen) zu hydrieren (Wasseraufnahme) wird im Laufe der Jahre schlechter (Krämer 1990, Sah et al. 1989, De Puky 1935).

Wenn die Bandscheibe immer weniger Wasser einlagern kann, hat dies letztendlich auch zur Folge, dass die piezoelektrische Aktivität, die durch der Wasserbewegung während Be- und Entlastung entsteht, immer geringer wird. Die piezoelektrische Aktivität ist, wie auch die mechanische Verformung der Zelle während Be- und Entlastung für die Zelle ein Reiz, mit der Synthese zu beginnen (Sah et al. 1992, Ingher 1991).

Die Bandscheibe ist eine vorwiegend avaskuläre Struktur, die primär über Diffusion und Osmose versorgt wird. Demzufolge ist auch ihr Sauerstoffgehalt meist gering. Dies bedeutet, dass die Bereitstellung von Energie überwiegend anaerob stattfindet. Dabei bildet die Zelle sehr viel Laktat, das wiederum den pH-Wert in der Bandscheibe absenkt (Holm et al. 1981).

Die Syntheseaktivität der Zellen erreicht ihr Maximum bei einer Laktatkonzentration von 6 – 8 mMol. Erreicht Laktat dagegen eine Konzentration von 10 mMol oder höher, so dass in der Zelle ein pH-Wert von 6,8 oder niedriger vorliegt, nimmt die Matrixsyntheseaktivität der Zelle sehr stark ab (Ohshima et al. 1992). Sinkt die Sauerstoffkonzentration unter 5 %, nimmt die Matrixsyntheseaktivität der Zelle ebenfalls stark ab (Bosman et al. 1992).

Obwohl immer wieder beschrieben wird, dass die Bandscheibe aufgrund des Wasserverlustes im Alter dünner wird, behaupten Twomey und Taylor, dass sie sogar dicker wird (Twomey und Taylor 1985). Sie begründen dies damit, dass sich die Bandscheibe immer mehr in den Wirbelkörper hineindrückt, weil die Trabekelstruktur des Knochens an Stabilität verliert.

Mehrere Autoren sind der Meinung, dass der Wirbelkörper und die Bandscheibe durch die Bildung von Osteo- bzw. Spondylophyten größer werden (Amonoo-Kuofi 1991).

Protrusion

Treffen plötzlich große Belastungen auf eine unterbelastete (untrainierte) und unterernährte Bandscheibe, ist die Belastbarkeitsgrenze schnell erreicht und überschritten. Die daraus resultierende Überbelastung hat einen traumatisierenden Effekt auf das kollagene Netzwerk: Als erstes kommt es im Übergangsbereich zwischen Kollagen Typ I und Typ II zu Schädigungen. Dieser Bereich liegt nah an der Außenseite der Bandscheibe. Durch die Schädigung des kollagenen Netzwerks kann die Grundsubstanz vermehrt Wasser binden, weil die Expansion nicht mehr vom kollagenen Netzwerk verhindert wird. Durch die größere Wasseransammlung wird die Spannung auf der Außenseite der Band-

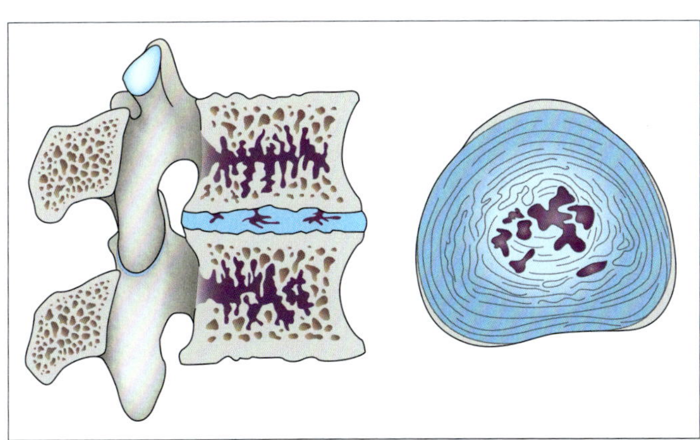

Abb. 2.**81** Degeneriertes Bandscheibensegment. Die Bandscheibe ist stark dehydriert (entwässert), der Nukleus ist zum größten Teil verschwunden und die Dicke der Bandscheibe ist reduziert. Hierdurch werden die Facettengelenke stärker belastet, was zu arthrotischen Änderungen führt. Die Wirbelkörper zeigen eine Osteophytenbildung.

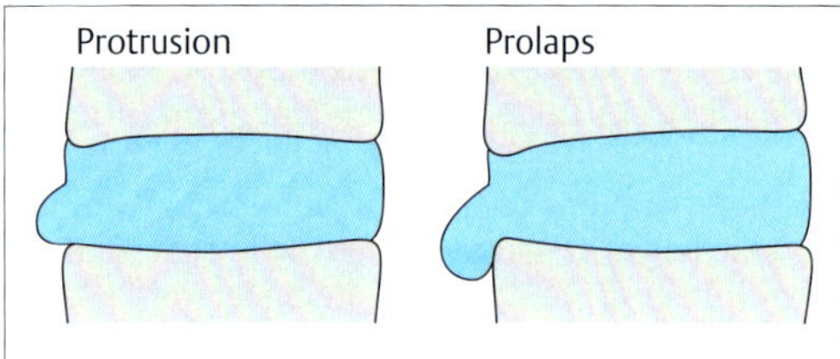

Abb. 2.**82** Protrusion und Prolaps in schematischer Darstellung.

scheibe größer, so dass sie nach außen weggedrückt wird. Es entsteht eine Auswölbung, die Protrusion. Die Außenseite der Bandscheibe ist noch intakt, so dass kein Bandscheibenmaterial austreten kann (Abb. 2.**82**).

Prolaps

Wenn über die Protrusion hinaus die äußere Schicht der Bandscheibe geschädigt wird, kann Bandscheibenmaterial austreten. Es liegt ein Prolaps vor. Verliert das ausgetretene Material den Kontakt mit der Bandscheibe, wird von einem Sequester gesprochen.

Der Anulus wird meistens im Bereich des Übergangs von der Bandscheibe zum Wirbelkörper verletzt. Diese Verletzung nennt man auch RIM lesions (Tsugo et al. 1993).

Das prolabierte Material kann im ungünstigen Fall einen raumfordernden Prozess im Bereich des Wurzelkanals und/oder des Rückenmarkskanals verursachen. Durch den auf die Wurzel oder das Rückenmark ausgeübten Druck wird die Durchblutung der neuralen Strukturen gedrosselt. Das Nervengewebe reagiert, indem es Schmerz- und Entzündungsmediatoren freisetzt. Interessanterweise zeigt sich in der Klinik, dass ein bis zwei Wochen nach einem Bandscheibenvorfall die Vorwölbung zwar noch gleich groß ist, die Schmerzproblematik sich jedoch in den meisten Fällen deutlich gebessert hat. Eine Erklärung dafür ist noch nicht bekannt.

Vergleich: Bandscheibe – Autoreifen

Zum besseren Verständnis kann man die Situation der Bandscheibe, genau wie die des Gelenkknorpels, mit einem Autoreifen vergleichen. Der Mantel des Reifens besteht aus mehreren Lamellen mit Stahlfasern. Solange der Autoreifen mit Luft gefüllt ist und der Mantel ausreichend unter Spannung steht, ist der Reifen stark belastbar und kann viele Kilometer sicher zurücklegen. Lässt man dagegen Luft aus dem Reifen, ist er stärker verformbar und die Belastbarkeit sinkt. Der Stahlmantel des Reifens wird stärker belastet, wodurch die Stahlfasern des Mantels in Mitleidenschaft gezogen werden. Entsteht dann ein Riss im Stahlmantel, entwickelt sich unter dem Gummi eine Beule. Wird der Reifen daraufhin weiter belastet, so ist die Wahrscheinlichkeit relativ groß, dass auch die Gummischicht beschädigt wird. Luft tritt aus den Reifen aus und es entsteht ein *Platter.*

Es wird diskutiert, um welches Material es sich bei prolabiertem Bandscheibengewebe handelt. Während man zunächst der Überzeugung war, es handele sich um Nukleusmaterial, ist Lipson zu dem Ergebnis gekommen, dass es sich um neu synthetisiertes Bandscheibengewebe handelt (Lipson 1988). Im histologischen Vergleich von Prolapsgewebe mit Nukleusgewebe fand er heraus, dass das Prolapsgewebe sehr viel jünger war als das Nukleusgewebe und zum größten Teil aus Kollagen Typ III bestand. Die Ergebnisse von Lipson sind später durch andere Untersuchungen bestätigt worden (Bernick et al. 1991). Die alte Bezeichnung HNP für „Hernia nucleus pulposus" entspricht somit nicht den tatsächlichen Gegebenheiten. Es erscheint mir angemessener, einfach von prolabiertem Bandscheibenmaterial zu sprechen.

Schmidt beschreibt, dass bei einer histologischen Untersuchung nach einer Bandscheibenoperation, das Endplattenmaterial leicht zu erkennen ist, dass aber das Nukleusmaterial von dem des Anulus nur schwer zu unterscheiden ist (Schmidt et al. 2004) – vor allem, wenn die Bandscheibe schon degeneriert ist. Dies könnte auch die noch immer widersprüchlichen Angaben in der Literatur erklären.

Laut Schmidts Angaben besteht das Prolapsmaterial (ca. 2,8 g) zu 63% aus Anulusmaterial, zu 30% aus Nukleusmaterial und zu 8% aus Endplattenmaterial. Das gefundene Proliferationsgewebe stammt nach Meinung von Schmidt hauptsächlich aus dem Anulus. Je älter die Patienten sind, desto mehr Anulusgewebe enthält das Prolapsmaterial.

Güner beschreibt, dass das Vorfallmaterial ca. 2% elastische Fasern und ca. 8% kollagene Fasern enthält (Güner et al. 1995).

Kuga und Kanabuchi sowie Tsugo beschreiben, dass das Vorfallmaterial meist aus Anulus- und nur selten aus Nukleusgewebe besteht (Kuga und Kanabuchi 2001, Tsugo et al. 1993). Zudem stellten sie fest, dass die Verletzungen des Anulus überwiegend im Übergangsbereich zwischen Bandscheibe und Wirbelkörper stattfinden. Auch Yasuma beschreibt, dass das Vorfallmaterial fast nur aus Anulusmaterial besteht (Yasuma et al 1986). Brock dagegen ist der Meinung, dass Vorfallmaterial einen sehr hohen Anteil an Endplattenmaterial besitzt (Brock et al. 1992).

Auf der Grundlage dieser Studien erscheint es ratsam, bei Bandscheibenoperationen nicht mehr das gesamte Nukleusmaterial, sondern nur noch das Prolapsmaterial zu entfernen. Wird der Nukleus entfernt, entstehen folgende Nachteile: Die Spannung innerhalb der Bandscheibe wird geringer, sie fällt in sich zusammen, verliert an Dicke und die Wirbelkörper nähern sich an. Die Ligamente entspannen sich und die Stabilität innerhalb des Segments geht weiter zurück. Durch die vergrößerte Mobilität wird die Bandscheibe zusätzlich belastet. Diese Mehrbelastung erschwert den Heilungsprozess der Bandscheibe und überlastet zudem die Facettengelenke, was wiederum zu Irritationen und Schädigungen führen kann. Auch die Chemonukleolyse und die mehr und mehr eingesetzte perkutane Nukleotomie verursachen eine Bandscheibensinterung und damit einen Verlust an Stabilität im betroffenen Segment. Bei der häufig angewandten Chemonukleolyse wird Chemopapain eingespritzt, welches das gesamte Material der Grundsubstanz angreift und resorbiert.

Komplikationen eines Bandscheibenvorfalles treten meist dann auf, wenn die Nervenwurzel durch das austretende Material komprimiert und gereizt wird. Die Kompression führt zu einer verminderten Durchblutung des Nervengewebes, die Folge ist eine venöse Stauung und damit eine Ischämie. Hierdurch kommt es wiederum zu einer perineuralen und auch intraneuralen Fibrosierung. Außerdem entstehen eine perivaskuläre Fibrose mit abnormen Endothelzellen und eine Adhäsion der Blutplättchen (Cooper et al. 1995). Onda stellte fest, dass diese Veränderungen der Nervenwurzel durch eine lokale Infiltration mit Lidocain stark reduziert werden können (Onda et al 2001).

Sekiguchi beschreibt sogar Thrombosen im Nervenwurzelbereich nach einem Bandscheibenvorfall. Durch die geringe Durchblutung wird auch die Nervenleitgeschwindigkeit direkt reduziert (Sekiguchi et al. 2008).

Zusammenfassung: Degeneration, Protrusion und Prolaps der Bandscheibe

Während des Alterungsprozesses kommt es zu einem Verlust von Grundsubstanzbestandteilen und damit zu einem Verlust von Wasser. Hierdurch verliert die Bandscheibe an Höhe: Es liegt eine Bandscheibensinterung vor. Der Höhenverlust hat zur Folge, dass die Stabilität innerhalb des betroffenen Segments abnimmt. In der Folge lockern sich Bänder und Gelenke. Während des Alterungsprozesses werden innerhalb der Bandscheibe Mineralien eingelagert. Die Bandscheibe trocknet dadurch ein, verfärbt sich und wird weniger elastisch. Die Fähigkeit der Stoßabsorbierung geht zurück. Ein Trauma der Bandscheibe kann mit und ohne Zerstörung der Außenwand auftreten. Ohne Zerstörung der Außenwand wird von einer Bandscheibenvorwölbung oder Protrusion gesprochen. Wenn Bandscheibenmaterial austritt, spricht man von einem Bandscheibenprolaps (Bandscheibenvorfall). Dass es sich bei dem austretenden Material um Nukleusmaterial handelt, ist sehr unwahrscheinlich. Nach einer Schädigung verliert die Bandscheibe an Höhe und die verbindenden Strukturen zwischen den Wirbeln lockern sich. Hypermobilität und Instabilität sind die Folge. Negative Auswirkungen auf die Funktion der Bandscheibe haben sowohl eine ständige Kompression als auch eine ständige Entlastung der gesamten Bandscheibe oder Teile derselben.

2.6.8 Regeneration und Wundheilung

In der Literatur wird trotz vorhandener Belege daran gezweifelt, dass die Bandscheibe nach einem Prolaps wirklich heilen kann. Einige Studien gehen davon aus, dass sich nur ein Ersatz- oder Narbengewebe bildet. Damit soll bewiesen werden, dass die Bandscheibe nach einem Vorfall ihren normalen Aufbau und ihre Funktion nicht wiedererlangen kann.

Dass der zentrale Bereich der Bandscheibe nicht regenerieren kann, weil dieses Gebiet avaskulär sei, wird mittlerweile jedoch immer öfter bestritten. Die deutlich nachweisbare Synthese und Regeneration auch in diesem Bereich der Bandscheibe deutet darauf hin, dass auch das zentrale Gebiet Sauerstoff erhält, und zwar über die Wirbelkörper. Vor allem dort zeigen sich gute synthetisierende

Aktivitäten. Die Qualität der Regeneration konnte in verschiedenen Studien näher bestimmt werden (Bernick et al. 1982, Crock et al. 1984, Hirano et al. 1988, Oda et al. 1988, Roberts et al. 1989, Stairman et al. 1991). Untersuchungen nach Chemonukleolyse haben gezeigt, dass die Bandscheibe nach ca. sechs Monaten wieder einen fast normalen oder sogar völlig normalen Aufbau hat (Bradford et al. 1983 und 1984, Gordes et al. 1989, Nitobe et al. 1988, Suguro et al. 1986, Takada 1988, Tsuchida 1987).

Meiner Meinung nach sind die ungünstigen Ergebnisse der meisten älteren Untersuchungen vor allem auf eine ungezielte, nicht adäquate oder nicht vorhandene Rehabilitation zurückzuführen. Obwohl man inzwischen weiß, dass nur dann ein nicht funktionsfähiges Narbengewebe entsteht, wenn man während des Heilungsprozesses nicht die richtigen physiologischen Reize setzt, besteht noch immer kein angemessenes und allseits akzeptiertes Rehabilitationskonzept für Patienten nach Bandscheibenvorfall. Die Rehabilitation eines Bandscheibenpatienten sollte sich in jedem Fall an den physiologisch ablaufenden Stadien der Wundheilung orientieren.

Viele Studien liefern deutliche Beweise dafür, dass in der Bandscheibe, vor allem im Bereich des Anulus, eine ganz normale Wundheilung abläuft. Direkt nach der Verletzung ist das Verletzungsgebiet besonders stark durchblutet. Dies erklärt sich einerseits durch die Freisetzung vieler Entzündungsmediatoren und Interleukine usw., aber auch durch eine starke Angiogenese und die damit verbundene Neubildung von Gefäßen (Kokubo et al. 2008, Foster 2010, Tsugo et al. 1993, Bachmeier et al. 2009, Ashton et al. 1994, Tolonen et al. 1995, Virri et al.1996, Johnson et al. 2007).

Tsugo ist überzeugt, dass Gefäße bei vielen Menschen bereits ab dem 40. Lebensjahr tiefer in die Bandscheibe einsprossen. Er geht deshalb davon aus, dass die Gefäße bei den meisten Menschen nicht erst nach der Bandscheibeverletzung gebildet worden sind, sondern schon vorher (Tsugo et al. 1993).

Nach einer Verletzung werden viele Stoffe freigesetzt, die Wundheilungsprozesse ermöglichen bzw. fördern:

- Interleukin-1 (IL-1)
- Tumor-Nekrose-Faktor α (TNF-α)
- Matrixmetalloproteinase-3 (MMP-3, Enzyme, die Abbauprozesse verstärken)
- Basic fibroblast growth factor (bFGF)
- Vascular endothelian growth factor (VEGF)
- Von-Willebrand-Faktor (unterstützt die Neovaskularisierung)
- Zytokine (= Wachstumsfaktoren), wie insulin-like growth factor-1 (IGF-1), epidermal growth factor (EGF), fibroblast growth factor (FGF)

Die neu einsprossenden Gefäße befinden sich in unmittelbarer Nähe der Zellen, wahrscheinlich weil die Zelle dadurch leichter Synthese und Reparaturprozesse durchführen kann (Virri et al. 1996).

Matrixmetalloproteinasen sind nicht nur nach Bandscheibenverletzungen, sondern auch bei Bandscheibendegenerationen verstärkt aktiv (Bachmeier et al. 2009).

Neben Gefäßen sprossen auch Nerven ein, was laut Kokubo auch bei Bandscheibedegenerationen der Fall ist – wenn auch in geringerem Ausmaß.

Es soll sich dabei primär um freie Nervenendigungen handeln. Kääpä ist aber der Meinung, dass die Nerven nach eine Verletzung nicht tiefer in die Bandscheibe einwachsen (Kääpä et al. 1994).

Johnson beschreibt, dass mit dem Einsprossen von Gefäßen und Nerven auch Schwann'sche Zellen gebildet werden (Johnson et al. 2001).

Nach Verletzungen der Bandscheibe werden Schmerzmediatoren wie u. a. Substanz P freigesetzt (Ashton et al. 1994).

Interessanterweise beschreibt Freemont, dass sich nur bei schmerzhaften Bandscheiben ein Einsprossen von Nerven aus den Wirbelkörper durch die Endplatte zeigt, bei schmerzfreien Bandscheiben hingegen nicht (Freemont et al. 2002).

Auch die Aktivität von Makrophagen ist stark erhöht, damit das entstandene Vorfallmaterial abgebaut werden kann.

Die oben genannten Veränderungen sieht man vor allem im äußeren Bereich der Bandscheibe.

Im Anschluss an die Entzündungsphase wird dann ein Granulationsgewebe gebildet (Kokubo et al. 2008)

Das Vorfallmaterial wird durch die oben erwähnten Makropagen und die Entzündungsreaktion abgebaut, aber auch durch eine Dehydration des Vorfallmaterials (Melrose et al. 2008, Torun 2007).

Die Zellen, die nach einer Verletzung gebildet werden, sind runder als normale Anuluszellen und besitzen viele Aktinketten in ihrem Zytoplasma. Damit sind sie den Myofibroblasten sehr ähnlich (s. auch Kap. 1.7 Wundheilung) (Melrose et al. 2008).

Nach einer Bandscheibenverletzung synthetisieren die Zellen verstärkt Kollagen Typ I und III, allerdings nur im Bereich des Anulus und nicht im Bereich des Nukleus (Kääpä et al. 1994).

Yasuma beschreibt eine sog. muköse (schleimige) Degeneration und Zystenbildung in den anterioren und posterioren Bereichen des Anulus (Yasuma et al. 1986 Meist findet man diese muköse Degeneration und eine Fibrosierung des Anulus in der 3. Dekade. In der 5. Dekade sind im Anulus eher Zysten und eine Hyalinisierung (Verknorpelung) vorhanden. Auch Yasuma ist wie Lipson der

Meinung, dass das Vorfallmaterial meist aus Anulusmaterial und etwas Endplattematerial besteht, aber nicht aus Nukleusmaterial.

Ganey und Meisel beschrieben, dass 93% der symptomfreien Patienten über 60 Bandscheibendegenerationen nachweisen (Ganey und Meisel 2002).

Nach einer Schädigung der Bandscheibe in Form eines Prolapses setzt folgender Heilungsvorgang ein: Direkt nach der Verletzung werden Entzündungs- und Schmerzmediatoren freigesetzt, was die heftigen lokalen Beschwerden nach einem Bandscheibenvorfall erklären könnte. Während der Entzündungsphase werden zudem Enzyme wie Kollagenase freigesetzt, die das zerstörte Gewebe angreifen und den Abbau durch Makrophagen ermöglichen. Die Enzyme greifen vor allem das Kollagen Typ II an. Der Ablauf eines normalen Heilungsprozesses erklärt sich daraus, dass eine deutliche Kapillarisierung im Verletzungsgebiet stattfindet. Eine gute Durchblutung und eine ausreichende Lieferung von Stoffen wie Sauerstoff, Nährstoffen, Vitamin C und Zink usw., die bei der Kollagensynthese eine sehr große Rolle spielen, sind notwendig.

Nach der Entzündungsphase setzt die Proliferationsphase ein. Die Zellen beginnen vor allem Kollagen Typ III zu synthetisieren, das für einen funktionellen Aufbau die entsprechend physiologischen Belastungsreize benötigt. Damit die Bandscheibe später wieder belastbar ist und alle ihre Funktionen wie vorher übernehmen kann, muss eine erneute Schädigung durch Überbelastung des neu aufgebauten Gewebes unbedingt vermieden werden. Die Belastungen sollten im Matrixbelastungsbereich liegen, der normalerweise dem schmerzfreien Bereich entspricht. Diese Belastungsreize, die durch regelmäßiges Be- und Entlasten der Bandscheibe gesetzt werden, führen zu einem guten Transport von Nährstoffen und Abfallprodukten durch die Bandscheibe und lösen die piezoelektrische Aktivität aus, die die Zellen zur Synthese und zur Orientierung der neu synthetisierten Kollagenmoleküle benötigen. Die gesteigerte Durchblutung bewirkt außerdem den Abtransport von schmerzverursachenden Stoffen und senkt damit die Schmerzen.

Nach der Proliferationsphase beginnt die Umbauphase. In dieser Phase ist es wichtig, allmählich mit steigenden Belastungen auf die Bandscheibe einzuwirken, da das Kollagen Typ III sonst nicht in funktionelles Gewebe, sprich Kollagen Typ I, umgebaut werden kann. In dieser Phase sollte der Patient im kollagenen Belastungsbereich üben (Abb. 2.**83** u. Abb. 2.**84**).

Die Wundheilung der Bandscheibe wird außerdem von verschiedenen Wachstumshormonen beeinflusst.

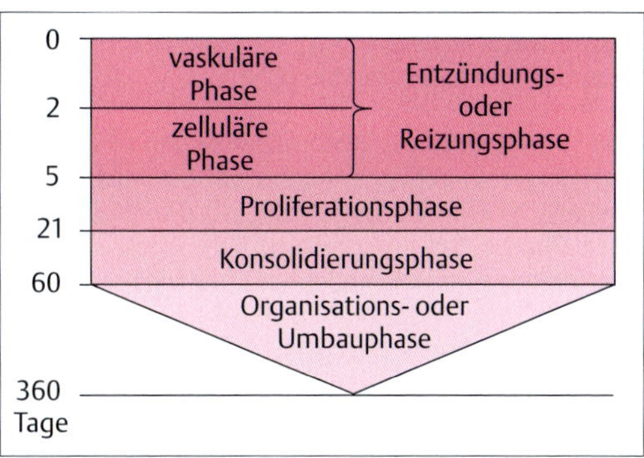

Abb. 2.**83** Zeitlicher Ablauf der Wundheilungsphasen der Bandscheibe.

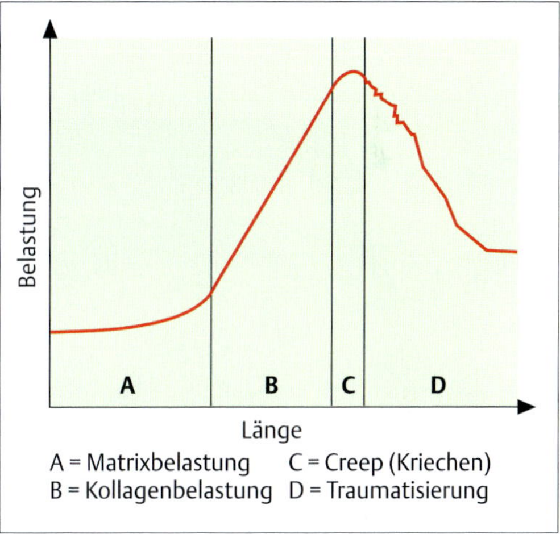

Abb. 2.**84** Längenbelastungskurve für das Kollagen der Bandscheibe.

Da sich durch Rauchen die Versorgung des Gewebes verschlechtert, hat Rauchen einen direkten Einfluss auf die Regenerationsmöglichkeiten der Bandscheibe. Deshalb sollten insbesondere Patienten nach einer Bandscheibenverletzung nicht mehr rauchen (Holm et al. 1988). Auch Durchblutungsstörungen in den segmentalen Gefäßen bedingen schlechtere Regenerationsmöglichkeiten, da sie eine deutlich verminderte Synthesebereitschaft der Bandscheibenzellen zur Folge haben (Pavlova et al. 1989). Raucher und Patienten mit z. B. Arteriosklerose haben deshalb schlechtere Heilungschancen.

**Zusammenfassung:
Wundheilung der Bandscheibe**

Die Bandscheibe ist trotz vieler gegenteiliger Erwartungen in der Lage, nach einer Schädigung zu heilen. Die Wundheilung durchläuft die verschiedenen Phasen der Wundheilung wie Entzündungs-, Proliferations- und Umbauphase. Für eine optimale Wundheilung mit einem stabilen und funktionsfähigen Gewebe sind physiologische Belastungsreize während des gesamten Wundheilungsprozesses wichtig. Vermieden werden sollten dabei zu hohe Belastungen, da sonst die große Gefahr einer erneuten Schädigung entstehen würde.

2.7 Gelenkkapsel und Bänder

Die Gelenkkapsel oder *Capsula articularis* und die Bänder, die *Ligamente*, sind Strukturen, die man um jedes Gelenk und in jedem Wirbelsäulensegment unseres Körpers antrifft. Die Gelenkkapsel umschließt den Gelenkraum und produziert *Synovialflüssigkeit*. Die Ligamente steuern und regulieren die Bewegungen eines Gelenks bzw. eines Wirbelsäulensegments (Abb. 2.**85**).

2.7.1 Äußere Erscheinung

Die Gelenkkapsel ist eine dünne weißglänzende Hülle, die das Gelenk umgibt und manchmal weniger als einen Millimeter dick ist. Die Ligamente, die ebenfalls die für Bindegewebe typische weiß-

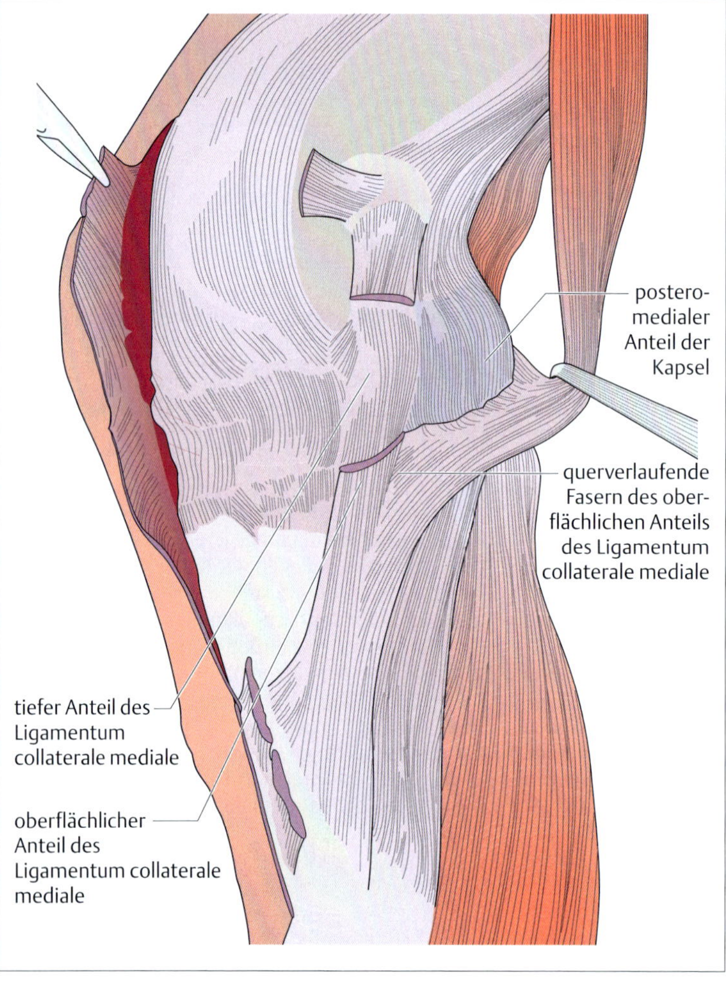

Abb. 2.**85** Gelenkkapsel und Bänder am Beispiel des Kniegelenks.

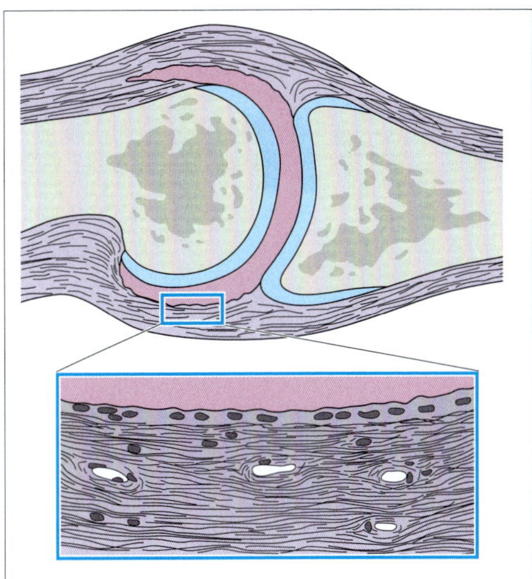

Abb. 2.**86** Gelenk mit Gelenkkapsel und Ausschnittsvergrößerung der Pars synovialis.

glänzende Farbe haben, sind entweder rund und fest wie eine Sehne bzw. ein Kabel oder breit und flach wie ein Band, vergleichbar mit einem Sicherheitsgurt im Auto. Weil diese Form häufig auftritt und besonders typisch ist, nennt man Ligamente auch Bänder (Abb. 2.**86**).

2.7.2 Funktion

Die Kapsel ist vor allem für eine ausreichende Produktion von *Synovialflüssigkeit* verantwortlich, so dass Bewegungen widerstands- und reibungsfrei ablaufen können und eine ausreichende Ernährung des Gelenkknorpels erfolgen kann. Eine weitere wichtige Funktion der Kapsel besteht darin, Informationen über die Stellung und Bewegung eines Gelenks zu vermitteln. Dazu wird die Kapsel reich innerviert und weist viele Rezeptoren auf. Die *Propriozeption*, die Informationen aus Kapselrezeptoren, Muskelspindeln und anderen Rezeptoren im Bindegewebe des Muskels umfasst, ist für die Kontrolle von Haltung und Bewegung unseres Körpers zuständig. Neben den propriozeptiven Informationen der Kapsel kommt auch dem Gleichgewichtsorgan eine große Bedeutung bei der Haltungskoordination unseres Körpers zu.

Sehr oft sind Muskeln bzw. Sehnen mit der Kapsel verwachsen. Sie haben die Funktion, die Kapsel zu spannen und zu verhindern, dass die Kapsel zwischen den beiden bewegenden Gelenkpartnern eingeklemmt wird. Die Funktion der Bänder liegt in der Begrenzung und Kontrolle der Bewegungsausschläge. Dadurch sind sie für die Stabilität in einem Gelenk verantwortlich. Auch die Bänder besitzen Rezeptoren, die jedoch erst bei sehr großen Belastungen eines Gelenks ansprechen.

Laut Ralphs und Benjamin hat die Gelenkkapsel auch die Aufgabe, Bewegung zu limitieren. Dies ist zum einen passiv verursacht, aber zum anderen auch neureflektorisch (arthrokinetischer Reflex) (Ralphs und Benjamin 1994). Die Dicke und die Orientierung der kollagenen Fasern hängen von der Richtung und der Intensität der Belastung ab. An den Stellen mit sehr hoher Belastung in immer gleiche Richtung entstehen Verdickungen in der Kapsel, die man interkapsuläre Bänder nennt.

Zusammenfassung: Äußere Erscheinung und Funktion der Gelenkkapsel und Bänder

Die Gelenkkapsel bildet eine weiße, manchmal nur einen Millimeter dicke Hülle um ein Gelenk. Die Ligamente sind entweder rund wie eine Sehne oder flach wie ein Band. Die Gelenkkapsel produziert Synovialflüssigkeit, die für die Schmierung und für die Ernährung des Gelenkknorpels eine bedeutende Rolle spielt. Die vielen Rezeptoren der Gelenkkapsel geben dem zentralen Nervensystem Informationen über die Stellung und/oder die Bewegung des Gelenks. Die Ligamente steuern und begrenzen die Bewegung im Gelenk bzw. im Segment.

2.7.3 Aufbau

Die Kapsel besteht aus zwei Schichten. Die innere ist aus lockerem Bindegewebe aufgebaut und wird *Membrana synovialis* genannt. Die äußere ist aus ungeformtem, straffem kollagenen Bindegewebe aufgebaut und wird als *Membrana fibrosa* bezeichnet. Die Ligamente sind teilweise mit der Membrana fibrosa verwachsen oder aber sie verlaufen getrennt von der Kapsel.

Membrana synovialis

Die Membrana synovialis besteht aus einer inneren Schicht von Synovialzellen, die meistens zwischen ein und vier Zellen dick ist. Sie wird *Intima* genannt. Der restliche und damit weitaus größere Teil der Membrana synovialis dagegen wird als *Subintima* oder *Subsynovialis* bezeichnet. Die Membrana synovialis bildet sehr viele Falten aus, die Villi- und Plicae-Synovialis, um so ihre Oberfläche zu vergrößern. Villi- und Plicae-Synovialis sind vor allem im Bereich der Grenze zwischen Knochen und Gelenkknorpel anzutreffen. Ihre

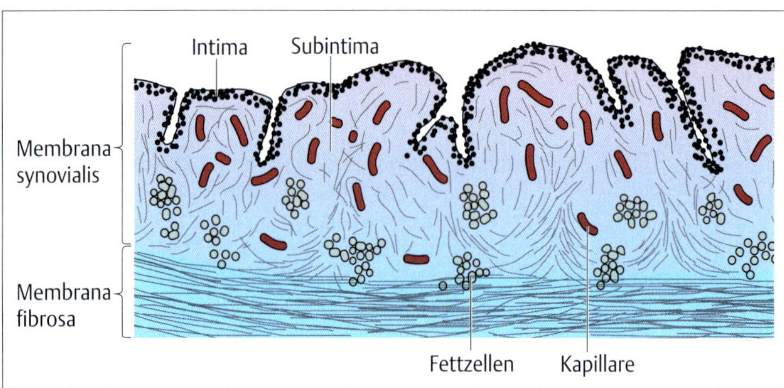

Abb. 2.**87** Aufbau einer Gelenkkapsel: Membrana fibrosa und Membrana synovialis mit Intima und Subintima.

Zahl nimmt im Laufe des Alterungsprozesses zu (Abb. 2.**87**), vgl. Abb. 2.**99**, S. 205.

Die Dicke dieses Teils der Kapsel kann sich bei verschiedenen Pathologien deutlich verändern und dicker werden.

Die Intima der Membrana synovialis verbindet sich mit der tangentialen Zone des Gelenkknorpels, die subsynoviale Schicht mit dem intrakapsulär liegenden Periost.

Man unterscheidet drei Formen der Subintima, die alle im gleichen Gelenk vorhanden sein können:

- *Areoläre Form*: Diese Form erkennt man an ihrem Aufbau aus lockerem Bindegewebe, das reich durchblutet wird.
- *Adipöse Form*: In diesem Fall besteht die Subintima überwiegend aus Fettgewebe und Fettzellen.
- *Fibröse Form*: Hier ist die Subintima sehr reich an kollagenen Fasern, aber arm an Gefäßen. Man findet diese Form vor allem dort, wo Bänder oder Sehnen eine Verbindung zur Kapsel haben.

Der Übergang von der einen in die andere Form verläuft fließend.

Membrana fibrosa

Die Membrana fibrosa der Kapsel ist aus einer zumeist dünnen Schicht von kreuz und quer verlaufenden kollagenen Fasern aufgebaut, die überwiegend zum Typ I gehören. Sie hat in dieser Form eigentlich keine kontrollierende, stabilisierende oder begrenzende Funktion, sondern unterstützt lediglich die Membrana synovialis.

Interkapsuläre Bänder

In den Teilen der Membrana fibrosa, die regelmäßig unter einer bestimmten mechanischen Belastung stehen, beginnt sich der Verlauf der kollagenen Fasern zu ändern. Die Fasern orientieren sich an den Kraftlinien bzw. der Kraftrichtung und richten sich dementsprechend aus. In diesem Bereich nimmt die Membrana fibrosa häufig auch an Dicke zu. Dann spricht man über ein Band oder Ligament, das letztlich nichts anderes ist als eine Adaptation der Membrana fibrosa auf eine regelmäßige mechanische Belastung, die ein Teil der Kapsel ist und bleibt. Die entsprechende Bezeichnung ist *interkapsuläres* oder *kapsuläres Band* bzw. Ligament. Dieser Teil der Kapsel hat eine mechanische Aufgabe in Form von Kontrolle und Stabilisation des Gelenks bzw. der Bewegung, wie beispielsweise das Lig. collaterale mediale im Knie oder Ellenbogen.

Extrakapsuläre Bänder

Es gibt in unserem Körper auch Bänder oder Ligamente, die keine direkte Verbindung zur Kapsel aufweisen und eigenständige band- bzw. sehnenähnliche Strukturen sind. Zwischen der Kapsel und diesen Bändern ist jedoch etwas lockeres Bindegewebe zu finden, so dass immer eine Verbindung mit der Kapsel besteht. Beispiele solcher *extrakapsulären Ligamente* sind das Lig. collaterale laterale im Knie, die Ligg. sacrotuberale und sacrospinale des Iliosakralgelenks und die meisten Bänder in der Wirbelsäule. Diese Bänder besitzen eine überwiegend mechanische Aufgabe: Sie steuern und begrenzen die Bewegung und stabilisieren so die Gelenke und Segmente. Ihre Struktur ähnelt dann häufig der von Sehnen.

Intrakapsuläre Bänder

Als besondere Variante gibt es die *intrakapsulären Bänder*. Diese Bänder liegen innerhalb der Gelenkkapsel, haben aber keine direkte Verbindung mit der Membrana fibrosa, wohl aber mit der Membrana synovialis. Beispiele sind die Kreuzbänder im Knie und das Lig. capitis femoris der Hüfte. Auch diese Ligamente, vor allem die Kreuzbänder, haben eine führende und stabilisierende Funktion und ähneln den extrakapsulären Bändern. Die meisten Bänder, die mit der Kapsel einen engen Kontakt aufweisen, sind mehr flach und bandförmig, wohingegen diejenigen, deren Kontakt nicht so eng ist, deutlich runder und mehr sehnenähnlich sind.

Periligament

Um die Ligamente herum liegt zusätzlich eine ganz dünne bindegewebige Schicht, die *Periligament* genannt wird. An einigen Stellen unseres Körpers, an denen sich Ligamente gegenüber knöchernen Strukturen bewegen oder dagegen drücken, sieht man die Bildung einer Knorpelschicht im Ligament, z. B. beim Lig. transversum atlantae.

Verbindungen

Die Befestigung der Kapsel und Bänder am Knochen findet *indirekt* statt, wenn sie mit dem Periost verwachsen sind. Teilweise werden Kapsel und Bänder aber auch *direkt* über eine Weichteil-Knorpel-Verbindung am Knochen befestigt.

Bei diesen direkten Insertionen unterscheidet man 4 Zonen, wobei die Zonen 2 und 3 aus Knorpelgewebe aufgebaut sind. Verletzungen der Kapsel finden häufig im Bereich oder in der Nähe der direkten Insertion statt. Bei Rheumapatienten wird in der Kapsel der PIP-Gelenke der Hände in diesen Bereich Knorpelgewebe abgebaut, wodurch die Insertion geschwächt wird (Ralphs und Benjamin 1994).

Es gibt in unserem Körper Bereiche, in denen Teile der Kapsel ständig mit Kompressionskräften konfrontiert werden, wie z. B. die plantare Seite der Zehengelenke, die palmare Seite der Fingergelenke und die Kniegelenkkapsel proximal der Patella, die bei Flexion gegen die Femurkondylen gedrückt wird. An diesen Stellen bildet sich dann ein Faserknorpel, der reich an Chondroblasten bzw. chondroblastenähnlichen Zellen ist und außerdem aus Kollagen Typ II sowie Grundsubstanz aufgebaut ist. Die Grundsubstanz enthält, wie sonst auch, viel Chondroitin-4- und -6-Sulfat, Keratan- und Dermatansulfat. Diese Veränderungen bzw. Anpassungen der Kapsel entstehen erst nach der Geburt, da sie dann mit veränderten Belastungen bzw. Belastungsformen konfrontiert wird (Ralphs und Benjamin 1994).

Zusammenfassung:
Aufbau der Gelenkkapsel und Bänder

Die Kapsel ist aus zwei Schichten aufgebaut: der Membrana synovialis und der Membrana fibrosa. Die Membrana synovialis besteht aus Intima und Subintima. Die Intima ist eine ganz dünne Schicht, bestehend aus meistens nur vier Zellen. Ihre Dicke kann bei Pathologien zunehmen. Die Subintima kann aus lockerem Bindegewebe, Fettgewebe oder kollagenem Bindegewebe bestehen. Die Membrana fibrosa ist aus ungeformtem Bindegewebe aufgebaut, überwiegend aus Kollagen Typ I und einigen elastischen Fasern. Es gibt drei Formen von Bändern, nämlich

- interkapsuläre Bänder, die eigentlich nur Verstärkungen der Membrana fibrosa sind,
- extrakapsuläre Bänder, die sich unabhängig von der Kapsel entwickeln, und
- intrakapsuläre Bänder, die innerhalb der Kapsel liegen und nur eine Verbindung mit der Membrana synovialis besitzen.

Ligamente sind entweder rund wie eine Sehne oder flach wie ein Band.

2.7.4 Komponenten

Die Membrana fibrosa und die Membrana synovialis unterscheiden sich sehr deutlich in ihrem histologischen Aufbau. Die Membrana fibrosa und die Ligamente sind kollagene Bindegewebsstrukturen mit allen damit verbundenen typischen Merkmalen im Hinblick auf ihre Histologie. Sie sind aus vielen kollagenen Fasern und Proteoglykanen zusammengesetzt.

Die Membrana synovialis dagegen ist überwiegend aus lockerem Bindegewebe und Fettgewebe aufgebaut und sehr reich an Gefäßen.

Zellen der Membrana synovialis

Intima

In der Intima trifft man 3 unterschiedliche Zellarten an, nämlich

- Synovialzellen, auch Synoviozyten oder Liningzellen genannt,
- fibroblastähnliche Zellen und
- intermediäre Zellen oder Stellatumzellen.

Synovialzellen

Diese Zellen ähneln den Makrophagen und werden häufig als A- oder M-Zellen (makrophagenähnliche Zellen) bezeichnet. Sie stammen von den Mesenchymzellen ab und sind deshalb eigentlich spezialisierte Bindegewebszellen. Es sind flache bis eiförmige Zellen mit einem runden bis ovalen Zellkern, der unterschiedlich groß sein kann. Die A-Zellen besitzen einen großen Golgi-Apparat, viele Mitochondrien sowie viele Lysosomen und Vakuolen, was darauf schließen lässt, dass sie synthetisch sehr aktiv sind.

Fibroblastenähnliche Zellen

Fibroblastenähnliche Zellen oder B-Zellen werden manchmal auch F-(fibroblastenähnliche)Zellen genannt. Die B-Zellen besitzen ein ausgeprägtes endoplasmatisches Retikulum, das in der Lage ist, kollagene Fasern und Grundsubstanz zu synthetisieren (Abb. 2.**88**).

Intermediäre Zellen oder Stellatumzellen

Intermediäre Zellen oder Stellatumzellen werden auch als C-Zellen oder AB-Zellen bezeichnet. Es wird diskutiert, ob sich diese Zellen nach Bedarf in A- oder B-Zellen umwandeln können.

Außerdem sind in der Intima noch Mastzellen, Leukozyten und Fettzellen vorhanden. Bei Erwachsenen hat man festgestellt, dass die Zahl an A-Zellen überwiegt.

Subintima

Die Zellen, die man in der Subintima vorfindet, sind überwiegend Fibroblasten und Fettzellen mit einigen Makrophagen, Mastzellen und Leukozyten. Lymphozyten erscheinen hier nur, wenn eine rheumatische Erkrankung vorliegt. Die Anzahl der verschiedenen Zellen kann in den unterschiedlichen Anteilen der Subintima differieren. So enthält der adipöse Subintimatyp deutlich mehr Fettzellen, der fibröse Subintimatyp dagegen ist reicher an Fibroblasten (Abb. 2.**89**).

Zellen der Membrana fibrosa

Die Zellen der Membrana fibrosa sind Fibroblasten. Die Fibroblasten sind synthetisch aktiv und besitzen ein sehr großes endoplasmatisches Retikulum,

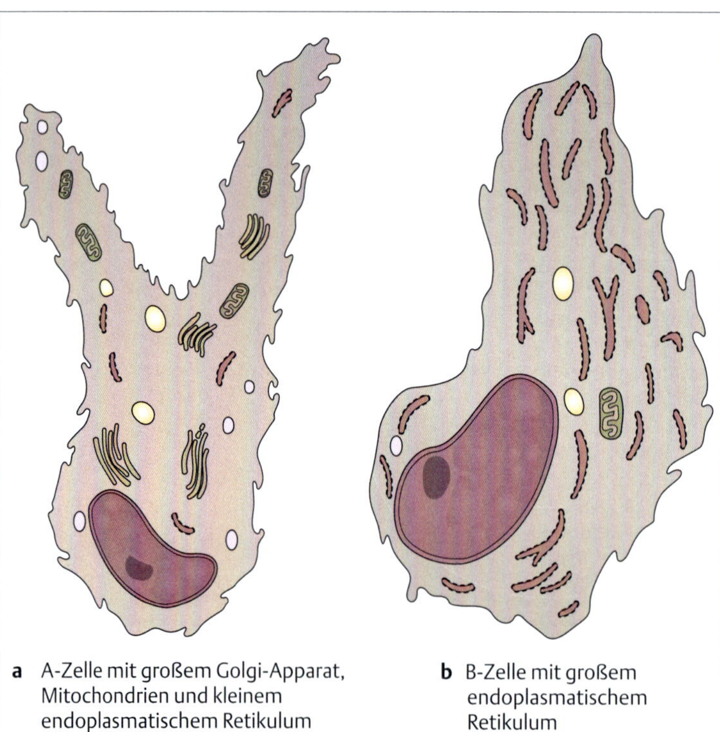

a A-Zelle mit großem Golgi-Apparat, Mitochondrien und kleinem endoplasmatischem Retikulum

b B-Zelle mit großem endoplasmatischem Retikulum

Abb. 2.**88** A-Zellen und B-Zellen der Membrana synovialis (Intima).

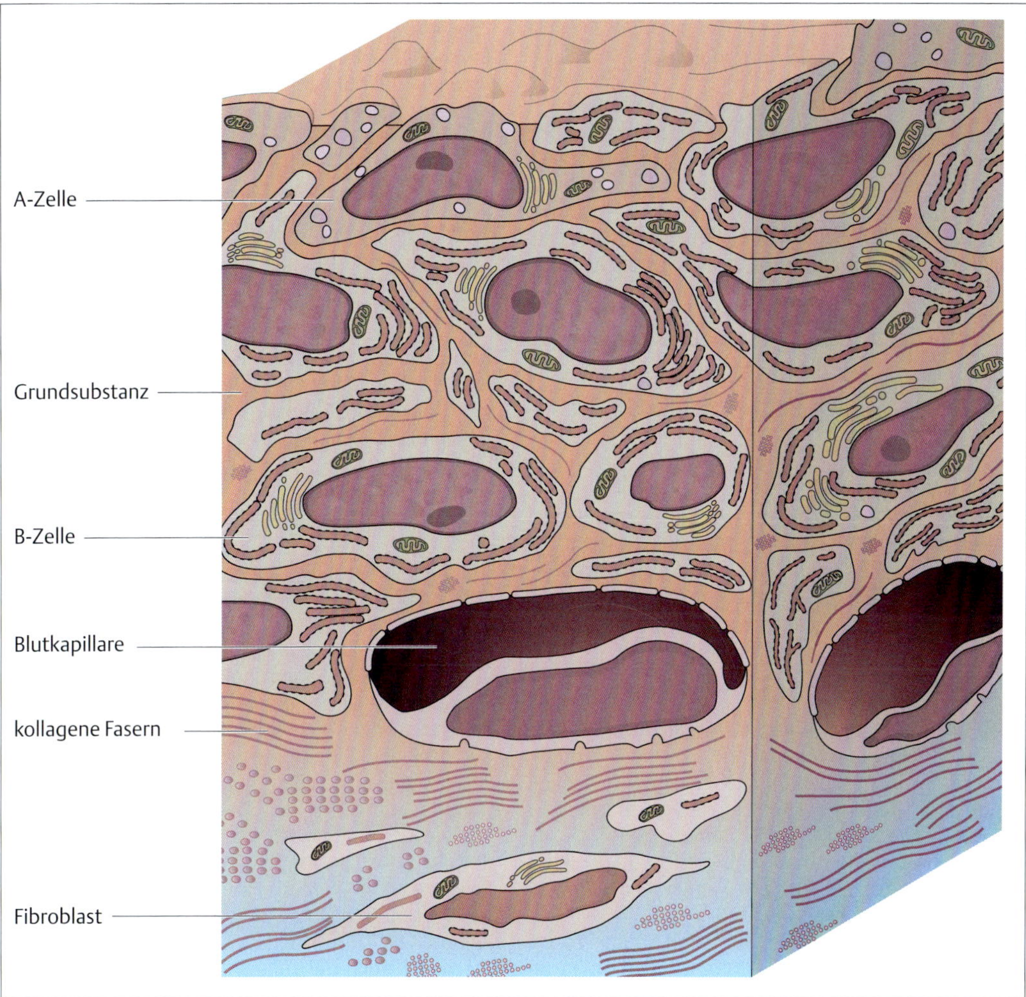

Abb. 2.**89** Schnitt in zwei Ebenen durch die Gelenkkapsel.

dazu einen umfangreichen Golgi-Apparat und viele Mitochondrien, was auf starke Syntheseaktivitäten bezüglich Kollagen und anderen Matrixbestandteilen hinweist.

Zellen der Ligamente

Die Zellen der Ligamente unterscheiden sich nicht von denen der Membrana fibrosa und sind ebenfalls Fibroblasten. Im jungen Gewebe liegen die Zellen in Ketten von 2 bis 4 Zellen parallel zu den kollagenen Fasern. Vor allem in jungen Jahren sind sie synthetisch aktiv, was aus der Größe des endoplasmatischen Retikulums und des Golgi-Apparates abzuleiten ist.

Die Menge der Fibroblasten, die im Vergleich zu anderen Bindegeweben deutlich geringer ist, nimmt während des Alterungsprozesses noch weiter ab. Demzufolge wird die Menge an produzierten kollagenen Proteinen, nichtkollagenen Proteinen, Proteoglykanen und Glykosaminoglykanen geringer. Dieser quantitative Verlust wirkt sich auch auf die Qualität und Belastbarkeit der Ligamente aus: Sie nimmt ab. In höherem Alter sind die Zellen dann mit den Chondrozyten vergleichbar.

**Zusammenfassung:
Zellen der Gelenkkapsel und Bänder**

Die Zellen der Intima sind Synovialzellen (makrophagenähnliche Zellen), fibroblastenähnliche Zellen und intermediäre Zellen. In der Subintima findet man überwiegend Fibroblasten und Fettzellen vor. Zusätzlich gibt es hier noch vereinzelt Makrophagen, Mastzellen und Leukozyten. Die Zellen der Membrana fibrosa und die der Ligamente sind Fibroblasten. Die Fibroblasten in den Ligamenten liegen häufig in Gruppen zusammen.

Matrix der Membrana synovialis

Intima

Zwischen den Zellen der Intima findet man eine große Menge extrazellulärer Matrix, die reich an kollagenen und nichtkollagenen Proteinen, Proteoglykanen und Wasser sowie Elektrolyten ist.

Subintima

Auch die Matrix der Subintima weist reichlich kollagene Proteine, nichtkollagene Proteine, Proteoglykane, Elektrolyte und Wasser auf. Im Gebiet der fibrösen Subintima ist die Menge an kollagenen und nichtkollagenen Proteinen höher als in dem Bereich, in dem man eine mehr adipöse Subintima vorfindet. Hier ist die Menge an Fettzellen bzw. Fettgewebe größer.

Die Grundsubstanz der Intima und Subintima ist für die Diffusion von Stoffen vom Blutplasma zur Gelenkflüssigkeit von großer Bedeutung. Auch der subatmosphärische Druck im Gelenk wird durch die Grundsubstanz aufrechterhalten. Die Membrana synovialis funktioniert ähnlich wie ein Schwamm, der fortwährend Wasser abgibt und wieder aufsaugt.

**Vergleich:
Matrix der Membrana synovialis – Schwamm**

Ein Schwamm ist in der Lage, Wasser und darin enthaltene Stoffe aufzunehmen. Wenn der Schwamm nicht komprimiert wird, nimmt er bei ausreichendem Angebot so viel Wasser auf, bis seine Aufnahmekapazität erschöpft ist. Diese ist durch die Gewebsstruktur festgelegt. Der Schwamm saugt sich voll. Wenn der Schwamm zusammengedrückt wird, wird damit – je nach Kraftaufwand – mehr oder weniger Wasser aus dem Schwamm herausgedrückt. Er wird ausgepresst. So kann auch die Matrix der Membrana synovialis unter Entlastung die Flüssigkeit aufnehmen, in der Nährstoffe enthalten sind. Unter Belastung gibt sie Flüssigkeit und Abfallprodukte ab.

Matrix der Membrana fibrosa

Die Matrix der Membrana fibrosa besteht aus kollagenen Proteinen, nichtkollagenen Proteinen, Proteoglykanen und Glykosaminoglykanen. Die Grundsubstanz wird aus Glykosaminoglykanen und Proteoglykanen gebildet, die aus Hyaluronsäure, Chondroitin-4-Sulfat, Chondroitin-6-Sulfat und Dermatansulfat zusammengesetzt sind.

Matrix der Ligamente

Die Matrix der Ligamente unterscheidet sich in ihrem Aufbau nicht wesentlich von der der Membrana fibrosa. Der Anteil an Grundsubstanz beträgt ca. 1 %. Sie besteht aus geringen Mengen Hyaluronsäure und Glykosaminoglykanen in Form von Chondroitin-4-und -6-Sulfat sowie Dermatansulfat, das weitaus die größte Menge darstellt. Trotz der geringen Menge an Proteoglykanen und Glykosaminoglykanen liegt der Wassergehalt der Ligamente noch immer bei 60 – 70 % (Abb. 2.**90**).

Die perizelluläre Matrix der Ligamente ist mit der des Knorpels vergleichbar. Die nichtkollagenen Proteine ermöglichen eine starke Bindung zwischen Proteoglykanen und der Zellmembran. Den weitaus größten Anteil der Matrix der Ligamente machen jedoch die kollagenen Fasern aus.

Kollagene Fasern der Membrana synovialis

Die Intima besteht aus einer dünnen Schicht synovialer Zellen mit dazwischen liegenden kollagenen Fasern des Typs I und III. An der Oberfläche (gelenkinnenwärts) weisen diese Bestandteile einen deutlich dichteren Aufbau auf als in tieferen Bereichen Richtung Subintima. In der Subintima findet man lockeres Bindegewebe, das aus kollagenen Fasern der Typen I, III, IV, V und VI und elastischen Fasern aufgebaut ist.

Kollagene Fasern der Membrana fibrosa

Die Fasern der Membrana fibrosa sind kollagene Fasern der Typen I, III, IV, V und VI. Der Anteil an kollagenen Fasern beträgt ca. 70 – 80 %, daneben

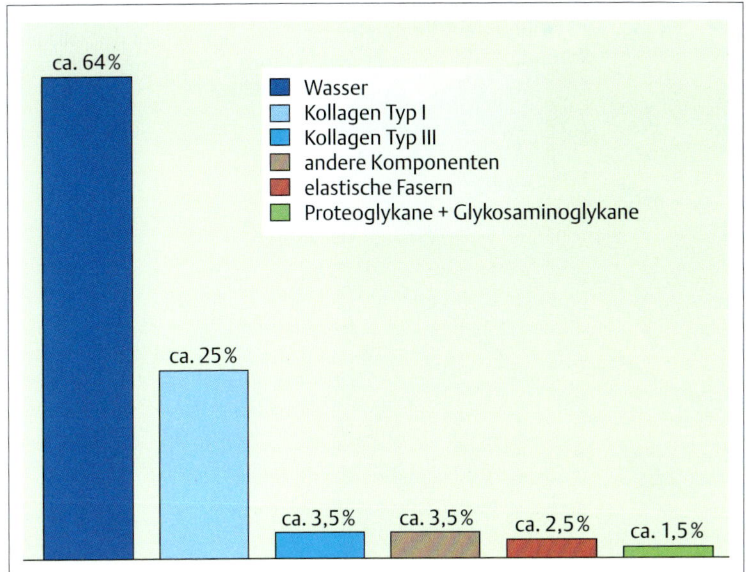

Abb. 2.**90** Zusammensetzung eines normalen Ligaments.

gibt es noch ca. 3 – 5% elastische Fasern. Der Faserverlauf in diesem Teil der Kapsel ist ungeformt, so dass die Fasern in unterschiedlichen Richtungen verlaufen. Der Grund dafür liegt in der Tatsache, dass die Kapsel bei Bewegungen in verschiedenen Richtungen unter Spannung gebracht wird. Da die kollagenen Fasern versuchen, sich an diese unterschiedlichen Belastungsformen anzupassen, entsteht ein Faserverlauf kreuz und quer, wie er für ungeformtes Bindegewebe typisch ist (Abb. 2.**91**).

Kollagene Fasern der Ligamente

Die Zusammensetzung der kollagenen Bestandteile kann pro Ligament geringere bis größere Unterschiede aufweisen. Die kollagenen Proteine bzw. kollagenen Fasern bestimmen ca. 70 – 80% des Trockengewichts dieses Gewebes. Es ist zu ca. 90% aus Kollagen Typ I und zu ca. 10% aus Kollagen Typ III aufgebaut. Zusätzlich findet man geringe Mengen Kollagen Typ IV, V und VI und einige elastische Fasern vor, die in Ligamenten deutlich seltener als in Sehnen auftreten. Dieser Anteil kann bis zu ca. 5% betragen.

Die kollagenen Fasern liegen hier mehr oder weniger parallel aneinander und bilden so ein geformtes kollagenes Bindegewebe. Die Fasern zeigen einen wellenförmigen Verlauf im Gewebe, der durch die elastischen Fasern, die Matrix und möglicherweise auch durch die Anwesenheit von Aktinketten gewährleistet wird. Vor allem in den intervertebralen Ligamenten der Wirbelsäule findet man diesen Aufbau, der auch von Sehnen bekannt ist. Auf diese Weise können die einwirkenden Kräfte effektiver und gleichmäßiger aufgefangen werden. Die kollagenen Fasern sind in jungem Gewebe dünn, werden während der Wachstumsphasen dicker, um erst im höheren Alter wieder etwas dünner zu werden. Die Erneuerung von Kollagen in den Ligamenten und der Membrana fibrosa geht langsam vonstatten: Der Turnover der kollagenen Fasern beträgt 300 bis 500 Tage.

In unserem Körper findet man auch Ligamente, die einen vollständig anderen Aufbau besitzen, wie z. B. das Lig. nuchae und die Ligg. flava. Diese Ligamente sind überwiegend (zu ca. 75%) aus elastischen Fasern aufgebaut und enthalten nur geringe Mengen an kollagenen Fasern. Sie sind deshalb sehr elastisch, können aber keine stabilisierenden Aufgaben übernehmen. Da das Elastin der elastischen Fasern eine gelbe Färbung verursacht, wird das Lig. flavum auch gelbes Ligament genannt.

Nichtkollagene Proteine

Die nichtkollagenen Proteine der Kapsel sind vor allem Fibronektin und etwas Laminin, die eine Verbindung zwischen den Zellen und allen anderen Matrixkomponenten ermöglichen und damit für Stabilität im Gewebe sorgen.

In Ligamenten findet man neben Fibronektin und Laminin auch Tenaskin, das auch in Sehnen vorhanden ist. Außerdem erscheinen in Ligamenten wie auch in Sehnen Aktinketten. Diese Struk-

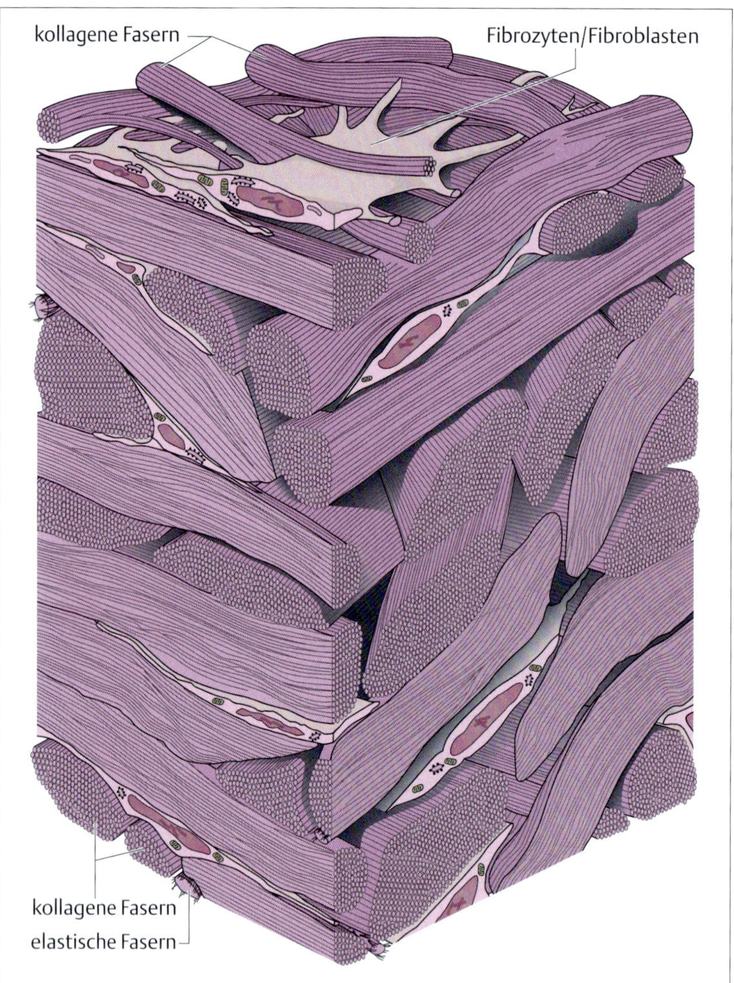

Abb. 2.**91** Schnitt in drei Ebenen: Verlauf der kollagenen Fasern in der Membrana fibrosa.

turen könnten auf eine Kontraktilität der Ligamente hinweisen.

In allen Geweben, in denen Proteoglykanaggregate vorhanden sind, findet man auch nichtkollagene Proteine, die die Verbindung zwischen den Hyaluronsäureketten und den Eiweißketten mit ihren Glykosaminglykanen herstellen, die Verbindungsproteine (Linkproteine).

Zusammenfassung:
Matrix der Gelenkkapsel und Bänder

Die Menge an Grundsubstanz ist in der Intima und Subintima relativ groß. Sie hat einen sehr großen Einfluss auf die Zusammensetzung und Menge der Synovialflüssigkeit. In der Membrana fibrosa und in den Ligamenten ist der Anteil an Grundsubstanz deutlich geringer. Die in der Kapsel und den Ligamenten vorhandenen Proteoglykane und Glykosaminoglykane sind vor allem aus Dermatansulfat und geringen Mengen Hyaluronsäure und Chondroitinsulfat aufgebaut. Die Fasern der Intima bestehen aus Kollagen Typ I und III. In der Subintima ist zusätzlich Kollagen der Typen IV, V und VI enthalten. Die gleichen Fasern findet man auch in der Membrana fibrosa und in den Ligamenten, wo sie den weitaus größten Anteil der extrazellulären Komponenten einnehmen. Der Anteil von Kollagen Typ I liegt bei ca. 90 %. In einigen Ligamenten kann der Anteil an elastischen Fasern sehr viel größer sein. Man spricht dann von elastischen Bändern.

2.7.5 Durchblutung und Innervation

Durchblutung

Die Durchblutung der Membrana fibrosa und der Membrana synovialis geschieht über zwei voneinander getrennte arterielle Netzwerke. Die Gefäße der Membrana synovialis treten an der Knochen-Knorpel-Grenze ein. Vom Netzwerk der Membrana synovialis aus wird dann über ein Kapillarsystem die Intima durchblutet, wobei die Kapillare normalerweise nicht über die erste Reihe der Zellen hinauskommen. Man findet im diesem Teil der Kapsel auch sehr viele Lymphgefäße.

Die Ligamente werden zum einen über Gefäße durchblutet, die die Bänder im Bereich des Band-Knochen-Übergangs penetrieren. Zum anderen werden sie über Gefäße aus den umliegenden Geweben durchblutet. Innerhalb der Ligamente verlaufen die Gefäße parallel zu den kollagenen Fasern. Die Durchblutung der Ligamente ist verglichen mit der der Membrana fibrosa deutlich geringer. Daraus könnte sich erklären, warum interkapsuläre Ligamente sehr viel besser und schneller heilen als Ligamente, die keine Verbindung mit der Membrana fibrosa besitzen, wie z. B. das Lig. collaterale laterale im Knie.

Das vordere Kreuzband wird von Blutgefäßen der Membrana synovialis, die das Kreuzband direkt umhüllen, versorgt. Diese Gefäße bilden ein Netzwerk, wobei die Gefäße längs zu den kollagenen Fasern und folglich parallel zum Kreuzband verlaufen (Kobayashi et al. 2006).

Brooks stellte fest, dass die Schultergelenkkapsel, die stark mit der Rotatorenmanschette verwachsen ist, einen Bereich ca. 1 – 2 cm von der Insertion des M. supraspinatus und infraspinatus entfernt aufweist, der schlechter durchblutet ist (Brooks et al. 1992). Hier sind weniger Gefäße vorhanden, deren Lumina zudem viel kleiner sind. Dies könnte auch erklären, warum man hier gehäuft Risse antrifft, die häufig auch eine schlechte Heilungstendenz aufweisen.

Innervation

Membrana synovialis

Im Bereich der Intima der Kapsel werden keine Nerven vorgefunden. Im Bereich der Subintima erscheinen freie Nervenendigungen (Nozizeptoren) und modifizierte Pacini-Körperchen, die auf Längen- bzw. Spannungsänderungen der Kapsel reagieren. Die Nerven der Subintima produzieren Substanz P und andere Neuropeptide, was insbesondere bei Arthritiden festzustellen ist.

Membrana fibrosa

Hier befinden sich freie Nervenendigungen, Pacini-Körperchen und Ruffini-Körperchen (Zimmy 1988). Die freien Nervenendigungen vermitteln überwiegend nozizeptive Reize. Man findet sie vor allem direkt unter der Membrana synovialis in der Nähe von Gefäßen. Es handelt sich hier um Reize die zum Teil über A-delta-Fasern, aber auch zum Teil über C-Fasern weitergeleitet werden.

Die Pacini-Körperchen leiten Informationen über Bewegungen im Gelenk (dynamische Rezeptoren) an das zentrale Nervensystem weiter. Diese Rezeptoren werden in der Literatur auch als Gelenkrezeptoren Typ II bezeichnet. Sie besitzen eine niedrige Reizschwelle und adaptieren sich schnell. Man findet sie normalerweise in den tieferen Teilen der Kapsel. Außerdem treten sie z. B. im Kniegelenk vermehrt an der medialen und lateralen Seite auf. Die Rezeptoren besitzen eine Kapsel, die aus 20 – 30 Schichten besteht (Halaka 1985).

Die Ruffini-Körperchen dagegen vermitteln Informationen über die Stellung und die Bewegungen im Gelenk und werden auch Gelenkrezeptoren Typ I genannt (statische und dynamische Rezeptoren). Sie haben ebenfalls eine niedrige Reizschwelle, adaptieren aber sehr langsam. Sie liegen überwiegend in den oberflächlichen Teilen der Kapsel, im Kniegelenk z. B. vor allem an der anterioren und posterioren Seite des Gelenks. Bei den Ruffini-Körperchen unterscheidet man 3 Typen. So gibt es erstens kleine Ruffini-Körperchen, deren Endungen keine Kapsel besitzen. Diese findet man vor allem im ungeformten Bindegewebe der Membrana fibrosa. Sie ähnlichen sehr den Golgi-Sehnen-Rezeptoren. Zweitens gibt es kleine Ruffini-Körperchen, deren Endungen eine Kapsel besitzen, die aber nur aus 1 – 2 Schichten bestehen. Diese findet man in der Membrane fibrosa in der Nähe der Insertion am Meniskus oder am Periost. Drittens gibt es noch große Ruffini-Körperchen, die eine komplette perineurale Kapsel besitzen. Diese findet man vor allem im Bereich der Ligamente. Die Rezeptoren sind mit dem kollagenen Netzwerk in der Membrana fibrosa und im Ligament verbunden (Halaka 1985). Die Afferenten dieser Rezeptoren sind myelinisiert und haben einen Durchmesser von 3 – 5 µm.

Im vorderen Kreuzband kommen diese Rezeptoren vor allem im subsynovialen Gewebe am distalen Ende des Bandes vor (Zimmy 1988, Ralphs und Benjamin 1994).

Die Membrana fibrosa ist deutlich besser und reichlicher innerviert als die Membrana synovialis. Die Neurotransmitter, die hier überwiegend nach einer Verletzung freigesetzt werden, sind calcitonin gene related peptide (CGRP) und Substanz P (Ralphs und Benjamin 1994).

Man geht davon aus, dass die Reizung der Kapselrezeptoren über reflektorische Vorgänge im zentralen Nervensystem zu einer Schmerzlinderung und zu einer Senkung der Sympathikusaktivität führt und damit zu einer Normalisierung der physiologischen Abläufe und der Beweglichkeit des behandelten Gelenks beiträgt. Bei allen physiotherapeutischen Therapien, bei denen die Gelenke des Patienten aktiv oder passiv bewegt werden, werden die Gelenkrezeptoren des Typs I, vor allem aber des Typs II stimuliert.

Eine sehr wichtige Aufgabe der verschiedenen Kapselrezeptoren ist auch die Haltungs- und Bewegungssteuerung. Man spricht in diesem Zusammenhang von einem arthrokinetischen oder arthrokinematischen Reflex (Cohen und Cohen 1956, Clark und Wyke 1975, Serola 1998, Yerys et al. 2002, Gordon 2005, Makofsky et al. 2007). Normalerweise werden bei einer Flexion des Kniegelenks die Extensoren gehemmt (entspannt) und die Flexoren stimuliert. Nach einer Verletzung der Kapsel werden dagegen bei einer Flexion des Kniegelenks die Extensoren aktiviert, damit das Gelenk bzw. die Gelenkkapsel gegen übermäßige Dehnung und Belastung geschützt ist. Dies ist ein Phänomen, das in der Physiotherapie als Kapselmuster bekannt ist.

Merke

Als Kapselmuster beschreibt man die Reihenfolge, in der bei einer Entzündung der Kapsel Bewegungseinschränkungen auftreten. Das Kapselmuster ist also zunächst ein Muskelmuster, wird aber von den Kapselrezeptoren ausgelöst.

Yerys beschreibt, dass bei einer Schwellung der Kniegelenkkapsel der M. quadriceps gehemmt wird (Yerys et al. 2002).

Man geht auch davon aus, dass die Typ-I-Rezeptoren vor allem den Tonus der mehr tonisch orientierten Muskeln regulieren. Diese Muskeln sind für die aufrechte Haltung verantwortlich und arbeiten gegen die Schwerkraft. Die Informationen der Typ-II-Rezeptoren steuern vor allem die Bewegungsabläufe und die Koordination zwischen den verschiedenen Muskeln, die bei einer Bewegung aktiv sind. Sie sind wahrscheinlich auch sehr wichtig für das Gleichgewicht und die Gleichgewichtsreaktionen.

Makofsky und Kollegen (Makofsky et al. 2007) konnten, ähnlich wie bei der Untersuchung von Yerys (Yerys et al. 2002), feststellen, dass durch eine Dehnungsbehandlung der Hüftgelenkkapsel die Kraft der Glutealmuskeln zunahm. Sie gingen davon aus, dass durch diese Behandlung die Hemmung der phasischen Hüftmuskeln reduziert wird.

Ligamente

In den Ligamenten peripherer Gelenke findet man vor allem freie Nervenendigungen und Golgi-Rezeptoren. Die Golgi-Rezeptoren haben eine sehr hohe Reizschwelle und eine sehr langsame Adaptation. Man findet sie in größeren Mengen im Bereich von Ursprung und Ansatz. Normalerweise werden diese Rezeptoren nur bei sehr großen Belastungen aktiviert und haben dann vor allem eine warnende und schützende Funktion.

Die Innervation der Ligamente der Wirbelsäule verläuft dagegen etwas anders. In den inter- und supraspinalen Ligamenten findet man im Bereich der Gefäße einige Pacini-Körperchen und in der Peripherie zwischen den kollagenen Fasern Ruffini-Körperchen. Diese Rezeptoren, die Informationen über Haltung und Bewegung der Wirbelsäule vermitteln, werden bereits bei geringeren Belastungen aktiviert. Das lässt den Schluss zu, dass die Rezeptoren der Ligamente in der Wirbelsäule eine deutlich größere Bedeutung für die Propriozeption haben als die Ligamente in den peripheren Gelenken.

Zusammenfassung: Durchblutung und Innervation der Gelenkkapsel und Bänder

Die Durchblutung der Kapsel findet über Gefäßsysteme der Membrana fibrosa und der Membrana synovialis statt. Die Intima wird dabei von den Kapillaren der Gefäße der Membrana synovialis durchblutet. Ligamente werden grundsätzlich schlechter durchblutet als die Kapsel. Innervation findet vor allem in der Membrana fibrosa statt. Dort befinden sich auch die meisten Rezeptoren. Man unterscheidet zwischen dynamischen und statischen Kapselrezeptoren, die Informationen über Bewegung bzw. Stellung eines Gelenks vermitteln. In den Ligamenten peripherer Gelenke findet man Golgi-Rezeptoren, die nur bei sehr großen Belastungen aktiviert werden. In den Ligamenten der Wirbelsäule findet man Pacini- und Ruffini-Rezeptoren, die schon bei geringeren Belastungen aktiviert werden. In der Membrana synovialis findet man nur einige freie Nervenendigungen, die Schmerzinformationen weiterleiten.

2.7.6 Physiologie: Adhäsion, subatmosphärischer Druck, physiologische Reize

Bei Bewegungen eines Gelenks und damit der Kapsel gelangen Sauerstoff und Nährstoffe von den extrakapsulären Gefäßen zu den intrakapsulären Gefäßen der Subintima. Von hier aus gelangen sie über Diffusion und Osmose durch die Intima in die Gelenkflüssigkeit. Die Diffusion in der Synovia ist abhängig von der Permeabilität der Kapillaren, dem Abstand der Kapillaren zum Gelenkraum und von der chemischen Zusammensetzung der Matrix in der Intima und Subintima. Durch Bewegungen der Kapsel und damit durch den ständigen Wechsel von An- und Entspannung findet der Transport von Stoffen vom Gefäßsystem zum Gelenkinneren und zurück statt. Die Nährstoffe erreichen über die Gelenkflüssigkeit die Chondrozyten im Gelenkknorpel. Die Abfallprodukte des Gelenkknorpels und der Kapsel wie CO_2, Laktat und andere metabolische Stoffe werden über Venen und Lymphgefäße aus der Kapsel abtransportiert und über die extrakapsulär verlaufenden Gefäße entsorgt.

Adhäsion

In einem Gelenk liegen mit den beiden artikulierenden Gelenkpartnern zwei feuchte Knorpeloberflächen aufeinander. Durch den Flüssigkeitsfilm entsteht eine starke Adhäsionskraft, die die Gelenkpartner zusammenhält: Die zwei Flächen kleben quasi zusammen. Es wäre nur unter großem Kraftaufwand möglich, sie voneinander zu separieren. Für unbelastete Gelenke wie in der oberen Extremität und in der unteren Extremität während der Schwungbeinphase ist dieser Umstand natürlich sehr wichtig. Wäre die Adhäsionskraft nicht vorhanden, würden sich die Gelenkpartner in der Entlastungsphase voneinander entfernen und während Belastung wieder aufeinanderprallen. Im Hinblick auf therapeutisches Vorgehen, z. B. bei manuellen Traktionstechniken, sollte man sich deshalb überlegen, inwieweit eine Separation der Gelenkpartner möglich ist, insbesondere bei größeren und mehr kongruenten Gelenken, wie z. B. der Hüfte (laterale Traktion). Bei kleineren Gelenken ist man möglicherweise passiv in der Lage, diese Adhäsionskräfte zu überwinden und die Gelenkflächen voneinander zu separieren, was manchmal von einem Geräusch begleitet wird.

Aus diesem Grund ist es bei normalen (gesunde) Gelenken kaum möglich, die Gelenkflächen mittels Traktion voneinander zu entfernen, außer wenn man „viel“ (abhängig der Größe des Gelenks) Kraft einsetzt. Dagegen ist es bei einer erhöhten Flüssigkeitsansammlung im Gelenk (Gelenkserguss) kein Problem, die Gelenkflächen zu separieren, weil dann keine Adhäsion mehr vorhanden ist. Dieses Phänomen nutzt man bei arthroskopischen Operationen. Hier wird das Gelenk vor der Operation mit einer Kochsalzlösung vollgepumpt, um danach mittels Traktion die Gelenkflächen voneinander zu entfernen.

Subatmosphärischer Druck

Außerdem herrscht im Gelenk ein subatmosphärischer Druck (Unterdruck), der durch eine ständige Wiederaufnahme von Synovialflüssigkeit durch die Membrana synovialis entsteht. Dieser Unterdruck wird von regelmäßigen Bewegungen der Kapsel unterstützt, weil die intrakapsulär verlaufenden Gefäße dabei Flüssigkeit an die extrakapsulär gelegenen Gefäße abgeben. Dieser Vorgang wird als transsynoviale Diffusion bezeichnet. Die transsynoviale Diffusion ist abhängig von der Permeabilität der intrakapsulären Kapillaren, dem Abstand der Kapillaren zum Gelenkraum und von der chemischen Zusammensetzung der Matrix im Bereich der Intima und Subintima.

Physiologische Reize

Die physiologischen Reize, auf die Ligamente üblicherweise ansprechen, sind die Belastungsreize, die bei jeder Bewegung auf sie einwirken. Ohne diese Reize nimmt die Belastbarkeit eines Ligaments sehr stark ab. Die Frage, ob man mit Training überhaupt in der Lage ist, die Belastbarkeit eines gesunden Ligaments zu vergrößern, ist noch ungeklärt. Falls dies möglich ist, dann nur in ganz geringem Ausmaß. Eine Ausnahme könnten unsere Wachstumsphasen bilden, denn in diesen kommt es nicht nur zu einem Dickenwachstum, sondern auch zu einem Längenwachstum der Ligamente. Ein Ligament wächst dabei über seine gesamte Länge in Menge und Geschwindigkeit unterschiedlich. Insgesamt liegt das Längenwachstum durchschnittlich bei ca. 34 % seiner ursprünglichen Länge: ungefähr 12 % davon vollzieht sich im Bereich seines Ursprungs, 35 % im Bereich des Gelenkspalts und 47 % im Bereich der Insertion. An der Stelle, an der beispielsweise das Lig. collaterale mediale mit seinem indirekten Ansatz mit dem Periost der Tibia verwachsen ist, liegt die Wachstumsrate bei ca. 172 % (Abb. 2.**92**).

Inwieweit das periligamentäre Gewebe das Wachstum eines Ligaments beeinflusst, ist noch ungeklärt.

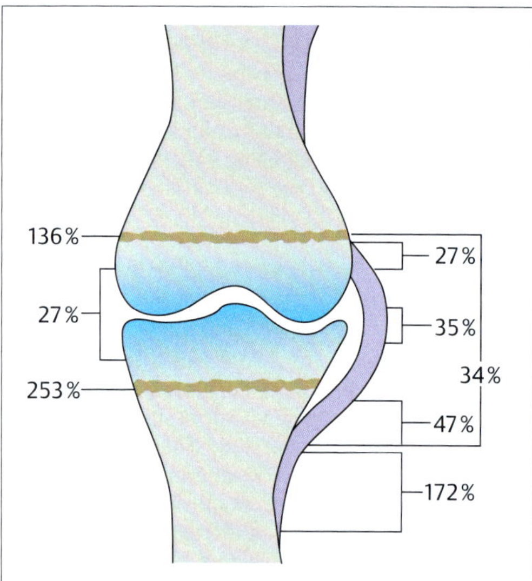

Abb. 2.**92** Wachstum eines Ligaments mit prozentualer Angabe des Wachstums.

Zusammenfassung: Adhäsion und subatmosphärischer Druck der Gelenkkapsel und physiologische Reize

Die Ernährung der Kapsel und des Gelenkknorpels wird stark von Bewegungen des Gelenks bzw. der Kapsel beeinflusst. Dabei bewegt sich Blut von den extrakapsulären in die intrakapsulären Gefäße. Das Blut gibt seine Nährstoffe und Sauerstoff an die Zellen der Intima ab. Die Zellen der Intima produzieren Synovialflüssigkeit, mit der die Nährstoffe in den Gelenkraum gelangen. Durch Bewegungen und die hierdurch entstehende Belastung und Entlastung des Gelenkknorpels erreichen die Nährstoffe die Knorpelzellen, die dadurch ihre Synthese durchführen können. Innerhalb eines Gelenks sorgen Adhäsionskraft und ein Unterdruck dafür, dass die Gelenkflächen bei allen Bewegungen zusammengehalten werden. Ligamente sind auf physiologische Belastungsreize angewiesen und nehmen während der Wachstumsphasen an Dicke und Länge zu.

2.7.7 Pathophysiologie: Degeneration, Alterung und Traumen

Degeneration

Immobilisation

Während des Alterungsprozesses, vor allem aber nach Verletzungen kommt es zu einer Zunahme von Kollagen Typ II, das – ausgehend von der Kapsel-Knochen-Verbindung – mehr und mehr in die Kapsel hineinwächst und für eine Verknorpelung der Kapsel sorgt (faseriger Knorpel).

Während des Alterungsprozesses, aber vor allem bei Immobilisationen nach Operationen und Verletzungen (Frakturen) werden mehr Fibroblasten gebildet, die Matrixkomponenten nehmen jedoch ab. Die Menge der kollagenen Fasern verringert sich nur in einem geringen Maße, werden jedoch deutlich dünner. Die Menge an lösbaren Crosslinks verringert sich, während die der nichtlösbaren Crosslinks (kovalente Bindungen) deutlich ansteigt. Das Gewebe wird dadurch straffer und weniger elastisch. Diese Verschiebung von lösbaren zu nichtlösbaren Crosslinks, die verstärkt bei Diabetes auftritt, ist vermutlich auch für die Braunfärbung, insbesondere der Ligamente, verantwortlich. Weiterhin kommt es zu einer Abnahme der Anzahl der Proteoglykane und Glykosaminoglykane, deren Ketten außerdem kürzer werden. Nur die Dekorinketten, kleine Ketten der Glykosaminoglykane, werden größer. Der Wassergehalt der Kapsel und der Ligamente wird insgesamt geringer. Diese Veränderungen haben zur Folge, dass die Elastizität und die Belastbarkeit der Kapsel und der Bandstrukturen abnehmen. Die Abnahme der Belastbarkeit muss im Hinblick auf den Alterungsprozess keine großen Konsequenzen haben, da ältere Menschen normalerweise ihren Bewegungsapparat weniger belasten. Bei Menschen, die dagegen körperlich noch aktiv bleiben, treten diese Veränderungen in viel geringerem Maße auf.

Zudem hat unser Körper einen Schutzmechanismus eingebaut, der bewirkt, dass man die maximale Belastungsgrenze der bindegewebigen Strukturen normalerweise nicht erreicht. Man hat festgestellt, dass bei normalen physiologischen Bewegungen des Kniegelenks im Alltag nur 10% der maximalen Belastbarkeit des anterioren Kreuzbandes und nur 30% der maximalen Belastbarkeit des Lig. patellae in Anspruch genommen werden.

Verglichen mit einem normalen Ligament nimmt die Länge eines immobilisierten Ligaments im Verhältnis zur Belastung vermehrt zu. Als Folge wird die Stabilität des betroffenen Gelenks geringer. Durch die Veränderungen innerhalb der Mem-

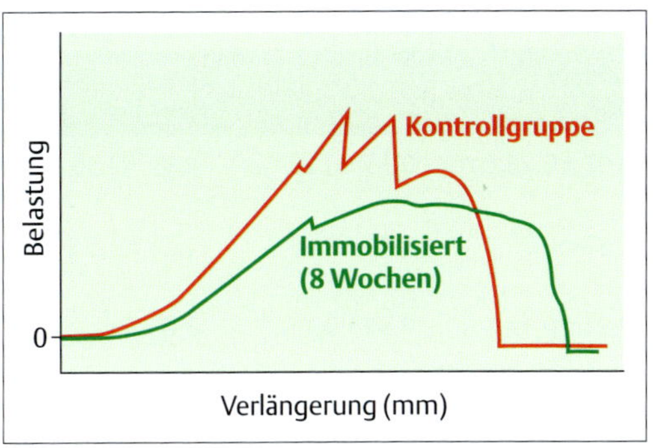

Abb. 2.**93** Längen-Belastungskurve eines Ligaments: normal und nach einer Immobilisation von 8 Wochen.

brana fibrosa wird die Kapsel kleiner, wodurch sich die Mobilität der Gelenke verringert (Abb. 2.**93**).

Untersuchungen haben gezeigt, dass die Belastbarkeit von Ligamenten und Sehnen nach einer Immobilisationsperiode von vier Wochen nur noch 20% beträgt (Tabary et al. 1972). Um die ursprüngliche 100%ige Belastbarkeit erneut zu erreichen, benötigt man zwischen vier Monaten und einem Jahr, obwohl einige Autoren daran zweifeln, ob der ursprüngliche Zustand jemals wieder erreichbar ist.

Alterung

Leider gibt es zum Thema altersbedingte Veränderungen im Bereich des Kapsel-Band-Apparates nicht sehr viel Information. Im Bereich der extra- und interkapsulären Bänder (z. B. Kreuzbänder) gibt es überwiegend nur Untersuchungen, die sich mit der Stabilität bzw. Zugfestigkeit beschäftigt haben.

Vieles wurde bereits in Kap. 1.6.2 (Altersbedingte Veränderungen im Bindegewebe allgemein) besprochen. Zudem sind die Veränderungen in den Bändern ähnlich wie die im Bereich der Sehnen. Was natürlich auch logisch und zu erwarten ist, weil es sich hier in beiden Fällen um geformtes straffes faseriges Bindegewebe handelt.

Altersbedingte Veränderungen der extra- und intrakapsulären Bänder

Veränderungen der Zellen

Die Fibroblasten werden flacher, länger und schmaler. Die Zellen besitzen weniger intrazytoplasmatische Organellen (z. B. endoplasmatisch Retikulum), in denen die Proteinsynthese stattfindet (Ippolito et al. 1980).

Zudem sieht man, dass im Alter die Energie anfänglich eher aerob, später immer mehr anaerob bereitgestellt wird (Floridi et al. 1981). Dies hat den Nachteil, dass sich in der Zelle Laktat anhäuft. Laktat ist eine starke Säure, die den pH-Wert im Gewebe absenkt. Sinkt der pH-Wert unter 7,5 können die Fibroblasten keine optimale Synthese mehr durchführen. Die Zellen besitzen weniger intrazelluläre Flüssigkeit, weniger Glyko- und Galaktosamine und die Biosynthese nimmt ab. Dies führt zu einem Verlust an Matrixkomponenten, mit der Folge, dass die Kollagenmenge abnimmt, aber auch die der Grundsubstanz. Zudem werden die Grundsubstanzmolekülen kleiner. Dies führt dazu, dass der Wassergehalt im Gewebe immer geringer wird und somit die die Crosslinks im Gewebe zunehmen. Außerdem gibt es weniger lösliche, dafür aber mehr unlösliche Crosslinks (Amiel et al. 1991).

Veränderungen der extrazellulären Matrix

Im Alter werden die kollagenen Fasern dicker und steifer. Außerdem verlieren sie ihren normalen wellenförmigen Verlauf und werden immer glatter und gerader. Hierdurch wird die Sehne steifer, weniger dehnbar und deshalb anfälliger für Verletzungen. Die Formel F = M × a sagt aus, dass die Geschwindigkeit, mit der das Kollagen unter Stress gebracht wird, durch den Verlust an Elastizität immer größer wird. Wird die Geschwindigkeit größer, so nimmt automatisch die Belastung auf das Kollagen zu (Amiel et al. 1991, Strocchi et al. 1991, Carpenter et al. 1968, Houck et al. 1967).

Es kommt hierdurch im Laufe des Alterungsprozesses zu einer deutlichen Linksverschiebung der Kollagen-Belastungskurve (Torp et al. 1975, Danielsen 1987, Haut 1983).

Ryan beschreibt, dass im Alter die Menge an Hyaluronsäure in den Bändern abnimmt (Ryan 1974), aber auch, dass die Produktion von Hyaluronsäure von der Körperbewegung abhängig ist.

Noyes und Grood haben Untersuchungen im Bereich des vorderen Kreuzbandes durchgeführt und getestet, wie und inwieweit sich die Stabilität bzw. die Zugfestigkeit dieses Bandes im Laufe der Jahren verändert (Tab. 2.**3**, Tab. 2.**4**) (Noyes und Grood 1976). Sie untersuchten Bänder von Personen zwischen dem 16. und 86. Lebensjahr. Aus dieser Untersuchung wird klar, dass die Stabilität dieses Bandes im Laufe der Jahre deutlich abnimmt. Auch Untersuchungen von Woo (Woo et al. 1991) zeigen die gleichen Ergebnisse. Woo untersuchte auch vordere Kreuzbänder bei Menschen zwischen dem 20. und 80. Lebensjahr.

Noyes und Grood geben an, dass das vordere Kreuzband im Laufe der Jahre dicker wird (Noyes

Tab. 2.**3** Vergleich von strukturellen Eigenschaften des vorderen Kreuzbandes (aus: Noyes und Grood 1976)

	Zahl der Proben	Steifigkeit (kN/m)	Lineare Kraft (kN)	Maximalkraft (kN)	Energie bis Riss (Nm)
Ältere Menschen (48 – 86 Jahre)	20	129 ± 39	0,62 ± 0,28	0,73 ± 0,26	4,89 ± 2,36
Jüngere Menschen (16 – 26 Jahre)	6	182 ± 56	1,17 ± 0,75	1,73 ± 0,66	12,8 ± 5,5
Rhesus-Affen	25	194 ± 28	0,71 ± 0,12	0,83 ± 0,11	3,0 ± 0,6

Tab. 2.**4** Vergleich von materiellen Eigenschaften des vorderen Kreuzbandes (aus: Noyes und Grood 1976)

	Zahl der Proben	Elastische Komponenten (MPa)	Linearer Stress (MPa)	Maximalstress (MPa)	Zugenergie bis Riss (Nm/ml)
Ältere Menschen (48 – 86 Jahre)	20	65,3 ± 24,0	11,3 ± 5,1	13,3 ± 5,0	3,1 ± 1,5
Jüngere Menschen (16 – 26 Jahre)	6	111 ± 26	25,5 ± 14,0	37,8 ± 9,3	10,3 ± 3,1
Rhesus-Affen	25	186 ± 26	56,2 ± 7,6	66,1 ± 8,4	19,4 ± 3,8

und Grood 1976), allerdings ohne eine Erklärung dafür. Es ist also unklar, ob diese Volumenzunahme auf eine vermehrte Menge an Kollagen oder an Grundsubstanz zurückzuführen ist.

Insertion

Im Bereich der Insertion der Bänder am Knochen werden auch noch einige alterbedingte Veränderungen beschrieben. So kommt es in diesen Bereichen zur Bildung von Zysten im Knochen, einem Verlust und zu Rupturen der Sharpey-Fasern, zu Rissen und Fragmentierung der Sehne und einer Abnahme der Zellen (Brewer 1979).

Die Knochenmasse und die Stabilität erreichen ihre Maxima in der 3. Dekade. Danach verlieren Frauen in Laufe der Jahre ca. 35% ihrer Kortikalis und ca. 50% ihrer Spongiosa. Das bedeutet einen Verlust von ca. 0,3 – 0,5% pro Jahr – mit einem beschleunigten Verlust von 2 – 3% in den ersten 6 bis 10 Jahren der Menopause.

Männer verlieren dagegen nur ca. zwei Drittel der Knochenmasse, die Frauen verlieren (Riggs et al. 1986).

Altersbedingte Veränderungen der Kapsel und interkapsulären Bänder

Ein Beispiel für ein interkapsuläres Band ist das mediale oder tibiale kollaterale Band im Knie. Interkapsulär bedeutet, dass es sich hier um eine Verstärkung der Membrana fibrosa der Kapsel handelt. Hier ist auch gut zu sehen, wie sich die Struktur des kollagenen Netzwerks durch die regelmäßige und gleichgerichtete Belastung von ungeformt zu eher geformt ändert.

Das kollaterale mediale Band im Knie ist bei der Geburt sehr dünn und durchscheinend. Später wird es etwas dicker und bekommt dann durch den immer größer werdenden Kollagenanteil eine weiße Farbe. Im Laufe des Wachstums wird das Band immer dicker, dichter, länger und breiter. Hierdurch gewinnt das Band bzw. die Kapsel auch an Stabilität. Im Bereich der tibialen Insertion wird das Band immer größer. Es handelt sich hierbei um eine indirekte Insertion, die wegen der zunehmenden Belastung eine immer größere Kontaktfläche mit der Tibia bildet.

Im Bereich der femoralen Insertion verändert sich kaum etwas an der Größe der Insertion. Dies ist auch erwartungsgemäß, da es sich hier um eine direkte Insertion handelt. Das Band erhält seine Stabilität durch Dickenwachstum und Vergrößerung des knöchernen Vorsprungs (hier Epicondylus medialis) (s. auch weiter oben unter Ligamente).

Im fortgeschrittenen Alter bilden sich zwei Schichten aus: eine tiefe Schicht, die den Kontakt mit der Kapsel behält, und eine oberflächige Schicht, die den Kontakt mit der Kapsel verliert und dann extrakapsulär lokalisiert ist. Meistens entwickelt sich zwischen den beiden Schichten eine Bursa, die ein reibungsfreies Bewegen zwischen den beiden Schichten gewährleistet. Die tiefe Schicht wird dann als Lig. meniscofemorale und meniscotibiale angedeutet.

Im höheren Alter wird dann das Band bzw. die Kapsel etwas dünner, weil sie Matrix verliert.

Die Zellen, die ursprünglich eine runde bis ovale Form hatten, werden nun eher spindelförmig und orientieren sich im Matrixnetzwerk. Diese Orientierung wird im höheren Alter jedoch wieder geringer. Die Zellen besitzen anfänglich sehr viel raues endoplasmatisches Retikulum, einen großen Golgi-Apparat und viele sekretorische Vakuolen.

Im Alter nimmt die Zellmenge ab, ebenso die Menge des endoplasmatischen Retikulums. Der Golgi-Apparat wird kleiner. Die Anzahl der zytoplasmatischen Vakuolen nimmt dagegen zu. Ferner findet man in der Zelle mehrere Filamentbündel. Diese Veränderungen deuten eindeutig darauf hin, dass die Syntheseaktivität der Zelle abnimmt. Dies führt zu einem Verlust von Matrixkomponenten wie kollagene Fasern und Grundsubstanz. Der Verlust der Grundsubstanz hat zur Folge, dass die Wassermenge im Gewebe geringer wird, was dann wiederum eine verstärkte Bildung von pathologischen Crosslinks verursacht. Durch die erhöhte Anzahl an pathologischen Crosslinks nimmt die Mobilität in der Kapsel stark ab. Mit zunehmendem Alter sieht man auch, dass die löslichen Crosslinks abnehmen, die nichtlöslichen dagegen stark zunehmen (Amiel et al. 1991).

Die kollagenen Fasern werden dicker, die Kollagenmenge nimmt aber insgesamt ab (Parry et al. 1978).

Amiel und Mitarbeiter geben an, dass im Alter nur noch 74% der ursprünglichen Kollagenmenge vorhanden ist (Amiel et al. 1991). Letztendlich kommt es sogar zu einer Fragmentierung der kollagenen Faserbündel.

Zudem beschreibt Amiel, dass der wellenförmige Verlauf der kollagenen Fasern etwas flacher wird. Außerdem entstehen, wie bereits gesagt, mehr pathologische Crosslinks. Diese Veränderungen haben zur Folge, dass die Verformbarkeit des kollagenen Netzwerks in der Kapsel geringer wird und die Gelenke ihre Mobilität verlieren. Andererseits ist aber auch bekannt, dass durch den Verlust an Kollagen und der Fragmentierung der kollagenen Faserbündeln, der Kapsel und die intrakapsulären Bänder etwas laxer werden und dass eine größere Verformung innerhalb des Kollagens entsteht. Hierdurch wird aber natürlich die Stabilität geringer (Woo et al. 1990, Lam 1988).

Bei älteren Personen ab der 5. bis 7. Dekade entstehen nach Kapselverletzungen, z. B. nach Luxationen, sehr schnell eine adhäsive Kapsulitis und damit Kontrakturen. Patienten, die zusätzlich an Diabetes, unter Parkinson oder Schilddrüsenprobleme leiden, sind von diesen Veränderungen stärker betroffen (Hovelius 1987).

Durch die Abnahme der Grundsubstanz und des damit verbundenen Verlusts an Wasser wird die Viskosität im Gewebe geringer.

Frank und Hart beschreiben, dass die metabolische Aktivität im medialen kollateralen Band nicht überall gleich ist (Frank und Hart 1990). So geben sie an, dass diese Aktivität im Bereich der tibialen Insertion weitaus höher ist als im Bereich der femoralen Insertion oder im Verlauf des Bandes. Dies kann auch damit erklärt werden, dass indirekte Insertionen durch eine stets größer werdende Kontaktfläche zum Periost stabiler werden. Die Zellen müssen immer mehr Matrix produzieren, damit diese Insertion wachsen kann.

Im höheren Alter haben diese Insertionen immer weniger Kontakt zum Periost, dagegen aber immer mehr zur Kortikalís der Tibia. Ferner kommt es zu einer Kalzifizierung der Insertion. Das bedeutet, dass diese sich von einer indirekten immer mehr zu einer direkten Insertion entwickelt (Matyas et al. 1990, Matyas und Frank 1990a, Matyas und Frank 1990b). Die femorale Insertion behält ihren normalen vierzonigen Aufbau.

Traumen

Da die Membrana synovialis sehr dünn und wenig belastbar ist, hat sie sicherlich keine mechanische Bedeutung für das Gelenk, kann aber bei Traumen sehr häufig mit verletzt werden. Nach einem Trauma werden Entzündungsmediatoren freigesetzt und die Permeabilität der Gefäße vergrößert. Das führt zu einer *Synovitis.*

Synovitis

Die freigesetzten Entzündungsmediatoren sind Leukotrine, Prostaglandin E2, Histamin, Bradykinin und Zytokine. Zytokine wie Interleukin-1, die von den Synovialzellen produziert werden, erhöhen die Produktion von Kollagen Typ I. Prostaglandin E2 hat einen negativen Einfluss auf die Chondrozyten: Es verursacht einen deutlichen Abbau von Gewebe im Knorpel (Abb. 2.**94**).

Bei einer Schädigung des Knorpels kommt es zu freien Fragmenten in der Synovialflüssigkeit, die bei Kontakt mit der Synovia zu Entzündungen führen. Die damit einhergehende Freisetzung von Prostaglandin E2, Zytokinen, Metalloproteinase, Kollagenase, Gelatinase und Stromelysin verursacht einen weiteren Abbau des Gelenkknorpels. Neben Proteoglykanen des Knorpels können auch Fremdstoffe wie Zement, Metallfragmente und Polyethylenfragmente zu Entzündungen führen. Sie gelangen u. U. während oder nach einer Operation in das Gelenk und können, wenn sie mit der Syno-

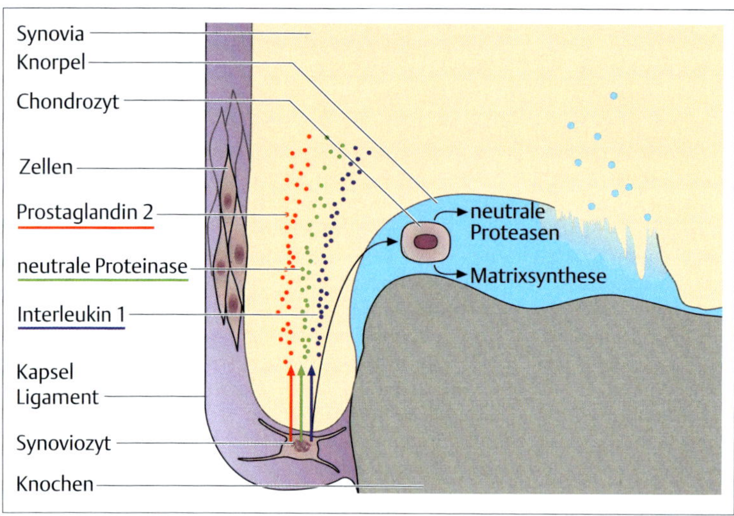

Abb. 2.**94** Veränderungen der Membrana synovialis bei einer Entzündung (Synovitis): Entzündungsmediatoren greifen die Chondrozyten an.

via in Kontakt kommen, zu einer Entzündungsreaktion führen (Abb. 2.**95**).

Arthritis und Zysten

Bei einer Arthritis werden vermehrt große Moleküle wie Eiweiße transportiert, der Transport von kleineren Molekülen wie Sauerstoff wird dagegen reduziert. Hierdurch kommt es zu einer Ischämie in der Kapsel, die mit einer Senkung der Glukosekonzentration, des Sauerstoffdrucks und des pH-Werts einhergeht. Dagegen nehmen der Kohlendioxiddruck und die Laktatkonzentration zu. Eine Senkung des pH-Werts hat einen negativen Einfluss auf den Gelenkknorpel und die Kapsel. In diesem Zusammenhang sollte man die Wirkung von nichtsteroidalen Entzündungshemmern erwähnen: Sie nehmen Einfluss auf den Cyclooxygenasezyklus. Ein Endprodukt dieses Zyklus ist Prostaglandin 2, das die Gefäße dilatiert und die Permeabilität der Gefäßwand vergrößert. Folglich verringert sich die Durchblutung, es kann eine Ischämie mit den genannten Folgen entstehen.

In einigen Gelenken bilden sich häufig Zysten. Sehr bekannt ist die Zyste in der Kniekehle, die Baker-Zyste. Sie entsteht einerseits durch den chronisch erhöhten intrakapsulären Druck und andererseits durch die in der Membrana fibrosa entstandenen Risse.

Bänderrisse

Bei Traumen der Bänder kommt es häufig zu Schädigungen im Bereich der Insertion am Knochen. Auch knöcherne Ausrisse der Insertion können auftreten. Deutlich seltener treten Risse im Bereich der Ligamente selbst auf.

Operationen

Bei offenen Gelenkoperationen (z. B. Kniegelenkoperationen) zeigen sich häufig nach etwa einem Jahr degenerative Veränderungen an allen beteiligten Ligamenten und dem Gelenkknorpel. Als Ursache hierfür wird der lange Kontakt mit Sauerstoff angegeben, durch den möglicherweise Sauerstoffradikale aktiv werden.

Wird Sehnenmaterial benutzt, um ein Ligament zu ersetzen, sieht man nach einiger Zeit, dass sich dieses Sehnenmaterial langsam zu einer mehr ligamentähnlichen Struktur umbaut. Dies geschieht sehr häufig z. B. beim Ersatz des vorderen Kreuzbands durch das mittlere Drittel des Lig. patellae.

Traumen oder Operationen in Kombination mit einer Immobilisation können in einem Gelenk zu einer Arthrofibrosierung führen. Hierbei entstehen Kontrakturen durch Verklebungen der Kapselfalten, durch Verklebungen der Kapsel mit dem Knochen und/oder durch Verklebungen zwischen Muskeln und Knochen. Außerdem kommt es zu Fibrosierungen und Verkürzungen von Muskeln und in einigen Fällen sogar zu Verkürzungen der Ligamente. Bei ca. 16% aller Kniegelenksoperationen entsteht ein Patella-infera-Syndrom, bei dem die Patella tiefer steht. Durch Fibrosierung des Fettkörpers von Hoffa in Kombination mit einer Immobilisation, einer gesenkten oder insuffizienten Aktivität des M. quadriceps und einer eingeschränkten

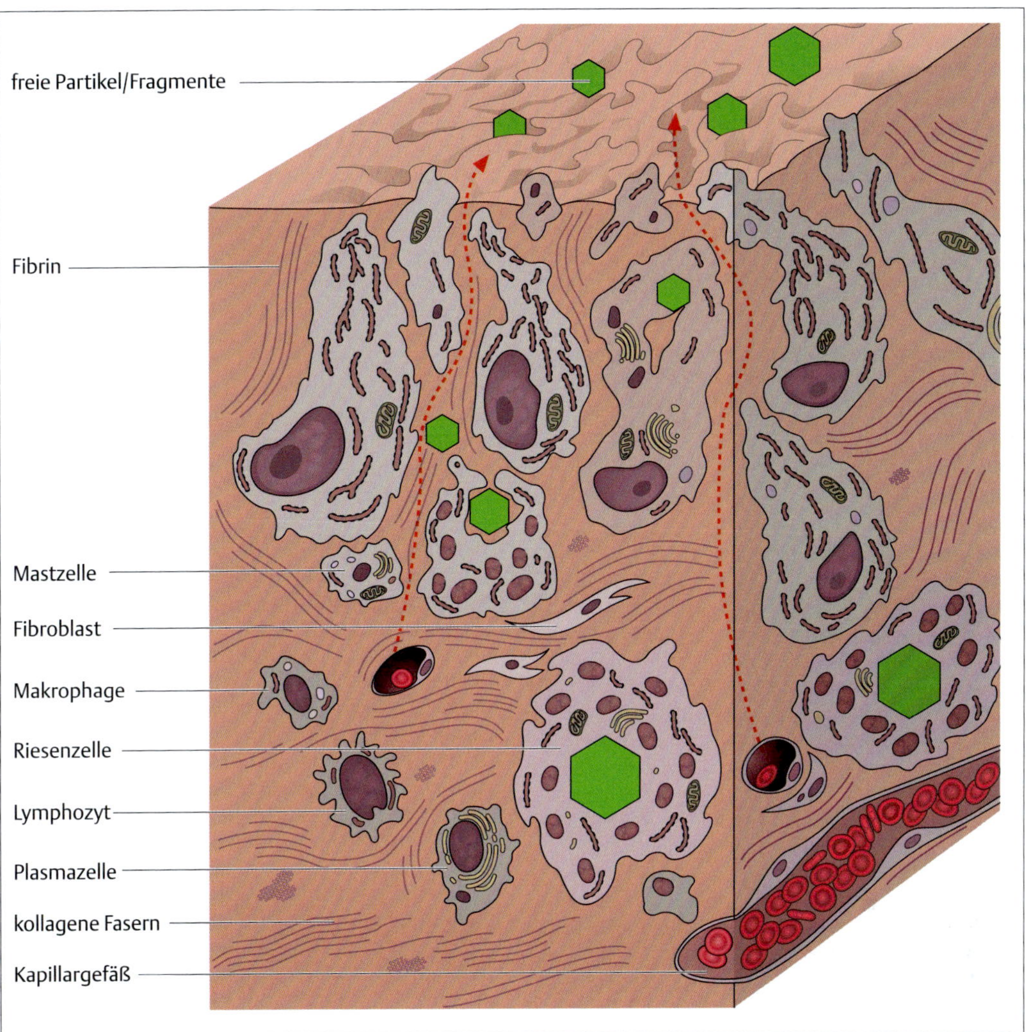

Abb. 2.**95** Einfluss von Knorpelfragmenten auf die Gelenkkapsel: Die Synovialflüssigkeit als Filtrat des Blutplasmas transportiert die Nährstoffe zur Kapseloberfläche. Freie Partikel lagern sich in die Kapsel ein.

Beweglichkeit der Patella gegenüber dem Femur kann sich auch das Lig. patellae verkürzen.

Nach Traumata mit nachfolgender Immobilisation kommt es zu einer Kontraktion der Kapsel, gefolgt von einer Verdickung und Verkürzung der Kapsel. Hierdurch entstehen die immer wieder beobachteten Bewegungseinschränkungen. Zudem entwickelt sich häufig eine adhäsive Kapsulitis, bei der die Kapsel mit den umliegenden Strukturen verklebt (Ralphs und Benjamin 1994).

Ablagerungen

Immer wieder entstehen Ablagerungen im Bereich der Kapsel und derjenigen Sehnen, die mit der Kapsel verbunden sind. Die Ablagerungen in der Kapsel bestehen aus Kalziumpyrophosphatdihydrat-Kristallen, die Ablagerungen in der Sehne aus Kalziumhydroxyapatit-Kristallen (Ralphs und Benjamin 1994). Die Ursache für diese Ablagerungen ist größtenteils noch unbekannt.

Bei Synovitiden auf der Basis einer Sklerodermie oder einer rheumatoiden Arthritis oder nach milden entzündlichen Prozessen in der Kapsel kann es vorkommen, dass sich der Aufbau des Kollagens vom Typ V verändert: Nach ca. 75 – 100 Tagen produzieren die Zellen verstärkt Kollagen Typ I und III, das dann dickere Fasern besitzt als sonst üblich. Infolgedessen kommt es zu einer Fibrosierung der Kapsel, aber gleichzeitig auch zu einer Verdickung der Gefäßwände der Kapillaren im Gewebe. Normalerweise hemmt Kollagen Typ V die Proliferation und Adhäsion der Endothelzellen, mit denen es meistens auch verbunden ist (Ogido et al. 2008). Kollagen Typ V ist vor allem Bestandteil von Basalmembranen.

Zusammenfassung: Degeneration und Traumen der Gelenkkapsel und Bänder

Während des Alterungsprozesses nimmt die Zahl der Fibroblasten ab. Das führt zu einer Senkung der extrazellulären Bestandteile wie Fasern, Proteoglykanen und Glykosaminoglykanen. Durch den Verlust an Grundsubstanz steigt die Zahl an Crosslinks in der Kapsel. Dies hat eine gesenkte Mobilität des Gelenks zur Folge. Im Laufe der Jahre nimmt zudem die Belastbarkeit der Kapsel und der Ligamente ab. Die Einschränkung der Mobilität und Belastbarkeit ist sehr stark vom Ausmaß der Belastung abhängig, die ein Mensch im täglichen Leben auf seine Kapsel-Band-Strukturen bringt. Während der Ruhigstellung eines Gelenks kommt es zu Verklebungen zwischen den verschiedenen Kapselanteilen, Kapsel-Knochen und/oder Muskel-Knochen. Unter besonderen Umständen kann es sogar zu Verkürzungen von Ligamenten kommen. Ligamente verlieren während Immobilisation sehr schnell ihre Belastbarkeit und gewinnen sie danach nur sehr langsam zurück. Nach einem Trauma der Kapsel kommt es zur Freisetzung von Entzündungsmediatoren. Diese Mediatoren erhöhen die Produktion von Kollagen, verursachen jedoch auch einen Abbau des Gelenkknorpels. Freie Knorpelfragmente oder Fremdkörper können ebenfalls Entzündungen der Gelenkkapsel auslösen.

2.7.8 Regeneration und Wundheilung

Die Membrana synovialis der Gelenkkapsel zeigt eine gute Regeneration, die durch eine stark erhöhte Zellteilung der Synovialzellen der Subintima und eventuell der Intima entsteht. Sechs Monate nach einer Synovektomie hat sich im Gelenk wieder eine neue Membrana entwickelt. Synovektomien werden vor allem bei Rheumapatienten durchgeführt, da die Membrana synovialis durch den ständigen Entzündungsprozess extrem dick wird und die Beweglichkeit im Gelenk beeinträchtigt.

Die Heilung von Ligamenten nach einer Verletzung geschieht über zwei Wege: durch einen Heilungsvorgang, der vom Ligament selber ausgeht, der *intrinsischen Heilung*, und durch Heilungsvorgänge, die vom umliegenden Gewebe ausgehen, der *extrinsischen Heilung*.

Bei allen Ligamenten sind die Heilungsmöglichkeiten bei partiellen Rupturen gut, weil hier das intakte Gewebe des Ligaments oder der Kapsel als Führung für die Regenerationsprozesse dient. Im Fall einer Totalruptur haben die extra- und intrakapsulären Ligamente keine Heilungschancen: Es gibt hier kein Führungsgewebe, um die Regeneration des Bindegewebes zu steuern. Außerdem zeigen Ligamente eine schlechte Durchblutung. Deshalb findet man um ein Ligament häufig ein gut durchblutetes Hüllgewebe. Demzufolge können Ligamente, die in einem engen Kontakt zur Kapsel stehen, viel besser heilen.

Untersuchungen haben gezeigt, dass partielle Rupturen der inter-, extra- und intrakapsulären Ligamente konservativ behandelt gut ausheilen. Das hat zu einem deutlichen Rückgang von operativen Behandlungen geführt. Ob Totalrupturen der intra- und extrakapsulären Ligamente operativ behandelt werden sollten, wird in Fachkreisen immer noch diskutiert. Derzeit werden Patienten in bestimmte Gruppen eingeteilt: Zur risikoarmen Gruppe zählen z. B. Büroarbeiter mit Knieverletzung, die während ihrer täglichen Aktivitäten wenig Belastung auf die geschädigte Struktur bringen. Im Rahmen einer konservativen Behandlung kann in 75 % der Fälle ein befriedigendes Resultat erzielt werden.

Zur risikoreichen Gruppe zählen Patienten, die während ihrer normalen Aktivitäten viel Belastung auf die verletzte Struktur bringen, z. B. Leistungssportler mit Knieverletzung. Hier liegt die Erfolgsaussicht bei konservativer Behandlung nur bei 20 – 40 %. In diesen Fällen wäre eine stabilisierende Operation indiziert, deren Zeitpunkt jedoch wohl überlegt werden muss. Führt man die Operation innerhalb von 14 Tagen nach der Traumatisierung durch, können Teile des gerissenen Ligaments benutzt werden. Dies ist später nicht mehr möglich, weil die betroffenen Ligamente durch die Freisetzung von Kollagenasen zu stark abgebaut worden sind. Die Enden haben sich bereits zu weit voneinander entfernt. Operiert man hingegen zu schnell nach dem Trauma, kommt es häufig zu einer arthrofibrotischen Reaktion in der Gelenkkapsel. Dadurch nimmt die Mobilität des Gelenks dramatisch ab, was die Rehabilitation problematischer macht (Abb. 2.**96**).

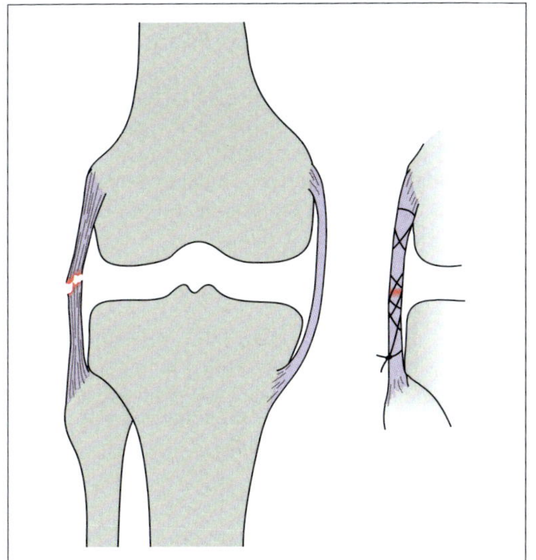

Abb. 2.**96** Bandnaht nach einer Totalruptur des Lig. kollaterale laterale des Knieglenks.

2.7.9 Hämatom

Die Wundheilung eines Ligaments und der Membrana fibrosa ist mit der in den meisten anderen Geweben vergleichbar. Als erste Reaktion auf eine Verletzung entsteht ein Hämatom, in dem es zu Fibrinniederschlägen kommt, um die Gerinnung einzuleiten. Die vorhandenen Zellen wie Makrophagen, Erythrozyten, Mastzellen, Leukozyten und nach einigen Stunden auch Lymphozyten reagieren auf Fibrin mit einer Freisetzung von vasodilatierenden Stoffen wie Histamin, Serotonin, Bradykinin und Prostaglandin. Man spricht jetzt über die Entzündungsphase der Wundheilung.

Ödem

Weil diese Stoffe zudem auch die Permeabilität der Gefäße erhöhen, entsteht gleichzeitig ein Ödem bzw. eine Schwellung des Gewebes. Die Makrophagen setzen angiogene Faktoren frei, die das Neuwachstum der Kapillaren stimulieren. Die Kapillarisierung des Gewebes als nächste Phase der Wundheilung dauert normalerweise ca. 72 Stunden – abhängig von der Größe der Verletzung, der Gesundheit des Patienten und anderer Faktoren, wie z. B. Diabetes, Durchblutungsstörungen usw. Nach ca. 24 Stunden sieht man, dass Monozyten und Makrophagen mit dem Abbau des geschädigten Gewebes beginnen. Am Ende der Entzündungsphase wandern Fibroblasten in das Verletzungsgebiet ein. In der Literatur wird im Zusammenhang mit dem Wundheilungsprozess sehr häufig eine besondere Form der Fibroblasten erwähnt, die viele Aktinketten aufweist und sich demzufolge kontrahieren kann: der Myofibroblast. Diese Zellen sind für die Stabilität des heilenden Gewebes von Bedeutung.

Granulation

Die Proliferationsphase beginnt zumeist 48 bis 72 Stunden nach der Verletzung und kann bis zu 3 bis 6 Wochen dauern. Die Fibroblasten beginnen mit der Synthese von Matrixkomponenten wie kollagenen Fasern, zuerst überwiegend Kollagen Typ III, Proteoglykanen und Glykosaminoglykanen. Im Hämatom selber sieht man nun allmählich eine Organisation. Es entsteht ein reich durchblutetes Granulationsgewebe, das eine große Zahl an Fibroblasten bzw. Myofibroblasten, Makrophagen und Mastzellen enthält. Auch das Gefäßsystem beginnt sich neu zu organisieren.

Das zu Beginn der Wundheilung produzierte Kollagen ist überwiegend Kollagen Typ III. Es weist sehr dünne Fasern auf und ist nicht sehr belastbar. In dieser Phase ist die Aktivität der Myofibroblasten hauptverantwortlich für die Stabilität des Gewebes. Außerdem wird unser Körper in dieser Phase vor zu großen und damit schädigenden Reizen durch Schmerzreize aus den vermehrt reizbaren Nozizeptoren geschützt.

Wundkontraktion

Während der Wundkontraktion ist auch die Rolle des Fibronektins von großer Bedeutung, weil es den Verbindungsfaktor zwischen den Zellen und verschiedenen Matrixkomponenten wie Fasern und Proteoglykanen sowie der Zellen untereinander bildet. Aus diesem Grund ist die Produktion von Fibronektin in dieser Phase sehr hoch. Im späteren Stadium werden dann Kollagen Typ I und elastische Fasern produziert. Hier entwickelt sich ein Gewebe, das dem embryonalen Gewebe ähnelt und durch ein Kollagen gekennzeichnet ist, das reich an lösbaren Crosslinks ist.

Umbau

Nach ca. 6 Wochen beginnt die Umbauphase, die auch als Konsolidierungs- und Reifungsphase bezeichnet wird. In dieser Phase werden die kollagenen Fasern dicker, die Menge an extrazellulärer Grundsubstanz wird größer und organisiert sich zwischen das kollagene Fasernetz. Langsam nimmt jetzt die Zahl der Fibroblasten ab, und die vorhandenen Zellen werden flacher und weniger aktiv. Der gesamte Wundheilungsprozess dauert ungefähr ein Jahr (Abb. 2.**97**).

Ob das Gewebe nun seinen ursprünglichen Aufbau und seine vorherige Belastbarkeit wieder besitzt, ist fraglich. Es besteht einerseits die Auffassung, dass die Belastbarkeit nach Abschluss der Wundheilung nicht mehr als 50 bis 70% beträgt. Andererseits wird behauptet, die Belastbarkeit könne deutlich größer sein, wenn während der Wundheilung physiologische Belastungsreize gesetzt werden (Abb. 2.**98**).

In Untersuchungen hat sich gezeigt, dass der Einfluss von Training auf die Dicke und damit die Stabilität der Ligamente relativ gering ist. Dagegen wurde aber nachgewiesen, welchen verheerenden Effekt Immobilisation auf die Ligamente hat (Tabary et al. 1972).

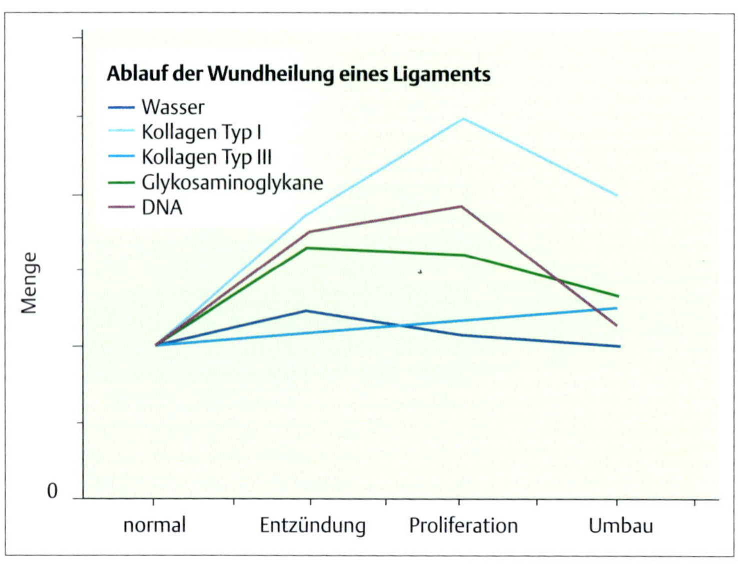

Abb. 2.**97** Veränderungen in der Zusammensetzung der Matrixkomponenten während der Wundheilung eines Ligaments.

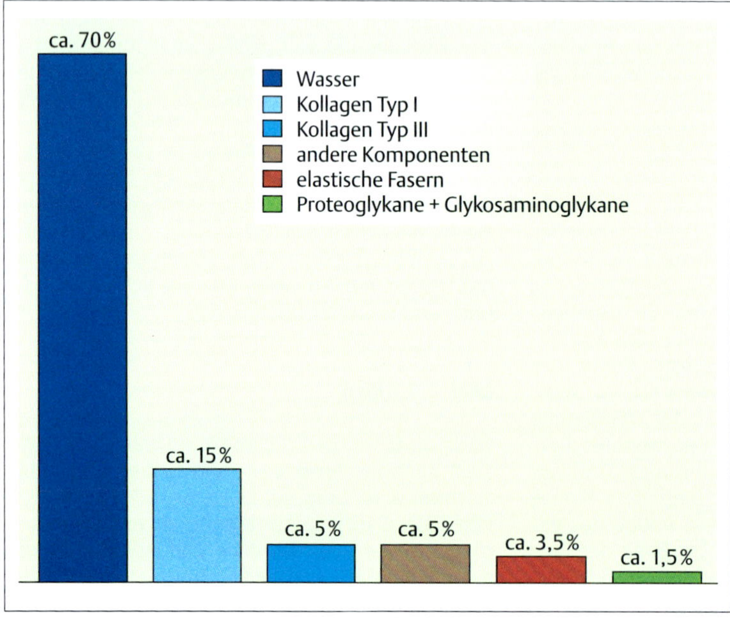

Abb. 2.**98** Zusammensetzung eines Ligaments nach der Wundheilung.

Aus älteren Literaturangaben geht hervor, dass die Organisation des Gewebes während der Wundheilung schlecht sei und ein ausgeprägtes Narbengewebe entstehe. Neuere Untersuchungen belegen, dass die Bildung von Narbengewebe auf einen Mangel an physiologischen Belastungsreizen während der Wundheilungsphasen zurückzuführen sei. Werden diese physiologischen Belastungsreize gesetzt, sieht man eine deutlich bessere Organisation des heilenden Gewebes. Die Bildung von Narbengewebe ist deutlich geringer (Gelbermann et al. 1981 und 1982, Madden et al. 1977, Woo et al. 1981).

Die Behandlung mit Immobilisation während der Wundheilung kann damit nur die Bildung von Narbengewebe provozieren und für ein unphysiologisches, nicht belastungsfähiges Gewebe sorgen. Man sollte sich jedoch im Klaren sein, dass die Belastungen während des gesamten Wundheilungsprozesses kontrolliert werden müssen, um keine erneuten Rupturen zu setzen. Es ist auch deshalb Vorsicht geboten, weil die Belastbarkeit der heilenden Strukturen deutlich herabgesetzt ist.

Elder hat nachgewiesen, das auch die zurzeit sehr gepriesenen COX-2-Hemmer (Entzündungshemmer) einen sehr negativen Einfluss auf die Wundheilung ausüben (Elder et al. 2001).

Dustmann untersuchte die Unterschiede von körpereigenem (autograft) und körperfremdem (Donor-)Material (allograft) bei Kreuzbandersatz (Dustmann et al. 2008). Er stellte fest, dass im körpereigenen Material nach 6 Wochen deutlich mehr Myofibroblasten nachzuweisen waren als im körperfremden, nach 12 Wochen war der Unterschied sogar noch ausgeprägter. Nach ca. 1 Jahr waren die beiden Transplantate aber fast genauso wie das ursprüngliche Kreuzband zusammengesetzt. Trotzdem wies das körperfremde Material eine wesentlich reduzierte Belastbarkeit auf, wahrscheinlich weil hier der Umbau der Matrix deutlich schlechter abläuft.

Sluijter stellte fest, dass bei chronischen Gelenkschmerzen eine intraartikuläre Applikation von pulsierten Radiowellen den Schmerz deutlich und häufig auch bleibend reduziert (Sluijter et al. 2008). Die Behandlungen dauerten meist ca. 10 Minuten. Die Intensität der angelegten Spannung betrug 40 – 65 V bei einer Pulsdauer von 10 Millisekunden. Der Effekt könnte zurückzuführen sein auf

- eine subliminale (unterschwellige) Stimulation der freie Nervenendigungen,
- die Bildung eines elektrisches Feldes (s. auch Kap. 1),
- eine Stimulation der Produktion von antientzündlichen Zytokinen.

Zusammenfassung: Wundheilung der Gelenkkapsel und Bänder

Die Kapsel zeigt eine sehr gute regenerative Kapazität nach Verletzungen. Vor allem die Membrana synovialis regeneriert schnell, was sich nach Synovektomien deutlich zeigt. Die Wundheilung der Membrana fibrosa und der Ligamente durchläuft alle Stadien der Wundheilung wie Entzündung, Proliferation und Umbau. Nach einer Totalruptur ist die Heilung eines Ligaments, das keinen Kontakt zur Membrana fibrosa hat, schlechter als bei Ligamenten, die entweder nur teilruptiert sind oder Kontakt zur Kapsel besitzen. Nach Totalrupturen von extra- und intrakapsulären Ligamenten wird deshalb häufig operiert, um die beiden Enden des rupturierten Bandes wieder zu verbinden. Bei interkapsulären und teilrupturierten Ligamenten erfolgt die Behandlung zumeist konservativ. Entscheidend für die Qualität des Gewebes nach einer Wundheilung ist die Menge an physiologischen Belastungsreizen, die auf die heilende Struktur einwirken.

2.8 Synovialflüssigkeit

Wenn man über die Physiologie der Gelenke spricht, sollte man der Synovialflüssigkeit besondere Aufmerksamkeit schenken, weil sie für widerstands- und verschleißfreie Bewegungen im Gelenk essenziell ist. Ohne Synovialflüssigkeit würden unsere Gelenke wegen des hohen Reibungswiderstandes innerhalb kürzester Zeit warmlaufen und wären bald abgenutzt und verschlissen.

2.8.1 Äußere Erscheinung

Die Synovialflüssigkeit ist normalerweise eine klare, leicht gelbliche Flüssigkeit, die mit Fäden durchzogen ist. Ihre Menge in einem Gelenk ist unter physiologischen Umständen gering. Im Knie beträgt sie z. B. ca. 2 bis 4 ml. Sie hat einen pH-Wert von ca. 7,5 bis 7,7 und ist damit leicht alkalisch. Im jungen Alter (< 20 Jahre) liegt der pH-Wert der Synovialflüssigkeit sogar bei ca. 8,1. Der pH-Wert des Blutes ist dagegen mit 7,3 bis 7,5 um einiges niedriger.

Im Alter sowie auch bei Arthrose und nach Traumata sinkt der pH-Wert ab (Jebens und Monk-Jones 1959).

Normalerweise ist die Flüssigkeitsmenge in den Gelenken sehr gering, und die Knorpeloberflächen sind lediglich leicht feucht. Unter pathologischen Bedingungen kann die Flüssigkeitsmenge im Gelenk deutlich zunehmen: Ein Gelenkerguss entsteht.

2.8.2 Funktion

Die Aufgaben der Synovialflüssigkeit sind

- die Ernährung des Gelenkknorpels,
- Schmierfunktion und
- Stoßdämpferfunktion.

Die Synovialflüssigkeit besitzt elastische und visköse Eigenschaften, die von der Temperatur im Gelenk und von der Bewegungsgeschwindigkeit abhängig sind. Im Fall eines Temperaturanstiegs bzw. einer Geschwindigkeitserhöhung bei wiederholten, schnellen Bewegungen nehmen sowohl die Viskosität der Gelenkflüssigkeit als auch der Reibungswiderstand ab.

Die Viskosität nimmt auch im Laufe der Jahre ab, sowie nach einem Trauma oder bei Arthrose. Je stärker die Arthrose ist, desto stärker nimmt die Viskosität ab (Jebens und Monk-Jones 1959).

2.8.3 Aufbau

Die Synovialflüssigkeit ähnelt in ihrer Zusammensetzung dem Blutplasma und in ihrer Konsistenz dem Eiweiß eines Hühnereis (Synovium bedeutet übersetzt: wie ein Ei). Es handelt sich hier eigentlich um ein Filtrat von Blut, was bedeutet, dass die Zusammensetzung der kleinen Moleküle bei Blutplasma und Synovialflüssigkeit identisch ist. Lediglich der Eiweißgehalt der Synovialflüssigkeit beträgt nur ein Drittel von dem des Blutplasmas, was sich in pathologischen Situationen jedoch verändern kann.

Bei einer Entzündung der Gelenkkapsel (Arthritis) gelangen mehr und größere Eiweiße in der Synovialflüssigkeit, weil die Permeabilität der Gefäßwand durch die Freisetzung von Entzündungsmediatoren stark zunimmt. Hierdurch bekommt die Synovialflüssigkeit eine eher weiß-milchige Zusammensetzung. Einige Proteine, wie z. B. Lubricin, werden von der Kapsel produziert und sind nur innerhalb der Synovialflüssigkeit zu finden.

2.8.4 Komponenten

Zellen der Synovialflüssigkeit

Die Zellen, die man in der Synovialflüssigkeit antrifft, sind Synoviozyten, Monozyten, Lymphozyten und Granulozyten. Der Eiweißgehalt beträgt 15 bis 25 g/l, wobei die Eiweiße teilweise aus dem Blutplasma stammen und teilweise in den B-Zellen produziert werden.

Zusammensetzung der Synovialflüssigkeit

Der Zuckergehalt beträgt ca. 66 mg pro 100 ml. Der Hyaluronsäuregehalt liegt bei 2,5 bis 2,7 g/l und besteht aus freien Hyaluronsäureketten oder Proteoglykanaggregraten. Hyaluronsäure ist in der Lage, große Mengen Wasser zu binden, eine Fähigkeit, die im Laufe des Alterungsprozesses geringer wird. Der Hyaluronsäuregehalt bestimmt die Viskosität der Synovialflüssigkeit.

2.8.5 Physiologie: Produktion und Resorption

Die Zellen der Membrana synovialis produzieren und resorbieren Synovialflüssigkeit. Die A- und B-Zellen produzieren vor allem Hyaluronsäure, die in freier Form oder an Eiweiße gebunden an die Synovialflüssigkeit abgegeben wird. Die B-Zellen produzieren zusätzlich die notwendigen Eiweiße. Die Membrana synovialis besitzt aufgrund ihrer Falten (Villi und Plicae) eine sehr große Oberfläche. Sie bestimmt die Menge und Zusammensetzung der Synovialflüssigkeit (Abb. 2.**99**).

Die Resorption der Synovialflüssigkeit findet allein über die A-Zellen statt. Blut, das beispielsweise durch ein Trauma in ein Gelenk gelangen kann, oder auch Gold, das häufig bei der Therapie von Rheumapatienten angewendet wird, wird über viele Jahre in den Synovialzellen gelagert. Da die Zellen der Intima nicht durch eine Basalmembran von denen der Subintima getrennt sind, gelangen die Synovialflüssigkeit und damit auch die eventuellen Fremdkörper zu den Zellen der Subintima. Hier sind dann Makrophagen in der Lage, die Fremdstoffe zu resorbieren.

Man hat feststellen können, dass die Aktivität der Synovialzellen durch die Bewegungen eines Gelenks bzw. der Gelenkkapsel beeinflusst wird (Abb. 2.**100**).

Intraartikuläre Infiltrationen mit Hyaluronsäure erhöhen nachhaltig die Hyaluronsäurekonzentration in der Synovialflüssigkeit, obwohl Hyaluronsäure normalerweise sehr schnell abgebaut wird (Bagga et al. 2006).

In der Synovialflüssigkeit findet man unter normalen physiologischen Bedingungen Ascorbinsäure (Vitamin C), Dehydroxyascorbinsäure (oxidierte Ascorbinsäure) und Harnsäure. Liegt eine Arthrose vor, nimmt die Konzentration von Dehydroxyascorbinsäure stark zu (Murray et al. 2009).

Bekanntlich stimuliert die wechselnde Belastung des Gelenkknorpels die Syntheseaktivität der Knorpelzellen (s. auch Kap. 2.2 Gelenkknorpel). Der Belastungswechsel führt aber auch dazu, dass in der Synovialflüssigkeit mehr Glykosaminoglykane

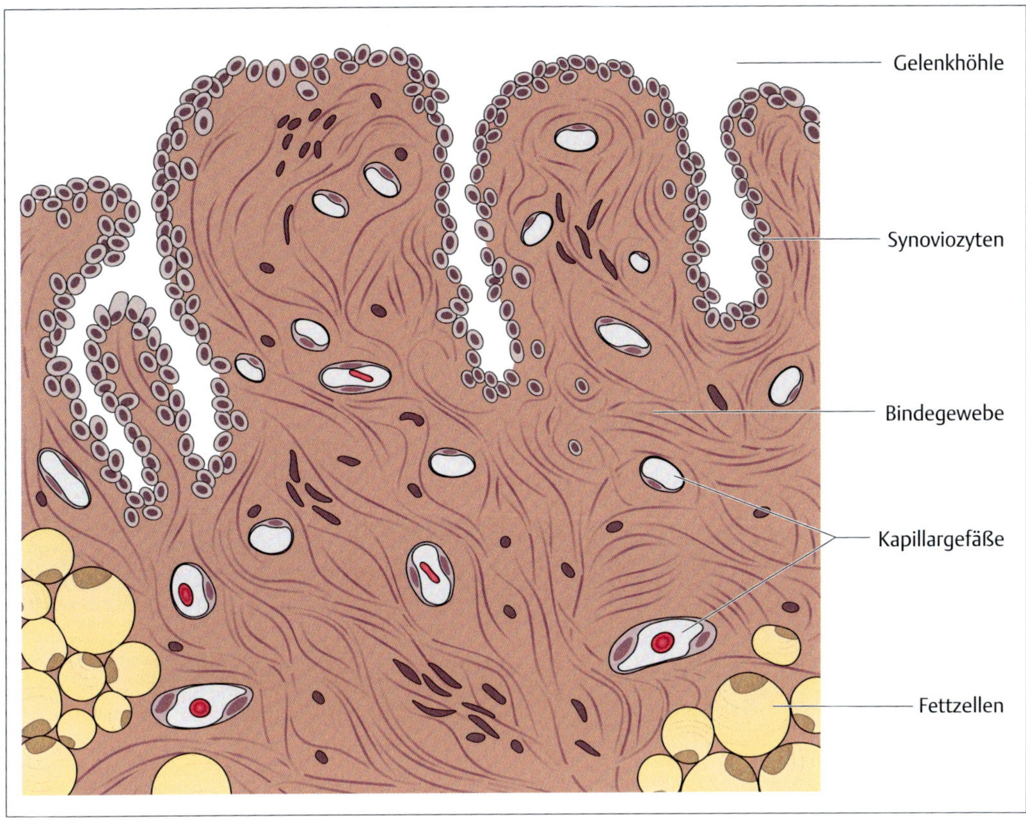

Abb. 2.**99** Villi und Plicae der Membrana synovialis.

(GAGs) gebildet werden und die Konzentration von insulin-like growth factor-I und -II (IGF-I und -II) ansteigt. Hierdurch wird die Synthese von Glykosamino- und Proteoglykanen auch im Gelenkknorpel stimuliert. Dagegen ändert sich die Konzentration von MMP (Matrixmetalloproteinase), Hyaluronsäure und Proteinen in der Synovialflüssigkeit nicht (Van der Hoogen et al. 1998). Bei Immobilisationen und bei statischen Belastungen sinkt die Syntheserate und damit die Konzentration von Proteoglykanen. Bei zyklischen Belastungen dagegen steigt die Syntheserate, die Menge an Proteoglykanen nimmt zu (Van der Hoogen et al. 1998).

2.8.6 Pathophysiologie: Qualitative Veränderungen

Qualitative und quantitative Veränderungen der Matrix wirken sich auf die Zusammensetzung der Synovialflüssigkeit aus. Bei einem Mengenverlust an Matrix wird der Abstand zwischen Kapillaren und Gelenkhöhle verkleinert, z. B. bei Immobilisation. Bei Entzündungen dagegen kommt es zu einer Hypertrophie der Synovia, durch die der Transportweg verlängert wird.

Nimmt die Menge an Gelenkflüssigkeit während einer Pathologie, z. B. bei einer Arthritis, zu, vermindert sich der Unterdruck wie auch die Adhäsionskraft. Die Gelenkpartner können nicht mehr genügend aneinandergehalten und durch die Adhäsionskraft stabilisiert werden. Es entsteht eine vergrößerte Beweglichkeit und das Gelenk lockert sich.

Nach einer Kreuzbandplastik (Kreuzbandersatz) findet man postoperativ in der Synovialflüssigkeit mehr Interleukin 6 (IL-6) und bone morphogenetic protein-2 (BMP-2). Dagegen ist die Konzentration von Tumor-Nekrose-Faktor α (TNF-α) eher geringer, während die Konzentration von Interleukin 1β (IL-1β) und Stickstoffmonoxid (NO) gleich bleibt. Allerdings sind die Werte für NO, TNF-α und IL-6 deutlich höher als die in der Literatur angegebenen Normalwerte (Zysk et al. 2004).

Kaneko konnte nachweisen, dass bei Arthrose aber auch bei Rheuma die Interleukin-6- und In-

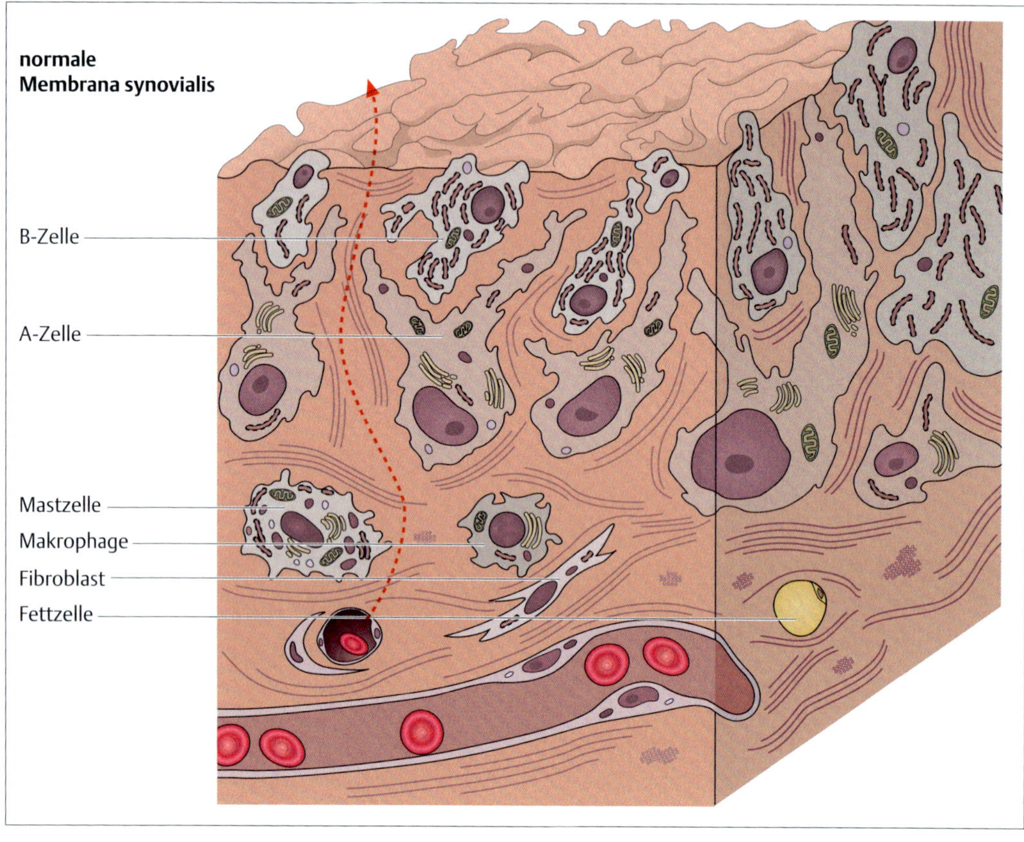

Abb. 2.**100** Transport von Nährstoffen durch die Membrana synovialis.

terleukin-8-Werte in der Synovialflüssigkeit deutlich erhöht sind (Kaneko et al. 2000).

Cracchiolo und Barnett haben festgestellt, dass bei Patienten mit Rheuma die Menge der Immunglobuline in der Synovialflüssigkeit deutlich zunimmt (Cracchiolo und Barnett 1969): IgA steigt sowohl bei seropositiven als auch seronegativen Patienten, IgG und IgM nehmen bei allen Rheumapatienten stark zu. Die Komplementfaktoren (= Mediatoren bei einer pathologischen Immunreaktion, s. auch Bd. 2 Immunsystem) nehmen im Serum zu, aber in der Synovialflüssigkeit ab. Faldyna beschreibt, dass bei Arthrose und Rheuma die Konzentration von IgG um den Faktor 4 und die von IgM um den Faktor 8 erhöht sind (Faldyna et al. 2004).

Frisbie stellte fest, dass durch ein intensives Laufprogramm bei Pferden verschiedene Parameter in der Synovialflüssigkeit deutlich erhöht waren, so z. B. Chondroitinsulfat, -phosphat, Glykosaminoglykan, Col CEQ (= ein Marker für der Abbau von Kollagen Typ II), C 1,2C (= Marker für der Abbau von Kollagen Typ I und II), Osteocalcin und CTX-1 (= ein Marker für der Abbau von Knochen Kollagen Typ I) (Frisbie et al 2008). Wenn die Pferde zusätzlich eine Gelenksarthrose hatten, waren die Werte viel höher als bei Pferden, die mit normalen Gelenken dieses Laufprogramm absolvierten.

Bei beginnender und mäßig fortgeschrittener Arthrose sind die Marker für die Kollagen-Typ-II-Synthese in der Synovialflüssigkeit erhöht, bei fortgeschrittener Arthrose dagegen deutlich erniedrigt. Diese Veränderungen sind umso stärker ausgeprägt, je höher der BMI (Body-Mass-Index) des Patienten ist (Kobayashi et al. 1997).

Volk stellte fest, dass sich die Konzentration von MMP-2 in der Synovialflüssigkeit von arthrotischen Gelenken nur leicht erhöht, die von MMP-6 dagegen sehr stark ansteigt (Volk et al 2003). MMPs sind Enzyme, die den Abbau der Matrix forcieren, im Gegensatz zu den sog. TIMP (tissue inhibitor of metalloproteinase), die diesem Prozess entgegenwirken.

Im Alter wird die Konzentration von Chondroitin-6-Sulfat, -4-Sulfat und Hyaluronsäure in der Synovialflüssigkeit niedriger. Diese Veränderungen sind aber bei Frauen weitaus gravierender als bei Männern (Shinji et al. 2004).

Denko zeigte, dass bei einigen Rheumapatienten (ca. einem Drittel) der β-Endorphinspiegel in der Synovialflüssigkeit im Vergleich zum Serum steigt, bei anderen (ca. zwei Drittel) dagegen sinkt dieser Spiegel ab (Denko et al. 1985). Man geht davon aus, dass bei Rheuma β-Endorphin von der Synovialmembran produziert wird.

Osteogenic Protein-1 (ein Morphogen, das u. a. die Differenzierung von Bindegewebszellen zu Knochenzellen bewirkt) ist bei Patienten mit Rheuma (rheumatoider Arthritis) und bei Arthrose (Osteoarthrose bzw. Osteoarthritis) signifikant erhöht. Der Wert für Keratansulfat-Antigen hingegen liegt unterhalb des Normalwerts (Chubinskaya et al. 2006).

Zusammenfassung: Synovialflüssigkeit

Die Synovialflüssigkeit sorgt für widerstands- und verschleißfreie Bewegungen im Gelenk. Es handelt sich um eine klare Flüssigkeit, die dem Blutplasma ähnelt. Sie sorgt für die Ernährung des Gelenkknorpels, hat eine Schmierfunktion und dämpft Stöße ab. Die A- und B-Zellen der Intima produzieren die Synovialflüssigkeit mit fast der gleichen Geschwindigkeit, wie sie von den A-Zellen auch wieder resorbiert wird. Unter physiologischen Bedingungen ist nur sehr wenig Flüssigkeit in einem Gelenk vorhanden. Unter pathophysiologischen Umständen wird mehr Synovialflüssigkeit produziert. Es entsteht ein Gelenkerguss. Da die Adhäsionskräfte und der Unterdruck geringer werden, lockert sich dann das Gelenk.

2.9 Knochen-Sehnen-Übergang

Der Knochen-Sehnen-Übergang, der teno-ossale Übergang, gehört zu den *bindegewebigen, nichtkontraktilen* Elementen des Muskels. Er ist in das Kontinuum der bindegewebigen Strukturen des Muskels eingebunden. Das bindegewebige Kontinuum des Muskels beginnt am Knochen und wird im weiteren Verlauf zur Sehne. Das Bindegewebe der Sehne geht in Form des Epimysiums, Perimysiums und Endomysiums in das Bindegewebe des Muskelbauchs über. Auf der anderen Seite des Muskelbauchs wird das Bindegewebe wieder zur Sehne, die dann wiederum eine Verbindung mit einem (anderen) Knochen eingeht. Die Sehnen stehen dabei auch in Verbindung mit der *kontraktilen* Einheit des Muskels. Das Bindegewebe des Muskels verbindet also zwei Knochen. Dank dieser Verbindung und durch die Funktion des kontraktilen Gewebes des Muskels können Knochen gegeneinander bewegt werden (Abb. 2.**101**).

Neben dem Knochen-Sehnen-Übergang, der in diesem Kapitel besprochen wird, gehören zu den bindegewebigen, nichtkontraktilen Anteilen eines Muskels also auch

- die Sehne,
- der Muskel-Sehnen-Übergang und das Bindegewebe innerhalb des Muskelbauchs.

Diese Strukturen werden in den Kapiteln 2.10 und 2.11 beschrieben, in Kapitel 2.12 werden kontraktile Anteile eines Muskels ausführlich besprochen.

Kontraktile und nichtkontraktile Elemente des Muskels

Die Länge eines Muskels wird einerseits von der Länge der Sarkomere, den kontraktilen Einheiten eines Muskels, bestimmt und damit auch vom momentanen Kontraktionszustand der kontraktilen Elemente und andererseits von der Länge bzw. der Entfaltbarkeit des kollagen Netzwerkes des Bindegewebes. Das bedeutet, dass sowohl die kontraktilen wie auch die nichtkontraktilen Strukturen eines Muskels in der Lage sind, die Länge des Muskels zu verändern. Diese Unterscheidung hat große Konsequenzen für das therapeutische Vorgehen bei Muskelverkürzungen:

- Muskelverkürzungen, die durch eine Aktivität des Muskels in Form eines Hypertonus entstanden sind, werden mit Entspannungstechniken behandelt.
- Verkürzungen durch Veränderungen des Bindegewebes müssen jedoch mit passiven Dehnungen behandelt werden.

Versucht man, einen aktiven oder hypertonen Muskel passiv zu dehnen, führt dies bei vielen Patienten zu Schmerzen. Die Schmerzen wiederum erhöhen die Abwehrspannung, und dies führt zu einer weiteren Erhöhung des Muskeltonus. Umgekehrt wird ein bindegewebig verkürzter Muskel auf Entspannungstechniken nicht mit einer Verlängerung reagieren.

Die Länge des bindegewebigen Kontinuums, also der Muskelhüllen, ist auch von der Dicke des Muskelbauchs abhängig. Die Bindegewebsfasern verlaufen um den Muskelbauch. Die Dicke eines Muskelbauchs nimmt während und nach muskulärer Aktivität zu. Diese Hypertrophie wird vor allem bei Sportarten wie Bodybuilding beabsichtigt. Eine schnelle Zunahme der Dicke eines Muskels kann aber zu einer relativen Verkürzung der Bindegewebshüllen führen. Diese relative Verkürzung

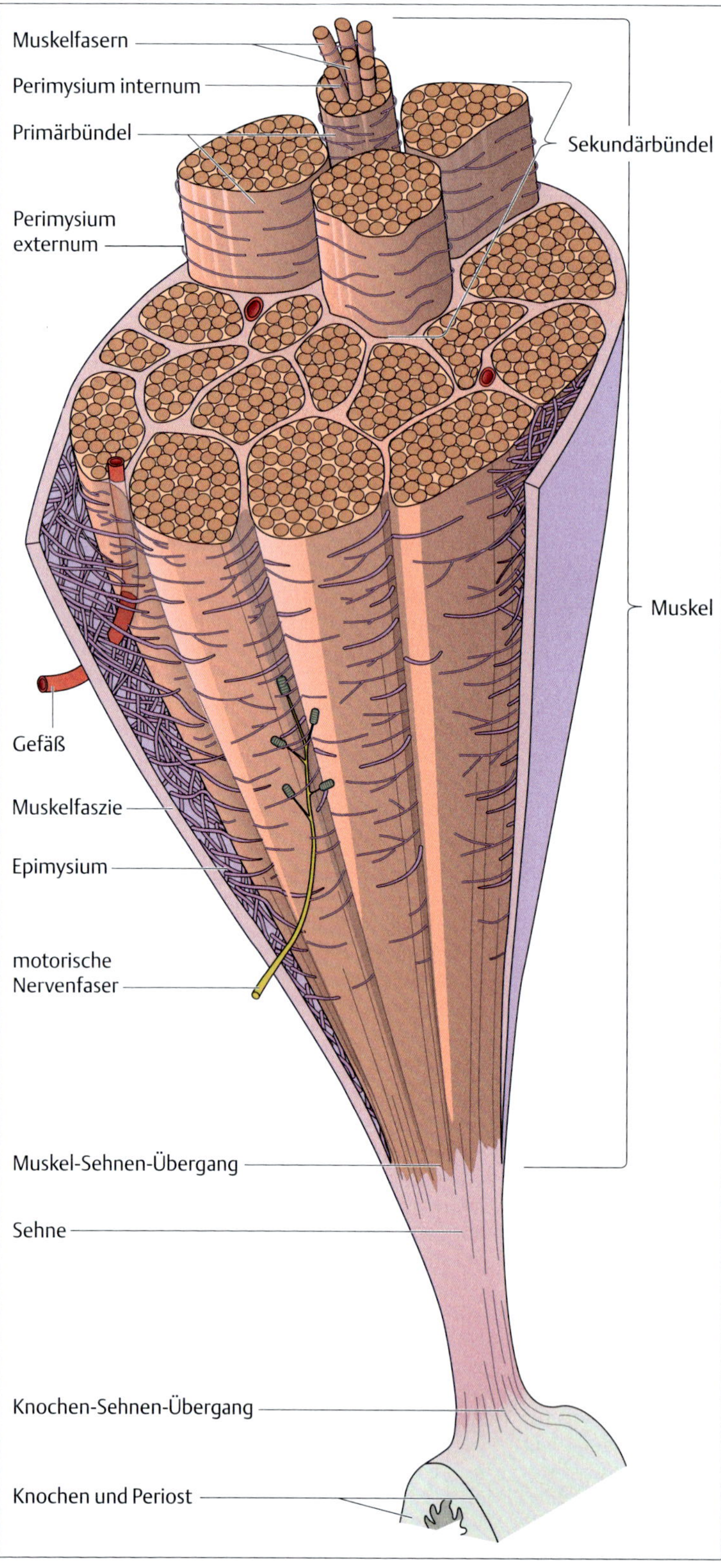

Abb. 2.**101** Aufbau eines Muskels: Knochen-Sehnen-Übergang, Sehne, Muskel-Sehnen-Übergang und das Bindegewebe des Muskelbauchs.

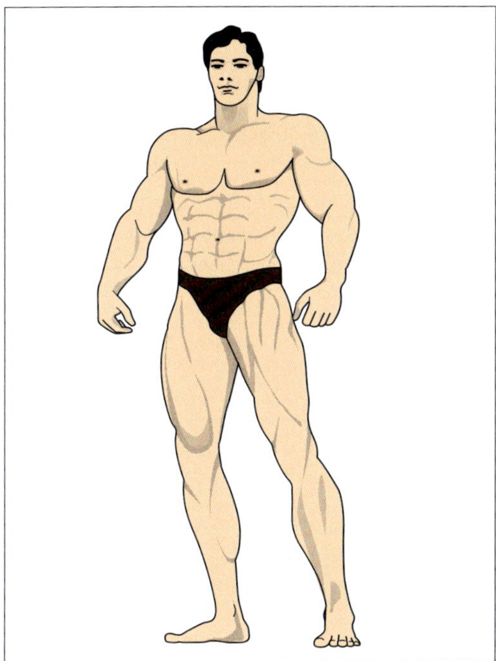

Abb. 2.**102** Bodybuilder.

kann die Beweglichkeit der Gelenke des Sportlers (z. B. Bodybuilders) einschränken (Abb. 2.**102**).

2.9.1 Äußere Erscheinung Knochen-Sehnen-Übergang

Die Ansatzstelle der Sehne am Knochen nennt man *Insertion oder osteotendinösen Übergang.*

Auch Ligamente besitzen Insertionen am Knochen, die man dann osteo-ligamentäre Übergange nennt (Benjamin et al. 2006). Sie sind genauso aufgebaut wie die Insertionen der Sehnen.

Zwischen einer Ursprungs- oder Ansatzinsertion zu unterscheiden, ist funktionell nicht sinnvoll und strukturell ohnehin nicht möglich. Am Knochen-Sehnen-Übergang inseriert nicht nur die Sehne, sondern gelenknah auch Band- und Kapselgewebe.

Man unterscheidet zwei Formen des teno-ossalen Übergangs:

- Beim *direkten Übergang* (direkte Insertion) dringen die Fasern der Sehne, des Bandes und der Kapsel senkrecht in den Knochen ein und verbinden sich mit ihm. Diesen Übergang kann man auch als faserknorpelige Insertion bezeichnen (Doschak und Zernicke 2005).
- Beim *indirekten Übergang* (indirekte Insertion) legen sich die Fasern mehr oder weniger parallel an den Knochen an und verbinden sich so mit Periost und Knochen. Dieser Übergang wird auch faserige Insertion genannt (Doschak und Zernicke 2005).

Beide Formen kommen selten in Reinform vor. Meistens liegt eine Mischform aus direktem und indirektem Übergang vor, bei der die eine oder die andere Insertionsform überwiegt.

Die Insertionen bzw. die Sehnen und Ligamente entstehen embryonal durch Auswachsungen des Perichondriums. Die Insertionen entstehen letztendlich durch eine enchondrale Kalzifizierung und bilden eine klare Grenze (Zementlinie) zwischen kalzifiziertem Knorpel und den Lamellenknochen (Doschak und Zernicke 2005). Die direkten Insertionen findet man an knöchernen Prominenzen (Tuber, Tuberositas, Epicondylus, Crista usw.), meist am Ende eines Röhrenknochens. Die indirekten Insertionen kommen dagegen eher im (Diaphysen-)Bereich des Knochenschaftes vor (Benjamin et al. 2006).

2.9.2 Funktion

Der Knochen-Sehnen-Übergang ist eine Übergangszone, in der eine Verbindung zwischen dem weichen, elastischen Bindegewebe der Sehne, des Bandes und der Kapsel und dem harten, unelastischen Knochengewebe stattfindet. Diese Verbindung ermöglicht, dass Knochen bewegt oder stabilisiert werden können.

Zusammenfassung: Äußere Erscheinung und Funktion des Knochen-Sehnen-Übergangs

Beim Knochen-Sehnen-Übergang unterscheidet man zwischen dem

- direkten Übergang, bei dem die Fasern der Sehne, des Bandes und der Kapsel senkrecht in den Knochen eindringen, und dem
- indirekten Übergang, bei dem sich die Fasern mehr oder weniger parallel an den Knochen anlegen und sich so mit Periost und Knochen verbinden.

Der Knochen-Sehnen-Übergang sorgt für die Bewegung und Stabilisierung der Knochen.

2.9.3 Aufbau

Der direkte und der indirekte Knochen-Sehnen-Übergang sind unterschiedlich aufgebaut.

Direkter Knochen-Sehnen-Übergang

Der direkte Übergang vollzieht sich auf einer sehr geringen Distanz von nur maximal 1 mm und kann in vier Zonen eingeteilt werden:

- Zone 1: Sie besteht noch aus dem eigentlichen Sehnen- oder Ligamentgewebe.
- Zone 2: Sie ist ein Gebiet mit faserigem Knorpel.
- Zone 3: Sie ist ein Gebiet mit mineralisiertem Knorpel.
- Zone 4: Sie wird vom Knochen gebildet.

Die Grenze zwischen Zone 2 und 3 wird von der *Tidemark* (Grenzlinie) oder der *blauen Linie* gebildet. Die Tidemark ist manchmal, z. B. beim M. supraspinatus, eine Fortsetzung der blauen Linie des benachbarten Gelenkknorpels. Die Tidemark ist meist viel regelmäßiger aufgebaut als die Zementlinie. Der Übergang von Zone 2 zu Zone 3 sieht aus wie ineinandergreifende Finger. Diese Finger werden von Lacunae gebildet, in die auf der zur Zone 3 hingewandten Seite hypertrophierte Chondrozyten eingebettet sind (Moffat et al. 2008).

Den gesamte knorpelige Übergangsbereich kann sehr unterschiedlich dick sein (ca. 100 µm bis 1 mm) besitzen (Moffat et al. 2008). Die Dicke ist vor allem von der Belastung auf die Insertion abhängig. Aber auch Degenerationsprozesse können die Dicke dieser Zone beeinflussen. Zone 3 ist manchmal nur ca. 100 bis 300 µm dick (Doschak und Zernicke 2005), kann aber unter Umständen auch noch dünner oder manchmal überhaupt nicht vorhanden sein. Zone 2 und 3 können aber auch abhängig von der Belastung dicker werden (Benjamin et al. 2006). Außerdem kann man häufig im Alter eine Verdickung von Zone 3 feststellen.

Zone 3 und 4 werden durch die Zementlinie voneinander abgegrenzt. Sie ist wie die Zementlinie im Bereich des Knochen-Knorpel-Übergangs aufgebaut (Abb. 2.**103**).

Die Übergänge von der einen zur anderen Zone sind normalerweise sehr fließend (Motabagani und Meguid 2006).

Vergleich: Direkter Knochen-Sehnen-Übergang – Erasmus-Brücke

Die Verankerung einer Brücke mittels einer Stahl-Beton-Konstruktion am Boden lässt sich mit dem direkten Knochen-Sehnen-Übergang vergleichen: Bei der Erasmus-Brücke in Rotterdam sieht man, wie Stahlkabel in eine stabile Stahlmanschette übergehen. Aus dieser Manschette verbindet sich der Stahl der Stahl-Beton-Konstruktion mit der Fahrfläche. Auf der anderen Seite gehen die Stahlkabel in eine stabile Stahlmanschette über, die sich daraufhin mit der Stahlkonstruktion des Trägers verbindet (Abb. 2.**104**, Abb. 2.**105**, Abb. 2.**106**). So geht auch beim direkten Knochen-Sehnen-Übergang die Sehne über den Knochen-Sehnen-Übergang in den Knochen über.

Indirekter Knochen-Sehnen-Übergang

Am indirekten Knochen-Sehnen-Übergang unterscheidet man einen *oberflächigen* und einen *tiefen Teil*. Im oberflächigen Teil verbinden sich die Fasern der Sehne mit den oberflächigen und tiefen Schichten des Periosts. Im tiefen Teil verbinden sich die Fasern der Sehne direkt ohne intermediäre Knorpelzone mit dem Knochen.

Die Stabilität des oberflächigen Teiles des indirekten Übergangs entsteht durch Crosslinks, die sich zwischen den Fasern des Periosts und denen der Sehne bilden. Zusätzlich wird diese Insertion über Sharpey-Fasern stabilisiert, die eine Verbindung zum Knochen herstellen. Es wird noch dis-

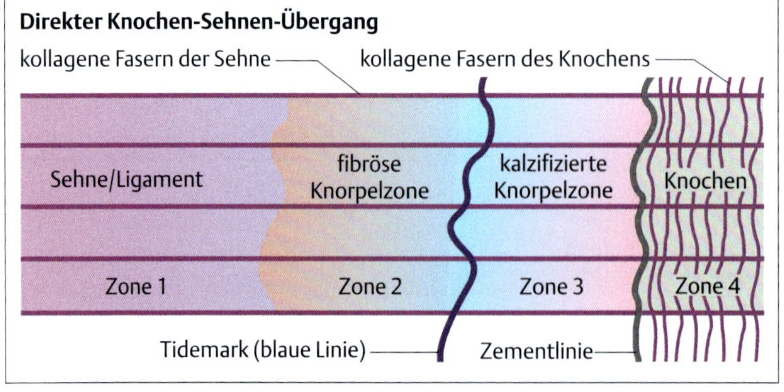

Abb. 2.**103** Aufbau eines direkten Knochen-Sehnen-Übergangs über seine 4 Zonen.

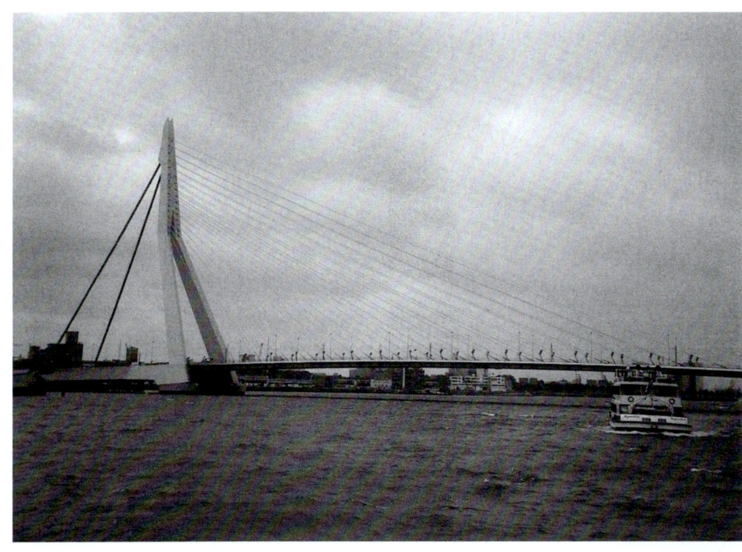

Abb. 2.**104** Erasmus-Brücke in Rotterdam (Übersichtsaufnahme) (Franz van den Berg).

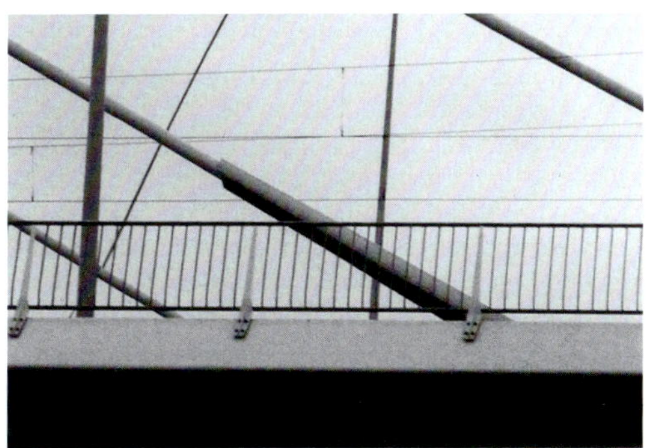

Abb. 2.**105** Detailaufnahme der Erasmus-Brücke in Rotterdam: Übergang der Stahlkabel in die Fahrfläche mittels einer stabilen Stahlmanschette (Franz van den Berg).

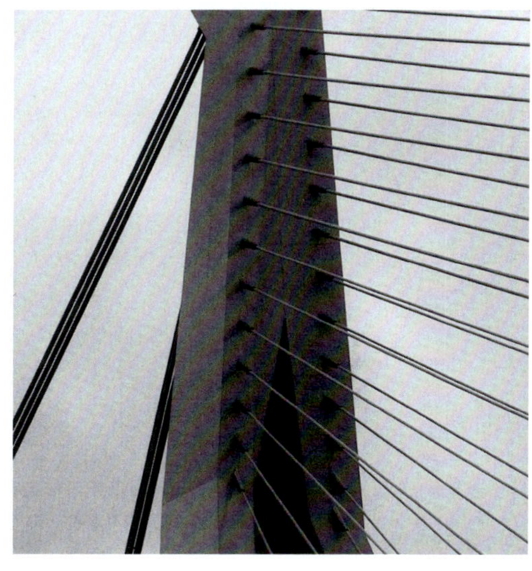

Abb. 2.**106** Detailaufnahme der Erasmus-Brücke in Rotterdam: Übergang der Stahlkabel in die Träger mittels Stahlmanschetten (Franz van den Berg).

kutiert, ob diese Sharpey-Fasern vom Periost oder vom Knochen gebildet werden (Abb. 2.**107**).

Der tiefe Teil des indirekten Knochen-Sehnen-Übergangs verbindet sich direkt mit dem Knochen. Es ist keine knorpelige Zwischenzone vorhanden. Die kollagenen Fasern der Sehne dringen direkt in den Knochen ein. Die Tidemark liegt zwischen Sehne und Knochen. Zum besseren Verständnis kann der oberflächliche Teil des indirekten Knochen-Sehnen-Übergangs mit einem Klebestreifen verglichen werden.

Vergleich: Indirekter Knochen-Sehnen-Übergang – Klebestreifen

Der Klebestreifen verbindet sich mit dem Poster und mit der Wand. Je größer und je schwerer das Poster ist, desto größer muss die Überlappungsfläche sein, damit am Klebestreifen an der Wand und am Poster eine ausreichende Haftung vorhanden ist. So auch beim Übergang vom Muskel zum Knochen: Je größer die Belastung ist, umso größer

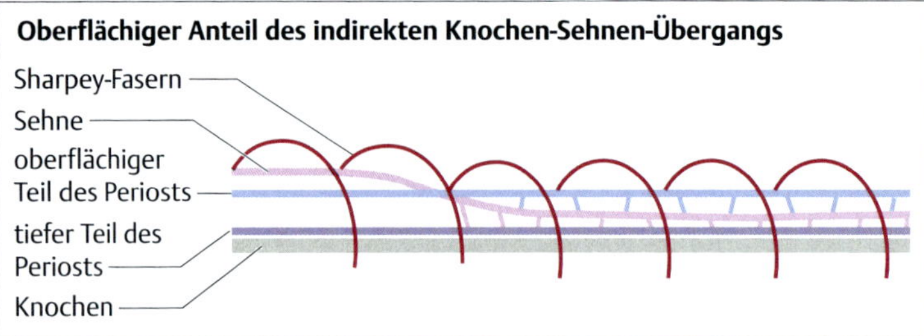

Abb. 2.**107** Oberflächiger Anteil des indirekten Knochen-Sehnen-Übergangs.

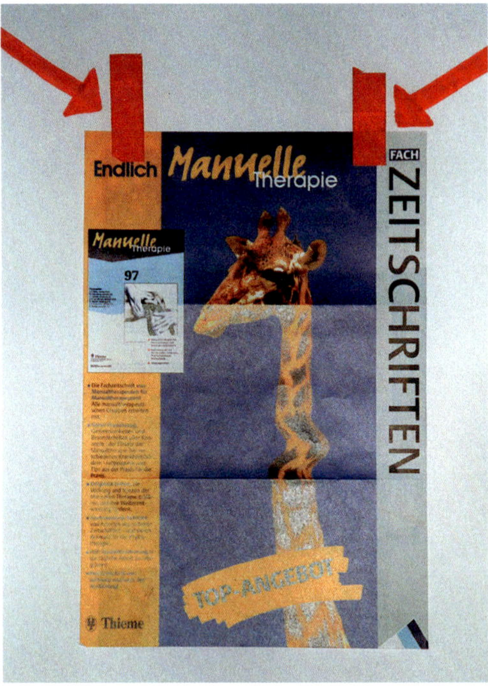

Abb. 2.**108** Das Poster wird mit Klebestreifen an der Wand befestigt. So verbindet auch der indirekte Knochen-Sehnen-Übergang den Muskel mit dem Knochen (Thieme Gruppe/Rosi Haarer-Becker).

muss die Überlappungsfläche zum Knochen und damit der Knochen-Sehnen-Übergang sein, damit eine stabile Verbindung zustande kommt (Abb. 2.**108**).

Zusammenfassung:
Aufbau des Knochen-Sehnen-Übergangs

Die Verbindung zwischen Sehne und Knochen kann auf zwei Weisen erfolgen, im direkten und im indirekten Übergang. Beim direkten Übergang geht die Sehne über fibröses und mineralisiertes Knorpelgewebe in das Knochengewebe über. Der indirekte Übergang wird in einen oberflächigen und einen tiefen Teil gegliedert. Der oberflächige Teil verbindet sich mit den oberflächigen und tiefen Anteilen des Periosts. Crosslinks zwischen den Fasern des Periosts und denen der Sehne gewährleisten Stabilität. Sharpey-Fasern stellen eine zusätzliche Verbindung mit dem Knochen her. Die Fasern des tiefen Teils des indirekten Knochen-Sehnen-Übergangs verbinden sich direkt mit dem Knochen.

2.9.4 Komponenten

Da der direkte und der indirekte Knochen-Sehnen-Übergang unterschiedlich aufgebaut sind, haben sie auch unterschiedliche zelluläre Bestandteile und Matrixanteile.

Zellen

Direkter Knochen-Sehnen-Übergang

In der Zone 1 des Knochen-Sehnen-Übergangs, der noch im Bereich der Sehne liegt, befinden sich Fibroblasten. Sie liegen zwischen den kollagenen Fasern und haben die für Fibroblasten typische längliche Form.

In den Zonen 2 und 3 sind die Zellen verändert: Sie sind größer und runder und im Bereich der faserigen Knorpelzone anfänglich chondrozytenähnlich oder Fibrochondrozyten. In der mineralisierten Knorpelzone sind es zunehmend Chondrozyten. Diese Zellveränderungen weisen eindeutig darauf hin, dass die Zonen 2 und 3 schlechter durchblutet sind als Zone 1. Die Zellen liegen in kleinen Gruppen bzw. Reihen in sog. Lacunae, etwas entfernt von den kollagenen Fasern. Die Anzahl der Zellen ist in Zone 3 deutlich geringer als in Zone 2, dafür bleiben die Zellen in Zone 3 bis ins hohe Alter synthetisch aktiv (Cooper und Misol 1970). In Zone 4, dem eigentlichen Knochenbereich, findet man typischerweise Osteoblasten bzw. Osteozyten.

Indirekter Knochen-Sehnen-Übergang

Die Zellen des indirekten Übergangs sind und bleiben Fibroblasten. Das ergibt sich aus der Tatsache, dass die Sehne, das Band und die Kapsel ausschließlich Fibroblasten besitzen, und es diese Strukturen sind, die sich mit dem Periost verbinden. Auch die Zellen des Periosts sind Fibroblasten. Nur dort, wo die Sehne mit ihrem tiefen Anteil als indirekter Übergang in den Knochen eindringt, werden die vorhandenen Zellen zu Osteoblasten bzw. Osteozyten.

Matrix

Fasern des direkten Knochen-Sehnen-Übergangs

Die kollagenen Fasern in Zone 1 werden überwiegend vom Kollagen Typ I, III, V und VI gebildet. Außerdem befinden sich in diesem Bereich einige elastische Fasern (Motabagani und Meguid 2006).

Die kollagenen Fasern bzw. Faserbündeln laufen parallel zueinander und zum Sehnenverlauf (geformtes Bindegewebe) (Van Wulfen und Bowker 2002). Die kollagenen Fibrillen haben einen Durchmesser von ca. 25 bis 140 nm und die Faserbündel von 150 bis 400 µm (Motabagani und Meguid 2006). Diese Fasern bzw. Faserbündel laufen in den Zonen 2 und 3 weiter. In Zone 3 bildet sich zum Teil ein mehr ungeformtes Fasernetzwerk, was sich dann mit dem kollagenen Netzwerk in Zone 4 verbindet.

In den Zonen 2 und 3 sieht man zusätzlich zu Kollagen Typ I und III auch noch Kollagen Typ II, IX, X und XI. Kollagen Typ II findet man vor allem im Bereich der faserigen Knorpelzone (Ralphs et al. 1992, Benjamin und Ralphs 1998, Sano et al. 2006). Kollagen Typ X kommt fast ausschließlich in Zone 3, der mineralisierten Knorpelzone, vor. Dieser Kollagen-Typ wird von hypertrophierenden Chondrozyten produziert, und initiiert somit die Kalzifizierung des Gewebes (Moffat et al. 2008).

Die Grenze zwischen der faserigen und der mineralisierten Knorpelzone wird von der stark basophilen Tidemark gebildet. Die Grenze zwischen mineralisiertem Knorpel und Knochen wird von der Zementlinie gebildet, die aber viel unregelmäßiger als die Tidemark ist (Motagabani und Meguid 2006).

Fasern des indirekten Knochen-Sehnen-Übergangs

Die Fasern des indirekten Knochen-Sehnen-Übergangs sind aus dem Kollagen Typ I, III, V und VI aufgebaut. Zusätzlich findet man noch einige elastische Fasern. Es handelt sich hier um die gleichen Fasern wie in Sehnen und Periost.

Grundsubstanz des direkten Knochen-Sehnen-Übergangs

Die Grundsubstanz in Zone 1 besteht überwiegend aus Dermatansulfat mit geringen Anteilen an Keratansulfat, Hyaluronsäure und Chondroitinsulfat. In den Zonen 2 und 3 findet man einen für Knorpel typischen Aufbau der Grundsubstanz mit großen Mengen an Hyaluronsäure, Chrondroitin-4- und -6-Sulfat und Keratansulfat. Je größer die Belastung auf diese Zone ist, desto mehr Chondroitin-6-Sulfat wird im Vergleich zu Chondroitin-4-Sulfat gebildet.

In Zone 4 dagegen überwiegen Chondroitin-4-Sulfat, Chrondroitin-6-Sulfat und etwas Keratansulfat.

Obwohl die Grundsubstanzmenge in den Zonen 1 und 4 im Vergleich zu den Zonen 2 und 3 sehr gering ist, ist die Wassermenge vor allem in Zone 1 sehr hoch und beträgt ca. 70 %. Durch die große Menge an Grundsubstanz im Faserknorpelbereich ist das Gewebe hier in der Lage, viel Wasser an sich zu binden, um damit seine Stabilität zu gewährleisten. Die Grundsubstanz im kalzifizierten Knorpel (Zone 3) bindet wie im Knochen nicht an Wasser, sondern an Mineralien.

Grundsubstanz des indirekten Knochen-Sehnen-Übergangs

Die Grundsubstanz in diesem Bereich beinhaltet Proteoglykane und Glykosaminoglykane, die überwiegend aus Dermatansulfat und geringen Mengen an Hyaluronsäure und Chondroitinsulfat bestehen. Wie bereits oben erwähnt, ist die Grundsubstanzmenge in diesem Bereich nicht sehr groß, der Wassergehalt im Gewebe aber dennoch sehr hoch. Das Wasser dient hier u. a. der reibungslosen Bewegung der kollagenen Fasern untereinander.

Nichtkollagene Proteine des direkten Knochen-Sehnen-Übergangs

Die nichtkollagenen Proteine im Bereich der Zone 1 sind Fibronektin, Laminin und Tenaskin. Im Bereich der Zonen 2 und 3 kommt Chondronektin hinzund In Zone 4 und damit im knöchernen Bereich findet man sehr viele unterschiedliche nichtkollagene Proteine wie und a. Osteokalzin, Osteopontin, Osteonektin, Dekorin und noch einige andere in geringeren Mengen. Wie überall sind die nichtkollagenen Proteine auch hier in der Lage, die verschiedenen Komponenten des Bindegewebes miteinander zu verbinden und damit als biologisches Klebemittel zu dienen.

Nichtkollagene Proteine des indirekten Knochen-Sehnen-Übergangs

Die nichtkollagenen Proteine im Bereich der Sehne, des Periosts und damit des indirekten Übergangs sind Fibronektin, Laminin und Tenaskin. Auch hier spielen sie für die Stabilität der einzelnen Gewebekomponenten untereinander und damit für das Gewebe insgesamt eine sehr große Rolle.

Fettgewebe im Bereich der Insertion

Verschiedene Untersuchungen haben gezeigt, dass sich innerhalb einer Sehne oder eines Ligaments, aber auch im Bereich deren Insertionen viel Fettgewebe vor liegt (Benjamin et al. 2006). Über dessen Aufgabe wird zum Teil noch spekuliert. Man findet dieses Fettgewebe im Bereich des Endotenons der Sehne, wo es als Füllgewebe, aber auch als Schmierung zwischen den einzelnen kollagenen Fasern bzw. Faserbündel dient. Auch im Bereich des Epitenons, an der Oberfläche der Sehne oder des Ligaments kommt es vor. In diesem Fettgewebe verlaufen viele Gefäße und Nerven. Die Nerven sind zum Teil autonome Nerven und in der Lage Substanz P und cacitonin gene-related peptide (CGRP) auszuschütten, was dann eine Schmerzwahrnehmung zur Folge hat. In diesem Bereich sind zusätzlich sehr viele Mastzellen anwesend, die zum Teil sehr nah an freien Nervenendigungen liegen, was eine neurale Beeinflussung dieser Zellen nahelegt (Benjamin et al. 2006).

Dieses Fettgewebe ist aber auch im Bereich der Insertion, vor allem in Zone 2, zu finden.

Man geht auch davon aus, dass die neurale Versorgung des Fettgewebes auch eine propriozeptive Aufgabe erfüllt. Benjamin und Kollegen behaupten sogar, dass in der Achillessehne nur das Fettgewebe innerviert ist und die eigentlich Sehne überhaupt nicht (Benjamin et al. 2006).

Zusammenfassung: Zellen und Matrix des Knochen-Sehnen-Übergangs

Die Zellen des Knochen-Sehnen-Übergangs sind im Bereich der Sehne und des Periosts überwiegend Fibroblasten. Im Bereich der Knorpelzone des direkten Übergangs zeigen sich dagegen Chondroblasten/Chondrozyten bzw. chondroblastenähnliche Zellen oder Fibrochondrozyten und im Bereich des Knochens erwartungsgemäß Osteoblasten bzw. -zyten. Die Fasern im Übergangsbereich sind vor allem die kollagenen Fasern Typ I, III, V und VI. Im Bereich der Knorpelzone liegt außerdem Kollagen Typ II, IX, X und XI vor. Die Grundsubstanz wird überwiegend von Dermatansulfat und geringen Mengen Hyaluronsäure und Chondroitinsulfat gebildet. Nur im Bereich der Knorpelzone ist der Anteil an Hyaluronsäure und Chrondroitinsulfat bedeutend größer. Die nichtkollagenen Proteine sind hier zum größten Teil Tenaskin, Fibronektin und etwas Laminin. Im Knorpelbereich trifft man dagegen überwiegend Chondronektin an. Im Knochen werden die nich-kollagenen Proteine von Osteokalzin, Osteopontin, Osteonektin und Dekorin gebildet.

2.9.5 Durchblutung und Innervation

Durchblutung

Direkter Knochen-Sehnen-Übergang

Der innere Bereich der Sehne und des Bandes wird über Gefäße durchblutet, die parallel zu den kollagenen Fasern verlaufen. Diese Gefäße sind jedoch nicht sehr zahlreich und nur sehr klein. Der Knochen dagegen wird reich durchblutet. Die meisten Gefäße im Bereich der Sehne oder des Ligaments findet man im sog. peritendinösen oder periligamentären Bindegewebe (Doschak und Zernicke 2005).

Beim direkten Übergang sieht man, dass die meiste Gefäße im Inneren der Sehne oder des Bandes blind als Kapillare enden. Die Gefäße, die im äußeren Bereich der Sehne, im sog. externen Peritendineum, verlaufen, verbinden sich dagegen mit den Gefäßen des Periosts.

In Zone 2 (fibröse Knorpelzone) gibt es nur wenige Gefäße (Motabagani und Megoid 2006).

Die kalzifizierte Knorpelzone wird über einige Gefäße, die in einem ähnlichen Kanalsystem wie im Knochen verlaufen, durchblutet (Clark 1990). Der Durchmesser der Gefäße beträgt ca. 20 bis 40 μm.

Normalerweise passieren aber nur wenige Gefäße die Zementlinie (Doschak und Zernicke 2005). Angiogenesestimulierende (vascular endothelial growth factor – VGEF) und -hemmende (Endostatin) Faktoren steuern die Neubildung von Gefäßen und damit die Durchblutung in diesem Bereich. Bei Degenerationen und/oder wiederholten Verletzungen kann es vorkommen, dass weniger angiogenesehemmende Stoffe und mehr angiogenesestimulierende Faktoren produziert werden (Benjamin et al. 2006, Norrdin et al. 1998).

Die Gewebe im Übergangsbereich sind durch die ungleichmäßige Durchblutung auch teilweise von Diffusions- und Osmoseprozessen abhängig, um ihren Stoffwechsel zu gewährleisten. Das hat natürlich für Dauer und Qualität von Regenerations- und Heilungsmöglichkeiten eher negative Konsequenzen.

Indirekter Knochen-Sehnen-Übergang

Beim tiefen Anteil des indirekten Übergangs sieht man, dass die Gefäße im inneren Teil der Sehne direkt mit den Gefäßen des Knochens anastomosieren. Im oberflächigen Teil verbinden sich die Gefäße mit den Gefäßen des Periosts. Die indirekte Insertion wird somit reich durchblutet. Die Regenerations- und Heilungsmöglichkeiten sind sehr gut.

Innervation

Direkter Knochen-Sehnen-Übergang

Bänder und Kapsel sind deutlich besser innerviert als Sehnen. Bänder, Kapsel und Sehnen werden dabei nicht nur sensibel, sondern auch propriozeptiv versorgt. Der Bereich der beiden Knorpelzonen des Knochen-Sehnen-Übergangs ist nur gering innerviert, ähnlich wie bei der Gefäßversorgung (Doschak und Zernicke 2005). Der Knochen ist wieder sehr gut innerviert. Die Propriozeptoren sind, wie z. B. auch im vorderen Kreuzband, in einen Reflexkreis mit der Muskulatur eingebunden (Doschak und Zernicke 2005).

Indirekter Knochen-Sehnen-Übergang

Der gesamte Bereich des indirekten Übergangs ist gut innerviert. Die Sehne, selbst sensibel und propriozeptiv innerviert, wird vor allem durch Nerven aus dem reich innervierten Periost versorgt. Auch der Knochen ist gut innerviert.

Zusammenfassung: Durchblutung und Innervation des Knochen-Sehnen-Übergangs

Das Gewebe im Bereich des direkten und indirekten Knochen-Sehnen-Übergangs ist durchblutet und innerviert. Eine Ausnahme bildet – wie stets – das Knorpelgewebe in den Zonen 2 und 3 des direkten Knochen-Sehnen-Übergangs. Dort fehlen die Durchblutung und Innervation. Von den beteiligten Strukturen werden der Knochen und das Periost am besten mit Blut versorgt. Bänder und Kapsel sind weniger gut, aber deutlich besser und reichlicher als das Sehnengewebe versorgt.

2.9.6 Physiologie: Spezifische Belastungsreize

Die Stabilität des Knochen-Sehnen-Übergangs ist, wie bei allen bindegewebigen Strukturen, von der Anzahl der physiologischen Belastungsreize abhängig. Diese unterscheiden sich je nach Zone beim direkten und indirekten Übergang.

Direkter Knochen-Sehnen-Übergang

Die adäquate Belastungsform in Zone 1 ist die Zugbelastung. Zug auf den teno-ossalen Übergang entsteht bei jeder Kontraktion eines Muskels. Für die Bänder- und Kapselstrukturen, die auch am Knochen inserieren, kommt es normalerweise erst am Ende einer Gelenkbewegung zu einer Zugbelastung. Bei Bändern und Sehnen erkennt man die Ausbildung eines direkten Ansatzes. Die Kapsel dagegen entwickelt nur indirekte Ansätze mit dem Periost. In den Zonen 2 und 3 werden die Zugbelastungen in Druckbelastungen umgewandelt. Druck ist der physiologische Reiz für den Erhalt eines funktionsfähigen Knorpelgewebes (Abb. 2.**109**). Der Kompressionsbelastung ist aber in Zone 3 weitaus größer als in Zone 2 (Moffat et al. 2008).

Durch die Verbindung der kollagenen Fasern einer Sehne oder eines Bandes mit den Fasern des Knochens sind auch diese Fasern Zugbelastungen ausgesetzt. Wie in Kapitel 2.1 beschrieben, benötigt der Knochen diese Belastungen, weil sonst der Knochen abgebaut würde. Der Verlust von Mineralien würde auch den Sehnen-Knochen-Übergang schwächen.

Im Bereich der Insertion nimmt die Steifigkeit von Zone 1 zu Zone 4 langsam zu. Trotzdem gibt es auch hier auch eine gewisse Elastizität. Untersuchungen im Bereich der M. semitendinosis haben gezeigt, dass die Aponeurose dieser Muskeln eine Elastizität von ca. 8 %, die Sehne selber von ca.

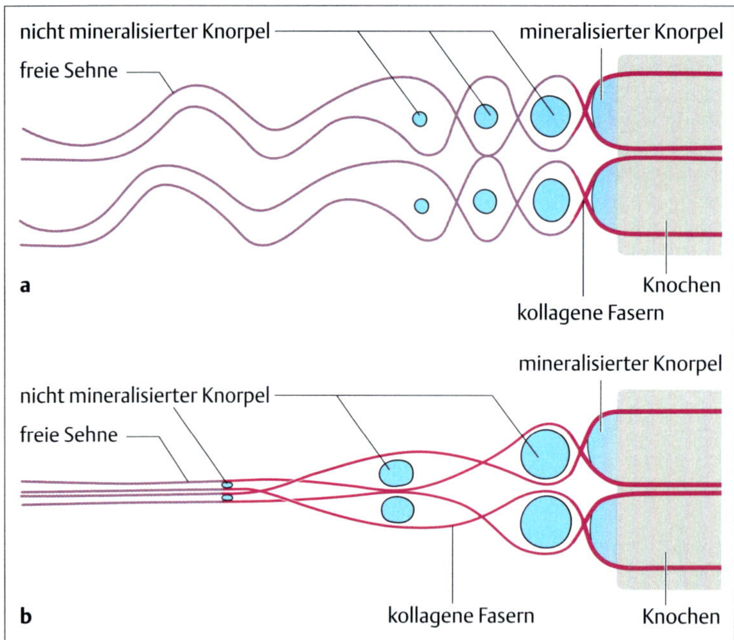

Abb. 2.**109** Belastung der Zone 2 während einer Zugbelastung auf den Knochen-Sehnen-Übergang.
a entlastet **b** belastet

2% und die Insertion von ca. 3% besitzt. Im Bereich der Supraspinatussehne dagegen ist die Elastizität in der Sehne größer als im Insertionsbereich (Doschak und Zernicke 2005).

Bei einen nominalen Belastung (Nennbelastung) von 5 – 10% ist die Verformung in Zone 2 größer als in Zone 3, bei einer nominalen Belastung von 15 – 20% ist es genau umgekehrt (Moffat et al. 2008). Eine Sehne oder ein Ligament können sich, ohne Verletzung, um ca. 6% verlängern (Benjamin et al. 2006).

Indirekter Knochen-Sehnen-Übergang

Regelmäßige Belastungen stellen auch für den indirekten Übergang eine wichtige und funktionserhaltende Notwendigkeit dar. Die ständige Zugbelastung am Knochen durch den tiefen Teil des indirekten Übergangs einer Sehne bzw. eines Bandes gewährleistet, dass der Knochen seine Stabilität behält.

Im oberflächigen Teil des indirekten Ansatzes sorgen regelmäßige Belastungsreize dafür, dass immer wieder genügend Verbindungen, Crosslinks, zwischen den kollagenen Fasern der Sehne, des Bandes und des Periosts vorhanden sind.

Zusammenfassung: Spezifische Belastungsreize für den Knochen-Sehnen-Übergang

Der Knochen-Sehnen-Übergang benötigt zum Erhalt seiner physiologischen Funktionen unterschiedliche Belastungsreize, die dem verschiedenen Aufbau und den verschiedenen Zell- und Matrixkomponenten entsprechen. Beim direkten Knochen-Sehnen-Übergang sind folgende Reize notwendig:

- Zone 1: Zugbelastung
- Zonen 2 und 3: Druckbelastung
- Zone 4: Zugbelastungen

Der indirekte Knochen-Sehnen-Übergang benötigt:

- Im tiefen Teil: Zugbelastung
- Im oberflächigen Teil: Zugbelastung

2.9.7 Pathophysiologie: Degeneration, Alterung und Traumen

Pathophysiologische Veränderungen des Knochen-Sehnen-Übergangs sind zum einen degenerative Erscheinungen, die entweder während des Alterungsprozesses oder nach Immobilisation entstehen, zum anderen Traumen, wobei die verschiedenen Zonen des Übergangs unterschiedlich häufig betroffen sind und unterschiedliche Regenerationsmöglichkeiten aufweisen.

Degeneration im Alter

Die degenerativen Veränderungen können, abhängig vom Aktivitätsniveau der Betroffenen, während des Alterungsprozesses entstehen. Der Grund liegt darin, dass im höheren Alter die Anzahl der Zellen geringer wird, und dass die Syntheseaktivität der vorhandenen Zellen nachlässt. Hinzu kommt, dass sich ältere Menschen häufig weniger bewegen als jüngere, ihre Zellen sind dadurch in geringerem Maße zur Synthese stimuliert. Die gesenkte Syntheseaktivität führt letztlich zu einem quantitativen Verlust von Gewebe. Die Aufbauprozesse produzieren nicht mehr ausreichend neues Gewebe, die Abbauprozesse laufen jedoch weiter. Entsprechend nimmt die Belastbarkeit der Sehne und vor allem auch die des Knochens deutlich ab. Dennoch ist der Körper auch im hohen Alter noch in der Lage, bei Verletzungen des Übergangs zu regenerieren. Der Syntheseprozess ist immer noch ausreichend genug, wieder einen belastungsstabilen Übergang zu gewährleisten.

Zudem werden in diesem Bereich mit zunehmendem Alter Zysten im Knochen gebildet. Ferner kommt es zu einem Verlust und zu Rupturen der Sharpey-Fasern, zu Rissen und Fragmentierungen der Sehne und zu einer Abnahme der Zellzahl (Brewer 1979).

Knochenmasse und Stabilität erreichen ihre Maxima in der 3. Dekade. Danach verlieren Frauen im Laufe der Jahre ca. 35% ihrer Kortikalis und ca. 50% ihrer Spongiosa. Das bedeutet einen Verlust von ca. 0,3 – 0,5% pro Jahr. Außerdem werden diese Vorgänge in den ersten 6 bis 10 Jahren der Menopause zusätzlich um ca. 2 – 3% beschleunigt.

Männer verlieren dagegen nur ca. zwei Drittel der Knochenmasse der Frauen (Riggs 1986).

Nach einer Verletzung des vorderen Kreuzbandes kommt es zu einem Kalziumverlust im Bereich der proximalen Insertion des medialen kollateralen Bandes, was eine steigende Laxität des medialen Bandes zur Folge hat (Doschak und Zernicke 2005).

Traumen des direkten und indirekten Knochen-Sehnen-Übergangs

Die Traumatisierung des Knochen-Sehnen-Übergangs, vor allem in chronischer Form (Mikrotraumen), ist ein Problem, mit dem viele Physiotherapeuten regelmäßig konfrontiert werden. Das bekannteste Beispiel hierfür ist sicher der berüchtigte Tennisellenbogen. Häufig liegen die Schädigungen im Bereich der Sehne oder des Ligaments.

Belastungen, die auf den Knochen-Sehnen-Übergang einwirken, erweisen sich als drei- bis viermal so groß wie gleiche Kräfte, die auf eine Sehne oder ein Ligament einwirken. Außerdem sind die Kräfte, die auf den Übergang einer Sehne treffen, normalerweise viel größer als die, die auf den Übergang einer Kapsel oder eines Bandes wirken. Der Grund dafür liegt in der geringeren Elastizität der Sehnen verglichen mit einem Band oder einer Kapsel. Die gering elastische Sehne absorbiert die Kräfte in geringerem Maße als z. B. das Band. Die einwirkenden Kräfte übertragen sich also viel schneller auf den Knochen-Sehnen-Übergang.

Die Geschwindigkeit, mit der ein Band oder eine Sehne unter Spannung gebracht wird, beeinflusst die Art der entstehenden Verletzung: Bei schnell auftretenden Belastungen entstehen vor allem Schädigungen der Sehne oder des Ligaments selbst. Bei langsam auftretenden Belastungen findet die Schädigung vor allem im Bereich der Zone 4 statt. Eine Ausnahme bilden junge Menschen. Bei ihnen wird unabhängig von der Geschwindigkeit der eintretenden Belastung in den meisten Fällen die Zone 4 geschädigt. Direkte Übergänge sind häufiger von Traumen betroffen als indirekte.

Meist finden Verletzungen im Bereich der Zonen 1 und 4 statt, manchmal auch am Übergang von Zone 3 zu Zone 4 (Zementlinie). Das mediale kollaterale Band des Knies wird am häufigsten in Bereich der Zone 4 verletzt, man spricht dann von einer sog. Avulsionsfraktur. Problematisch ist hier vor allem, dass der subchondrale Knochen deutlich schwächer ist als die Übergangszone (Zone 3) (Doschak und Zernicke 2005).

Bei Degeneration im Bereich der Insertionen kann es immer wieder zu einem Zellclustering und einer verstärkten Matrixsynthese kommen, die Folge sind knöcherne Sporne (z. B. Fersensporn) (Doschak und Zernicke 2005).

Nach Rupturen von Sehnen bzw. Ligamenten (Zone 1) mit nachfolgender Immobilisation werden dünnere kollagene Fibrillen gebildet, wodurch sich die Belastbarkeit des Gewebes reduziert. Finden dagegen die Verletzungen im Bereich der Zone 4 statt, wirkt sich eine kurze Immobilisationsperiode eher positiv auf die Stabilität aus (Doschak und Zernicke 2005).

Traumen in Zone 4

Am meisten in Mitleidenschaft gezogen ist die Zone 4 des direkten Übergangs. Es kann zu Abriss- oder Avulsionsfrakturen kommen. Bei älteren Menschen mit Osteoporose nimmt die Häufigkeit dieser Verletzungsart zu. Sie kann aber auch Folge einer Ruhigstellung sein, die zur Demineralisierung des Knochens führt, oder sie entsteht bei sehr jungen Menschen, deren Knochen noch nicht endgültig ausgewachsen sind.

Eine Verletzung im Bereich der Zone 4 hat eine gute Prognose. Der Knochen heilt normalerweise gut. Voraussetzung ist aber, dass in der Zeit der Heilung die Belastung auf den Übergang deutlich reduziert wird. Entsteht eine Diastase zwischen den beiden Knochenteilen, kann es notwendig sein, diese Teile operativ zu verbinden (Abb. 2.**110**).

Traumen in Zone 1, 2 und 3

Probleme in den Zonen 1, 2 und 3 des direkten Übergangs sind eher selten. Liegt in diesen Zonen doch ein Defekt vor, dann in ca. 70 % der Fälle im Bereich der Zone 3 bzw. im Übergang von Zone 3 zu Zone 4. Die Zone 2 und/oder der Übergang von Zone 1 zu Zone 2 sind in ca. 30 % der Fälle betroffen. Da dieser Bereich schlecht durchblutet ist, sind die Heilungsmöglichkeiten hier nicht sehr gut. Dies zeigt sich hin und wieder auch bei der Behandlung des Tennisellenbogens, bei der dann nur eine unbefriedigende oder nur sehr langsame Reaktion auf die Therapie erfolgt.

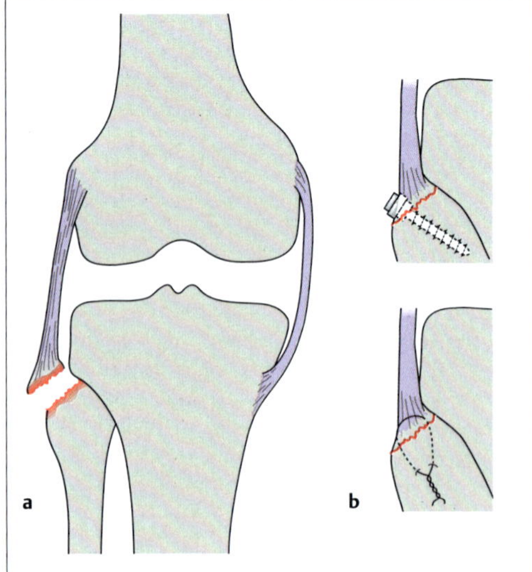

Abb. 2.**110** Avulsionsfraktur und deren Behandlung. **a** nach Abriss. **b** und die operativen Methoden Schraube und Cerclage.

Immobilisation

Große Probleme für den Knochen-Sehnen-Übergang entstehen durch Immobilisation. Stärke und Stabilität des Übergangs werden durch die Ruhigstellung sehr stark vermindert, weil Belastung und Belastbarkeit in sehr kurzer Zeit gravierend abnehmen. Betroffen sind dabei alle Anteile des Übergangs, die Sehne, der Übergang und der Knochen, in dem die Sehne verankert ist. Nach 8 Wochen Immobilisation sinkt die Belastbarkeit des Übergangs um 61 bis 69 %. Es treten dann ca. 20 % mehr Avulsionsfrakturen auf.

Der indirekte Übergang ist von einer Immobilisation stärker betroffen als der direkte. Das liegt möglicherweise daran, dass im direkten Übergang in den Zonen 2 und 3 weniger Umbauaktivität vorhanden ist als im indirekten Übergang. Außerdem wird beim indirekten Übergang im subperiostalen Bereich durch eine erhöhte Aktivität von Osteoklasten Knochen resorbiert. Dadurch verliert vor allem der tiefe Teil dieses Übergangs an Festigkeit, die Stabilität des Knochens wird schlechter.

Zusammenfassung: Pathophysiologie des Knochen-Sehnen-Übergangs

Eine Traumatisierung des Knochen-Sehnen-Übergangs findet man vor allem beim direkten Übergang. Der indirekte Übergang dagegen ist deutlich seltener von Verletzungen betroffen. Die meisten Verletzungen des direkten Übergangs entstehen in dem Übergang von Zone 3 zu Zone 4. Durch die gute Durchblutung des Knochens besteht aber eine gute Prognose. Die Verletzungen, die in dem Übergang von Zone 1 zu Zone 2 stattfinden, zeigen aufgrund der geringeren Durchblutungssituation in diesem Bereich eine deutlich schlechtere Prognose. Die Geschwindigkeit, mit der Kräfte auf einen Übergang einwirken, hat einen sehr großen Einfluss auf das Ausmaß und die Häufigkeit von Verletzungen. Je schneller die Kräfte einwirken, desto größer ist diese Belastung und damit die Gefahr einer Verletzung. Sehnen sind häufiger verletzt als Bänder und Kapsel. Der Grund ist ihre deutlich geringere Elastizität. Die Gefahr für Verletzungen steigt besonders nach einer Immobilisationsperiode, weil auch im Knochen-Sehnen-Übergang die Belastbarkeit aller ruhiggestellten Strukturen sehr stark abnimmt.

2.9.8 Regeneration

Die negativen Auswirkungen einer Immobilisation können wieder rückgängig gemacht werden, aber es braucht viel Zeit und regelmäßige physiologische Belastungen. Der Übergang darf auf keinen Fall überlastet werden, denn dadurch können erneut Verletzungen entstehen. Die Gefahr einer Überbelastung ist aber vorhanden, da die Belastbarkeit des Übergangs nach einer Immobilisationsperiode von ca. 4 Wochen nur noch ca. 20% beträgt.

Wird der Übergang über einen Zeitraum von ca. 9 Wochen nach einer Immobilisation regelmäßig und physiologisch belastet, gestaltet sich der morphologische Aufbau wieder normal. Die Belastbarkeit ist dagegen noch immer nicht höher als ca. 80%.

Die normale Belastbarkeit eines Übergangs ist nach einer Ruhigstellung erst nach einer Zeitspanne von vier Monaten bis zu einem Jahr wieder hergestellt.

Sehnen und Ligamente erholen sich nach einer Ruhigstellung deutlich schneller als die Übergänge.

Trainingseffekte

Der Effekt, den Training auf einen Übergang hat, ist noch nicht gänzlich untersucht worden. Man kann zum einen feststellen, dass die morphologischen Veränderungen durch Training nur ganz gering sind: Ligament oder Sehne werden etwas dicker, die Menge an Kollagen nimmt etwas zu und die kollagenen Fasern nehmen in ihrem Umfang leicht zu. Aber trotz dieser nur geringfügigen Veränderungen steigt die Belastbarkeit eines Übergangs nach einem Training deutlich und nachweisbar an.

Qin wies nach, dass pulsierter Ultraschall die Härte der Knochenmatrix und des Insertionsbereichs optimiert (Qin et al. 2006).

Verlauf und Prognose

Die Heilung nach einer Verletzung des indirekten Knochen-Sehnen-Übergangs nimmt einen unterschiedlichen Verlauf und hat eine andere Prognose als die des direkten Übergangs. Der indirekte Übergang wird, wie schon besprochen, seltener verletzt und heilt außerdem schneller und besser, weil das Gewebe besser durchblutet ist. Die Heilung läuft in drei Stadien ab (s. S. 67 ff.).

Wundheilungsphasen

In der vaskulären Phase der Entzündungsphase erfolgen die Gerinnung und die Reparatur des Gefäßsystems. In der zellulären Phase findet die Einwanderung von Fibroblasten und Myofibroblasten statt, die die Synthese von Kollagen Typ III einleiten. In der nachfolgenden Proliferationsphase wird die Produktion von Kollagen und anderen Matrixkomponenten gesteigert, wobei die Produktion von Kollagen deutlich im Vordergrund steht. In der abschließenden Umbauphase wird das ursprünglich angelegte Netzwerk, überwiegend aus Kollagen Typ III bestehend, in das belastungsstabilere Kollagen Typ I umgewandelt. Außerdem nimmt die Produktion von Glykosaminoglykanen und Proteoglykanen deutlich zu.

Die Wundheilung des direkten Übergangs verläuft erheblich komplizierter, vor allem wenn die Verletzung im Übergang zwischen Zone 1 und 2 aufgetreten ist. In diesem Bereich, der schlecht durchblutet wird, kann keine normale Wundheilung mit ihren verschiedenen Stadien nur schlecht ablaufen. Alle Stoffe, die die Zellen zur Heilung bzw. Regeneration benötigen, müssen durch Diffusion und Osmose von dem umliegenden Gewebe geliefert werden. Um die Diffusions- und Osmoseprozesse bzw. die Durchblutung des umliegenden Gewebes so gut wie möglich zu unterstützen und die Versorgung mit Nährstoffen für das Verletzungsgebiet zu verbessern, werden hier häufig durchblutungsfördernde Maßnahmen, wie z.B. Friktionen, als Therapie angewandt.

Verletzungen im Übergang von Zone 3 zu Zone 4 oder von Zone 4 selbst haben wieder eine bessere Prognose, weil die Durchblutung in diesen Bereichen deutlich besser ist. Die Wundheilung ist mit der eines Knochens nach einer Fraktur vergleichbar (s. S. 113 ff.).

Bei allen Verletzungen im Übergangsbereich ist es wichtig, dass physiologische Belastungen in dosierter Form auf das heilende Gewebe einwirken können. Ohne diese Belastungsreize kann kein stabiler und funktionsfähiger Übergang entstehen.

Zusammenfassung:
Regeneration des Knochen-Sehnen-Übergangs

Die Regeneration des Knochen-Sehnen-Übergangs nach einer Immobilisation dauert sehr lange, bis zu einem Jahr. In vielen Fällen ist sie nicht gänzlich möglich. Training beeinflusst die Regeneration positiv. Fraglich ist bei jetzigem Kenntnisstand, wie konkret die Übergangsbereiche durch Training beeinflusst werden können. Obwohl im morphologischen Aufbau einer Sehne bzw. eines Ligaments nur geringfügige Veränderungen auftreten, nimmt die Belastbarkeit dieser Strukturen durch Training offensichtlich zu. Der Heilungsprozess nach einer Verletzung verläuft beim indirekten Übergang deutlich günstiger als beim direkten Übergang. Der Grund dafür liegt in der besseren Durchblutung des indirekten Übergangs. Im Bereich des direkten Übergangs haben die Verletzungen im Knorpelbereich die schlechteste Prognose.

Hier fehlt die Durchblutung völlig. Außer im Knorpelbereich durchläuft die Wundheilung alle Phasen, die man in der Regel auch in allen anderen Gewebsarten vorfindet.

2.10 Sehne

Die Sehne gehört zu den *bindegewebigen, nichtkontraktilen* Elementen des Muskels. Sie ist in das Kontinuum der bindegewebigen Strukturen des Muskels eingebunden. Das bindegewebige Kontinuum des Muskels beginnt am Knochen, am teno-ossalen Übergang, und wird im weiteren Verlauf zur Sehne. Das Bindegewebe der Sehne geht in Form des Epimysiums, Perimysiums und Endomysiums in das Bindegewebe des Muskelbauchs über. Auf der anderen Seite des Muskelbauchs wird das Bindegewebe wieder zur Sehne, die dann wieder eine Verbindung mit einem (anderen) Knochen eingeht. Die Sehnen stehen dabei auch in Verbindung mit der *kontraktilen* Einheit des Muskels.

Das Bindegewebe des Muskels verbindet also zwei Knochen. Dank dieser Verbindung und durch die Funktion des kontraktilen Gewebes des Muskels können Knochen gegeneinander bewegt werden.

Neben der Sehne, die in diesem Kapitel besprochen wird, gehören zu den bindegewebigen, nichtkontraktilen Anteilen eines Muskels also auch

- der Knochen-Sehnen-Übergang,
- der Muskel-Sehnen-Übergang und das Bindegewebe innerhalb des Muskelbauchs.

Der Knochen-Sehnen-Übergang wurde bereits in Kapitel 2.9 besprochen. Der Muskel-Sehnen-Übergang und das Bindegewebe innerhalb des Muskelbauchs werden in Kapitel 2.11 beschrieben. Kapitel 2.12 beschäftigt sich mit den kontraktilen Anteilen eines Muskels.

2.10.1 Äußere Erscheinung

Sehnen sind feste, meist runde Strukturen mit einer weiß glänzenden Farbe. Ihr Aussehen erinnert an ein Seil oder ein Kabel (Abb. 2.**111**).

Es gibt auch flache und breite Sehnen, z. B. die des M. tensor fasciae latae. Diese Sehnenform ähnelt eher z. B. einem Sicherheitsgurt im Auto. Einige Muskeln zeigen keine deutlich ausgeprägten Sehnen in ihrem Insertionsbereich, sondern sind direkt mit ihrem Muskelgewebe und dem sie umgebenden Bindegewebe mit dem Knochen verwachsen. Beispiele dafür sind die Ursprünge der Mm. pectineus und extensor carpi radialis longus.

2.10.2 Funktion

Sehnen übertragen die Aktivität des Muskels auf den Knochen und ermöglichen damit Bewegungen.

Zusammenfassung:
Äußere Erscheinung und Funktion der Sehne

Sehnen sind feste, weiß glänzende Strukturen, die entweder rund wie ein Seil oder Kabel sind oder flach wie ein Sicherheitsgurt. Sie übertragen die Muskelaktivitäten auf den Knochen.

2.10.3 Aufbau

Der Aufbau einer Sehne ist nicht in allen Bereichen einheitlich und damit eher kompliziert. Es gibt Bereiche, in denen man nur Sehnengewebe vorfindet,

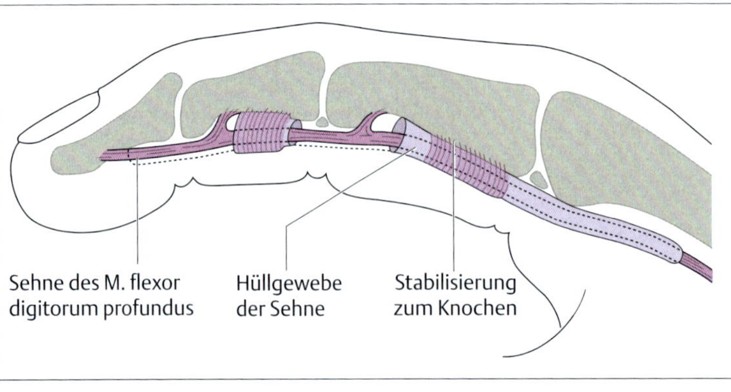

Abb. 2.**111** Sehne des M. flexor digitorum profundus im Bereich des Fingers.

in anderen Bereichen hat sich um die Sehne eine Gleitschicht entwickelt, die Sehnenscheide (Vagina tendinis bzw. Vagina tendinum). Die Sehnenscheiden werden dort gebraucht, wo sich die Sehne gegenüber einem anderen Gewebe, meistens dem Knochen, bewegt. Ein typisches Beispiel sind die Sehnenscheiden im Bereich des Handgelenks und des Fußes. An den Stellen, an denen die Sehne um einen Knochen gelenkt wird und einem großen Druck ausgesetzt ist, entwickelt sich ein Knorpelbereich innerhalb der Sehne. Die Sehne des M. biceps brachii z. B. weist im Bereich des Radius einen Knorpelbereich auf.

Makroskopischer Aufbau

Grundsätzlich kann der Aufbau einer Sehne wie folgt beschrieben werden: Der Hauptanteil der Sehne wird durch lange, wellenförmig angelegte kollagene Fasern des Typs I bestimmt. Die Fasern liegen parallel aneinander und verlaufen vom Knochen-Sehnen-Übergang in Richtung Muskelbauch oder umgekehrt. Zusätzlich zum wellenförmigen Verlauf sind die einzelnen Fasern noch leicht spiralig angeordnet (Abb. 2.**112**).

Der wellenförmige Verlauf gewährleistet, dass die auf die Sehne einwirkenden Belastungen besser abgefangen werden können. So wird bei einer Zugbelastung zunächst die Wellenform aufgehoben. Anschließend kommt es zu einer langsamen und gleichmäßigen Belastung des Kollagens. Auch nachdem die kollagenen Fasern unter Spannung gebracht wurden, wird durch die spiralige Anordnung eine sehr große Belastungsstabilität erreicht. Die Belastbarkeit einer Sehne ist sehr hoch und kann 500 bis 1000 kg/cm^2 betragen, sie ist damit stabiler als ein Stahlseil der gleichen Größenordnung. Das Aufheben der Wellenform und damit das Straffen der kollagenen Fasern hat eine Verlängerung der Sehne um ca. 5 % zur Folge. Diese Verlängerung bzw. dieses Straffen der kollagenen Fasern nennt man „Crimp". Durch elastische Fasern und verschiedene Komponenten der Grundsubstanz wird die Sehne nach der Belastung wieder in ihre ursprüngliche Wellenform zurückgebracht.

Neben den längs verlaufenden kollagenen Fasern bzw. Faserbündeln, die weitaus den größten Anteil der Sehne ausmachen, gibt es noch einige Fasern, die quer und spiralig verlaufen. Diese Fasern haben die Aufgabe, Quer- und Rotationsbelastungen zu absorbieren (Riley 2004).

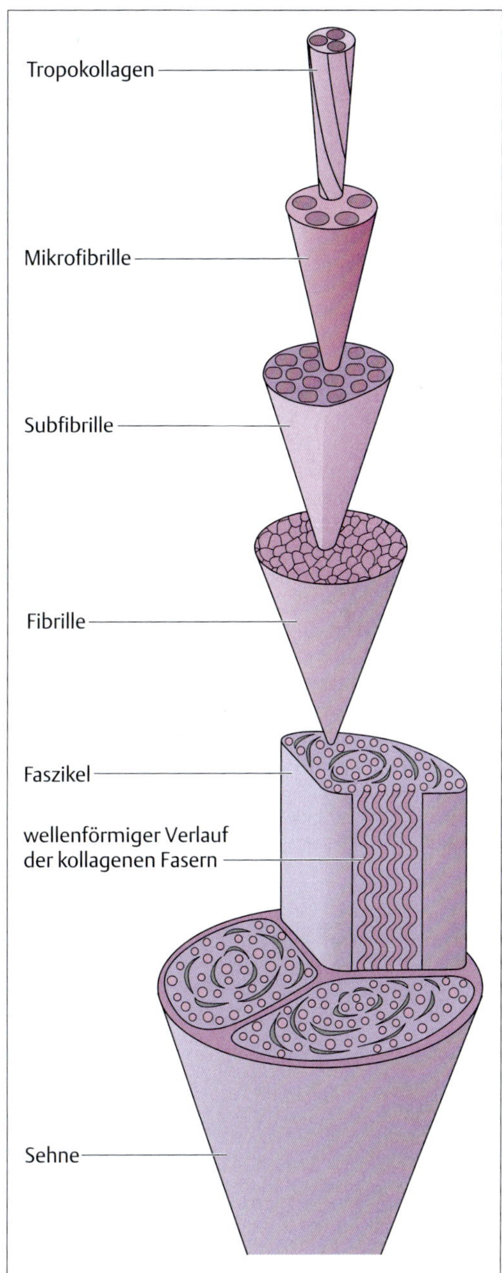

Abb. 2.**112** Aufbau einer Sehne vom Faszikel (makroskopisch) bis zum Tropokollagen (mikroskopisch).

Mikroskopischer Aufbau

Betrachtet man den mikroskopischen Aufbau einer Sehne bzw. einer Sehne mit Sehnenscheide sieht man Folgendes: Die kollagenen Fasern der Sehne werden von spiralig angelegte Fibrillen (Durchmesser ca. 10 bis 500 nm) gebildet. Die Fibrillen werden selber auch wieder von spiralig angelegten kollagenen Mikrofibrillen gebildet. Die Dicke der

Fibrillen ist belastungs- und altersabhängig. Im jungen Alter sind die Fibrillen dünner als im höheren Alter (Riley 2004).

Um einige Sehnenfasern befindet sich eine dünne Schicht aus ungeformtem Bindegewebe mit Nerven und Gefäßen (Blut und Lymphe). Auf diese Weise entstehen kleine Bündel aus Sehnenfasern, die auch Faszikel genannt werden. Diese Bindegewebsschicht wird *Endotenon* bzw. *Endotendineum* genannt. Den Durchmesser der Faserbündel ist lage- und funktionsabhängig. So haben die Sehnen der Finger und Zehen kleine Faszikel, die Faszikel einer gewichttragenden Sehne, wie z. B. der Achillessehne, sind deutlich dicker. Um mehrere dieser Sehnenbündel (Faszikel) legt sich wieder eine neue Schicht aus ungeformtem Bindegewebe, in der ebenfalls Nerven und Gefäße (Blut und Lymphe) verlaufen. Diese Schicht, die die einzelnen Bündel voneinander trennt, wird als *Peritenon internis* bzw. *Peritendineum internum* bezeichnet.

Die nächste Schicht aus ungeformtem Bindegewebe ist das *Peritenon externis* bzw. *Peritendineum externum*. Auch diese Schicht ist reich an Nerven und Gefäßen. Um das Peritenon externis liegt das *Paratenon* bzw. *Paratendineum*. Das Besondere am Paratenon ist, dass es nicht nur aus lockerem faserigem Bindegewebe aufgebaut ist, sondern dass es auch mithilfe von Synovialzellen, die an der Außenseite liegen, eine Art von Synovialflüssigkeit produzieren kann. Damit entsteht eine fast reibungslose Beweglichkeit der Sehne gegenüber umliegenden Strukturen (Abb. 2.**113**).

Sehnenscheiden

An Stellen, an denen die Sehne extrem großen Reibungskräften ausgesetzt ist, reicht die Schmierung durch das Paratenon nicht mehr aus. Hier entwickelt sich eine Sehnenscheide. Das *untere Blatt* der Sehnenscheide legt sich dabei in dem Bereich an, in dem sich normalerweise das Peritenon externis befindet. Dieses untere Blatt der Sehnenscheide wird auch als *Epitenon* oder *Epitendineum* bezeichnet.

Das *äußere Blatt* der Sehnenscheide wird vom Peritenon externis gebildet. Es wird an der Außenseite von der Membrana fibrosa stabilisiert, die eigentlich eine Fortsetzung des Paratenons ist. Das Epitenon und die Innenseite des Peritenons bilden die Membrana synovialis und sind in der Lage, eine ähnliche Flüssigkeit wie die Synovialflüssigkeit zu produzieren. Dadurch können sich nicht nur beide Blätter der Sehnenscheide reibungslos gegeneinander bewegen, sondern auch die Sehne gegenüber ihren umliegenden Strukturen.

An beiden Enden der Sehnenscheide verbinden sich Epitenon und Peritenon miteinander und die Hülle wird geschlossen. Durch das *Mesotenon* oder *Mesotendineum* wird die Sehnenscheide an ihrer Außenseite mit dem umliegenden Gewebe verbunden. Über das Mesotenon geraten auch viele Nerven und Gefäße in die Sehnenscheide (Abb. 2.**114**).

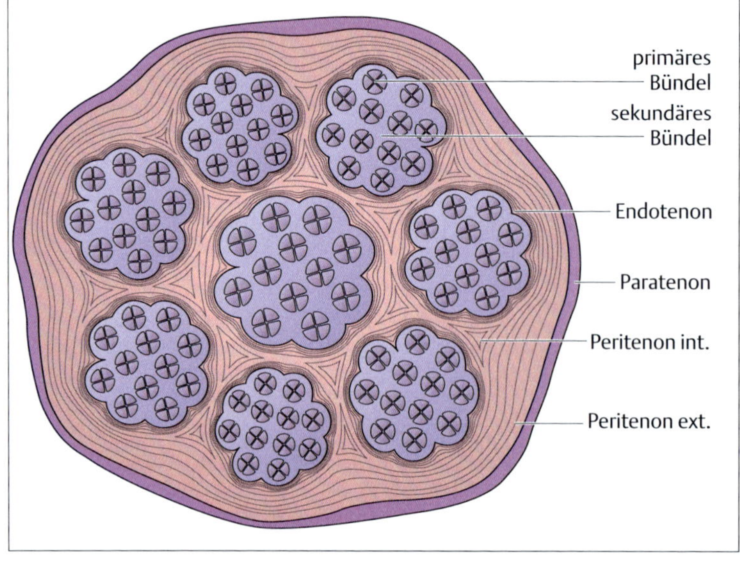

Abb. 2.**113** Querschnitt durch eine Sehne.

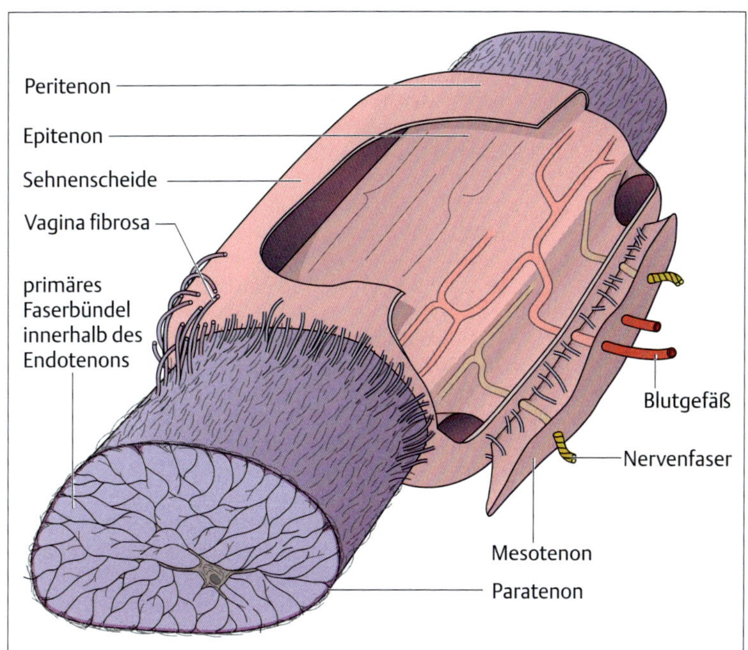

Abb. 2.**114** Aufbau einer Sehnenscheide.

Bursen

Eine Struktur unseres Körpers, die einer Sehnenscheide sehr ähnlich ist, ist der Schleimbeutel, die *Bursa*. Auch bei der Bursa entwickeln sich zwei unterschiedliche Blätter. Betrachtet man z. B. die Bursa subacromiale, erkennt man, dass sich das untere Blatt mit der Rotatorenmanschette und das obere Blatt mit dem Akromion verbindet. Eine Bursa weist an ihrer Außenseite eine bindegewebige Schicht und an ihrer Innenseite eine Schicht mit synovialen Deckzellen auf, die ebenfalls eine Art von Synovialflüssigkeit produzieren. Diese Flüssigkeit, die reich an Hyaluronsäure ist, bewirkt wie bei der Sehnenscheide und den Bursen eine reibungslose Beweglichkeit zwischen beiden Blättern.

Faszien

Um den gesamten Muskel mit seinen Sehnen und Sehnenscheiden verlaufen Faszien, die einzelne Muskeln bzw. Muskelgruppen voneinander trennen. In den Faszien kommt es an den Stellen, die großen mechanischen Belastungen unterliegen, zu einer speziellen Organisation der Fasern. Die Fasern verstärken sich, richten sich der Belastung entsprechend aus und erhalten damit einen geformten Verlauf. Solche Verstärkungen in den Faszien werden u. a. als *Retinacula* bezeichnet. Ein Beispiel ist das Retinaculum flexorum am Handgelenk. Hin und wieder kann zwischen Muskel, Sehne und Faszien auch Fettgewebe eingelagert sein, das gegen Druckbelastungen schützt und als Energiereserve dient.

Zusammenfassung: Aufbau einer Sehne

Eine Sehne ist aus einer großen Menge wellenförmig angelegter Fasern, überwiegend des Kollagens Typ I, aufgebaut. Alle Fasern verlaufen mehr oder weniger parallel zueinander und parallel zum Verlauf der Sehne. Zwischen den kollagenen Fasern innerhalb der Sehne befinden sich verschiedene elastische Fasern, die für die Absorption einwirkender Belastungen eine sehr wichtige Funktion besitzen. Um jeweils mehrere Sehnenfasern liegt eine dünne Schicht Bindegewebe, das Endotenon. So entstehen kleine Bündel. Zwischen den verschiedenen Bündeln bildet sich das Peritenon internis, das vom Peritenon externis umhüllt ist. Um die gesamte Sehne befindet sich das Paratenon, das die Sehne von den umliegenden Strukturen trennt. Diese Gewebsschicht ist in der Lage, ein Art Synovialflüssigkeit zu produzieren, die der Sehne ein reibungsloses Bewegen gegenüber den umliegenden Geweben ermöglicht. An Stellen, an denen die Sehne großer Reibung ausgesetzt ist, bildet sich eine Sehnenscheide, die diese Kräfte optimal absorbieren kann. Eine Sehnenscheide zeigt in ihrem Aufbau und ihrer Funktion sehr große Übereinstimmungen mit einer Bursa. An der Stelle, an der die Sehne vor allem Druck ausgesetzt ist, bildet sich Knorpelgewebe.

2.10.4 Komponenten

Zellen

Die Zellen einer Sehne sind sehr unterschiedlich, obwohl sie alle von den Mesenchymzellen abstammen.

Zellen der Sehne

Die eigentlichen Sehnenzellen liegen zwischen den Sehnenbündeln aus kollagenen Fasern. Es sind spezialisierte Fibroblasten, die *Tenoblasten*, *Tenozyten* oder *Flügelzellen* genannt werden. Die Bezeichnung Flügelzelle ist entstanden, weil die Tenozyten starke zytoplasmatische Ausläufer haben, mit denen sie in der Lage sind, Kontakt mit umliegenden Zellen herzustellen. Diese Zellen produzieren vor allem kollagene Fasern, außerdem elastische Fasern und geringe Mengen Grundsubstanz. Sie besitzen daher ein sehr großes endoplasmatisches Retikulum mit vielen Ribosomen und Mitochondrien. Die Zellen besitzen auch Aktinfilamente, die es ihnen ermöglichen, zu kontrahieren. Welche Bedeutung die Aktinfilamente für die Zellen haben, ist bisher noch ungeklärt.

Zellen der Bindegewebshüllen

Die Zellen der Bindegewebshüllen, die in Form von Endotenon, Peritenon, Paratenon usw. vorliegen, sind *Fibroblasten*. Auch diese Zellen produzieren Kollagen, elastische Fasern und Grundsubstanzkomponenten wie Proteoglykane, Glykosaminoglykane und nichtkollagene Proteine. Die in der Sehne vorhandenen Fibroblasten unterscheiden sich je nach ihrer Lage deutlich voneinander. Die Zellen im äußeren Bereich sehen anders aus als die im Inneren der Sehne: Sie sind innen flügelförmig, außen hingegen länglich.

Im Paratenon befindet sich außerdem an der Außenseite eine Schicht von *Synovialzellen*, die eine der Synovialflüssigkeit ähnliche Substanz produzieren. Die Funktion dieser Flüssigkeit entspricht der der Synovialflüssigkeit. In der Sehnenscheide sind im Epitenon und Peritenon ebenfalls Synovialzellen vorhanden. Durch die Produktion von Synovialflüssigkeit in dieser Hülle bewegen sich die zwei Blätter der Sehnenscheide widerstandsfrei gegeneinander. Zellen der Knorpelschicht Die Stellen einer Sehne, in denen sich faseriges Knorpelgewebe bildet, weisen zusätzlich Chondroblasten bzw. Chondrozyten auf. Sie sind neben der Produktion von Fasern auch noch in der Lage, größere Mengen Grundsubstanz zu synthetisieren. Ihr Aufbau ähnelt dem von Knorpel.

Matrix

Kollagene und elastische Fasern

Das Trockengewicht einer Sehne wird zu ca. 70 – 80% von ihren Fasern bestimmt. Es sind überwiegend kollagene Fasern des Typs I (60% der Trockenmasse der Sehne bzw. ca. 95% des in der Sehne vorhandenen Kollagens) und außerdem geringe Mengen des Kollagens Typ III (ca. 3%). Das Kollagen Typ III findet man zum größten Teil im Bereich der Hüllschichten (Endotenon usw.), aber auch in geringen Mengen zwischen dem Kollagen Typ I in der Sehne selbst. Dies ist vor allem bei älteren Sehnen der Fall, aber auch im Bereich der Insertion von stärker belasteten Sehnen, wie z. B. der Supraspinatussehne (Riley 2004). Des Weiteren besitzt die Matrix in geringen Mengen auch Kollagen Typ IV (vor allem in der Basalmembran der Gefäße), Typ V (zwischen dem Kollagen Typ I in der Sehne, wo es die Fibrillogenese und die Dicke der Fibrillen kontrolliert), Typ VI (zwischen dem Kollagen Typ I in der Sehne), Typ XII und XIV (zwischen dem Kollagen Typ I der Sehne, aber vor allem im Bereich der Insertion). Zudem kommt noch etwas Kollagen Typ II, IX, X und XI vor, primär im Bereich der Insertionen – Zonen 2 und 3 (Riley 2004).

Die Stabilität des Kollagens wird vor allem von der Menge und der Form der Crosslinks innerhalb des Kollagens gewährleistet. Im Alter wird die Menge dieser Crosslinks immer größer und verschiebt sich von löslichen zu nichtlöslichen Crosslinks. Die Anzahl der Crosslinks ist auch von der Belastung abhängig: So findet man in der Supraspinatussehne ca. 3-mal so viele Crosslinks pro Kollagenmolekül wie in der Sehne des M. biceps brachii (Riley 2004). Auch dort, wo Sehnen stärker komprimiert werden, bilden sich mehr Crosslinks aus. Dass im Alter mehr Crosslinks entstehen, liegt auch sehr stark an unserer zuckerreichen Ernährung. Bei zu hoher Zuckerzufuhr bildet der Körper auf der Basis von Zucker sog. AGEs (= advanced glycation end-products), die sehr viele Crosslinks mit Matrixkomponenten eingehen (s. auch Kap. 1.6.2 in dem vorliegenden Band sowie Band 6 Alterungsprozesse und das Alter verstehen). Hierdurch verliert die Sehne nicht nur an Elastizität, sondern es verändert sich zudem die Zell-Matrix-Verbindung, so dass auch die Zellaktivität beeinflusst wird und der kollagene Turnover abnimmt.

Neben den kollagenen Fasern findet man in einer Sehne auch elastische Fasern (ca. 1 %). Sie liegen im Peritenon internis zwischen den kleinen Kollagenbündeln und den Tenoblasten.

Der Kollagengehalt einer Sehne beträgt vor der Geburt ca. 18 %, nach der Geburt steigt diese Menge aber enorm an und erreicht am 2. Tag postnatal ca. 80 %. Am dritten Tag sinkt die Zahl auf ca. 75 % und bleibt daraufhin in der Regel für unser restliches Leben konstant. Im höheren Alter kann der Kollagengehalt jedoch etwas geringer werden. Vor allem während einer Immobilisation nimmt die Kollagenmenge deutlich ab (Abb. 2.**115**).

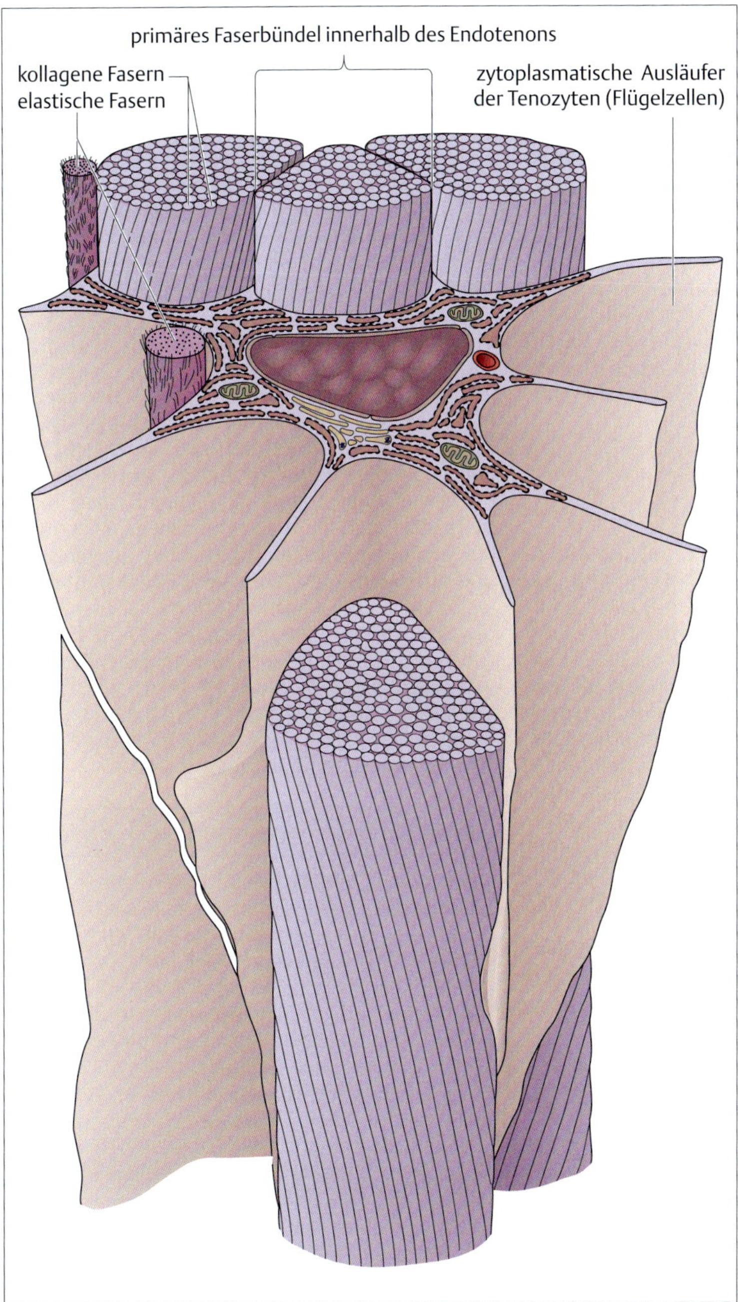

Abb. 2.**115** Kollagene und elastische Fasern einer Sehne: Flügelzellen.

Die Fasern der Sehne und vor allem die des umhüllenden Gewebes gehen in die Fasern des Muskelbauchs über. So geht das Peritenon z. B. direkt in das Perimysium des Muskelbauchs über.

Im Gewebe findet ein permanenter Turnover (Abbau und Aufbau) des Kollagens statt. Diese Turnover ist normalerweise sehr langsam, bei Tendopathien aber deutlich erhöht, was man an der großen Menge jungem Kollagen erkennen kann. Das Alter des Kollagens lässt sich an der Menge nichtlöslicher Crosslinks abschätzen, da diese im Alter zunehmen.

Der Abbau von Kollagen findet durch die Kollagenase statt. Dieses Enzym ist eine der wenigen Matrixmetalloproteinasen (MMP), die Kollagen aufspalten können. Nachdem die ersten Abspaltungen stattgefunden haben, findet der weitere Abbau durch Gelatinasen statt. Je nach Kollagentyp gibt es verschiedene Kollagenasen. Bevor aber die Kollagenasen das Kollagen abbauen können, muss die Grundsubstanz, die das Kollagen umhüllt, abgebaut werden. Der Abbau von Kollagen wird durch Interleukin 1 (IL-1) stimuliert und durch „tissue inhibitors of metalloproteinases" (TIMPs) gehemmt (Riley 2004).

Grundsubstanz

Die Grundsubstanz einer Sehne nimmt nur einen geringen Anteil ihres Trockengewichts ein und beträgt normalerweise nicht mehr als 0,2 bis 0,5% der Trockenmasse der Sehne. Es handelt sich hier überwiegend um kleine Proteoglykane (ca. 90%), wie z. B. Biglykan, Lumican, Fibromodulin. Der Hauptbestandteil der Grundsubstanz ist Dermatansulfat mit geringen Mengen Hyaluronsäure und Chondroitinsulfat. An den Stellen, an denen die Sehne komprimiert wird und eine faserige Knorpelschicht entsteht, enthält die Grundsubstanz mehr Hyaluronsäure, Chondroitin-4- und -6-Sulfat und Keratansulfat. Hier beträgt der Anteil der Grundsubstanz ca. 3,5% an der Trockenmasse der Sehne (Riley 2004).

Aufgrund der gleichen Art mechanischer Belastung ist die Zusammensetzung der Grundsubstanz hier mit der von Knorpel vergleichbar. Grundsätzlich produzieren Gewebe, die mehr unter Zugbelastung stehen, weniger Proteo- und Glykosaminoglykane als Strukturen, die einer vermehrten Druck- oder Reibungsbelastung unterliegen. Obwohl die Grundsubstanzmenge einer Sehne deutlich geringer ist als in vielen anderen Bindegewebsformen, ist sie trotzdem in der Lage, große Mengen Wasser zu binden. So beträgt der Wassergehalt einer Sehne zwischen 65 und 75%. Wie stets ermöglicht das Wasser in einem Gewebe ein reibungsloses Bewegen der Fasern gegeneinander.

Die Menge der Grundsubstanz und ihre Zusammensetzung kann von Sehne zu Sehne sehr verschieden sein. Im kurzen Kopf des M. biceps brachii ist nur 0,2% Grundsubstanz vorhanden. Dort besteht sie zu 80% aus Dermatansulfat und nur zu 20% aus Chondroitinsulfat. Die Supraspinatussehne dagegen besitzt deutlich mehr Grundsubstanz und besteht zum größten Teil aus Chondroitinsulfat und nur zu einem geringen Teil aus Dermatan- und Keratansulfat. Das liegt wahrscheinlich daran, dass die Supraspinatussehne viel mehr Druck ausgesetzt ist und deshalb ein Art Faserknorpel bildet (Riley 2004). Diese Veränderungen sieht man z. B. auch in den Sehnen des Peroneus, des M. tibialis anterior und des M. extensor digitorum.

Grundsubstanz wird viel schneller abgebaut als Kollagen. Die MMPs, die für den Abbau zuständig sind, heißen *Aggrecanasen*. In jungen Sehnen findet der Umbau schneller statt als in älteren.

Nichtkollagene Proteine

Die nichtkollagenen Proteine einer Sehne werden von Fibronektin und Tenascin-C gebildet. In den faserigen Knorpelbereichen ist außerdem noch etwas Chondronektin zu finden. Auch hier sind die Vernetzungsproteine als nichtkollagene Proteine in der Lage, die unterschiedlichen Komponenten des Bindegewebes miteinander zu verbinden und zu stabilisieren. Dem Verbindungsprotein als weiterem nichtkollagenem Protein ist es möglich, die Eiweißketten der Proteoglykane mit der zentralen Hyaluronsäurekette zu verbinden. Die Synovialzellen im Epitenon und Peritenon wie auch im Endotenon und Paratenon produzieren große Mengen Fibronektin, das an Hyaluronsäure bindet und für eine gute Gleitschicht sorgt.

Zusammenfassung: Zellen und Matrix der Sehne

Die Zellen in einer Sehne sind überwiegend Fibroblasten, die auch Tenozyten oder Flügelzellen genannt werden. Im Bereich des Paratenons und innerhalb einer Sehnenscheide befinden sich außerdem synoviale Deckzellen, die für die Schmierung verantwortlich sind. Im Bereich der Knorpelzone einer Sehne findet man zusätzlich Chondroblasten bzw. Chondrozyten. Die Fasern einer Sehne sind zum größten Teil kollagene Fasern des Typs I. In den verschiedenen Trennschichten trifft man auf etwas Kollagen Typ III, V und VI. Zwischen den kollagenen Fasern befinden sich wenige elastische Fasern. Die Grundsubstanz einer Sehne wird vor allem von Dermatansulfat und geringen Mengen Hyaluronsäure und Chondroitinsulfat gebildet. Nur im Bereich der Knorpelzonen ist der Anteil der beiden zuletzt genannten Komponenten größer. Die nichtkollagenen Proteine sind Fibronektin und Tenascin-C.

2.10.5 Durchblutung und Innervation

Durchblutung

Die Durchblutung einer Sehne erfolgt über vier verschiedene Systeme:

- Das erste System ist das longitudinale System. Hier verlaufen die Gefäße im Paratenon, Peritenon und Endotenon parallel zu den kollagenen Fasern. Dieses System ist in Ligamenten noch ausgeprägter als in Sehnen.
- Im zweiten System verlaufen die Gefäße parallel zur Sehne und geben Anastomosen an die Gefäße ab, die in der Sehne verlaufen.
- Im dritten System verbinden sich die Gefäße im Bereich des Knochen-Sehnen-Übergangs mit den Gefäßen der Sehne. Die Gefäße stammen überwiegend aus dem Periost. Es ist auch eine Anastomosierung zwischen den Gefäßen des Knochens und der Sehne möglich.
- Im vierten System verlaufen die Gefäße im Bereich der Sehnenscheide und stellen über das Mesotenon eine Verbindung zur Sehne und Sehnenscheide her. Die Sehnenscheide ist deutlich reicher durchblutet als die Sehne selbst.

An Stellen mit erhöhtem Druck ist die Sehne deutlich schlechter durchblutet. Das ist ein Grund, weshalb es hier zur Bildung von faserigem Knorpel und zur Entwicklung von Chondroblasten kommt.

Die Sehne besitzt ein Gefäßsystem, welches unabhängig vom Gefäßsystem des Muskelbauchs ist.

Innervation

Die Innervation einer Sehne entspricht ihrer Durchblutungssituation. Wieder ist die Sehnenscheide besser als die restlichen Anteile der Sehne innerviert. Sehnen werden sowohl sensorisch und propriozeptiv als auch vegetativ versorgt. Die propriozeptiven Informationen werden von Golgi-Rezeptoren aufgenommen und dann weitergeleitet.

Freie Nervenendigungen und Mastzellen modulieren die Homöostase in der Sehne und regulieren die Adaptationsprozesse auf mechanische Belastungen (Riley 2004).

Substanz P moduliert die Matrixsynthese u. a. durch Steuerung der MMP-1-Aktivität.

Zusammenfassung: Durchblutung und Innervation der Sehne

Durchblutung und Innervation einer Sehne geschehen über vier Systeme. Zunächst verlaufen die Gefäße und Nerven innerhalb der Sehne parallel zu den kollagenen Fasern. Im Bereich des Knochen-Sehnen-Übergangs verbinden sich die Gefäße und Nerven des Knochens und des Periosts mit denen der Sehne. Weiter kommt es zu Anastomosierungen mit Nerven und Gefäßen, die außerhalb der Sehne verlaufen. Verbindungen zu Nerven und Gefäßen im Bereich der Sehnenscheiden treten ebenfalls auf.

2.10.6 Physiologie: Reaktionen auf Belastungsreize und Temperaturveränderungen

Die Aufgabe einer Sehne besteht darin, Zugbelastungen zu absorbieren, die während der Kontraktion oder bei der Dehnung eines Muskels entstehen. Regelmäßige Belastungen gewährleisten dem sich ständig erneuerndem Gewebe seine Orientierung bzw. Ausrichtung, um Aufbau und Belastbarkeit beizubehalten. Ohne Be- und Entlastungsreize, z. B. während einer Immobilisation, nimmt die Belastbarkeit einer Sehne sehr stark ab. Untersuchungen, wie z. B. die von Tabary, haben gezeigt, dass die Belastbarkeit einer Sehne nach einer Immobilisationsperiode von vier Wochen nur noch ca. 20 % beträgt (Tabary et al. 1972). Um die ursprüngliche volle Belastbarkeit wieder zu erreichen, benötigt man viel Zeit, meistens zwischen vier Monaten und einem Jahr. Es bestehen jedoch auch Zweifel daran, ob die ursprüngliche Belastbarkeit jemals wiedererlangt werden kann. Dabei stellt sich die Frage, ob und wie mithilfe von Training die Belastbarkeit einer Sehne wieder vergrößert werden kann.

Trainingseffekte

Durch Aktivitäten (z. B. Krafttraining), bei denen man eine Sehne sehr stark belastet, wird die Kollagensynthese angeregt. Interessant ist dabei, dass die Menge an Kollagen in der Sehne trotz erhöhter Kollagensynthese kaum zunimmt. Anscheinend wird der Abbau von Kollagen ebenfalls in fast der gleichen Größenordnung angeregt. Man konnte feststellen, dass durch Training überwiegend dicke kollagene Fasern abgebaut und durch dünnere kollagene Fibrillen ersetzt werden. Das bedeutet, dass die Stabilität der Sehne zunimmt, ihre Elastizität dagegen abnimmt. Obwohl die Sehne belastungsstabiler ist, ist sie durch den Verlust an Elastizität anfälliger für Verletzungen. Dies gilt insbesondere dann, wenn Belastungen sehr schnell einwirken. Präparate wie anabole Steroide verstärken außerdem die o. g. Veränderungen in einer Sehne.

Die Tenoblasten bleiben ihr Leben lang aktiv und regenerationsfähig. Trainingsreize stimulieren den kollagenen Turnover, was bedeutet, dass sowohl der Auf- als auch Abbau von Kollagen zunimmt. Der Trainingsreiz hält ca. 4 Wochen an, dass heißt, dass in dieser Zeit die Gesamtkollagenmenge kaum zunimmt. Danach aber reduziert sich der Abbau von Kollagen, um nach ca. 11 Wochen auf das normale Niveau zurückzukehren. Werden aber weiterhin Trainingsreize gesetzt, nimmt die Kollagenmenge in der Sehne weiter zu, die Sehne wird dicker (Riley 2004, Kjaer 2004).

Durch starken bzw. intensiven Trainingsreize werden vor allem im Bereich des umhüllenden Bindegewebes vasodilatatorische Substanzen freigesetzt wie Bradykinin, Adenosin, Interleukin 6 (IL-6), Cyclooxygenase-2, Thromboxan, Prostaglandin E2. Die Durchblutung der Sehne nimmt hierdurch um das 7-Fache zu (Riley 2004, Kjaer 2004). Das Prostaglandin E2 wirkt auch stimulierend auf die Sehnenzellen.

Zudem sieht man, dass sich die Laktat- und Glyzerolkonzentrationen verdoppeln, auch dies deutet auf eine stark gestiegene Syntheseaktivität (vor allem im anaeroben Bereich) der Zellen hin.

Auch die Mengen an fibroblast growth factor (FGF) und insulin-like growth factor (IGF) nehmen zu.

Ferner nimmt die Sehne bei erhöhten Belastungen mehr Sauerstoff und Glukose auf.

In Ruhe beträgt die Durchblutung der Sehne ca. 30 – 40 % von der des Muskelbauchs. Bei Belastung nimmt sie aber stark zu (Kjaer 2004).

Die Anwendung von Entzündungshemmern reduziert die Durchblutung der Sehne um 40 %.

Diffusion und Osmose

Durch den regelmäßigen Wechsel von Be- und Entlastung werden die Gefäße ständig komprimiert, gedehnt und entspannt. Hierdurch werden der Transport von Nährstoffen und Abfallprodukten bzw. die Diffusions- und Osmoseprozesse in einer Sehne stimuliert. Den Zellen können so ständig ausreichend Sauerstoff und Nährstoffe geliefert werden, gleichzeitig können sie ihre Abfallprodukte fortlaufend abgeben. Das innere Milieu bleibt optimal erhalten, so dass eine ständige Neubildung von Sehnengewebe gewährleistet ist.

Stress-Relaxation und Creep

Eine ständige Zugbelastung führt dazu, dass Sehnen und auch Ligamente ein wenig *lockerer* werden. Verantwortlich dafür ist das Phänomen *Stress-Relaxation* (Belastung-Entspannung). Dieses Phänomen besagt, dass die Belastung auf eine Struktur dann geringer wird, wenn sie lange genug einwirkt. Außerdem wird bei einer über lange Zeit konstant einwirkenden Belastung auch die Verformung größer. Dieses Verhalten bindegewebiger Strukturen bezeichnet man als *Creep* (Kriechen). Diese beiden Verhaltensweisen werden normalerweise nur bei Versuchssituationen im Labor und nicht unter normalen physiologischen Bedingungen erreicht, da die Belastungszeit sehr groß sein muss (Abb. 2.**116** und Abb. 2.**117**).

Bei zyklischen Bewegungen, die über eine längere Zeit dauern, wie z. B. Fahrradfahren, Schwimmen oder Rudern können jedoch vorübergehend ähnliche Phänomene entstehen. Auch hier können Sehnen und Bänder lockerer werden, wobei sie sich normalerweise nach einer Ruhephase wieder erholen und in ihren alten Zustand zurückkehren (Abb. 2.**118**).

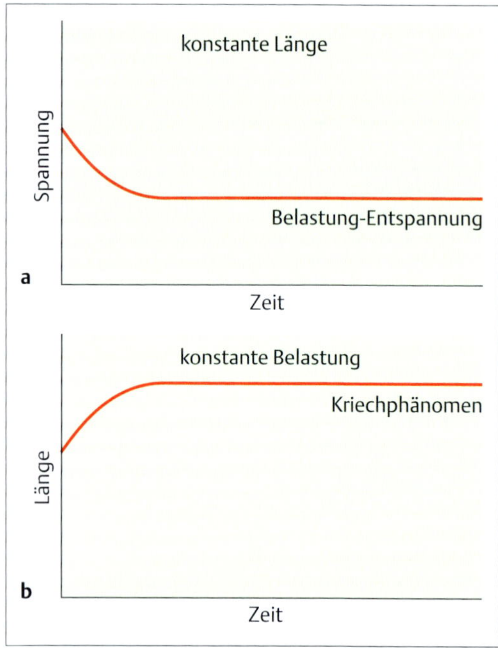

Abb. 2.**116** Stress-Relaxation und Creep (mod. nach Currier). **a** Abnehmende Spannung bei gleichbleibender Länge der Sehne. **b** Zunehmende Länge bei konstanter Belastung der Sehne.

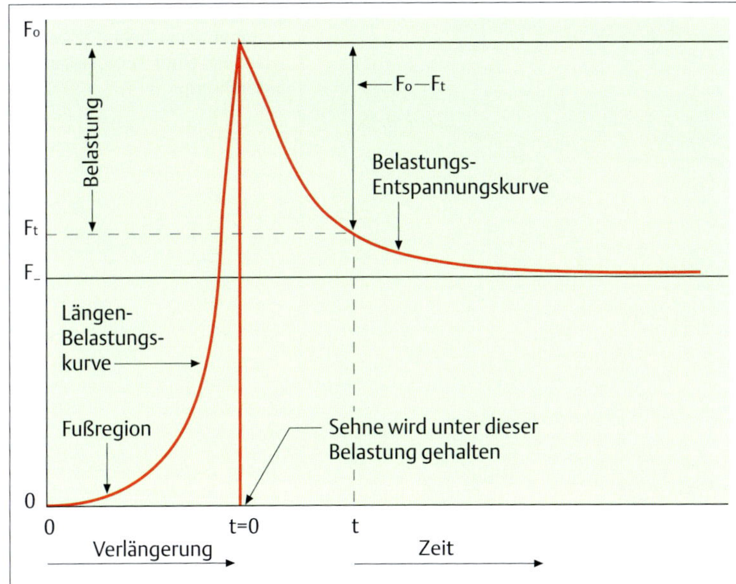

Abb. 2.**117** Spannungs-Dehnungs-Diagramm: Länge und Spannung der Sehne nehmen unter Dehnung zu. Wird an einem bestimmten Punkt die Länge konstant gehalten, nimmt die Spannung mit der Zeit ab.

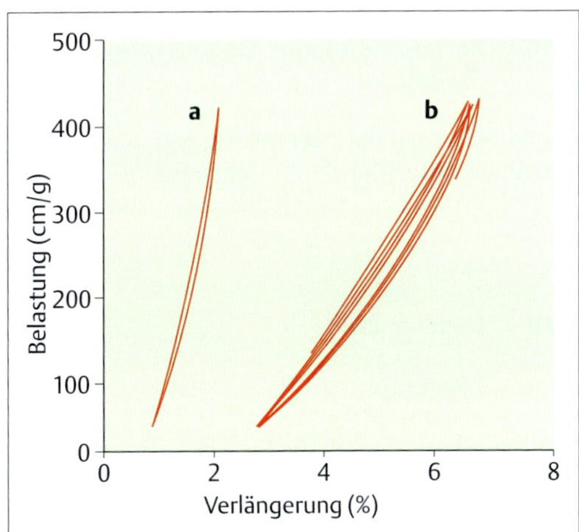

Abb. 2.**118** Längenveränderungen einer Sehne während zyklischer Bewegungen (mod. nach Currier). **a** Längenveränderung während einer Bewegung. **b** Längenveränderung nach lange durchgeführten zyklischen Bewegungen.

Temperaturveränderungen

Auch die Temperatur hat einen Einfluss auf die Verformbarkeit einer Sehne. Die Verformbarkeit nimmt pro einem Grad Temperaturanstieg um ca. 1 % zu (Abb. 2.**119** und Abb. 2.**120**).

Zusammenfassend lässt sich sagen, dass durch den Anstieg der Temperatur und durch zyklische Bewegungen, die länger durchgeführt werden (Dauersportarten), die Verformbarkeit von Sehnen steigt und die Belastbarkeit sinkt. Die Sehnen werden anfälliger für Verletzungen. Dies gilt vor allem dann, wenn die Belastungen sehr hoch sind oder schnell auf die Sehne einwirken.

Zusammenfassung: Physiologie der Sehne

Eine Sehne hat die Aufgabe, Zugbelastungen zu absorbieren, die während Kontraktionen oder Dehnungen eines Muskels entstehen. Um ihre Belastbarkeit zu erhalten, muss eine Sehne regelmäßig beansprucht werden. Das Gewebe braucht ständig die für seinen Neubau notwendigen Informationen und Reize. Wird eine Sehne über längere Zeit mit deutlich gesteigerten Belastungen konfrontiert (z. B. Krafttraining), wird die Kollagenmenge größer, die Menge der elastischen Fasern nimmt dagegen ab. Wird das Sehnengewebe über lange Zeit einer gleichbleibenden Belastung ausgesetzt, wird ihre Länge größer. Eine ähnliche Veränderung zeigt sich beim Anstieg der Temperatur in einer Sehne.

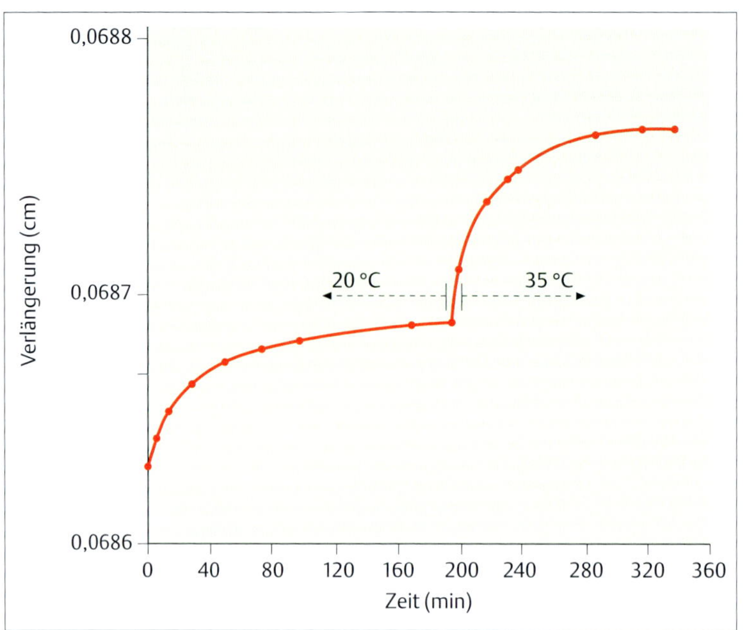

Abb. 2.**119** Längenveränderungen einer Sehne unter Einfluss einer Temperaturerhöhung.

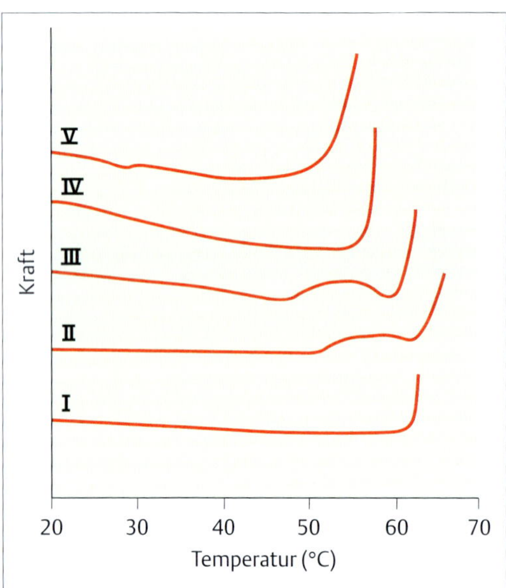

Abb. 2.**120** Einfluss von Temperatur und Dauer einer Belastung auf die Länge einer Sehne: I: unbelastet, II: 1% Belastung während 22 Stunden, III–V: 10% Belastung während 4, 17 und 69 Stunden.

2.10.7 Pathophysiologie: Degeneration und Traumen

Pathophysiologische Veränderungen der Sehne entstehen entweder durch Degeneration im Alter, nach Immobilisationsperioden oder durch Traumen.

Degeneration

Alterung

Degenerative Veränderungen können, abhängig vom Aktivitätsniveau des Betroffenen, während des Alterungsprozesses entstehen. Die Anzahl der Zellen nimmt ab. Außerdem sind die vorhandenen Zellen synthetisch weniger aktiv. Ein Grund dafür ist u. a. auch, dass ältere Menschen in der Regel körperlich weniger aktiv sind. Dadurch sinkt die Syntheseaktivität, so dass es zu einem Verlust an Gewebe kommt. Während die Abbauprozesse im normalen Umfang weiterlaufen, reichen die Aufbauprozesse nicht mehr aus, um genügend neues Gewebe zu produzieren. Folglich nimmt die Belastbarkeit der Sehne ab (Abb. 2.**121**).

Veränderungen der Zellen

Die Fibroblasten werden flacher, länger und schmaler. Die Zellen besitzen weniger intrazytoplasmatische Organellen (z. B. endoplasmatisches

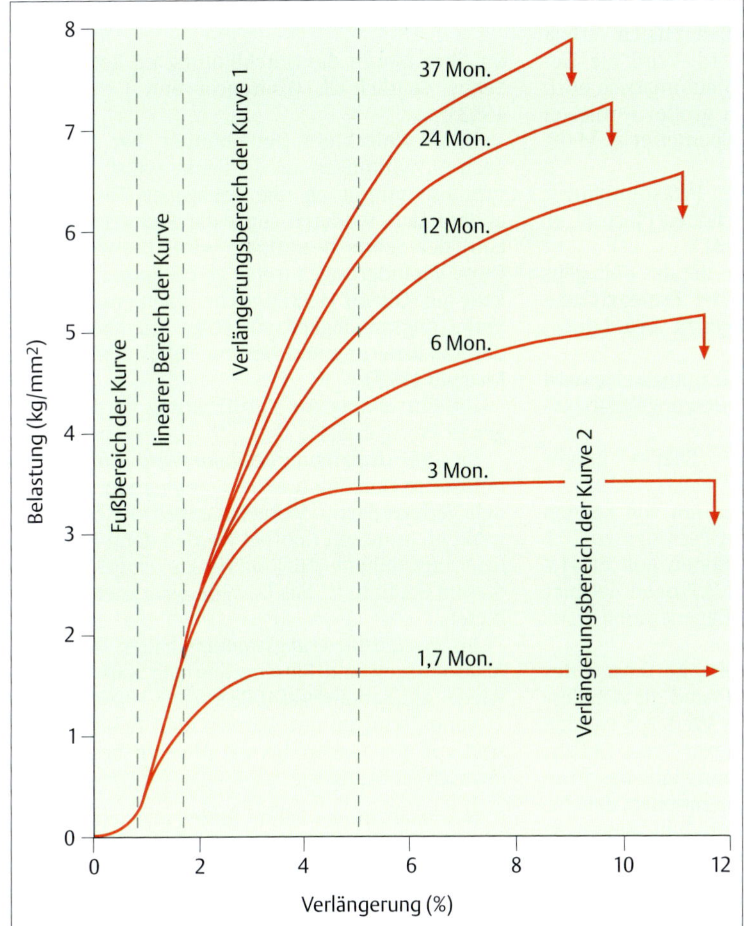

Abb. 2.**121** Einfluss des Alters auf die Dehnbarkeit einer Sehne (Untersuchung einer Sehne aus dem Schwanz einer Ratte).

Retikulum), die für die Proteinsynthese zuständig sind (Ippolito et al. 1980). Die Anzahl der Zellen nimmt im Alter deutlich ab (Riley 2004).

Zudem sieht man, dass im Alter die benötigte Energie, die anfänglich eher aerob bereitgestellt wird, immer mehr anaerob gewonnen wird (Floridi et al. 1981). Folglich entsteht in der Zelle immer mehr Laktat. Laktat ist aber eine starke Säure, die den pH-Wert im Gewebe senkt. Sinkt der pH-Wert unter 7,5, entsteht ein Milieu, in dem die Fibroblasten nicht mehr ihre normale Synthese durchführen können. Die Zellen besitzen weniger intrazelluläre Flüssigkeit, weniger Glyko- und Galaktosamine und ihre Biosynthese nimmt ab.

Die Abnahme der Zellsynthese hat einen Verlust an Matrixkomponenten zur Folge: Sowohl die Menge des Kollagens als auch die der Grundsubstanz nimmt ab, zugleich werden die Grundsubstanzmoleküle auch kleiner. Dadurch wird der Wassergehalt im Gewebe immer geringer und Crosslinks im Gewebe nehmen zu, wobei nur die unlöslichen Crosslinks zunehmen, die löslichen Crosslinks nehmen dagegen ab (Amiel et al. 1991).

Unklar ist, inwieweit die Fettmenge im Bereich der Sehne zunimmt. Hierzu gibt es in der Literatur unterschiedliche Angaben: Einige Autoren berichten von einer Fettzunahme im Bindegewebe, andere Autoren weisen dies zurück.

Veränderungen der extrazellulären Matrix

Im Alter werden die kollagenen Fasern dicker und steifer.

Eine weitere wichtige Veränderung ist, dass die kollagenen Fasern ihren normalen wellenförmigen Verlauf verlieren und immer glatter und gerader werden. Hierdurch wird die Sehne steifer, weniger dehnbar und deshalb anfälliger für Verletzungen. Die Formel F = M × a (Kraft = Masse × Beschleunigung) zeigt, dass die Geschwindigkeit, mit der Kollagen unter Stress gebracht wird, durch den Verlust an Elastizität immer größer wird. Wird die Geschwindigkeit größer, wird also automatisch auch die Belastung auf das Kollagen größer (Amiel et al.1991, Strocchi et al. 1991, Carpenter et al. 1968, Houck et al. 1967).

Im Alter wird die Kollagen-Belastungskurve daher deutlich nach links verschoben (Torp et al. 1975, Danielsen 1987, Haut 1983).

Die Kollagenmenge, vor allem die des Kollagens Typ III, nimmt zu, die Menge der Proteoglykane nimmt dagegen ab. Die kollagenen Faserbündel werden dicker.

Die Adaptationsfähigkeit auf Trainingsreize wird schlechter, was natürlich die Verletzungsgefahr erhöht (Riley 2004).

Die Aktivität der abbauenden Enzyme nimmt zu.

Kannus beschreibt, dass Rupturen von Sehnen durch Überbelastung bei älteren Personen zu 70% auftreten und bei jüngeren Personen nur zu 41% (Kannus 1989). Bei den älteren Personen hat hier auch häufig bereits eine starke Degeneration stattgefunden.

Diese Rupturen betreffen meist die Sehnen des M. tibialis posterior (Jahhs 1991) und die Achillessehne (Hattrup et al. 1985). Des Weiteren werden in der Literatur Risse im M. flexor carpi radialis und im M. flexor digitorum superficialis beschrieben, die durch Karpaltunnel-Operationen und Infiltrationen mit steroidalen Entzündungshemmern hervorgerufen wurden (Tonkin et al. 1991). Bei Rheumapatienten werden auch noch zusätzlich knöcherne Ausrisse der Insertionen der Flexorensehnen der Hand beschrieben (Ertel et al. 1988).

Wie bereits erwähnt, sind die altersbedingten Veränderungen bei Diabetespatienten, aber auch bei Übergewichtigen und Patienten mit Bluthochdruck weitaus gravierender. Bei Diabetespatienten findet man eine schnellere Alterung (Hamlin et al. 1975), eine intrazelluläre Degeneration der Prokollagenmoleküle (Leung et al. 1986) und eine Abnahme der intrazellulären metabolen Prozesse (Sasaki et al. 1990).

Diese Veränderungen sind so gravierend, dass es bei Diabetespatienten sogar sehr häufig zu beidseitigen Spontanrupturen des Lig. patellae kommt (Brotherton et al. 1975, Stern et al. 1980).

Einer der möglichen Ursachen für diese Veränderungen ist, dass die Mikrozirkulation bei Diabetespatienten deutlich abnimmt.

Bei Diabetespatienten werden durch eine nichtenzymatische Glykolisierung (AEGs) sehr viele und sehr stabile nichtlösliche Crosslinks (kovalente Bindungen) gebildet (Brennan 1989). Hierdurch verliert die Sehne wieder mehr an Elastizität und letztendlich an Stabilität.

Durchblutung

Im Alter nimmt die Durchblutung im Bereich der Sehne deutlich ab (Laurencin und Gelbermann 1993).

Diese schlechtere Durchblutung hat natürlich auch Auswirkungen auf die Sehne selbst: Die Zellsynthese nimmt ab, die kollagenen Fasern verändern sich, wodurch sogar die Architektur (Aufbau) der Sehne beeinflusst wird (Brewer 1979). Diese Veränderungen treten ab ca. Ende der 5. Dekade auf (Olsson 1953). Dies hat dann eine erhöhte Verletzungsanfälligkeit zur Folge mit nachfolgender Kalzifizierung und Nekrose (McLaughlin 1946, Macnab 1973).

Die Entstehung der Kalzifizierung wird auf folgende Weise erklärt:

Im *Präkalzifizierungsstadium* wird durch eine reduzierte Durchblutung in Kombination mit kleinen Verletzungen (Überbelastungen) Faserknorpel gebildet. In diesen Knorpel werden dann im *Kalzifizierungsstadium* Kalziumkristalle eingelagert. In diesem Stadium ist das Gewebe nicht mehr durchblutet.

Im *Postkalzifizierungsstadium* bauen aktivierte Makrophagen und Riesenzellen den Kalk spontan wieder ab (Sarkar et al.1978).

Veränderungen im Bereich der Achillessehne sind von der Geburt bis ins Alter zu beobachten (Strocchi et al. 1991):

- Neonatal: In der Sehne findet man ein dichtes und nah aneinander liegendes Netzwerk von geformtem straffen Bindegewebe. Die kollagenen Fasern haben alle fast den gleichen Durchmesser und sind zu wellenförmigen Bündeln angelegt. Es gibt viele Zellen mit einem großen endoplasmatischen Retikulum. Die Zellen haben dünne und kleine zytoplasmatische Ausläufer.
- 18. bis 25. Lebensjahr: Die kollagenen Fasern besitzen unterschiedliche Durchmesser und sind in regelmäßigen wellenförmigen Faserbündeln angelegt sind. Die kollagenen Fasern gewinnen jetzt an Länge. Es gibt bereits jetzt schon deutlich weniger Zellen, die in diskontinuierliche Reihen angelegt sind. Die Zelle bekommt ihre charakteristische Flügelform (s. Abb. 2.**115**) aufgrund von dickeren und längeren zytoplasmatischen Ausläufern, die durch Tight junctions miteinander verbunden sind.
- 33. bis 66. Lebensjahr: Der regelmäßige wellenförmige Aufbau der kollagenen Fasern wird unregelmäßiger, weniger wellenförmig und der maximale Durchmesser der Fasern verringert sich. Die Zellen besitzen nun einen verlängerten Nukleus und liegen verstreut im Gewebe.
- 79. bis 83. Lebensjahr: Die kollagenen Fasern verlieren ihren wellenförmigen Verlauf und wer-

den straffer und glatter. Der Raum zwischen den Fasern wird größer und es entstehen Verbindungen durch dünne Filamenten. Der Zellmenge nimmt noch weiter ab.

Degeneration durch Immobilisation und Unterbelastung

Die Belastbarkeit einer Sehne sinkt vor allem auch nach längerer Ruhigstellung erheblich und beträgt nach einer vierwöchigen Immobilisation nur noch 20% (Tabary et al. 1972). Man kann sich gut vorstellen, dass jetzt auch geringe Belastungen zu einer Verletzung der Sehne führen können. Der Gedanke, dass unter Immobilisation nur die Ruhigstellung mit Gips oder Ähnlichem gemeint ist, wäre dabei zu einseitig. Auch die Tatsache, dass die Strukturen unseres Bewegungsapparates nicht regelmäßig physiologisch belastet werden, hat negative Folgen auf deren Belastbarkeit. Sehr viele Menschen sind den größten Teil ihres Lebens körperlich nicht aktiv und führen häufig nur sitzende Tätigkeiten aus. Auch das sind Gründe dafür, dass Verletzungen leichter geschehen.

Die Abnahme der Belastbarkeit und Erhöhung des Verletzungsrisikos kommt bei Immobilisation bzw. chronischer Unterbelastung einer Sehne deshalb zustande, weil die Menge an kollagenen und nichtkollagenen Komponenten sinkt. Obwohl sich bei einer vollständigen Ruhigstellung die Kollagensynthese erhöht, kommt es gleichzeitig zu einem Kollagenabbau, der höher als der Aufbau ist. Letztlich verringert sich dadurch die Kollagenmenge. Eine Immobilisation von 12 Wochen bewirkt einen Mengenverlust von 16% des Kollagens. Das während der Immobilisationsperiode synthetisierte Kollagen zeigt außerdem eine deutlich schlechtere Organisation und Ausrichtung des Gewebes und damit eine geringere Elastizität und Belastbarkeit als normales Gewebe (Abb. 2.**122**).

In degenerierten Sehnen sind Hyaluronsäure und Proteoglykane erhöht, ebenso Fibronektin und Tenascin-C. Die Zelle häuft dann nekrotisches Gewebe und Fibrin an. Diese Veränderungen beobachtet man aber auch nach einer Verletzung während der Wundheilung. Man geht davon aus, dass diese Degenerationen durch multiple Mikrotraumata ausgelöst werden. Bei den kollagenen Fasern kommt es zu einer Verschiebung von einem ursprünglich organisierten zu einem eher unorganisierten Netzwerk aus dünnen kollagenen Fibrillen. Dies betrifft vor allem Kollagen vom Typ I und III (Riley 2004).

In den degenerierten Sehnen beobachtet man folgende Veränderungen (Riley 2004):

mehr
- Kalkeinlagerungen,
- Abbauprodukte,

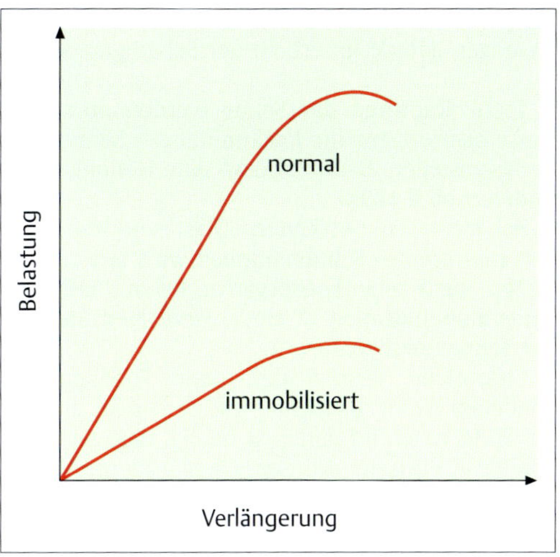

Abb. 2.**122** Veränderung der Dehnbarkeit nach einer Immobilisationsperiode.

- Interleukin 1β (IL-1β),
- Cyclooxygenase → Prostaglandin E2,
- Transforming growth factor beta (TGF-β1),
- Platelet-derived growth factor (PDGF) und eine erhöhte Empfindlichkeit der Zelle für PDGF,
- Zellen im Verletzungsgebiet,
- Zellproliferation,
- Bradykinin, Adenosin, Interleukin 6 (IL-6), Thromboxan, Prostaglandin E2, Substanz P und Neuropeptide.

Traumen

Rupturen und chronische Tendopathien

Die Traumatisierung einer Sehne in Form einer partiellen oder totalen Ruptur ist eine pathologische Veränderung, mit der Physiotherapeuten oft konfrontiert werden. Totalrupturen sind eher selten, da Sehnen normalerweise eine sehr große Belastbarkeit besitzen. Partielle Risse können entstehen, wenn Sehnen einer Beanspruchung ausgesetzt werden, die bei ca. einem Drittel ihrer maximalen Belastbarkeit liegt. Partielle Risse kommen im Gegensatz zu Totalrupturen auch deshalb häufiger vor, weil Sehnen bei einer Belastung meist nur teilweise und nicht in ihrer Gesamtheit beansprucht werden.

Normale Belastungen verlängern die Sehne um ca. 4%. Werden die Sehnen noch länger, treten bereits Mikrorupturen der Faserbündel auf. Bei einer Verlängerung von 8 bis 12% kommt es zu einer Totalruptur (Riley 2004). Überbelastungsverletzungen entstehen auch häufig durch mehrmalige Belastungen gerade unterhalb der Schädigungsgrenze.

Totale Rupturen der Sehne werden normalerweise operiert, um die Kontinuität der Sehne wiederherzustellen. Dadurch kann eine Heilung stattfinden (Abb. 2.**123**).

Bei kleineren Abständen (Diastasen) zwischen den rupturierten Sehnenanteilen wird seit einigen Jahren auch eine konservative Behandlung mit einer Immobilisation in einer verkürzten Stellung der Sehne durchgeführt.

Chronische Tendinitiden oder Tendopathien entstehen, wenn partielle Rupturen nicht ausheilen können. Grund dafür ist häufig, dass sie nicht genügend entlastet werden. Gerade kleine Verletzungen der Sehne, bei denen es zu keiner Entzündungsreaktion kommt, haben sehr häufig die Tendenz, chronisch zu werden. Sie werden deshalb oft als chronische Tendinitis bezeichnet. Treffender wäre, sie als chronische Tendinosis bzw. Tendopathie zu bezeichnen, eben weil hierbei keine Entzündung abläuft. Die Anwendung entzündungshemmender Medikamente ist deshalb bei Tendopathien nicht sehr sinnvoll (Riley 2004, Rodeo 2007). Eine chronische Tendopathie wird im Rahmen der Physiotherapie mit Friktionen behandelt. Durch die mechanische Reizung über eine längere Zeit werden Mastzellen zur Freisetzung von Entzündungsmediatoren stimuliert, was den Ablauf der Wundheilung verbessert.

Riley ist der Meinung, dass der Begriff Tendinitis meist nicht zutrifft, weil häufig gar keine Entzündung vorhanden ist, weshalb der Begriff Tendinose hier angebrachter sei (Riley 2004). Aber er meint auch, dass eine Entzündung hier nicht völlig auszuschließen ist. Deshalb plädiert er für die Bezeichnung Tendopathie, weil dieser Begriff neutraler ist und man nicht auf die Idee kommt, man wisse, was in dieser Situation genau in der Sehne abläuft. In diesem Kontext wird auch immer wieder über spontane Rupturen gesprochen, die ohne nachweisliche Gewalteinwirkung auftreten. Ob diese Spontanrupturen Folge einer Tendopathie sind, ist aber noch nicht geklärt. Weil Sehnen normalerweise sehr stabil sind, muss man bei diesen

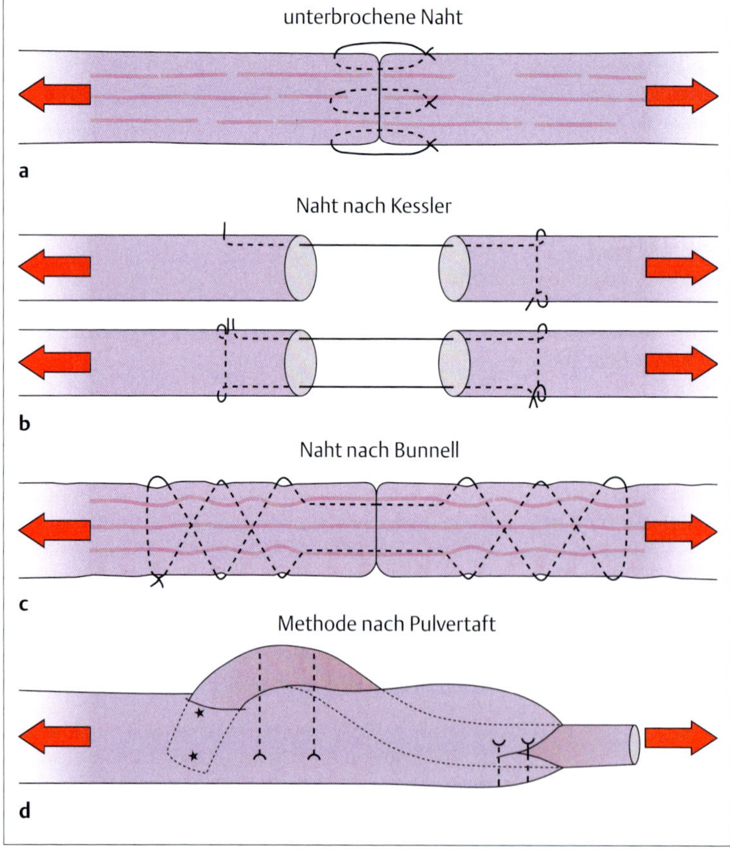

Abb. 2.**123** Beispiel einiger operativer Techniken nach einer Totalruptur der Sehne. **a** Unterbrochene Naht. **b** Naht nach Kessler. **c** Naht nach Brunnell. **d** Methode nach Pulvertaft.

Spontanrupturen wohl eher von einer stattgefundenen Degeneration ausgehen. Bei Degenerationen häufen sich in der Sehne oft Glykosaminoglykane und Fett an.

Ursachen einer Tendopathie können intrinsische und extrinsische Faktoren sein.

Vor allem stärkere Belastungen beim Sport – besonders bei Menschen, die einer vorwiegend sitzenden Tätigkeit nachgehen – erhöhen das Verletzungsrisiko. Auch die verminderte Durchblutung, wie sie oft in der Achillessehne oder in der Supraspinatussehne zu beobachten ist, erhöht die Verletzungsgefahr der Sehnen. Eine schlechtere Durchblutung ist vor allem bedingt durch

- Alterungsprozesse,
- Gefäßerkrankungen,
- Belastungsmangel und
- Traumata.

Interessant ist, dass bei chronischen Tendopathien häufig eine deutliche Zunahme der Vaskularisierung und Zellmenge festzustellen ist. Man spricht in diesem Fall von einer angiofibroblastischen Antwort. Dies wirft die viel diskutierte Frage auf, ob die verstärkte Durchblutung eine pathologische Veränderung darstellt und die Chronifizierung verursacht oder ob es ein Versuch des Körpers ist, die Heilung voranzubringen (Aström 2000).

Bei Tendopathien ist der kollagenen Turnover erhöht und folglich auch die Anzahl der MMPs – mit Ausnahme des MMP-3, welches reduziert ist. Ein Ungleichgewicht zwischen MMP-1 und MMP-3 führt zu einer gestörten Koordination zwischen Abbau- und Aufbauprozessen, mit dem Ergebnis eines verstärkten Abbaus. Dieser wiederum hat zur Folge, dass mehr Kollagen abgebaut und die Sehne schwächer wird. Die Grundsubstanz und die Vernetzungsproteine sind dagegen erhöht, was auf die reduzierte Menge von MMP-3 zurückzuführen ist.

Auch Antibiotika können Tendopathien verursachen, weil sie die MMP-Aktivität verändern und die Entzündung in der Sehne stimulieren (Riley 2004).

Bei Tendopathien kommt es zu einer deutlich gesteigerten Zellsynthese, die allerdings unter hypoxischen Umständen stattfinden muss. Dies bedeutet, dass die Energiebereitstellung in der Zelle überwiegend anaerob erfolgen muss, einhergehend mit einer starken Laktatproduktion. Auch der Zelltod nimmt zu und ist 2,5-mal höher als normalerweise.

Bei z. B. einer Degeneration der Supraspinatussehne nimmt die Kollagenmenge ab. Die Menge an Kollagen Typ III dagegen nimmt leicht zu. Zudem verändert sich das kollagene Netzwerk und bildet mehr und vor allem nichtlösliche Crosslinks. Bei Heilungsprozessen ist normalerweise die Anzahl der Crosslinks reduziert (Riley 2004).

Bei Tendopathien ist nur wenig „transforming growth factor beta“ (TGF-β) vorhanden, so dass auch der der „tissue inhibitor of metalloproteinase“ (TIMP) abnimmt. Dadurch werden die Abbauprozesse weniger gehemmt und demzufolge mehr Sehnenmaterial abgebaut.

Zudem verringert eine geringe TGF-Menge die Zellaktivität, deshalb nimmt auch die Reparaturaktivität ab (Riley 2004).

Sehnenscheidenentzündung

Als weitere Pathologie neben den Tendinitiden können im Bereich der Sehnenscheiden Irritationen auftreten, die zu einer Sehnenscheidenentzündung bzw. Tendovaginitis führen. Die klassischen Symptome sind Schmerz, Schwellung und Krepitation. Durch eine erhöhte Reibung, aber vor allem durch eine Kombination aus erhöhtem Druck und gleichzeitiger Reibung werden die Strukturen der Sehnenscheide irritiert bzw. verletzt. Dies führt zu einer erhöhten Aktivität der synovialen Deckzellen, die daraufhin mehr Flüssigkeit freisetzen und deren Resorption verringern. So füllt sich die Sehnenscheide mit Flüssigkeit und schwillt an, wodurch sich die Spannung erhöht. Außerdem wird das gesamte Gewebe sehr schmerzempfindlich, weil außerdem auch Schmerzmediatoren freigesetzt werden. Eine weitere Veränderung ist die Bildung von Fibrinniederschlägen zwischen beiden Blättern der Sehnenscheide. Sie erklären möglicherweise die entstehenden Krepitationsgeräusche. Diese Fibrinniederschläge führen zu Verklebungen und sind für eine gesenkte Mobilität zwischen beiden Blättern verantwortlich. Durch die entstandene Hypomobilität werden die Strukturen der Sehnenscheide bei Bewegungen fortwährend erneut irritiert, was zu chronischen Irritationen bzw. Entzündungen führen kann. Ähnliche Veränderungen treten auch in der Bursa bei einer Bursitis auf. Bei der Therapie beider Pathologien ist es wichtig, beide Blätter der Bursa bzw. Sehnenscheide gegeneinander zu mobilisieren, um die ständige Reizung und damit Überlastung zu beseitigen.

Zusammenfassung:
Degeneration und Traumen der Sehne

Das Sehnengewebe degeneriert während des Alterungsprozesses aufgrund einer Abnahme der Zellen und demzufolge einer Abnahme aller Matrixkomponenten. Dies führt zu einem langsamen Rückgang der Belastbarkeit. Noch deutlicher und schneller ist eine Senkung der Belastbarkeit während einer Immobilisation zu sehen. Hier kommt es in kurzer Zeit zu einer drastischen Abnahme der Belastbarkeit, wodurch das Verletzungsrisiko der Sehne erheblich steigt. Die Abnahme der Belastbarkeit wird bei einer Immobilisation durch eine Senkung der Kollagenproduktion, aber vor allem auch durch eine schlechtere Organisation des Kollagens verursacht. Traumatische Verletzungen im Bereich der Sehne zeigen sich meistens in Form partieller Rupturen. Totale Rupturen sind eher selten. Weil die Verletzungen häufig durch chronische Überlastungen während der Heilungsphase nicht völlig ausheilen können, entstehen chronische Tendopathien. Irritationen in der Sehnenscheide sind eine andere Pathologie im Bereich einer Sehne. Es entwickeln sich in kurzer Zeit Symptome wie Schmerz, Schwellung und Krepitation. Bei der Sehnenscheidenentzündung entwickeln sich zwischen den beiden Blättern der Sehnenscheide Verklebungen, verursacht durch Fibrinniederschläge. Die Folgen sind einerseits eine gesenkte Mobilität zwischen beiden Blättern, anderseits entstehen durch diese Fibrinniederschläge wahrscheinlich die typischen Krepitationsgeräusche.

2.10.8 Regeneration und Wundheilung

Die regenerativen Möglichkeiten einer Sehne sind normalerweise gut. Wichtig sind auch hier regelmäßige physiologische Belastungen. Überbelastungen müssen dabei vermieden werden. Die Sehne ist, wie oben beschrieben, nach einer Ruhigstellung nur noch sehr wenig belastbar.

Die Heilung einer Sehne nach einer Verletzung kann auf zwei verschiedene Arten erfolgen: Bei der *intrinsischen* Heilung geht die Heilung vom Sehnengewebe selbst aus. Bei der *extrinsischen* Heilung wird diese von den umliegenden Strukturen wie Sehnenscheiden, Periost, Knochen, Faszien oder auch der Subkutis eingeleitet. In welcher Weise sich die Heilung vollzieht, ist von der Stelle und der Größe der Verletzung abhängig. Bei großen Verletzungen wird stets die extrinsische vor der intrinsischen Heilung ablaufen.

Intrinsische Heilung

Die intrinsische Heilung verläuft etwas langsamer als die extrinsische. Der Grund liegt wahrscheinlich darin, dass hier normalerweise die Entzündungsphase fehlt. In der ersten Phase der Wundheilung kommt es zu einer erhöhten Proliferation besonders des Epitenons. Das Endotenon ist normalerweise zu Beginn der Wundheilung weniger aktiv. Es werden nur sehr wenige Entzündungsmediatoren freigesetzt. Bei ganz geringfügigen Verletzungen der Sehne werden manchmal überhaupt keine Entzündungsmediatoren freigesetzt. In diesem Fall kann man eher von einer Tendinosis (Irritation) als von einer Tendinitis (Entzündung) sprechen.

Die Fibroblasten des Epitenons und eventuell auch des Endotenons wandeln sich in makrophagenähnliche Zellen um und bewegen sich in Richtung Verletzungsgebiet. Nach ca. 6 Wochen hat das Epitenon das verletzte Gebiet überbrückt und beginnt nun, die Wunde mit Kollagen zu füllen. Daraufhin erhöht das Endotenon seine Aktivität und füllt die Wunde von innen her mit Kollagen aus. Die höchste Aktivität zeigt das Endotenon zwischen der 6. und 12. Woche nach der Verletzung. Die Wunde schließt sich zumeist zwischen der 9. und 12. Woche. Zunächst wird auch hier Kollagen Typ III synthetisiert, das dann während der Umbauphase größtenteils in Kollagen Typ I umgebaut wird. Die Organisation und Ausrichtung der kollagenen Moleküle und letztlich der kollagenen Fasern ist auch hier von den Belastungen abhängig, die während der Wundheilung auf die Sehne einwirken. Außerdem wird dadurch die Bildung von Narbengewebe so gering wie möglich gehalten und die Belastbarkeit der Sehne damit deutlich verbessert.

Extrinsische Heilung

Den Verlauf der extrinsischen Heilung einer Sehne kann man in drei Phasen unterteilen.

Entzündungsphase

In der ersten Phase, der Entzündungsphase, entsteht – durch die Verletzung des Gewebes und der Gefäße – ein Hämatom. Gleich nach der Verletzung beginnt der Gerinnungsprozess. Gleichzeitig gelangen Mastzellen, Makrophagen, Leukozyten usw. in das Verletzungsgebiet und produzieren Schmerz- und Entzündungsmediatoren. Die Entzündungsphase, die im umliegenden Gewebe und auch im Hüllengewebe der Sehne, dem Endotenon und Epitenon abläuft, dauert meist nur 3 bis 5 Tage.

Proliferationsphase

In der sich anschließenden Proliferationsphase beginnen Fibroblasten Kollagen Typ III zu produzieren und das Verletzungsgebiet damit aufzufüllen.

Diese Phase setzt meist am 5. Tag nach der Verletzung ein und dauert durchschnittlich ca. 4 Wochen. Die Kollagensynthese ist vor allem in der 1. Woche der Proliferationsphase sehr hoch. Die Fibroblasten stammen aus dem umliegenden Gewebe und auch aus dem Endotenon und Epitenon. Gerade die Zellen des Endotenons zeigen eine sehr hohe Aktivität. Sie synthetisieren nicht nur sehr viel Kollagen, sondern bauen es auch in großer Geschwindigkeit wieder ab, weil sonst der Umfang der Sehne zu groß würde. Die Organisation und Ausrichtung der gebildeten kollagenen Fasern ist von physiologischen Belastungen abhängig, die während der Wundheilung auf die Sehne einwirken. Mit der Dosierung der Belastung muss man sehr vorsichtig sein, weil das Gewebe in dieser Zeit extrem empfindlich ist und schnell erneut verletzt werden kann.

Umbauphase

In der letzten Phase der Wundheilung, der Umbauphase, wird der größte Teil der kollagenen Fasern des Typs III in kollagene Fasern des Typs I umgebaut. Die Tenozyten sind in dieser Phase nicht sehr aktiv, insbesondere nicht bei Immobilisation des Gewebes. Ein Teil der während der Wundheilung vorhandenen Fibroblasten wandelt sich später in Tenoblasten bzw. Tenozyten um. Die synoviale Schicht der Sehnenscheide wird erst nach den anderen Anteilen der Sehne repariert. Sie heilt meistens erst nach ca. 21 Tagen.

Komplikationen

Eine Komplikation stellen Kalzifizierungen dar, die sich in einer Sehne entwickeln können. Radiologisch sind sie nur bei ca. 25 % der Patienten festzustellen, bei mikroskopischen Untersuchungen sind sie aber bei 50 % nachweisbar. Der Grund dieser Kalzifizierungen ist hier ebenso wie bei einer Kalzifizierung im Muskelbauch (Myositis ossificans) noch nicht geklärt. Der auslösende Faktor scheint ein lokales Trauma zu sein. Diskutiert wird auch, dass es evtl. erst dann zu einer Kalzifizierung kommt, wenn das Nervensystem mitbetroffen ist.

Rodeo beschreibt, dass die Applikation von Ultraschall mit einer niedrigen Intensität die Durchblutung und damit die Heilung der Sehne fördert (Rodeo 2007). Nikotin und nichtsteroidale Entzündungshemmer inhibieren den Heilungsprozess.

Zusammenfassung: Wundheilung der Sehne

Die regenerativen Kapazitäten einer Sehne nach einer Immobilisation sind gut, wenn man zu Beginn der Rehabilitationsphase die äußerst geringe Belastbarkeit der Sehne berücksichtigt und Überbelastungen vermeidet. Bei der Heilung einer Sehne nach einer Verletzung kann die intrinsische von der extrinsischen Heilung unterschieden werden. Die intrinsische Heilung findet vor allem bei sehr kleinen Verletzungen statt, wobei der Heilungsprozess häufig ohne Entzündungsphase abläuft. Demzufolge ist die intrinsische Heilung häufig etwas langsamer als die extrinsische, bei der die Heilung unter Freisetzung von Entzündungsmediatoren abläuft. Die intrinsische Heilung geht von den verschiedenen Hüllgeweben der Sehne (Epitenon und Endotenon) aus. Die extrinsische Heilung erfolgt ausgehend von den benachbarten Geweben wie Sehnenscheiden, Periost, Faszien, Subkutis und Knochen. Aber auch hier spielen die Hüllgewebe der Sehne eine wichtige Rolle. Bei der extrinsischen Heilung laufen alle Phasen der Wundheilung ab, die Entzündungs-, Proliferations- und Umbauphase. Wie in allen Geweben ist eine dosierte Belastung während der Heilung notwendig, um eine gute Organisation und Belastbarkeit einer Sehne zu gewährleisten.

2.11 Muskel-Sehnen-Übergang und Bindegewebe des Muskelbauchs

Der Muskel-Sehnen-Übergang und das Bindegewebe des Muskelbauchs gehören zu den *bindegewebigen, nichtkontraktilen* Elementen des Muskels. Er ist in das Kontinuum der bindegewebigen Strukturen des Muskels eingebunden. Das bindegewebige Kontinuum des Muskels beginnt am Knochen, am teno-ossalen Übergang, und wird im weiteren Verlauf zur Sehne. Das Bindegewebe der Sehne geht als Epimysium, Perimysium und Endomysium in das Bindegewebe des Muskelbauchs über. Auf der anderen Seite des Muskelbauchs wird das Bindegewebe wieder zur Sehne, die dann wiederum mit einem (anderen) Knochen verbunden ist. Die Sehnen stehen dabei auch in Verbindung mit der *kontraktilen* Einheit des Muskels. Das Bindegewebe des Muskels verbindet also zwei Knochen. Dank dieser Verbindung und durch die Funktion des kontraktilen Gewebes des Muskels können Knochen gegeneinander bewegt werden.

Neben dem Muskel-Sehnen-Übergang und dem Bindegewebe des Muskelbauchs, die in diesem Kapitel besprochen werden, gehören zu den bindegewebigen, nichtkontraktilen Anteilen eines Muskels also auch

- der Knochen-Sehnen-Übergang und
- die Sehne.

Der Knochen-Sehnen-Übergang und die Sehne wurden bereits in den Kapiteln 2.9 und 2.10 besprochen. Kapitel 2.12 beschäftigt sich mit den kontraktilen Anteilen eines Muskels.

2.11.1 Äußere Erscheinung

Beim Muskel-Sehnen-Übergang (tenomuskulärer Übergang) kann man eigentlich gar nicht von einem richtigen Übergang sprechen. Es handelt sich vielmehr um ein fließendes Ineinanderübergehen des Bindegewebes der Sehnen in das Bindegewebe des Muskelbauchs. Weder makroskopisch noch mikroskopisch lässt sich ein richtiger Übergang vom Bindegewebe der Sehne in das des Muskelbauchs feststellen. Die kollagenen Fasern einer Sehne sind normalerweise nicht direkt mit den eigentlichen Muskelfasern bzw. dem Muskelgewebe verbunden, sondern über verschiedene dazwischenliegende Membranen. Diese sorgen dafür, dass dennoch eine klare Trennung zwischen beiden Geweben beibehalten bleibt.

Das Bindegewebe eines Muskels hat einen anderen embryonalen Ursprung als das eigentliche Muskelgewebe. Es sieht ähnlich aus wie weiße Spinnweben, ist extrem dünn und erscheint sehr zart und leicht verletzbar. Da die Menge an Bindegewebe aber so groß ist, ist der mechanische Schutz für den Muskel als kontraktile Einheit gut gewährleistet. Ohne dieses bindegewebige Schutzgewebe könnte er sehr schnell geschädigt werden.

2.11.2 Funktion

Die besondere Funktion des Muskel-Sehnen-Übergangs besteht darin, die Kontraktionen des Muskels auf die Sehne zu übertragen. Ein kontraktiles Gewebe überträgt also Bewegung auf ein nichtkontraktiles Gewebe und ermöglicht damit Bewegungen.

Das Bindegewebe des Muskelbauchs schützt die Muskelzellen und ihre kontraktilen Eiweiße, sowohl während einer Kontraktion, bei der der Muskelbauch anschwillt und dicker wird, als auch bei einer Dehnung. Eine weitere Aufgabe ist die Übertragung der Kontraktion auf die Sehne und damit auf den Knochen, damit Bewegung im Gelenk möglich wird.

Zusammenfassung: Äußere Erscheinung und Funktion des Muskel-Sehnen-Übergangs und Bindegewebe des Muskelbauchs

Der Muskel-Sehnen-Übergang ist ein fließender Übergang vom Bindegewebe der Sehnen in das Bindegewebe des Muskelbauchs. Die kollagenen Fasern der Sehnen sind normalerweise nicht direkt, sondern über verschiedene dazwischenliegende Membranen mit den eigentlichen Muskelfasern verbunden. Die Membranen sorgen dafür, dass dennoch eine klare Trennung zwischen beiden Geweben besteht. Der Muskel-Sehnen-Übergang überträgt die Kontraktionen des Muskels auf die Sehne und ermöglicht dadurch Bewegungen.

Das Bindegewebe innerhalb des Muskelbauchs ähnelt weißen Spinnweben, ist extrem dünn, aber trotzdem sehr stabil. Es bietet dem Muskelgewebe einen mechanischen Schutz bei Kontraktion und Dehnung und sorgt für die Übertragung der Kontraktion auf die Sehne.

2.11.3 Aufbau

Der Übergang von Muskel und Sehne vollzieht sich am Ende der Muskelzellen, die in diesem Bereich zylindrische Zapfen bilden. Das Besondere des Muskel-Sehnen-Übergangs ist, dass das eigentliche Muskelgewebe bzw. die Muskelzellen vom Bindegewebe des Muskels getrennt sind. Trotzdem muss eine sehr stabile Verbindung ermöglicht werden, damit der Muskel seine Kontraktionskraft auf die Sehne übertragen kann. Um die Muskelzelle liegt wie um jede Zelle unseres Körpers eine Zellmembran, die von einer ganz dünnen Membran, der Verbindungsmembran oder *Lamina lucida*, umgeben wird. Über dieser Verbindungsmembran liegt dann die eigentliche Basalmembran, die aus zwei Schichten besteht. Die innere Schicht, die Kontakt mit der Lamina lucida hat, wird *Lamina densa* oder *Lamina basalis* genannt. Die äußere Schicht, die eine Verbindung zur Sehne aufweist, wird als *Lamina reticularis* bezeichnet. Die einzelnen Membranen sind miteinander verbunden (Abb. 2.**124**).

Dünne Aktinketten verbinden die Sarkomere (kontraktile Einheiten des Muskels) mit der eigentlichen Zellmembran. Die Verbindung zwischen den Aktinketten und der Zellmembran wird dabei von den nichtkollagenen Proteinen Vinkulin, Talin und α-Aktinin hergestellt. Der Verbindung zwischen der Zellmembran und der Basalmembran wird von den Glykoproteinen Integrin und Vitronektin hergestellt. An der Außenseite der Basalmembran verbindet sich das Sehnengewebe mithilfe von Vernetzungsproteinen mit der Basalmembran der

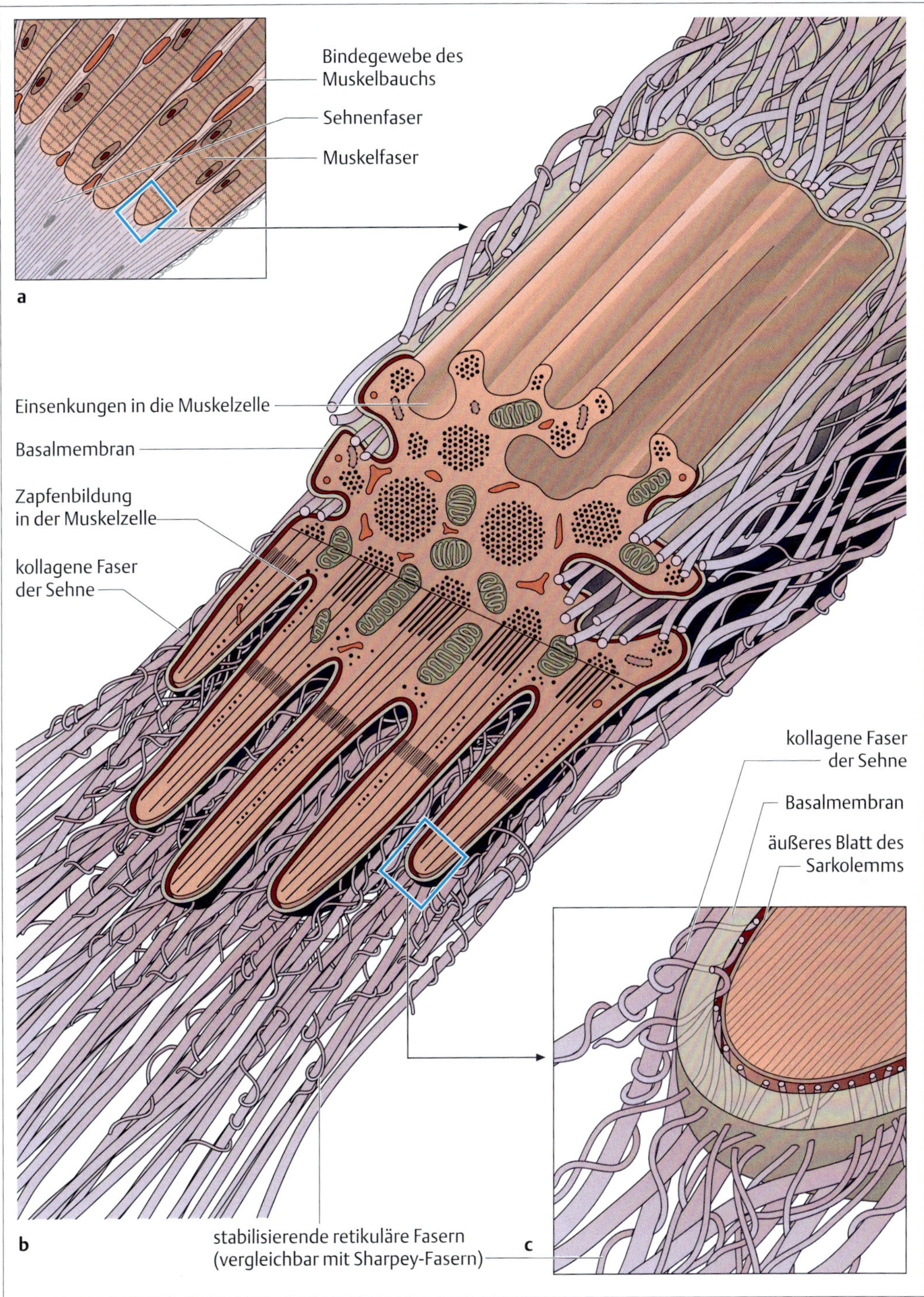

Abb. 2.**124** Aufbau eines Muskel-Sehnen-Übergangs. **a** Teil des Muskel-Sehnen-Übergangs. **b** Detailaufnahme einer Muskelfaser. **c** Detail eines Zapfens einer Muskelfaser.

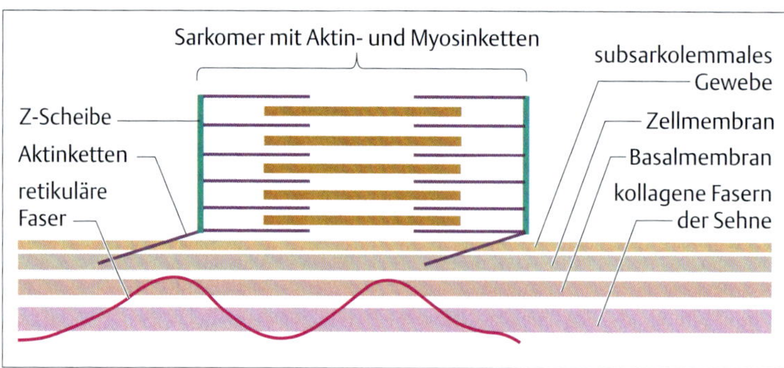

Abb. 2.**125** Verbindungen des Sarkomers mit der Basalmembran.

Muskelzelle. Diese können wiederum sehr gut an das Glykoprotein Integrin binden.

Die Zellmembran einer Muskelzelle ist wie die meisten anderen Zellmembranen unseres Körpers aus einer zweilagigen Schicht von Fettmolekülen aufgebaut. Sie besitzt aber zusätzlich noch Transmembranproteine, die einen Kontakt zwischen den intra- und extrazellulären Strukturen ermöglichen.

Zwischen den Sarkomeren und der Zellmembran befindet sich ein Füllgewebe, das von der Z-Scheibe des Sarkomers ausgeht und subsarkolemmales Gewebe genannt wird. Die genaue Zusammensetzung dieses Gewebe ist bis jetzt noch nicht bekannt, man weiß lediglich, dass es Vinkulin, Talin und α-Aktinin beinhaltet (Abb. 2.**125**).

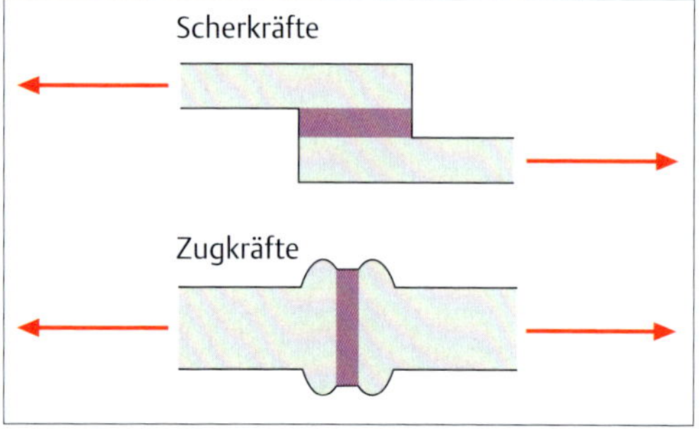

Abb. 2.**126** Kraftübertragung beim indirekten Übergang im Vergleich zur Kraftübertragung beim direkten Übergang. **a** Scherkräfte. **b** Zugkräfte.

Das Ende der Muskelzellen bzw. des Muskelbauchs mit seinen verschiedenen Membranen ist sehr stark gefaltet. Durch die Faltung der Membran entsteht eine mehr als 22-mal so große Ansatzfläche. Sie ermöglicht es, dass die einwirkenden Kräfte besonders günstig verteilt werden, ähnlich wie beim indirekten Knochen-Sehnen-Übergang (Abb. 2.**126**).

Die kollagenen Fasern der Sehne legen sich parallel zur Basalmembran und verbinden sich mit den hier vorhandenen kollagenen Fasern durch Crosslinks. Zusätzlich werden sie mithilfe der nichtkollagenen Proteine Fibronektin und Laminin und durch retikuläre Fasern (Kollagen Typ III) stabilisiert. So werden die kollagenen Fasern der Sehne mit der Basalmembran verbunden.

Die Sarkomere am Ende der einzelnen Muskelfasern sind deutlich kürzer als die im übrigen Muskel. Möglicherweise entsteht bei einer Kontraktion auf diese Weise eine Art Pufferwirkung zwischen Muskel und Sehne, weil sich die kürzeren Sarkomere schneller stabilisieren und die Kraft der übrigen Sarkomere besser auf die Sehne übertragen können (Abb. 2.**127**).

Das Bindegewebe eines Muskels unterteilt sich in *Endomysium, Perimysium* und *Epimysium.* Das Endomysium liegt direkt um eine Muskelfaser und trennt die einzelnen Fasern voneinander.

Die Muskelfasern bzw. -zellen haben einen Durchschnitt von ca. 10 bis 100 µm und eine

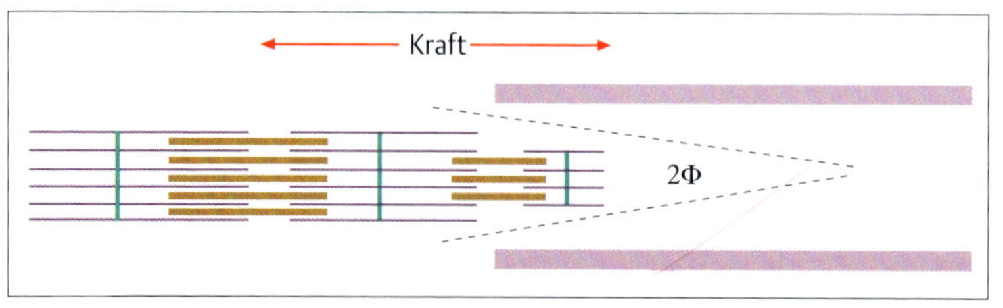

Abb. 2.**127** Unterschiedliche Länge der Sarkomere im Bereich eines Muskel-Sehnen-Übergangs.

Länge von bis zu 30 cm. Jede Muskelzelle ist von einer Basalmembran umgeben und diese wiederum vom Endomysium.

Das Perimysium umschließt als nächste Schicht mehrere Muskelfasern und ordnet sie zu Bündeln (Faszikeln). Der gesamte Muskel ist von der bindegewebigen Schicht des Epimysiums umhüllt. Diese Bindegewebsschichten sind wie das Hüllgewebe einer Sehne ungeformt und reich an Nerven und Gefäßen.

Das Epimysium des Muskels ist wiederum von einer Muskelfaszie umgeben, die die verschiedenen Muskeln bzw. Muskelgruppen voneinander trennt. Zwischen Muskel und Faszie befindet sich sehr häufig Fettgewebe, das einerseits als Polster dient und andererseits als Energiereserve eingesetzt werden kann.

Die Basalmembran, die die Muskelzellen bzw. -fasern vom Bindegewebe abtrennt, wird von Zellen auf beiden Seiten gebildet. Also sind Fibroblasten und Myoblasten gleichermaßen für die Bildung und den Erhalt der Basalmembran verantwortlich.

Zusammenfassung: Aufbau des Muskel-Sehnen-Übergangs und Bindegewebe des Muskelbauchs

Das Muskelgewebe bzw. die Muskelzellen werden durch verschiedene Membranen vom Bindegewebe getrennt. Um die Muskelzelle liegt eine Zellmembran, die von einer ganz dünnen Schicht, der Lamina lucida, abgedeckt wird. An der Außenseite wird diese Lamina von der Basalmembran umhüllt, die aus zwei Schichten aufgebaut ist: die innere Schicht ist die Lamina basalis, die äußere Schicht wird Lamina reticularis genannt. An der Außenseite der Basalmembran befinden sich die kollagenen Fasern der Sehne bzw. das Bindegewebe des Muskelbauchs. Die verschiedenen Membranen sind durch mehrere Vernetzungsproteine und durch dünne kollagene Fasern des Typs III miteinander verbunden und stabilisiert. An der Innenseite sind die Sarkomere mithilfe des subsarkolemmalen Gewebes und dünner Aktinketten mit der Zellmembran verbunden. Die Verbindung zwischen Muskelgewebe und Bindegewebe erfolgt in Form eines indirekten Übergangs, durch den die einwirkenden Kräfte optimal verteilt werden können.

Das Bindegewebe, das direkt um eine Muskelzelle liegt, nennt man Endomysium. Um mehrere Muskelzellen zusammen befindet sich das Perimysium, das die einzelnen Muskelfasern zu Bündeln vereinigt. Den gesamten Muskel umhüllt das Epimysium. Die verschiedenen Muskeln werden voneinander durch Muskelfaszien getrennt.

2.11.4 Komponenten

Bei der Betrachtung der Zusammensetzung der Komponenten in diesem Bereich muss man berücksichtigen, dass es sich um eine Verbindung von sehr verschiedenen Geweben handelt: das Muskelgewebe mit seinen typischen Merkmalen, die unterschiedlichen Membranen und das Bindegewebe.

Zellen

Die Muskelzellen oder *Myoblasten* sind sehr lange Zellen mit mehreren Kernen, Mitochondrien, einem Golgi-Apparat und einem sarkoplasmatischen Retikulum, das man vor allem im Bereich des Übergangs in größeren Mengen vorfindet.

Zwischen der inneren Schicht der Basalmembran, der Lamina basalis, und der Zellmembran der Muskelzelle, dem Sarkolemma, befinden sich die sog. *Satellitenzellen*.

Satellitenzellen, weisen im Gegensatz zu den Myoblasten nur einen Kern auf. Diese Zellen werden manchmal als embryonale Myoblasten beschrieben, bei denen noch keine Kernteilung stattgefunden hat. Es wird aber auch diskutiert, ob es sich um eigenständige Zellen handelt, die sich unabhängig aus den embryonalen Mesenchymzellen entwickelt haben. Satellitenzellen werden normalerweise nur bei Verletzungen aktiv. Nach einer Schädigung der Zellmembran können sie mit dem Muskelgewebe in Kontakt kommen und sich daraufhin in Myoblasten umwandeln.

Die Zellen des Sehnengewebes sowie die des Muskelbauchs, die *Fibroblasten*, besitzen ein gut entwickeltes endoplasmatisches Retikulum, viele Mitochondrien und einen Golgi-Apparat. Sie sind damit in der Lage, große Mengen Kollagen und andere Matrixbestandteile zu produzieren.

Die Zellen in der Basalmembran sind wahrscheinlich Fibroblasten, weil es hier auch viel Kollagen und Grundsubstanz gibt. In der Literatur sind aber diesbezüglich nur wenige Angaben zu finden.

Die Muskelzellen wie auch andere Zellen in unserem Körper (s. auch Kap. 1) führen permanent kleine Kontraktionen bzw. Vibrationen durch mit einer Frequenz von 7 bis 13 Hz (Simeon et al. 2009). Randoll gibt eine Frequenz zwischen 8 und 12 Hz an (Randoll 1993).

Wenn Zellen sich in unmittelbarer Nähe zueinander befinden, synchronisieren sie ihre Vibrationsfrequenz. Allerdings stellte man fest, dass im All und damit ohne Einwirkung der Schwerkraft sowie bei Erkrankungen, wie z. B. Krebs, diese Frequenz sinkt und schließlich sogar ganz verschwindet (Simeon et al. 2009). Diese Vibrationen sind wichtig für den Transport von u. a. Nährstoffen in der intra- und extrazellulären Matrix und besitzen damit eine Art Pumpemechanismus. Wie schon in Kapitel 1 beschrieben, ist es möglich, durch extern applizierte Vibrationen die Zellvibration wieder zu reaktivieren. Man spricht in dem Fall von einem *Entrainment*. Man kann diese Zellvibration im Muskel auch als einer Art physiologischen Tremor ansehen. Sie ist von Parametern wie der Temperatur, der Ionenkonzentration, der Osmolarität, dem pH-Wert, der Suszeptibilität und dem elektrischen Verhalten im Gewebe abhängig. Störungen im Vibrationsverhalten der Zellen führen zu Funktionseinbußen und Krankheit (bis hin zu Krebs) (Simeon et al. 2009).

Matrix

Fasern

Das Kollagen in der Basalmembran besteht überwiegend aus den kollagenen Fasern des Typs IV. Man findet hier aber auch Fasern des Typs I, III und V, VI, XIII, XV und XVIII.

Kollagen Typ I, IV und VI sorgen gemeinsam für eine Verbindung zwischen der Basalmembran und dem intramuskulären Bindegewebe. Kollagen Typ XIII kommt vor allem im Bereich des Muskel-Sehnen-Übergangs vor.

Kollagen Typ III beobachtet man primär nach Schädigungen während der Wundheilung.

In der Sehne befinden sich kollagene Fasern Typ I, III, V und VI und noch einige elastische Fasern. Als Verbindung zwischen den kollagenen Fasern der Sehne und der Basalmembran dienen zusätzlich retikuläre Fasern, bestehend aus Kollagen Typ III.

Im Bindegewebe des Muskelbauchs befinden sich kollagene Fasern vom Typ I, III, V und VI und ebenfalls einige elastische Fasern. Die Verbindung zwischen den kollagenen Fasern des muskulären Bindegewebes und denen der Basalmembran erfolgt zum einen durch Crosslinks, die sich zwischen den verschiedenen kollagenen Fasern der Basalmembran und denen des Bindegewebes des Muskelbauchs bilden. Zum anderen sind retikuläre Fasern (Kollagen Typ III) vorhanden, die die zwei Gewebeschichten miteinander verbinden.

Grundsubstanz

Die Grundsubstanzkomponenten der Sehne sind Proteoglykane und Glykosaminoglykane, die aus Hyaluronsäure, Chondroitinsulfat und vor allem aus Dermatansulfat bestehen.

Die Grundsubstanz der Basalmembran unterliegt im Laufe der Jahre einigen Veränderungen. Im jungen Gewebe besteht sie aus Hyaluronsäure, die später von einer Grundsubstanz mit sehr langen Ketten aus Chondroitinsulfat ersetzt wird. Die eigentliche Grundsubstanz bildet schließlich Heparansulfat, das aus Chondroitinsulfat in Heparansulfat umgebaut worden ist. Dieser Umbauprozess ist deshalb wichtig, weil er die Verbindung zwischen den neuralen Strukturen und dem Muskelgewebe ermöglicht. Auch an der Zelloberfläche einer Muskelzelle befindet sich Hyaluronsäure. Durch ihre Fähigkeit, Wasser zu binden, entsteht eine Wasserschicht um die Zelle, die es den Muskelzellen ermöglicht, sich widerstandsfrei gegeneinander zu bewegen. Außerdem wird durch diesen Wassermantel der Transport interstitieller Flüssigkeit um die Zellen erleichtert. Neben Hyaluronsäure findet man Chondroitinsulfat. Es ist ebenfalls in der Lage, viel Wasser zu binden, und kontrolliert zusätzlich das Wachstum der Basalmembran.

Die Grundsubstanzkomponenten des muskulären Bindegewebes sind Proteoglykane und Glykosaminoglykane, die vorwiegend aus Dermatansulfat bestehen. Hyaluronsäure und Chondroitinsulfat findet man in geringeren Mengen.

Nichtkollagene Proteine

Die nichtkollagenen Proteine oder Vernetzungsproteine der Zellmembran sind Vinkulin und Talin, die die Verbindung zwischen den Aktinketten des Sarkomers und der Zellmembran herstellen. Die Vernetzungsproteine zwischen der Zellmembran und der Basalmembran sind Integrin und Vitronektin. Die Vernetzungsproteine, die die Sehnenfasern mit der Basalmembran verbinden, sind Fibronektin und Laminin. Sie können sehr gut an das Integrin der Basalmembran binden. Die Basalmembran ist reich an Laminin und etwas Fibronektin. Das Sehnengewebe dagegen besitzt mehr Fibronektin und Tenascin. Auch hier findet man außerdem Verbindungsproteine, die in der Grundsubstanz die verschiedenen Proteoglykane an die zentralen Hyaluronsäureketten binden.

Die Vernetzungsproteine, die das Bindegewebe des Muskelbauchs mit der Basalmembran verbinden, sind Fibronektin und Laminin, die sehr gut an das Integrin der Basalmembran binden können. Die Basalmembran selbst ist reich an Integrin und Laminin und besitzt nur geringe Mengen Fibronektin. Das Bindegewebe des Muskelbauchs dagegen ist reich an Fibronektin und Tenascin. Die Vernetzungsproteine zwischen der Zellmembran und der Basalmembran werden von Integrin und Vitronektin gebildet. Die nichtkollagenen Proteine oder Vernetzungsproteine der Zellmembran sind Vinkulin,

Talin und α-Aktin, die die Verbindung zwischen den Aktinketten des Sarkomers und der Zellmembran herstellen. Auch im Bindegewebe des Muskelbauchs findet man zusätzlich Verbindungsproteine, die in der Grundsubstanz die Proteoglykane an die zentralen Hyaluronsäureketten binden, so dass große Proteoglykanaggregate entstehen können.

Zusammenfassung: Zellen und Matrix des Muskel-Sehnen-Übergangs und Bindegewebe des Muskelbauchs

Die Zellen des Muskel-Sehnen-Übergangs sind zum einen die eigentlichen Muskelzellen, die Myoblasten, zum anderen die Bindegewebszellen in Form von Fibroblasten. In der Basalmembran findet man zusätzlich wenige inaktive Satellitenzellen. Die Fasern sind überwiegend kollagene Fasern vom Typ I, III, V und VI. Innerhalb der Basalmembran überwiegt das Kollagen Typ IV, obwohl auch hier geringe Mengen Kollagen Typ I, III und V vorhanden sind. Hauptkomponente der Grundsubstanz ist Dermatansulfat neben geringen Mengen Hyaluronsäure und Chondroitinsulfat. In der Basalmembran ist meistens Heparansulfat anzutreffen. Die nichtkollagenen Proteine in diesem Bereich sind Vinkulin, Talin, α-Aktin, Integrin, Vitronektin, Laminin, Tenascin und Fibronektin. Sie verbinden die verschiedenen Gewebsschichten miteinander und stabilisieren sie.

2.11.5 Durchblutung und Innervation

Durchblutung

Das gesamte Muskelgewebe wie auch das Bindegewebe eines Muskels sind sehr reich durchblutet. Aufgrund dessen können Verletzungen dieser Gewebe in der Regel sehr schnell ausheilen. Es existiert sowohl ein ausgeprägtes Gefäßnetz im eigentlichen Muskelgewebe als auch ein weiteres Gefäßnetz, das für die Durchblutung des Bindegewebes des Muskels verantwortlich ist. Diese Gefäßnetze stellen Fortsetzungen der Gefäße der Sehnen dar.

Die Gefäße verlaufen wellenförmig und können sich bei einer Dehnung des Muskels sehr stark verlängern. So vermeidet der Körper, dass die Durchblutung des Muskels bei Verlängerung schlechter wird.

Ein größeres Problem bei der Durchblutung des Muskels stellt die Kontraktion dar. Durch eine Kontraktion erhöht sich der Druck im Muskelgewebe deutlich und damit auch der Druck auf die Gefäße. Kontrahiert ein Muskel mit ca. 20% seiner maximalen Kontraktionskraft, wird die Durchblutung des Muskels bereits gedrosselt. Demzufolge kann ein chronisch gesteigerter Muskeltonus, also eine permanente Muskelkontraktion, zu Durchblutungsstörungen und damit zu Schädigungen des Muskelgewebes führen. Bei einer 50%igen Kontraktion ist die Durchblutung im Muskel komplett gedrosselt.

Innervation

Das Muskel- und Bindegewebe des Muskels bzw. des Muskel-Sehnen-Übergangs sind sehr gut innerviert. Im Muskelgewebe befinden sich motorische Nervenfasern. In der Muskelspindel und im Bindegewebe des Muskels bzw. des Übergangs findet man sehr viele sensorische und vegetativ sympathische Nervenfasern. Die große Menge vegetativ sympathischer Fasern deutet wiederum auf eine sehr gute Durchblutung dieses Gewebes hin. Die sensorischen Fasern leiten nicht nur Informationen über Schmerzen nach Verletzungen oder nach intensiver muskulärer Aktivität (Muskelkater) nach zentral, sie geben vor allem auch Informationen über die Spannungssituation eines Muskels weiter.

Die Rezeptoren in diesem Bereich sind die Pacini- bzw. paciniähnlichen Körperchen, die Ruffini-Körperchen, die Dolgiel-Rezeptoren und sehr viele freie Nervenendigungen.

Zusammenfassung: Durchblutung und Innervation des Muskel-Sehnen-Übergangs und Bindegewebe des Muskelbauchs

Der Muskel-Sehnen-Übergang ist durch ein ausgeprägtes Gefäßnetz im eigentlichen Muskelgewebe und ein weiteres Gefäßnetz des Bindegewebes des Muskels gut durchblutet.

Bei Muskeldehnungen verlängern sich die Gefäße innerhalb des Muskels. Bei Muskelkontraktionen oder chronischem Hypertonus wird die Blutversorgung jedoch gedrosselt.

Das Muskelgewebe (Muskelspindeln) und das Bindegewebe des Muskels bzw. des Muskel-Sehnen-Übergangs sind sensorisch und vegetativ sympathisch innerviert. Die sensorischen Nervenfasern leiten Informationen über Schmerzen und den Spannungszustand des Muskels weiter.

Das Muskelgewebe selber ist durch motorische Nervenfasern innerviert.

2.11.6 Physiologie: Belastungsreize

Auch für den Muskel-Sehnen-Übergang, der vom Aufbau her mit dem indirekten Knochen-Sehnen-Übergang zu vergleichen ist, stellen regelmäßige physiologische Belastungen eine wichtige und funktionserhaltende Notwendigkeit dar. Regelmäßige Zugbelastungen, die für einen ständigen Bindegewebsauf- und -umbau verantwortlich sind, gewährleisten den Erhalt der Stabilität. Die ständigen Erneuerungsprozesse sorgen immer wieder für genügend Verbindungen, die Crosslinks zwischen den kollagenen Fasern der Sehne und der Basalmembran. Die ständige Neusynthese von Kollagen benötigt diese Belastungsreize für einen funktionsfähigen Aufbau der kollagenen Moleküle. Außerdem werden immer wieder neue Vernetzungsproteine gebildet, die für die Stabilität des Gewebes mitverantwortlich sind.

Das Bindegewebe wird bei jeder Muskelaktivität belastet. Bei einer Kontraktion wird der Muskelbauch dicker, das Bindegewebe strafft und verlängert sich, wodurch das Muskelgewebe stabilisiert wird. Gleichzeitig wird über das Bindegewebe die Kontraktionskraft auf die Sehne übertragen.

Durch regelmäßige Belastungen, die fortwährend einen Bindegewebsauf- und -umbau stimulieren, bleibt die Stabilität des muskulären Bindegewebes erhalten. Die Belastungsreize während der Neusynthese von Kollagen sorgen dafür, dass sich die kollagenen Moleküle zu organisierten und belastungsstabilen kollagenen Fibrillen bzw. Fasern anordnen. Nicht nur Kontraktionen stimulieren das Bindegewebe, sondern auch Bewegungen im Gelenk, bei denen der Muskel ohne eigene Kontraktion verlängert bzw. gedehnt wird. Regelmäßige Belastungsreize (Kontraktionen und Dehnungen) sorgen also dafür, dass das Bindegewebe des Muskels seine schützende und stabilisierende Funktion ausüben kann (Abb. 2.**128**).

Zusammenfassung: Belastungsreize des Muskel-Sehnen-Übergangs und Bindegewebe des Muskelbauchs

Regelmäßige physiologische Belastungsreize sorgen dafür, dass der Muskel-Sehnen-Übergang und das Bindegewebe des Muskelbauchs funktionsfähig bleiben. Sie bilden einen Reiz für den Neu- und Umbau des Gewebes und sorgen damit für dessen Stabilität.

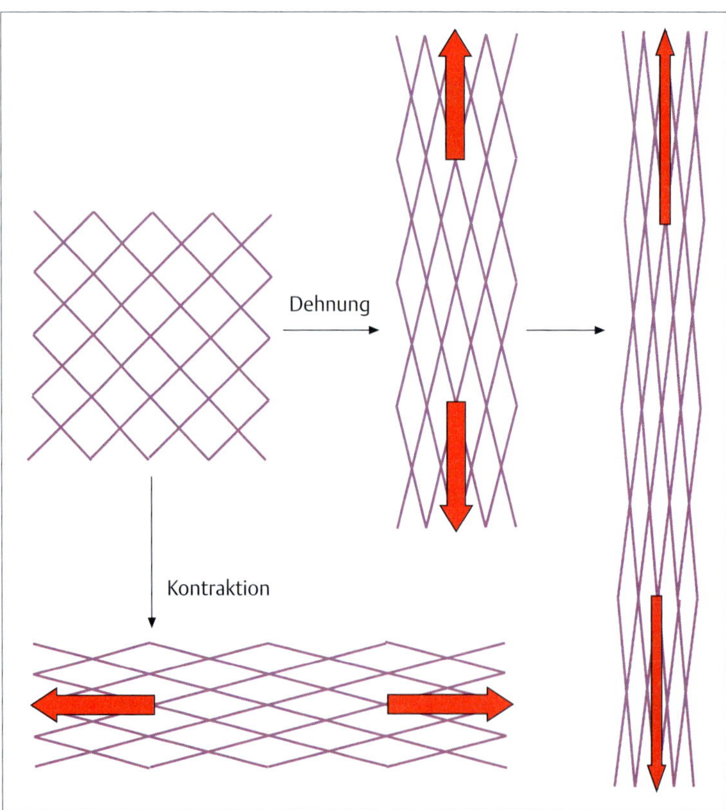

Abb. 2.**128** Verformung des kollagenen Netzwerkes des Bindegwebes des Muskelbauchs bei Kontraktion und Dehnung.

2.11.7 Pathophysiologie: Degeneration, Alterung und Rupturen

Degeneration

Alterungsprozesse, Unterbelastung und Immobilisation führen auch beim Muskel-Sehnen-Übergang und im Bindegewebe des Muskelbauchs zur Degeneration. Die hierbei entstehenden Veränderungen sind durch eine Abnahme von Bindegewebe gekennzeichnet. Am meisten nimmt die Grundsubstanz ab, aber auch die Kollagenmenge verringert sich. Das Bindegewebe verliert an Volumen und Stabilität. Zum Stabilitätsverlust tragen außerdem die einzelnen schwächer werdenden Verbindungen zwischen Bindegewebe und Basalmembran, zwischen Basalmembran und Zellmembran und zwischen Zellmembran und Sarkomer bei. Neben den Veränderungen im Bindegewebe kommt es nämlich auch zu einem Verlust von Muskelgewebe, einhergehend mit einer deutlichen Reduzierung der Anzahl der Sarkomere.

Die Degeneration eines Muskelbauchs entwickelt sich während des Alterungsprozesses und während einer Unterbelastung bzw. Immobilisation. Wird ein Muskel über längere Zeit nicht mehr regelmäßig gedehnt oder maximal kontrahiert, so wird auch sein Bindegewebe nicht mehr endgradig belastet. Die daraufhin folgenden Veränderungen beinhalten eine Abnahme von Bindegewebe, die zum größten Teil die Grundsubstanz (Proteoglykane und Glykosaminoglykane), aber auch kollagene Fasern betrifft. Durch den Verlust von Grundsubstanz kommt es zu einer Annäherung der kollagenen Fasern im ungeformten Bindegewebe des Endo-, Peri- und Epimysiums. Es bilden sich pathologische Crosslinks, wodurch die Entfaltungsmöglichkeiten des kollagenen Netzwerkes sehr stark eingeschränkt werden (Abb. 2.**129**).

Durch einen zusätzlichen Verlust von Muskelmasse wird die Spannung des Bindegewebes noch geringer, so dass weitere Crosslinks entstehen können. Die Folge dieser Veränderungen ist eine Muskelverkürzung, die mit einer Hypomobilität des betreffenden Gelenks einhergeht. Diese Veränderungen sind innerhalb eines gewissen Rahmens reversibel. Voraussetzung ist, dass man das Bindegewebe wieder regelmäßig belastet und über längere Zeit in endgradige Belastungsbereiche bringt bzw. es dort hält. Das Mittel der Wahl sind also Muskeldehnungen.

Ischämie

Bei einer Ischämie eines Muskels oder eines Teils eines Muskels tritt eine intrinsische Degeneration

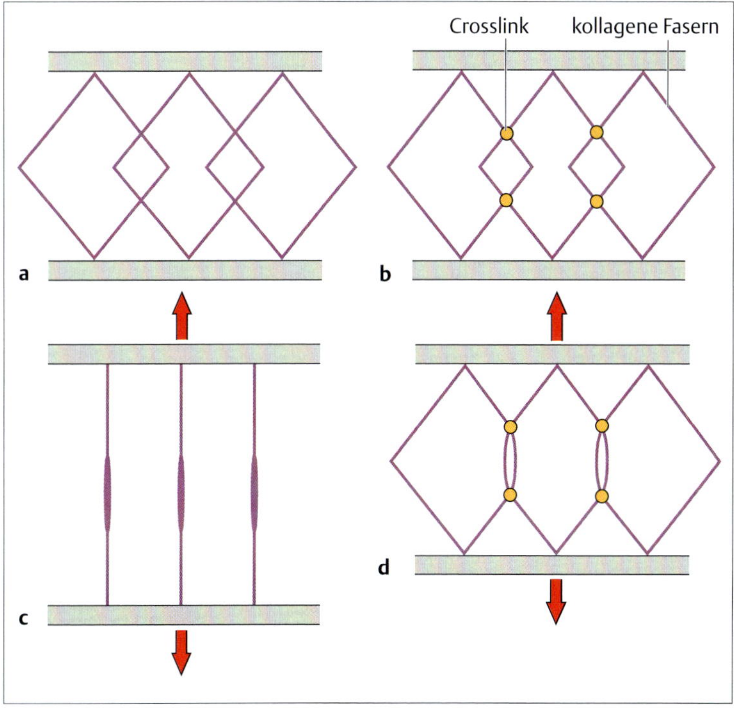

Abb. 2.**129** Schematische Darstellung eines Gitternetzes. **a** entspannter Normalzustand. **b** entspannt mit pathologischen Crosslinks. **c** belasteter Normalzustand. **d** belastet mit pathologischen Crosslinks.

auf. Eine Ischämie kann durch einen erhöhten Druck auf den Muskel bzw. auf die Gefäße des Muskels bei einer chronisch erhöhten Muskelaktivität (bzw. Muskeltonus) verursacht werden. Aber auch wenn der Druck innerhalb einer Muskelfaszie, wie z. B. im Bereich des Unterschenkels, ansteigt, kann dies gravierende Folgen haben. Diese Druckerhöhung kann entweder durch eine starke Zunahme des Muskelvolumens während intensiver Muskelaktivität oder durch eine Blutung nach einer Fraktur entstehen. Man spricht in diesem Fall von einem *Kompartmentsyndrom* (oder Shin splint). Dauert die Durchblutungsstörung länger an, so können Muskelgewebe und häufig auch benachbarte Nerven stark geschädigt werden.

Die Ischämie ist zunächst durch eine Schädigung der Zellmembran, einer Zerreißung der Sarkomere in Höhe des Z-Bandes und einer Schwellung der Mitochondrien charakterisiert. Im weiteren Geschehen wird dann das Muskelgewebe zerlegt und zerstört. Abhängig von der Durchblutung anderer Teile des Muskels oder des umliegenden Gewebes treten nach einer gewissen Zeit Makrophagen in das geschädigte Gewebe ein. Bei einer kleinen Verletzung, bei der das Gefäßsystem nicht geschädigt wurde, wie z. B. nach einer intramuskulären Infiltration (Spritze), wandern die Makrophagen meist erst nach ca. 12 Stunden in das verletzte Gewebe ein. Bei großen Schädigungen, wie z. B. der Transplantation eines avaskulären Muskellappens, kann es sogar mehrere Wochen dauern, bis endlich Makrophagen das Gewebe erreichen.

Nachdem die Makrophagen das zerstörte Gewebe erreicht haben, beginnt der Abbau des zerstörten Gewebes. Daraufhin erfolgt dann die Regeneration des Muskels. Inwieweit die Anwesenheit von Makrophagen für die Regeneration verantwortlich ist, ist noch nicht völlig geklärt. Es wird ein Zusammenhang zwischen dem Erscheinen von Makrophagen und der Aktivierung muskelaufbauender Zellen vermutet. Warum und wie sich Makrophagen durch die Basalmembran in das Muskelgewebe bewegen, wird noch diskutiert. Möglicherweise liegen diesem Vorgang gewisse Enzymprozesse zugrunde, wie z. B. der membranolytische Membran-Angriffskomplex (membrane attack complex) C5b-9. Man hat festgestellt, dass während eines Degenerationsprozesses zunächst Fibronektin, dann Laminin, dann Kollagen Typ IV und V und zum Schluss Heparansulfat abgebaut werden. Beim Regenerationsprozess werden diese Komponenten in umgekehrter Reihenfolge wieder synthetisiert.

Muskelatrophie

Immobilisation führt auch im Bereich des Muskelbauchs zu großen Veränderungen. Das Muskelgewebe und das Bindegewebe zeigen starke Degenerationserscheinungen. Als deutlichste Form der Degeneration fällt die Atrophie des Muskelgewebes auf. Ein Muskel, der in einer verkürzten Stellung immobilisiert wird, weist weniger hintereinandergeschaltete Sarkomere und ein verkürztes Bindegewebe durch die Bildung pathologischer Crosslinks auf. Das hat zur Folge, dass sich der Muskel in seiner gesamten Länge verkürzt. Würde man das Muskelgewebe in einer verlängerten Stellung immobilisieren, so käme es zu einer Zunahme der Zahl der Sarkomere und auch zu einer Verlängerung und einer Zunahme von Bindegewebe. In diesem Fall wäre der Muskel anschließend länger bzw. würde seine ursprüngliche Länge beibehalten. Diese Art der Immobilisation wird ausschließlich im Tierexperiment durchgeführt, um die Veränderungen, die unter diesen besonderen Umständen auftreten können, zu beobachten.

Selbstverständlich kann nur ein eingelenkiger Muskel bzw. eine eingelenkige Muskelgruppe während einer Immobilisation maximal gedehnt werden. Die Muskeln auf der anderen Seite der Gelenkachse sind dann verkürzt. Immobilisationen werden beim Menschen in der Regel in der Ruhe- oder Mittelstellung eines Gelenks durchgeführt, in der die Muskeln beiderseits der Gelenkachse etwas entspannt bzw. verkürzt sind.

Nicht nur bei Immobilisation verlieren Muskel (bzw. Sarkomere) und Bindegewebe Masse, sondern auch bei jeder Form von Unterbelastung. Obwohl die meisten Muskelverletzungen im Bereich des Muskel-Sehnen-Übergangs stattfinden, gibt es auch Verletzungen im Bereich des Muskelbauchs, normalerweise partielle Rupturen. Totale Rupturen sind absolut selten.

Werden die Belastungsreize auf die Muskulatur reduziert, führt dies sehr schnell zu Veränderungen der Muskels: Schon nach wenigen Tagen nehmen die Myonuclei und der Muskelquerschnitt ab. Nach wenigen Wochen werden bereits Muskelfasern vom Typ I in Muskelfasern vom Typ IIa und x umgewandelt. Die Aktivität der Satellitenzellen nimmt drastisch ab, schließlich tritt sogar verstärkt Zelltod ein. Nach einer Bettruhe von 37 Tagen konnte bei gesunden Probanden bereits eine Reduktion des Muskelquerschnitts um 11 % nachgewiesen werden (Tegtbur et al. 2009).

Kortisone (steroidale Entzündungshemmer) beschleunigen die Atrophie und hemmen zusätzlich noch die Proliferation der Myoblasten. Aber auch nichtsteroidale Entzündungshemmer beeinflussen die Regenerationsfähigkeit des Muskels negativ. So konnte man nachweisen, dass die Gabe von Indomethacin an Läufer vor und bis 8 Tage nach einem 36-km-Lauf die Aktivierung der Satellitenzellen stoppte. Die Auswertungen zeigten, dass bei Läufern ohne Indomethacin die Zahl der Satellitenzellen um ca. 27% anstieg, bei Läufern mit Indomathacin jedoch konstant blieb (Tegtbur et al. 2009).

Alterung

Altersbedingte Veränderungen in der Muskulatur eines Menschen machen sich als Muskelatrophie, Muskelschwäche, verstärkte Muskelermüdung während einer Belastung und eine erhöhte Verletzungsanfälligkeit bemerkbar. Außerdem nimmt die Mobilität durch die Verkürzung des Muskels ab.

Muskelatrophie

Eine Muskelatrophie entsteht aufgrund der Abnahme der Zell- bzw. Muskelmasse. Fraglich ist, ob derartige Veränderungen physiologisch und somit unvermeidbar sind. Betrachtet man die Abb. 2.**130**, so lässt sich unschwer erkennen, dass der dort dargestellte Mann – obwohl im fortgeschrittenen Alter – keineswegs eine Muskelatrophie zeigt.

Trotzdem liest man in verschiedenen Büchern und Artikeln, dass zwischen dem 25. und 50. Lebensjahr die Muskelmasse um ca. 4% pro Dekade abnimmt, während man zwischen dem 50. und 80. Lebensjahr pro Dekade ca. 10% seiner Muskelmasse verliert.

Lexell und Kollegen beschreiben, dass die Muskelmasse zwischen dem 25. und 50. Lebensjahr sogar um ca. 10% und um ca. 40% zwischen dem 50. und 80. Lebensjahr abnimmt. Demzufolge besäße eine 80-jährige Person nur noch 50% ihrer ursprünglichen Muskelmasse. Beine sind weitaus stärker von Atrophie betroffen als Arme (Lexell et al. 1988, Tzankoff et al. 1977, Grimby et al. 1982).

Man geht davon aus, dass die Menge an plasma growth factor und Insulin-like growth factor (IGF-I) im Laufe des Alterungsprozesses abnimmt und es dadurch zur Atrophie des Muskels kommt – IGF-I beispielsweise stimuliert die Mitochondrienaktivität, die DNA- sowie die Proteinsynthese (Zapf et al. 1881, Rudman et al. 1981).

Training, Ernährung und Wachstumshormone können all diese oben genannten Veränderungen positiv beeinflussen. So gibt es Studien, die die Muskelmasse von trainierten 69-Jährigen (Krafttraining) mit untrainierten 28-Jährigen verglichen und dabei keine Unterschiede feststellten. Anders aber beim Vergleich mit trainierten 28-Jährigen: Hier zeigten die älteren Probanden verständlicherweise geringere Muskelmassen.

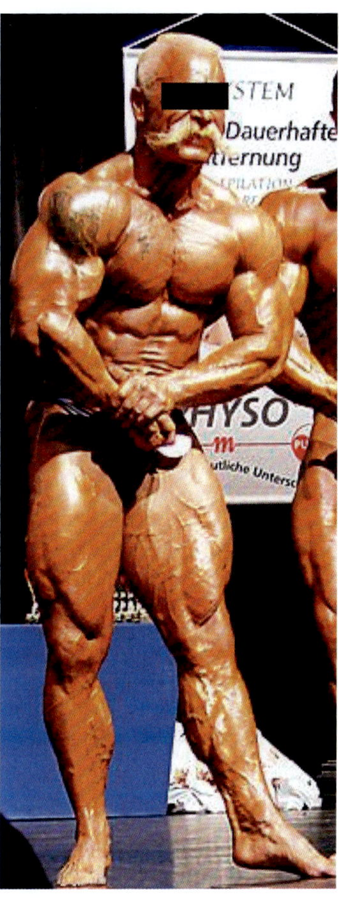

Abb. 2.**130** Bodybuilder im fortgeschrittenen Alter.

Weitere Studien ergaben, dass man trotz durchgeführtem Krafttraining nie wieder das Niveau (Muskelmasse) eines 20-Jährigen erreicht (Buckwalter et al. 1992 – Sektion 3).

Novak beschreibt, dass die verlorene Muskelmasse zum größten Teil zu Fettgewebe umgebaut wird (Novak 1972). Folglich nimmt bei Frauen die Menge an Körperfett vom 18. bis 85. Lebensjahr um 33 bis 44% zu, bei Männern um 18 bis 36%. Bei 60-jährigen Menschen hat sich die Menge an Körperfett im Vergleich zu 30-Jährigen meist verdoppelt.

Machida und Narusawa (2006) haben in ihren Untersuchungen festgestellt, dass der Verlust an Muskelmasse und die schlechtere Regeneration des Muskels im Alter auch damit zu tun hat, dass sich die Satellitenzellen nicht mehr optimal zu Muskelzellen umbauen. Satellitenzellen sind ruhende und undifferenzierte Zellen, die sich in der Plasmamembran und in der Basalmembran befinden. Ein weiteres Problem ist, dass sich diese Zellen im Alter sich immer mehr und leichter in Fettzellen umwandeln.

Muskelschwäche

Die erwähnte Muskelschwäche kann zum Teil auf den Verlust an Muskelmasse zurückgeführt werden, aber auch auf eine veränderte und vor allem unzureichende Impulsleitung zum bzw. innerhalb des Muskels.

Muskeln produzieren gewöhnlich eine Kraft von ca. 280 N/m² – unabhängig vom Muskelfasertyp.

Die Muskelkraft nimmt zwischen der 3. und 8. Dekade um etwa 40 bis 60 % ab (Grimby und Salton 1983). Dieser Kraftverlust läuft anfänglich (3. bis 5. Dekade) eher langsam und danach (zwischen dem 65. und 80. Lebensjahr) sehr rasch ab.

Aniansson gibt an, dass sich die Qualität des Muskels – vor allem ab dem 40. Lebensjahr – vermindert (Aniansson et al. 1983). Die Maximalkraft reduziert sich bei 65-jährigen Personen um 20 bis 40 %.

Ferner lässt sich die zunehmende Schwäche auch auf einen Verlust von Bindungsbrücken zwischen Sarkomer, Zellmembran, Basalmembran und intramuskulärem Bindegewebe zurückführen (Faulkner et al. 1990, Brooks et al. 1988, Grimby et al. 1983).

Veränderungen im zellulären Bereich

Im Alter nehmen Anzahl und Größe der Muskelfasern ab (Brown et al. 1985). Davon sind phasisch orientierte Muskeln stärker betroffen als tonisch orientierte. Daraus ergibt sich eine Beugetendenz vieler Gelenke (Brown 1989).

Die meisten Typ-I- und -II-Fasern hat man wahrscheinlich etwa um das 24. Lebensjahr, bis zum 50. Lebensjahr werden es schon langsam weniger und bis zum 80. Lebensjahr nimmt die Zahl der Fasern deutlich schneller ab. Alles in allem verliert man also zwischen dem 20. und 80. Lebensjahr im Schnitt ca. 37 % seiner Fasern (Typ I und II) (Lexell et al. 1988).

Man kann der Abnahme der Fasern allerdings durch regelmäßiges Krafttraining vorbeugen (Klitgaard et al. 1990).

Mit zunehmendem Alter verliert man überwiegend Typ-II-Fasern, so dass es zu einer relativen Zunahme von Typ-I-Fasern kommt. In der 2. und 3. Dekade nehmen die Typ-I-Fasern relativ zu den Typ-II-Fasern um ca. 40 % zu, in der 6. Dekade sogar um etwa 55 % (Larson 1982), s. auch Abb. 2.**134**, Kap. 2.12.

Vergleicht man den Durchmesser der verschiedenen Fasertypen im fortgeschrittenen Alter, so sieht man, dass sich nur der Durchmesser der Typ-II-Fasern verringert. Weitere Unterschiede listet Tab. 2.**5** auf.

Tab. 2.**5** Unterschiede zwischen Typ-I-Fasern und Typ-II-Fasern

Typ-I-Fasern	Typ-II-Fasern
Slow twitch	Fast twitch
ATPase Produktion niedrig	ATPase Produktion hoch
Langsame Ermüdung	Schnelle Ermüdung
Viel Mitochondien	IIa viel Mitochondrien, IIb wenig Mitochondrien

Bei Frauen beginnt diese Veränderung bereits ab dem 20. Lebensjahr und nimmt um ca. 26 % für das restliche Leben ab, während dies bei Männern erst ab dem 60. Lebensjahr der Fall ist.

Weitere Veränderungen des Muskels

- Abnahme der Kapillardichte innerhalb der motorischen Einheiten, abnehmende Myosin-ATPase-Synthese (Albert et al. 1967)
- Abnahme der Leitungsgeschwindigkeit der Nervenimpulse sowie allgemeiner Kraftverlust einhergehend mit Reduktion bzw. Verlust der koordinativen Fähigkeit und Körperstabilität
- Die Trainingsfähigkeit der Muskulatur nimmt ab und wird langsamer (Cresset al. 1985)
- Verdickung des Sarkolemms, dadurch Ausstülpungen im extrazellulären Raum
- Lewis und Bottomley (1999) beschreiben folgende Punkte:
  - Zunahme der Kollagenmenge
  - unorganisierte und gestörte Myofilamente in der Zellperipherie
  - Proliferation von T-Tubili, sarkoplasmatischem Retikulum und lateralen Zysternen
  - Vergrößerung der Mitochondrien, Zunahme der Vakuolenzahl . Zudem werden die Cristae kürzer und die Zahl der Granulae nimmt ab.
  - Ansammlung von Ribosomen und Polysomen unter dem Sarkolemm
  - größere Zahl von Lysosombläschen und gesteigerte Pinozytose
- verstärkte proteolytische Aktivität durch Ansammlung von Abfallprodukten an der Faseroberfläche
- Muskeldegeneration aufgrund schlechter Durchblutung (Aniansssonet al, 1981, 1986)
- Abnahme der Anzahl an motorischen Einheiten und Muskelfasern

- geringere Konzentration an spezifischen Enzymen oder Fasertypen
- Gutmann und Hanzlikova (Gutmann et al. 1972) geben an:
  - Abnahme der Muskelfaserzahl und -größe
  - Proliferation von T-Tubili und sarkoplasmatischem Retikulum
  - Type grouping
- Zudem sieht man biochemische Änderungen auf Zellebene, die sich manifestieren durch (Albert et al. 1967):
  - Abnahme von aktiven Enzymen, die für Oxidation und Abbau von Glukose verantwortlich sind
  - Abnahme der ATP-Konzentration und -menge.
  - Kreatinsulfat: Menge und Geschwindigkeit der Resynthese nehmen ab
  - Veränderungen der motorischen Endplatten, wodurch die trophische Interaktion zwischen Muskel und Nerv schlechter und langsamer abläuft. Hierdurch entsteht ein niedriges Endplattenpotenzial
- Einige Autoren behaupten auch, dass die Muskelkraft linear mit dem Alter abnimmt aufgrund einer Abnahme der Hydroaldolasehexokinase (HAD), einer Abnahme der Laktatdehydrogenase (LDH) sowie einer prozentualen Zunahme von Typ-I-Fasern (Larson et al. 1979)
- Im Alter müssen demzufolge mehr motorische Einheiten (motor units) für die gleiche Arbeit aktiviert werden (Gollnic et al. 1973)

Veränderungen im extrazellulären Bereich

Untersuchungen an Ratten haben nachgewiesen, dass die Kollagenmenge im Muskel nach der Geburt bis ca. 10 Monate danach stark zunimmt, anschließend aber gleich bleibt.

Die Menge an Endomysium im Muskel nimmt vom 10. Monat bis ins höhere Alter zu, wodurch sich die Mobilität im intramuskulären Bindegewebe reduziert und damit die Muskellänge verringert (Kovanen 1989, Boreham et al. 1988).

In der Basalmembran nimmt die Menge an Kollagen Typ IV bis zum 4. Monat zu und bleibt dann auf diesem Niveau bestehen. Die Menge an Laminin hingegen nimmt im Alter eher ab.

Die Basalmembran wird dicker, wodurch die Muskelzelle schlechter depolarisierbar wird. Auch das sarkoplasmatische Retikulum wird dicker, so dass der Kalziumtransport erschwert ist.

Veränderungen der Innervation

Allgemein lässt sich sagen, dass mit fortschreitendem Alter die Größe der motorischen Einheiten im Muskel zunimmt.

Ab dem 50. Lebensjahr kommt es durch mangelnde Aktivierung der Typ-II-Fasern zu einer sog. Denervierung (Howard et al. 1988).

Dass die Menge der Typ-I-Fasern im Alter zunimmt, erklärt man einerseits durch den Verlust von Typ-II-Fasern, andererseits durch eine Re-Innervierung der motorischen Einheiten vom Typ II durch motorische Fasern vom Typ I.

Gutmann beschreibt eine funktionelle Denervierung, die gekennzeichnet ist durch eine Zunahme und eine Agglutination von präsynaptischen Bläschen, eine Vergrößerung des synaptischen Spalts, eine Verdickung der Basalmembran sowie eine stärkere Verästelung der Synapsenfalten. Die Folge ist, dass der Synapsenkontakt nur sehr schlecht hergestellt werden kann (Gutmann et al. 1972).

Weitere neurale Veränderungen sind:

- Abnahme der Entladungsfrequenz und Leitungsgeschwindigkeit der präsynaptischen Axone
- Reduktion der Muskelmasse aufgrund der Konzentrationsabnahme von Eiweiß und Stickstoff sowie eine Zunahme von Binde- und Fettgewebe
- Zunahme von extrazellulärer Flüssigkeit, Natrium und Chlorid
- Energielieferung nimmt linear ab
- Verlust von Eiweiß verursacht eine Veränderung des kolloidosmotischen Drucks (COD), wodurch die Flüssigkeitsmenge im Interstitium steigt, der Transport von Nährstoffen und Abfallprodukten wird deutlich erschwert
- Normalerweise findet sich im sarkoplasmatischen Retikulum eine hohe Konzentration an Kalium-, Magnesium- und Phosphor-Ionen, so dass die Penetration von Natrium-, Chlor- und Bikarbonat-Ionen erschwert wird. Im Alter verringert sich vor allem die Kaliumkonzentration, wodurch die Muskelkraft abnimmt. Dies führt auch zu einer schnelleren Ermüdung und Trägheit, was ein Training noch weiter verstärkt (Lewis u. Bottomley 1999).
- Ältere Personen haben eine geringere muskuläre Ausdauer und oxidative Kapazität als junge Erwachsene. Dies ist auf eine Veränderung der Mitochondrien und einen allgemeinen Aktivitätsmangel zurückzuführen (Cartee et al. 1987, Fitts et al. 1984, Goodrick et al. 1983).
- Ausdauertraining erhöht die oxidative und antioxidative Kapazität des Muskels, sorgt für eine Mengenzunahme der Mitochondrien und einen erhöhten Fettmetabolismus. Hierdurch nimmt der Bedarf an Glykogen ab. Durch die höhere

antioxidative Kapazität können die freien Radikale und Hydroperoxide besser bekämpft bzw. neutralisiert werden. Vermutlich wird so auch der Muskelermüdung besser vorgebeugt (Reid et al. 1992).
- Die Mengen von Testosteron- und Thyroxin im Blut nehmen ab. Der intramuskuläre Zellmetabolismus wird reduziert und verändert das Myosin (Florini 1987).

Veränderungen der Regeneration und Heilung

Der Muskel wird mit zunehmendem Alter anfällig für Verletzungen, vor allem bei exzentrischer Aktivität (Jones et al. 1986, McCully et al. 1985, Zerba et al. 1990, Brooks et al. 1990). Der dabei entstehende Muskelkater wird durch eine gesteigerte Bildung von freien Radikalen verursacht, die durch Polyethylenglykol-Superoxiddismutase neutralisiert werden (McCully et al. 1985).

Freie Radikale sind Superoxid-Anionen und Hydroxyl-Radikale können Zellstrukturen wie Membranlipide, mitochondriale Enzyme und die DNA schädigen (Jenkins 1988, Sjodin et al. 1990). Freie Radikale werden während oxidativem Stress (oxidativer Phosphorylierung) im Muskel produziert. Zum Selbstschutz des Muskelgewebes produzieren die Zellen antioxidative Enzyme wie Superoxiddismutase, Katalase und Glutathionperoxidase.

Auch in der Leber werden permanent antioxidative Enzyme produziert, was aber im Alter abnimmt (Alessio 1993, Davies et al. 1982). Dies hat zur Folge, dass man sich langsamer und schlechter von Verletzungen erholt, die während der Arbeit oder beim Training entstanden sind.

Die Heilung und Regenerationsfähigkeit eines Muskels verlängert sich: Statt etwa 14 Tage dauert es Monate, bis die Verletzung gut ausgeheilt ist (Zerba et al. 1990, Brooks et al. 1990).

Krafttraining im Alter führt zu:
- einer erhöhten Rekrutierung von motorischen Einheiten
- strukturellen und metabolischen Veränderungen, wodurch mehr kontraktile Eiweiße produziert werden
- einer geringen Zunahme der Muskelmasse

Die meisten Autoren gehen davon aus, dass der Muskel bis ins hohe Alter plastisch und damit adaptationsfähig ist und bleibt (Moritani 1981, Tomonaga 1977, Larsson 1978, Vandervoort 1992).

Rupturen

Die meisten Muskelverletzungen treten im Muskel-Sehnen-Übergang auf, obwohl die anatomischen Voraussetzungen für die Kraftübertragung so günstig gestaltet sind. Manchmal können die an diesen Übergang gestellten Anforderungen nicht bewältigt werden. Es kann zu Rupturen kommen, die meist partiell sind. Im Einzelfall entstehen aber auch totale Rupturen.

Muskelverkürzungen

Bei Muskelverkürzungen muss man meiner Meinung nach zwischen strukturellen Muskelverkürzungen und reflektorischen Muskelverkürzungen unterscheiden.

Bei *strukturellen Muskelverkürzungen* ist das kollagene Netzwerk innerhalb des Muskels (Endomysium usw.) verändert. Durch Immobilisationen wird weniger Grundsubstanz produziert, so dass sich die kollagenen Fasern in diesem ungeformten Bindegewebe immer mehr annähern können. Letztendlich nähern sie sich so stark an, dass pathologische Crosslinks (vgl. Abb. 2.**129**, schematische Darstellung eines Gitternetzes) entstehen. Dadurch wird die Entfaltbarkeit dieses Netzwerks stark limitiert und der Muskel wird kürzer. Diese Form der Muskelverkürzung muss man mit Dehnungstechniken, bei denen man das Bindegewebe regelmäßig unter eine endgradige Belastung bringt, behandeln. Durch die regelmäßige endgradige Belastung werden die Fibroblasten dazu angeregt, verstärkt Kollagenase zu synthetisieren, ein Enzym, das Crosslinks lösen kann.

Bei der *reflektorische Verkürzung* des Muskels handelt es sich um eine Verkürzung der Sarkomere durch ein Ineinandergleiten der Aktin- und Myosinketten (s. auch Kap. 2.12).

Das Ineinandergleiten geschieht normalerweise aufgrund eines Aktionspotenzials, das vom Zentralnervensystem ausgelöst wird, um eine Bewegung bzw. eine Kraftzunahme in der Muskulatur zu ermöglichen. Sind aber die Sarkomere verkürzt, obwohl kein Aktionspotenzial ausgelöst wurde, spricht man häufig von einem hypertonen oder verspannten Muskel.

Auch jetzt ist der Muskel zu kurz, aber es wäre kontraproduktiv, den Muskel passiv dehnen zu wollen. Dies würde direkt Schmerz und damit eine Kontraktion des Muskels als Schutz auslösen. Bei diesen Muskeln geht es also nicht darum, den Muskel passiv zu dehnen, sondern darum, den Muskel zu „entspannen" oder zu „detonisieren". Hierzu bietet die Physiotherapie sehr viele Therapiereize , wie z. B. Massage, Wärmetherapien, Elektrotherapien und passive Bewegungen, aber auch

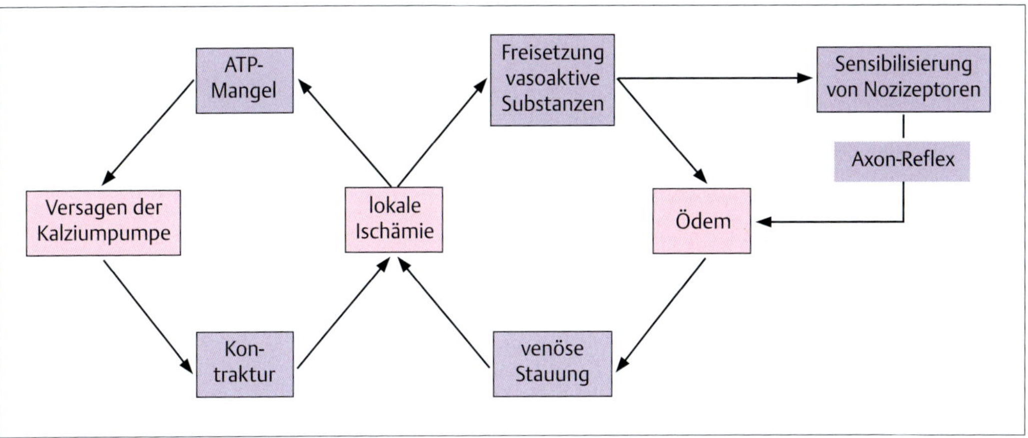

Abb. 2.**131** Faktoren, die eine reflektorische Muskelverkürzung hervorrufen könnten.

das ruhige „Ausradeln" oder „Auslaufen", das viele Sportler nach ihrer sportlichen Aktivität durchführen, ist hilfreich.

Natürlich stellt sich in diesem Zusammenhang die Frage, wie es überhaupt zu einer Verkürzung der Sarkomere kommen kann, ohne dass ein Aktionspotenzial durch das Nervensystem ausgelöst wurde?

Hier bieten sich sicherlich verschiedene Erklärungsmodelle an (Abb. 2.**131**). Eine Möglichkeit wäre, dass durch die länger gehaltene Kontraktion die Durchblutung im Muskel so stark gedrosselt wird, dass die Muskelzelle nicht mehr ausreichend ATP produzieren kann, um das intrazelluläre Kalzium nach außen transportieren zu können. Solange die Kalziumionen aber intrazellulär verbleiben, können die Aktin- und Myosinketten sich nicht voneinander lösen und die Kontraktion bleibt bestehen (Ettlin u. Kaeser 1998). Was immer auch der tatsächliche Grund für die „Muskelverkürzung" sein mag, die Therapie sollte primär die Durchblutung fördern. Dazu stehen die bereits erwähnten Behandlungsmethoden zur Verfügung.

Auch lokal im Muskel können solche Muskelveränderungen auftreten.

Man spricht dann meist von *Myogelosen* oder auch von *Triggerpunkten*. Laut Ettlin und Kaeser (1998) sind Myogelosen Ansammlungen von Triggerpunkten. Hier kommen dann meist punktuelle Drucktechniken (Friktionen und Ähnliches) zum Einsatz. Diese Techniken stimulieren die Mastzellen dazu, verstärkt Histamin freizusetzen. Histamin ist ein vasoaktiver Stoff, der dafür sorgt, dass die Gefäße dilatieren und permeabler werden. Das Gewebe wird stärker durchblutet, die Muskelzelle kann wieder ATP produzieren und damit Kalzium aus der Zelle heraustransportieren. Die Aktin- und Myosinketten lösen sich und der Muskel entspannt.

Im Bereich der Triggerpunkte konnten auch eine stark reduzierte Sauerstoffspannung und eine verringerter Abstand der Z-Scheiben nachgewiesen werden.

Man muss sich aber natürlich auch immer die Frage stellen; „Warum ist der Muskel hyperton?" oder anders ausgedrückt: „Was versucht der Muskel zu schützen?"

Muskeln werden meistens hyperton, weil sie z. B. ein Gelenk, ein Organ, ein Nerv oder sich selbst gegen übermäßige Belastung schützen wollen. So lange man die Ursache hierfür nicht beseitigt, wird der Muskel immer wieder mit einer Kontraktion reagieren und der Muskel bleibt hyperton.

Schmerz bewirkt in manchen Muskeln, vor allem in den tonisch orientierten, zu eine Tonuserhöhung. Bei den mehr phasisch orientierten Muskeln führt Schmerz eher zu einer Erschlaffung und Tonusreduzierung (Pain inhibition oder Schmerzinhibierung).

Schleip beschreibt als mögliche Ursache einer Muskelverkürzung bzw. Muskelsteifigkeit die Aktivität von Myofibroblasten im Bindegewebe des Muskelbauchs bzw. der Muskelfaszie (Schleip et al. 2005, 2006). Laut Schleip findet man vor allem im Bereich des Perimysiums die meiste Myofibroblasten, hier aber in tonische Muskeln viel mehr als in phasischen Muskeln.

Bei Immobilisationen wird mehr Epimysium gebildet. Diese Veränderungen verursachen dann nach Schleip eine erhöhte Muskelsteifigkeit, einen erhöhten (passiven) Muskeltonus und eine erhöhte Ruhespannung des Muskels. Myofibroblasten reagieren vor allem auf Entzündungsstoffe und auf freie Radikale mit einer erhöhten Aktivität und damit einer verstärkten Kontraktion im Gewebe.

Das bedeutet, dass es auch hier wieder darum geht, die Gewebedurchblutung zu erhöhen, damit die freien Radikalen abtransportiert und abgepuffert werden können. Bezüglich der Intensität der Belastung sollte man auch hier sehr zurückhaltend sein, weil man keine erneute Freisetzung von Entzündungsstoffen provozieren möchte.

Eine Komponente, die meiner Meinung nach in der Therapie sehr häufig vergessen bzw. vernachlässigt wird, ist die Tatsache, dass das bindegewebige Netzwerk innerhalb des Muskels nicht nur in die Richtung, in die der Muskel verlängert wird, mobil sein sollte, sondern auch in die Richtung, in die der Muskel bei einer Kontraktion dicker wird. Meist testet der Therapeut, ob ein Muskel ausreichend lang ist. Ist dies nicht der Fall, dehnt er den Muskel. Ob sich der Muskel aber auch zusammenziehen und dick werden kann, wird kaum getestet. Ist das bindegewebige Netzwerk aber in diese Richtung nicht dehnbar, kann es hier zu Verletzungen kommen, wenn der Muskel durch intensive und/oder ungewohnte Aktivität plötzlich dicker wird als normal. Auch diese Verletzungen lösen dann natürlich Schmerz und Entzündungszeichen aus. Es könnte durchaus sein, dass der immer wieder erwähnte Muskelkater nicht nur durch Verletzungen der Z-Scheiben, sondern auch durch Verletzungen im bindegewebigen Netzwerk verursacht wird.

Zusammenfassung: Degeneration und Rupturen des Muskel-Sehnen-Übergangs und Bindegewebe des Muskelbauchs

Degeneration des Muskel-Sehnen-Übergangs kommt im Alter sowie durch Unterbelastung und Immobilisation zustande. Dabei degenerieren das Bindegewebe des Muskels und das Muskelgewebe selbst. Obwohl die Kraftübertragung im Muskel-Sehnen-Übergang günstig ist, treten partielle, selten auch totale Rupturen auf.

Das Bindegewebe eines Muskelbauchs zeigt degenerative Veränderungen während des Alterungsprozesses, weil Kontraktionen und Verlängerungen als notwendige Belastungen nicht mehr ausreichend vorhanden sind. Folge ist eine Abnahme aller Matrixkomponenten, wobei der Verlust an Grundsubstanz im Vordergrund steht. Die kollagenen Fasern können sich nun einander annähern und es kommt zu der Bildung pathologischer Crosslinks. Hierdurch wird die Mobilität des Bindegewebes und damit die Mobilität des Muskels stark beeinträchtigt, es entstehen Muskelverkürzungen. In diesem Fall spricht man von einer sog. strukturellen Verkürzung des Muskels. Im Gegensatz dazu spricht man von einem reflektorisch erkürzten Muskel, wenn es sich eigentlich um einen Hypertonus handelt.

Ischämie führt zu einem Abbau und zur intrinsischen Degeneration des Muskels. Dabei wird vor allem das eigentliche Muskelgewebe angegriffen und abgebaut.

2.11.8 Regeneration und Wundheilung

Nach einer Verletzung des Muskel-Sehnen Übergangs bzw. im Muskelbauch entsteht ein Hämatom. Die in das Wundgebiet eintretenden Zellen wie Makrophagen, Mastzellen, Leukozyten, Monozyten usw. setzen Schmerz- und Entzündungsmediatoren frei. Dieser Vorgang leitet die erste Phase der Wundheilung, die Entzündungsphase, ein. Sie dauert ca. 4 Tage und geht mit der Bildung eines Ödems und eines Granulationsgewebes einher.

In der nachfolgenden Proliferationsphase produzieren Fibroblasten mit großer Geschwindigkeit Kollagen Typ III. Um das Verletzungsgebiet zu schonen, wird die motorische Aktivität der Muskeln während dieser Phase der Wundheilung gehemmt, was sich jedoch bereits nach ca. einer Woche wieder normalisiert. Die Stabilität des Bindegewebes wird hier u. a. durch die Aktivität besonderer Fibroblasten, den Myofibroblasten, gewährleistet. Sie sind in der Lage, das Gewebe mithilfe von Fibronektin, das Myofibroblasten an andere Matrixkomponenten und an andere Zellen binden kann, zusammenzuziehen und damit zu stabilisieren.

Nach der Proliferationsphase, die meistens ca. 2 Wochen dauert, beginnt das Bindegewebe sich umzubauen, bis es seinen normalen Aufbau und seine Stabilität wieder erreicht hat. Die Qualität des neu entstehenden Gewebes ist von der Art der Belastungen abhängig, die auf das Bindegewebe einwirken. Je kleiner die Belastungen sind, desto geringer ist auch die Belastbarkeit des Gewebes am Ende der Wundheilung.

Den Regenerationprozess eines Muskels kann man in eine *kontinuierliche Regeneration* und eine *nichtkontinuierliche Regeneration* unterteilen.

Kontinuierliche Regeneration

Die kontinuierliche Regeneration ist ein Prozess, der ständig innerhalb des Muskels stattfindet. Dadurch ist ein Muskel in der Lage, sich immer wieder wechselnden Belastungen neu anzupassen. Genau das macht seine Trainierbarkeit aus.

Beispiel: Einfluss von Krafttraining auf das Muskelgewebe

Exzentrische Belastungen, denen das Muskelgewebe während z. B. eines Krafttrainings ausgesetzt ist, führen zu extrem hohe Belastungen auf das Muskelgewebe bzw. die Muskelzellen. Vor allem die Titin-Filamente, die die Sarkomere mit der Zellmembran verbinden, werden sehr stark belastet.

Solche Belastungen führen häufig zu Rissen im Bereich der Sarkomere, vor allem der Z-Scheiben. Dadurch kommt es zu Reparaturprozessen, bei denen sich die Satellitenzellen zu Myoblasten differenzieren. Dieser Reparaturprozess dauert normalerweise ca. 8 Tage. Es werden mehr in einer Reihe geschaltete Sarkomere gebildet, wodurch die Muskelzellen länger werden und damit auch der Muskel (Tegtbur et al. 2009).

Der nachfolgende Muskelkater, der durch dieses Training entsteht, wird u. a. durch die Verletzungen der Z-Scheiben verursacht. Der Muskelkater ist meistens nach ca. 3 Tagen wieder weg oder deutlich geringer geworden. Die Regeneration der Sarkomere dauert aber mehr als 7 Tage, was bedeutet, dass man mindestens eine Trainingspause von ca. 7 Tage einhalten sollte (Tegtbur et al. 2009).

Merke

Der Einsatz von entzündungshemmenden Medikamenten ist in dieser Phase kontraproduktiv.

Auch schmerzhemmende Medikamente sind ungünstig, weil hierdurch bekanntlich das Warnsystem umgangen wird und die Gefahr erneuter und größerer Verletzungen stark zunimmt (Tegtbur et al. 2009). Größere Verletzungen erhöhen das Risiko einer Narbenbildung innerhalb des Muskels.

Die regelmäßige Zufuhr von Eiweißen, ca. 0,8 bis 1,4 g/kg KG/Tag, ist in dieser Phase sehr vorteilhaft. Der Verzehr von Kohlenhydraten bringt keine Vorteile.

Die hohen Belastungen durch diese Art der Muskelaktivität bedeuten einen enormen Stress für die Muskelzellen bzw. deren Zellmembranen und für die Sarkomere. Durch Schädigungen der Zellmembran werden die direkt angrenzenden Satellitenzellen aktiviert, die sich dann zu Myoblasten umwandeln. An diesem Vorgang ist u. a. auch insulinlike growth factor-1 (IGF-1) beteiligt. Dies führt zu Hyperplasie und Hypertrophie des Muskels. Bei Hypertrophie nimmt die Zahl der Myonuclei zu, das Zytoplasma dehnt sich aus und die Zellen besitzen eine gesteigerte Syntheseaktivität.

Ein intensives Muskeltraining führt nachweißlich schon nach einigen Tagen zu einem deutlichen Anstieg der Satellitenzellzahl und deren Myonuclei. Außerdem lässt sich eine vermehrte Satellitenzellproliferation beobachten.

Nach einem 3-monatigen Training steigt die Zahl der Satellitenzellen bis zum ca. 60. Tag an. Die Menge des Zellinhalts nimmt bis zum ca. 90. Tag um ca. 31 % zu.

Es wurde nachgewiesen, dass Bodybuilder, die anabole Steroide einnehmen, während ihres Trainings einen signifikant größeren Muskeldurchschnitt und mehr Myonuclei bilden als Bodybuilder, die auf diese Substanzen verzichten (Tegtbur et al. 2009). Diese Tatsache ist darauf zurückzuführen, dass anabole Steroide die Aktivität der Satellitenzellen erhöhen.

Muskelgewebe ist bis ins hohe Alter trainierbar (s. auch Bd. 6 Alterungsprozesse und das Alter verstehen). So konnte man nachweisen, dass bei durchschnittlich 73-jährigen Menschen nach 14 Wochen Krafttraining die Zahl der Satellitenzellen um ca. 38 % anstieg (Tegtbur et al. 2009).

Nichtkontinuierliche Regeneration

Unter der nichtkontinuierlichen Regeneration versteht man die Regeneration, die nach einer Verletzung stattfindet. Bei einem Muskel spricht man nach einer Verletzung eher von Regeneration als von Wundheilung, weil der Muskel in der Lage ist, ein *identisches* Gewebe neu zu bilden. (Häufig entsteht während der Wundheilung ein mehr oder weniger ausgeprägtes Ersatzgewebe, das mit dem ursprünglichen Gewebe nicht völlig identisch ist.

Hämatombildung

Die Prozesse nach einer Verletzung im Muskelbauch sind mit den Vorgängen vergleichbar, die während der embryonalen Entwicklung eines Muskels ablaufen. Nach einer Verletzung sind das Muskelgewebe, das Bindegewebe, die Basalmembran und Gefäße geschädigt, und es kommt zur Bildung eines Hämatoms. Die nun eintretenden Zellen wie Makrophagen, Mastzellen, Leukozyten, Monozyten usw. setzen Schmerz- und Entzündungsmediatoren frei und leiten damit die ca. 4 Tage dauernde Entzündungsphase ein. Sie geht mit der Bildung von Ödemen und Granulationsgewebe einher.

Proliferation

In der Proliferationsphase beginnen Fibroblasten mit großer Geschwindigkeit, Kollagen vom Typ III und etwas vom Typ IV und V im Bereich des Bindegewebes der Muskeln zu produzieren. Neben

Kollagen werden auch noch andere Matrixkomponenten wie Fibronektin, Hyaluronsäure, Dermatansulfat usw. synthetisiert und an das Interstitium abgegeben. Während dieser Phase der Wundheilung wird die motorische Aktivität des Muskels gehemmt, um das Verletzungsgebiet zu schonen. Der Grund für diese Hemmung liegt wahrscheinlich darin, dass eine eventuelle Muskelkontraktion das neu gebildete Gewebe leicht schädigen könnte. Um das Gewebe gegen diese erneute Schädigung zu schützen, werden Schmerz- oder Nozizeptoren durch die Freisetzung von Schmerzmediatoren aktiviert, die schon bei leichten Dehnungsreizen des verletzten Gewebes Schmerzreize erzeugen. Dieses Schmerzempfinden inhibiert die Motoneurone im Vorderhorn des Rückenmarks. Man spricht deshalb von einer Schmerzinhibierung (pain inhibition), die meistens nach ca. 1 Woche wieder nachlässt.

Regeneration des Muskelgewebes

Gleichzeitig mit der Wundheilung des Bindegewebes findet die Regeneration des Muskelgewebes statt. Satellitenzellen wandeln sich zu Myoblasten um und beginnen mit der Synthese des neuen Muskelgewebes. Die zu Myoblasten umgewandelten Satellitenzellen sind jetzt in der Lage, alle Komponenten zu synthetisieren, die für die Regeneration des Muskels notwendig sind. Sie werden aus diesem Grund auch muskeleigene Reparaturzellen genannt. Wichtig für die Regeneration eines Muskels ist eine physiologische Aktivität während der Regenerationszeit, weil auch das Muskelgewebe funktionelle Reize für seine Wiederherstellung benötigt.

Myoblasten des Muskelgewebes und Fibroblasten des Bindegewebes beginnen nach der Heilung, eine neue Basalmembran von beiden Seiten aufzubauen. Wie in der embryonalen Entwicklung wird neben kollagenen Fasern und Vernetzungsproteinen Hyaluronsäure gebildet. Hyaluronsäure wird später von langen Ketten Chondroitinsulfat ersetzt und dies wiederum von Heparansulfat. Erst nach Beendigung dieser Vorgänge ist der Heilungsprozess wirklich abgeschlossen.

Wird bei der Verletzung auch Nervengewebe geschädigt, beginnt das Muskelgewebe erst nach der Re-Innervierung, die spezifische Funktion der Muskelfasern zu bestimmen. Gemeint sind die Funktionen der Muskelfasern vom Typ I und vom Typ II bzw. der phasischen und tonischen Fasern, auch Fast-twitch- und Slow-twitch-Fasern genannt (s. Kap. 2.13).

Komplikationen

Das größte Problem während der Wundheilung stellt die im Muskel stattfindende bindegewebige Veränderung dar, bei der das Muskelgewebe durch Bindegewebe ersetzt wird. Der Grund für diesen bindegewebigen Umbau liegt zum einen in einem Mangel bzw. Fehlen an physiologischen Reizen während der Regeneration des Muskels und seines Bindegewebes. Zum anderen wird dieser Umbau auch durch große Risse im Muskel verursacht, wodurch Fibroblasten durch die Basalmembran bzw. aus der Basalmembran in das Muskelgewebe gelangen können und hier Bindegewebe produzieren. Diese Veränderungen sind normalerweise irreversibel und können unter Umständen längere Zeit Probleme bzw. Schmerzen sowie Kraftverlust verursachen, was aber relativ selten bei Patienten vorkommt.

Zusammenfassung: Wundheilung und Regeneration des Muskel-Sehnen-Übergangs und Bindegewebes des Muskelbauchs

Nach einer Verletzung im Bereich des Muskel-Sehnen-Übergangs bzw. des Muskelbauchs zeigt der Muskel während der Wundheilung in diesem Bereich weniger Aktivität. So wird der Heilungsvorgang nicht negativ beeinflusst. Muskelkontraktionen könnten das heilende Gewebe leicht verletzen. Der Heilungsprozess des Bindegewebes beginnt mit der Entzündungsphase, auf die die Proliferationsphase folgt. In dieser Phase wird die Wunde mit Kollagen Typ III verschlossen. Die letzte Phase der Wundheilung ist die Umbauphase, in der das ursprünglich angelegte Kollagen Typ III in das stabilere Kollagen Typ I umgebaut wird.

Bei der Regeneration eines Muskels unterscheidet man zwischen einer kontinuierlichen Regeneration, die den Muskel in die Lage versetzt, sich veränderten Belastungen anzupassen bzw. trainierbar zu sein, und einer nichtkontinuierlichen Regeneration, die nach Verletzungen in Erscheinung tritt. Die Heilung des eigentlichen Muskelgewebes nach einer Verletzung ist mit der embryonalen Entwicklung dieses Gewebes vergleichbar. Die Heilung des Bindegewebes durchläuft alle bekannten Phasen der Wundheilung. Die an der Muskelzelle anliegenden Satellitenzellen wandeln sich in Myoblasten (Muskelzellen) um und fangen an, das Muskelgewebe zu reparieren.

Bei Verletzungen, bei denen die Basalmembran geschädigt wurde, können Bindegewebszellen (Fibroblasten) im Muskelgewebe penetrieren und dort Bindegewebe ablagern. Es kommt zu bindegewebige Narben im Muskel. Diese Narben sind normalerweise irreversibel, verursachen aber relativ selten Probleme. Dieser bindegewebige Umbau wird außerdem von mangelnden physiologischen Belastungsreizen während der Wundheilung gefördert. Myoblasten und Fibroblasten bilden normalerweise gemeinsam von beiden Seiten eine neue Basalmembran.

2.12 Kontraktile Elemente der quergestreiften Muskulatur

J. Cabri

Die Muskeln bewirken die Körperbewegungen. Das Muskelgewebe besteht aus langgestreckten Muskelzellen, die durch eine große Anzahl kontraktiler Filamente im Zytoplasma gekennzeichnet sind. Bei den Säugetieren unterscheiden wir aufgrund ihrer Morphologie und Physiologie drei Arten von Muskelgewebe:

- glattes Muskelgewebe mit spindelförmigen Zellen,
- Skelettmuskelgewebe, das auch quergestreiftes Muskelgewebe genannt wird, mit zylinderförmigen Zellen und
- Herzmuskelgewebe, ein quergestreiftes Gewebe mit parallel angeordneten Zellen, die durch Glanzstreifen, Disci intercalares, verbunden sind.

Das Skelettmuskelgewebe ist das am häufigsten vorkommende Gewebe im menschlichen Körper. Es beansprucht 40 – 50 % des gesamten Körpergewichts. Es gibt 430 Skelettmuskeln, die zumeist in Paaren an beiden Seiten des Körpers vorhanden sind. Lediglich 80 Muskelpaare sind für die groben Bewegungen zuständig. Das Muskelgewebe weist drei wichtige Eigenschaften auf:

- *Kontraktion:* Das Muskelgewebe kann sich verkürzen. Hierbei handelt es sich um einen aktiven, energetischen Prozess.
- *Dehnbarkeit:* Das Muskelgewebe kann gleichzeitig bis zu einer bestimmten Grenze verlängert werden, ohne dass dadurch ein Gewebeschaden auftritt.
- *Elastizität:* Nach Dehnung oder Verlängerung kann das Muskelgewebe wieder seine Originallänge annehmen.

Skelettmuskeln sind direkt oder indirekt mit dem Skelett verbunden. Legt man Muskelgewebe unter ein Mikroskop, so erkennt man zahllose kleine Querstreifen, daher der Name quergestreifter Muskel.

Die Muskeln selbst können Kräfte auslösen, was im Ergebnis zu Bewegungen führt. Gleichzeitig jedoch sollen die Muskeln dem Skelett Schutz geben, da sie in der Lage sind, die Kräfte, die auf das Skelett einwirken, zu verteilen und Stöße zu absorbieren. Skelettmuskeln können dynamisch oder statisch wirken. *Dynamische Muskelarbeit* lässt Lokomotion bzw. Stellungsänderungen im Raum zu. *Statische Muskelarbeit* entsteht, wenn Körperhaltungen stabilisiert werden müssen.

2.12.1 Funktionelle Histologie des Skelettmuskels

Die Skelettmuskulatur besitzt einen funktionellen histologischen Aufbau. Das Skelettmuskelgewebe ist eine Form quergestreiften Muskelgewebes. Es besteht aus Bündeln sehr langer, zylinderförmiger, vielkerniger Einheiten, die eine Querstreifung aufweisen. Muskelzellen sind äußerst spezialisiert, was sich auch in der Namensgebung der verschiedenen Teile widerspiegelt. So wird das Zytoplasma der Muskelzelle *Sarkoplasma* genannt. Das glatte endoplasmatische Retikulum heißt *sarkoplasmatisches Retikulum*, während die Mitochondrien *Sarkosomen* heißen.

Die strukturelle Einheit des Skelettmuskels ist die Muskelfaser, eine lange, zylindrische Zelle mit hunderten von Zellkernen. Innerhalb eines Muskels ist der Durchmesser der Muskelfasern relativ konstant: Dünne Muskelfasern befinden sich in den Augenmuskeln, während dicke Fasern z. B. in den Oberschenkelmuskeln vorhanden sind. Die Muskelfaser hat eine Dicke von ca. 10 – 100 µm und eine Länge von ca. 1 – 30 cm. Die längsten Muskelfasern befinden sich im M. sartorius.

Mikroskopischer Aufbau

Die große Anzahl von Fasern, aus denen die verschiedenen Skelettmuskeltypen bestehen, sind in deutlich zu unterscheidenden Muskeln angeordnet (Abb. 2.**132**).

Jeder einzelne Muskel ist von einer Bindegewebshülle, dem *Epimysium*, umgeben. Innerhalb des Muskels gibt es wieder Bündel, die *Faszikel*, die vom *Perimysium* umgeben sind. Ein Muskelbündel besteht aus mehreren Muskelfasern (muscle fibers). Aus dem Perimysium dringen Bindegewebsverzweigungen, in denen u. a. Blutgefäße liegen, in die Faszikel ein. Diese Verzweigungen werden immer feiner, so dass jede Muskelfaser von einer Schicht retikulärer Fasern umhüllt wird. Das *Endomysium* ist schließlich die Bindegewebsschicht, die jede individuelle Muskelfaser umgibt. Direkt unter dem Endomysium liegt das *Sarkolemm*, eine dünne elastische Schicht mit Einstülpungen, die in das Muskelgewebe eindringen. Jede Muskelfaser besteht aus verschiedenen Unter-

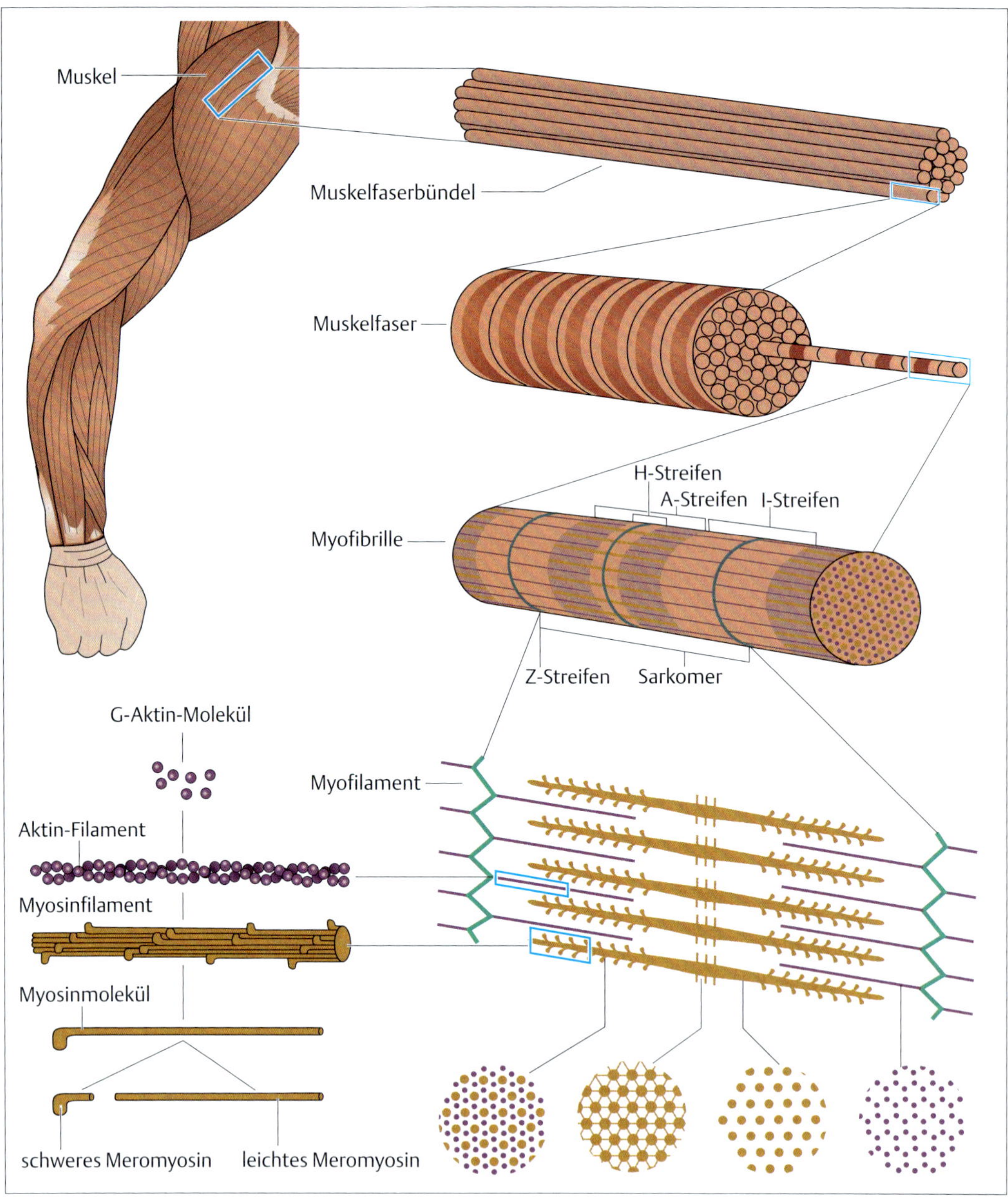

Abb. 2.**132** Histologischer Aufbau eines Muskels.

einheiten, den *Myofibrillen*, sie sind das kontraktile Element der Muskelfaser. Außer Blutgefäßen enthält jede Bindegewebsschicht kollagene und elastische Fasern, Fibroblasten, Lymphgefäße und Nerven.

Innerhalb des Faszikels verschafft das Bindegewebe der jeweils benachbarten Faser Bewegungsmöglichkeiten. Darüber hinaus verbindet das Bindegewebe, über das Epimysium, andere Strukturen, wie Haut, Sehnen, Knochenhaut, Aponeurosen und dergleichen. Eine äußerst wichtige Funktion des Bindegewebes besteht in der Kraftübertragung, ausgelöst durch die Muskelkontraktion. Von den gesonderten Muskelfasern wird die Kontraktion durch das Endomysium auf das Perimysium übertragen. Das darin liegende Kollagen ist mit dem

Epimysium verbunden, welches wiederum mit der Sehne oder der Knochenhaut, auf die der Muskel seine Wirkung ausübt, in Verbindung steht. Die Kontraktionskraft äußert sich am stärksten an den Enden der Muskelfasern: Hier werden kollagene Fasern der Sehne gefunden, die in tiefe Falten des Sarkolemms des Muskelfaserendes eintreten. So wird die Kontaktfläche zwischen Muskelfaser und Sehne vergrößert und die Verbindung zwischen beiden gefestigt.

Mit einem Lichtmikroskop ist in der frischen, unbearbeiteten Muskelfaser eine querverlaufende Streifenzeichnung zu erkennen, die durch eine alternierend mehr oder weniger starke Lichtbrechung entsteht. Die stark lichtbrechenden Streifen, die *A-Sreifen* (anisotrop) sind deutlich von den *I-Streifen* (isotrop) zu unterscheiden, die weniger stark Licht brechen und deswegen weniger Farbe aufweisen. Mitten im I-Streifen findet man die dunklere *Z-Linie*, die den Beginn und das Ende eines Sarkomers anzeigt. Das *Sarkomer* ist die kleinste funktionelle Einheit des kontraktilen Elements und läuft von einer Z-Linie zur nachfolgenden Z-Linie und umfasst einen halben I-Streifen, einen vollständigen A-Streifen und wieder einen halben I-Streifen (vgl. Abb. 2.**132**).

Das Sarkoplasma jeder Muskelfaser ist größtenteils mit faserartigen Elementen, den Myofibrillen, gefüllt. Sie haben eine Dicke von 1 – 2 µm, können abhängig vom Durchmesser der Muskelfaser in verschiedener Anzahl vorhanden sein und verlaufen parallel von einem Ende der Muskelfaser zum anderen. Jede Myofibrille besteht aus der Aneinanderreihung zahlreicher Sarkomere. Weil die Streifen der Myofibrillen präzise nebeneinander liegen, entsteht der Eindruck von quer über die gesamte Muskelfaser verlaufenden Streifen.

Die Muskelzelle ist eine multinukleare Zelle. Die Kerne liegen direkt unter der Zellmembran bzw. dem Sarkolemm. Das Sarkolemm ist, wie die Membran des Neurons, eine reizbare Membran. Sie enthält Kanäle, die sich in Abhängigkeit von Aktionspotenzialen öffnen und schließen. Die Skelettmuskelfaser besitzt an ihrer Oberfläche ein Nervenende, die motorische Endplatte (ME). An der motorischen Endplatte beginnt das Aktionspotenzial, das für die Kontraktion benötigt wird.

Mehrere Muskelzellen werden von einem Motoneuron innerviert. Das Motoneuron und seine Muskelzellen bilden eine *motorische Einheit*, man spricht auch von der *motor unit* (MU). Die motorische Einheit ist die physiologische funktionelle Einheit des Muskels. Die verschiedenen Muskelzellen der motorischen Einheit liegen verstreut in den diversen Faszikeln des Muskels. Die Aktivität jeder motorischen Einheit verursacht eine globale Kontraktion des Muskels, also nicht nur eine auf den Faszikel beschränkte Teilkontraktion.

Molekularstruktur der Muskelfaser

Elektronenmikroskopisch gesehen besteht die Myofibrille aus zwei verschiedenen Filamentarten: dicken *Myosin-* und dünnen *Aktinfilamenten*. Der A-Streifen ist dadurch gekennzeichnet, dass nur Myosinfilamente vorkommen. Die Aktinfilamente liegen zwischen den Myosinfilamenten, setzen sich zum I-Streifen fort und sind an der Z-Linie angeheftet. Im entspannten Zustand liegt in der Mitte des A-Streifens noch ein hellerer *H-Streifen*, auch Hensen-Scheibe genannt. Der H-Streifen ist der zentrale Teil der Myosinfilamente, in den sich die Aktinfilamente bei Kontraktion hineinschieben, so dass der H-Streifen vollständig verschwindet.

Das Sarkomer besitzt einen komplexen Aufbau. In Abb. 2.**133** sind die am Aufbau des Sarkomers beteiligten Proteine dargestellt:

- In den Z-Linien befindet sich Alpha-Aktin und Desmin. Das Alpha-Aktin hält die dünnen Filamente an ihrem Ort und in ihrer Position zu den anderen Muskeleiweißen. Langsame Muskelfasern besitzen mehr Alpha-Aktin als schnelle Muskelfasern. Desmin verbindet die Z-Linien benachbarter Myofibrillen und sorgt damit für die korrekte räumliche Anordnung im Sarkomer. Es ist damit auch für die Querstreifung der Muskulatur verantwortlich.
- In den dünnen Filamenten kommen Aktin, Tropomyosin, Tropolin und Nebulin vor. Aktin steht mit Myosin in Interaktion und bildet den Kern des dünnen Filaments. Tropomyosin überträgt Formänderungen des Troponinkomplexes auf das Aktin. Troponin bindet Kalzium, das ihm Formänderungen ermöglicht, und beeinflusst das Tropomyosin. Nebulin verläuft mit den dünnen Filamenten und soll die Zahl der einander zugordneten Aktinmonomere kontrollieren.
- In den dicken Filamenten ist Myosin enthalten, das wiederum ATP beinhaltet und für den Kraftschlag des Myosinkopfes verantwortlich ist.
- Im C-Streifen ist C-Protein. Es hält vermutlich die dicken Filamente in ihrer Anordnung. Außerdem könnte es für die Konstanz des Abstandes der H-Proteine benachbarter dicker Filamente während der Kontraktion verantwortlich sein.
- In der M-Linie befinden sich M-Protein, Myomesin und M-CK. M-Protein hält die dicken Filamente in ihrer regulären Anordnung. Myomesin bildet einen festen Verankerungspunkt für Titin und M-CK stellt Energie aus Kreatinphosphat für die ATP-Bildung bereit. Es befindet sich in der Nähe der Myosinköpfe.
- Im elastischen Filament befindet sich Titin. Es hält während der Kontraktion die dicken Filamente in der Mitte zwischen zwei Z-Streifen. Weiter soll es die Zahl der Myosinmoleküle in einem dicken Filament kontrollieren.

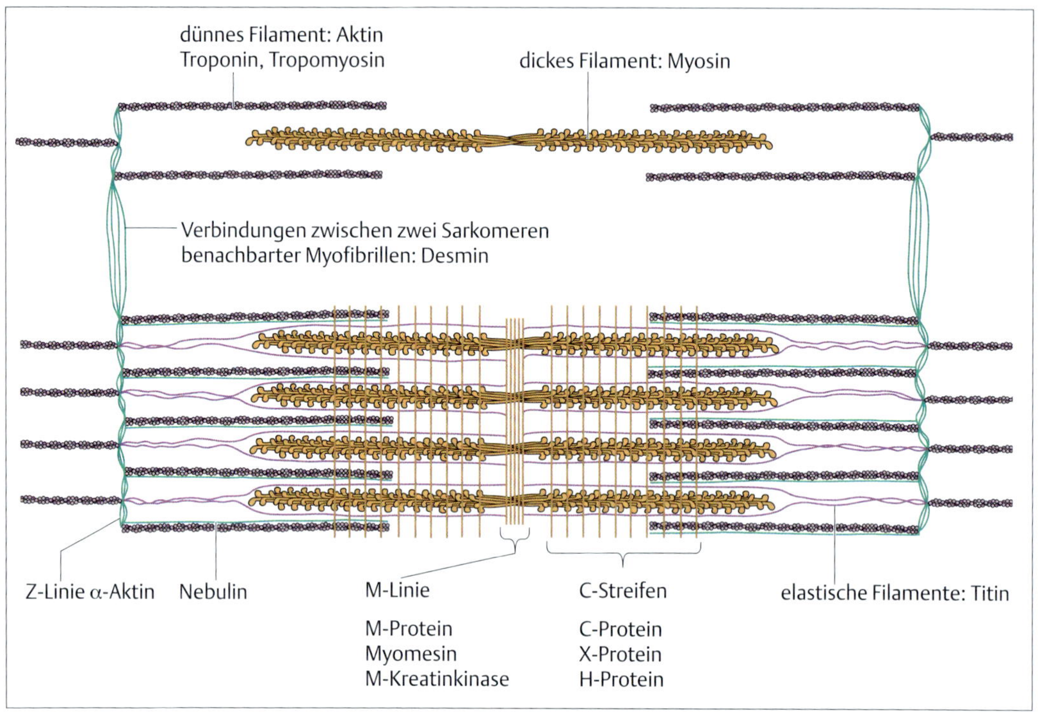

Abb. 2.**133** Proteine eines Sarkomers.

Sarkoplasmatisches Retikulum

Das Vorhandensein von Kalziumionen, wichtig für den Kontraktionszustand im Muskel, wird durch das *sarkoplasmatische Retikulum* (SR) geregelt (s. Abb. 2.**134**). Es besteht aus einem hauptsächlich longitudinal verlaufenden verzweigten System, das die Myofibrillen umgibt. An jedem Ende eines Sarkomers bildet dieses Retikulum die terminale Zisterne, die einen Ring rund um die Fibrille bildet. Sobald die Membran des sarkoplasmatischen Retikulums als Folge eines Nervenimpulses über ein fortgeführtes Aktionspotenzial entlang der Oberflächenmembran aktiviert wird, können die Kalziumionen, die im Ruhezustand im sarkoplasmatischen Retikulum gelagert wurden, gelöst werden und so in die unmittelbare Nähe der Myofilamente gelangen, wo sie sich an Troponin binden und die Brückenbildung zwischen Aktin und Myosin verursachen können. Nach dem Freiwerden des Kalziums fungiert die Retikulum-Membran als eine Kalziumionenpumpe, die die Kalziumionen von den Myofilamenten wieder zur Zisterne leitet.

Transversales System

Die Depolarisierung der Membran des sarkoplasmatischen Retikulums wird durch einen Nervenimpuls ausgelöst. Diese Depolarisation muss sich blitzschnell über die Länge der Muskelfaser ausbreiten können. Da die quergestreiften Muskelfasern jedoch ungemein dick sind, ist dazu ein System transversaler Tubuli, auch *T-Tubuli* genannt, notwendig, die eine uniforme Kontraktion gewährleisten (Abb. 2.**134**).

2.12.2 Muskelrezeptoren

Muskeln besitzen *freie Nervenendigungen* und zwei Arten von speziellen Rezeptoren: *Muskelspindeln* und *Golgi-Sehnenorgane.* Die Muskelspindeln messen die Länge des Muskels und liegen parallel zu den quergestreiften Muskelfasern. Die Golgi-Sehnenorgane sind Spannungsrezeptoren der Sehne. Sie liegen in Serie zu den quergestreiften Muskelzellen. Beide Rezeptoren gehören zu den Propriozeptoren und sind deshalb für Reize empfindlich, die im eigenen lokomotorischen System entstehen.

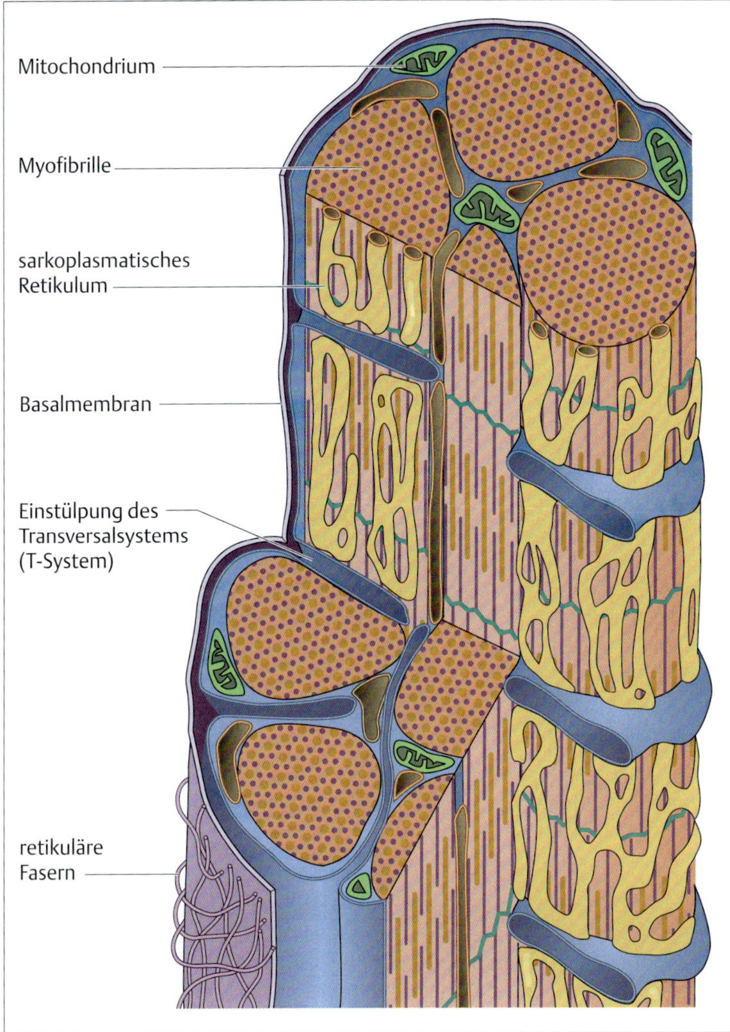

Abb. 2.**134** Aufbau einer Muskelfaser mit sarkoplasmatischem Retikulum und transversalem System.

Freie Nervenendigungen

Die freien Nervenendigungen sind für die Schmerzleitung aus dem Muskel verantwortlich. Sie liegen verstreut im kontraktilen Teil des Muskels und sind in größerer Anzahl auch im myotendinösen Übergang zu finden.

Muskelspindel

Struktur der Muskelspindel und sensible Nerven

Muskelspindeln sind hochentwickelte Strukturen, die vielfach erforscht wurden und über die vieles bezüglich ihrer Mikrostruktur und Physiologie bekannt ist. Es existieren zwei Arten modifizierter Muskelfasern, die von sensiblen Nervenfasern der Gruppen Ia und II innerviert werden. Muskelspindeln kommen im gesamten Muskel vor und verdanken ihren Namen ihrer spindelartigen Form. Jede Muskelspindel besteht aus einer Bindegewebskapsel, in der sich 10 – 20 *intrafusale* Muskelfasern befinden. Sie liegen parallel zu den quergestreiften oder *extrafusalen* Muskelfasern. Die intrafusalen Muskelfasern sind schmal und besitzen keine Aktin- und Myosinfilamente in ihrem äquatorialen Bereich. Das bedeutet, dass dieser Bereich nicht kontraktil, sondern dehnbar ist. An ihren Enden hat die intrafusale Muskelfaser Aktin- und Myosinfilamente, die es ihr ermöglichen, sich zu kontrahieren.

Es gibt zwei Arten intrafusaler Muskelfasern: die Fasern, bei denen die Kerne in einem Sack auf Höhe des äquatorialen Bereichs zusammenliegen, und die Fasern, deren Kerne in einer Kette im äquatorialen Bereich hintereinander aufgereiht sind. Diese beiden Arten tragen deshalb die Bezeichnungen Kernsackfasern (Nuclear-Bag-Fasern) und Kernkettenfasern (Nuclear-Chain-Fasern). Pro Muskelspindel findet man 1 bis 3 Kernsäcke und 3 bis 7 Kernketten.

Eine dicke sensible Faser, die Ia-Faser, umschließt die nichtkontraktile, dehnbare äquatoriale Zone der intrafusalen Fasern. Diese Ia-Afferenzen haben einen Durchmesser von 17 Å und eine Leitgeschwindigkeit von 120 m/s (432 km/h) und sind damit die schnellsten aller Nervenfasern. Sie bilden die primärsensiblen Endigungen der intrafusalen Fasern. Der sensible äquatoriale Bereich der Nuclear-Chain-Fasern wird zudem von zwei sekundärsensiblen Endigungen innerviert. Hierbei handelt es sich um Fasern der Gruppe II, auch *flower spray endings* genannt.

Die primären Ia-Afferenzen stammen also sowohl aus den Kernsackfasern als auch aus den Kernkettenfasern, während die Gruppe-II-Afferenzen nur aus den Kernkettenfasern stammen.

Die Dehnung des äquatorialen Bereichs, der adäquate Reiz für diese Rezeptoren, kann von einer passiven Dehnung des Muskels, z. B. durch die Schwerkraft, oder einer Kontraktion längs der Gamma-Motoneuronen der kontraktilen Enden der intrafusalen Muskelfasern herrühren, z. B. zur Regelung von Länge und Tonus in den Anti-Schwerkraftmuskeln.

Statische und dynamische Eigenschaften der Muskelspindel

Bei Ausdehnung des äquatorialen Bereichs der Muskelspindel entsteht am sensiblen Ende der afferenten Fasern ein Generatorpotenzial. Dieses Potenzial wird in einer Reihe von Aktionspotentzalen (AP) entlang der afferenten Fasern weitergeleitet.

Die statische Antwort der Muskelspindel stammt von den Kernkettenfasern: Bei Dehnung des äquatorialen Bereichs der Muskelspindel steigt die Frequenz der Aktionspotenziale sowohl in den Ia- als auch in den II-Afferenzen an. Dieser Frequenzanstieg erfolgt proportional zur Größe der Dehnung und kann minutenlang andauern, solange der adäquate Reiz vorhanden ist. Da die Ia- und II-Afferenzen von den Kernkettenfasern stammen, ist es wahrscheinlich, dass diese Rezeptoren die statischen oder tonischen Rezeptoren der Muskelspindel darstellen.

Die dynamische Antwort kommt von den Kernsackfasern: Dabei ist in den Ia-Afferenzen zu Beginn der Antwort auf die Dehnung eine deutliche, aber vorübergehende Erhöhung der Aktionspotenziale zu beobachten. Sie signalisieren eine Veränderung der Muskelspindellänge und gleichzeitig die Geschwindigkeit, mit der die Längenveränderung abläuft. Diese dynamische Antwort auf eine schnelle Dehnung ist heftig und tritt schon bei Dehnungen von wenigen Å und von nur wenigen Millisekunden auf. Sobald die Länge nicht mehr zunimmt, stoppt der Anstieg der Aktionspotenzialfrequenz und fällt in den Ia-Afferenzen bis auf einen Wert zurück, der mit der statischen Antwort der Muskelspindel für diese neue Länge übereinstimmt. Diese statische Antwort ist ebenfalls in den II-Afferenzen vorhanden. Die dynamische Antwort wird nur in den Ia-Afferenzen gegeben und ist wahrscheinlich den Kernsackrezeptoren zuzuschreiben, die nur durch Ia-Fasern innerviert werden. Der plötzlichen Dehnung im äquatorialen Bereich folgt wahrscheinlich durch eine Neuverteilung des Kernbündels, das seine Länge in diesem Bereich hält, eine Adaptation dieses Rezeptors. Eine Verringerung des Generatorpotenzials und gleichzeitig eine Verringerung der Frequenz des Aktionspotenzials ist hierbei die Folge.

Gamma-Innervation der Muskelspindel

Die kontraktilen Enden der Muskelspindel werden durch efferente Neuronen innerviert, die *Gamma-Motoneurone* (γ-Motoneurone). Das Axon des Gamma-Motoneurons hat einen Durchmesser von 5 Å. Das Axon des Alpha-Motoneurons, das die extrafusalen Muskelfasern innerviert, hat einen Durchmesser von 9 – 20 Å. Die Gamma-Motoneurone sind für die Kontrolle der statischen und dynamischen Antworten der Muskelspindeln verantwortlich.

Die kleinen Motoneurone oder Gamma-Neurone, die die intrafusalen Muskelfasern innervieren, machen 50 % aller Motoneurone aus, die im Vorderhorn eines Rückenmarksegmentes vorkommen. Einige Gamma-Motoneurone innervieren die intrafusalen Kernkettenfasern (die statischen Gamma-Motoneuronen oder γ-s oder γ-2), andere innervieren die intrafusalen Kernsackfasern (die dynamischen Gamma-Motoneuronen oder γ-d oder γ-1).

Eine Aktivierung von γ-s hat zur Folge, dass ein Frequenzanstieg in den Ia- und II-Afferenzen erfolgt. Bei Aktivierung von γ-d steigt die Frequenz der dynamischen Antwort der Ia-Afferenzen an.

Regulierung der Empfindlichkeit der Muskelspindel

Die Muskelspindeln messen die Länge des Muskels und die Geschwindigkeit seiner Längenveränderung. Ein adäquater Reiz besteht in einer Dehnung des äquatorialen Bereichs. Es bestehen zwei Möglichkeiten, diesen Bereich zu dehnen:

- Erstens durch die Dehnung des gesamten Muskels und
- zweitens durch die Kontraktion der intrafusalen Muskelfasern parallel zu den Gamma-Motoneuronen.

Beide Phänomene können einander wechselseitig verstärken bzw. abschwächen. So verursacht z. B. die Dehnung eines Muskels bei gleichzeitigem Erschlaffen der intrafusalen Fasern lediglich eine geringe oder sogar keine Zunahme der Impulsfrequenz in den Ia- und II-Fasern. Andererseits führt eine Dehnung des Muskels bei gleichzeitiger Kontraktion der intrafusalen Muskelfasern zu einer besonderen Aktivierung der afferenten Fasern. Da die Reizbarkeit des äquatorialen Bereichs hauptsächlich von seinem momentanen Dehnungszustand abhängt, kann der Schwellenwert der Muskelspindel durch die Gamma-Motoneurone nach Bedarf verschoben werden. Eine der wichtigsten Aufgaben der Gamma-Motoneurone ist deshalb, die Reizbarkeit der Muskelspindeln immer in einem für die Längenwahrnehmung günstigen Zustand zu halten.

Aus diesem Grund sind willkürliche Kontraktionen, die gleichzeitig eine Anti-Schwerkraftfunktion haben, meistens suprasegmental gesteuert, so dass auf segmentaler Ebene sowohl die Gamma-Motoneurone als auch die Alpha-Motoneurone erreicht werden. Dieses Prinzip heißt *Alpha-Gamma*-Koaktivität (α-γ-Koaktivität). Damit können die Muskelspindeln gleichzeitig mit der Kontraktion der extrafusalen Muskelfasern die korrekte Länge einnehmen, um im Verlauf der Kontraktion empfindlich genug zu sein. So können Dehnungen, die während dieser Kontraktion erfolgen sollten, wahrgenommen werden.

Gamma-Ring

Die Gamma-Motoneurone machen aus den Muskelspindeln einen *servo-controller* für die Kontraktion. Die Hauptfunktion des Servomechanismus ist es, die Kontraktion der extrafusalen Muskelfasern auf indirekte Weise – über die Muskelspindeln – zu steuern. Dieser Aspekt spielt bei der Tonusregulierung der Anti-Schwerkraftmuskeln eine Rolle. Der Tonus kann auf diese Weise fast ausschließlich segmental gesteuert werden, also gering suprasegmental. So aktiviert der pontile Teil der Formatio reticularis über die retikulär-spinalen Bahnen die Gamma-Motoneurone auf segmentalem Niveau.

Dies wird vom *Size-Effekt* ermöglicht: Die Zellkörper der Gamma-Motoneurone sind kleiner als die der Alpha-Motoneurone. Folglich ist auch ihre Membranoberfläche kleiner, so dass nur eine geringe Depolarisation, also eine geringe Verschiebung von Ladungen nötig ist, um das Membranpotenzial – für die Erregung – auf den Schwellenwert zu bringen. Obwohl die absteigenden Bahnen mit beiden Motoneuronenarten in Kontakt stehen, werden die Gamma-Motoneurone als erste aktiviert.

Die Aktivierung von Gamma-Motoneuronen verursacht die Kontraktion der intrafusalen Fasern. Der äquatoriale Bereich wird proportional zur Verkürzung gedehnt. Infolgedessen steigt die Aktivität der Ia- und II-afferenten Fasern an. Diese Depolarisationen aktivieren die Alpha-Motoneurone im Rückenmark und verursachen die Kontraktion der quergestreiften motorischen Muskelzellen.

Anhaltende Basisaktivität in den Muskelspindel-Afferenzen

In normalem Zustand ist eine leichte, jedoch anhaltende statische Aktivität in den afferenten Fasern der Muskelspindeln vorhanden. Ein Anti-Schwerkraftmuskel, z. B. der M. quadriceps femoris, wird in aufrechter Stellung andauernd gedehnt, da die Kniegelenke dazu neigen, sich unter dem Einfluss der Schwerkraft zu beugen. Hinzu kommt, dass die anhaltende Aktivität der Gamma-Motoneurone gleichfalls den äquatorialen Bereich der intrafusalen Muskelfasern dehnt. Das dient der Tonussteuerung. Ein anhaltendes Aktivitätsmuster mit niedrigen Frequenzen ist also in den Ia- und II-afferenten Fasern der Muskelspindeln vorhanden. Eine Dehnung oder Verlängerung dieser Muskeln wird auf dynamische Weise, also vorübergehend, und auf statische Weise, man spricht auch von konstanter Weise, die Aktivität der Ia-Afferenzen erhöhen. Auf statische Weise werden ebenfalls die II-Afferenzen angesprochen.

Durch die Verkürzung des Muskels über die Alpha-Motoneurone, wird eine Erschlaffung der Muskelspindeln verursacht und eine passagere dynamische Antwort in den Ia-Afferenzen wahrgenommen: ein plötzliches Absinken der Aktionspotenzialfrequenz oder sogar ein zeitweiliger Stillstand. Dies ermöglicht es, sowohl die Verkürzung als auch die Geschwindigkeit der Verkürzung wahrzunehmen. Der Rezeptor für diese Antwort sind die Kernsackfasern. Sobald die Verkürzung einen konstanten Wert eingenommen hat, erscheint in den Ia-Afferenzen erneut eine Aktionspotenzialfrequenz, die niedriger liegt als diejenige vor der Verkürzung. Hierbei handelt es sich um die statische Antwort der Muskelspindel, ausgehend von den Kernkettenfasern. Dank dieser anhaltenden Basisaktivität werden also sowohl positive als auch negative Längenveränderungen wahrgenommen.

Golgi-Sehnenorgane

Golgi-Sehnenorgane werden durch multiple Endverzweigungen eines Axons gebildet. Sie sind zwischen die kollagenen Fasern der Sehne gewoben und werden von einer fibrösen Kapsel umgeben. Die Golgi-Organe werden von sensiblen Neuronen mit Axonen der Ib-Klasse gebildet. Sie umranken fünfzehn Sehnenfasern, sind ca. 100 µm lang und liegen in Serie zum Muskel. Wenn ein Muskel kontrahiert, werden die kollagenen Fasern in der Sehne gespannt und nähern sich aneinander an. Aufgrund der dabei entstehenden Verengung werden die Nervenendigungen des Golgi-Organs komprimiert und ein Stimulus wird ausgelöst. Der adäquate Reiz ist also eine Spannungsveränderung in der Sehne. Auf diese Weise zeigt das Golgi-Organ das Maß der Muskelkontraktion und die durch den Muskel gelieferte Kraft an. Bei Veränderung der Spannung wird ein Generatorpotenzial angeregt, dies hat eine Reihe von Aktionspotenzialen zur Folge, die in die Ib-Fasern, die einen geringeren Durchmesser als die Ia-Fasern haben, weitergeleitet werden. Die Rezeptoren reagieren sowohl bei Kontraktion als auch bei Dehnung des Muskels. Der Schwellenwert liegt höher als derjenige der Muskelspindeln. Auch die Entladungsfrequenz der Ib-Fasern ist geringer als die der Ia-Fasern.

Die Sehnenorgane weisen ebenfalls statische und dynamische Reaktionen auf. Sie reagieren intensiv auf plötzliche Spannungszunahme in Form einer dynamischen Antwort. Nach einer Fraktion von einer Sekunde – es besteht eine gewisse Adaption – sinkt die Frequenz der Aktionspotenziale in den Ib-Fasern auf einen geringeren konstanten Wert, was einer statischen Antwort entspricht. Der Golgi-Sehnenkörper gibt Informationen bezüglich der in den Muskelfasern entwickelten Spannungskraft an das zentrale Nervensystem weiter.

Zusammenspiel zwischen Muskelspindeln und Sehnenorganen

Ein Muskel in Ruhestellung verfügt über eine bestimmte Länge, die durch die Muskelspindeln wahrgenommen wird, sowie über eine bestimmte Spannung, die durch die Golgi-Sehnenorgane gemessen wird. Sie haben ihre charakteristischen Aktionspotenzialfrequenzen in den Ia- und Ib-Fasern, jeweils in Übereinstimmung mit ihrer Länge und Spannung.

Eine passive Dehnung vergrößert sowohl die Länge als auch die Spannung im Muskel. Daraus folgt eine Erhöhung der Entladungsfrequenz in den Ia- und Ib-Fasern, mit dem dynamischen Aspekt, einer zeitweiligen Erhöhung der Frequenz, und unmittelbar danach dem statischen Aspekt, der geringeren konstanten Frequenz. Es werden Länge und Spannung sowie die Geschwindigkeit der Veränderung gemessen.

Bei Aktivierung eines Muskels durch das Alpha-Motoneuron tritt eine Verkürzung der extrafusalen Fasern auf, also eine Erhöhung der Spannung. Die Muskelspindeln dagegen werden zusammengedrückt. Dadurch sinkt die Entladungsfrequenz in ihren Afferenzen ab. Bei großen Verkürzungen kann sie sogar null erreichen. Dies geschieht unter einem dynamischen und einem statischen Aspekt in den Ia-Afferenzen und einem statischen Aspekt in den II-Afferenzen. Die durch die extrafusalen Muskelfasern entwickelte Muskelkraft aktiviert jedoch die Golgi-Organe. Die Ib-Afferenzen steigern die Aktionspotenzialfrequenz, gleichzeitig mit einem dynamischen und statischen Aspekt.

Bei der Aktivierung von Gamma-Motoneurone erkennt man als Folge der Dehnung des äquatorialen Bereichs der Muskelspindeln einen Anstieg der Aktivität in den Muskelspindelafferenzen. Zu diesem Zeitpunkt verfügt man über keine assoziierte Steigerung der Entladungsfrequenz in den Ib-Golgi-Afferenzen. Auf die Aktivierung der Muskelspindel-Afferenzen folgt eine Aktivierung der Alpha-Motoneurone des Muskels und somit eine Kontraktion. Jetzt steigert sich die Aktivität der Ib-Afferenzen aufgrund der entwickelten Spannungskraft der intrafusalen Muskelfasern.

2.12.3 Kontraktionsmechanismus

Das Elektronenmikroskop hat viele Geheimnisse der zellulären Strukturen enthüllt. So wird es möglich, die chemischen und mechanischen Ursprünge der Muskelkontraktion in einer Hypothese zu formulieren. Obwohl immer noch verschiedene Fragen offen bleiben, erscheint es angemessen, die *Sliding-Filament-Theorie* vorläufig als Hypothese anzunehmen, da diese gut zu dem passt, was bis jetzt über die Molekularstruktur des Muskels bekannt ist.

Sliding-Filament-Theorie

Die Sliding-Filament-Theorie besagt: Ein Muskel kann sich verlängern oder verkürzen, indem die dicken und dünnen Filamente in- und auseinander gleiten, ohne dass diese ihre jeweiligen Längen verändern.

Beim Sarkomer im Ruhezustand liegen die dicken und dünnen Filamente über einen ansehnlichen Teil ihrer Länge direkt nebeneinander. Während einer Kontraktion verändern weder die dicken noch die dünnen Filamente ihre Länge. Nachdem dies unter dem Elektronenmikroskop festgestellt wurde, musste die Folgerung dahingehen, dass die Kontraktion auf einem weiteren Ineinanderschieben der Filamente beruht. Diese Hypothese wurde durch H. E. Huxley vorgestellt und ist heute aufgrund direkter und indirekter Wahrnehmungen allgemein anerkannt.

Der eigentliche Kontraktionsmechanismus spielt sich im A-Streifen ab, in dem sich die dicken und dünnen Filamente überlappen. Aktin und Myosin wirken dabei auf folgende Weise aufeinander ein: Im Ruhezustand bindet ATP an die ATPase-Stelle auf dem Myosinkopf. Myosin benötigt Aktin als Kofaktor für den Abbau von ATP, um daraus Energie zu gewinnen. Im ruhenden Muskel kann Myosin nicht auf Aktin reagieren, da die Bindungsstellen der F-Aktinfilamente durch den Troponin-Tropomyosin-Komplex blockiert werden. Sind jedoch Ca^{2+}-Ionen vorhanden, so binden diese sich an die Troponin-C-Untereinheiten des Troponins. Hierdurch verändert sich die räumliche Struktur der Troponin-Untereinheiten, so dass das Tropomyosinmolekül tiefer in die Nut der Aktinhelix rutscht. So geraten die Bindungsstellen der Aktin-G-Moleküle weiter nach außen und können nun auf die Myosinköpfe reagieren. Da eine Brücke zwischen dem Myosinkopf am dicken Filament und dem G-Aktinmolekül im dünnen Filament besteht, wird ATP in ADP, P_i gespalten und Energie freigesetzt – mit der Folge dass der Kopf und das angrenzende kleine Stabstückchen des Myosins umgebogen wird. Da Aktin an Myosin gebunden ist, wird durch dieses Umbiegen das Aktinfilament über das Myosinfilament gezogen (Abb. 2.**135**).

Obwohl eine große Anzahl von Köpfen über die dicken Filamente hinausragt, ist zu jedem Zeitpunkt nur ein kleiner Teil davon mit den Aktinmolekülen in Kontakt. Während das Aktinfilament jedoch entlang des Myosins gezogen wird, kommen jeweils andere Köpfe mit den Aktinmolekülen in Kontakt und die alten Brücken werden erst dann gelöst, wenn das Myosin ein neues ATP-Molekül gebunden hat. Hierdurch gerät der Myosinkopf wieder in seine alte Stellung und wird einen neuen Kontakt mit Aktin eingehen, so dass ein neuer Kontraktionszyklus beginnen kann.

Die Kontraktion, die bis zu einem vollständigen Ineinanderschieben von Aktin und Myosin führen kann, setzt sich fort, bis kein ATP mehr vorhanden ist oder alle Kalziumionen verschwunden sind und

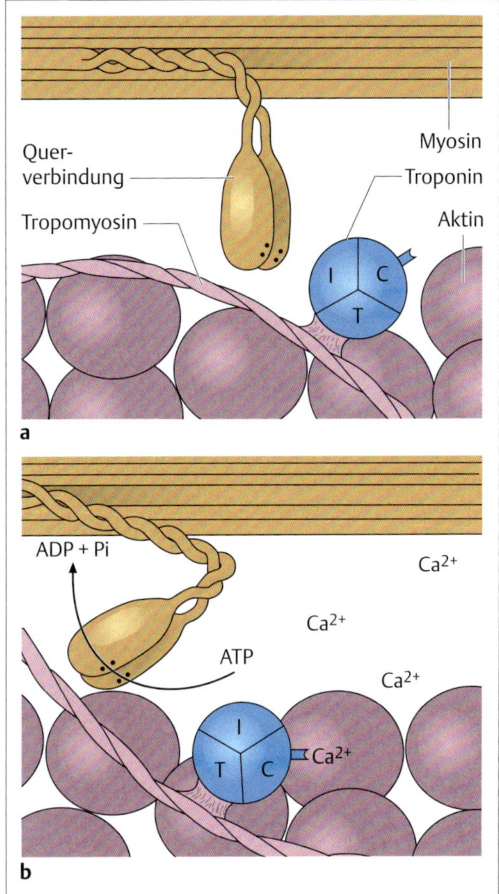

Abb. 2.**135** Kontraktionsmechanismus.

der Tropinin-Tropomyosin-Komplex erneut die Bindungsstelle für Myosin auf dem Aktinmolekül bedeckt.

Während der Kontraktion verändert sich der A-Streifen (dicke Filamente) nicht in der Länge, die I-Streifen werden kürzer und können sogar ganz verschwinden, je nachdem wie weit die dünnen Filamente zwischen die dicken Filamente gezogen werden. Gleichzeitig verschwindet der H-Streifen in dem Maße, in dem in der Mitte des Sarkomers die dünnen Filamente aufeinanderzubewegt werden und dort schließlich über einen kurzen Abstand längs ineinander geschoben werden können – mit dem Ergebnis, dass der gesamte Muskel durch die kumulative Wirkung aller Sarkomere kürzer wird (Abb. 2.**136**).

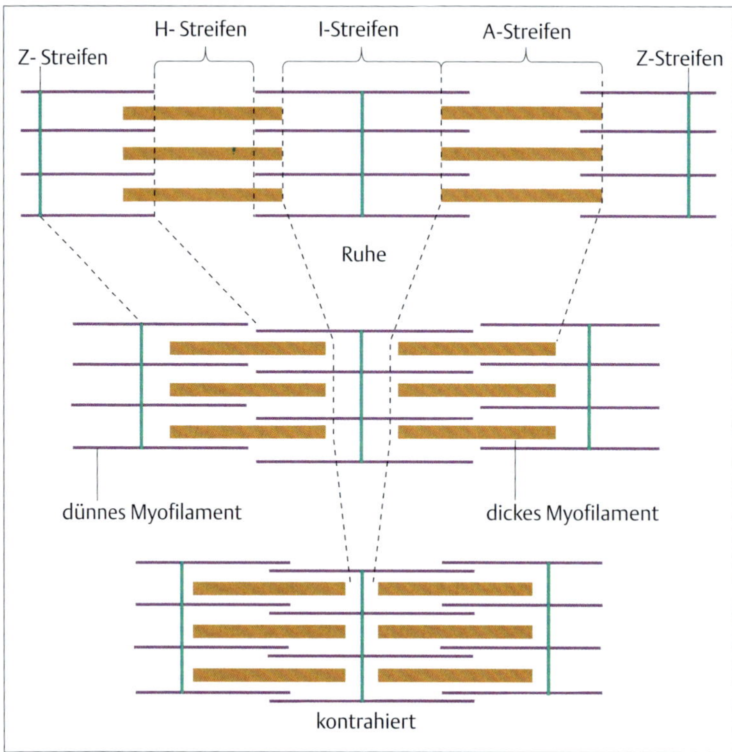

Abb. 2.**136** Während der Kontraktion bleibt die Länge des A-Streifens erhalten, die I-Streifen werden kürzer oder verschwinden.

Notwendige Prozesse für die Kontraktion

Im Folgenden sind die verschiedenen Prozesse, die sich vor, während und nach der Muskelkontraktion abspielen, in ihrer zeitlichen Abfolge aufgelistet:

- Aktionspotenzial im motorischen Nerv,
- Aktionspotenzial wird zur motorischen Endplatte weitergeführt,
- Acetylcholin wird im präsynaptischen Raum frei,
- Diffusion von Acetylcholin durch die synaptische Membran,
- Acetylcholin besetzt die Rezeptorenstellen auf der postsynaptischen Membran,
- lokale Depolarisierung (EPSP),
- Aktionspotenzial wird weitergeführt und gelangt über die T-Tubuli zum sarkoplasmatischen Retikulum,
- Kalzium wird aus den Zisternen des sarkoplasmatischen Retikulums frei,
- Bindung von Kalzium an Troponin,
- Tropomyosin wird räumlich neu geordnet,
- Querverbindungen zwischen Aktin und Myosin
- Aktin-+ Myosin-ATPase – Aktomyosin-ATPase,
- Aktomyosin-ATPase – Aktomyosin + ADP + P_i + Energie,
- Kraftentwicklung durch „Kippen" von Myosinköpfen,
- Kontraktion,
- ATP bindet sich an Myosinbrücken,
- Aktomyosinbrücken werden abgebaut,
- dieser Kuppeln-Entkuppeln-Prozess hält so lange an, wie die Kalziumkonzentration hoch genug ist, um das Troponin-Tropomyosin-System zu hemmen.
- Kalziumionen ziehen sich ins sarkoplasmatische Retikulum zurück (aktiver Transport),
- Inhibition des Troponin-Tropomyosin-Komplexes,
- Entspannung.

2.12.4 Kraftentwicklung im Muskel

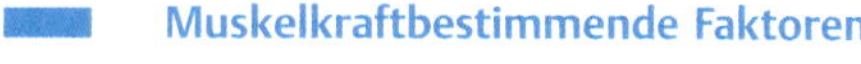

Muskelkraftbestimmende Faktoren

Neben der Länge des Muskels und der Geschwindigkeit des Zusammenziehens wird die Muskelspannung durch verschiedene Faktoren beeinflusst, die nachfolgend kurz vorgestellt werden.

Rekrutierung motorischer Einheiten

Gemäß dem Prinzip der Muskelfaserrekrutierung werden bei zunehmender Spannung erst die kleinsten motorischen Einheiten rekrutiert und daraufhin die größeren (Abb. 2.**137**). Auf diese Weise verlaufen Bewegungen mit niedrigen Spannungen in feinen, gradualen Schritten, im Gegensatz zu Bewegungen, die mit dem Einsatz größerer Kräfte, d. h. mit der Rekrutierung großer motorischer Einheiten, einhergehen. Diese Rekrutierung erfolgt gemäß einer Ordnung, die durch das Maß an Exzitabilität, Exzitationsfrequenz und Ermüdbarkeit bestimmt wird.

Physiologischer Querschnitt der Muskelfasern

Dicke Muskelfasern besitzen mehr kontraktile Proteine als dünne Fasern, so dass auch die Muskelkontraktionskraft davon beeinflusst wird. Untersuchungen haben gezeigt, dass ein hypertrophierter Muskel mehr Bindegewebe enthält, so dass der Muskel selbst gegen Verletzungen während intensiver Arbeit kompakter, kräftiger und resistenter ist. Übertriebenes Krafttraining kann ebenfalls Einfluss auf die Anzahl von Muskelfasern haben. Es kann eine Hyperplasie entstehen.

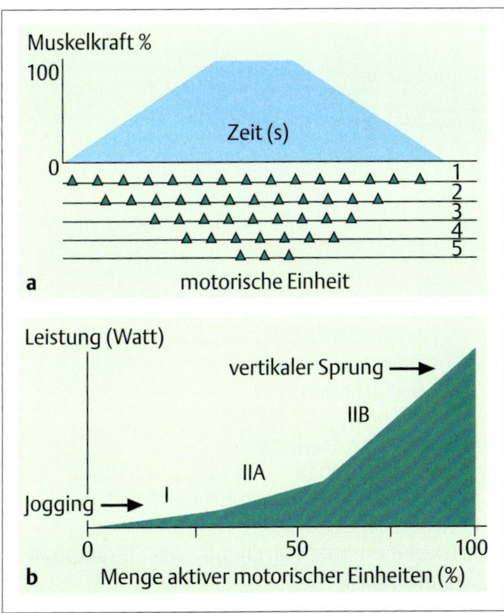

Abb. 2.**137** Schematische Darstellung der Rekrutierung der motorischen Einheiten. **a** in einer bestimmten Zeiteinheit. **b** in Abhängigkeit zur Leistung.

Muskelfaserarten

Die Literatur nennt hauptsächlich zwei Muskelfaserarten: Typ I oder Slow-twitch-Fibres und Typ II oder Fast-twitch-Fibres. Sie weisen jeweils ihr typisches mechanisches Verhalten auf und sind durch unterschiedliche Exzitationsschwellen- und Frequenzen gekennzeichnet (Abb. 2.**138** u. Abb. 2.**139**).

Merkmale der Typ-I-Fasern:
- besitzen wenig ATPase beim Myosin
- sind langsam kontrahierend
- oxidativ (fatigue resistant)
- viel Myosin
- reich an Glykogen und aeroben Enzymen
- langsamer Twitch
- niedrige Kraftentwicklung

Merkmale der Typ-II-Fasern:
- schnell kontrahierend
- schneller Twitch
- geringes Ausdauervermögen
- geringes Vorhandensein von Myosin
- hohe Phosphorylase-Aktivität
- hauptsächlich anaerobe Energiegewinnung
- hohe Kraftentwicklung

Neuere Untersuchungen haben jedoch gezeigt, dass die Typ-II-Fasern in drei Gruppen unterteilt werden können:

- Typ IIa (oxidativ-glykogenolytisch, fatigue resistant),
- Typ IIb (glykogenolytisch, fast fatigued) und
- Typ IIc (nicht differenziert, ca. 1 %).

Die Muskelfaserzusammensetzung wird also einen wichtigen Einfluss auf die Tatsache haben, ob der

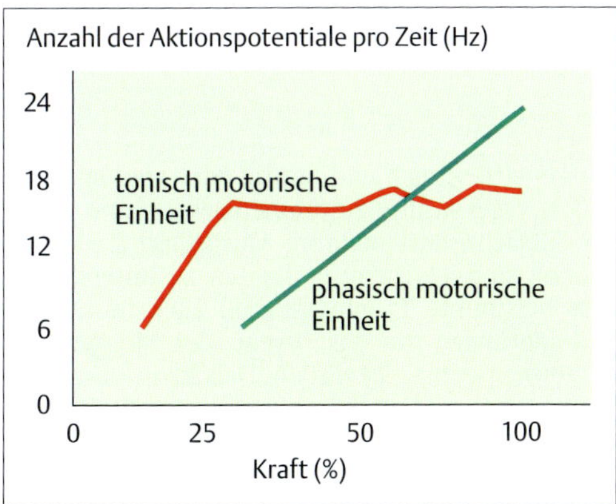

Abb. 2.**138** Unterschiedliche Anzahl der Aktionspotenziale bei tonischen und phasischen motorischen Endplatten.

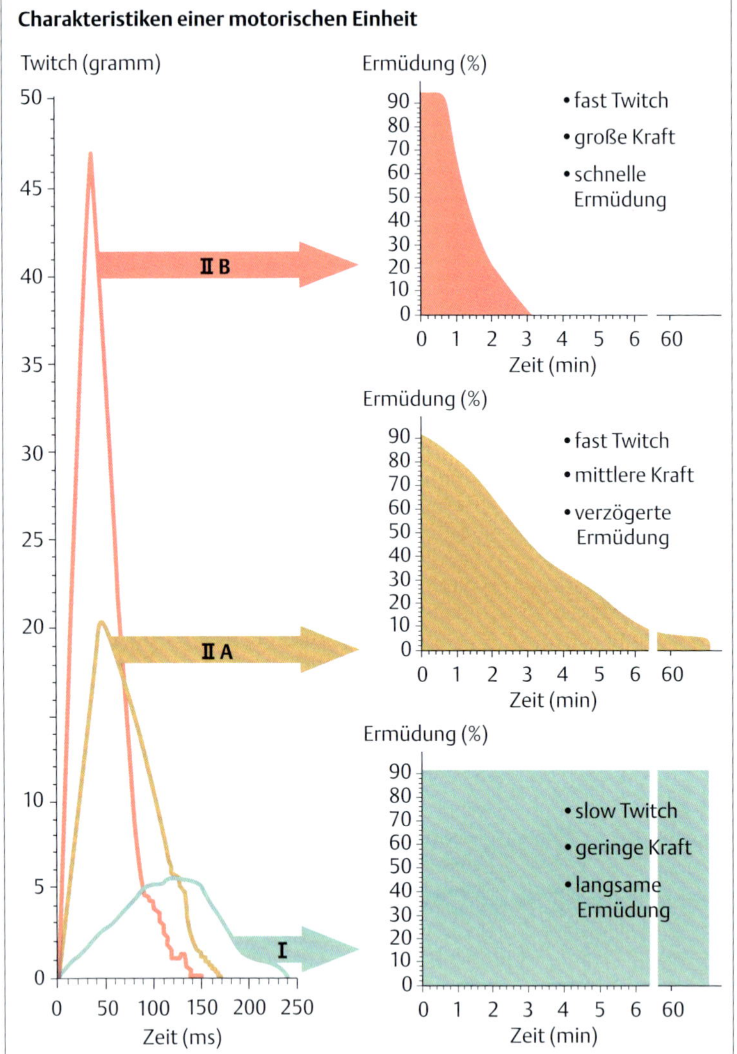

Abb. 2.**139** Unterschiedliche Muskelfaserarten mit typischem mechanischem Verhalten.

Muskel sich schnell und kräftig oder aber langsam und weniger kräftig zusammenziehen kann. Dank der Tatsache, dass mehrere Muskelfaserarten vorhanden sind, erscheint es logisch zu unterstellen, dass bestimmte Trainingsstimuli auch bestimmte Veränderungen auf das Niveau der Muskelfaserzusammensetzung bewirken. Dies kann durch das Gewinnen von Muskelbiopsien festgestellt werden.

Andere Muskelkraft bestimmende Faktoren, die ebenfalls von Bedeutung sein können

- Muskelfaserverteilung
- Muskelfaseraufbau
- physiologischer Querschnitt des Muskels
- Kontraktionsart
- Arthrokinematik: Mechanik der momentanen Gelenkachsen
- Insertionswinkel
- usw.

Kraft-Längen-Relation

Die Kraft oder Spannung, die der Muskel entwickeln kann, variiert mit der Länge, in der er stimuliert wird. Diese Kraft-Längen-Relation kann einfach demonstriert werden, indem eine Muskelfaser in unterschiedlichen Längen isometrisch und tetanisch stimuliert wird (Abb. 2.**140**).

Die Muskelfaser erreicht ihre Maximalkraft aus der Ruhelänge. Wird der Muskel auf kürzere Längen zusammengezogen, so wird seine Kraft deutlich geringer. Ebenso verhält es sich, wenn der Muskel gedehnt wird. Diese Unterschiede in der Muskelspannung sind hauptsächlich Folge struktureller Veränderungen im Sarkomer.

Die maximale isometrische Spannung kann nur bei der Ruhelänge des Sarkomers (2,0 – 2,5 µm) entstehen, da die Anzahl der Aktin-Myosin-Brücken bei diesen Längen optimal ist. Wird das Sarkomer länger, so ist die Überlappung weniger günstig und die Anzahl an Aktin-Myosin-Brücken geringer – also weniger Kraft vorhanden. Sarkomere, die kürzer sind als ihre Ruhelänge, können auch weniger Kraft ausüben, da hier die dünnen Filamente überlappen können, die funktionell in die andere Richtung polarisiert sind, und deshalb wenig Aktin-Myosin-Brücken zulassen.

Wenn das Verhältnis zwischen Spannung und Länge des sich isometrisch zusammenziehenden Muskels gemessen wird, müssen sowohl die aktiven als auch die passiven Komponenten berücksichtigt werden. Die aktive Spannung wird durch die kontraktilen Elemente und die passive Spannung durch diejenigen Komponenten produziert, die gedehnt werden, wenn der Muskel seine Ruhelänge überschreitet. Diese passive Spannung wird hauptsächlich durch die parallel- und serienelastischen Komponenten entwickelt. Das Spannungs-Längen-Verhältnis ist die Summe der aktiven und passiven Komponenten. Aus der Kurve in Abb. 2.**141** kann Folgendes abgelesen werden: Wenn der Muskel über seine Ruhelänge hinaus zunehmend ausgedehnt wird, erhöht sich die passive Spannung, während die aktive Spannung reduziert wird.

Die meisten monoartikulären Muskeln werden selten so weit gedehnt, dass ihre passive Spannung eine signifikante Rolle spielt. Bei den mehrgelenkigen Muskeln kommt es viel häufiger zu extremen Längen-Spannungs-Verhältnissen. So können z. B. die ischiokruralen Muskeln bei vollständiger Flexion des Kniegelenks keine große Kraft entwickeln. Wenn bei Hüftflexion das Kniegelenk gestreckt wird, werden diese Muskeln so gedehnt, dass die passive Spannung eine weitere Elongation verhindert. Das Kniegelenk beugt sich, wenn das Hüftgelenk weiter flektiert wird.

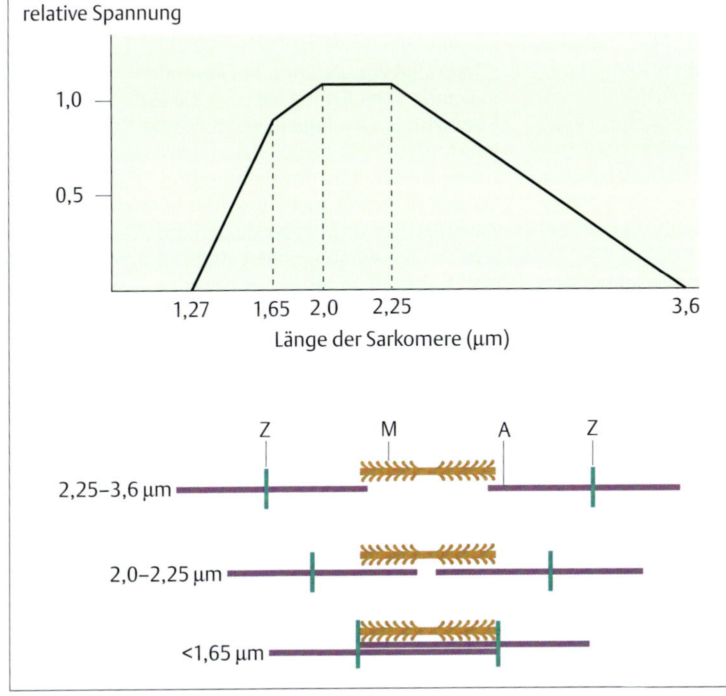

Abb. 2.**140** Verhältnis zwischen Kraft und Länge eines Muskels.

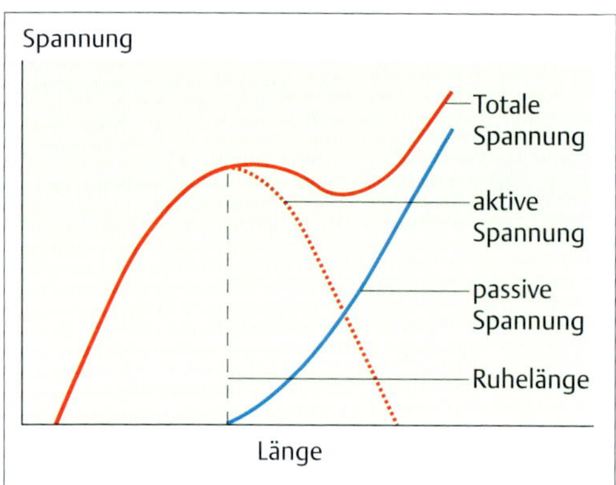

Abb. 2.**141** Die passive Spannung nimmt zu, wenn ein Muskel über seine Ruhelänge hinaus gedehnt wird.

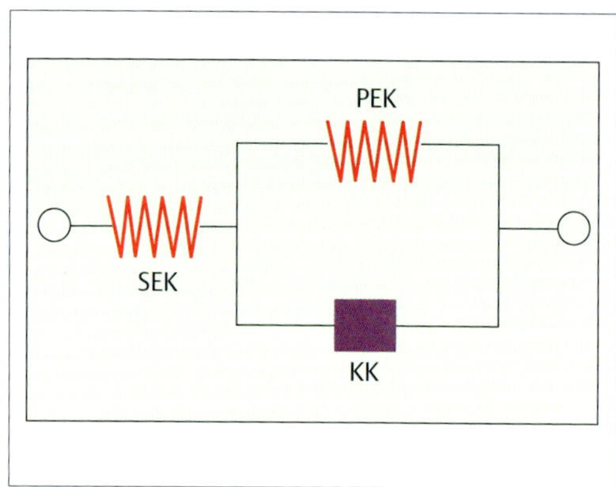

Abb. 2.**142** Muskelmodell nach Hill.

Um die Muskelwirkung, d. h. die Entwicklung von Kraft unter bestimmten Umständen, besser zu verstehen, wird häufig auf das Muskelmodell nach Hill (1950) verwiesen. Das mechanische Verhalten des Muskels kann hiermit z. T. erklärt werden, besser gesagt, bestimmte Verhaltensweisen des Muskels, die im Labor beobachtet werden, erhalten durch dieses Modell eine sinnvolle Bedeutung.

Muskelmodell nach Hill

Das biomechanische Muskelmodell nach Hill beruht auf drei wohlbekannten Muskelteilen (Abb. 2.**142**), nämlich der kontraktilen Komponente (KK), also dem aktiven Teil, der sich zusammenzieht, der parallel-elastischen Komponente (PEK), die sich aus Faszien, Epimysium, Perimysium und dergleichen ergibt, sowie der seriell-elastischen Komponente (SEK), sie steht in Serie mit der kontraktilen Komponente und kann als Sehne des Muskels angesehen werden.

Während der Kontraktion nehmen diese drei Komponenten auf das Gesamtverhalten des Muskels großen Einfluss. (Die Anheftungswinkel der Sehnen werden hierbei nicht berücksichtigt.) Bei Ausführung einer Bewegung wird die Kraft im ersten Teil der Verkürzung aufgebaut. Dies bedeutet, dass die kontraktile Komponente bereits verkürzen kann, ohne dass der Muskel in der Länge abnimmt. Erst wenn die Kraft auf die äußere Masse größer wird als die Schwerkraft, wird der Muskel sich verkürzen und die Masse sich bewegen. Die serienelastische Komponente spielt hier eine entscheidende Rolle, da sie sich erst unter dem Einfluss der Kontraktion ausdehnen wird. Während des Verlaufs der Kontraktion kann sich der Muskel als Ganzes noch verkürzen, ohne dass die kontraktile Komponente selbst noch kürzer wird. Die Arbeit wird mithilfe der viskoelastischen Energie, die als Folge der vorhergehenden Dehnung in der serienelastischen Komponente gespeichert wurde, geleistet.

Muskelkraft und Geschwindigkeit

Die letzten Jahrzehnte haben sich bezüglich Testen und Messen von Muskelfunktionen durch die Einführung isokinetischer Dynamometer ausgezeichnet. Diese spezielle Form von Bewegung wird hauptsächlich zur Bestimmung des Kraft-Geschwindigkeits-Verhältnisses und der Leistung-Geschwindigkeits-Relation bei gesunden Athleten angewandt. Gleichzeitig werden sie unter klinischen Bedingungen als eine Bewertungsmethode der Gelenkfunktion eingesetzt. Die Entwicklung von Methoden, um die Muskelfunktion auf objektive Weise zu bestimmen, beschäftigt viele Forscher. Zuverlässige und reproduzierbare Testtechniken sind in der Vergangenheit durch die Verwendung der Kabeltensiometrie entstanden, wodurch jedoch nur statische oder isometrische Messungen möglich waren.

Die dynamischen Eigenschaften von Muskeln wurden nicht berücksichtigt. Folglich fehlten wichtige Elemente der Muskelfunktionen. Darüber hinaus wurde deutlich, dass eine bessere Standardisierung und Kontrolle von Testgeräten für dynamische Konditionen nicht nur für grundlegende Untersuchungen wie Trainings- und Testgeräte und als Methode, um die Kraft-Geschwindigkeits-Relationen von Muskelgruppen zu bestimmen, sondern gleichzeitig für klinische und therapeutische Zwecke als Kontroll- und Bewertungsgeräte notwendig wurde. Der gegenwärtige, technologische Stand hat natürlich dazu beigetragen, neue

Geräte mittels modernster Computer-, Mikrochip- und Softwaretechniken zu entwickeln. Verschiedene Autoren stimmen darin überein, dass das Testen der Muskelkraft für Diagnose und Therapie bei neuromuskulären und Muskelskelett-Erkrankungen essenziell ist.

Auch im Sport wird die Messung der Kraft als interessanter Parameter für die Steuerung von Krafttrainingsprogrammen angesehen. Gerade deshalb, weil unterstellt wird, dass isokinetische Dynamometer den dynamischen Aspekt von Kraft messen, ist es immer populärer geworden.

2.12.5 Biochemische Prozesse im Muskel

Ein gemeinsamer Faktor für die verschiedenen motorischen Eigenschaften von Bewegung ist *Energie*, da die Muskeln sich erst unter Verbrauch von Energie kontrahieren können. Die Art und Weise, wie der Mensch seine Energievorräte nutzt, ist zu einem großen Teil von seiner physischen Kondition abhängig, jedoch auch von der physischen Aktivität selbst. Gute Trainings- und Übungsprogramme können das Leistungsvermögen erheblich verbessern, indem Energievorräte verändert oder vergrößert werden. Für die Erstellung von Trainings- und Übungsprogrammen ist deswegen die Kenntnis von Bereitstellung, Verbrauch und Speicherung der Energie erforderlich. Eine Mindestkenntnis der biochemischen Prozesse in der Muskelzelle ist eine erste Voraussetzung dafür.

Nahrung stellt eine indirekte Energiequelle dar. Einmal im Körper, durchläuft ein Nahrungsbestandteil eine Reihe von chemischen Prozessen, die Stoffwechsel oder *Metabolismus* genannt werden. Dadurch wird *Adenosintriphosphat* (ATP) gebildet, die direkte Energiequelle. Für optimale Ergebnisse muss ATP – einmal durch die physische Aktivität, also die Kontraktion der Muskeln verbraucht – so schnell wie möglich wieder aufgebaut und zu den aktiven Körperteilen transportiert werden. Bei Kenntnis dieser metabolen Reaktionen können geeignete Trainingsprogramme aufgestellt werden. Diese Programme müssen folgende Faktoren berücksichtigen: Den Ernährungszustand, die physische Kondition, die u. a. gekennzeichnet ist durch das Auftreten oder Ausbleiben von Muskelermüdung, den körperlichen Zustand, die Konstitution, das Spezifische des Programms und die Wärmebalance.

Zelluläre Basis biochemischer Prozesse

Lebende Zellen werden in zwei Hauptgruppen eingeteilt. Die *Prokaryonten*, dazu gehören z. B. Bakterien. Kennzeichnend für Bakterien ist das Fehlen von Zellkern, Mitochondrien/Chloroplasten und anderen Organellen. Und die *Eukaryonten*, dazu gehören z. B. einzellige Tiere, Pflanzen, Protozoen, Pilze. Die Zelle der Eukaryonten besteht aus drei Hauptbestandteilen:

- Zytoplasma
- Plasmamembran
- Kern

Das *Zytoplasma* enthält eine Grundsubstanz, in der verschiedene Strukturen liegen und die von der Außenwelt durch die Plasmamembran abgeschieden wird. Die Organellen, die einen Teil des Zytoplasmas bilden, kommen in nahezu allen Eukaryonten vor. Sie werden von einer Membran umgeben und enthalten Enzyme, die am Zellmetabolismus teilnehmen, z. B. Mitochondrien, endoplasmatisches Retikulum, Golgi-Apparat, Lysosomen. In einem Teil des Zytoplasmas, dem Zytosol (der Teil, in dem man keine spezifischen Organellen feststellen kann), findet gleichfalls eine metabole Aktivität statt.

Die *Plasmamembran* umgibt das Zytoplasma (ist also mit der extrazellulären Flüssigkeit in Kontakt) und dient als selektive Barriere, die das Ein- und Austreten von Stoffen reguliert. Sie kann den Transport spezifischer Substanzen durch diese Barriere aktiv fördern und spielt gleichzeitig als Erkennungsort für andere Zellen eine Rolle. Die Zellmembranen bestehen hauptsächlich aus Eiweißen und Phospholipiden, in geringem Maße aus Kohlenhydraten.

Der *Zellkern* ist meist rund und liegt mehr oder weniger im Zentrum der Zelle. Er besteht aus drei Bestandteilen:

- Chromatin (mit den Chromosomen, DNA, Synthese aus mRNA, tRNA, rRNA),
- Nukleolus (für die Kodierung des ribosomalen RNA) und
- Karyolymphe (eiweißreiche Flüssigkeit zwischen Chromosomen und Nukleolen, für den Transport von RNA).

Einige Strukturen des Zytoplasmas (Organellen) erfordern im Rahmen dieser Ausführungen unsere spezielle Aufmerksamkeit, da Synthese und Abbau von Eiweißen (Proteine), Kohlenhydraten und Fetten in bestimmten (spezifischen) Organellen des Zytoplasmas erfolgen.

Die *Mitochondrien* übertragen die chemische Energie metaboler Stoffe im Zytoplasma in für die Zelle gut zugängliche Energie. Sie wird in energiereichen Verbindungen gespeichert, aus denen unverzüglich die nötige Energie für die Zellarbeit (in osmotischer, mechanischer, elektrischer oder chemischer Art) freigesetzt wird.

Zu metabolisierende Stoffe in der Zelle werden in den Mitochondrien durch die katalysierende Aktivität der Enzyme des Zitronensäurezyklus (Krebszyklus) abgebaut. Das Endprodukt ist ATP mit der Produktion von CO_2 und Wasser. Abbauprozesse von Eiweißen, Kohlenhydraten und Fetten erfolgen außerhalb der Mitochondrien in der Zytoplasma-Matrix. Gleichzeitig sind die Mitochondrien für die Regelung des Kalziumgehaltes im Zytoplasma verantwortlich.

Das *endoplasmatische Retikulum* ist ein Netzwerk von Membranen in der Grundsubstanz des Zytoplasmas und spielt bei der Synthese von Eiweißen und Kohlenhydratteilen der Glykoproteine eine Rolle. Eine spezielle Erscheinungsform des endoplasmatischen Retikulums ist das *sarkoplasmatische Retikulum* der Muskelzellen, das hauptsächlich bei der Auswechslung von Kalziumionen und damit bei der Kontraktion eine Rolle spielt.

Der *Golgi-Apparat* nimmt einen scharf abgegrenzten Platz im Zytoplasma der Zelle ein. Die Funktion des Golgi-Apparates dient in der Regel der Drüsenzelle (Konzentration und Speicherung von Sekretionsprodukten). Außerdem werden die im endoplasmatischen Retikulum synthetisierten Eiweiße zum Golgi-Komplex transportiert, gesammelt, mit anderem Material angedickt und schließlich abgebaut, so dass dieses Sekret, umgeben von einer Membran, ins Zytoplasma gelangt (Lysosomen; sie enthalten eine große Anzahl von Enzymen).

Energiequellen

Wichtige Teile der Zelle sind nun bekannt. Jetzt geht es um die Frage, wie die Zelle an Energie gelangen kann. Übertragen auf den Muskel bedeutet das: Wie verschafft sich die Muskelzelle ihre Energie, um Aktivitäten ausführen, d. h. sich zusammenziehen zu können?

Energie ist das Vermögen, Arbeit zu verrichten. Arbeit wird dabei als die Kraft definiert, die über eine bestimmte Strecke ausgeübt wird. Folglich sind Arbeit und Energie Begriffe, die nicht getrennt voneinander gesehen werden können. Um Arbeit zu liefern, ist Energie notwendig. Energie wird unter Zuhilfenahme eines integrierten Netzwerks chemischer Reaktionen (*Metabolismus)* aus der Umgebung aufgenommen. Beim Metabolismus der lebenden Zelle werden folgende Stufen unterschieden:

Stufe 1: Extraktion chemischer Energie aus dem extrazellulären Milieu (Nahrung, Licht)
Stufe 2: Abbau der Nahrung in Vorstufen (Baublöcke)
Stufe 3: Aufbau von Eiweißen, Fetten, Zuckern und anderen Zellkomponenten
Stufe 4: Umsetzung bestimmter Stoffe in andere

Es finden mehr als tausend chemische Reaktionen statt, um die nötige Energie liefern und speichern zu können, wobei die *Art* dieser Reaktionen beschränkt ist. Die Reaktionsmechanismen sind in den meisten Fällen einfach aufgebaut. So ist z. B. die Anzahl der Moleküle, die bei der lebenden Zelle eine Rolle spielt, auf einige hundert beschränkt, und die metabolen Reaktionen sind meistens durch einige gemeinsame Wege, man spricht von den *common pathways*, geregelt.

Merke

Es gibt sechs Energiearten: mechanische, chemische und elektrische Energie sowie Kernenergie, Wärme und Licht. Jede Energieart kann in eine andere überführt werden, ohne dass dabei Energie verlorengeht.

Wenn jemand durch Muskelwirkung eine Arbeit verrichten möchte, so wird chemische Energie (aufgenommen durch Nahrung) in mechanische Energie umgesetzt. Zunächst muss jedoch chemische Energie in elektrische Energie umgewandelt werden, um z. B. Nervensignale anzuregen, die den Muskeln entsprechende Reize vermitteln.

Energie wird durch den *Katabolismus* geliefert, d. h. durch den Abbau von großen komplexen organischen Molekülen in kleinere Bestandteile. Katabole und anabole Prozesse greifen häufig ineinander, da absorbierte Nährstoffe abgebaut werden, um daraus neue organische Strukturen aufzubauen. Im Allgemeinen wird die Zelle, wenn sie über alle nötigen Komponenten verfügt, durch den Abbau von Kohlenhydraten Energie aufbauen. Fette (Lipide) werden in geringerem Maße katabolisiert, Aminosäuren nur selten.

Komplexe Moleküle sind aus unterschiedlich miteinander kombinierten Atomen aufgebaut. Manche Moleküle werden durch schwache Bindungen zusammengehalten, deren Bildung nur wenig Energie verbraucht, gleichzeitig wird auch nur wenig Energie frei werden, wenn diese Bindungen gebrochen werden. Mehr Energie ist erforderlich, wenn kovalente Bindungen gebildet werden, da die beteiligten Atome Elektronen „teilen". So wird auch wesentlich mehr Energie frei, wenn eine kovalente Bindung gebrochen wird. Einige kovalente Bindungen werden relativ leicht gebildet, haben also einen niedrigeren Energiegehalt, andere jedoch halten sehr viel Energie bereit. Das sind die *Hochenergiebindungen*. Die Gesamtenergie einer solchen Bindung, z. B. der Bindung zwischen zwei Wasserstoffatomen (H_2), ist stets die gleiche. Wenn diese Bindung bricht, wird Energie in Form von Wärme frei oder für die Bildung anderer Energiearten verwendet.

Direkt verfügbare Energie: ATP

Lebende Zellen benötigen eine konstante Zufuhr freier Energie, hauptsächlich um mechanische Arbeit (Muskelkontraktionen) zu leisten, Moleküle und Ionen zu transportieren und Makromoleküle und andere Biomoleküle zu synthetisieren. Diese Energie können die Zellen aus den Nahrungsbestandteilen durch Oxidation beziehen. Dabei wird ein Teil zu einer speziellen Energieart umgebildet, die bequem transportiert werden kann. Dieser „Träger" von Energie ist *ATP*, ein Stoff, der von Fritz Lipmann und Hermann Kalckar 1941 entdeckt wurde.

Der Großteil der Energieproduktion in den Zellen erfolgt in den Mitochondrien. Gleichzeitig wird ein Teil der zu katabolisierenden Substanzen im Zytoplasma vorbereitet. So werden z. B. Kohlenhydrate im Zytoplasma zu kleineren Ketten abgebaut, Proteine zu Aminosäuren und Triglyzeride zu kleineren Fettsäuren und Glyzerol. In den Mitochondrien werden diese Stoffe dann weiter katabolisiert.

Durch die *Phosphorylierung*, einem Prozess, bei dem durch den Katabolismus dieser Stoffe dem ADP eine anorganische Phosphatgruppe (PO_4^{3-}, auch P_i genannt) hinzugefügt wird, bilden die Zellen *ATP*. ATP ist das endgültige Ziel mitochondrialer Aktivität. Zugleich ist es für die Energielieferung der Zellen essenziell.

Bei ATP (Adenosin-5'-triphosphat) handelt es sich um ein Koenzym, das zusammen mit ADP (Adenosin-5'-diphosphat) und AMP (Adenosin-5'-monophosphat) ein System von Koenzymen bildet. Dieses System beeinflusst die Richtung, in der die metabolen Reaktionen ablaufen. Darüber hinaus fungiert ATP als Spender von Phosphat für andere Moleküle. In den meisten Fällen liegt ATP als ein Komplex mit Mg^{2+} oder Mn^{2+}-Ionen vor. Beim Abbau von ATP wird Energie frei, die der Zelle ermöglicht, Arbeit zu leisten. ATP ist ein energiereiches Molekül, das zwei energiereiche Anhydridbindungen aufweist. Die Bindung zwischen Ribose und der ersten Phosphatgruppe ist eine energiearme Esterverbindung. Die Phosphatgruppen (PO_4^{3-}) spielen hier eine wichtige Rolle: Die Bindungen zwischen den Phosphatgruppen sind energiereich. Durch ihren Abbau wird nutzbare Energie frei. Bei der Hydrolyse von ATP wird viel Energie freigesetzt: Wenn die äußerste dieser Phosphatbindungen abgespalten wird, entstehen ADP und ein freies Phosphorsäuremolekül. Bei diesem Vorgang werden 33,5 kJ (7,3 kcal) frei. Gleichzeitig kann ATP zu AMP und Pyrophosphat (PPi) abgebaut werden.

$$\text{ATP} + H_2O \leftrightarrow \text{ADP} + P_i + H^+ \quad \Delta G = -33{,}5\ \text{kJ/mol}\ (-7{,}3\ \text{kcal/mol})$$

$$\text{ATP} + H_2O \leftrightarrow \text{AMP} + PP_i + H^+ \quad \Delta G = -33{,}5\ \text{kJ/mol}\ (-7{,}3\ \text{kcal/mol})$$

Die freiwerdende Energie benötigt die Zelle, um nichtspontane Reaktionen, z. B. aktiven Transport oder energieverbrauchende Prozesse zu ermöglichen, Muskelkontraktionen auszuführen usw. Diese Reaktionen sind reversibel und laufen ab, wenn wieder genügend Energie zur Verfügung steht: Aus ADP (AMP) synthetisiert die Zelle dann ATP. ATP, ADP und AMP können also auch untereinander umgesetzt werden. Das Enzym Myokinase katalysiert folgende Reaktion:

$$\text{ATP} + \text{AMP} \leftrightarrow \text{ADP} + \text{ADP}$$

Es gibt jedoch auch noch andere Nukleosidtriphosphate wie UTP (Uridintriphosphat) und GTP (Guanosintriphosphat) und Nukleotide wie FAD (Flavin-Adenin-Dinukleotid) und NAD (Nikotinamid-Adenin-Dinukleotid), die gleichfalls Energie liefern können. Enzyme werden dann den Transfer von der terminalen Phosphatgruppe vom einen zum anderen Nukleotid katalysieren:

$$\text{ATP} + \text{GDP} \leftrightarrow \text{ADP} + \text{GTP}$$
$$\text{ATP} + \text{GMP} \leftrightarrow \text{ADP} + \text{GDP}$$

In biologischen Systemen ist ADP der wichtigste *momentane* Spender freier Energie, d. h., dass ATP die Energie nicht unbedingt über einen längeren Zeitraum speichert. ATP wird unverzüglich nach seiner Bildung wieder abgebaut. Der *Turnover* von ATP ist sehr groß.

Im Muskel gebildetes ATP kann für energieverbrauchende Prozesse verwendet werden. Die Vorräte dieses ATP sind nicht unbegrenzt. Nach einer bestimmten Zeit kann alle verfügbare Energie verbraucht sein, so dass sich der Muskel andere ATP-Quellen suchen muss, um seinen Energiebedarf zu decken. Darüber hinaus wird nicht alles verfügbare ATP für die mechanische Arbeit des Muskels benötigt. ATP wird z. B. auch für die Phosphorylierung von Glukose, die Aktivierung freier Fettsäuren und die Aufrechterhaltung von labilen Proteinen und dergleichen benötigt. Während der Ruhezeit beträgt die Konzentration von ATP im Muskel ca. 6 mmol/kg, gerade ausreichend für eine bis drei maximale Muskelkontraktionen von 2 Sekunden. Der ruhende Mensch verbraucht ca. 40 kg ATP pro 24 Stunden. Bei größeren Anspannungen kann der Verbrauch sich sogar auf 0,5 kg pro Stunde erhöhen. Bewegung, aktiver Transport, Reizübertragung und Biosynthese können erfolgen, wenn die Zelle ausreichend ATP aus ADP regeneriert.

ATP-Quellen

Im Muskel selbst sind drei ATP-liefernde Systeme bekannt (nach dem Abbau von ATP zu ADP muss natürlich wieder Energie zugeführt werden, um ATP zu erzeugen):

- Kreatinphosphat-System (anaerob, alaktazid)
- aerobe Glykolyse
- anaerobe Glykolyse (laktazid)

Chemisch betrachtet ist das Kreatinphosphat-System der einfachste Vorgang: Energie für die Resynthese von ATP wird durch den Abbau von *einer* Verbindung, nämlich Kreatinphosphat (CP), frei. Bei den anderen Systemen wird diese Energie über eine Reihe komplizierter chemischer Reaktionen durch den Abbau von Nahrungsbestandteilen, frei. In beiden Fällen wird die freigesetzte Energie verwendet, um aus ADP und einer Phosphatgruppe wiederum ATP zu bilden.

Die ATP-Quellen können aber auch danach eingeteilt werden, ob die Zelle Sauerstoff zur Energiegewinnung nutzt oder nicht. Nach diesen Kriterien kann man zwei Systeme unterscheiden:

- das anaerobe System (CP- und anaerobe Glykolyse; extramitochondrial) und
- das aerobe System (aerobe Glykolyse; intramitochondrial).

Der anaerobe Metabolismus ist ein System, bei dem für die Resynthese von ATP kein Sauerstoff erforderlich ist.

Am Abbau von organischen Molekülen sind spezifische Enzyme beteiligt. Enzyme sind Eiweiße oder Eiweißverbindungen, die die Reaktionsgeschwindigkeit erhöhen, ohne jedoch selbst an der betroffenen Reaktion teilzunehmen. Einige dieser enzymatischen Reaktionen dienen der Bildung von hochenergetischen Verbindungen. Das so produzierte ATP kann dann entweder unverzüglich für die Energielieferung verwendet oder im Zytoplasma für eine spätere Verwendung gespeichert werden.

Kreatinphosphat-System

In der substratgebundenen Phosphorylierung löst ein Enzym eine molekulare Bindung, wobei die hier freiwerdende Energie genutzt wird, um das anorganische Phosphat an das Substrat zu binden. Dieses Substrat überträgt energiereiches Phosphat auf ADP, wodurch ATP entsteht. Der Beitrag dieses Prozesses zur gesamten Energielieferung ist, im Vergleich zu anderen Prozessen, jedoch gering. So wird analog aus den Nukleosiden Guanosin, Cytosin und Uridin GTP, CTP und UTP gebildet. Aus dem Aminosäurederivat Kreatin wird das hochenergetische *Kreatinphosphat (CP, auch KP)* synthetisiert. Diese Komponenten geben ihre Phosphatgruppen in einem späteren Stadium (*Phosphorylierung*) an das ADP ab. Sie können aber auch biochemischen Prozessen Energie liefern, die keine Energie aus ATP verwerten können. CP, die energiereiche Phosphatverbindung, ist, genau wie ATP, in den Muskelfasern gespeichert. Durch Abspalten der Phosphatgruppe und die biochemisch gekoppelten Reaktionen entsteht eine große Menge an Energie für die Resynthese von ATP.

$$\text{CP} \leftrightarrow \text{C} + \text{P}_i + \text{Energie}$$
$$\text{Energie} + \text{ADP} + \text{P}_i \leftrightarrow \text{ATP}$$

Aus Kreatinphosphat entsteht Kreatin und eine Phosphatgruppe. Die freigewordene Energie wird unverzüglich für die Synthese von ATP eingesetzt. So wird ATP dauernd und mit der gleichen Geschwindigkeit, mit der es abgebaut wird, aus ADP und einer Phosphatgruppe wiederaufgebaut. Dabei nutzt die Zelle die Energie, die beim Abbau des vorrätigen CP frei wird (dieser Vorrat ist 2- bis 3-mal größer als der Vorrat an ATP). Der Abbau von CP erfolgt durch das Enzym *Kreatinphosphokinase*, dessen Aktivität voll und ganz auf den Konsum von ATP abgestimmt ist.

Um CP zurückzubilden, wird ATP verbraucht. Mit der Energie, die dadurch frei wird, bildet die Zelle aus Kreatin und der freigewordenen Phosphatgruppe wieder Kreatinphosphat. Das benötigte ATP stammt aus dem Abbau von Nahrungsstoffen. Der Wiederaufbau von CP erfolgt während der Erholungszeit nach der Belastung.

Die Bedeutung des ATP-CP-(Phosphat-)Systems für den Sport liegt darin, dass der Vorrat an unverzüglich verfügbarer Energie durch die Menge an freiem ATP und CP im Muskel bestimmt wird. Dieses System ist die am schnellsten verfügbare Energiequelle für den Muskel, da es nicht von einer Reihe langer chemischer Reaktionen abhängig und außerdem unabhängig vom Sauerstofftransport ist und in unmittelbarer Nähe der kontraktilen Systeme liegt. Die Gesamtmenge an bereitgestellter Energie ist jedoch äußerst beschränkt (Tab. 2.**6**).

Bei dynamischer Arbeit steigt der Abbau von CP beinahe linear zur verrichteten Arbeit. Bei statischen Muskelaktionen steigt dieser Abbau linear zur Muskelspannung. Ca. 70 – 80% der CP-Menge (16 – 20 mmol/kg Muskel) können in Ruhe eingesetzt werden, um Energie für ADP zu liefern. Unter sehr extremen und anhaltenden Umständen kann sogar die vollständige CP-Reserve verbraucht werden. Die Halbwertszeit für den Wiederaufbau beträgt 22 Sekunden. Insgesamt kann mit der verfügbaren Menge an energetischen Phosphatverbindungen im Muskel 6 – 10 Sekunden lang mit maximaler Muskelkraft gearbeitet werden. Bei maxima-

Tab. 2.**6** Schätzung zum Energiegehalt im Körper beim ATP-CP-(Phosphat-)System (nach Fox u. Mathews 1987)

	ATP	CP	Gesamtmenge energiereicher Phosphate (ATP + CP)
1. Menge im Muskel			
a. mmol/kg Muskelgewebe	4,0 – 6,0	15,0 – 17,0	*19,0 – 23,0*
b. mmol in der gesamten Muskelmasse	120,0 – 180,0	450,0 – 510,0	*570,0 – 690,0*
2. Brauchbare Energie			
a. kJ/kg Muskelgewebe kcal/kg	0,14 – 0,20 *0,03 – 0,05*	0,50 – 0,57 0,12 – 0,14	*0,64 – 0,77* 0,15 – 0,19
b. kJ in der gesamten Muskelmasse kcal	4,0 – 6,0 *0,9 – 1,4*	15,1 – 17,1 3,6 – 4,1	19,1 – 23,1 4,5 – 5,5

1b. Ausgehend von 30 kg Muskeln bei einem Mann von 70 Kg Gewicht
2. Ausgehend von 33,5 kJ (8 kcal) pro mol ATP

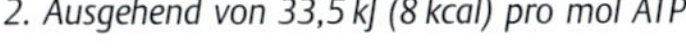

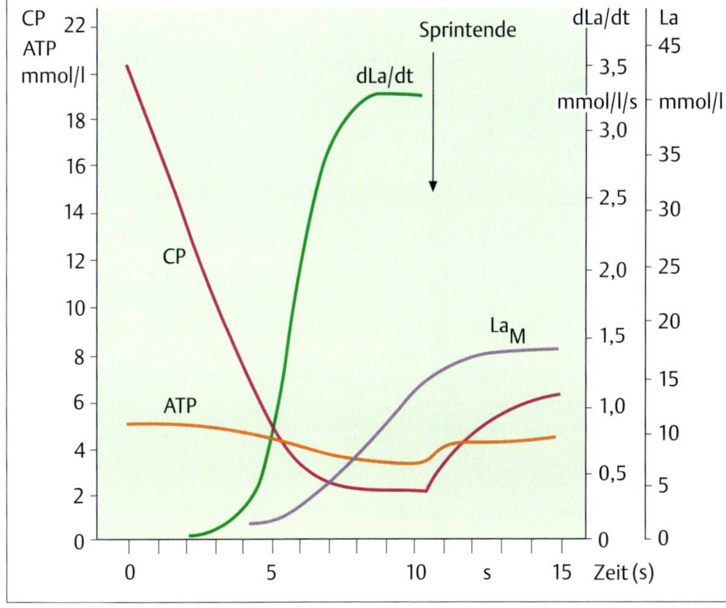

Abb. 2.**143** Bei einem 100-m-Sprint erschöpft sich der Energievorrat in 10 Sekunden.

len Anspannungen wird der Energievorrat also innerhalb von 10 Sekunden erschöpft sein. Das entspricht einem 100-m-Sprint (Abb. 2.**143**).

Aerobe Glykolyse

Unter dem Begriff *Glykolyse* werden Sequenzen von Reaktionen bezeichnet, bei denen aus Glukose Brenztraubensäure (Pyruvat) und ATP erzeugt wird. Man kann fast von einem universellen „pathway" sprechen, der metabole Energie produziert. In aeroben Organismen ist die Glykolyse das Vorspiel zum Zitronensäurezyklus und dem Elektronentransportsystem, wobei diese beiden Vorgänge am meisten Energie aus Glukose gewinnen. Unter aeroben Konditionen gelangt die Brenztraubensäure in die Mitochondrien und wird dort vollständig zu Kohlenstoffdioxid (CO_2) und Wasser oxidiert.

Mitochondrien und Energieproduktion

Zunächst betrachten wir den Katabolismus eines einfachen Kohlenhydratmoleküls, der Glukose. Den Prozess, der den Aufbau von Glukose ermöglicht, nennt man Glykolyse. Praktisch alle Zellen des menschlichen Körpers besitzen die dafür nötigen Enzyme. Die Reaktionen der aeroben Glykolyse resultieren in einer kompletten Oxidation des Glukosemoleküls zu Kohlenstoffdioxid und Wasser. Das Glukosemolekül, dass 6 ringförmig angeordnete C-Atome besitzt, wird zunächst in 2 Verbindungen mit je 3 C-Atome aufgespalten. Jede Verbindung wird dekarboxyliert und die verbleibenden 2 Kohlenstoff-Azetylgruppen werden durch CoA (Koenzym-A) in den Zitronensäurezyklus (auch Trikarbonsäurezyklus oder Krebszyklus) eingeschleußt (Abb. 2.**144**).

Glukose gelangt über die Membran durch Diffusion in die Zelle, wenn die Konzentration von Glukose in der Zelle niedriger ist als im Interstitium, ansonsten über einen aktiven Transport, der ATP erfordert. Einmal im Zytoplasma der Zelle, erhält das Glukosemolekül mithilfe des Enzyms *Hexokinase* eine Phosphatgruppe, wodurch *Glukose-6-phosphat* entsteht. Die Phosphatgruppe wird an das letzte Kohlenstoffatom gebunden. Ungeachtet der Tatsache, dass dieser Prozess, die Phosphory-

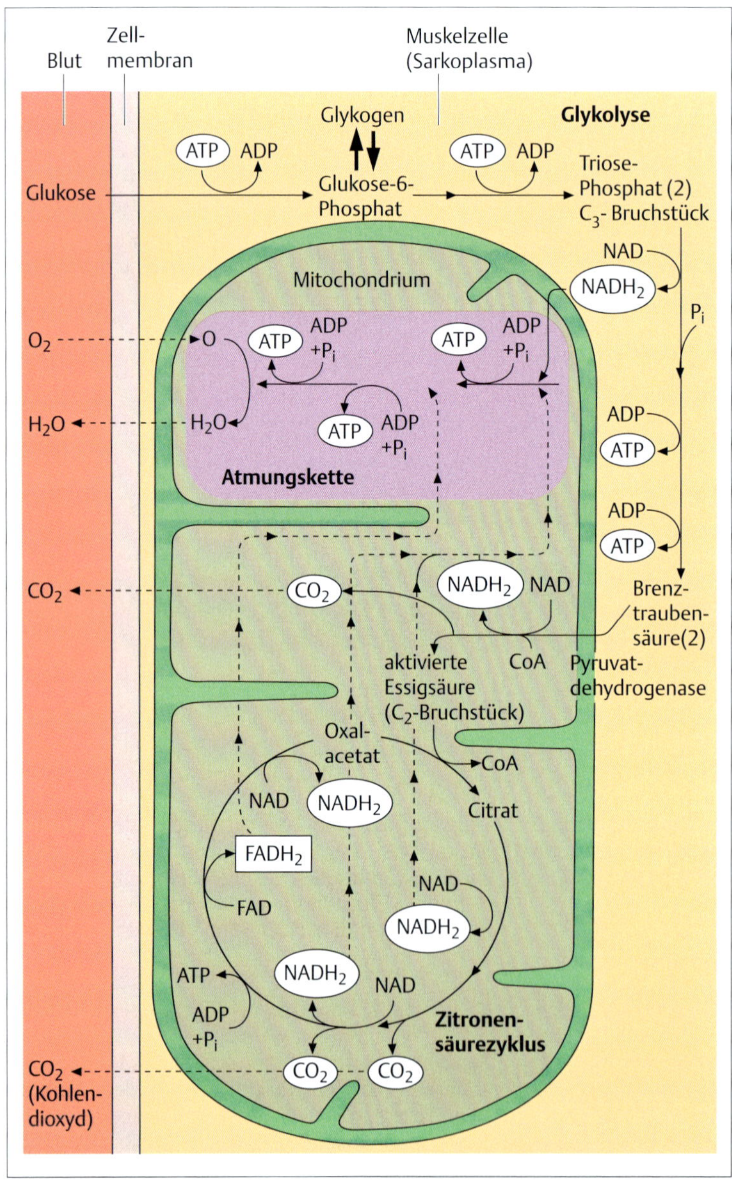

Abb. 2.**144** Zitronensäurezyklus.

lierung, *ein* ATP-Molekül kostet, lassen sich zwei wichtige Ergebnisse festhalten:

- Das Glukosemolekül verbleibt in der Zelle, weil die phosphorylierte Glukose die Membran nicht mehr passieren kann, und
- das Glukosemolekül wird hierdurch auf weitere biochemische Umsetzungen (katabol oder anabol) vorbereitet.

Die Glukose-6-phosphat-Isomerase konvertiert Glukose-6-phosphat zu Fruktose-6-phosphat (Umwandlung einer Aldose in eine Ketose). Eine zweite Phosphorylierung findet gleichfalls im Zytoplasma statt, bevor der 6er-Ring in zwei C 3-Fragmente aufgespalten wird. Fruktose-6-phosphat wird mithilfe von ATP und dem Enzym Phosphofruktokinase zu Fruktose-1,6-bisphosphat phosphoryliert. Die Geschwindigkeit, mit der die Glykolyse abläuft, hängt sehr stark vom Aktivitätsniveau dieses Enzyms ab.

Die Energievorteile werden erst deutlich, wenn diese Fragmente weitere Reaktionen durchlaufen. In diesem Stadium werden 2 Moleküle Brenztraubensäure (Pyruvat) und 4 ATP-Moleküle gebildet. Zusätzlich werden 2 NAD^+-Moleküle zu NADH umgewandelt:

Glukose + 2 NAD^+ + 2 ATP ↔ 2 Brenztraubensäure + 4 ATP + 2 NADH
oder anders:
Glukose + 2 NAD^+ + 2 P_i +2 ADP ↔
2 Brenztraubensäure + 2 ATP + 2 NADH +
2 H^+ + 2 H_2O

Diese zytoplasmatischen Reaktionen haben also einen *Netto-Energiegewinn von zwei Molekülen ATP* zur Folge. Damit die Zelle noch mehr Energie gewinnen kann, diffundiert die Brenztraubensäure in ein benachbartes Mitochondrium, während die NADH-Moleküle ihre Wasserstoffatome an das Elektronentransportsystem abgeben. Der letztgenannte Prozess verläuft indirekt und mit einer niedrigeren Effizienz, so dass die Zelle aus jedem NADH-Molekül nur 2 ATP-Moleküle anstatt 3 bilden kann.

Einmal ins Mitochondrium gelangt, verliert jedes Brenztraubensäure-Molekül in einer komplizierten Dekarboxylierungsreaktion ein Kohlenstoffatom, wobei jeweils *ein* Molekül Azetyl-CoA, aktivierte Essigsäure, CO_2 und NADH beteiligt sind. Das Azetyl-CoA gelangt dann in den Krebszyklus, während das NADH wieder das Elektronentransportsystem aktiviert. Da jeweils 2 Moleküle Brenztraubensäure aus *einem* Glukosemolekül gebildet werden, entstehen durch diesen Prozess 2 Moleküle Azetyl-CoA, der Krebszyklus wird zweimal durchlaufen.

Im Laufe dieses Zyklus finden einige enzymregulierte Konversionen statt. Dieser erste Schritt bezieht sich auf die Lieferung einer Azetylgruppe (CH_3CO) durch Koenzym A, einem Derivat der Pantothensäure. Beide bilden das Azetyl-Koenzym A (Azetyl-CoA). Die Initialreaktion bindet die Azetylgruppe an eine Kette von vier Kohlenstoffen, wobei eine 6er-Kohlenstoffkette unter Freiwerden von CoA gebildet wird. Wenn der Krebszyklus einmal vollständig durchlaufen wurde, werden die 4er-Kohlenstoffkette und der Extrakohlenstoff generiert, Sauerstoff- und Wasserstoffatome gehen entweder verloren oder wechseln in das Elektronentransportsystem über.

Oxidative Phosphorylierung

Die oxidative Phosphorylierung ist eine faszinierende Kette von Reaktionen, die Energie aus der Interaktion zwischen Wasserstoff und Sauerstoff gewinnt. Dieser Prozess liefert ca. 90% des ATP für lebende Zellen. Hierbei werden Elektronen, die NADH und $FADH_2$ liefern, über Elektronenträgern über eine sog. Elektronentransportkette letztlich auf Sauerstoff übertragen, wobei gleichzeitig Wasser entsteht.

$$2\,H_2 + O_2 \leftrightarrow 2\,H_2O$$

In Wasserstoff und Sauerstoff ist durch ihre starken kovalenten Bindungen sehr viel Energie gespeichert.

Wasserstoff ist Bestandteil aller organischen Moleküle. Sauerstoff ist in der Atmosphäre stets vorhanden, so dass diese Reaktion eine ideale Energiequelle darstellt. In biologischen Systemen kann diese Reaktion nur ablaufen, weil Enzyme entsprechende Bedingungen (schrittweise Übertragung der Elektronen) herstellen. Ein plötzliches Freiwerden so großer Energiemengen (wie z. B. bei der Zündung von Raketenmotoren) ist mit dem zellulären Leben nicht vereinbar, es käme zu zytoplasmatischen Explosionen. Die Energie muss also allmählich frei werden. Das ermöglicht die oxidative Phosphorylierung. Unter kontrollierten Bedingungen kann Energie in Form von ATP stufenweise aufgefangen und gespeichert werden. So erreicht die Zelle, dass ATP nicht auf einmal, sondern portionsweise in kleinen Schritten gebildet wird.

Unter einer *Phosphorylierung* versteht man die Bildung einer energiereichen Phosphatverbindung. *Oxidation* ist der Verlust von Wasserstoffionen oder Elektronen, während *Reduktion* ein Zuwachs an Wasserstoffionen bzw. eine Elektronenaufnahme ist. Wird ein Wasserstoffatom von einem Molekül zum anderen übertragen, wird der Spender oxidiert und der Empfänger reduziert.

Die verschiedenen Stufen der oxidativen Phosphorylierung können wie folgt beschrieben werden:

- Einige Wasserstoffmoleküle werden vom Substrat entfernt. Dieser enzymatische Prozess setzt Koenzyme voraus (organischen Bestandteile, die ein oder mehrere Reaktionsprodukte aufnehmen und transportieren). Koenzyme, die bei der Beseitigung und dem Transport von Wasserstoffatomen eine Rolle spielen, sind NAD (Nikotinamid-Adenin-Dinukleotid), FAD (Flavin-Adenin-Dinukleotid), FMN (Flavin-Mononukleotid), und Koenzym Q. Diese Koenzyme sind von den Vitaminen Niacin (NAD), Riboflavin oder B_2 (FAD, FMN) und K (Koenzym Q) abgeleitet.
- Jedes Wasserstoffatom ionisiert zu H^+, indem es ein Elektron an einen speziellen Komplex, das *Elektronentransportsystem* – auch Atmungskette genannt –, abgibt. An diesem Elektronentransport sind Zytochrome oder Metalloproteine beteiligt.
- Die Elektronen verlieren bei der Passage des Elektronentransportsystems stufenweise ihre Energie. Jedes Mal, wenn ein Elektron in eine niedrigere Stufe überwechselt, verliert es einen Teil seiner Energie. Zwei dieser „Transfers" liefern genug Energie, um ATP zu produzieren.
- Am Ende des Elektronentransportsystems werden die Elektronen durch ein Sauerstoffatom aufgenommen. Es entsteht ein Sauerstoffion (O^-), welches eine hohe Affinität für Wasserstoffionen (H^+) besitzt: Es entsteht Wasser. Da diese Reaktion stufenweise abläuft, wird Wasser problemlos (also nicht explosionsartig) gebildet.

Koenzym Q und die Zytochrome des Elektronentransportsystems sind mit der Innenseite der mitochondrialen Membranen verbunden. Die Moleküle $FADH_2$ und $FMNH_2$ müssen diese Flächen erreichen, um ihre Wasserstoffionen an Koenzym Q abzugeben. Unter normalen Umständen sind Reaktionen in der mitochondrialen Matrix dafür verantwortlich, dass Wasserstoffionen zu einem der Koenzyme gelangen, da die Matrix Enzyme des Zitronensäurezyklus enthält.

Die Kohlenstoff- und Sauerstoffatome werden in Form von Kohlendioxid (CO_2) entfernt. Dieser Prozess wird *Dekarboxylierung* genannt. Die Wasserstoffatome hingegen gehen bei der Dekarboxylierung und bei verschiedenen Stufen im Krebszyklus verloren, so dass drei Moleküle NADH und ein Molekül $FADH_2$ gebildet werden. Lediglich *ein* Molekül ATP wird durch die substratgebundene Phosphorylierung produziert. Dies erfolgt über das GTP-Intermediat. Die Zelle gewinnt die meiste Energie, wenn Wasserstoffionen dem Elektronentransportsystem übergeben werden. Jedes Molekül NADH gibt Anlass zur Produktion von 3 ATP-Molekülen und *einem* Wassermolekül. Jedes $FADH_2$-Molekül produziert 11 ATP-Moleküle. Die Kombination des Krebszyklus mit der oxidativen Phosphorylierung kann dann wie folgt zusammengefasst werden:

$$CH_3CO\text{-}CoA \leftrightarrow CoA + 2\ CO_2 + H_2O + 12\ ATP$$

Solange die Mitochondrien genügend Sauerstoff und Azetyl-CoA erhalten, können sie ständig weiter ATP produzieren. Sauerstoff diffundiert aus der interstitiellen Flüssigkeit in die Mitochondrien, während der enzymatische Abbau komplexerer organischer Moleküle die Azetylgruppen liefert. Es spielt keine Rolle, ob die Azetylgruppen durch den Abbau von Kohlehydraten, Lipiden oder Eiweißen gebildet werden, da die katabolen Prozesse zum Krebszyklus konvergieren können.

Der limitierende Faktor in diesem Prozess ist natürlich die Verfügbarkeit von Wasserstoff- und Sauerstoffionen. Wenn die Sauerstoffatome die Elektronen der Zytochromketten oder die Koenzyme die Wasserstoffatome nicht aufnehmen können, wird die ATP-Produktion unterbrochen. Der Sauerstoff wird über die Lungen aufgenommen und über das kardiovaskuläre System transportiert. Wasserstoffionen werden in der Zelle gebildet, vor allem durch biochemische Prozesse in den Mitochondrien. Diese Reaktionen sind gleichzeitig für die Bildung von Kohlenstoffdioxid, einem Nebenprodukt des zellulären Metabolismus, verantwortlich.

Vom energetischen Standpunkt aus betrachtet, liefert die aerobe Glykolyse für jedes Glukosemolekül Energie in Form von 36 Molekülen ATP. Die ATP-Moleküle werden alle – bis auf zwei – im Mitochondrium produziert. Die zytoplasmatischen Reaktionen dienen einzig und allein dazu, Brenztraubensäure zu produzieren, die dann in das Mitochondrium „gespeist" werden können. Die gesamte aerobe Glykolyse verläuft sehr effizient und kann große Mengen an ATP liefern. Ungeachtet dessen, dass der Katabolismus von Kohlenwasserstoffen den Eckpfeiler des zellulären Metabolismus darstellt, kann die aerobe Glykolyse nur dann vollständig ablaufen, wenn ausreichend Sauerstoff und Kohlenwasserstoffe vorhanden sind.

Der *Ertrag* aus dem gesamten Zyklus kann wie folgt errechnet werden (Tab. 2.**7**):

36 ATP entsprechen einer Energie von 36 × – 7,3 kcal = – 262,8 kcal. Die vollständige (direkte) Verbrennung von Glukose zu CO_2 und H_2O liefert 686 kcal/mol freie Energie. Der Ertrag aus Glykolyse und oxidativer Phosphorylierung beträgt also 262,8/686, das entspricht 40 %. D. h., dass während der Oxidation von Glukose 40 % der Verbrennungswärme in Form von ATP wiedergewonnen wird. Da dieser Prozess hauptsächlich im Mitochondrium erfolgt, ist diese Organelle der wichtigste Energielieferant der Zelle Anaerobe Glykolyse

Die meisten Zellen, auch die Muskelzellen, können für einen kurzen Zeitraum – ungeachtet der

Tab. 2.**7** Mechanismen, Mengen und Quellen von ATP

Mechanismus	Menge	Quelle
Gewinne		
direkte Produktion	4	glykolytische Schritte im Zytoplasma mit Bildung von 2 Molekülen Brenztraubensäure
	2	eines pro Molekül Brenztraubensäure im Mitochondrium (Krebszyklus) via GTP
via $FADH_2$-Produktion (je 2 ATP)	4	ein Molekül $FADH_2$ von jeder zweifachen Umdrehung des Krebszyklus
via NADH-Produktion	4	zwei NADH der glykolytischen Schritte im Zytoplasma (je 2 ATP)
	6	zwei NADH der Dekarboxylierung von Brenztraubensäure (je 3 ATP)
	18	6 NADH von zwei Umdrehungen des Krebszyklus (je 3 ATP)
Zwischensumme	38 ATP	
Verluste		
	-1	
	-1	
Nettogewinn	38 ATP	

Grenzen der mitochondrialen Aktivität – Sauerstoffmangel tolerieren, da die anaerobe Glykolyse ATP bildet, ohne dass Sauerstoff vorhanden sein muss. Das Elektronentransportsystem kann jedoch nicht ohne Sauerstoff ablaufen. D. h., die Moleküle $FADH_2$, NADH und $FMNH_2$ können ihre Wasserstoffionen nicht mehr abgeben, so dass – ohne FAD und NAD^+ – der Krebszyklus nicht mehr ablaufen kann. Die zytoplasmatischen Reaktionen funktionieren jedoch noch, wenn das produzierte NADH ohne mitochondriale Hilfe zu NAD^+ umgebildet werden kann. Das Ergebnis wären zwei Moleküle ATP pro Glukose. Verringert sich nun die mitochondriale Aktivität, so wird sich die Brenztraubensäure-Konzentration im Zytoplasma erhöhen. Unter diesen Bedingungen wird die Brenztraubensäure durch das Enzym Laktatdehydrogenase zu Laktat (Milchsäure) umgewandelt. Dieser Prozess bildet dann gleichfalls aus NADH NAD^+. Die Produktion von Milchsäure erlaubt der Zelle die Produktion von ATP, selbst wenn die Mitochondrien nicht effektiv arbeiten können.

Die anaerobe Glykolyse hat auch Nachteile. Milchsäure ist ein organischer Stoff, der bei Anhäufung den intrazellulären pH-Wert absenkt. Dies beeinflusst die enzymatischen Aktivitäten. Ein zweiter Nachteil liegt darin, dass die anaerobe Glykolyse relativ ineffizient verläuft. Unter anaeroben Umständen müssen 18 Glukosemoleküle zu Laktat abgebaut werden, um den gleichen Energiegewinn zu erreichen wie beim aeroben Katabolismus *eines* Glukosemoleküls.

Pentosephosphatzyklus (Pentose-Shunt)

Bis jetzt wurde die Aufmerksamkeit auf die aerobe und anaerobe Glykolyse, den Zitronensäurezyklus und die oxidative Phosphorylierung gerichtet, Mechanismen, deren Ergebnis hauptsächlich die Bildung von ATP ist. Der Abbau von Glukose hat vor allem das Ziel, die Produktion von ATP, dank der Oxidation von NADH durch Sauerstoff zu ermöglichen.

Für zahlreiche Aufbaureaktionen, wie die Synthese von Fettsäuren, benötigt man eine große Menge an Molekülen, die ein Reduktionsvermögen besitzen. NADH kann diese Rolle nicht übernehmen, da es hauptsächlich oxidiert wird, um ATP zu bilden. Es gibt noch ein weiteres Elektronentransportmolekül, das diese Rolle erfüllt, nämlich Nikotinamid-Adenin-Dinukleotid-Phosphat (NADPH). NADPH ist sowohl ein Elektronen- als auch ein Wasserstoffspender in zahlreichen anabolen Reaktionen. Der fundamentale Unterschied zwischen NADH und NADPH liegt darin, dass das erste Molekül durch die Atemkette oxidiert wird, während das zweite Molekül als Elektronenspender (Wasserstoffspender) in der reduktiven Biosynthese dient (Abb. 2.**145**).

Im Pentose-Shunt werden 2 Moleküle NADPH erzeugt, wenn Glukose-6-phosphat zu Ribose-5-phosphat und CO_2 oxidiert wird. Man kann die globale Reaktion wie folgt beschreiben:

$$\text{Glukose-6-P} + 2\ NADP^+ + H_2O \leftrightarrow \text{Ribose-5-P} + 2\ NADPH + 2\ H^+ + CO_2$$

Eine Hexose (Glukose besteht aus 6 Kohlenstoffen) wird also in eine Pentose (Ribose besteht aus 5 Kohlenstoffen) umgesetzt. Diese Reaktion wird mithilfe des Enzyms Glukose-6-phosphat-Dehydrogenase begonnen. Wenn nötig (viele Zellen benötigen mehr NADPH für die Biosynthese als Ribose für die Inkorporation in Nukleotide und Nukleinsäuren) werden 3 Ribose-5-phosphat-Moleküle in 2 Hexosen (Fruktose-6-phosphat) und *eine* Triose (Glyzeraldehyd-3-phosphat) umgebaut, dies

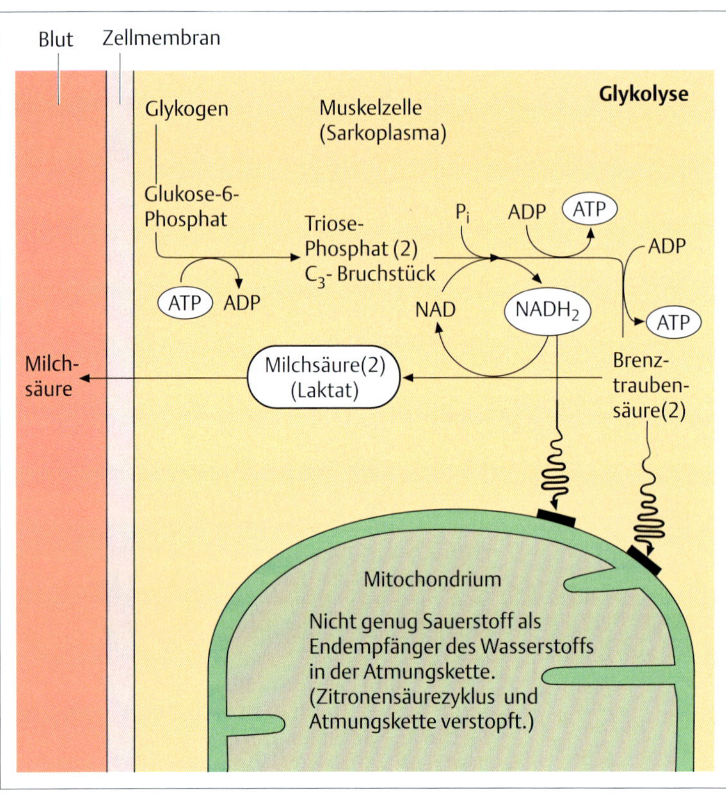

Abb. 2.**145** Pentosephosphatzyklus.

unter Einfluss der Enzyme Transketolase und Transaldolase. Hierdurch wird ein umkehrbares Glied zwischen Pentose-Shunt und Zitronensäurezyklen gelegt, wodurch der Überschuss an Ribose-5-phosphat zu glykolytischen Intermediaten umgebildet und zur Energiegewinnung genutzt werden kann.

Die chemische Reaktion, die den Pentosephosphatzyklus reguliert, ist die Dehydrogenierung von Glukose-6-phosphat, einem Produkt, das in der Glykolyse gebildet wird. Tatsächlich ist dies ein irreversibler Prozess und unter physiologischen Umständen der limitierende Faktor. Der wichtigste Regulator ist jedoch $NADP^+$, das bei der Oxidation von Glukose-6-phosphat das Elektron aufnimmt. Mit anderen Worten, der Pentose-Shunt wird von den vorhandenen Substraten kontrolliert.

Die verschiedenen Schritte für das Glukose-6-phosphat werden wie folgt beschrieben:

- Wenn mehr Ribose-5-phosphat benötigt wird als NADPH: 5 Glukose-6-phosphat + ATP → 6 Ribose-5-phosphat + ADP + H^+
- Wenn NADPH und Ribose-5-phosphat in der gleichen Menge benötigt werden: Glukose-6-phosphat + 2 $NADP^+$ + H_2O → Ribose-5-P + 2 NADPH + 2 H^+ + CO_2
- Wenn mehr NADPH benötigt wird als Ribose-5-phosphat, kann Glukose-6-phosphat völlig zu CO_2 oxidiert werden: 6 Glukose-6-phosphat + 12 $NADP^+$ + 6 H_2O → 6 Ribose-5-phosphat + 12 NADPH + 12 H^+ + 6 CO_2
- Wenn mehr NADPH benötigt wird als Ribose-5-phosphat, kann Glukose-6-phosphat zu Pyruvat umgesetzt werden: 3 Glukose-6-phosphat + 6 $NADP^+$ + 5 NAD^+ + 5 P_i + 8 ADP → 5 Pyruvat + 6 NADPH + 5 NADH + 8 H^+ + 3 CO_2 + 8 ATP

Radioaktive Experimente haben gezeigt, dass die Aktivität des Pentosephosphatzyklus im Muskelgewebe sehr niedrig ist, im Fettgewebe jedoch sehr hoch sein kann. Fettgewebe benötigt für die Synthese von Fettsäuren neben Azetyl-CoA große Mengen an NADPH.

Die Rolle des Pentosephosphatzyklus besteht also darin, Vorläufersubstanzen für verschiedene Synthesen, darunter die Synthese von Nukleinsäuren, zu liefern. Durch Wechselwirkungen zwischen den Zuckern werden Pentosen in Triosen und Hexosen umgesetzt, die in der Glykolyse gebraucht werden. Die zweite Rolle besteht darin, NADPH zu synthetisieren. NADPH wird bei verschiedenen Reduktionen benötigt, wie z. B. bei der Synthese von Fettsäuren. Die relative Bedeutung des Pentosephosphatzyklus unterscheidet sich von Gewebe zu Gewebe: Beim Menschen ist der Pentosephosphatzyklus im Muskelgewebe praktisch nicht vorhanden (hier findet primär die Glykolyse statt). Der Pentosephosphatzyklus ist hauptsächlich in der Leber aktiv und in Geweben, die Fettsäuren und Steroide synthetisieren (Fettgewebe).

Glukoneogenese: Wechselwirkung zwischen Leber und Muskel

Die Synthese von Glukose wird *Glukoneogenese* genannt. Sie geht von einem Metabolit (wie Milchsäure) aus und erfolgt hauptsächlich in der Leber. Es handelt sich um einen äußerst wichtigen Prozess, da Glukose der wichtigste Verbrennungsstoff des Gehirns ist. Der tägliche Glukosebedarf des Gehirns bei einem Erwachsenen beträgt ca. 120 g. Das ist der größte Teil der 160 g Glukose, die der gesamte Körper benötigt. Die in den Körperflüssigkeiten vorhandene Glukosemenge beträgt ca. 20 g, die Menge, die im Glykogen gespeichert ist ca. 190 g. Die direkten Glukosereserven reichen also für einen Tag aus. Bei einer längeren Fastenperiode bildet der Organismus, um überleben zu können, Glukose aus Nichtkohlenwasserstoffen. Auch während intensiver Arbeit ist die Glukoneogenese wichtig.

Als Endprodukt der Glykolyse entsteht in den Muskeln Laktat. Sie ist Endstation des Metabolismus. Laktat diffundiert aus dem Muskelgewebe ins Blut und gelangt so in die Leber.

Die Glukoneogenese und damit die Synthese von Glukose findet in der Leber statt. Die Glukose verlässt dann die Leber und gelangt über den Blutkreislauf in die Muskeln, wo sie wieder zu Laktat umgebildet wird. Diese Wechselwirkung zwischen Leber und Muskel wird auch *Cori-Zyklus* genannt. Die Leber liefert Glukose an den arbeitenden Muskel, der ATP aus der glykolytischen Umwandlung von Glukose zu Laktat gewinnt. Die Leber synthetisiert anschließend wieder Glukose. Laufende Studien haben angezeigt, dass Alanin (eine Aminosäure) ebenso wie Milchsäure ein wichtiger Vorläufer der Glukose ist. Im Muskel wird Alanin mithilfe von Transaminase aus Brenztraubensäure gebildet. Die umgekehrte Reaktion erfolgt gleichfalls in der Leber.

Die Glukoneogenese ist also ein Prozess, bei dem aus Metaboliten Glukose entsteht. Die aus den Muskeln stammende Milchsäure dient als Vorläufer für die Synthese von Glukose, da der Rückweg über die Glykolyse nicht möglich ist (3 Reaktionen sind unumkehrbar, so dass die Umsetzung von Glukose in Glukose-6-phosphat lediglich in *eine* Richtung abläuft, dies dank der Hexokinase). Diese irreversiblen Reaktionen der Glykolyse werden durch eine Reihe anderer Schritte umgangen, wobei natürlich ATP verbraucht wird (insgesamt 6 ATP-Moleküle). Die Glukoneogenese findet im Zytoplasma der Zellen statt, die Karboxylierung von Brenztraubensäure in den Mitochondrien.

Glykogenmetabolismus

Struktur und Funktion von Glykogen

Glykogen ist eine Brennstoffreserve. Sie besteht aus einem Polymer und befindet sich in Leber und Muskel. Die Konzentration von Glykogen ist in der Leber höher, mehr Glykogen wird jedoch wegen der größeren Masse im Muskel gespeichert. Glykogen befindet sich im Zytoplasma in Form von Granulae mit einem Durchmesser von 100 – 400 Å. Die Variation im Durchmesser ist dadurch bedingt, dass Glykogen, was die Anzahl an Atome betrifft, keine feste Form besitzt. Diese Granulae verfügen über Enzyme, die bei Synthese und Abbau aktivierend und kontrollierend tätig sind.

Glykogensynthese und -abbau sind für verschiedene Prozesse, nämlich Regulierung des Blutzuckergehales und die Bereitstellung von Glukose während intensiver Aktivitäten, wichtig. Außerdem wird Glykogen über unterschiedliche Reaktionswege auf- und abgebaut.

Schließlich ist die hormonelle Regulierung des Glykogenmetabolismus an Mechanismen gebunden, die von allgemeinem Belang sind: Zyklisches Adenosinmonophosphat (cAMP) spielt hier eine wichtige Rolle als Regulator der Glykogensynthese und des -abbaus. So bekommt man auch einen guten Einblick in die Regulation von Hormonen und andere Systeme.

Glykogen ist aus verschiedenen Glukosemolekülen aufgebaut, meist sind diese über eine 1,4-Glykosidbindung miteinander verknüpft. Es existieren aber auch 1,6-Glykosidbindungen, die dafür verantwortlich sind, dass Glykogen stark verzweigt ist.

Das Vorhandensein von Glykogen erhöht deutlich die Menge der unmittelbar verfügbaren Glukose zwischen den Mahlzeiten und während der Muskelaktivität. Die Menge an Glukose in den Körperflüssigkeiten eines Erwachsenen (70 kg), verfügt über einen Energiegehalt von lediglich 40 kcal, während der Gesamtvorrat an Glykogen, selbst nach einer Nacht ohne Nahrungsaufnahme, mehr als 660 kcal beträgt.

Abbau von Glykogen

Der Abbau des polymerisierten Glykogennetzwerks zur Bildung von Glukose-1-phosphat verläuft in verschiedenen Reaktionsschritten.

Zuerst werden die 1,4-Bindungen durch Hydrolyse aufgespleißt: Nacheinander wird ein Glukoserest unter die Form von Glukose-1-phosphat aufgespalten. Das Enzym Glykogenphosphorylase hydrolysiert nur die 1,4-Bindungen und beginnt am nichtreduzierten Ende der Glykogenkette.

Der zweite Schritt ist die Hydrolyse von 1,6-Glykosidbindungen durch 1,6-Glukosidase. Dadurch entstehen lineare Polymerketten, die dann durch die Phosphorylase weiter hydrolysiert werden können, so dass schließlich Glukose-1-phosphat entsteht.

Der weitere Abbau von Glykogen umfasst noch zwei andere Schritte: Zuerst eine Isomerisierung von Glukosephosphat in Glukose-6-phosphat und daraufhin eine Hydrolyse des Phosphatesters, um Glukose abzugeben. Diese Dephosphorylierung scheint notwendig zu sein, da Glukose-6-phosphat träge aus den Zellen diffundiert. Die normale Glukose verlässt die Leberzellen äußerst rasch, um über den Blutkreislauf zu den Muskeln transportiert zu werden.

Glykogensynthese

Die Synthese von Glykogen verläuft entlang eines anderen metabolen Weges als der Abbau. Zuerst wird das Glukose-1-phosphat an UTP (Uridin-triphosphat) gebunden, um UDP-Glukose (Uridin-Glukose) zu generieren. UDP-Glukose ist gleichsam eine aktivierte Form von Glukose, so wie ATP und Azetyl-CoA jeweils aktivierte Formen von Orthophosphat und Azetat sind.

Daraufhin wird die Glukose von UDP an das Ende einer anwachsenden Glykogenkette übertragen. Dieser Prozess wird unter Freigabe von UDP durch die Glykogensynthetase katalysiert.

Energiebalance

Überzählige Glukose wird in Form von Glykogen auf eine sehr effiziente Weise gespeichert. Die Synthese von Glykogen kann wie folgt zusammengefasst werden:

Glukose + ATP → Glukose-6-phosphat + ADP
Glukose-6-phosphat → Glukose-1-phosphat
Glukose-1-phosphat + UTP → UDP-Glukose + PPi
UDP-Glukose + Glykogen_n → UDP + Glykogen_{n+1}
UDP + ATP → UTP + ADP

Um *ein* Glukosemolekül hinzufügen zu können, werden 2 ATP benötigt. Die oxidative Phosphorylierung von Glukose liefert 38 ADP. Von den theoretisch verfügbaren 38 ATP werden also 2 ATP (5 %) verbraucht, um Glukose in den Prozess einzuschleußen. Folglich ist der Ertrag der in Form von Glykogen gespeicherten Glukose ca. 95 %.

Regulierung von Synthese und Abbau von Glykogen

Alle Enzyme, die für den Ab- und Aufbau von Glykogen verantwortlich sind, sind einem komplizierten Regulierungsmechanismus mit vielen, in einer bestimmten Reihenfolge ablaufender Reaktionen unterworfen.

Ist der Abbau von Glykogen aktiviert, wird der Aufbau gebremst, und umgekehrt. Besser gesagt, Biosynthese und Abbau werden so koordiniert, dass die Glykogensynthetase inaktiv ist, wenn die Glykogenphosphorylase komplett aktiv ist, und umgekehrt.

Die wichtigsten Regulierungsmechanismen sind Folgende: Spezifische Hormone beeinflussen den Glykogenmetabolismus stark. Insulin, ein Polypeptid, erhöht die synthetische Kapazität der Leber. Hohe Insulin-Blutspiegel vermitteln das Signal, dass der Körper „satt" ist, während niedrige Insulinspiegel einen „Fasten"-Zustand anzeigen. Der korrekte Mechanismus dieser Regulation ist jedoch noch nicht vollständig bekannt. Die Einflüsse von Adrenalin und Glukagon sind hingegen besser bekannt:

Muskelaktivität oder ihre Vorbereitung bzw. Erwartung führt zum Freiwerden von Adrenalin im Nebennierenmark, das den Abbau von Glykogen im Muskel, aber auch in geringerem Maße in der Leber stimuliert. Die Leber ist stärker für das Glukagon empfänglich, das aus der Bauspeicheldrüse abgegeben wird. Glukagon erhöht den Blutzuckerspiegel, indem es den Abbau von Glykogen in der Leber aktiviert.

Dieser Prozess wird hauptsächlich durch zyklisches AMP (3',5'-Adenosin-Monophosphat, cAMP) geregelt. Das Enzym Adenylatzyklase katalysiert die Synthese von cAMP, wenn Glukagon und Epinephrin den Hormon-Rezeptor-Komplex der Plasmamembran stimulieren. Hierdurch wird die intrazelluläre Konzentration von cAMP erhöht. Daraufhin erfolgt eine Serie von Reaktionen, die die Phosphorylase aktiviert und die Synthese hemmt.

Fettsäurenmetabolismus

Fettsäuren, lange Kohlenhydratketten mit einer terminalen Gruppe (Karboxylketten), übernehmen drei wichtige physiologische Rollen: Sie sind Bausteine von Phospholipiden und Glykolipiden (wichtig für die biologischen Membranen), können als Hormone und intrazelluläre Informationsverarbeiter (Boten) wirken und sind gleichzeitig Verbrennungsmoleküle (Speicherung von nicht unmittelbar verfügbarer Energie). Sie werden als Triaglycerol (Triglyzeride oder auch neutrale Lipide genannt) gespeichert. Die Kohlenstoffatome 2 und 3 werden jeweils α und β genannt. Das Methylkohlenstoffatom des distalen Endes der Kohlenstoffkette wird als α-Kohlenstoff bezeichnet. Die meist vorkommenden Fettsäuren sind Palmitinsäure (C_{16} oder $C_{15}H_{31}$-COOH) und Ölsäure (C_{18} oder $C_{17}H_{33}$-COOH). Fettsäuren werden, in einer physiologischen Lösung (phyiologischer pH), in ihrer Karboxylaseform, wie z. B. Palmitat oder Hexadecan ionisiert.

Die Fettsäuren in biologischen Systemen verfügen normalerweise über eine gerade Anzahl von Kohlenstoffatomen (14 – 24). Am meisten kommen die 16- und 18-Kohlenstoff-Fettsäuren vor. Bei tierischen Fettsäuren gibt es meist keine Abzweigungen der Kohlenwasserstoffketten.

Katabolismus von Fettsäuren

Der erste Schritt des Abbaus von Lipiden besteht in der Hydrolyse eines Triglyzerids durch das Enzym Lipase mit der Bildung von Glyzerol und einer Fettsäure. Die Aktivität der unterschiedlichen Lipasen wird durch verschiedene Hormone (Glukagon, Adrenalin, Noradrenalin und adrenokortrikotrope Hormone) kontrolliert. Darüber hinaus fungiert das zyklische AMP als ein zweiter „Kurier" für die Aktivierung der Lipolyse in den Fettzellen (eine höhere Konzentration AMP stimuliert ein Proteinenzym [Kinase], das seinerseits die Lipaseaktivität stimuliert).

1904 entdeckte Franz Knoop den Mechanismus der Oxidation von Fettsäuren durch Experimente mit Hunden. Er fütterte sie mit Fettsäuren, die eine endständige (Ω-Kohlenstoff) metabol-inerte Phenylgruppe besaßen (Phenylpropionsäure (C_3) und Phenylbuttersäure (C_4). Knoop fand im Urin der Versuchstiere phenylierte Exkretionsprodukte, d. h. ein Derivat von Benzoesäure im Falle von C_3-Ketten und ein Derivat von Phenylessigsäure, in den Fällen, in denen er die Hunde mit Phenylbuttersäure gefüttert hatte. Aus diesen Ergebnissen schloss Knoop, dass Fettsäuren unter Zuhilfenahme des β-Kohlenstoffatoms oxidiert wurden, unter Berücksichtigung, dass die Fettsäuren jeweils um 2 Kohlenstoffatom-Einheiten gekürzt wurden und dass das β-Kohlenstoffatom an dieser Aufspaltung beteiligt war. Dieser Mechanismus wird *β-Oxidation* von Fettsäuren genannt (Abb. 2.**146**).

1949 haben Eugene Kennedy und Albert Lehninger nachgewiesen, dass Fettsäuren in den Mitochondrien oxidiert werden, genauer gesagt, in der mitochondrialen Matrix. Dort wird CoA aktiviert, um ein Acyl-CoA zu bilden. Die verschiedenen Schritte sehen folgendermaßen aus:

- Bildung von Acyl-CoA (dieser Schritt verlangt die Hydrolyse von ATP zu AMP)
- Oxidation von Acyl-CoA durch FAD
- Hydratation der doppelten Bindung in C_2 und C_3
- Oxidation des Restproduktes durch NAD^+
- Aufspaltung dieses Restproduktes durch Hinzufügung eines zweiten CoA-Moleküls. Bildung eines Azetyl-CoA durch Verkürzung des Acyl-CoA mit zwei Kohlenstoffatomen

Die Schritte (2. bis 5.) werden so lange wiederholt, bis von der ursprünglichen Fettsäure lediglich ein Azetyl-CoA verbleibt. Da die meisten natürlichen Fettsäuren aus einer geraden Anzahl von Kohlenstoffatomen bestehen, ist diese Oxidation kein Zyklus, sondern eine auslaufende Spirale.

Der Ertrag der β-Oxidation hängt nicht von der Anzahl der Kohlenstoffatome der oxidierenden Fettsäure ab. Man darf aber nicht vergessen, dass die Aktivierung der Fettsäure durch Azetyl-CoA zwei Moleküle ATP verlangt. Allgemein gilt folgendes Schema:

C_n-Azetyl-CoA + FAD + NAD^+ + H_2O + CoA-SH → C_{n-2}-Azetyl-CoA + $FADH_2$ + NADH + H^+ + Azetyl-CoA

Die Oxidation von Palmitinsäure (C_{16}) verlangt also 7 Durchgänge für eine komplette β-Oxidation und wird wie folgt beschrieben:

Palmityl-CoA + 7 FAD + 7 NAD^+ + 7 H_2O + 7 CoA-SH → 7 $FADH_2$ + 7 NADH + 7 H^+ + 7 Azetyl-CoA

Die Oxidation von 1 Molekül Azetyl-CoA liefert 12 Moleküle ATP:

CH_3-CO-S-CoA + 3 NAD^+ + FAD + GDP+P_i + 2 H_2O → CoA-SH + 2 CO_2 + 3 NADH + 3 H^+ + $FADH_2$ + GTP

Da aus 1 Molekül NADH 3 Moleküle ATP resultieren (und 1 GTP in 1 ATP, 1 $FADH_2$ in 2 ATP), liefert diese Oxidation 12 ATP. Bei der β-Oxidation von Palmityl-CoA lautet das Resultat: 7 $FADH_2$ ergeben 14 ATP, 7 NADH ergeben 21 ATP, 8 Azetyl-CoA ergeben 96 ATP, insgesamt entstehen also 131 ATP-Moleküle. Da jedoch 2 ATP bei der Hydrolyse von ATP zu AMP und PP_i verbraucht werden, resultieren 129 ATP-Moleküle. Das ergibt insgesamt – 940 kcal (129 × – 7,3 kcal) an freier Energie. Die Oxidation von Palmitinsäure zu CO_2 und H_2O liefert – 2340 kcal. Der Ertrag der β-Oxidation liegt unter diesen Umständen bei 940/2340 = 40 %, genauso wie beim Zitronensäurezyklus und bei der oxidativen Phosphorylierung.

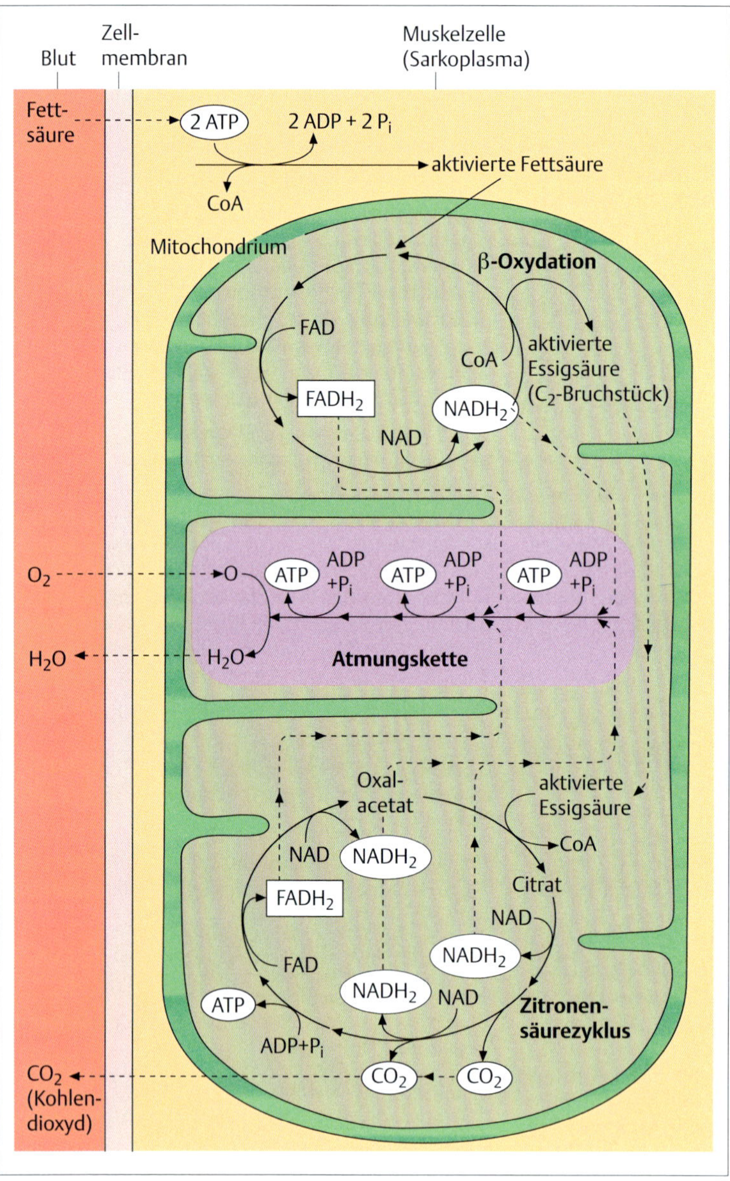

Abb. 2.**146** β-Oxidation von Fettsäuren.

Eiweißmetabolismus

Täglich werden große Mengen an Eiweiß abgebaut und erneut aus den zurückgewonnenen Aminosäuren synthetisiert. Diesen Vorgang bezeichnet man als „turnover" der Eiweiße. Beim Menschen liegt die Halbwertszeit von Serineiweißen lediglich bei 10 – 20 Tagen, der von zellulären Eiweißen bei einigen Monaten und der von Kollagen bei einigen Jahren. Der Metabolismus stickstoffenthaltender Stoffe (Aminosäuren) unterliegt einem dynamischen Gleichgewicht: Es wird gleichviel abgebaut wie synthetisiert. Aminosäuren, die Bausteine von Eiweißen, werden, wenn sie im Überfluss vorhanden sind, nicht wie Fettsäuren und Glukose gelagert, jedoch auch nicht ausgeschieden. Den Überschuss an Aminosäuren verwenden die Zellen, um metabole Energie zu gewinnen. Beim Menschen ist das Stickstoffgleichgewicht nie positiv: Wie groß die Menge an Aminosäuren auch immer sein mag, der Stickstoff wird als Harnstoff eliminiert (*Desaminierung*). Die verbleibenden Ketosäuren werden entweder verbrannt oder aber zu Reservestoffen (Glykogen und Fettsäuren) umgesetzt. Eine übermäßige Eiweißdiät kann zur Bildung von Reservestoffen beitragen, die jedoch nicht als Eiweißreserve gespeichert werden.

Biologische Funktionen von Eiweißen

Eiweiße (Proteine) erfüllen eine wichtige Rolle in vielen biologischen Abläufen und Strukturen:

- Enzymatische Aktivität: Eiweiße katalysieren alle Reaktionen, die sich in Lebewesen abspielen und bei denen (kovalente) Bindungen gebildet oder gelöst werden.
- Transport: Bestimmte Eiweiße transportieren Moleküle und Ionen (z. B. Sauerstoff durch Hämoglobin, Elektronen durch Zytochrome).
- Kontraktile Aktivität: Die Kontraktion von Muskeln wird durch einen Komplex von Eiweißen, Aktin und Myosin, gesichert.
- Struktur: Fibröse Eiweiße sichern die mechanische Kraft z. B. vom Bindegewebe (Kollagen ist eines der im Überfluss vorhandenen Eiweiße bei Säugetieren.)
- Immunologische Aktivität: Bestimmte Eiweiße spielen bei der Abwehr von Fremdkörpern (Antigene) eine Rolle. Es sind Immunglobuline (Antikörper), die durch lymphoide Zellen produziert werden.
- Führung und Erzeugung von Nervenimpulsen: Nervenzellen reagieren auf spezifische Impulse mittels eines Rezeptoreiweißes (z. B. Azetylcholinrezeptoren).
- Wachstum und Differenzierung von Zellen: Die Kontrolle dieser Prozesse erfolgt durch spezifische Eiweiße (Transkription und Translation von DNA).

Aminosäuren: Bausteine für Eiweiße

Eiweiße sind Polypeptidketten, eine Aneinanderreihung verschiedener Aminosäuren. Die Bindung zwischen zwei Aminosäuren wird *Peptidbindung* genannt.

In physiologischen Lösungen (neutraler pH-Wert) sind Aminosäuren als dipolare Ionen vorhanden. Obwohl sie keine Nettoladung tragen ergibt sich ihr ionischer Charakter deutlich aus ihren physischen Eigenschaften: Sie stehen den anorganischen Salzen näher als den anorganischen Säuren oder Basen. Kristalline Aminosäuren schmelzen nur bei hoher Temperatur und sind in apolaren Lösungen gering löslich. Aminosäuren, die in Eiweißen vorkommen, sind alle dem L-Typ zuzuordnen, (die Restgruppe ist linksorientiert). Aminosäuren werden anhand der Eigenschaften ihrer Restgruppe eingeteilt. So kann man 20 essenzielle, d. h. lebensnotwendige, Aminosäuren unterscheiden (Tab. 2.**8**).

Tab. 2.**8** Benennung der essenziellen Aminosäuren

Benennung	Abkürzung	R-Gruppe
Glycin	Gly	-H
Alanin	Ala	$-CH_3$
Leucin	Leu	$-C_4H_8$
Isoleucin	Ile	$-C_4H_9$
Valin	Val	$-C_3H_7$
Serin	Ser	$-CH_2-OH$
Threonin	Thr	$-C_2H_4-OH$
Cystein	Cys	$-CH_2-SH$
Methionin	Met	$-C_2H_4-S-CH_3$
Asparagin	Asn	$-CH_2-CO-NH_2$
Glutamin	Gln	$-C_2H_4-CO-NH_2$
Prolin	Pro	- 5-Ring
Phenylalanin	Phe	- aromatisch
Tyrosin	Tyr	- aromatisch
Tryptophan	Trp	- aromatisch
Aspartat	Asp	$-CH_2-COO-(CH_2-COOH)$
Glutamat	Glu	$-C_2H_4-COO-(2\,H_4-COOH)$
Lysin	Lys	$-C_4H_8-NH_2$
Arginin	Arg	$-C_3H_6-NH-CN_2H_3$
Histidin	His	

Katabolismus von Aminosäuren

Der Abbau von Aminosäuren erfolgt in der Leber. Die meisten der 20 Aminosäuren werden durch eine *Transaminierungsreaktion* abgebaut, an der Transaminasen beteiligt sind: Die NH_2-Gruppe wird einer Ketosäure zugeführt, wodurch eine desaminierte Aminosäure und eine aminierte Ketosäure entstehen. Am häufigsten wird aus einer Aminosäure (einer Aminogruppe und einer Ketoglutarsäure) Glutaminsäure gebildet. Das Enzym, das diese Reaktion katalysiert, ist die Glutamintransaminase. Die Aminosäure kann auch mit Pyruvat reagieren, so bildet die Zelle Alanin.

Der zweite Schritt ist die *oxidative Desaminierung*, wodurch ein Ammoniumion gebildet wird. Diese Reaktion wird durch die Glutamindehydrogenase katalysiert, wofür sowohl NAD^+ als auch

$NADP^+$ verwendet werden kann. Im Allgemeinen laufen folgende Schritte ab:

α-Aminosäure + NAD^+ ($NADP^+$) + H_2O Ketoglutarsäure + NH_3 + H^+ + NADH (NADPH)

NH_3 + H^+ ($NH4^+$) ist in großen Mengen toxisch und muss daher entgiftet werden, was in Form von Ammoniak geschieht. Eine Aminosäure wird niemals direkt ausgeschieden. Im Verlauf dieser Reaktionen bleibt das Kohlenstoffskelett durch die Bildung von α-Ketoglutarsäure (einem Metabolit des Zitronensäurezyklus) erhalten. Der Stickstoff wird als Harnstoff ausgeschieden.

Die im Aminosäurepool verbliebenen Aminosäuren setzt die Zelle direkt um, und zwar in eine relativ kleine Anzahl an Abbauprodukten. Die Strategie besteht darin, Metabolite zu bilden, die entweder in Glukose umgewandelt oder im Zitronensäurezyklus oxidiert werden können. Die Aminosäuren stehen mit verschiedenen Substraten direkt in Verbindung. Dazu gehören: Brenztraubensäure, Azetyl-CoA, Azetazetyl-CoA, Succinyl-CoA, Fumarsäure, Oxalessigsäure und α-Ketoglutarsäure. Die Aminosäuren, die an CoA gebunden werden, bilden später Ketonkörper (ketogene Aminosäuren), während die Aminosäuren, die zu einer Säure umgesetzt werden, sich in den Zitronensäurezyklus einschalten (glykogene Aminosäuren).

Allgemein können wir folgendes Schema erstellen:

Von den 20 Aminosäuren sind Leucin und Lysin reine ketogene Aminosäuren. Isoleucin, Phenylalanin, Tryptophan und Tyrosin sind sowohl ketogen als auch glukogen. Die anderen 14 Aminosäuren sind ausschließlich glukogen.

Integration des Metabolismus

Strategie des Metabolismus

Das Fundament des Metabolismus ist die Produktion von ATP und der Aufbau kleiner Bausteine für die Biosynthese. Es folgt eine Übersicht der verschiedenen Prozesse, die Energie produzieren. Hans Krebs hat hierfür 3 verschiedene Schritte beschrieben.

Im *ersten Schritt* werden große Moleküle aus der aufgenommenen Nahrung in kleinere Bestandteile abgebaut. Eiweiße werden hydrolysiert, wodurch einzelne Aminosäuren entstehen, auch die Polysaccharide werden zu einfachen Zuckermolekülen hydrolysiert, z. B. zu Glukose. Fette werden zu Glyzerol und Fettsäuren abgebaut. Diese Abbauprozesse liefern keine brauchbare Energie.

Im *zweiten Schritt* werden diese Moleküle weiter abgebaut. Die Zelle wandelt Zucker, Fettsäuren, Glyzerol und verschiedene Aminosäuren zu Azetyl-CoA um. Hier wird zwar ATP gebildet, jedoch ist die Menge im Vergleich zu derjenigen, die durch die vollständige Oxidation des Azetylteils des Azetyl-CoA erzielt wird, gering.

Der *dritte Schritt* besteht aus dem Zitronensäurezyklus und der oxidativen Phosphorylierung, den „common pathways" in der Oxidation von Verbrennungsstoffen. Azetyl-CoA bringt die Azetylgruppe in den Zyklus ein, wo es vollständig zu CO_2 oxidiert wird. Für jede oxidierte Azetylgruppe werden 4 Elektronenpaare auf NAD^+ und FAD übertragen. ATP wird dann erzeugt, wenn die Elektronen über das Elektronentransportsystem auf O_2 übertragen werden, also durch die oxidative Phosphorylierung. Der Abbau von Nahrungsbestandteilen liefert dabei die größte Menge ATP.

Wichtige metabolische Abläufe (Abb. 2.147)

Glykolyse

Im Zytoplasma finden einige Reaktionen statt, bei denen aus Glukose Pyruvat gebildet wird, gleichzeitig entstehen dabei 2 Moleküle ATP und 2 Moleküle NADH. Unter anaeroben Bedingungen wie im Skelettmuskel, der intensive Arbeit leisten muss, wird Pyruvat zu Laktat reduziert. Unter aeroben Bedingungen werden vom Elektronentransportsystem Elektronen von NADH auf Sauerstoff übertragen.

Die Glykolyse hat zwei Aufgaben: den Abbau von Glukose, um ATP zu bilden, und die Produktion von Metaboliten für die Biosynthese. Die Glykolyse wird vor allem durch die Phosphofruktokinase geregelt, welche den geschwindigkeitsbestimmenden Schritt katalysiert und durch eine hohe ATP-Konzentration gehemmt wird.

Zitronensäurezyklus

Alle Brennstoffmoleküle wie Glukose, Fettsäuren und Aminosäuren werden schließlich im Zitronensäurezyklus oxidiert, der sich in den Mitochondrien abspielt. Hierbei handelt es sich um einen rein aeroben Prozess. Die meisten Brennstoffmoleküle gelangen als Azetyl-CoA in den Zyklus. Die vollständig aerobe Oxidation *eines* Azetyl-CoA-Moleküls liefert jeweils 1 GTP, 3 NADH und 1 $FADH_2$-Molekül. Durch die Übertragung von Elektronen auf Sauerstoff werden Protonen in die Mitochondrien, d. h. vom Außen- in den Innenraum, gepumpt. Diese Protonenpumpe ist die Antriebskraft, die es der Zelle ermöglicht, ADP zu ATP zu phosphorylieren. Es besteht eine enge Verbindung zwischen Zitronensäurezyklus und Phosphorylierungsreaktionen. Ein Übermaß an ATP hemmt die

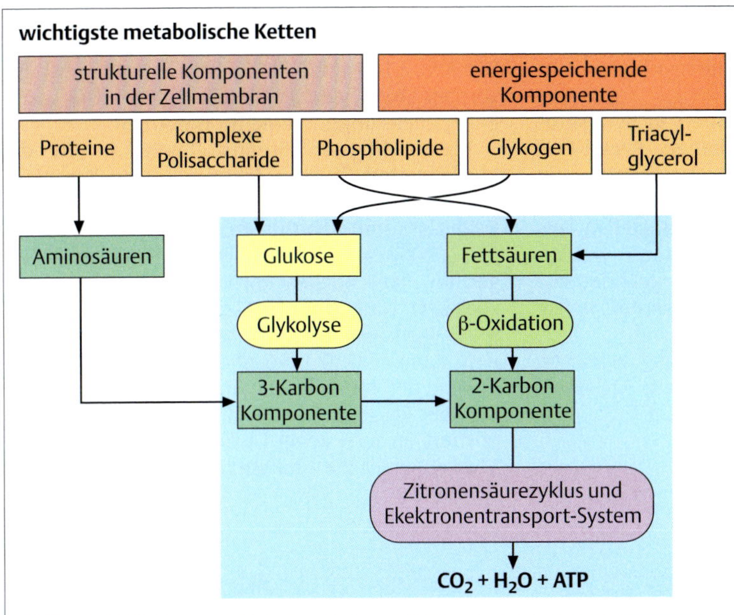

Abb. 2.**147** Metabolische Abläufe, Ketten.

Aktivität bestimmter geschwindigkeitsbestimmender Enzyme des Zitronensäurezyklus.

Pentosephosphat-Zyklus

Der Pentosephosphatzyklus findet im Zytoplasma der Zellen statt. Dieser Zyklus produziert NADPH, ein Molekül, das andere Stoffe reduzieren kann, und Ribose-5-phosphat, das als Baustein für die Synthese von Nukleotiden dient.

Der Pentosephosphatzyklus wird durch die $NADP^+$-Konzentration geregelt. Dadurch, dass NADH auch phosphoryliert vorliegen kann, gibt es zwei unabhängige Redoxsysteme: das NAD^+/NADH-Elektronentransportsystem und das $NADP^+$/NADPH-Reduktionssystem. So können beide in großen Mengen für Glykolyse und Biosynthese bereitgestellt werden.

Glukoneogenese

Glukose wird in der Leber und in den Nieren synthetisiert, als Metaboliten dienen z. B. Milchsäure, Glyzerol und Aminosäuren. Wichtigster Metabolit ist aber die Brenztraubensäure. Die Glukoneogenese ist nicht nur eine einfache Umkehrung der Glykolyse, sondern unterscheidet sich in einigen Reaktionen von ihr, die vor allem eine regulatorische Funktion besitzen: Die Glykolyse wird gebremst, wenn die glukoneogetische Aktivität zu hoch ist.

Die Umsetzung von Fruktose-1,6-bisphosphat in Fruktose-6-phosphat ist der geschwindigkeitsbestimmende Schritt für diese Reaktionen.

Glykogenmetabolismus: Synthese und Abbau

Glykogen, ein verzweigtes Glukosepolymer, ist eine unmittelbar verfügbare Reserve von Glukose. Das Enzym Glykogensynthetase katalysiert die Übertragung von UDP-Glukose auf eine Glykogenkette, wobei dies gleichzeitig der geschwindigkeitsbestimmende Schritt ist.

Der Abbau von Glykogen erfolgt über einen anderen metabolen Weg: Hier spielt das Enzym Glykogenphosphorylase (mit Bildung von Glukose-6-phosphat) die wichtigste Rolle.

Glykogensynthese und -abbau verlaufen koordiniert und werden durch bestimmte Hormone kontrolliert. Durch ein Verstärkungssystem wird die Synthese von Glykogen aktiviert und sein Abbau gehemmt (und umgekehrt).

Fettsäuremetabolismus: Synthese und Abbau

Fettsäuren werden im Zytoplasma synthetisiert, indem jeweils zwei Kohlenstoffatome (Azetylgruppe) einer wachsenden Kohlenstoffkette hinzugefügt werden. Der geschwindigkeitsbestimmende Schritt in der Fettsäuresynthese besteht in der Kondensation von CO_2 und Azetyl-CoA, um Malonyl-CoA zu produzieren. Dieser Schritt wird durch eine hohe Konzentration von ATP und Azetyl-CoA (in hohem Maße im Zitronensäurezyklus vorhanden) aktiviert.

Abgebaut werden die Fettsäuren in den Mitochondrien. Das dabei entstehende Azetyl-CoA wird – durch Koppelung an Oxalessigsäure – in den Zitronensäurezyklus eingeschleust. Ist zu wenig Oxalessigsäure vorhanden, entstehen aus Azetyl-CoA Ketone. Durch β-Oxidation werden große Mengen an NADH und $FADH_2$ gebildet. Die Übertragung von Elektronen auf Sauerstoff liefert ATP.

Es besteht also ein Zusammenhang zwischen dem Abbau von Fettsäuren und einem ATP-Mangel.

Metaboles Profil des Skelettmuskels

Die Abb. 2.**148** zeigt den Energieverbrauch bei anaerober bzw. aerober Arbeit, Abb. 2.**149** zeigt Energielieferungssysteme für die Arbeit.

Die wichtigsten Brennstoffmoleküle für die Muskeln sind Glukose, Fettsäuren und Ketonkörper. Darüber hinaus speichern die Muskeln – im Gegensatz zum Gehirn – große Reserven an Glykogen (1200 kcal). 75 % der Gesamtmenge an Glykogen im menschlichen Körper sind im Muskel gespeichert. Nach einer Mahlzeit kann die Menge an Muskelglykogen um 1 % ansteigen. Das Glykogen wird dann zu Glukose-6-phosphat für die Verwendung in den Muskelzellen umgebildet. Da der Muskel über keine Glukose-6-phosphatase verfügt, exportiert er auch keine Glukose. Im Gegenteil, der Muskel behält die Glukose für den Einsatz bei Aktivitäten.

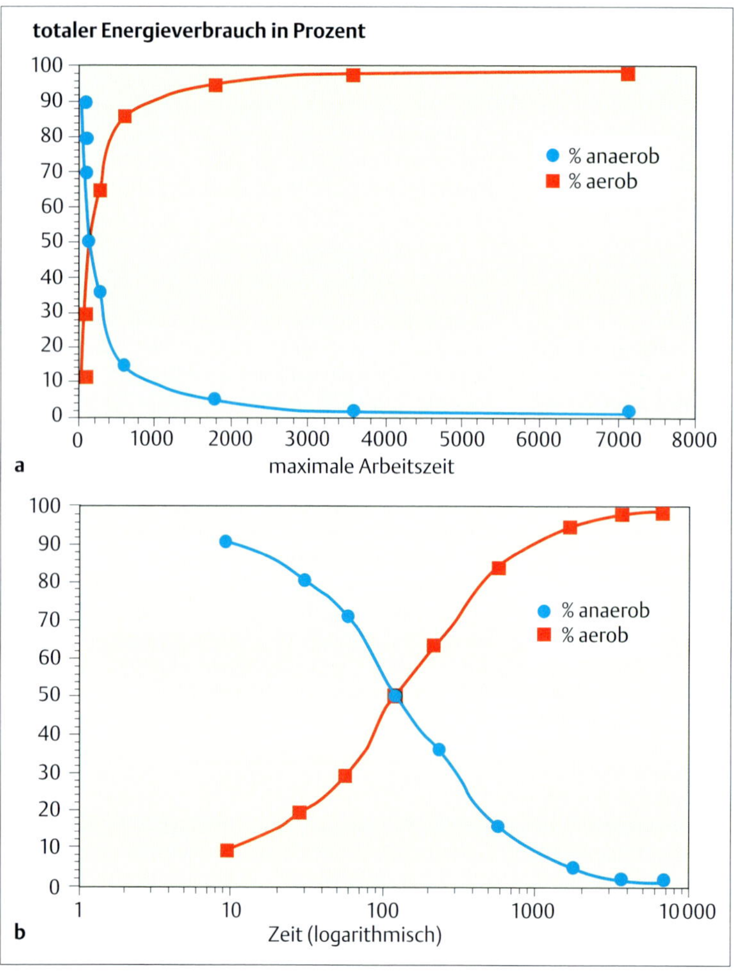

Abb. 2.**148** Energieverbrauch bei anaerober und aerober Arbeit.

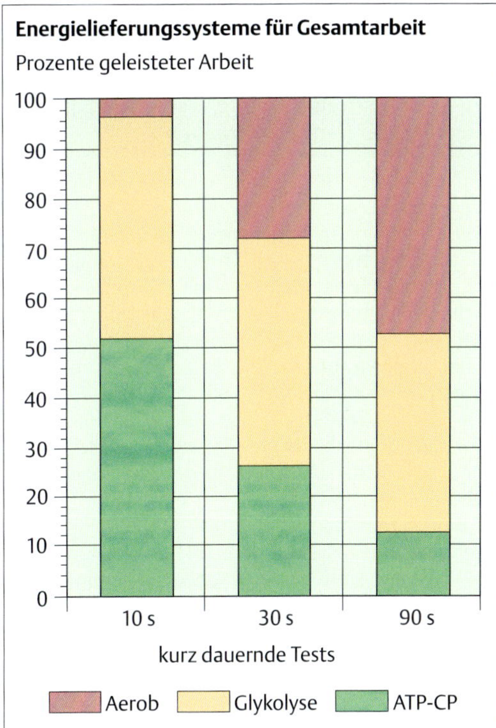

Abb. 2.**149** Energielieferungssysteme.

Tab. 2.**9** Brennstoffreserven im menschlichen Körper (bei einem Mann von 70 kg Gewicht)

Vergfügbare Energie (kcal)			
Organ	**Glukose oder Glykogen**	**Triglyzeride**	**Verfügbare Proteine**
Blut	60	45	0
Leber	400	450	400
Gehirn	8	0	0
Muskel	1200	450	24 000
Fettgewebe	80	235 000	40

Verrichtet der Muskel intensive Arbeit, so erfolgt eine Erweiterung der Glykolyse hinsichtlich des Zitronensäurezyklus: Durch die Reduktion von Brenztraubensäure wird Milchsäure produziert (anaerobe Konditionen). Diese Milchsäure diffundiert über den Blutkreislauf zur Leber, wo sie wieder zur Glukose umgewandelt wird (Cori-Zyklus).

Hinzu kommt, dass der Muskel während der Muskelaktivität durch Transaminierungsreaktionen von Brenztraubensäure große Mengen Alanin bildet. Alanin kann wie Laktat auch in der Leber wieder zu Glukose umgewandelt werden.

Das metabole Muster des Muskels in Ruhe ist anders: In dieser Situation werden hauptsächlich Fettsäuren als Brennstoffe benötigt. Der Herzmuskel benötigt nicht Glukose, sondern Ketone als Brennstoff.

Die metabolen Profile der wichtigsten menschlichen Organe sind in Tab. 2.**9** aufgeführt.

2.13 Periphere Nerven

Frans van den Berg

Periphere Nerven sind aus zwei deutlich voneinander zu unterscheidenden Strukturen aufgebaut. Sie bestehen aus

- leitenden Strukturen, den Axonen, und
- verbindenden bzw. schützenden Strukturen, dem Bindegewebe der Nerven.

Die Axone leiten Information mithilfe von elektrischen Impulsen weiter. Das Bindegewebe der Nerven verbindet die Axone und schützt sie vor mechanischen Belastungen wie Druck und Zug.

Axongewebe oder Nervengewebe und das Bindegewebe der Nerven unterscheiden sich nicht nur in ihrer Funktion, sondern auch hinsichtlich der embryonalen Entwicklung: Das Nervengewebe entwickelt sich aus dem Ektoderm, während das Bindegewebe aus dem Mesoderm hervorgeht.

Das Verhältnis zwischen leitenden und verbindenden Strukturen innerhalb eines Nervs liegt generell bei 50% zu 50%. Es kann sich jedoch je nach Beanspruchung auch verschieben. Beispielsweise im Bereich des Fibulakopfes liegt es bei 20% leitenden Strukturen zu 80% verbindenden Strukturen.

Die leitenden Strukturen der Nerven werden im Kapitel zum peripheren Nervensystem des 2. Bandes dieser Reihe noch ausführlicher besprochen. Das folgende Kapitel beschäftigt sich hauptsächlich mit den verbindenden und schützenden Strukturen, also dem Bindegewebe der Nerven.

2.13.1 Äußere Erscheinung

Periphere Nerven sind weißglänzende, runde, kabelähnliche Strukturen. Wenn man sie palpiert, fühlen sie sich ähnlich wie die allseits beliebten Spaghetti al dente an. Der Durchmesser der peripheren Nerven ist sehr unterschiedlich. So gibt es Nerven, die so dick sind wie ein Kleinfinger, z. B. der N. ischiadicus. Die meisten Hautnerven hingegen sind jedoch so dünn wie Nähgarn. Obwohl die peripheren Nerven also manchmal einen sehr geringen Durchmesser haben und sehr verletzlich aussehen, können sie großen Zugbelastungen dennoch problemlos widerstehen. Verantwortlich für die enorme Belastbarkeit ist das Bindegewebe, das man überall im peripheren Nervensystem vorfindet. Die Axone selbst widerstehen lediglich geringeren Zug- und Druckbelastungen.

2.13.2 Funktion

Ein peripherer Nerv hat die Funktion, Informationen mithilfe von elektrischen Impulsen weiterzuleiten. Informationen von der Peripherie zum Rückenmark bzw. zum zentralen Nervensystem werden als *afferente Informationen* bezeichnet, Informationen vom zentralen Nervensystem in die Peripherie als *efferente Informationen*.

Die Bindegewebsstrukturen der Nerven haben die Aufgabe, die Axone vor jeglicher Form von mechanischer Belastung zu schützen. Sie sorgen dafür, dass sich die Axone ohne Widerstand gegenüber den umliegenden Strukturen bewegen können. Die Bindegewebsstrukturen verhindern, dass das eigentliche Nervengewebe bei Bewegungen unseres Körpers oder eines Körperteils unter Belastung gebracht wird.

Zusammenfassung: Äußere Erscheinung und Funktion der peripheren Nerven

Ein peripherer Nerv ist aus leitenden Strukturen, den Axonen, und verbindenden bzw. schützenden Strukturen, dem Bindegewebe der Nerven, aufgebaut. Periphere Nerven sind weißglänzende, runde, kabelähnliche Strukturen mit sehr unterschiedlichem Durchmesser. Auch die sehr dünnen Nerven sind außerordentlich widerstandsfähig gegenüber Zugbelastungen. Die Belastbarkeit entsteht durch die bindegewebigen Strukturen der Nerven. Sie haben die Aufgabe, die Axone vor jeglicher Form von mechanischer Belastung zu schützen und eine widerstandsfreie Bewegung gegenüber umliegenden Strukturen zu ermöglichen. Die Axone leiten Informationen von der Peripherie ins zentrale Nervensystem (afferent) und vom zentralen Nervensystem in die Peripherie (efferent).

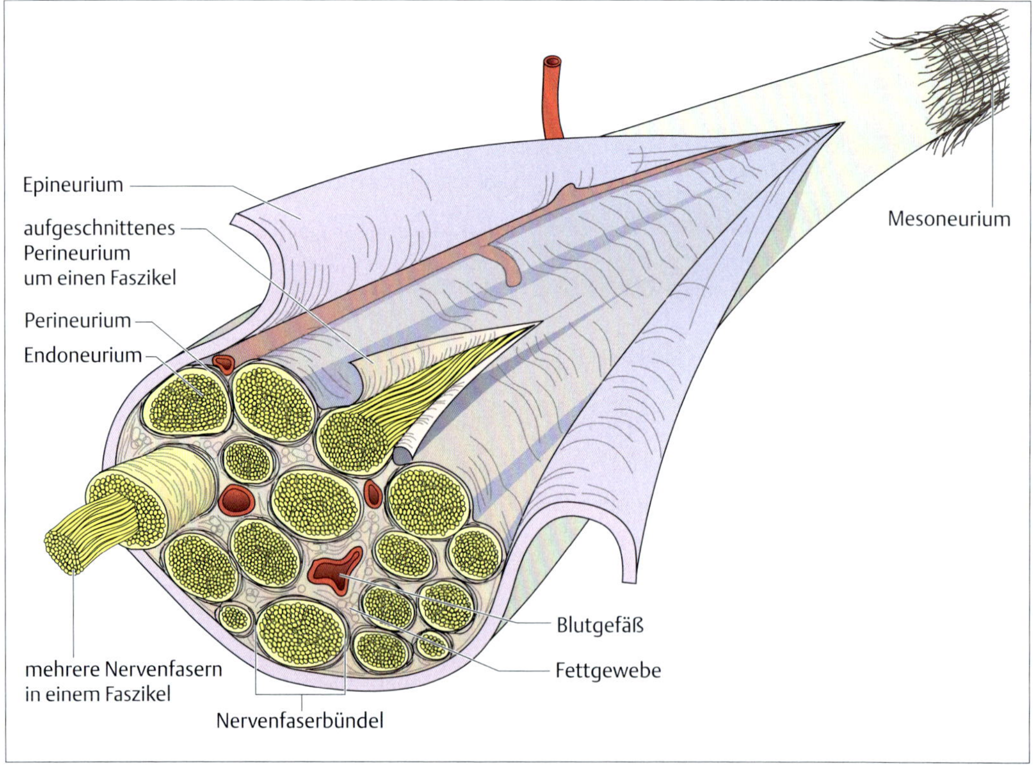

Abb. 2.**150** Aufbau eines peripheren Nervs: Die leitenden Strukturen (Fasern, Faszikel und Axon) werden von Bindegewebsschichten (Endo-, Peri-, Epi- und Mesoneurium) umgeben.

2.13.3 Aufbau

Der periphere Nerv besteht aus *Axonen*, die von einer *Plasmamembran* oder *Axolemm* (3 Lamellen) und den *Schwann-Zellen*, auch Oligodendrozyten oder Lemnozyten genannt, umgeben sind (Abb. 2.**150**).

Schwann-Zellen

Die Schwann-Zellen liegen teils *unmyelinisiert* und teils *myelinisiert* vor. Die Anzahl an myelinisierten Axonen (ca. 20 %), die im peripheren Nervensystem vorhanden sind, ist in der Regel viel geringer als nicht myelinisierte Axone (ca. 80 %).

Beim Prozess der Myelinisierung wird das Axon von den Schwann-Zellen umhüllt. Die Zellmembranen der Schwann-Zellen treffen sich und bilden ein *Mesaxon*. Daraufhin spiralisieren sich die Schwann-Zellen mehrmals um das Axon, bis zu 50-mal. Die Zellmembranen nähern sich durch diese Spiralisierung sehr stark an. Der extrazelluläre Abstand zwischen den beiden Zellmembranen beträgt nur noch 2 bis 3 nm. Zwischen den einzelnen Zellmembranen verschwindet das Zytoplasma. Die Zellmembranen legen sich auf der Innenseite aufeinander und bilden Hauptlinien, die ca. 3 bis 4 nm dick sind. Zwischen den Zellmembranen bildet sich eine Myelinschicht, die *Myelinlamelle*. Es entsteht ein *internes* und ein *externes Mesaxon* (Abb. 2.**151**).

Die unmeylinisierten Axone liegen in kleinen Gruppen zusammen und sind dann gemeinsam von nicht spiralisierten Schwann-Zellen umhüllt (Abb. 2.**152**).

Um jede Schwann-Zelle befindet sich eine Basalmembran, durch die das Nervengewebe vor biochemischen Veränderungen, die im umliegenden Gewebe auftreten können, geschützt wird (Abb. 2.**153**).

Durch die Schwann-Zellen und das dort vorhandene Myelin wird das Axon elektrisch isoliert. Myelin besteht zu 60 bis 70 % aus Wasser, vielen Fettmolekülen und wenigen Eiweißmolekülen und bildet durch diese Zusammensetzung bei den myelinisierten Axonen eine Isolationsschicht. Elektrische Potenzialänderungen in den Axonen haben keinen Einfluss auf das umliegende Gewebe. Nur dort, wo sich die einzelnen Schwann-Zellen treffen und einen *Ranvier-Schnürring* bilden, besteht keine Isolierung (Abb. 2.**154**).

Je dicker ein Nerv ist, desto größer sind die Schwann-Zellen und desto weiter liegen die Ranvier-Schnürringe auseinander. Die Isolationsschicht wirkt sich natürlich in beide Richtungen aus. So haben auch Spannungsveränderungen im umliegenden Gewebe normalerweise keinen Einfluss auf das Nervengewebe. Wird dagegen ein Nerv durch Zug verlängert oder durch Druck komprimiert, so können diese mechanischen Belastungen dafür sorgen, dass sich die Isolationsschicht verändert. Es werden Ionenkanäle geöffnet, durch die sich Na^+- und eventuell Ca^{2+}-Ionen durch die Membran nach innen (Influx) und gleichzeitig K^+-Ionen

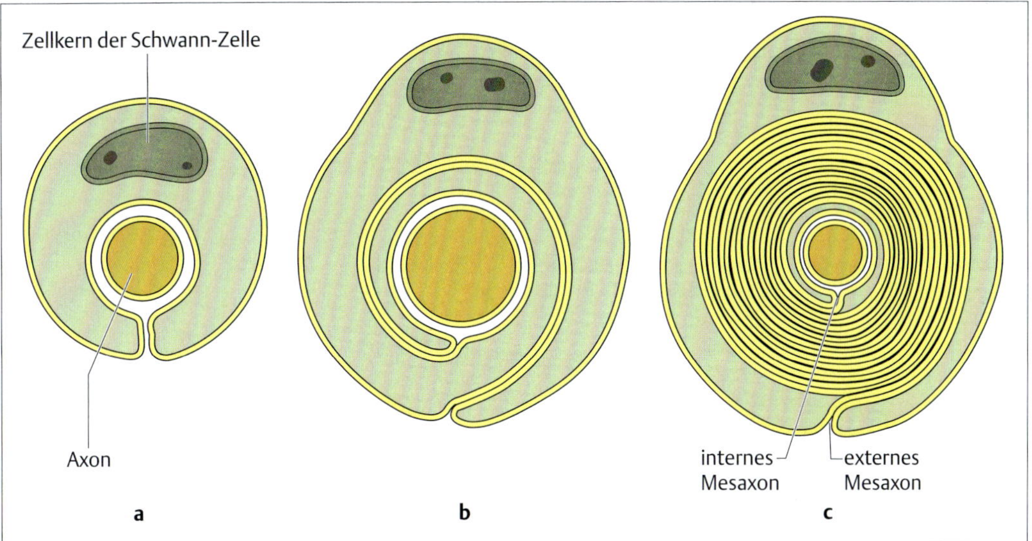

Abb. 2.**151** Myelinisierung: Die Schwann-Zellen umhüllen das Axon. **a** Die Zellmembranen der Schwann-Zellen treffen sich und bilden ein Mesaxon. **b** Die Schwann-Zellen verdrehen sich in sich. **c** Es entsteht ein internes und ein externes Mesaxon.

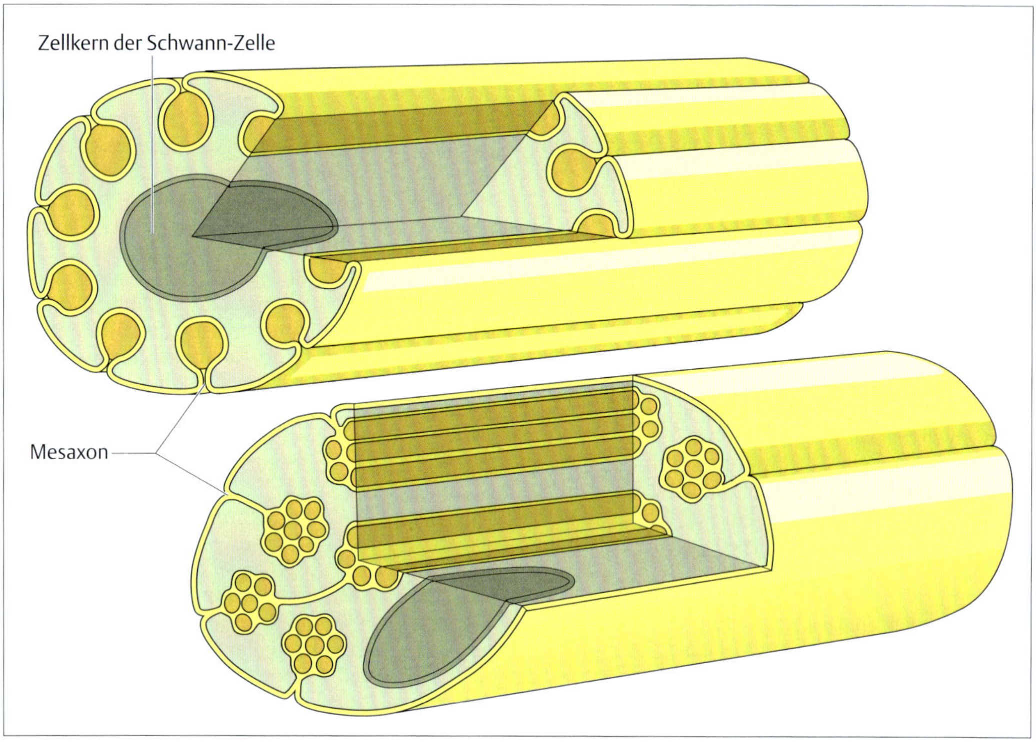

Zellkern der Schwann-Zelle
Mesaxon

Abb. 2.**152** Zwei Beispiele unmyelinisierter Nerven.

a
Schwann-Zelle
Axon
Schwann-Zelle
Myelin
Ranvier-Schnürring
Zellkern der Schwann-Zelle
Basalmembran
Blutgefäß
Endoneurium
Axon
b

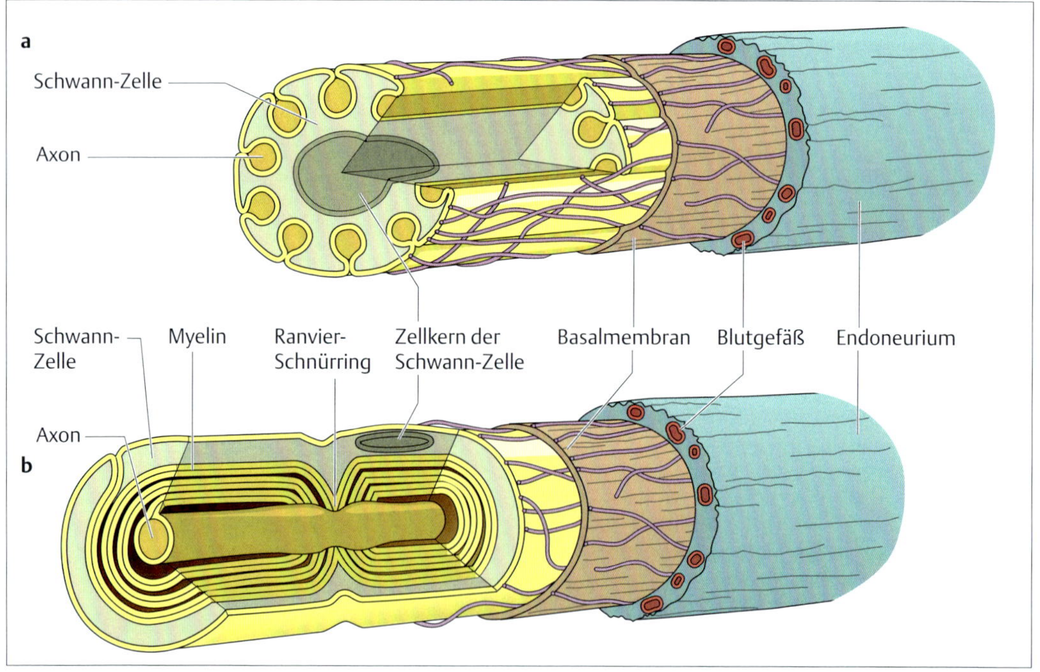

Abb. 2.**153** Nerven mit Basalmembran und Endoneurium. **a** unmyelinisiert. **b** myelinisiert.

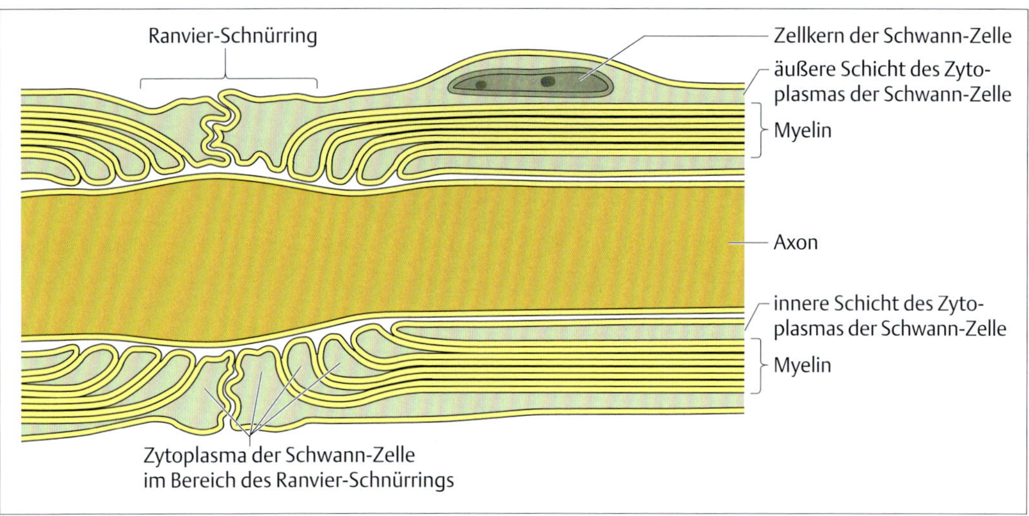

Abb. 2.**154** Detailzeichnung des Ranvier-Schnürrings.

nach außen (Efflux) bewegen können. Dadurch wird an dieser Stelle im Nerv ein Aktionspotenzial ausgelöst und als sensibler, afferenter Impuls nach zentral weitergeleitet. Man spricht in diesem Fall von abnorm erzeugten Impulsen (Abnormal Impuls Generated Signs). Normalerweise werden Aktionspotenziale nicht im Verlauf eines Nervs ausgelöst.

Faszikel

Grundsätzlich liegen Axone in Bündeln zusammen, die *Faszikel* genannt werden. Die Zahl der Faszikel eines Nervs kann variieren und ist von der Größe der mechanischen Belastung, die auf den Nerven einwirken, abhängig. In Gebieten, wo der Nerv unter großer mechanischer Belastung steht, z. B. beim N. ulnaris im Bereich des Sulcus nervi ulnaris oder beim N. peroneus communis im Bereich des Fibulakopfes, weist der Nerv eine größere Zahl an Faszikeln auf. Gleichzeitig ist an diesen Stellen verhältnismäßig mehr Fett- und Bindegewebe vorhanden als im weiteren Verlauf, um so den Nerv besser schützen zu können (Abb. 2.**155**, Abb. 2.**156**).

Bindegewebsschichten

Um jedes Axon und seine Schwann-Zellen findet sich neben einer Basalmembran eine dünne Bindegewebsschicht, die *Endoneurium* genannt wird. Auch zwischen den einzelnen Axonen ist etwas Bindegewebe vorhanden, das ebenfalls zum Endoneurium gehört. Um mehrere Axone, die zusammen ein *Faszikel* bilden, liegt dann das *Perineurium*. Zwischen den verschiedenen Faszikeln befindet sich das interne Epineurium und um den gesamten Nerv das externe *Epineurium*. Sensible Hautnerven weisen eine hohe Menge von endoneuralem Bindegewebe auf. Auch im Bereich der Nervenwurzeln findet man nur endoneurales Gewebe, da hier Perineurium und Epineurium fehlen. Die Bindegewebsschichten der peripheren Nerven werden als Fortsetzung des Bindegewebes des zentralen Nervensystems und Rückenmarks betrachtet, die als *Pia mater, Arachnoidea* und *Dura mater* bezeichnet werden. Es wird jedoch auch die Auffassung vertreten, dass allein das Endoneurium die Fortsetzung des Bindegewebes des zentralen Nervensystems darstellt.

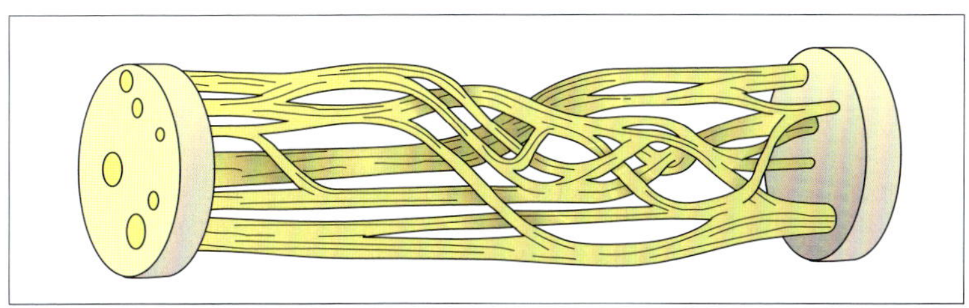

Abb. 2.**155** Verteilung der Faszikel.

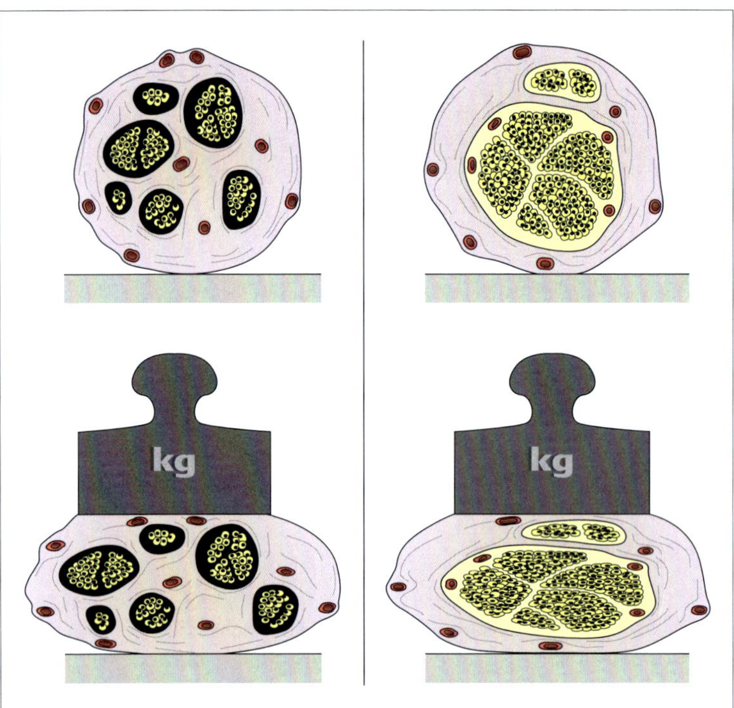

Abb. 2.**156** Verformung der Faszikel unter Druck.

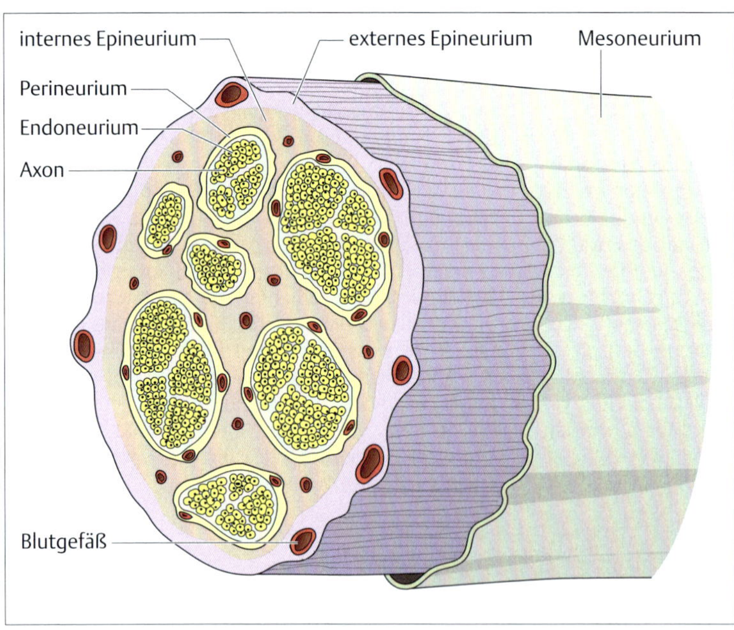

Abb. 2.**157** Bindegewebe des Nervs: Endoneurium, Perineurium, internes und externes Epineurium und Mesoneurium.

Um den gesamten Nerv liegt noch zusätzlich eine Schicht von mehr lockerem Bindegewebe, das *Mesoneurium*. Das Mesoneurium zeigt einerseits Verbindung zum externen Epineurium und andererseits zu den Geweben, die um den Nerv herum liegen, z. B. Knochen, Muskeln, Faszien, Kapseln, Bändern usw. (Abb. 2.**157**).

Vergleich: Nervengewebe – Elektrokabel

Das Nervengewebe kann man im Hinblick auf seinen Aufbau mit einem Elektrizitätskabel vergleichen. Auch im Elektrizitätskabel haben wir eine leitende Struktur vorliegen, über die der Strom fließt und die meistens aus Kupfer besteht. Um den Strom von seiner Umgebung zu isolieren, wird um die Kupferfasern eine Isolationsschicht aus Plastik oder Gummi angebracht. Vor allem bei größeren und dickeren Kabeln, die z. B. den Strom in ein Haus leiten, sind zusätzlich stabilisierende Strukturen eingebaut, die dem Kabel größere Zugfestigkeit verleihen. Die Kupferleitung des Elektrizitätskabels entspricht dem Axon, die Isolationsschicht aus Plastik oder Gummi lässt sich mit den Schwann-Zellen und der Basalmembran vergleichen. Die stabilisierenden Strukturen im Kabel entsprechen dem Bindegewebe des Nervs. Elektrizitätskabel und Nerven unterscheiden sich jedoch insofern, als dass ein Elektrizitätskabel im Gegensatz zum Nerv normalerweise keinen Bewegungen gegenüber umliegenden Strukturen unterliegt.

Einteilung

Aufgrund der unterschiedlichen Dicke bzw. des unterschiedlichen Durchmessers der Nerven sind die Nerven (nach Erlanger und Gasser) in A-, B- und C-Nerven eingeteilt worden. Dabei sind die A-Nerven die dicksten und die C-Nerven die dünnsten Nerven.

Die A-Gruppe wird weiter unterteilt in A-Alpha-, A-Beta-, A-Gamma- und A-Delta-Nervenfasern. Die Dicke eines Nervs, die u. a. durch die Schwann-Zellen und ihre Myelinschichten zustande kommt, hat Einfluss auf die Geschwindigkeit, mit der die Informationsweiterleitung erfolgt: Je dicker der Nerv ist, desto höher ist die Geschwindigkeit und umgekehrt.

Zusammenfassung: Aufbau peripherer Nerven

Nerven bestehen aus Axonen, Schwann-Zellen und Binde- und Schutzgewebe. Bei myelinisierten Axonen sind die Schwann-Zellen mehrmals um ein Axon spiralisiert, wodurch eine dicke, isolierende Myelinschicht entsteht. Mehrere nicht myelinisierte Axone besitzen meistens gemeinsame Schwann-Zellen, die nicht spiralisiert sind. Um die Schwann-Zellen findet man eine Basalmembran und eine dünne Schicht Bindegewebe, das Endoneurium. Mehrere Axone bilden gemeinsam Faszikel, die vom Perineurium umhüllt sind. Zwischen den verschiedenen Faszikeln und um den gesamten Nerv herum findet man das interne und externe Epineurium. Zwischen dem Nerv und dem umliegenden Geweben liegt das Mesoneurium. Die Menge an Faszikeln ist von der mechanischen Belastung abhängig, die auf den Nerv einwirkt. Bei einer hohen Belastung bilden sich viele Faszikel, bei einer geringen Belastung findet man dagegen nur wenige Faszikel. Nerven werden nach der Dicke der Myelinschicht eingeteilt in A-, B- und C-Nervenfasern (von dick zu dünn). Die dicken A-Nervenfasern werden weiter unterteilt in A-Alpha-, A-Beta-, A-Gamma- und A-Delta-Nervenfasern. Die dickeren myelinisierten Nerven leiten die Impulse schneller weiter als nicht myelinisierte Nerven.

2.13.4 Komponenten

Die Komponenten der peripheren Nerven bestehen zunächst aus dem eigentlichen Nervengewebe, den Axonen und Schwann-Zellen. Im Weiteren findet man das Bindegewebe der Nerven: die Basalmembran um die Schwann-Zellen, das Endoneurium, Perineurium, Epineurium und das Mesoneurium. Außerdem stößt man innerhalb der Nerven noch auf Fettgewebe, das in nur geringer Menge innerhalb der Faszikel (Ansammlung von Axonen), in deutlich größeren Mengen aber zwischen den einzelnen Faszikeln innerhalb des Epineuriums vorhanden ist. Die Stellen, an denen der Nerv vermehrter Druckbelastung ausgesetzt ist, zeigen ebenfalls mehr Fettgewebe.

Zellen

Fibroblasten

Alle Zellen, die wir im Bindegewebe der Nerven vorfinden, sind Fibroblasten bzw. Fibrozyten. Andere Bezeichnungen in der Literatur wie Endozyten, Perizyten und Epizyten beziehen sich auf die Bindegewebsschicht, in der sie sich befinden, meinen aber auch immer Fibroblasten bzw. Fibrozyten. Diese Zellen können kollagene Fasern und alle übrigen Matrixkomponenten synthetisieren. Dazu besitzen sie ein ausgeprägtes endoplasmatisches Retikulum, einen Golgi-Apparat und viele Mitochondrien.

Die vorhandenen Fibroblasten sind meistens klein und produzieren nur so viel Kollagen, wie es für den ständig stattfindenden Turnover, die Umwandlung oder den Neubau von Bindegewebe, notwendig ist. Die vorhandenen Axone sind die zytoplasmatischen Ausläufer der Nervenzellen. Die eigentlichen Nervenzellen der peripheren Nerven findet man im Rückenmarksbereich vor.

Um die Axone befinden sich die Schwann-Zellen, die entweder in einer myelinisierten Form um ein Axon liegen oder in einer unmyelinisierten Form um mehrere Axone gleichzeitig verlaufen (Abb. 2.**158**).

Mastzellen

Neben den Bindegewebszellen trifft man im peripheren Nervengewebe vor allem im Bereich des Epineuriums auf Mastzellen. Im Endoneurium sind deutlich weniger Mastzellen vorhanden. Die Mastzellen spielen nach Verletzungen und der sich daran anschließenden Wundheilung eine bedeutende Rolle. Die Mastzellen setzen Histamin, Heparin und Serotonin frei, was eine gefäßerweiternde Wirkung hat. Dadurch können sich Ödeme innerhalb der Nerven entwickeln.

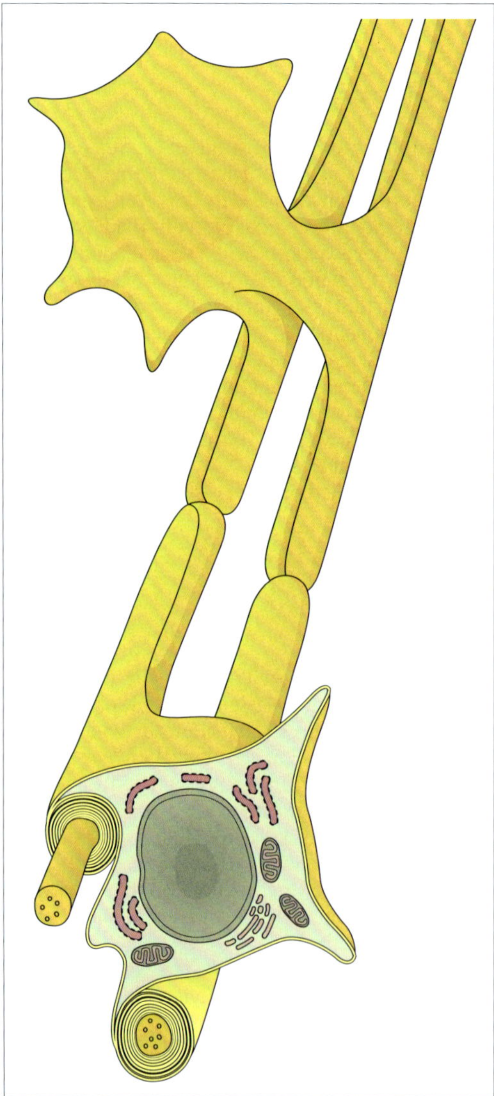

Abb. 2.**158** Schwann-Zellen und Nervenfasern.

Fettzellen

Zusätzlich findet man innerhalb des Nervengewebes Fettzellen, die für die Produktion von Fettgewebe zuständig sind. Fettgewebe kommen vor allem zwischen den Faszikeln im Bereich des Epineuriums vor. Durch das Fettgewebe entsteht eine zusätzliche Isolationsschicht, die verhindert, dass Ionenkanäle durch mechanische Belastungen geöffnet werden können.

Matrix

Kollagene Fasern

Die Menge an kollagenen Fasern im Bereich eines Nervs beträgt ca. 60 % seines Trockengewichtes. Es handelt sich hauptsächlich um kollagene Fasern der Typen I und III und um einige vom Kollagen Typ V und VI. Im Bereich der Basalmembranen findet man zusätzlich Kollagen Typ IV, das für diese Struktur typisch ist.

Die kollagenen Fasern, überwiegend vom Typ I, verleihen dem Nerv eine sehr hohe Zugfestigkeit. Im Bereich des Epineuriums sind die kollagenen Fasern am dicksten und besitzen einen Durchmesser von 60 bis 100 nm. Die Anordnung der Fasern ist wellenförmig, wobei die Fasern alle mehr oder weniger längs des Nervs verlaufen.

Im Gegensatz zu den kollagenen Fasern im Endo- und Perineurium bilden die kollagenen Fasern im Epineurium und Mesoneurium ein mehr ungeformtes Bindegewebe. Sie sind demzufolge im Hinblick auf pathophysiologische Vorgänge anfälliger für die Bildung von pathologischen Crosslinks, durch die die Mobilität der Nerven eingeschränkt werden kann.

Elastische Fasern

Neben den kollagenen Fasern findet man auch elastische Fasern, die vor allem dort vermehrt vorhanden sind, wo der Nerv unter Druckbelastung steht. Die Menge an elastischen Fasern ist in den unterschiedlichen Bindegewebsschichten verschieden. So trifft man die meisten im Bereich des Perineuriums an, wo diese Fasern sehr dick sind. Im Epineurium hingegen sind sie weniger zahlreich vorhanden, und im Endoneurium, wo sie zudem noch sehr viel dünner sind, ist die Anzahl an elastischen Fasern am geringsten.

Grundsubstanz

Die Matrixkomponenten eines Nervs sind neben den bereits erwähnten kollagenen und elastischen Fasern die Proteoglykane (PGs) und Glykosaminoglykane (GAGs) der Grundsubstanz. Die Grundsubstanz im Bereich des Nervs wird aus Hyaluronsäure, Chondroitin-4-Sulfat, Chondroitin-6-Sulfat, Dermatansulfat, Heparansulfat, Heparin und etwas Keratansulfat gebildet. In den Basalmembranen trifft man überwiegend Chondroitinsulfat und etwas Heparansulfat an. Keratansulfat findet man vor allem im Bereich des zentralen Nervensystems und in einigen Synapsen.

Die Grundsubstanz ist auch hier für die Form und die Stabilität des kollagenen Netzwerks verantwortlich. Zusätzlich verleiht sie dem Bindegewebe zusammen mit den elastischen Fasern große Elastizität und Flexibilität während und nach mechanischen Belastungen.

Nichtkollagene Proteine

Die nichtkollagenen Proteine des Nervengewebes, die Verbindungs- und Vernetzungsproteine, bestehen aus Laminin, Fibronektin, Tenascin R und Tenascin C. Da man Tenascin C vor allem im jungen und im regenerierenden Nervengewebe sieht, wird über seine Rolle bei der Regeneration des Nervengewebes diskutiert.

In der Literatur wird auch die Anwesenheit von Osteopontin erwähnt, wobei nicht deutlich wird, ob dieses Vernetzungsprotein ausschließlich im zentralen Nervensystem und in einigen Rezeptoren zu finden ist, oder ob es auch im peripheren Nervenbereich vorhanden ist.

Durch diese Vernetzungsproteine wird das gesamte Bindegewebe stabilisiert, weil sie die verschiedenen Gewebekomponenten wie Fasern, Zellen und Proteoglykane miteinander verbinden. Innerhalb der Proteoglykanaggregate binden die Verbindungsproteine die einzelnen Proteoglykane an die zentralen Hyaluronsäureketten.

Zusammenfassung:
Zellen und Matrix der peripheren Nerven

Die Zellen im Bereich des peripheren Nervensystems sind vor allem die Schwann-Zellen und die Bindegewebszellen (Fibroblasten). Außerdem findet man noch einige Mast- und Fettzellen. Die Zellkörper des eigentlichen Nervengewebes befinden sich im Bereich des Rückenmarks. Die kollagenen Fasern innerhalb des peripheren Nervengewebes werden vom Kollagen der Typen I, III, IV, V und VI gebildet. Die elastischen Fasern sind vor allem im Bereich des Epineuriums anzutreffen und zudem an Stellen, wo Nerven unter größerer mechanischer Belastung stehen. Die Grundsubstanz wird im Nervengewebe aus Hyaluronsäure, Chondroitin-4- und -6-Sulfat, Dermatansulfat, Heparansulfat, Heparin und Keratansulfat gebildet. Die nichtkollagenen Proteine sind hier Laminin, Fibronektin, Tenascin R und Tenascin C.

2.13.5 Durchblutung und Innervation

Durchblutung

Das Nervengewebe ist das am besten durchblutete Gewebe unseres Körpers. Es ist sehr stark von einer ständigen Lieferung von Sauerstoff und Nährstoffen abhängig. Wie gut das Nervengewebe durchblutet wird, zeigen folgende Zahlen: Das Nervengewebe macht nur ca. 2% des Körpers aus, erhält aber ca. 20% des im Körper zirkulierenden Blutes.

Die Gefäße gelangen erst dann zum Nerv, nachdem sie das Mesoneurium passiert haben, das die Verbindung zwischen Nerv und umliegenden Geweben darstellt. Die Gefäße außerhalb des Nervengewebes verlaufen parallel zu den Nerven und anastomosieren mit den Gefäßen innerhalb des Epineuriums. Diese Gefäße anastomosieren daraufhin mit denen innerhalb des Perineuriums und letztlich mit den Gefäßen im Endoneurium (Abb. 2.**159**).

Auch die Gefäße des Nervs zeigen wie der Nerv selbst einen wellenförmigen Verlauf, da sie sonst bei jeder Verlängerung des Nervs unter Spannung kommen können. Ihr Lumen würde geringer, was dann zu einer schlechteren Durchblutung des Nervs führen würde. Trotz dieser wellenförmigen Anordnung der Gefäße wird bei einer Verlängerung von ca. 8% die Durchblutung des Nervs schon schlechter. Bei einer 15%igen Verlängerung entsteht eine Ischämie (Abb. 2.**160**).

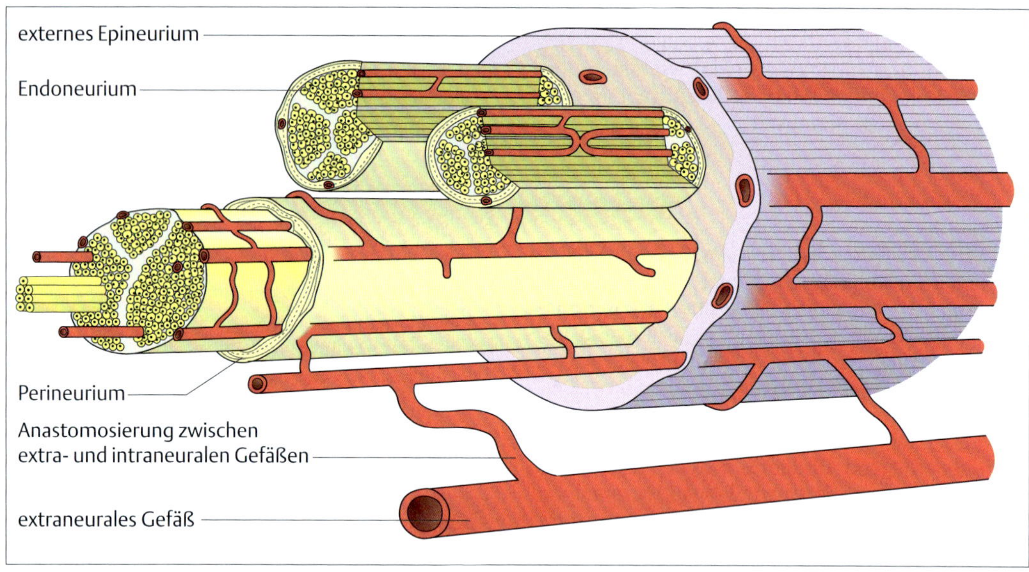

Abb. 2.**159** Durchblutung des Nervs: extra- und intraneurale Gefäße und deren Anastomosen.

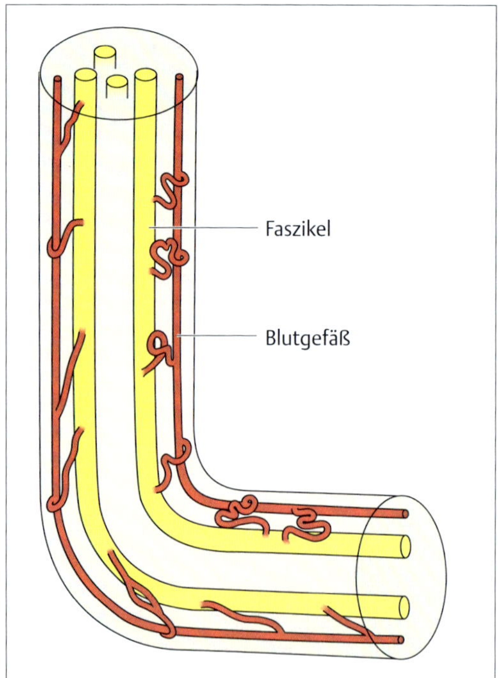

Abb. 2.**160** Wellenförmiger Verlauf der Gefäße: Die Wellen verstreichen, wenn der Nerv verlängert wird.

Permeabilität der Gefäße

Die epineuralen Gefäße sind im Nervengewebe als einzige für Eiweißmoleküle permeabel, obwohl auch hier nur sehr kleine Moleküle die Gefäßwand passieren können. Die Gefäßwand der perineuralen Gefäße, die für Eiweißmoleküle nicht permeabel sind, bildet auf diese Weise eine Barriere für Eiweiße wie Albumin, Meerrettichperoxidase und Ferritin. Die Gefäßwand der endoneuralen Gefäße bildet eine Blut-Nerv-Barriere, die mit der Blut-Hirn-Schranke des zentralen Nervensystems vergleichbar ist. Diese Barriere entsteht dadurch, dass die Epithelzellen der Gefäße sehr stark überlappen und Tight junctions bilden, so dass sie nicht mehr von Eiweißen überschritten werden können. Das innere Milieu der Axone wird durch diese Barrieren konstant gehalten.

Durch die Diffusionsbarrieren entsteht innerhalb des Nervengewebes ein sehr hoher interstitieller Druck, der *endoneuraler Flüssigkeitsdruck (EFD)* genannt wird. Dieser Druck bewegt sich im Nervengewebe zwischen +0,8 und +2,2 mmHg. In anderen Geweben liegt er meistens zwischen –3,9 und –5,5 mmHg. Zwischen Nervengewebe und umliegendem Gewebe herrscht somit ein ständiger Druckunterschied zwischen 3 und 5 mmHg. Der Druckunterschied sorgt für eine gewisse Steifigkeit des Nervs und gleichzeitig für einen Widerstand gegen Druck, der von außen auf den Nerv einwirkt. Werden diese Barrieren bei einem Trauma geschädigt, hat dies sehr weitgehende Konsequenzen für die Physiologie des

Nervengewebes: Es entstehen sehr große Ödeme, da nach einer Verletzung das Druckgefälle entfällt und Flüssigkeit von den Gefäßen zu den Faszikeln bzw. Axonen fließen kann.

Außer im Bereich des Epineuriums, wo Lymphgefäße vorhanden sind, findet der Rücktransport von Flüssigkeit im Nervengewebe nur über Venen statt. Dies hat zur Folge, dass eventuell vorhandene Ödeme im endoneuralen und/oder perineuralen Bereich schlechter resorbiert werden können als im epineuralen Bereich. Im Hinblick auf pathophysiologische Prozesse wird erkennbar, dass die Blut-Nerv-Barriere anfälliger für Verletzungen ist als die perineurale Diffusionsbarriere.

Druckgefälle

Auch Druck auf den Nerv hat sehr schnell negative Folgen für die Durchblutung. Bei einem Druck von 20 bis 30 mmHg wird die venöse Drainage blockiert, und bei 60 bis 80 mmHg Druck entsteht eine vollständige Ischämie. Da das Nervengewebe sehr stark von Sauerstoff abhängig ist, zieht eine Unterversorgung äußerst rasch ernsthafte Folgen nach sich. Sunderland hat in seinen Untersuchungen gezeigt, dass die Durchblutung eines Nervs von einem Druckgefälle innerhalb und außerhalb abhängig ist (Sunderland in Butler 1991). So muss der Blutdruck in den Gefäßen außerhalb des Nervs höher sein als der in den Arteriolen bzw. Kapillaren innerhalb des Nervs, damit der Transport von sauerstoffreichem Blut zum Nerven möglich ist. Außerdem muss der arterielle Druck größer sein als der venöse, so dass Metaboliten usw. abtransportiert werden können und die Durchblutungssituation optimal ist. Dies ist aber wiederum davon abhängig, ob der venöse Druck innerhalb des Nervs höher ist als der außerhalb.

Der venöse Druck außerhalb des Nervs wird vor allem auch durch den Druck bestimmt, den das umliegende Gewebe ausübt. Daher kann man sich vorstellen, dass in pathologischen Situationen die Stellen, an denen ein Nerv durch einen engen Tunnel zieht, z. B. durch den Karpaltunnel oder den Arcus von Frohse (Durchtrittstelle des N. radialis durch den M. supinator), einen so hohen Druck verursachen, dass die Durchblutung und vor allem der Austausch von für den Nerv lebenswichtigen Substanzen eingeschränkt oder vollständig blockiert wird. Bei einem erhöhten Druck im Bereich eines Tunnels entstehen vor allem nachts Probleme hinsichtlich des für die Durchblutung notwendigen Druckgefälles, weil der arterielle Blutdruck nachts zusätzlich sinkt (Abb. 2.**161**).

Das Gefäßsystem des Endoneuriums wird vom vorhandenen Bindegewebe umfassend geschützt.

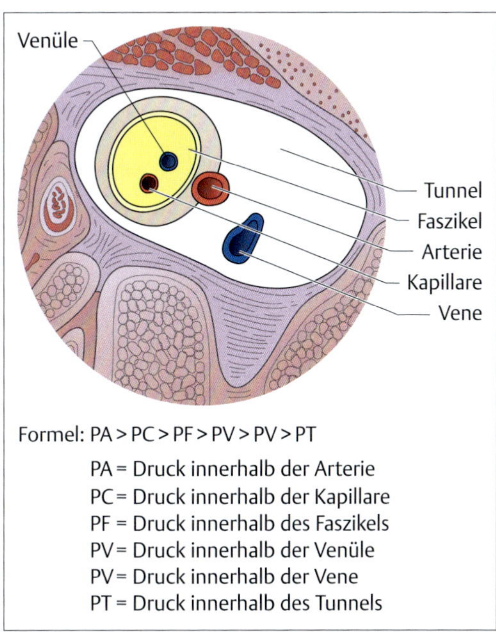

Formel: PA > PC > PF > PV > PV > PT

PA = Druck innerhalb der Arterie
PC = Druck innerhalb der Kapillare
PF = Druck innerhalb des Faszikels
PV = Druck innerhalb der Venüle
PV = Druck innerhalb der Vene
PT = Druck innerhalb des Tunnels

Abb. 2.**161** Druckgefälle, das zur physiologischen Ernährung des Nervs notwendig ist.

Bei Verletzungen werden die endoneuralen Gefäße deshalb erst als letztes in Mitleidenschaft gezogen.

Anterograder und retrograder Transport

Im Nervengewebe existiert neben dem Gefäßsystem noch ein weiterer Transportweg für Enzyme, Fette, Glykoproteine, Transmitterstoffe usw. Der Transport wird hier über Mikrotubuli oder Neurotubuli (Durchmesser 25 nm) und Transportfilamente, die Neurofilamente (Durchmesser 9,5 nm), vollzogen. Die Anzahl der Mikrotubuli liegt in unmyelinisierten Nerven deutlich höher als die Zahl der Transportfilamente. In myelinisierten Nerven dagegen ist die Verteilung genau umgekehrt. Der Transport, der vom Zellkörper in die Peripherie und wieder zurück stattfindet, wird als *anterograder* und *retrograder* Transport bezeichnet.

Beim anterograden Transport vom Zellkörper in die Peripherie kann ein schneller Transport mit einer Geschwindigkeit von ca. 400 mm pro Tag und ein langsamer Transport mit einer Geschwindigkeit von 1 bis 6 mm pro Tag unterschieden werden. Auf diesem Wege werden vor allem Enzyme, Glykoproteine und Transmitterstoffe transportiert. Der langsame Transport spielt bei der Regeneration bzw. Heilung des Axons nach einer Verletzung eine große Rolle.

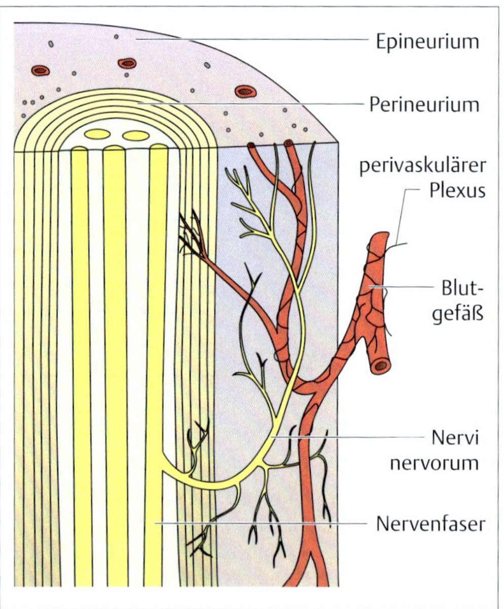

Abb. 2.**162** Innervation des Bindegewebes des Nervs.

Der retrograde Transport von der Peripherie zum Zellkörper hat sehr unterschiedliche Geschwindigkeiten von 1 bis 2 mm pro Tag bis hin zu 300 mm pro Tag. Über den retrograden Transport bekommt der Zellkörper ständige Informationen über den Zustand innerhalb und außerhalb des Nervs. Über diesen Transportweg werden aufbereitete Neurotransmitter sowie Wachstumsfaktoren für die Nerven transportiert. Es können beispielsweise aber auch Viren über diesen Weg zum Zellkörper gelangen.

Diese Transportvorgänge verbrauchen Energie und sind deshalb auch von der Durchblutung innerhalb des Nervs abhängig, nicht aber von der vorhandenen Impulsleitung über den Nerv. Da die Axone zum Teil 10 000- bis 15 000-mal größer sind als ihre Zellkörper und zwischen einigen Zentimetern und weit über einen Meter lang sein können, sind natürlich auch die Transportwege dementsprechend lang. Man kann sich sehr gut vorstellen, dass die Länge des N. tibialis oder des N. medianus beispielsweise bei einer Giraffe mehr als zwei Meter betragen kann.

Innervation

Jeder Nerv gibt in seinem Verlauf fortwährend kleine Nervenfasern ab, die das Bindegewebe des Nervs innervieren. Diese kleinen Nervenfasern werden *Nervi nervorum* genannt und haben die Aufgabe, den Nerv fortwährend über die einwirkenden mechanischen Belastungen und über die chemische Zusammensetzung und Temperatur des Gewebes zu informieren. Der Nerv leitet somit nicht nur Informationen eines peripheren Rezeptors zum zentralen Nervensystem weiter, sondern auch Informationen über die Situation im Nerv selbst. Die Angaben über die Spannung oder den auf den Nerv einwirkenden Druck sind sehr wichtig, weil der Körper durch sie auf die Belastungen reagieren kann, die schädigend wirken könnten und deshalb eine Gefahr darstellen. Tritt eine Schädigung auf, werden im Nerv Schmerzen hervorgerufen. Auch der antero- und retrograde Flüssigkeitstransport vermittelt zusätzlich wichtige Informationen über die Situation in und um den Nerv (Abb. 2.**162**).

Zusammenfassung: Durchblutung und Innervation der peripheren Nerven

Die Durchblutung der Nerven ist optimal gestaltet. In allen Bereichen der Nerven findet man Gefäße vor, die miteinander anastomosieren. Nur die epineuralen Gefäße sind für Eiweiße durchlässig, die endoneuralen Gefäße bilden dagegen für Eiweiße eine Blut-Nerv-Barriere. Durch diese Barriere kann das Milieu innerhalb der Nerven konstant gehalten werden, wodurch Ödemen in diesem Bereich vorgebeugt wird. Schädigungen dieser Barriere führen demzufolge rasch zur Ödembildung innerhalb des Nervengewebes. Für einen optimalen Austausch von Nährstoffen, Sauerstoff und Abfallprodukten benötigt man in und um den Nerv ein bestimmtes Druckgefälle. Dieses Druckgefälle wird einerseits stark vom arteriellen Blutdruck und andererseits von dem Druck beeinflusst, den das umliegende Gewebe auf den Nerv ausübt. Störungen in der Durchblutung der Nerven führen sehr schnell zu Problemen, weil das Nervengewebe sehr sauerstoffabhängig ist. Außer von einer guten Durchblutung ist der Nerv auch vom Flüssigkeitstransport innerhalb des Nervs abhängig, dem anterograden und retrograden Transport. Über diese Transportwege werden Transmitter, Enzyme usw. über den Nerv in periphere und proximale Richtung transportiert. Die Innervation des Bindegewebes der Nerven geschieht durch kleine Nervenäste, die sich von den Axonen abspalten und das gesamte Bindegewebe der Nerven innervieren. Das zentrale Nervensystem erhält so Information über die Druck- und Zugverhältnisse, die auf die Nerven einwirken.

2.13.6 Physiologie: Absorption von Belastungen

Das Bindegewebe der Nerven kann mechanische Belastungen absorbieren, die auf die Nerven einwirken. Dabei können zwei verschiedene Belastungsformen auf den Nerv einwirken:

- Es kann sich um Druckbelastungen handeln, die bei Muskelkontraktion auftreten können oder während Bewegungen entstehen, bei denen der Nerv gegen einen Knochen gedrückt wird.
- Es kann sich um Zugbelastungen handeln, die durch Bewegungen des Körpers verursacht werden und durch die die Nerven unter Spannung gebracht oder verlängert werden.

Absorption von Druckbelastung

Drückt man einen Körperteil gegen einen harten Gegenstand, so kann dies natürlich ebenfalls zu einer Kompression des jeweiligen Nervs führen. Beispielsweise das Aufstützen auf den Ellenbogen komprimiert den N. ulnaris, durch Sitzen auf einer harten Unterlage wird der N. ischiadicus komprimiert.

Die auf den Nerven einwirkenden Druckkräfte können durch mehrere Mechanismen absorbiert werden:

Erhöhte Bildung von Faszikeln, Fettgewebe und elastischen Fasern

Der Nerv bildet an Stellen mit hoher Druckbelastung mehr Faszikel aus, so dass sich der Druck besser verteilen kann. Weiterhin sieht man, dass der Nerv an diesen Stellen mehr Fettgewebe und elastische Fasern besitzt und zudem auch mehr internes epineurales Gewebe aufweist, das mit dem Fettgewebe und den elastischen Fasern die Druckverteilung so günstig gestaltet, dass das eigentliche Nervengewebe wirksam geschützt werden kann.

Bildung von Renaut-Körperchen

Eine weitere Besonderheit dieser mechanischen Druckstellen ist, dass man hier Strukturen vorfindet, die *Renaut-Körperchen* genannt werden. Diese Strukturen, die vom Endoneurium ausgehen, können manchmal bis zu 30% des Durchmessers des gesamten Nervs einnehmen. Sie sind bereits bei Einjährigen an Stellen anzutreffen, an denen Nerven unter Druckbelastung stehen, wie z. B. beim N. medianus im Bereich des Karpaltunnels. Die Renaut-Körperchen werden im Laufe der Jahre immer größer. Die in diesen Strukturen vorhandenen Zellen ähneln denen im Perineurium und werden manchmal als *Perizyten* bezeichnet. Die kollagenen Fasern sind hier vor allem vom Typ IV. Außerdem findet man hier viele elastische Fasern und als Verbindungsprotein überwiegend Laminin. Um die Renaut-Körperchen herum liegt meistens auch eine zusätzliche Basalmembran.

Auch während pathologischer Umstände, bei denen der Nerv vermehrt komprimiert wird, kann man die Entwicklung solcher Renaut-Körperchen beobachten.

Absorption von Zugbelastung

Wellenform

Das wellenförmig angelegte Kollagen der Nerven dient vor allem dazu, auf die Nerven einwirkende Zugbelastungen absorbieren zu können. Nicht nur das Kollagen der peripheren Nerven, sondern auch die Axone und Gefäße zeigen einen wellenförmigen Verlauf, um auf Längenveränderungen, die bei Bewegungen entstehen, reagieren zu können. Bei genauerer Betrachtung kann man feststellen, dass diese Wellen im Bereich des Perineuriums kleiner sind als die im Epineurium. Die Wellen im Bereich der Axone sind dagegen größer als die im Epineurium. Da die Wellenform des Bindegewebes unter Zugbelastung verschwindet, führt dies bei weiterer Dehnung des Nervs dazu, dass zuerst die kollagenen Fasern des Perineuriums gestrafft werden, dann die Fasern des Epineuriums und zuletzt das eigentliche Nervengewebe.

Dehnbarkeit

Durch den wellenförmigen Verlauf der kollagenen Fasern kann der Nerv um ca. 11 bis 17% gedehnt werden. Erst bei einer Verlängerung von 15 bis 23% kommt es zu Schädigungen der Nerven. Die Reißfestigkeit der Nerven ist durch die große Menge an Kollagen sehr hoch. Untersuchungen haben gezeigt, dass sie beim N. medianus zwischen 73 und 220 Newton (N) liegt und beim N. ulnaris zwischen 65 und 155 Newton (N) (Abb. 2.**163**).

Die elastischen Fasern eines Nervs stehen ständig unter Spannung, so dass man bei einer Durchtrennung des Nervs eine Retraktion von ca. 10 bis 20% sieht. Werden Axone unter Spannung gebracht und verlängert, dann werden natürlich auch die Schwann-Zellen auf Zug belastet. Auch diese Zellen können sich dann verlängern. Dies ist wichtig, da eine Verlängerung ansonsten eine sehr große Belastung auf die Ranvier-Schnürringe verursachen würde und die Kontinuität der Isolationsschicht in Gefahr bringen könnte.

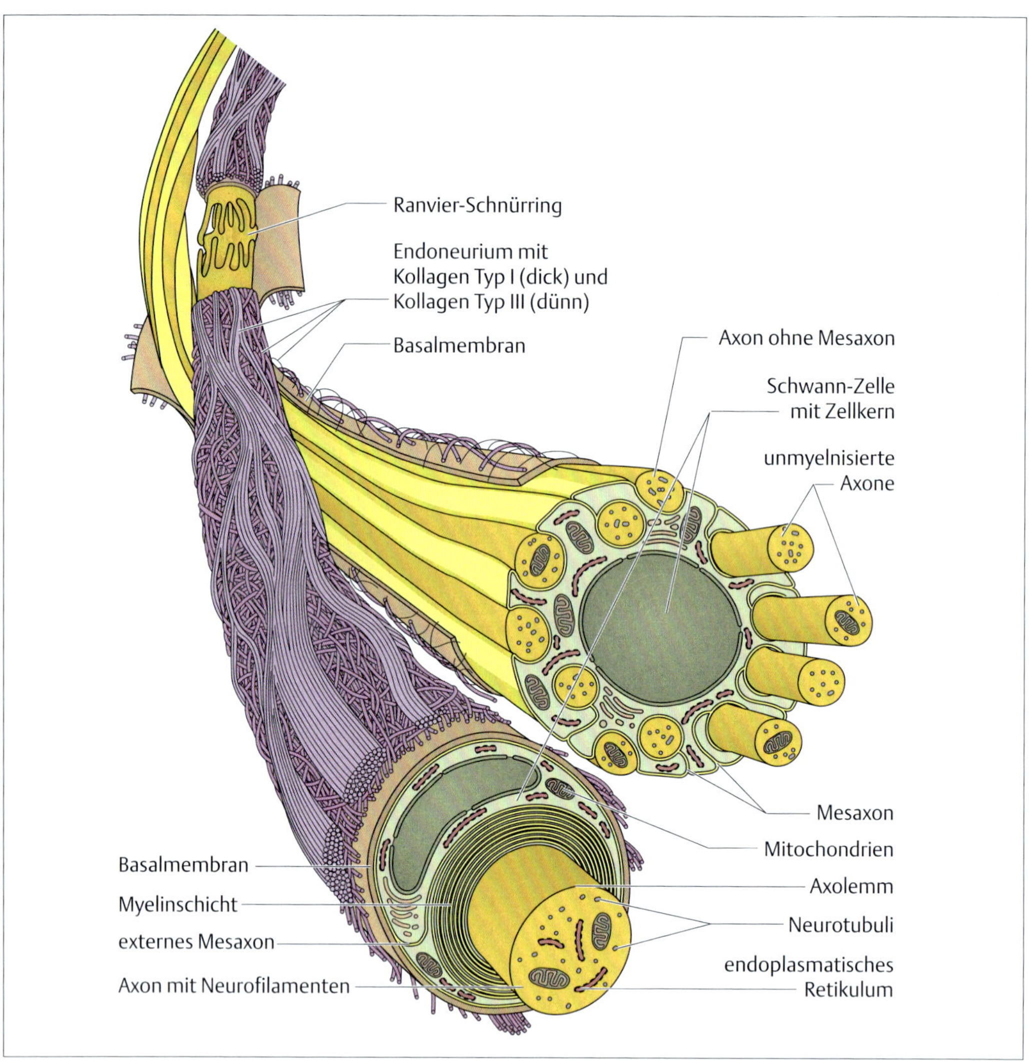

Abb. 2.**163** Verlauf der kollagenen Fasern innerhalb des peripheren Nervs: Der wellenförmige Verlauf macht die Dehnbarkeit des Nervs aus.

Auch die übrigen Bindegewebsschichten wie das Mesoneurium und im geringeren Maße das Endoneurium weisen eine zugabsorbierende Funktion für den Nerv auf. Die Funktion des Mesoneuriums ist in diesen Zusammenhang deshalb so bedeutsam, weil es die Verbindung zwischen dem Nerv und den umliegenden Strukturen darstellt.

Mobilität durch Grenzflächen

Diese Verbindungen, die an einigen Stellen unseres Körpers besonders gut organisiert sind und die die Bewegungen des Nervs gegenüber den anderen Geweben sehr wirksam kontrollieren können, werden in der Literatur als Grenzflächen beschrieben (Elvey in Band 3 und Butler 1991) (Abb. 2.**164**).

Die Arbeiten von Bob Elvey und David Butler haben gezeigt, wie wichtig diese Grenzflächen für ein physiologisches, biomechanisches Verhalten der Nerven im Hinblick auf ihre Mobiliät sind. Störungen der Mobilität eines Nervs im Bereich der Grenzflächen können für große Probleme sorgen und bei Patienten verschiedene Symptome wie Schmerzen und Bewegungseinschränkungen verursachen (Abb. 2.**165**).

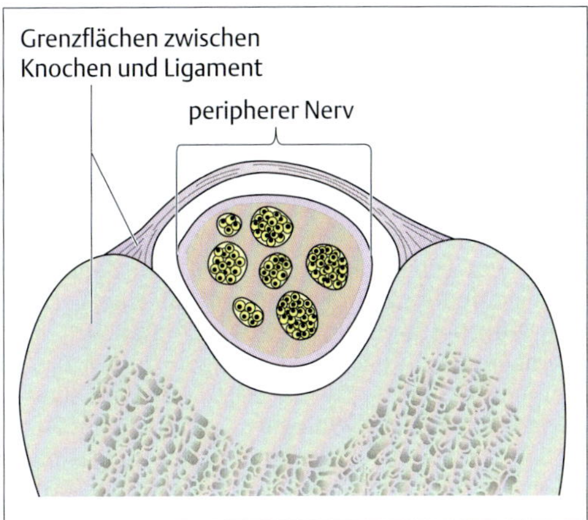

Abb. 2.**164** Grenzfläche, die aus Knochen und Ligament gebildet wird.

Zusammenfassung:
Physiologie der peripheren Nerven

Die mechanischen Belastungen, die auf einen peripheren Nerv einwirken können, sind Druck- und Zugbelastungen. Die Druckbelastungen können optimal absorbiert werden, indem an Stellen mit erhöhter Druckbelastung die Zahl der Faszikel und die Menge an Fettgewebe und elastischen Fasern erhöht wird oder Renaut-Körperchen gebildet werden. Die Zugbelastungen können durch den wellenförmigen Verlauf des Bindegewebes und der Axone absorbiert werden. Die Strukturen kommen dadurch erst bei höheren Zugbelastungen unter Spannung. Die Wellenform ist bei den Axonen stärker ausgeprägt als bei den kollagenen Fasern im Epineurium, die wiederum ausgeprägter ist als die im Perineurium. Bei einer Verlängerung des Nervs wird demnach erst das Perineurium gestrafft, dann das Epineurium und erst als letztes die Axone. Die Wellenform wird nach der Zugbelastung durch die elastischen Fasern wiederhergestellt. Extrem wichtig für die Mobilität der Nerven ist deren Beweglichkeit gegenüber den umliegenden Strukturen wie Muskeln, Knochen, Faszien usw. Man spricht hierbei von Grenzflächen.

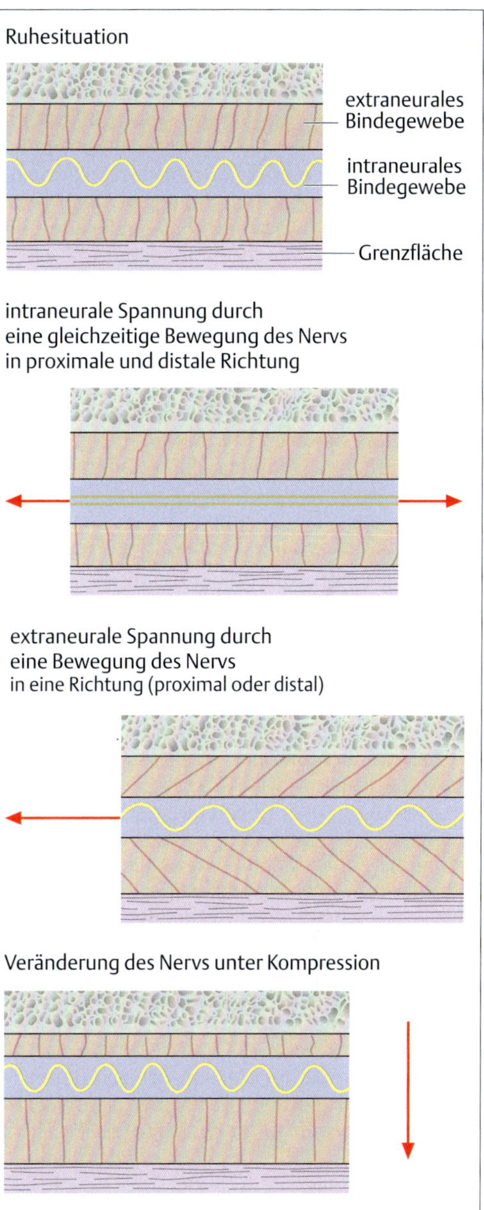

Abb. 2.**165** Bewegungen eines Nervs: Belastung des intra- und extraneuralen Bindegewebes unter Druck und Zug.

2.13.7 Pathophysiologie: Degeneration, Traumen und Alterung

Pathophysiologische Prozesse im Nervensystem treten während Immobilisationen und nach Traumen auf. Das Nervengewebe zeigt im Gegensatz zu den meisten anderen Geweben unseres Bewegungsapparates wenig degenerative Veränderungen während des Alterungsprozesses. Aber die im Allgemeinen langsam abnehmende Mobilität des Menschen während des Alterungsprozesses hat dennoch ihre Effekte auf die Mobilität der Nerven.

Degeneration und erhöhte neurale Spannung

Die degenerativen Veränderungen im Bereich der peripheren Nerven sind wie immer auf Veränderungen im Bereich der Grundsubstanz zurückzuführen. Sie zeigen sich durch eine Abnahme der Grundsubstanzmenge, Verkürzungen der Proteoglykan- und Glykosaminoglykanmoleküle und damit in einer verminderten Mobilität und Elastizität des Bindegewebes. Diese Veränderungen haben vor allem im Bereich der Grenzflächen weitgehende Folgen: Nimmt die Mobilität der Nerven gegenüber dem umliegenden Gewebe oder innerhalb des Nervs zwischen den einzelnen Faszikeln ab, dann entsteht bei allen Bewegungen, bei denen sich der Nerv bewegen bzw. verlängern muss, eine deutlich erhöhte Spannung, die als *adverse neural tension oder erhöhte neurale Spannung* bezeichnet wird. Diese erhöhte Spannung wird aufgrund der Innervation des Bindegewebes der Nerven als Spannungs- oder sogar als Schmerzreiz weitergeleitet.

Mobilitätstests

Die Mobilität der neuralen Strukturen im Bereich der Extremitäten und der Wirbelsäule kann durch einige spezifische Mobilitätstests ermittelt werden, beispielsweise durch Heben des gestreckten Beins, den straight leg raise (SLR) usw. Während dieser Spannungs- oder Mobilitätstests der Nerven verspürt der Patient eine gewisse Spannung, Dehnung oder sogar Schmerzen im gedehnten Gebiet. Dies wird einerseits durch die erhöhte Spannung im Nervengewebe verursacht, andererseits durch eine vermehrte Spannung bzw. Aktivität in den umgebenden Muskeln. Hall hat festgestellt, dass während dieser Tests die EMG-Aktivität der den Nerv umgebenden Muskeln in der getesteten Extremität deutlich erhöht ist (Hall et al. 1998). Nähere Erläuterungen zu diesem spezifischen Thema lassen sich in David Butlers Buch *Mobilisation des Nervensystems* nachlesen (Butler 1991) sowie Band 3 – Kapitel 6.

Nervenkompression

Eine Degeneration der Nerven entsteht wahrscheinlich am häufigsten durch Druck auf einen Nerv bzw. eine Nervenwurzel bei Pathologien wie Bandscheibenvorfälle und periphere Nervkompressionen (entrapments). Wird der Druck auf das Nervengewebe höher, so wird automatisch die Durchblutung des Nervs schlechter. Eine verminderte Durchblutung führt zu einer entzündlichen Reaktion innerhalb des Nervs und zu Ödemen. Eine schlechte Durchblutung oder im Ernstfall eine Ischämie haben des Weiteren auch einen direkten Einfluss auf die Weiterleitung von Impulsen bzw. Informationen über den Nerv. Da diese Veränderungen meistens in Form einer Neuropraxie (s. u.) vorkommen, entstehen meistens keine größeren morphologischen Veränderungen innerhalb des Nervs. Die Veränderungen bleiben häufig auf die Ödembildung und eventuell auf eine geringe Demyelinisierung des Nervs beschränkt. Da hier normalerweise keine Schädigungen in den Basalmembranen, der Schwann-Zellen oder des Bindegewebes des Nervs vorliegen, sind die Regenerationsmöglichkeiten nach Kompressionsirritationen meist gut. Natürlich kann im Einzelfall der Druck, den z. B. ein Bandscheibenvorfall auf die Wurzel ausübt, so groß sein, dass eine zusätzliche Schädigung der Schwann-Zellen und des Bindegewebes des Nervs entsteht, was aber die Ausnahme ist. In diesem Fall sind die Regenerationsmöglichkeiten deutlich schlechter.

Immobilisation

Immobilisation hat auf das Nervengewebe einen sehr großen Einfluss. Die Veränderungen, die man dann vorfindet, sind mit denen der anderen Gewebe identisch. Sie bestehen, wie oben bereits erwähnt, im Verlust von Grundsubstanz, in der Verkürzung der Moleküle der Grundsubstanz und letztendlich der Bildung von pathologischen Crosslinks, was die Beweglichkeit bzw. Verschieblichkeit der kollagenen Fasern gegeneinander limitiert. Die Entfaltungsmöglichkeiten des Bindegewebes werden eingeschränkt, was wiederum die Mobilität und Länge der Nerven beeinflusst. Durch all diese Veränderungen wird zudem die Mobilität und Verschiebbarkeit der Faszikel gegeneinander, aber auch die innerhalb eines Faszikels selbst, gehemmt. David Butler spricht in diesem Zusammenhang von pathologischen *intraneuralen Grenzflächen* (Butler 1991).

Nicht nur innerhalb des Nervs verändert sich die Mobilität, sondern auch die Beweglichkeit des Nervs gegenüber den umliegenden Strukturen wird negativ beeinflusst. Man spricht dann von pathologischen *extraneuralen Grenzflächen*. Diese können durch Narben in den unterschiedlichsten Geweben entstehen, durch hypertone bzw. verkürzte Muskeln und/oder Veränderungen in den Durchtrittsstellen in Faszien usw. Eine eingeschränkte Mobilität des Nervs gegenüber den umliegenden Geweben verursacht während Bewegungen automatisch eine erhöhte Zugbelastung im Nerv.

Traumen

Traumen können auf unterschiedliche Weise auf den Nerv einwirken: Sie können durch erhöhte Zugbelastung oder durch erhöhte Druckbelastung verursacht werden. Verletzungen der Nerven werden in verschiedene Schweregrade eingeteilt. Die geringste Verletzungsform ist die *Neuropraxie*.

Neuropraxie

Durch eine geringe Druckerhöhung auf den Nerven entsteht meist eine Störung der Zirkulation, ohne dass es zu einer strukturellen Schädigung des Nervs selber kommt. Der erhöhte Druck, der nicht höher als 20 bis 30 mmHg sein muss, hemmt den venösen Rückfluss. Durch die daraufhin entstehende venöse Stauung wird die Durchblutung der endoneuralen Gefäße geringer. Hierdurch erhalten die Epithelzellen dieser Gefäße weniger Sauerstoff, was zu einer *Anoxie* führt. Als Reaktion auf die Anoxie werden die Gefäße permeabler und es bilden sich endoneurale Ödeme. Durch die Ödembildung wird der Druck daraufhin noch weiter erhöht. Bei einem Druck von 30 bis 80 mmHg wird der endoneurale Flüssigkeitsdruck bis zu dreimal höher als normal, was zu einer weiteren Schwellung der Axone führt. Letztendlich kann dies sogar einen negativen Einfluss auf die perineurale Durchblutung haben.

Der erhöhte Druck auf den Nerv hat nicht allein einen negativen Einfluss auf die Durchblutung des Nervs. Auch der antero- und retrograde axoplasmatische Flüssigkeitstransport wird bereits bei einem Druck von 30 bis 50 mmHg behindert. Wird der anterograde Transport gehemmt, so hat dies innerhalb des Nervs für den Transport von wichtigen Substanzen wie Transmittern Konsequenzen: Es entstehen z. B. Störungen in der Impulsübertragung an den peripheren Synapsen. Erfolgt dies über einen längeren Zeitraum, wird wiederum über den retrograden Transport die Nervenzelle selbst beeinflusst.

Therapeutische Konsequenzen: Dadurch, dass durch einen erhöhten Druck auf den Nerv der antegrade axoplasmatische Transport reduziert wird, ergibt sich folgende Konsequenz in der physiotherapeutische Untersuchung: Bei Patienten mit Lumbal- oder Zervikalbeschwerden mit Ausstrahlung werden in der neurologische Untersuchung *Kennmuskeltests* durchgeführt, um zu untersuchen, ob die motorischen Einheiten noch mit genug efferenten Impulsen versorgt werden. Die Kontraktion des Kennmuskels ist zum einen von efferenten Impulsen auf die motorische Endplatte abhängig, zum anderen aber auch von der Menge an Acetylcholin, die aufgrund dieses Aktionspotenzials in der motorischen Endplatte freigesetzt werden kann. Ist der antegrade axoplasmatische Transport gestört, so kommt es zu einer frühzeitigen Ermüdung des Muskels, weil nicht genügend Acetylcholin vom Zellkörper zur motorischen Endplatte transportiert wird. Um dies feststellen zu können, muss der Kennmuskeltest mehrmals hintereinander durchgeführt werden.

Durch eine Einschränkung der Durchblutung und des axoplasmatischen Flusses entstehen Störungen in der Impulsweiterleitung über den Nerv. Man spricht in diesem Fall von einer ***lokalen metabolen Leitungsblockade.*** Wird der Druck noch höher, so können sogar Demyelinisierungen der Schwann-Zellen entstehen. In diesem Fall spricht man von einer Demyelinisierungs-Leitungsblockade.

Neuropraxien können ohne bleibende Schäden wieder regenerieren, wenn sich der Druck verringert, das Ödem abgebaut wird, die Durchblutung sich wieder normalisiert und die Myelinschicht sich wieder aufgebaut hat. Die Regeneration kann manchmal Wochen bis Monate dauern.

Klinisch kann man feststellen, dass die dick myelinisierten Nerven normalerweise stärker von Druckerhöhungen dieser Art betroffen sind als die dünn myelinisierten bzw. unmyelinisierten Nerven. Der beschriebene Prozess ist wahrscheinlich auch die Ursache für die Symptome, die beispielsweise bei einem Karpaltunnelsyndrom auftreten können.

Therapeutische Konsequenzen: Die Tatsache, dass dick-myelinisierte Axone stärker und früher betroffen sind als gering bis nicht myelinisierte Axone, hat für die physiotherapeutische Untersuchung folgende Konsequenz: Bei Patienten mit Lumbal- oder Zervikalbeschwerden mit Ausstrahlung werden in der neurologischen Untersuchung *Sensibilitätstests* durchgeführt. Bei diesen Tests ist es empfehlenswert, sowohl den Berührungssinn (z. B. Pinsel) als auch den Schmerzsinn (z. B. Nadel, Sensibilitätsrädchen) zu untersuchen. Merkt man z. B. bei der ersten Untersuchung, dass nur der Berührungssinn, nicht aber der Schmerzsinn betroffen ist, bei einer nachfolgenden Untersuchung (zweite oder spätere Behandlung) aber auch der Schmerzsinn betroffen ist, so deutet dies darauf hin, dass das Nervensystem jetzt stärker betroffen ist. In diesem Fall sollte man die bis dahin durchgeführte Therapie kritisch hinterfragen. Ist aber bei der ersten Untersuchung sowohl der Berührungssinn als auch der Schmerzsinn betroffen und hat sich bei einer nachfolgenden Untersuchung der Schmerzsinn weitestgehend normalisiert, so deutet dies darauf hin, dass sich das Nervensystem regeneriert und die bis jetzt durchgeführte Therapie eine positive Wirkung hatte.

Axonotmesis und Neuronotmesis

Ist der auf einen Nerv einwirkende Druck oder Zug sehr hoch, so können sogar die Nervenfasern geschädigt werden. Man spricht in diesem Fall von einer *Axonotmesis*. Solange die Schwann-Zellen und das Bindegewebe unbeschädigt bleiben, haben auch diese Verletzungen eine relativ gute Prognose, obwohl manchmal eine geringe Störung des axoplasmatischen Flüssigkeitstransports als dauerhafte Veränderung zurückbleibt. Die Axonotmesis wird häufig durch eine explosive Dehnung, wie dies z. B. nach einem Sturz mit dem Motorrad oder Mountainbike passieren kann, verursacht.

Werden dagegen auch die Schwann-Zellen und das Bindegewebe des Nervs mit verletzt, so ist die Prognose meistens schlecht. Die Regeneration, wenn sie überhaupt stattfindet, ist meistens inkomplett. Man spricht in diesem Fall von einer *Neuronotmesis*. Die Neuronotmesis wird häufig bei Schnittverletzungen oder Abtrennungen von Extremitäten(teilen) verursacht.

Erhöhte Zugbelastung

Nicht nur erhöhter Druck kann eine Schädigung der Nerven verursachen, sondern ebenso auch eine erhöhte Zugbelastung. Obwohl das Bindegewebe eines Nervs sehr hohe Zugbelastungen toleriert, kann es natürlich auch geschädigt werden, wenn die Belastungen sich über die Toleranzgrenze hinaus bewegen. Bei dieser Form der Verletzung wird meistens zuerst das Perineurium in Mitleidenschaft gezogen und erst zuletzt das Endoneurium. Chronisch erhöhte Zugbelastung auf einen Nerv hat zur Folge, dass auch hier die Durchblutung schlechter wird, wodurch es, wie auch bei erhöhten Druckverhältnissen, zu Ödemen, Demyelinisierungen und schlechterer Impulsleitung kommen kann (Abb. 2.**166**).

Die epineuralen Ödeme können dabei besser resorbiert werden als endoneurale, weil das Epineurium im Gegensatz zum Endoneurium Lymphgefäße besitzt.

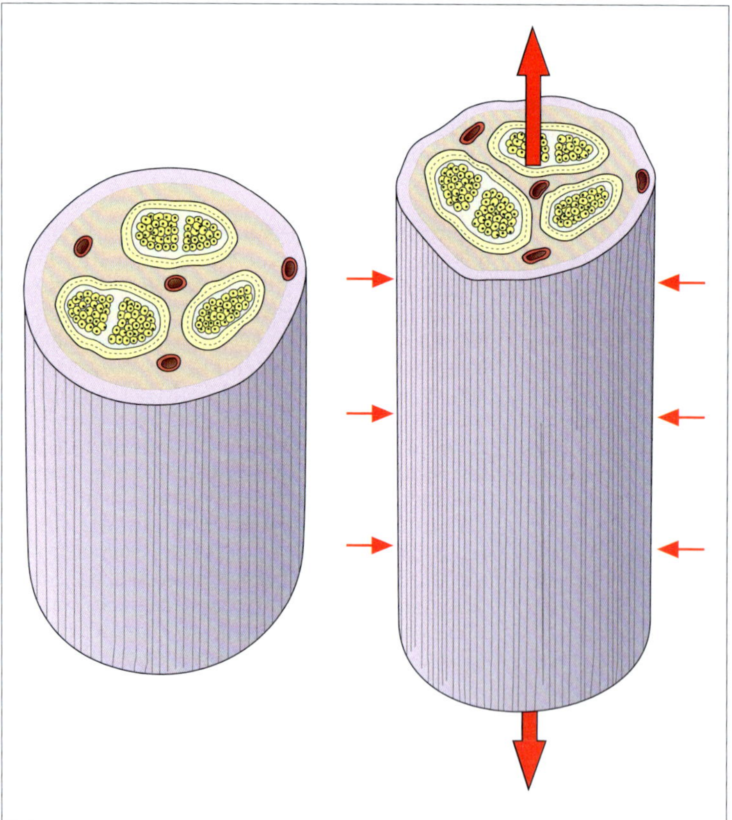

Abb. 2.**166** auf die Gefäße durch Zugbelastung auf den Nerv.

Totalruptur

Nach einer totalen Durchtrennung des Nervs kommt es zu Veränderungen proximal und distal der Läsionsstelle. Proximal der Läsion kommt es durch den veränderten retrograden Transport zu Reaktionen im Zellkörper. Die Nervenzelle wird größer (Chromatolyse), vergrößert ihr endoplasmatisches Retikulum und erhöht die Produktion von RNA und anderen Proteinen. Zusätzlich tritt eine Kernwanderung in Richtung Peripherie auf. Diese Veränderungen erreichen ihren Höhepunkt meistens am 7. posttraumatischen Tag. Liegt die Läsion sehr proximal, also sehr nah am Zellkörper, so kann diese Verletzung sogar zum Zelltod führen.

Änderungen distal der Läsion entwickeln sich von proximal nach distal und werden u. a. von einer *Waller"schen Degeneration* begleitet. Hierbei entstehen eine Demyelinisierung des Nervs und eine Degeneration der Axone. Makrophagen und Schwann-Zellen degenerieren und phagozytieren Axonreste und Reste des Myelins, das sich in Form kleiner Fettansammlungen niederlegt. Weiter entstehen eine Degeneration und ein Abbau von Neurofilamenten, von Mikrotubuli und eventuell von Mitochondrien. Diese Veränderungen werden durch den Einfluss von Enzymen verursacht, die durch freie Kalziumionen aktiviert werden. Die Veränderungen beginnen meistens erst 48 Stunden nach der Verletzung und sind nach 2 bis 3 Wochen beendet.

Zu gleicher Zeit nimmt die Aktivität der Schwann-Zellen und der Fibroblasten zu, wodurch die Menge an Bindegewebe zunimmt und u. a. die endoneuralen Kanäle ca. 10 bis 20% kleiner und enger werden. Das jetzt produzierte Kollagen weist eine veränderte Verteilung der verschiedenen Kollagentypen auf. Man sieht eine deutlich erhöhte Menge an Fibronektin. Die Organisation des neu gebildeten Kollagens ist deutlich schlechter, fester und damit weniger elastisch und ähnelt somit Narbengewebe. Außerdem sieht man, dass die Anzahl der Fibroblasten und Schwann-Zellen ansteigt. Durch die erhöhte Mitoserate der Schwann-Zellen entsteht jetzt eine Schicht von Zellen, die häufig als Büngner-Band bezeichnet wird. Die genannten Veränderungen lassen sich manchmal auch einige Zentimeter proximal der Läsion vorfinden.

Komplett durchtrennte Nerven haben, wie schon erwähnt, eine schlechte Prognose im Hinblick auf eine Regeneration. Deutlich besser ist die Prognose, wenn die bindegewebigen Hüllen noch intakt sind, da das Nervengewebe dann eine Führungsschiene hat. Durch diese können die neu einwachsenden Axone ihren ursprünglichen Verlauf und ihr Innervationsgebiet wieder erreichen. Deshalb wird nach einer vollständigen Durchtrennung häufig auf operativem Weg versucht, die bindegewebige Hülle zu reparieren, so dass das Nervengewebe eine größere Chance zur Heilung und damit letztendlich zur Reinnervation hat. Manchmal wird auch aus Kunststoff, z. B. Silikon, oder aus körpereigenem Material eine Art Manschette konstruiert, die als künstliche Führungsschiene dient. Diese Schiene wird zeitweise mit extrazellulärer Matrix, Laminin und/oder Kollagen Typ IV gefüllt, um die Regeneration zu stimulieren.

Alterung

Generell kann man sagen, dass im Alter die Nervenleitgeschwindigkeit abnimmt. Dies ist vor allem auf eine Demyelinisierung der Schwann-Zellen zurückzuführen. Ein Rückgang der Nervenleitgeschwindigkeit von 10 bis 15% in myelinisierten Nerven ist im Alter normal (Sato et al. 1985).

Neben einer Demyelinisierung gibt es auch noch Degenerationen der Axonen selbst, die sich durch eine signifikante Abnahme der Neurofilamenten äußert. Die Menge der Mikrotubili ändert sich im Alter nicht (Rosenberg et al. 1989). Die Myelinschicht wird dünner, weil die Anzahl der Fettmoleküle abnimmt. Der Eiweißgehalt in der Myelinschicht dagegen nimmt signifikant zu (Spritz et al. 1973). Grover-Johnson und Spencer (1981) geben an, dass im Alter in den Hüllschichten mehr Kollagen vorkommt, die Schwann-Zellen demyelinisieren, sich die Basalmembranen leeren und der endoneuralen Raum größer wird.

Dorfmann und Bosley (1979) geben an, dass die Nervenleitgeschwindigkeit in peripheren Nerven im Laufe der Jahre allmählich abnimmt, im Bereich des Rückmarks allerdings erst ab ca. dem 60. Lebensjahr.

Die altersbedingten Veränderungen im Nervensystem werden aber von vielen Autoren immer wieder mit anderen altersbedingten Veränderungen bzw. Erkrankungen in Verbindung gebracht. So findet man bei vielen dieser Patienten zudem Diabetes, Vitamin-B_{12}-Mangel, rheumatoide Arthritis, aber auch einen erhöhten BMI (Body-Mass-Index) (Resnick et al. 2000, Mold et al. 2004). Mold und seine Gruppe stellten nebenbei auch noch eine Korrelation mit dem Einkommen der Patienten (niedrig), einem absolvierten Militärdienst, Alkoholgebrauch usw. fest.

Fast alle Untersuchungen zeigen, dass die Veränderungen distal deutlicher und stärker sind als proximal, und die untere Extremität meist stärker betroffen ist als die obere (Hashizume und Kanda 1995).

Da myelinisierte Axone, vor allem sehr stark myelinisierte, am stärksten betroffen sind, treten die Veränderungen vor allem im Bereich der motorische Nerven auf, aber auch bei den sensorischen Nerven, und zwar bei Sinnesempfindungen wie Berührung, Vibration, 2-Punkt-Diskriminierung, Propriozepsis usw. All diese Faktoren können zu einer Unsicherheit beim Gehen und damit auch zu häufigen Stürzen führen.

Auch der Temperatursinn kann verändert sein. Tabata beschreibt, dass es u. a. auch innerhalb der Nerven zu einer Unterversorgung mit Glukose (Hypoglykämie) kommt (Tabata et al. 2000).

Ceballos und Kollegen beschreiben eine Verdickung des Perineuriums durch eine verstärkte Kollagensynthese, Fettablagerungen in den perineuralen Zellen, eine erhöhte Makrophagen- und Mastzellzahl und eine Abnahme der Schwann-Zellen (Ceballos et al. 1999). Sie beschreiben, dass im Alter ca. 50 % der nicht myelinisierten Axone und ca. 35 % der myelinisierten verloren gehen. Auch Drac konnte dies beobachten (Drac et al. 1991).

Lehmann (1986) beschreibt des Weiteren Veränderungen der endoneuralen Gefäße. So wird deren Zahl geringer und außerdem die Kapillarwand dicker. Ferner kommt es zu einer Verdickung des Perineuriums.

Zusammenfassung: Degeneration und Traumen der peripheren Nerven

Eine Degeneration der Nerven entsteht am häufigsten durch Veränderungen im Bindegewebe. Es wird weniger Grundsubstanz produziert und es bilden sich pathologische Crosslinks, was zu einer eingeschränkten Mobilität der Axone untereinander und des Nervs gegenüber den umliegenden Geweben führt. Erhöhter Druck auf eine Nervenwurzel durch z. B. einen Prolaps oder erhöhter Druck auf einen peripheren Nerv, z. B. innerhalb des Karpaltunnels, führen zu einer Degeneration der Nerven. Der erhöhte Druck bewirkt eine schlechtere Durchblutung und eine anschließende Demyelinisierung der Nerven. Immobilisation hat eine verminderte Mobilität im Nerv selbst und eine eingeschränkte Mobilität des Nervs gegenüber dem umliegenden Gewebe zur Folge. Man spricht hier von pathologischen Grenzflächen. Verletzungen der peripheren Nerven werden nach Schweregraden eingeteilt: Man unterscheidet zwischen einer Neuropraxie (geringe Läsion), einer Axonotmesis und einer Neoronotmesis (schwere Läsion). Verletzungen können durch erhöhte Druck- oder Zugbelastung auf den Nerv entstehen. Druckerhöhungen führen zu einer gesenkten Durchblutung (Anoxie) und daraufhin zu Ödemen. Außerdem verschlechtert sich der axoplasmatische Flüssigkeitstransport. Als Folge kommt es zu lokalen metabolen Leitungsblockaden und eventuell nachfolgenden Demyelinisierungen. Nach einer kompletten Durchtrennung des Nervs kommt es zu Veränderungen proximal und distal der Verletzung. Proximal verändern sich die Zellkörper des Nervs. Distal kommt es zu einer Demyelinisierung des Nervs und zu einer Degeneration der Axone. Außerdem nimmt die Produktion von Bindegewebe zu. Eine erhöhte Zugbelastung führt zur Schädigung des Bindegewebes des Nervs und eventuell zu einer direkten Verletzung der Axone. Zusätzlich kann ein chronisch erhöhter Zug neben allen erwähnten Veränderungen zu Durchblutungsstörungen führen.

Im Alter nimmt durch verschiedene Ursachen (Demyelinisierung der Schwann-Zelle, Degeneration der Axone, Reduzierung der Mikrofilamente, Hypoglykämie, Verdickung der Hüllschichten usw.) die Nervenleitgeschwindigkeit ab. Diese Veränderungen sind distal stärker ausgeprägt als proximal und in der unteren Extremität öfter zu beobachten als in der oberen Extremität. Zudem sind die dickmyeliniserten Axone stärker betroffen als die gering bis nicht myeliniserten Axone. Des Weiteren werden können im Alter Gefäßveränderungen auftreten, die zu einer reduzierten Durchblutung des Nervs führen.

2.13.8 Regeneration und Wundheilung

Nach einer Neuropraxie findet eine Regeneration statt, nachdem sich die Durchblutung und der axoplasmatische Transport normalisiert haben und eventuell entstandene endoneurale Ödeme abgebaut sind. Da es hier manchmal auch zu geringfügigen Demyelinisierungen kommt, ist die Remyelinisierung Voraussetzung dafür, dass der Nerv seine ursprünglichen Funktionen wiedererlangt. Üblicherweise kommt es in diesen Fällen zu einer vollständigen Regeneration ohne Resterscheinungen.

Die Regeneration nach einer Axonotmesis erfolgt ebenfalls durch eine Remyelinisierung der Schwann-Zellen und einen Abbau des Ödems innerhalb des Nervs. Hier bestehen normalerweise nur geringe Restprobleme wie eine eventuell leichte Einschränkung des intraaxonalen Flüssigkeitstransportes. Die Impulsleitung über den Nerv ist normalerweise nicht betroffen.

Deutlich anders verläuft die Regeneration nach einer totalen Durchtrennung des Nervs. Bei dieser Art der Verletzung unterscheiden wir zwischen den Wundheilungsprozessen des Bindegewebes des Nervs einerseits und der Regeneration der Axone und Schwann-Zellen andererseits. Nach einer Verletzung, bei der auch das Gefäßsystem betroffen ist, kommt es zur Bildung eines Hämatoms.

Wundheilungsphasen des Bindegewebes der Nerven

Im Bereich des Bindegewebes des Nervs folgt eine Wundheilung, die mit der Entzündungsphase beginnt. Der Heilungsprozess des Bindegewebes verläuft hier genauso wie bei anderen Bindegewebsformen. Während der zellulären Phase der Wundheilung bewegen sich die Fibroblasten bzw. Myofibroblasten in das Verletzungsgebiet und beginnen, Kollagen, vor allem Typ III, zu produzieren. In der anschließenden Proliferationsphase wird die Produktion von Kollagen und anderen Matrixbestandteilen weiter erhöht. Die Organisation und damit die Elastizität und Stabilität des Bindegewebes der Nerven ist von der Menge und Regelmäßigkeit der physiologischen Belastungen abhängig, die auf die heilenden Strukturen während dieser Phase auftreffen. Während der anschließenden Umbauphase wird das primär angelegte Kollagen Typ III umgebaut, in diesem Fall überwiegend zu Kollagen Typ I. Das Gewebe wird dadurch weiter stabilisiert.

Wundheilung des eigentlichen Nervengewebes

Im eigentlichen peripheren Nervengewebe, also den Axonen, finden während der Wundheilung bzw. der Regenerationsvorgänge zusätzlich noch weitere Prozesse statt. Für eine erfolgreiche Reinnervation nach einer Verletzung der Nerven liegen prinzipiell drei Bedingungen vor:

- Der Zellkörper im Rückenmark muss die Verletzung überleben, was vor allem bei sehr proximalen Verletzungen nicht immer gegeben ist.
- Das regenerierende Axon muss in der Lage sein, die Verletzungsstelle zu überbrücken.
- Das regenerierende Axon muss sein ursprüngliches Innervationsgebiet wieder erreichen.

Um die Überbrückung des Verletzungsgebietes zu erreichen, wird nach einer vollständigen Durchtrennung häufig operiert, um entweder durch eine Direktnaht oder durch natürliches oder künstliches Material beide Nervenendigungen miteinander zu verbinden (Abb. 2.**167** bis Abb. 2.**169**).

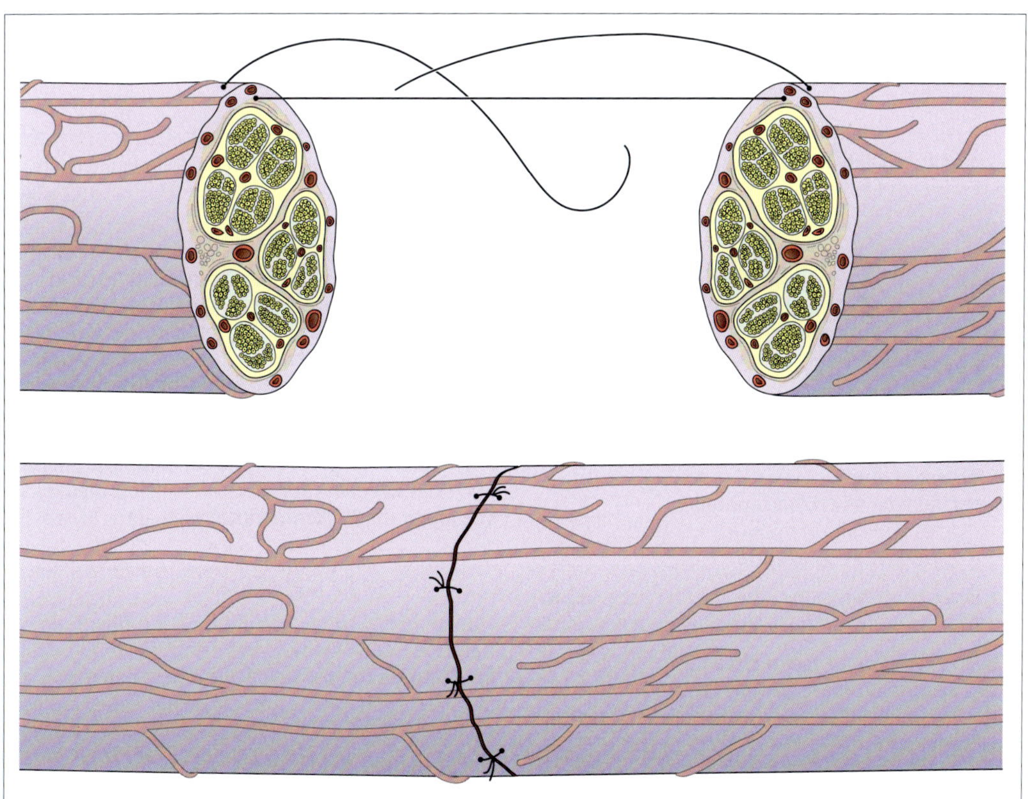

Abb. 2.**167** Operationsmöglichkeit nach Nervendurchtrennung (Totalruptur): Die Naht verläuft im Epineurium.

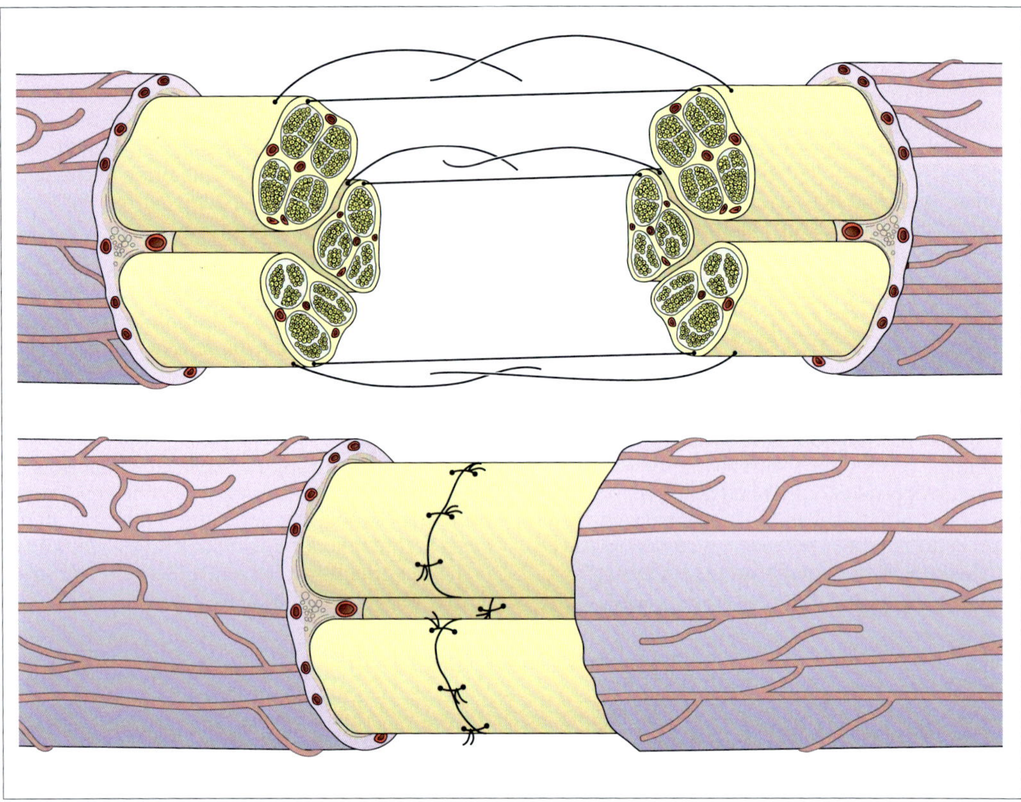

Abb. 2.**168** Operationsmöglichkeit nach Nervendurchtrennung (Totalruptur): Die Naht verläuft im Perineurium.

Regenerationsfaktoren

Die Regeneration des Axons, die proximal der Läsion beginnt, wird von sehr vielen verschiedenen Stoffen beeinflusst. Dazu gehören

- Wachstumshormone,
- Proteine und Moleküle, die die Kontakte zwischen den Zellen und zwischen Zelle und Matrix verbessern, und
- verschiedene Matrixbestandteile.

Wachstumshormone

Die Wachstumshormone, die bei den regenerativen Prozessen der Nerven eine Rolle spielen, sind

- der nerve growth factor (NGF),
- der acidic fibroblast growth factor (aFGF),
- der basic fibroblast growth factor (bFGF) und
- Neuroleukin.

Der *nerve growth factor* (NGF) oder *Nerven-Wachstumsfaktor* wird sowohl vom Zellkörper selbst als auch in der Peripherie unter Einfluss der Makrophagen und Schwann-Zellen freigesetzt und über den retrograden Transport zum Zellkörper transportiert. Die sauren und basischen Fibroblast-Wachstumsfaktoren *acidic fibroblast growth factor* (aFGF) und *basic fibroblast growth factor* (bFGF) haben auf die Regeneration folgende stimulierende Wirkung: Sie beeinflussen vor allem den Zellkörper und erhöhen dessen Überlebenschancen nach einer Verletzung. Der bFGF beeinflusst offenbar auch die Regeneration der Axone. Neuroleukin ist vor allem im Rückenmarksbereich aktiv.

Proteine und Moleküle

Die nächste Gruppe von Stoffen, die für die Regeneration der Axone eine entscheidende Rolle spielt, sind Proteine und Moleküle, die den Kontakt zwischen den Zellen und zwischen Zelle und Matrix verbessern. Dazu gehören

- Cell Adhesion Molecules (CAM),
- Substrate Adhesion Molecules (SAM),
- Neurite Outgrowth Promoting Factor,

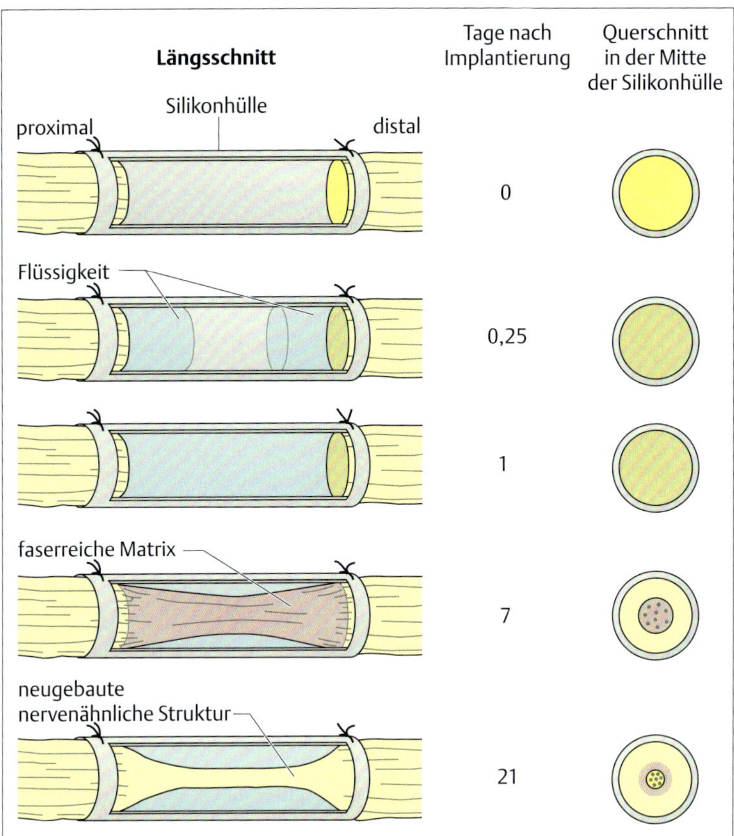

Abb. 2.**169** Operationsmöglichkeit nach Nervendurchtrennung (Totalruptur): Überbrückung des Verletzungsgebiets durch eine Silikonhülle.

- Neural Cell Adhesion Molecule (NCAM),
- Neuroglia Adhesion Molecule (NgCAM),
- das Myelin Associated Glycoprotein (MAG) und
- N-Cadherin.

Die *Cell Adhesion Molecules* (CAM) stellen die Verbindungen zwischen den Zellen her, während die *Substrate Adhesion Molecules* (SAM) die Verbindungen zwischen Zellen und Matrix gewährleisten. Der *Neurite Outgrowth Promoting Factor* stimuliert das Wachstum der Neuriten. Das *Neural Cell Adhesion Molecule* (NCAM) und das *Neuroglia Adhesion Molecule* (NgCAM) werden von den Schwann-Zellen freigesetzt. Die Produktion dieser beiden Stoffe nimmt ab, wenn die Remyelinisierung beginnt. Außerdem stimulieren *Myelin Associated Glycoprotein* (MAG) und das *N-Cadherin* die Heilung des Nervengewebes.

Matrixbestandteile

Laminin und Fibronektin (nichtkollagene Proteine) als Bestandteile der Basalmembran stimulieren ebenfalls das Wachstum der Axone. Laminin fördert zusätzlich das Wachstum der Schwann-Zellen.

Wegbahnung

Entscheidend für eine erfolgreiche Reinnervation des Zielgebietes (Muskel oder Rezeptor) ist, ob das neu wachsende Axon seinen Weg im endoneuralen Bindegewebe finden kann. Dies wird oft dadurch erschwert, dass nach einer Verletzung die Menge an Bindegewebe distal der Verletzung deutlich zugenommen hat und die endoneuralen Kanäle deutlich enger geworden sind, an denen sich das Axon orientiert und durch die es einwachsen muss. Die Wachstumsgeschwindigkeit des Axons beträgt ca. 1 mm pro Tag, was ungefähr der Geschwindigkeit des langsamen anterograden Transports entspricht.

Die Regeneration nach einer Neuronotmesis zeigt eine große Störung des axonalen Flüssigkeitstransportes durch das vorhandene Narbengewebe und eine deutlich gestörte Impulsleitung, auch wenn eine Reinnervation stattgefunden hat. Obwohl sich die operativen Möglichkeiten nach einer peripheren Nervenverletzung über die Jahre deutlich verbessert haben, ist die postoperative Regeneration noch immer mangelhaft, so dass eine weitere Verbesserung bei der Behandlung dieser Patienten sicherlich wünschenswert ist.

Komplikationen

Ein Problem, das bei der Regeneration eines Nervs entstehen kann, ist das *Sprouting* (Aussprießen). Der proximale Teil des Nervs ist hier nicht in der Lage, seinen Anschluss an den distalen Teil zu finden, so dass es nicht zu einer Reinnervation kommen kann. Es entsteht das Sprouting der proximalen Enden der Faszikel. Stimulation der Faszikel bzw. Nervenfasern durch mechanische, thermische oder chemische Reize kann zu einer Depolarisierung einiger Nervenfasern führen, d. h., es wird ein Aktionspotenzial ausgelöst. Dadurch können auch benachbarte Nervenfasern stimuliert werden und ein Aktionspotenzial nach zentral schicken. Man spricht hierbei von *Crosstalks* oder *Kreuzgesprächen*. Dieser Vorgang kann ablaufen, weil im betroffenen Gebiet der normale Aufbau der Nervenfasern mit einer aus Myelin bestehenden Isolationsschicht nicht länger vorhanden ist (Abb. 2.**170**).

Zusammenfassung: Regeneration und Wundheilung der peripheren Nerven

Die Regeneration nach einer Neuropraxie ist normalerweise vollständig möglich, wenn sich die Durchblutung normalisiert hat und die Schwann-Zellen remyelinisiert werden. Auch nach einer Axonotmesis kann das Nervengewebe vollständig regenerieren, obwohl hier manchmal geringe Restprobleme bestehen bleiben können. Deutlich kom-

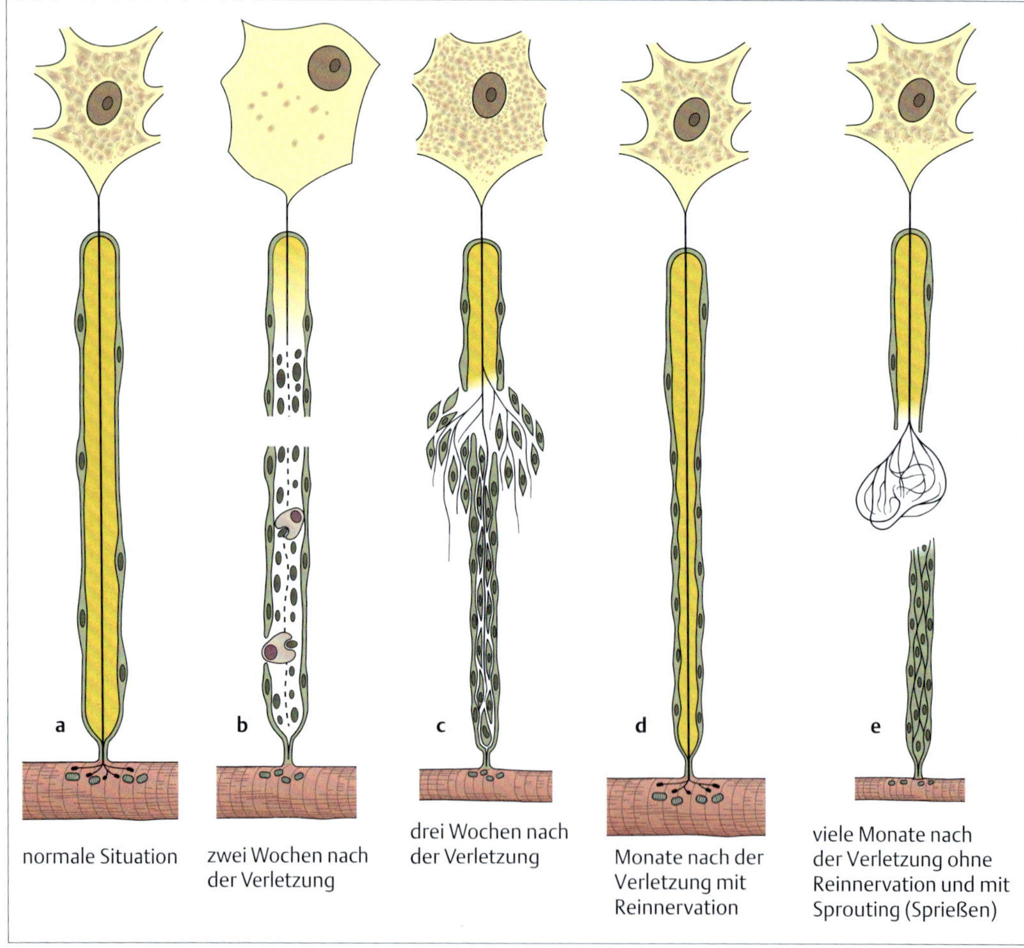

Abb. 2.**170** Regeneration eines Nervs. **a** Normalzustand. **b** Regeneration nach zwei Wochen. **c** Regeneration nach drei Wochen. **d** Regeneration nach Monaten. **e** Sprouting.

plizierter verläuft die Regeneration nach einer totalen Durchtrennung eines Nervs. Bei der Wundheilung der bindegewebigen Schichten des Nervs besteht normalerweise kein Problem. Sie verläuft auf die gleiche Art und Weise wie bei den anderen Bindegeweben in unserem Körper. Auch hier kann man die drei verschiedenen Phasen wie Entzündung, Proliferation und Umbau erkennen. Das größere Problem stellt die Regeneration der Axone dar, da es ihnen in den meisten Fällen nicht gelingt, ihr ursprüngliches Innervationsgebiet wieder zu erreichen. Um dies positiv zu unterstützen, wird oft auf operativem Weg versucht, die Nerventeile durch eine Direktnaht miteinander zu verbinden oder den Abstand zwischen den beiden Enden durch körpereigenes oder eventuell künstliches Material zu überbrücken. Finden die neu wachsenden Axone ihren Weg zum Innervationsgebiet nicht, entsteht häufig ein Sprouting (Sprießen). Die Regeneration eines Nervs steht unter Einfluss von verschiedenen Stoffen wie Wachstumshormonen, Proteinen und Molekülen.

2.14 Faszien

Faszien sind zähe Bindegewebshäute, die alle Körperstrukturen umhüllen.

Als ununterbrochene Gewebeeinheit bilden sie ein eng verflochten Netz, über das alle Teile des Körpers miteinander in funktioneller Verbindung stehen. Das bedeutet, es gibt keine Struktur in unserem Körper, die nicht von einer Faszie umgeben oder mindestens mit ihr verbunden ist.

Die Faszien garantieren die anatomische Integrität und Funktionsfähigkeit des Muskelsystems, übertragen mechanische Kräfte, dienen der Stoßdämpfung und dem Schutz gegen Traumata und übernehmen eine wichtige Rolle im Bereich des Stoffwechsels und des menschlichen Abwehrsystems (Paoletti 2001).

2.14.1 Äußere Erscheinung

Die Faszien sind meist ganz dünne und durchscheinende Hüllen, die, wie typisch für Bindegewebe mit vielen kollagenen Fasern, eine weiße Farbe besitzen. Sie geben dem Körper Form und Halt und sorgen dafür, dass die anatomische Integrität bewahrt wird, sogar wenn die Haut und Subkutis entfernt worden sind. Wenn zum Beispiel ein Tier gehäutet wird, behält der Körper seine ursprüngliche anatomische Form bei.

Paoletti (2001) ist der Auffassung, dass das gesamte Bindegewebe in unserem Körper Faszienmaterial ist. So sind seiner Meinung nach die Kapseln, Ligamente, Sehnen usw., aber auch der Knochen nur spezialisierte Faszien. Es ist sicherlich in manchen Fälle sehr schwierig, Faszien von anderen anatomischen Strukturen zu unterscheiden bzw. abzugrenzen. Für bestimmte Faszien bzw. Faszienbereiche werden auch andere anatomische Begriffe verwendet, wie z. B. Aponeurosen, Retinakula, Omenta, Dura, Arachnoidea usw.

An manchen Stellen unseres Körpers bilden die Faszien dicke mehrschichtige Strukturen, die dort eine eindeutig stabilisierende Aufgabe erfüllen. Beispiele sind die Fascia thoracolumbalis, die Fascia plantaris, die Fascia palmaris, die Fascia iliotibialis usw. Diese Strukturen, die meist mit starken Muskeln verbunden sind, sind hier sehr hohen Kräften ausgesetzt. Dies führt, wie in allen Strukturen, die hohen Kräfte ausgesetzt sind, zu einer gesteigerten Kollagensynthese, wodurch die Struktur dicker und stärker wird. Aus diesem Grund kann man tatsächlich z. B. Ligamente usw. als funktionelle Anpassungen und lokale Verstärkungen einer Faszie ansehen.

2.14.2 Funktion

Faszien trennen die verschiedenen anatomischen Strukturen wie Muskeln, Sehnen, Organe usw. voneinander und von anderen anatomischen Strukturen.

So gibt es um jeden Muskel eine Faszie, die die verschiedenen Muskeln voneinander trennt, aber gleichzeitig dafür sorgt, dass sich die Muskeln gegeneinander, aber auch gegenüber anderen anatomischen Strukturen reibungsfrei bewegen können. Die Faszien produzieren an ihrer Außenseite eine Flüssigkeit – ähnlich der Synovialflüssigkeit –, die ein reibungsfreies Bewegen ermöglicht.

Aber auch innere Organe und Muskeln besitzen Faszien. Diese unterteilen das Organ bzw. den Muskel in Kompartimente.

Durch die oberflächigen Körperfaszien werden die Muskeln von Haut und Subkutis getrennt. Normalerweise gibt es auch hier ein reibungs- und widerstandsfreies Bewegen. Unter bestimmten pathologischen Umständen, z. B. bei einer gesteigerten sympathischen Reflexaktivität, verschlechtert sich die Durchblutung der Faszien, die Produktion der Flüssigkeit an der Außenseiter der Körperfaszie nimmt dadurch ab. Dies führt zu einem erhöhten Bewegungswiderstand und letztendlich zu Bewegungseinschränkungen. Diese Veränderungen kann der Physiotherapeut dann bei der Untersuchung, z. B. im Rahmen einer Bindegewebsmassage, feststellen.

Zusätzlich sind die Faszien die tragende Struktur für Nerven, Venen und Lymphbahnen.

Zusammenfassung: Äußere Erscheinung und Funktion der Faszien

Faszien sind meist dünne bindegewebige Hüllen von Muskeln und Organen. Sie trennen die Muskeln voneinander, aber auch die Muskeln von Organen, der Haut usw.
Weil alle Faszien miteinander verbunden sind, bilden sie in unserem Körper ein Kontinuum. Die Faszien verleihen dem Körper Form, Stabilität und Schutz.
Außerdem ermöglichen die Faszien ein reibungsfreies Bewegen der verschiedenen anatomischen Strukturen untereinander und mit anderen Strukturen. An den Stellen, an denen Faszien mit größeren mechanischen Belastungen konfrontiert werden, entstehen Verdickungen, die dann Ligamente, Aponeurosen, Retinaculae usw. genannt werden.
Unter pathologischen Umständen kann die Mobilität der Faszien untereinander gestört sein, was dann zu einer erhöhten Spannung und zu Bewegungseinschränkungen führen kann.

2.14.3 Aufbau

Makroskopisch

Die Faszien werden in unterschiedliche Systeme unterteilt. Es gibt 4 wichtige horizontale Fasziensysteme (Abb. 2.**171**):

- Diaphragma urogenitale – Beckenboden
- Diaphragma thoracoabdominale – Zwerchfell
- Diaphragma cervicothoracale
- Tentorium cerebelli

Des Weiteren gibt es noch longitudinal verlaufende Systeme im Bereich des Rumpfes und das Halses, die man in ein tiefes und ein oberflächiges System unterteilen kann.

Komplexität und Interaktion dieser verschiedenen Systeme sind in Abb. 2.**172** dargestellt.

Auch die Extremitäten besitzen ein tiefes und ein oberflächiges System, die genau wie im Rumpf untereinander verbunden sind.

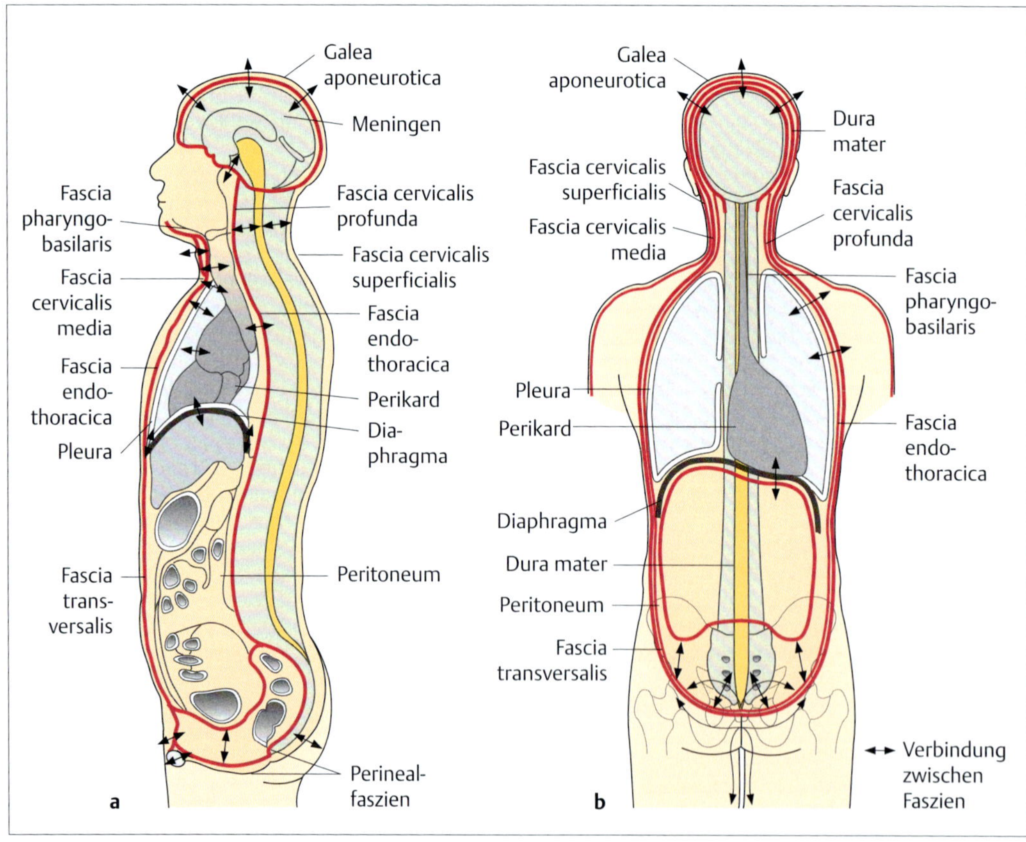

Abb. 2.**171** Fasziensysteme **a** Anordnung der Faszien und ihre Verbindungen **b** Mechanik der Faszien

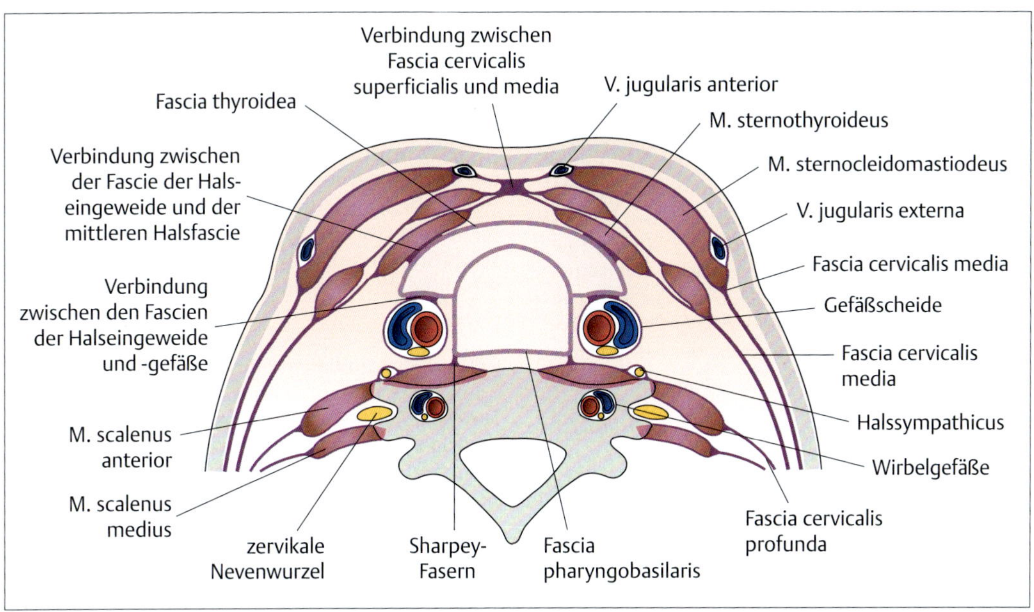

Abb. 2.**172** Fasziensysteme im Bereich des Halses und des Rumpfes. Gezeigt ist ein Querschnitt durch die Halswirbelsäule in Höhe des 6. Halswirbels.

Dieser komplexe Aufbau des Fasziensystems sorgt dafür, dass Spannungsänderungen über den gesamten Körper weitergeleitet werden. Das bedeutet für den klinischen Alltag eines Physiotherapeuten, dass eine Bewegung der unteren Extremität Symptome im Bereich der Wirbelsäule und/oder im Kopf auslösen können oder umgekehrt.

Interessant in diesem Kontext ist der Vergleich mit den Aussagen in Kap. 2.13 zu den peripheren Nerven. In der physiotherapeutischen Untersuchung werden sehr häufig Mobilitätstests für das Nervensystem durchgeführt. Beim „gestreckten Beinheben" (straight leg raise) z. B. untersucht der Therapeut die Mobilität des Plexus sacralis und die daraus stammenden peripheren Nerven. Gleichzeitig zu dieser Bewegung wird eine Flexion der Halswirbelsäule durchgeführt, um über der Dura eine zusätzliche Spannung auf das Nervensystem zu bringen. Ruft dieser Test Symptome hervor, bestätigt dies eine gestörte neurale Mobilität.

Betrachtet man aber die Komplexität des Fasziensystems, so ist es ebenso gut möglich, dass die Symptome vom Fasziensystem ausgelöst werden könnten.

Das bedeutet, dass Therapeuten in unterschiedlichen Teilen der Welt zwar gleiche oder ähnliche Tests durchführen, diese Tests aber ganz unterschiedlich interpretieren. Das Nervensystem bildet genau wie das Fasziensystem ein Kontinuum im Körper – von der Fuß- bzw. Fingerspitze bis zum Scheitel.

Mikroskopisch

Die Faszien gehören in ihre Gesamtheit zum ungeformten straffen faserigen Bindegewebe, weil das Gewebe in unterschiedlichen Richtungen unter Spannung bzw. Dehnung gebracht werden kann.

Faszien sind aus verschiedenen Faserschichten aufgebaut. In jeder Schicht verlaufen die Fasern in eine andere Richtung (schräg, rechtwinklig, zirkulär). Innerhalb ein und derselben Schicht verlaufen die kollagenen Fasern jedoch alle in die gleiche Richtung (geformtes straffes fasriges Bindegewebe). Zwischen den einzelnen Schichten ist Fettgewebe bzw. sind Fettzellen eingelagert, die ein widerstandsfreies Bewegen zwischen den einzelnen Schichten ermöglichen (Stecco et al. 2006).

An einigen Stellen sind Faszien mit dem Epimysium ohne eine dazwischenliegende Fettschicht verbunden.

Die Faszien besitzen durch die große Anzahl an elastischen Fasern und die hohe Myofibroblastenaktivität eine sehr hohe Elastizität, aber auch ein gewisses Maß an Kontraktilität: Die Spannung bzw. die Mobilität der Faszien ist also variabel.

Die Elastizität der Faszien ist aber in verschiedenen Körperbereichen, abhängig von der Belastung, unterschiedlich ausgeprägt.

Die Faszien im Bereich des Armes sind 100 bis 200 µm dick, die des M. pectoralis major dagegen ca. 297 µm. Auch hier gilt das Prinzip: Je höher die mechanische Belastung, desto dicker die Faszie.

Zusammenfassung Aufbau der Faszien

Makroskopisch lässt sich das Fasziensystem in vertikale und horizontale Systeme sowie in oberflächige und tiefe Systeme unterscheiden. All diese Systeme sind miteinander verbunden.
Mikroskopisch ist die Faszie aus mehreren Schichten aufgebaut. Innerhalb ein und derselben Schicht verlaufen alle Fasern in die gleiche Richtung (geformt), in den verschiedenen Schichten verlaufen sie jedoch unterschiedlich. Die Faszie ist daher in ihrer Gesamtheit betrachtet dem ungeformten Bindegewebe zuzuordnen. Die Dicke der Faszie ist abhängig von der mechanischen Belastung, die lokal auf die Faszie einwirkt.

2.14.4 Komponenten

Die Faszien bestehen wie alle bindegewebige Strukturen aus Zellen und einer extrazellulären Matrix.

Das Fasziengewebe ist fibroblastenreich mit einer faserreichen Matrix, es ist also primär Zugbelastungen ausgesetzt.

Die Faszien besitzen, wie Sehnen und Nerven auch, an ihrer Außenseite sog. synoviale Deckzellen, die permanent Flüssigkeit produzieren, damit sich die Faszien reibungsfrei bewegen können.

Zellen

Die Zellen in den Faszien sind Fibroblasten und Myofibroblasten.

Von den Zellen in den Faszien wurde schon seit Langem angenommen, dass sie kontraktil sind. Paoletti (2001) beschreibt ein rhythmisches Zusammenziehen der Faszien mit einem Rhythmus von 8 bis 12 Zyklen pro Sekunde.

In Kapitel 1 kann man aber nachlesen, dass mittlerweile bekannt ist, dass alle Zellen in unserem Körper diesen Rhythmus zeigen und dies anscheinend der Grundrhythmus unseres Körpers ist.

Fasern

Die kollagenen Fasern der Faszien sind, wie bei zugbelasteten Strukturen zu erwarten, überwiegend aus Kollagen der Typen I, III, V und VI aufgebaut.

Neben den kollagenen Fasern gibt es außerdem viele elastische Fasern. Diese sind relativ kurz und liegen zwischen den kollagenen Fasern eingebettet.

Grundsubstanz

Die Grundsubstanz besteht überwiegend aus Dermatansulfat, Chondroitinsulfat, etwas Hyaluronsäure und kleinen Mengen Keratansulfat.

Der Wassergehalt in den Faszien ist relativ hoch für zugbelastete Strukturen. Diese relativ große Wassermenge ist wahrscheinlich für die gute Mobilität der Faszien gegenüber anderen anatomischen Strukturen, aber auch der einzelnen Faszienschichten untereinander verantwortlich.

Nichtkollagene Proteine

Die nichtkollagenen Proteine bestehen vor allem aus den Vernetzungsproteinen Fibronektin, Tenascin und Laminin. Zudem gibt es auch Linkproteine, die die verschiedenen Proteoglykane an Hyaluronsäure binden können.

Zusammenfassung: Komponenten der Faszien

Die Zellen bestehen aus Fibroblasten und Myofibroblasten.
Das Kollagen besteht überwiegend aus Kollagen Typ I (größte Menge), III, V und VI.
Der Grundsubstanz besteht zum größten Teil aus Dermatansulfat und kleinen Mengen Chondroitinsulfat sowie Hyaluronsäure.
Die nichtkollagenen Proteine bestehen aus den Vernetzungsproteinen Fibronektin, Tenascin und Laminin sowie Linkproteinen der Grundsubstanz.

2.14.5 Durchblutung und Innervation

Durchblutung

Die Faszien haben ein eigenes und sehr reiches Gefäßsystem, das stark mit Gefäßen aus benachbarten Strukturen anastomosiert.

Innervation

Die Nerven verlaufen ähnlich wie die Gefäße.

In den Faszien findet man viele Ruffini-Körperchen, Vater-Pacini-Körperchen und viele sog. interstitielle myofasziale Rezeptoren, die überwiegend aus freien Nervenendigungen bestehen (Yahia et al. 1992).

Aufgrund der starken Gefäßversorgung besitzt das Gewebe auch viele sympathische Nervenendigungen, die zum einen das Lumen der Gefäße steuern und zum anderen einen sehr engen Kontakt zu den Myofibroblasten aufweisen.

Die Anwesenheit der vielen Ruffini -und Pacini-Rezeptoren deutet darauf hin, dass die Faszien sehr wahrscheinlich auch eine propriozeptive Aufgabe erfüllen.

In den Faszien treten häufig kollagene Fasern und Nerven in direkten Kontakt zueinander. So sind auch häufig die Kapseln der Ruffini- und Pacini-Rezeptoren mit kollagenen Fasern verbunden. Die Bedeutung für den Organismus ist aber unklar (Stecco et al. 2006).

Zusammenfassung:
Durchblutung und Innervation der Fazien

Der Durchblutung ist in den Faszien normalerweise gut.
Innerviert werden die Faszien von sensorischen sowie vegetativen Nervenfasern.
Die Rezeptoren sind hier Pacini-Körperchen, Ruffini-Rezeptoren sowie viele freie Nervenendigungen, die auch myofasziale Rezeptoren genannt werden.

2.14.6 Physiologie

Die Faszien benötigen Bewegung, um ihre freie Beweglichkeit gegenüber anderen anatomischen Strukturen, aber auch um die Mobilität zwischen den einzelnen Schichten aufrechtzuerhalten.

Die Faszien brauchen natürlich, wie jede andere bindegewebige Struktur auch, mechanischen Stress, um ihre Stabilität und Elastizität beizubehalten. Auch hier ist die mechanische Belastung der Reiz, der die Syntheseaktivität in den Zellen steuert.

Die Faszien können, da sie sehr viele Myofibroblasten besitzen, zu einem gewissen Maß kontrahieren: Sie bewegen sich ununterbrochen mit einer Frequenz von 8 bis12 Zyklen pro Minute (Paoletti 2001). Durch diese Kontraktionen wird der venöse und lymphatische Abfluss stimuliert und unterstützt.

Faszien werden durch Dehnung steifer und fester (Yahia et al. 1993).

Bei einer Erhöhung des Druckes auf das Gewebe ziehen sich die kollagenen Fasern zusammen, weil dann Wasser umverteilt wird. Auch andere Energiequellen wie Licht, Wärme, Elektrizität, Elektromagnetismus können diese Veränderung auslösen (Bourdinaud 1997).

In Bereichen, in denen viel Druck auf das Gewebe ausgeübt wird, produziert der Organismus viel Fettgewebe, vor allem in und um innere Organe. Das sog. Organfett hat eine sehr wichtige Schutzfunktion: Es schützt die Organe vor Druck und vor allem vor Schlägen. Zudem hat es eine stabilisierende Aufgabe. Bei Menschen mit sehr wenig Organfett, z. B. in Extremfällen wie bei Anorexia- und Bulimiepatienten, kann es durch den Abbau dieses Fettgewebes zu Senkungen (Ptosen) der inneren Organe kommen.

Aufgrund einer Azidose (pH-Wert- Abfall) kommt es durch eine lokale Abwehrreaktion zur Freisetzung von Prostaglandinen, Leukotrienen und Interferon. Hierdurch werden freie Nervenendigungen, endokrine Drüsen und vegetative (sympathische) Fasern stimuliert. Dies wiederum führt zu lokalen Veränderungen in den Faszien.

Therapie

Das Fasziensystem ist in der Physiotherapie, aber auch in der Osteopathie ein sehr häufiges Zielgewebe, entsprechend oft wird es behandelt. Bewegungseinschränkungen werden häufig durch Veränderungen in den Faszien verursacht. Ein Grund für eine gestörte Mobilität könnte die Bildung von pathologischen Crosslinks im bindegewebigen Netzwerk sein. In dem Fall wäre das Ziel der Therapie, die pathologischen Crosslinks abzubauen, indem der Therapeut die verstärkte Freisetzung von Kollagenase durch Fibroblasten fördert. Das ist eine mögliche Erklärung für die Mobilitätszunahme aufgrund dieser Therapie. Diese Veränderungen benötigen allerdings relativ viel Zeit und die Effekte sind nur durch sehr häufiges Dehnen und Belasten der Struktur zu erreichen.

Allerdings kommt es in der Therapie häufig vor, dass der Therapeut schon nach kurzer Zeit merkt, dass das Gewebe sich verändert und die Mobilität wieder zunimmt. Diese Veränderungen sind nicht durch die Freisetzung von Kollagenase zu erklären, weil dieser Effekt viel mehr Zeit bräuchte. Um diese, mehr oder weniger spontanen Veränderungen zu erklären, gibt es mehrere Hypothesen.

Eine Hypothese ist, dass durch die Erwärmung und mechanische Verformung des Gewebes während der Therapie die Grundsubstanz von einem gelartigen Zustand in einen solartigen Zustand übergeht. Das bedeutet, dass die Grundsubstanz flüssiger wird, ihre Viskosität also abnimmt. Man kann dies vergleichen mit dem Übergang von Butter zu Gelatine (Schleip 2003). Diesen Effekt bezeichnet man als *Thixotropie*. Da diese Veränderung aber nur sehr kurzfristig vorhanden ist, bedeutet dies, dass der Übergang von Gel zu Sol nur stattfindet, solange die Wärme oder die mechanische Belastung appliziert wird. Außerdem müssen die Reize über einen relativ langen Zeitraum (> 2 Minuten) gesetzt werden, damit diese Veränderung entstehen kann.

Auch die schon mehrmals erwähnten Phänomene wie Creep und Stress-Relaxation können diese

Veränderungen nicht erklären, weil das Gewebe auch hierfür über lange Zeit belastet werden muss.

Eine Verlängerung der Faszien von 3 bis 8% verursacht bereits Risse mit einer anschließenden Entzündung. Auch wenn man den Tractus iliotibialis über eine Stunde lang mit 60 kg belastet, was die Faszien um nur 1 bis 1,5% verlängert, entstehen bereits Mikrotraumata.

Das bedeutet, dass höhere Belastungen eher zu Verletzungen als zu Verlängerungen führen. Hohe Belastungen werden vor allem dann erreicht, wenn man die Belastungen auf das Gewebe mit einer hohen Geschwindigkeit appliziert. Dies ist vor allem bei Manipulationen, die viele Therapeuten und Ärzte sehr gerne und deshalb auch häufig durchführen, der Fall, weshalb diese Maßnahme eine große Verletzungsgefahr birgt.

Eine weitere Hypothese besagt, dass es durch den Flüssigkeitstransport im Gewebe bei Be- und Entlastung zu einer piezoelektrischen Aktivität kommt, was die Syntheseaktivität der Zellen und damit Umbauprozesse beschleunigen könnte. Der Umbau der Grundsubstanz dauert – obwohl weitaus schneller als der von Kollagen – noch immer 2 bis ca. 7 oder 8 Tage. Diese Hypothese kann also auch nicht die schnellen Veränderungen im Gewebe erklären.

Das bedeutet: Alle oben beschriebenen und nachweislich im Bindegewebe zu beobachtenden Phänomene können die durch die Therapie hervorgerufenen schnellen Veränderungen nicht erklären (Schleip 2003).

Man ging dann dazu über, neurophysiologische Erklärungen heranzuziehen. Von den Golgi-Rezeptoren ist bekannt, dass sie in aktiviertem Zustand die α-Motoneurone hemmen, was dazu führt, dass die Muskulatur entspannt. Theoretisch könnte also eine passive Dehnung des Gewebes die Golgi-Rezeptoren aktivieren und zu einer Entspannung der Muskulatur führen. Da Golgi-Rezeptoren aber nur dann aktiviert werden können, wenn der Muskel gleichzeitig kontrahiert und damit die kontraktile Elemente stabilisiert, ist die Dehnung alleine kein geeignetes Erklärungsmodell für die genannten therapeutischen Effekte.

Tatsache ist aber, dass nur 10% der Golgi-Rezeptoren in der Sehne vorkommen und 90% im Bereich des Muskel-Sehnen-Übergangs, in den Ligamenten, im Bindegewebe des Muskelbauchs, in den Faszien, in der Gelenkkapsel, den Aponeurosen usw. Dies könnte dann doch bedeuten, dass die therapeutische Intervention eine Dehnung des Gewebes und damit eine Aktivierung der Golgi-Rezeptoren verursachen könnte. Das Problem ist aber, dass die Golgi-Rezeptoren normalerweise eine sehr hohe Reizschwelle besitzen, man als Reiz folglich eine relativ große Dehnung auf das Gewebe ausüben müsste.

Vielleicht muss man für die Erklärung der Therapieeffekte die Wirkung auf andere Rezeptoren im Bindegewebe bzw. in den Faszien betrachten. In den Faszien gibt es sehr viele Pacini- und Ruffini-Rezeptoren. Beide Rezeptorenarten reagieren auf mechanische Reize bzw. mechanische Verformung der Rezeptoren. Der Unterschied zwischen den beiden Rezeptoren ist, dass der Pacini-Rezeptor relativ schnell adaptiert und demzufolge nur durch intermittierende Dehnungen (Vibrationen) zu aktivieren ist. Der Ruffini-Rezeptor dagegen adaptiert sehr langsam und kann demzufolge auch durch statische Belastungen aktiviert werden. Eine Stimulation der Ruffini-Rezeptoren führt u. a. zu einer Senkung der sympathischen Reflexaktivität.

Schleip (2003) bezeichnet das myofasziale System als das größte sensorische Organ unseres Körpers. Die meisten sensorischen Nerven in unserem Körper sind demnach mit dem myofaszialen System verbunden.

Im Kap. 2.13 haben wir sehen können, dass es innerhalb eines Nervs ungefähr 3-mal mehr sensorische als motorische Fasern gibt. Innerhalb eines peripheren Nervs findet man nur ca. 20% Nervenfasern der Typen I und II (dick myelinisierte) und ca. 80% der Typen III und IV (dünn myelinisierte: 10%, nichtmyelinisierte: 90%). Sehr viele der Nervenfasern bzw. Axone der Typen III und IV innervieren die interstitiellen myofaszialen Rezeptoren. Es handelt sich hier überwiegend um freie Nervenendigungen. Diese Rezeptoren dienen primär als Thermorezeptoren, aber auch als Chemorezeptoren. Zudem sind sie zum Teil auch mechanisch stimulierbar. Man unterscheidet hier zwischen Rezeptoren mit einer hohen Reizschwelle (HTP = high treshold pressure units) und mit einer niedrigen Reizschwelle (LTP = low treshold pressure units). Die Achillessehne besitzt ca. 50% LTP-Rezeptoren (Schleip 2003). In Schmerzsituationen werden im Gewebe sehr viele Neuropeptide freigesetzt, die dafür sorgen, dass die Reizschwelle aller Rezeptoren herabgesetzt wird (s. auch Bd. 4 Schmerz verstehen und beeinflussen).

Die Stimulation dieser Rezeptoren kann aber auch Effekte außerhalb des Bewegungsapparats erzeugen. So kann die Stimulation von Typ-IV-Rezeptoren (freie Nervenendigungen) den arteriellen Blutdruck erhöhen. Eine Stimulation von Typ-III-Rezeptoren kann den arteriellen Blutdruck sowohl steigern als auch senken. So ist bekannt, dass statischer Druck auf einen Muskel den Blutdruck senkt, aber auch den Tonus reduziert und die EMG-Aktivität des Muskels verringert (Schleip 2003).

Diese Veränderungen legen den Verdacht nahe, dass diese mechanischen Reize auch das vegetative Nervensystem beeinflussen.

So hat man nachweisen können, dass ein Druck im Bauch und im Bereich des Beckens einen Einfluss auf die parasympathische Aktivität hat. Dies hat zur Folge, dass die EMG-Aktivität sinkt, die EEG-Wellen sich synchronisieren und die Vagusaktivität zunimmt. Man bezeichnet diesen Effekt auf das vegetative Nervensystem als *hypothalamisches (trophotropisches) Tuning.*

Effekte des trophotropen Tunings sind: Senkung der Muskeltonus, vor allem in der unteren Extemität, Synchronisierung der kortikalen Aktivität sowie Reduzierung der emotionalen Aktivität (Schleip 2003).

Auch das ganze Eingeweidepaket ist reich an Faszien und damit an Rezeptoren. Man spricht hier von dem sog. *enterischen Nervensystem* (enteric nervous system), das mehr als 100 Millionen Rezeptoren beinhaltet, die zum größten Teil unabhängig von dem kortikalen Nervensystem arbeiten.

Eine Aktivierung des enterischen Nervensystems, was sehr mechanosensitiv ist, erzeugt sehr viele neuroendokrine Veränderungen wie eine gesteigerte Produktion und Freigabe von u. a. Serotonin und Histamin.

Die Behandlung des myofaszialen Systems durch mechanische Reize auf die Ruffini- und die interstitiellen myofaszialen Rezeptoren liefert eine propriozeptive Information an das zentrale Nervensystem und beeinflusst damit die Aktivität der motorischen Einheiten (motor units).

So bewirkt z. B. die Stimulation der Mechanorezeptoren der Ligamente im Kniegelenk nur eine geringe Veränderung der Alpha-Motoneuron-Aktivität, aber eine große Veränderung der Gamma-Motoneuron-Aktivität und damit des Muskeltonus. Auch die Stimulation der Rezeptoren der Faszien bewirkt eine Veränderung (Reduzierung) der Aktivität der Gamma-Motoneuron-Aktivität (Schleip 2003).

Die Stimulation der Typ-III- und -IV-Rezeptoren in den Faszien bzw. das interstitielle myofasziale System erzeugt lokal eine Vasodilatation der Gefäße sowie eine Tonusreduzierung der Muskeln.

Die Vasodilatation ist wahrscheinlich auf eine Reduzierung der sympathischen Reflexaktivität zurückzuführen sowie möglicherweise auch auf eine erhöhte Freisetzung von Histamin. Neben einer Vasodilatation der Gefäße kommt es lokal auch zu einer Permeabilitätssteigerung der Gefäßwand, was einen größeren Austritt von Flüssigkeit aus dem Gefäßsystem zur Folge hat. Dies verändert aber auch die Viskosität im Bindegewebe und es kommt, wie bereits erwähnt, zu einem Übergang von einem gelartigen Zustand zu einem solartigen Zustand im Gewebe (Thixotropie). Diese Veränderung kommt jetzt nicht durch die mechanische Verformung des Gewebes zustande, sondern durch eine neuroreflektorische Veränderung durch die Stimulation der myofaszialen Rezeptoren.

Auch Pischinger (1990) erwähnte diese Veränderungen schon. Er beschreibt eine Stimulation der Trias Nerv, Gefäße und Zelle, die zu diesen Veränderungen führt.

Durch die thixotrophen Veränderungen kommt es aber auch direkt zu einer elektrischen Ladungsveränderung in der Grundsubstanz und zu einer piezoelektrischen Aktivität. Das bedeutet, dass die Veränderung, die wir anfangs als Erklärungsmodell für die therapeutischen Wirkungen der Therapie beschrieben haben, wahrscheinlich doch eine Rolle spielen, aber nicht mechanisch, sondern neuroreflektorisch hervorgerufen.

Die Pacini-Rezeptoren werden vor allem durch dynamische Reize, wie z. B. auch Manipulationen, stimuliert, die Ruffini-Rezeptoren dagegen eher durch langsame tiefe Drucktechniken.

In den Faszien gibt es sehr viele Gefäße sowie autonome und sensorische Nerven. Außerdem findet man in den Faszien auch sehr viele Myofibroblasten, die aber einen sehr engen Kontakt mit autonomen Nerven besitzen. Diese Myofibroblasten, die man normalerweise vor allem im Bereich der Ovarien, des Uterus, der Hoden, des Herzens, der Milz, der Gefäße, der pulmonalen Faszien, der periodontalen Ligamente und der anderen Faszien findet, sind auch bei pathologischen Prozessen wie Morbus Dupuytren, Leberzirrhose, rheumatoiden Erkrankungen und bei Entzündungen aktiv. So kann sich die Milz bei körperlicher Aktivität um die Hälfte ihrer normalen Größe zusammenziehen, um so Blut für das Muskelgewebe zu Verfügung zu stellen (Schleip 2003).

Der „Tonus" der Myofibroblasten wird von CO_2, dem interstitiellen pH-Wert, der sympathische Reflexaktivität und von vasokonstriktiven Stoffen beeinflusst. Wahrscheinlich hat aber auch Serotonin einen Einfluss auf die Aktivität der Myofibroblasten. So sieht man, dass Fibromyalgie-Patienten einen sehr hohen Serotoninspiegel aufweisen. Serotonin senkt die Reizschwelle der Typ-IV-Rezeptoren (freie Nervenendigungen), die vor allem nozizeptiv tätig sind.

Es kann also gut sein, dass unsere therapeutischen Reize einen direkten Einfluss auf die Aktivität der Myofibroblasten in den Faszien haben und dass die spontane Veränderungen der Spannung und Mobilität im Bindegewebe auf eine reduzierte Aktivität der Myofibroblasten zurückzuführen ist.

Akupunktur und Akupunkturpunkte

Akupunkturpunkte sind Stellen, an denen die Trias Vene, Arterie und Nerv (nichtmyelinisiert autonom) durch die oberflächige Körperfaszie tritt.

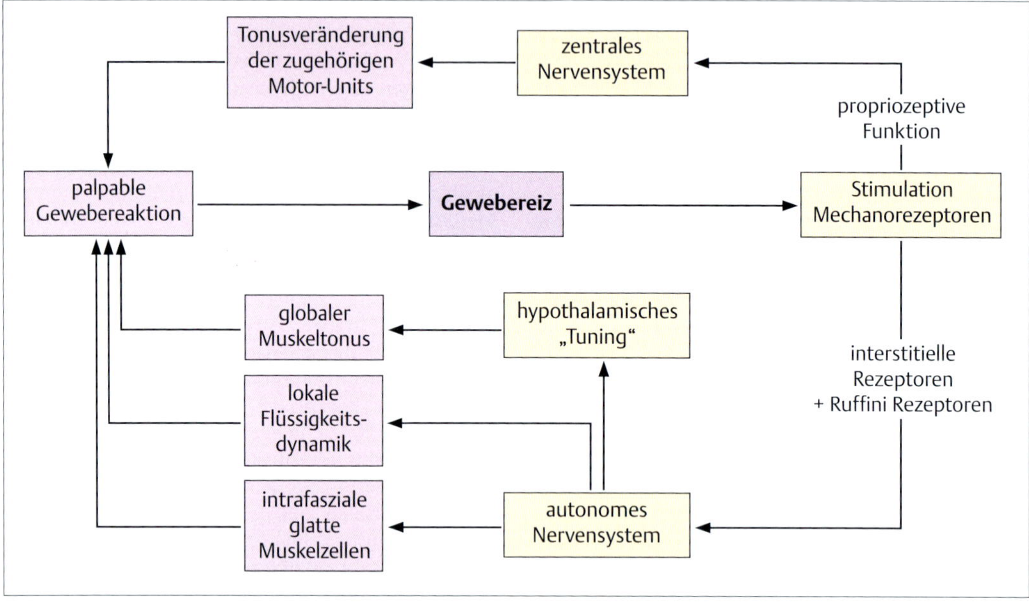

Abb. 2.**173** Mögliche durch therapeutische Reize ausgelöste Abläufe im Bindegewebe, die zu einer „spontanen" Mobilitätszunahme führen können.

Heine (1995) beschreibt, dass in über 82% der Fälle diese Stellen genau mit den klassischen, in der TCM (traditionelle chinesische Medizin) erwähnten Akupunkturpunkten (361 Punkte) übereinstimmen.

Bei Patienten mit chronischen Problemen bildet sich, laut Bauer und Heine (1998), um diese Trias ein verdickter kollagenhaltiger Ring, der Vene, Arterie und Nerv komprimiert.

Durchtrennt man diesen Ring mikrochirurgisch, lassen die Beschwerden nach.

Kovacs (Kovacs et al. 1997) behandelte Triggerpunkte, die nicht mit Akupunkturpunkten identisch waren, konnte aber die gleichen Effekte wie Heine und Bauer erzielen. Deshalb sei hier bereits erwähnt, dass Triggerpunkte und Akupunkturpunkte extrem häufig an den gleichen Stellen vorzufinden sind. Kovacs geht davon aus, dass durch die Behandlung bestimmte Neuropeptide (Enkephaline) freigesetzt werden, die die Wirkung von Substanz P sowie vieler anderer Neuropeptide, die Schmerzen auslösen, hemmen.

Langevin beschreibt, dass ein Großteil der Fibroblasten über Connexin 43 miteinander verbunden sind und auf diese Weise ein großes Netzwerk innerhalb der Faszien und damit in unserem Körper bilden (Langevin et al. 2004). Über die Zell-Zell-Kontakte tauschen die Zellen untereinander Informationen aus (Langevin 2005), aber auch über das kollagene Netzwerk bzw. über die Grundsubstanz können Informationen über den gesamten Körper vermittelt werden. Langevin (2006) hat ferner festgestellt, dass das Einführen einer Akupunkturnadel und ein anschließendes Drehen der Nadel mecha-

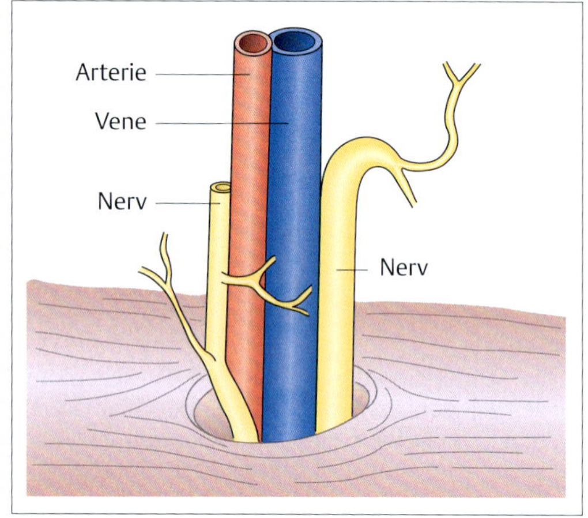

Abb. 2.**174** Die oberflächige Faszie wird an spezifischen Punkten von einem Trias, bestehend aus einem Nerv (links), einer Vene (große Struktur in der Mitte) und einer Arterie (rechts) perforiert. Laut Heine sind diese Punkte topografisch identisch mit den traditionell chinesischen Akupunkturpunkten. Die perforierenden Nerven innervieren normalerweise Pacini- und Meisner-Körperchen unter der Haut.

nischen Stress im Gewebe verursachen, der sich auf die Zellen überträgt.

Zusammenfassend kann man sagen, dass es viele mögliche Transportwege in unserem Körper gibt, über die Informationen übertragen werden können. Die anatomische Struktur des Akupunkturpunktes ist bekannt und es ist außerdem bekannt, dass das Nadeln eines Akupunkturpunktes einen mechanischen Reiz auslöst und dem Körper so Energie zuführt. Auffällig ist weiterhin, dass der Verlauf von Meridianen sehr viel Ähnlichkeit mit dem Verlauf von Faszien und Faszienzügen hat.

Ob damit die Wirkung und die Wirksamkeit der Akupunktur belegt werden können, ist noch immer fraglich, aber es ist vielleicht der Anfang eines Weges, der zur Lösung dieses Problems führen kann.

Zusammenfassung: Physiologie der Faszien

Faszien brauchen wie allen anderen bindegewebigen Strukturen eine regelmäßige mechanische Belastung.
Therapeutische Effekte wie Mobilitätszunahme sind zum Teil über biochemische Veränderungen erklärbar wie der Übergang der Grundsubstanz von einem gelartigen in einen solartigen Zustand, die Produktion von Kollagenase, die piezoelektrische Aktivität und/oder eine veränderte Syntheseaktivität der Zellen.
Diese Veränderungen brauchen aber normalerweise relativ viel Zeit.
Die mehr oder weniger spontanen Veränderungen der Mobilität des Gewebes sind dadurch nicht erklärbar. Hier sind wahrscheinlich neuroreflektorische Veränderungen, die über die Rezeptoren der Faszien ausgelöst werden, verantwortlich. Eine große Rolle spielt hier der Einfluss dieser Rezeptoren auf das vegetative Nervensystem. Außerdem spielt hier wahrscheinlich auch der Myofibroblast eine entscheidende Rolle.

2.14.7 Pathophysiologie: Degeneration und Traumen

Degeneration im Alter und während Immobilisation

Die größte Gefahr für die Faszien, wie für alle Bindegewebe, ist eine Immobilisation. Ob diese immer an das Alter gebunden sein muss, ist fraglich. Der Grad der Immobilisation scheint eher davon abhängig zu sein, wie aktiv eine Person ist bzw. welche Aktivitäten sie ausübt (s. auch Bd. 6 Alterung und das Alter verstehen). Immobilisation führt immer zu einem Verlust von Fibroblasten, aber vor allem zu einer reduzierten Zellaktivität und damit zu einem Verlust von Matrixbestandteilen. Die Folgen sind automatisch eine verminderte Stabilität und Elastizität des Gewebes. Durch die gesenkte Produktion von Grundsubstanz können im kollagenen Netzwerk wieder pathologische Crosslinks gebildet werden.

Sehr wichtig ist aber auch, dass es durch die Immobilisation zu einer verminderten Mobilität gegenüber anderen Geweben sowie zu einer gestörten Mobilität zwischen den einzelnen Schichten der Faszien kommt. Durch die Immobilisation wird die Fettschicht zwischen die einzelnen Schichten der Faszien größer, es kommt zu Verklebungen, die wir auch in der Kapsel im Bereich der Kapselfalten kennen.

Grundsätzlich nimmt die Elastizität der Faszien in Laufe der Jahre ab. Dies hat verschiedene Ursachen wie Zellverlust, reduzierte Zellaktivität und demzufolge Matrixverlust – in diesem Fall überwiegend Kollagenverlust.

Bei hohem Stress (Zug) nimmt die Kollagenmenge zu, die Fasern werden dicker und bekommen einen mehr geformten Verlauf (Fibrose bzw. Fibrosierung).

Bei chronische Rückenschmerzen sieht man vermehrte Entzündungen und eine Mikrokalzifizierung in der Fascia thoracolumbalis (Stecco et al. 2006).

Nach einer Verletzung des Leistenbandes wird dessen Durchblutung gesteigert, wodurch die Kollagensynthese zunimmt. Das neu gebildete Kollagen weist aber eine schlechte Organisation auf.

Trauma

Auch im Bereich der Faszien können durch erhöhte Belastungen Verletzungen (Rupturen) auftreten. Relativ bekannt und häufig sind Verletzungen am Leistenband, aber auch Verletzungen der Muskelfaszie des M. rectus abdominus, eine sog. Rektusdiastase, ist keine Seltenheit. Auch für die Faszie gilt: Je öfter sie belastet wird, desto dicker und stabiler wird sie. Deshalb ist beispielsweise die Fascia iliotibialis sehr dick und stabil. Verletzungen in diesem Bereich werden daher eher selten auftreten. Dies bedeutet natürlich nicht, dass es hier nicht zu Verletzungen kommen kann.

Erkrankungen

Ein weitaus größeres Problem stellen Erkrankungen der Faszien dar.

Bekannte Erkrankungen der Faszien sind z. B. Morbus Dupuytren oder Fascitis palmaris, Morbus Ledderhose oder Fascitis plantaris, Peyronie-Erkrankung (eine Fibrosierung der Penis), Leberzirrhose usw., die alle zum gleichen bzw. ähnlichen Krankheitsbild gehören.

Bei diesen Erkrankungen zieht sich die Faszie aufgrund einer gesteigerten Aktivität der Myofibroblasten zusammen und führt letztendlich zu einer morphologischen Veränderung (Kontraktur) der Faszie. In der Kontrakturphase wird das Bindegewebe hypertroph durch eine gesteigerte Kollagenproduktion von vor allem Kollagen Typ III. Das normale Verhältnis zwischen Kollagen Typ I und III gerät hierdurch völlig aus dem Gleichgewicht.

Natürlich stellt sich die Frage, warum es zu dieser gesteigerten Aktivität und Kontraktion der Myofibroblasten kommt.

Einer der ersten Schritte, die zur Entwicklung eine Morbus Dupuytren führen, ist die Umwandlung von Fibroblasten zu Myofibroblasten. Hierfür ist der transforming growth factor beta1 (TGF-beta1) primär verantwortlich. Das TGF-beta1 sorgt dafür, dass sich zunächst innerhalb der Zelle verstärkt Aktinketten bilden, später aber auch außerhalb der Zelle. Letztere sind mit der Zellmembran und der extrazellulären Matrix verbunden. Dies bildet die Basis für die Kontraktion des Gewebes (Gabbiani 2004, Meek et al. 1999, Kozma et al. 2007, Singer et al. 1984, Wipfff et al. 2007, Hinz et al. 2007). Außerdem schützt TGF-beta1 die Myofibroblasten vor Zelltod (Apoptose) (Lee et al. 2010). Dies alles erklärt zwar die Entstehung der Myofibroblasten in der palmaren Faszie, aber noch nicht, warum plötzlich mehr TGF-beta1 produziert wird, das zur Bildung von Myofibroblasten führt.

TGF-beta1 wird z. B. bei Entzündungen, die u. a. nach Verletzungen auftreten, produziert. Dies erklärt, warum nach einer Verletzung auch Myofibroblasten im Gewebe vorkommen, die in der ersten Phase der Wundheilung die Wundkontraktion verursachen (Gabbiani 2004). Aber auch bei anderen Entzündungen, wie z. B. beim Rheuma, bilden sich Myofibroblasten, was dazu führt, dass sich das Gewebe zusammenzieht. Das Problem ist aber, dass es beim Morbus Dupuytren z. B. keine vorangegangene Verletzung gibt. Allerdings muss erwähnt werden, dass ein Morbus Dupuytren nach Verletzungen im Handbereich, z. B. nach Verbrennungen, entstehen kann (Balakrishnan et al. 2008).

Die meisten Patienten erkranken aber an einem Morbus Dupuytren, wie schon erwähnt, ohne eine vorherige Verletzung. Deshalb muss man sich fragen, warum hier dann im Gewebe verstärkt TGF-beta1 freigesetzt wird. Eine Erklärung ist, dass im Gewebe eine lokale Ischämie häufig in Kombination mit mechanischem Stress eintritt (Wipff et al. 2007). Durch diese Ischämie und die nachfolgenden Kontraktionen des Gewebes wird der Druck auf das Gefäßsystem noch weiter erhöht, wodurch die Ischämie noch größer wird (Lee at al. 2010).

Viele Autoren geben aber an, dass ein sehr wichtige Faktor, vielleicht sogar der wichtigste, die verstärkte Bildung von freien Radikalen im Gewebe ist (Bayat et al. 2005, Murrell et al. 1987, Lee et al. 2010, Wipff et al. 2007, Perlemuter et al. 2005, Karabulut et al. 2002).

Freie Radikale oder Sauerstoffradikale ($O_2^{-\cdot}$) werden in den Mitochondrien bei energieliefernden Prozessen gebildet. Normalerweise werden sie in der Zelle oder spätestens im Interstitium durch Antioxidanzien neutralisiert. In der Zelle bzw. in den Mitochondrien ist das Enzym Cu/Zn-SOD und Mn-SOD (SOD = Superoxiddismutase) hierfür verantwortlich. Es finden dann folgende biochemische Umsetzungen statt (Karabulut et al. 2002):

$2\,O_2^{-\cdot} + 2\,H^+ \rightarrow H_2O_2 + O_2$ (unter dem Einfluss von Cu/Zn- oder Mn-SOD).

Durch das Enzym Katalase findet dann die nachfolgende Umsetzung statt:

$2\,H_2O_2 \rightarrow 2\,H_2O + O_2$
(Cu = Kupfer, Zn = Zink, Mn = Mangan, H_2O_2 = Wasserstoffperoxid)

Auf diese Weise werden die freie Radikalen neutralisiert. Dies ist sehr wichtig, weil diese die DNA der Mitochondrien oder der Zelle selbst angreifen und zerstören können.

Wird die DNA der Mitochondrien angegriffen, gehen die Mitochondrien zugrunde. Je mehr Mitochondrien in der Zelle zugrunde gehen, desto schwieriger wird es für die Zelle, die Energiebereitstellung zu garantieren, was letztendlich zu einem frühzeitigen Zelltod führt.

Freie Radikale spielen deshalb auch eine wichtige Rolle bei Alterungsprozessen (s. auch Bd. 6 Alterungsprozesse und das Alter verstehen).

Wird die DNA der Zelle angegriffen, kann es zu Entartungen (Tumoren usw.) kommen.

Inagaki hat nachgewiesen, dass bei Morbus-Dupuytren-Patienten, aber auch bei anderen Patienten mit Fibrosierungen die SOD-Konzentration im Gewebe im Vergleich zu gesunden Personen geringer ist (Inagaki et al. 1992).

Andere Antioxidanzien sind Vitamin C, Vitamin E, Betakarotin, Selen, Zink sowie mehrere Pflanzenprodukte, Aminosäuren usw. (s. auch Kap. 4 in dem vorliegenden Band oder Band 4 Schmerz verstehen und beeinflussen).

Die nächste Frage, die man sich stellen muss, ist, warum sich verstärkt freie Radikalen bilden.

Eine Erklärung hierfür könnte die lokale Ischämie sein. Es werden aber auch mehrere prädisponierende Faktoren für die Entstehung eines Morbus Dupuytren sowie für andere fibrosierende Erkrankungen wie Morbus Ledderhose, Peyronie-Erkrankung, Leberzirrhose usw.) angegeben wie Diabetes, Rauchen, Alkoholmissbrauch, Barbiturate (beruhigendes, schlafförderndes und krampflösendes Arzneimittel), Traumen und möglicherweise HIV (Lee et al. 2010, Burge et al. 1997). Interessant ist, dass der Alkoholmissbrauch meist nur in Kombination mit starkem Rauchen Probleme macht.

Epidemiologisch hat man festgestellt, dass überwiegend Männer ab dem 50. Lebensjahr betroffen sind. Das Verhältnis Männer zu Frauen beträgt 7 bis 15 zu 1. Zudem sind vor allem Menschen aus dem Norden Europas (Skandinavien und Schottland) betroffen (Lee at al. 2010) – und hier vor allem mit ca. 40% ältere Menschen (Kozma et al. 2007).

In diesem Kontext ist natürlich interessant zu überlegen, warum vor allem ältere Patienten betroffen sind. Bei älteren Menschen entstehen viel mehr freie Radikale als bei jüngeren. Diese freien Radikale spielen aber eine maßgebliche Rolle beim Altern (s. auch Bd. 6). Warum aber überwiegend Männer aus Skandinavien und Schottland betroffen sind, ist noch nicht geklärt.

Die Krankheit beginnt normalerweise am 5. und 4. Finger, zunächst mit einer Veränderung der Palmarfaszie, später auch mit Veränderungen der Haut (Wipff et al. 2007).

Bis hierhin haben wir nur Vorgänge, die im Anfangsstadium des Morbus Dupuytren eine Rolle spielen, betrachtet. In dieser Phase besteht die Therapie darin, die freien Radikale abzupuffern, z. B. mit hohen Dosen Antioxidanzien (womit ich persönlich bei meinen Patienten gute Erfahrungen gemacht habe), aber auch entzündungshemmende Medikamente, u. a. Steroide, können sinnvoll sein (Meek et al. 2002, 1999). Alternativ kann man auch versuchen, die Entzündungen auf natürlichem Wege, z. B. mit Omega-3-Fettsäuren, in den Griff zu bekommen (s. auch Kap. 4).

Das mechanische Dehnen der Palmarfaszie ist auf jeden Fall kontraproduktiv, wird aber von vielen Physiotherapeuten gerne und häufig durchgeführt. Kontraproduktiv ist diese Maßnahme deshalb, weil gerade das Dehnen den mechanischen Stress auf das Gewebe und die Zellen noch weiter erhöht und damit die Ischämie noch weiter verschlimmert. Dies führt dann wahrscheinlich zu einer verstärkten Produktion freier Radikale, wodurch das Problem noch schlimmer wird.

Im Folgenden betrachten wir die spätere Phase des Morbus Dupuytren.

Durch die Kontraktion der Palmarfaszie kommt es zu der Bildung von lokalen Verdickungen, den *Noduli*. Diese sind anfänglich eher weich, werden aber im Laufe der Zeit immer fester (Kozma et al. 2007).

Wahrscheinlich unter dem Einfluss von freien Radikalen, kommt es zu genetischen Veränderungen innerhalb der Fibroblasten und Myofibroblasten, wodurch sich die Palmarfaszie schließlich morphologisch-strukturell verändert.

Folgende Veränderungen sind zu beobachten (Ulrich et al. 2009, Satish et al. 2008, Murrell et al. 1991, Lee et al. 2010, Meek et al. 1999, Kozma et al. 2007, Brickley-Parsons et al. 1981, Hinz et al. 2007, Wipff et al. 2007):

- verstärkte Freisetzung von TGF-beta1 (transforming growth factor-beta1)
- verstärkte Freisetzung von BFGF (basic fibroblast growth factor)
- verstärkte Freisetzung von PDGF (platelet-derived growth factor)
- gesteigerte Menge Kollagen Typ XIV und XV
- verstärkte Freisetzung von Kollagen Typ III
- reduzierte Freisetzung von Kollagen Typ I
- Veränderung von Dermatansulfat
- Steigerung der Chondroitinsulfatmenge
- Veränderung von Fibronektin
- gesteigerte Menge Fibronektin, Tenascin und Laminin
- gesteigerte Fibroblastenproliferation
- reduzierte MMP (Matrixmetalloproteinase) Produktion
- gesteigerte TIMP (tissue inhibitor of matrix metalloproteinase) Produktion

Die genannten Veränderungen zeigen, dass der Abbau von Matrix, in diesen Fall vor allem von Kollagen, durch die reduzierte Menge an MMPs gehemmt wird. Zudem wird der Abbau zusätzlich noch durch eine erhöhte Menge an TIMP inhibiert. Auf der anderen Seite wird aber die Produktion von Kollagen gesteigert. Dies alles führt dann zu einer Verdickung der Palmarfaszie und zur Bildung von sehnenähnlichen Strängen in der Faszie. Diese Vorgänge laufen unter gleichzeitiger Kontraktion der Palmarfaszie (durch Myofibroblastenaktivität) ab, wodurch auch eine Verkürzung entsteht, die die für diese Erkrankungen typische Kontrakturen entstehen lässt.

Die Anwesenheit von Kollagen Typ XV in Kombination mit dem veränderten Fibronektin und Dermatansulfat sind anscheinend Bedingungen für diese Fibrosierungsprozesse. Sie ermöglichen eine verstärkte Adhärenz zwischen Entzündungszellen (hier vor allem Lymphozyten und Makrophagen) und der Endothelwand der Gefäße (Meek et al. 1999).

Durch die Veränderung des Dermatansulfats ist die Fibrillogenese gestört, die Zelle ist schlechter mit der Matrix, aber stärker mit einigen Wachstumshormonen verbunden (growth factors) (Kozma et al. 2007).

In den Noduli liegen sehr viele Entzündungszellen vor, außerdem sehr viel Laminin und Tenascin (Meek et al. 1999, Satish et al. 2008).

Das Kollagen besitzt eine deutlich erhöhte Anzahl an löslichen Crosslinks (Brickley-Parsons et al. 1981).

Laukkanen beschreibt, dass größere Mengen Paracetamol die Leber schädigen, was wahrscheinlich auch auf die vermehrte Produktion von freien Radikalen in der Leber zurückzuführen ist (Laukkanen et al. 2001). Dies ist seiner Meinung nach eine mögliche Ursache für Fibrosierungen der Leber (Leberzirrhose). Lebererkrankungen werden auch immer wieder mit Alkohol, Rauchen, oxidativem Stress, Mangel an Antioxidanzien usw. in Zusammenhang gebracht.

Der Therapie im Spätstadium ist sehr schwierig, weil es hier bereits zu umfangreichen strukturellen Veränderungen gekommen ist. Aus diesem Grund werden Dehnungen keinen großen Effekt mehr zeigen. Die Therapie der Wahl ist in diesem Stadium meist die Operation.

Auch das Unterspritzen der Palmarfaszie mit Kollagenase wird als mögliche Therapie angesehen.

Physiotherapeutisch ist wichtig, die Mobilität der Gelenke in den betroffenen Fingern zu optimieren. Durch die langanhaltende und immer stärker werdende Flexion der Gelenke – vor allem im Grundgelenk und im proximalen Interphalangealgelenk (PIP) – entstehen große Extensionseinschränkungen. Ein Problem ist, dass die Operationen meistens im sehr späten Stadium durchgeführt werden. In dieser Phase sind die Gelenkkapseln der betroffenen Gelenke meist schon stark strukturell verändert, so dass Mobilisationen hier häufig keinen Effekt mehr zeigen. Das bedeutet, dass sich der Patient einer großen Operation unterzogen hat, aber seine Hand trotzdem nicht mehr mobil wird, d. h. die Kontraktur und Funktionseinschränkung bestehen bleiben.

Andererseits ist es aber wichtig, nicht zu früh zu operieren. Wird die Operation bereits im Kontraktionsstadium durchgeführt, wird die durch die Operation verursachte Entzündung die Myofibroblasten zu noch mehr Kontraktionen stimulieren.

Zusammenfassung: Pathologie der Faszien

Ein großes Problem für die Faszien stellt veine Immobilisation dar. Dies führt zu einer gestörten Mobilität der unterschiedlichen Schichten, mit der Folge, dass diese sich nicht mehr gegeneinander vverschieben können, aber auch in ein und derselben Schicht innerhalb den verschiedenen Schichten der Faszien.

Verletzungen der Faszien sind relativ selten, vor allem wenn man über solitäre Verletzungen der Faszien spricht. Eine große Problematik in Bezug auf die Faszien sind Fibrosierungen, wie man sie z. B. beim Morbus Dupuytren beobachtet. Hier unterscheidet man zwischen Frühveränderungen, die auf eine Kontraktion der Faszie durch Myofibroblasten verursacht wird, und Spätveränderungen, die auf morphologisch strukturelle Veränderungen zurückzuführen sind. In diese Phase kommt es zu einer Verdickung der Faszie durch eine verstärkte Bildung von Kollagen und einen reduzierten Abbau.

2.14.8 Regeneration und Wundheilung

Nach einer Verletzung der Faszien treten die bekannten Wundheilungsprozesse auf:

- Entzündungsphase: 0 bis 5 Tage
- Proliferationsphase: 4 bis 5 Wochen
- Umbauphase: 4 bis 5 Wochen bis 360 Tage

Wichtig ist, dass während der Wundheilung die normale Mobilität gegenüber anderen anatomischen Strukturen, aber auch zwischen den einzelnen Schichten der Faszie gewährleistet bleibt. Deshalb sollte sich der Therapeut auch hier die Phasen der Wundheilung und deren Konsequenzen für die Therapie bewusst machen und sich in der Therapie an diesen Phasen orientieren. In der Entzündungsphase sollte man mit mechanischen Belastungen auf das heilende Gewebe sehr zurückhaltend sein. In der Proliferationsphase muss der Physiotherapeut die normalen physiologischen Belastungen auf das Gewebe vorsichtig und dosiert übertragen. Ist die Wunde nach ca. 4 bis 5 Wochen mit Kollagen Typ III geschlossen, sollte man langsam progredient die Belastung steigern, bis die für diesen Patienten normale und gewünschte Belastbarkeit erreicht ist.

Problematisch ist allerdings oft, dass die Mobilität gegenüber anderen anatomischen Strukturen, aber vor allem auch zwischen den einzelnen Faszienschichten gestört ist.

Dies sind dann meistens die typischen eingezogenen Narben, die sich nicht mehr gegenüber darunterliegenden Strukturen bewegen können. Solche Narben können sehr häufig für weitere und stärkere chronische Beschwerden verantwortlich sein. Man bezeichnet sie dann auch häufig als *Störfeld*.

Physiotherapeutisch versucht man, die Mobilität wiederherzustellen. Aus ärztlicher Sicht ist es meist hilfreich, diese Narben mit Procain im Rahmen der Neuraltherapie zu unterspritzen.

Zusammenfassung: Regeneration der Faszien

Der Wundheilung der Faszien entspricht den normalen Wundheilungsprozessen und Abläufen – wie in allen anderen Bindegeweben. Das größte Problem ist hier die gestörte Mobilität innerhalb der Faszie, aber vor allem die gestörte Mobilität der Faszien gegeneinander.

3 Haut und Thermoregulation

3.1 Haut

In diesem Buch wird die Haut separat behandelt, da sie eine Sonderposition einnimmt. In Abhängigkeit von der Körpergröße hat die Haut eine Oberfläche von 1,2 bis 2,3 m^2. Ihr Gesamtgewicht beträgt ca. 16% des Körpergewichts (ca. 3,5 bis 5 kg) und ist damit das größte Organ des Körpers.

Die Haut ist gegenüber mechanischen und chemischen Reizen sehr widerstandsfähig, verfügt allerdings nur über geringe Reserven. Werden z. B. durch Verbrennung ca. 10% der Haut zerstört, führt dies bereits zu einem lebensgefährlichen Verlust an Flüssigkeit und Elektrolyten. Eine vergleichsweise genauso große Zerstörung der meisten inneren Organe würde kaum zu Funktionseinbußen führen.

Es kann darüber diskutiert werden, ob die Haut dem Bewegungsapparat zuzuordnen ist. Immerhin haben Veränderungen der Haut, wie Narbenbildungen besonders nach Verbrennungen usw., Einfluss auf die Beweglichkeit der Gelenke.

Die wichtigste Funktion der Haut ist, die Grenze zwischen der Außenwelt (Milieu exterieur) und dem Körperinneren (Milieu interieur) zu bilden. Ohne diese Grenze wäre ein Leben außerhalb des Wassers nicht möglich. Gleiches gilt auch für andere Gewebe, in denen ein Austausch zwischen „außen" und „innen" stattfindet, wie z. B. die Atemwege, die Harnwege und der Verdauungstrakt.

Da die Haut auch bei der Thermoregulation des Körpers eine wichtige Rolle spielt, wird dies im zweiten Teil des Kapitels gesondert behandelt.

3.1.1 Äußere Erscheinung

Die äußere Erscheinung unserer Haut kann stark variieren. Ihre Farbe ist nicht nur von Rasse zu Rasse, sondern sogar von Mensch zu Mensch sehr unterschiedlich. Auch die Farbe und Länge der Haare und mittlerweile auch der Nägel ist bei den Menschen verschieden. So kann die Haut auch im Rahmen einer physiotherapeutischen Untersuchung als Hilfe hinzugezogen werden. Anhand lokaler Veränderungen der Haut und deren Lokalisation am Rumpf können z. B. mögliche Störungen von inneren Organen zutage treten (Bindegewebszonen). Weitere Auskünfte über Störungen im Körper kann die Beurteilung der Gesichtszonen (Physiognomik) und der Reflexzonen an Hand und Fuß bieten. Außerdem können über die Farbe der Haut Rückschlüsse auf mögliche Erkrankungen (z. B. Hepatitis, Bluthochdruck) gezogen werden. Mithilfe einer Nagel- und Haaranalyse können Schwermetallbelastungen (Quecksilber, Kadmium, Blei usw.) und Abweichungen des Mineralstoffhaushaltes festgestellt werden.

Zum Schluss sei hier noch eine Bemerkung von Jan Jaap de Moree angefügt, aus seinem Buch „Dynamiek van het menselijk bindweefel": „Verwendeten alle Menschen so viel Zeit, Energie, Aufmerksamkeit und Geld an ihren gesamten Körper, wie auf die Haut und deren Anhangsgebilde (Haare, Nägel), so wären sie sicherlich sehr viel gesünder."

3.1.2 Funktion

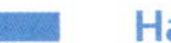

Haut

Die Haut hat verschiedene meist sogar lebenswichtige Aufgaben. Sie

- bildet eine *Schutzschicht*, die dafür sorgt, dass unsere Körperflüssigkeiten nicht austreten und verdunsten. Der Mensch würde sonst bei höheren Temperaturen austrocknen.
- bildet eine Schutzschicht gegen das Eindringen von Bakterien, Viren, Pilzen usw.
- bietet *Schutz gegen UV-Strahlung*; UV-Strahlung kann die DNA der Zellen schädigen, wodurch das Zellsterben beschleunigt wird oder eine maligne Entartung der Zellen entstehen kann (Hauttumoren). Die starke Rötung bei einem Sonnenbrand entsteht durch die Verletzung der Haut und die dadurch ausgelöste Entzündung.
- bietet Schutz gegen *chemische Einflüsse*.
- bietet Schutz gegen *mechanische Belastungen* durch die Bildung einer dicken Hornhautschicht (z. B. Fußsohle).
- stellt eine *Grenze* zwischen Milieu interieur und Milieu exterieur dar.
- *kontrolliert* und reguliert in Zusammenarbeit mit dem Zentralnervensystem die *Körpertemperatur* (s. Kap. 3.2 Thermoregulation, S. 349 ff.).

- vermittelt Informationen von vielen Rezeptoren an das Zentralnervensystem über mechanische, thermische und chemische Einflüsse, die auf die Haut und damit auf den Körper einwirken.
- *produziert Anhangsgebilde* wie Haare, Nägel und Produkte wie Talg und Schweiß. Die Funktion der Haare und Nägel ist beim Menschen im Gegensatz zu den Tieren weitestgehend verlorengegangen. Über die Funktion des Talgs ist man sich nicht einig, aber man geht davon aus, dass er die Haut geschmeidiger macht und möglicherweise auch noch eine extra Schutzschicht verleiht. Über den Schweiß ist der Körper in der Lage, seine Körpertemperatur zu regulieren, und gleichzeitig kann er auf diese Weise überflüssiges Natrium ausscheiden.
- bildet eine *thermische und mechanische Schutzschicht* besonders durch den Fettgehalt der Unterhaut.
- *produziert Vitamin D*, das beim Aufbau und besonders der Stabilität der Knochen von großer Bedeutung ist.

Es könnte sicherlich darüber diskutiert werden, ob das Zeigen von Emotionen auf der Haut durch Erblassen oder Erröten auch zu den Funktionen der Haut gezählt werden soll.

3.1.3 Aufbau

Die Haut (Cutis) ist aus 3 verschiedenen Schichten aufgebaut, die in den verschiedenen Körperbereichen kleine Unterschiede zeigen können (Abb. 3.**1**):

- *Epidermis* oder Oberhaut
- *Dermis*, auch Corium oder Lederhaut
- *Hypodermis*, auch Subkutis oder Unterhaut

Im Bereich der Körperöffnungen (Mund, Nase, Ohr, Anus usw.) geht die Haut fließend in die Schleimhaut über. Die Epidermis stammt embryonal aus dem Ektoderm, Dermis und Hypodermis aus dem Endoderm. Bei der Epidermis handelt es sich also strenggenommen nicht um Bindegewebe, sondern sie zählt – auch histologisch gesehen – zum Epithelgewebe.

Die Haut weist durch ihren hohen Gehalt an elastischen Fasern und den ungeformten Aufbau des kollagenen Netzwerks eine sehr große Elastizität und Mobilität auf. Dies ist von großem Nutzen z. B. in der Schwangerschaft, in der die Bauchhaut extrem gedehnt wird und nach der Geburt wieder in die ursprüngliche Form zurückkehrt. Auch bei Übergewicht und nach intensivem Krafttraining ist eine hohe Dehnbarkeit der Haut gefordert.

Selbstverständlich braucht die Haut auch eine gewisse Mobilität, um die Bewegungen der Gelenke zu erlauben. Dies wird besonders bei Vernarbungen deutlich, die die Beweglichkeit der Gelenke stark einschränken können.

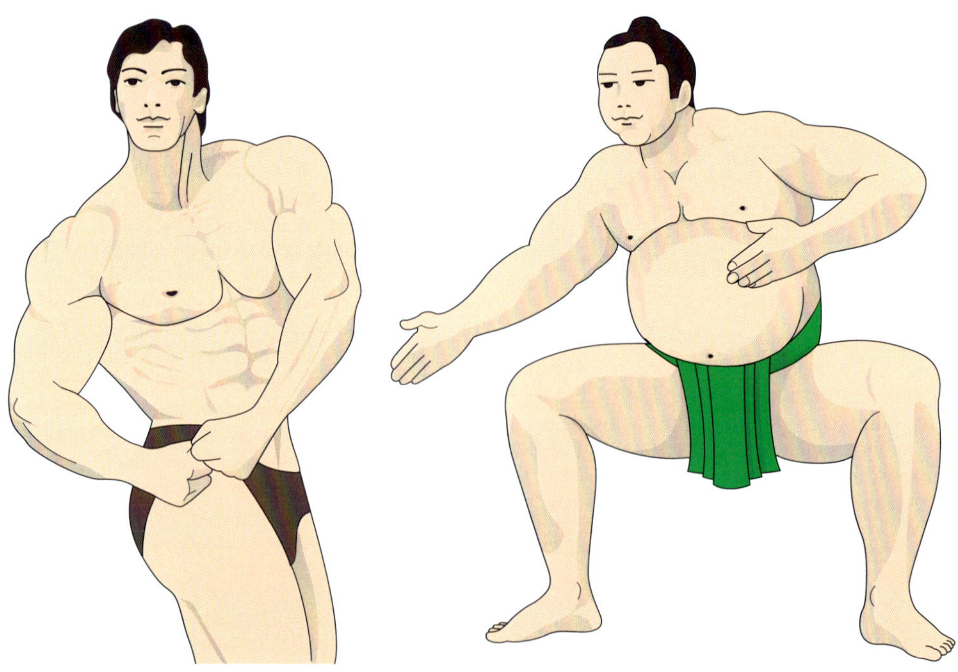

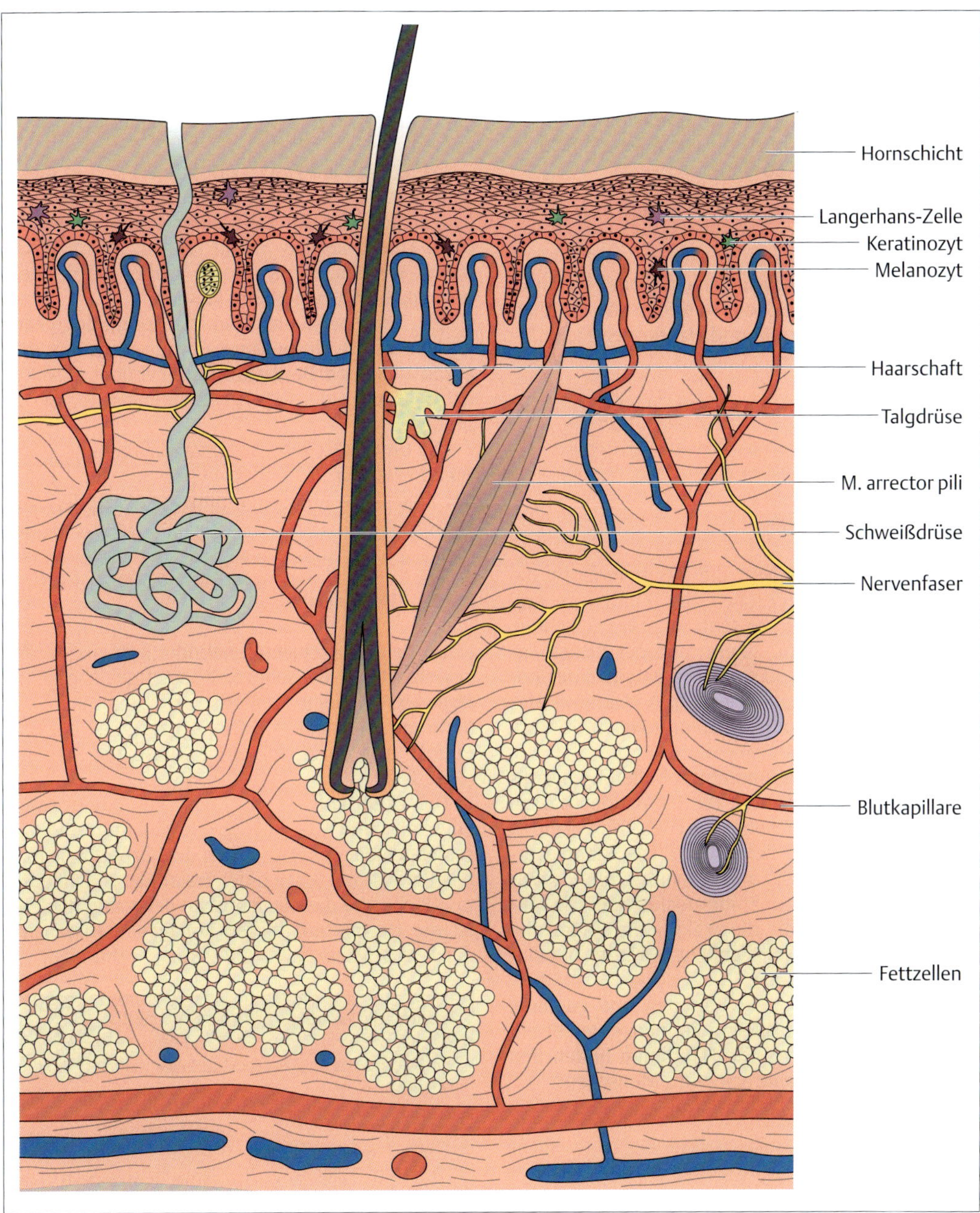

Abb. 3.**1** Aufbau der Haut.

Die Epidermis ist zwischen 0,1 und 1,5 mm dick. Am dicksten ist sie im Bereich der Fußsohle und der Handinnenflächen. Auch am Rücken und Gesäß ist die Haut dicker. Hierbei handelt es sich jedoch um eine Verdickung der Dermis und häufig auch der Hypodermis. Die Schichten der Haut sind in den verschiedenen Körperbereichen unterschiedlich aufgebaut.

Epidermis

An der Körperoberfläche befindet sich die Epidermis. Sie ist ektodermaler Herkunft und wird in 4 bis 6 Schichten (abhängig vom Autor) eingeteilt. Es werden von oberflächlich bis tief folgende Schichten unterschieden (Abb. 3.**2**):

- *Stratum corneum*, manchmal eingeteilt in:
  - Stratum disjunctum und
  - Stratum spinosum.
- *Stratum lucidum:* Diese Schicht findet man nur in den Körperbereichen, in denen die Haut dicker ist, wie Fußsohle und Handinnenfläche.
- *Stratum granulosum*
- *Stratum spinosum*
- *Stratum basale* (wird häufig Stratum germinativum genannt)

Basalmembran

Unter der Epidermis liegt die Basalmembran, die eine Trennschicht zwischen der Epidermis und der Dermis bildet. Sie besteht aus zwei Schichten, der *Lamina lucida* (ca. 20 nm) und der dicken *Lamina densa* (ca. 30 – 80 nm), und ist aus einer homogenen Masse aus Kollagen Typ IV, Laminin, Heparansulfat, Chondroitinsulfat und Hyaluronsäure aufgebaut.

Im Bereich der Basalmembran bilden Epidermis und Dermis starke Falten, die ineinander passen und die Kontaktflächen zwischen den beiden Hautanteilen extrem vergrößern. Die Falten werden auch Epidermiskamm genannt, die dazwischenliegenden Räume Epidermisfurchen. Die Einstülpungen der Dermis, die exakt in die Epidermisfurchen passen, heißen Papillen (Stratum papillare).

Durch die Bildung von Kämmen und Furchen, die unterschiedlich groß sein können, entsteht ein Hautrelief (Hautlinien). Die Hautlinien bilden den individuellen Fingerabdruck eines Menschen.

Dermis

Auf die Basalmembran folgt die aus zwei Schichten, dem dünnen *Stratum papillare* und dem dicken *Stratum reticulare*, aufgebaute Dermis. Die Dicke der Dermis variiert in den verschiedenen Körperbereichen stark und kann am Rücken eine Dicke von bis zu 4 mm erreichen.

Das Stratum papillare besteht vor allem aus lockerem Bindegewebe, das überwiegend Kollagen Typ III und viele elastische Fasern enthält. Es ist sehr zellreich mit Fibroblasten, Makrophagen, Mastzellen und Leukozyten (meist Lymphozyten) ausgestattet.

Das Stratum reticulare enthält nur wenige Zellen und ist aus straffem Bindegewebe mit überwiegend Kollagen vom Typ I und elastischen Fasern aufgebaut.

Die kollagenen Fasern orientieren sich in dieser Schicht und bilden Spaltlinien, auch Linien von Langer genannt. Im Falle einer Operation sollten diese Linien bei der Schnittführung nicht durchtrennt werden, da sich sonst große und schlecht bewegliche Narben bilden können.

Die Proteoglykane und Glukosaminoglykane werden aus Hyaluronsäure, Chondroitinsulfat, Heparansulfat und Dermatansulfat gebildet. Dadurch ist die Haut in der Lage, große Mengen Wasser zu binden.

Die Dermis ist sehr widerstandsfähig und stabil. Aus diesem Grund findet die Dermis der Tiere in der Kleidungs- und Schuhindustrie als „Leder“ Verwendung.

Hypodermis

Unter den Hautschichten befindet sich eine Bindegewebsschicht, die sehr reich an Fettgewebe ist, die *Hypodermis* (auch Subkutis oder Unterhaut). Sie verbindet die Haut mit der Körperfaszie bzw. dem Periost und sorgt auf diese Weise für Stabilität (Abb. 3.**3**).

Die Unterhaut ist aus lockerem Bindegewebe aufgebaut und erlaubt so große Mobilität und Verschieblichkeit der Haut gegen die Körperfaszie bzw. das Periost. Im Bereich der Fußsohle und Handinnenfläche, wo die mechanische Belastung hoch ist, ist die Dermis mit dicken kollagenen Fasern mit der Körperfaszie bzw. dem Periost verbunden.

Zusammenfassung: Aufbau der Haut

Die Haut besteht aus Oberhaut oder Epidermis, die unterteilt wird in:

- Stratum corneum (Stratum disjunctum und Stratum compactum)
- Stratum lucidum (nicht immer vorhanden)
- Stratum granulosum
- Stratum spinosum
- Statum basale

Im Anschluss daran findet sich eine Trennschicht, die die Epidermis von der Dermis oder Lederhaut abtrennt. Sie wird von der Basalmembran gebildet. Die Dermis ist unterteilt in

- Stratum papillare (dünn) und
- Stratum reticulare (dick).

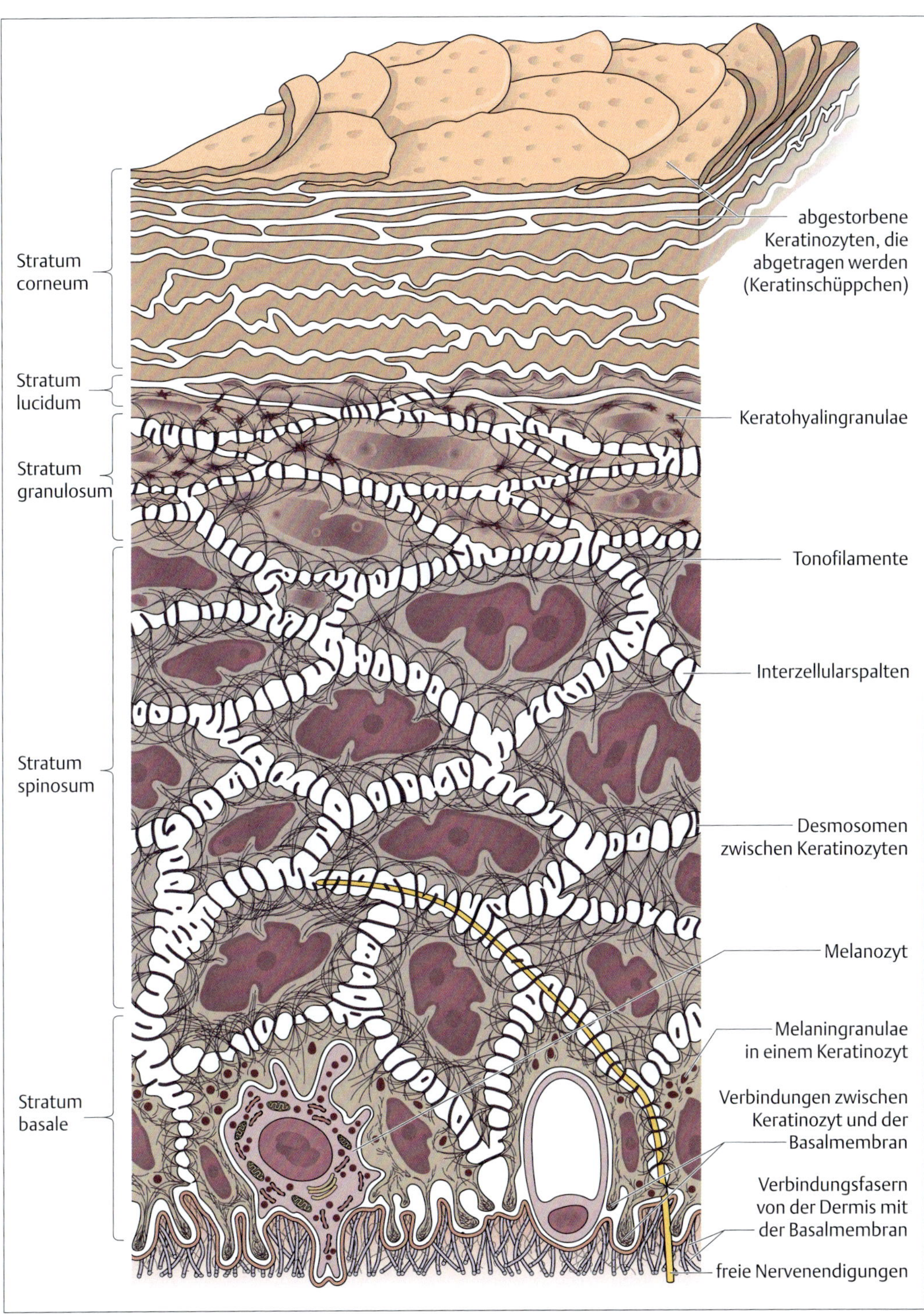

Abb. 3.**2** Aufbau der Epidermis.

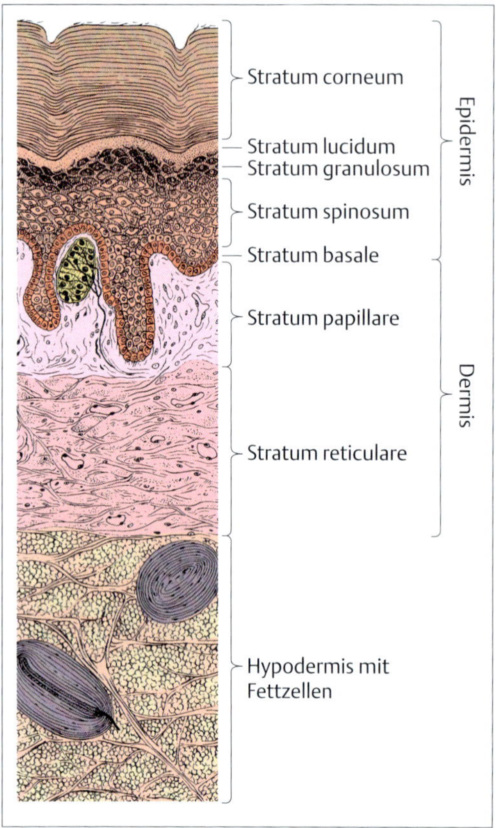

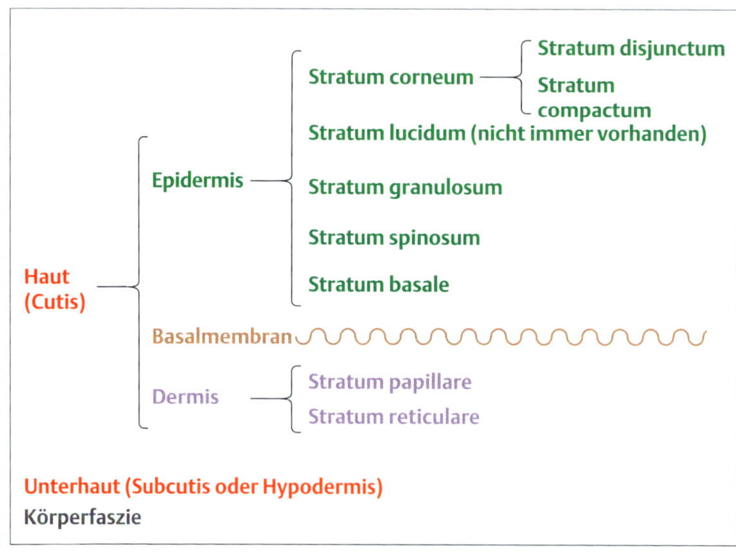

Abb. 3.**3** Aufbau und Schichten der Haut **a** Aufbau der Epidermis, Dermis und Hypodermis **b** und Übersicht über die Schichten der Haut

Unter der Dermis findet sich die Hypodermis oder Unterhaut, die überwiegend aus Fettgewebe besteht.
Die nächste Gewebeschicht ist dann die Körperfaszie oder das Periost.
Am Übergang von Epidermis zu Dermis findet sich eine sehr ausgeprägte Wellenform, wodurch die Kontaktfläche zwischen Epidermis und Dermis stark vergrößert wird und mehr Stabilität bekommt.

3.1.4 Komponenten

Haut und Unterhaut sind wie überall aus Zellen und Matrix aufgebaut, die Matrix wiederum aus kollagenen und elastischen Fasern, nichtkollagenen Proteinen, der Grundsubstanz (Proteoglykanen und Glykosaminoglykanen) und Wasser.

Zellen

Zellen der Epidermis

In der Epidermis finden sich Keratinozyten, Melanozyten, Langerhans-Zellen und Merkel-Zellen.

Keratinozyten

Diese Zellen repräsentieren die weitaus größte Zahl der in der Epidermis vorhandenen Zellen. Sie bilden das Plattenepithel. Die Form der Zellen verändert sich vom Stratum basale zum Stratum corneum von kubisch zu flach. Viele Verbindungen zwischen den Zellen der Epidermis sorgen für große Stabilität. Die Verbindungsstellen werden Interzellularbrücken oder *Plasmodesmen* genannt. Die Verdickungen, die dadurch entstehen, heißen *Desmosomen*. Durch die interzellulären Verbindungen zwischen den Tonofibrillen bekommt die Haut eine sehr große Zugfestigkeit.

Im *Stratum basale* gibt es zusätzlich noch *Hemidesmosomen*, die eine Verbindung zwischen den Zellen des Stratum basale und der Basalmembran herstellen. Bei sehr großer Reibung (z. B. Gartenarbeit usw.) können sich die Hemidesmosomen lösen, was sich dann in Form einer Blase zeigt.

Die Zellen der Epidermis werden über Diffusion aus den Gefäßen der Dermis, die direkt unter der Basalmembran liegen, ernährt.

Innerhalb der Zellen gibt es verschiedene Bündel von Filamenten, die Tonofilamente, die sich im Bereich der Interzellularbrücken mit denen der benachbarten Zellen verbinden. Sie haben einen Durchmesser von 5 – 9 nm und werden auf ihrem Weg zur Oberfläche immer dicker (Tonofibrillen). Im Stratum corneum repräsentieren sie ca. 50 % der anwesenden Zelleiweiße. Die Tonofilamente vergrößern ebenfalls die Stabilität der Haut.

Zusätzlich zu diesen Filamenten sind die Zellen reich an Mitochondrien, besitzen einen gut entwickelten Golgi-Apparat, endoplasmatisches Retikulum und viele Ribosomen.

Im *Stratum basale* sind die Zellen kubisch bis zylindrisch. Hier findet eine sehr starke Zellteilung (Mitose) statt. Durch den gefalteten Verlauf der Zone entsteht eine große Produktionsfläche, die eine ausreichende Versorgung mit neuen Zellen gewährleistet.

Nach der Zellteilung bewegen sich die Zellen langsam zur Hautoberfläche. Der Weg vom Stratum basale ins Stratum corneum dauert durchschnittlich 26 bis 42 Tage. Der Transport durch das Stratum corneum nimmt ca. 14 Tage in Anspruch. Der gesamte Prozess von Zellteilung bis zur Abstoßung an der Hautoberfläche dauert häufig ca. 45 bis 75 Tage.

Die Geschwindigkeit dieses Prozesses kann, abhängig von der Belastung der Haut, unterschiedlich groß sein. Die Geschwindigkeit der Zellerneuerung kann daran abgelesen werden, wie schnell ein Mensch nach einem Urlaub in der Sonne verblasst.

Im darauffolgenden *Stratum spinosum* bekommen die Zellen eine mehr sechseckige Form und werden in Richtung Hautoberfläche zunehmend flacher. Im unteren Teil dieser Zone findet noch wenig Zellteilung statt.

Die Zellen bilden mehrere Ausläufer (*Stratum spinosum*), die die Zellen untereinander verbinden. In den Körperbereichen, in denen die Haut mechanisch stark belastet wird, ist das Stratum spinosum dicker. Zudem sind auch die Zellmembranen selber sehr stabil und werden durch viele Eiweiße (Involucrin und Keratolin), die miteinander über Crosslinks verbunden sind, verstärkt.

Im *Stratum granulosum* werden die Zellen flach und vieleckig. Die Hautschicht ist meistens 2 bis 5 Zellen dick. Die Zellen beinhalten jetzt Keratohyalinkörner, die in Richtung Hautoberfläche immer zahlreicher werden. Die Körner werden auch Keratinosomen oder „Odland-bodies" genannt. Gegen Ende dieser Schicht verschwinden die Körner (Granula), und ihr Inhalt verteilt sich über die gesamte Zellmembran. Anschließend wird er mittels Exozytose an das Interstitium abgegeben.

Das Keratohyalin ist aus den Eiweißen Histidin und Cystein sowie Phospholipiden und Polysacchariden (Glykosaminoglykanen) aufgebaut. Zwischen den Zellen entsteht dadurch eine solide Abdichtung, die dafür sorgt, dass Flüssigkeit von außen nicht in das Gewebe eindringen kann oder dass Flüssigkeit aus dem Körper nicht an die Hautoberfläche gelangt, wo sie über Verdunstung verlorengehen würde. Durch diese Isolationsschicht können die Lebewesen, die außerhalb des Wassers leben, ihre Wassermenge im Inneren konstant halten und einer Austrocknung vorbeugen.

Das *Stratum corneum* wird vom Stratum granulosum scharf abgegrenzt. In einigen Fällen findet man hier das *Stratum lucidum* als Trennschicht (Fußsohle und Handinnenfläche).

Das Stratum corneum ist meistens nur 15 bis 20 Zellen dick. Die Zellen sind sehr flach. Über den Prozess der Zytolyse wird der gesamte Zellinhalt aufgelöst, so dass die Zelle nur noch mit 8 bis 10 nm dicken Tonofilamenten gefüllt ist. Nach der Zytolyse, bei der auch der Zellkern verschwindet, handelt es sich um tote Zellen.

Die Verbindung zwischen Tonofilamenten und Keratohyalin wird als Verhornungsprozess bezeichnet. Das nichtkollagene Protein Filaggrin kittet die Tonofilamente aneinander, es entsteht eine stabile und homogene Masse.

Die letzte Phase der Hautzellen ist die *Desquamation* (Abstoßung). Die Geschwindigkeit, mit der die Zellen abgestoßen werden, ist von der mechanischen Belastung an der Hautoberfläche (Reibung) und vom Druck, der von unten durch neu gebildete Zellen auf diese Schicht einwirkt, abhängig.

Der Mensch verliert durchschnittlich 0,5 bis 1,0 g Hornhaut pro Tag. Dieser Wert liegt bei hoher mechanischer Belastung und nach einem Sonnenbrand sehr viel höher. Das Pellen der Haut nach einem Sonnenbrand wird durch eine Schädigung der Zellen im Stratum spinosum verursacht.

Es gibt auch Krankheiten, die auf einen fehlerhaften Ablauf der beschriebenen Vorgänge zurückzuführen sind. Bei der Ichthyosis beispielsweise werden die Zellen nicht abgestoßen, und es entsteht eine sehr dicke Schicht von Plattenepithel oder Hornhaut. Bei der Psoriasis ist der Transport von Zellen vom Stratum basale in das Stratum corneum so schnell, dass bei der Abstoßung die Zytolyse noch nicht vollständig abgeschlossen ist und Zellfragmente mit abgetragen werden.

Melanozyten

Man findet die Melanozyten oder Pigmentzellen (Abb. 3.**4**) in den unteren Schichten der Epidermis und im Bereich der Haarfollikel. Im Gegensatz zu den Keratinozyten wandern sie nicht zur Hautoberfläche. Die Zellen sind rund und besitzen sehr viele Ausläufer, die alle zur Hautoberfläche gerichtet sind, und bis ins Stratum spinosum reichen. Melanozyten haben keine Verbindungen untereinander und auch keine zu den Keratinozyten. Innerhalb der Zelle findet man viele Mikrotubuli, aber keine Filamente.

Die Melanozyten oder Pigmentzellen können – abhängig von der Menge der UV-Strahlung, die auf die Haut einwirkt – Melanin (Pigment) produzieren. Durch diese Pigmentierung entsteht eine Schutzschicht gegen die schädlichen Effekte der UV-Strahlung, und es wird einer Verbrennung des Gewebes vorgebeugt.

Die Hautfarbe wird von der Menge an produziertem und freigesetztem Melanin, bzw. der

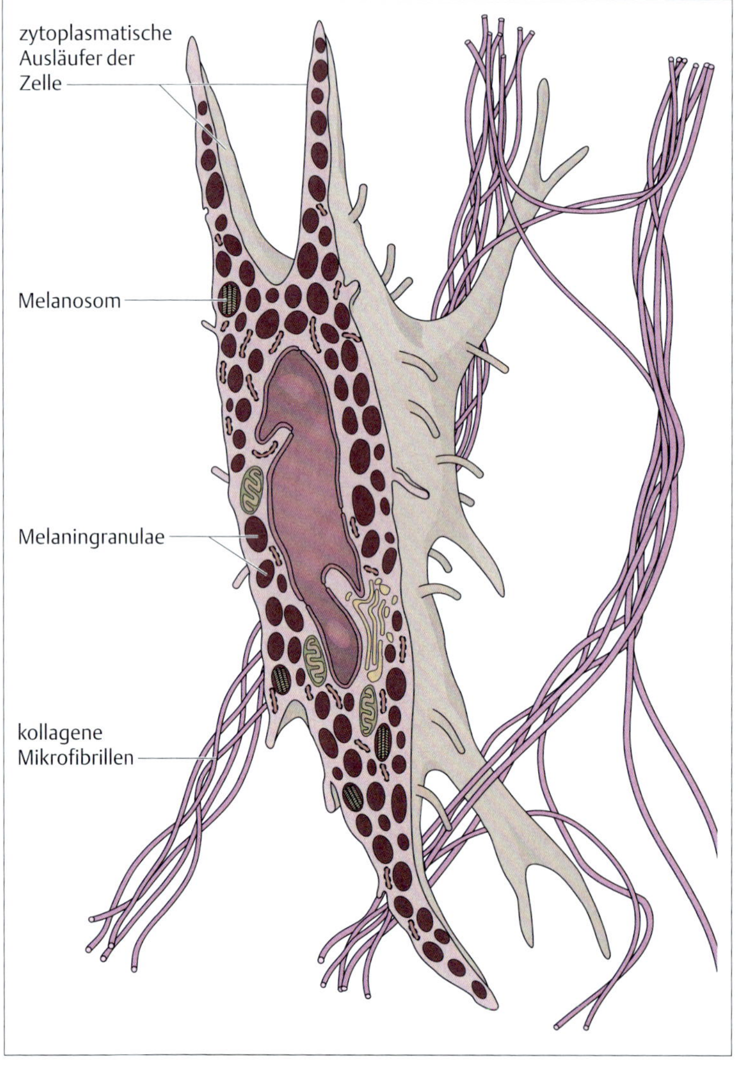

Abb. 3.**4** Melanozyt.

Menge an β-Karotin in der Haut, und der Durchblutung der Haut bestimmt.

Beim Melanin unterscheidet man zwischen dem braunschwarzen Eumelanin und dem rotgelben Feomelanin.

Die Verteilung zwischen Melanozyten und Keratinozyten ist abhängig vom Hautgebiet, nicht von der Rasse. Das Verhältnis wechselt zwischen 1:14 zu 1:36. Dies bedeutet, dass es ca. 1000 bis 2500 Melanozyten pro mm^2 gibt.

Langerhans-Zellen

Die Langerhans-Zellen stammen von der Knochenmarkszelle ab und sind überwiegend im Stratum basale zu finden. Sie besitzen Ausläufer, die bis ins Stratum spinosum hineinragen. Die Zellen verbinden sich nicht miteinander oder mit anderen Zellen und besitzen im Gegensatz zu den Keratinozyten keine Filamente. Sie sind 400 bis 1000 mm^2 groß und das Verhältnis Keratinozyten zu Langerhans-Zellen beträgt ca. 100:1. Die Zellen sind in der Lage, Informationen über Antigene, die in der Haut vorhanden sind, an die T-Lymphozyten (Helferzellen) zu übertragen. Zudem können sie wie die Makrophagen Interleukin 1 produzieren, was die umliegenden Lymphozyten anzieht und aktiviert. Wenn die Zelle Kontakt mit einem Antigen bekommen hat, wird sie mobil. Sie macht sich aus der Epidermis frei und bewegt sich mit amöboiden Bewegungen über die Lymphe zu einer Lymphdrüse. Das Antigen wird dann an die Killer-Zellen übertragen, die das Antigen angreifen. Es gibt in unserem Körper ca. 10^9Langerhans-Zellen, die eine sehr große Bedeutung für die Körperabwehr haben.

Merkel-Zellen

Merkel-Zellen findet man im Stratum basale der Epidermis. Sie können durch eine mechanische Reizung, wie z. B. Druck und Zug, Neurotransmitter freisetzen.

Die Neurotransmitter gelangen dann zu den direkt in der Nähe liegenden freien Nervenendigungen, wo sie ein Aktionspotenzial auslösen können.

Die Merkel-Zellen sind die einzigen Rezeptoren, die in der Epidermis liegen. Alle anderen Hautrezeptoren befinden sich in der Dermis. Das Verhältnis von Merkel-Zellen zu Keratinozyten beträgt 1:100.

Zellen der Basalmembran

In der Basalmembran gibt es Fibroblasten. Sie können Matrixkomponenten wie das Kollagen Typ IV, das nichtkollagene Protein Laminin und die Proteoglykane Heparansulfat, Chondroitinsulfat und Hyaluronsäure produzieren.

Zellen der Dermis

Die in der Dermis vorhandenen Zellen sind Fibroblasten, Mastzellen, Makrophagen, manchmal Plasmazellen, Leukozyten und T-Lymphozyten.

Die *Langerhans-Zellen* (Epidermis), die *T-Lymphozyten*, die *Makrophagen* und die Mastzellen bilden gemeinsam das Immunsystem der Haut. Sie spielen eine wichtige Rolle bei der Körperabwehr und bei allergischen Reaktionen.

Die *Fibroblasten* produzieren Matrixkomponenten wie kollagene und nichtkollagene Proteine, Proteoglykane und Glykosaminoglykane. Zudem produzieren die Zellen das Enzym Kollagenase, wodurch sie beim Umbau/Neubau des kollagenen Netzwerks die Verbindungen zwischen den einzelnen kollagenen Molekülen brechen können. So kann ein altes Molekül durch ein neues ersetzt werden.

Die *Mastzellen* können, wenn sie (mechanisch, chemisch oder thermisch) stimuliert werden, Histamin produzieren. Diese Fähigkeit wird bei sehr vielen physiotherapeutischen Behandlungen genutzt, um die Durchblutung der Haut und der darunterliegenden Strukturen anzuregen. Histamin hat eine stimulierende Wirkung auf die Durchblutung, weil es die Gefäße dilatiert und gleichzeitig die Permeabilität der Gefäßwand vergrößert. Es regt außerdem die Fibroblasten zur Synthese von kollagenen und nichtkollagenen Proteinen an. Außer Histamin kann die Mastzelle auch noch Proteoglykane, Glykosaminoglykane und Kollagenasen produzieren.

Zellen der Hypodermis

In der Hypodermis kommen überwiegend Fettzellen (Adipozyten) und einige Fibroblasten vor. Die Fettzellen können große Mengen an Fett aufnehmen und lagern. Das Fett dient als Energiereserve und Isolationsschicht. Das Fettgewebe ist gut durchblutet, und die Zellen liegen immer in der Nähe von Kapillaren, damit sie bei Bedarf schnell Fett an die Blutbahn abgeben kann.

Das Fett – ca. 10% unseres Körpergewichts – bietet eine Energiereserve, von der der Mensch ca. 14 Tage leben könnte. Dicke Menschen können eine Energiereserve besitzen, von der sie ca. 1 Jahr lang leben könnten.

Zusammenfassung: Zellen der Haut

In der Epidermis kommen Keratinozyten, Melanozyten, Langerhans-Zellen und Merkel-Zellen vor. Die *Keratinozyten*, die die größte Fraktion darstellen, durchlaufen viele Veränderungen auf ihrem Weg vom Stratum basale zum Stratum corneum. Die Zellen haben Verbindungen untereinander, was dem Gewebe große Stabilität verleiht. Zusätzlich bilden sie Tonofilamente, die sich von Zelle zu Zelle miteinander verbinden. Auf ihrem Weg zur Hautoberfläche entwickeln sich innerhalb der Zellen Körner mit Keratohyalin, das in den oberflächlichen Schichten in das Interstitium freigesetzt wird und eine undurchdringliche Schicht bildet. Die starken Verbindungen der Zellen untereinander und die Bildung einer dichten Masse Keratohyalin verleihen der Haut ihre Funktion als Isolationsschicht. Die *Melanozyten* bewegen sich nicht zur Hautoberfläche, sondern bleiben im Stratum basale. Sie produzieren Melanin, das die Haut braun färbt und einen effektiven Schutz gegen die Einwirkung von UV-Strahlung bietet. Die *Langerhans-Zellen* bilden das Immunsystem der Haut. Sie können Fremdkörper (Bakterien, Viren usw.) erkennen. Nach dem Kontakt mit einem Antigen wird dieses von der Langerhans-Zelle zum Lymphsystem transportiert, wo es von den Lymphozyten angegriffen und vernichtet wird. Die *Merkel-Zellen* befinden sich wie die Langerhans-Zellen und die Melanozyten im Stratum basale. Sie reagieren auf mechanische Reize mit der Freisetzung von Neurotransmittern, die die in der Nähe liegenden freien Nervenendigungen stimulieren und Informationen an das Zentralnervensystem weiterleiten. Die Zellen der Basalmembran, der Dermis und der Hypodermis werden von Fibroblasten gebildet. In der Dermis gibt es zudem noch Mastzellen und in der Hypodermis viele Fettzellen.

Matrix

Kollagene Fasern

In der Epidermis gibt es – zusätzlich zu elastischen Fasern – Kollagen Typ V und VII, das die Epidermis mit der Basalmembran verbindet. Die Basalmembran wird in eine Lamina densa und eine Lamina lucida eingeteilt. Die Fasern der Basalmembran sind zum größten Teil kollagene Fasern vom Typ IV, die vor allem in der Lamina densa liegen. Zudem gibt es Kollagen Typ VII, das die Verbindung zwischen der Dermis, der Epidermis und den beiden Teilen der Basalmembran herstellt. Das Kollagen Typ VII (Durchmesser 10 bis 12 nm) kann sich sehr gut mit den Mikrofibrillen der elastischen Fasern der Dermis verbinden, die genau den gleichen Durchmesser besitzen. Zusätzlich gehen sie mit den kollagenen Fasern Typ IV der Lamina densa Verbindungen ein. In beiden Schichten der Basalmembran, in der Dermis und der Epidermis, ist auch Kollagen Typ V vorhanden. Die verschiedenen Verbindungen zwischen der Epidermis, der Basalmembran und der Dermis verleihen der Haut ihre große Stabilität.

90% des Trockengewichts der Dermis wird von Kollagen gebildet. Die hier vorhandenen Fasern sind zum größten Teil kollagene Fasern vom Typ I (ca. 85 bis 90%). Dazu gibt es Kollagen Typ III (ca. 8 bis 11%) und in geringer Menge Kollagen Typ V, VI, VII, VIII, XII und XIII (ca. 2 bis 7%).

Direkt unterhalb der Basalmembran „verknoten" sich die kollagenen Fasern Typ VII der Basalmembran mit den kollagenen Fasern Typ I und III der Dermis. Hierdurch wird die Basalmembran an der Dermis stabilisiert (Abb. 3.**5**).

Im Stratum papillare sind die kollagenen Fasern relativ dünn (Durchmesser 0,3 bis 3 µm) und bilden ein lockeres ungeformtes Bindegewebe. Im Stratum reticulare dagegen sind sie deutlich dicker (Durchmesser 10 bis 40 µm) und bilden ein straffes Netzwerk geformten Bindegewebes.

Durch die Anordnung bzw. Orientierung der kollagenen Fasern entstehen die Spaltlinien (Linien von Langer) in der Dermis. Wenn die Haut unter Spannung gebracht wird, straffen sich die kollagenen Fasern parallel zu diesen Spaltlinien.

Das Kollagen Typ VI bildet ein dichtes Netzwerk um die Nerven, Gefäße und Fettzellen und beugt hiermit vor, dass das Kollagen der Haut sich mit dem Kollagen der Nerven usw. verbindet. Hierdurch wird vermieden, dass eine mechanische Belastung der Haut sich direkt auf diese Strukturen überträgt.

In der Hypodermis finden sich die gleichen kollagenen Fasern wie in der Dermis. Nur sind die Fasern hier deutlich dünner und bilden ein lockeres ungeformtes Bindegewebe, das der Haut ermöglicht, sich sehr gut gegen die Unterlage zu bewegen. Nur an den Stellen, an denen die Haut unter großer mechanischer Belastung steht (Fußsohle), bilden sich dicke kollagene Fasern, die die Dermis mit der Körperfaszie bzw. dem Periost verbinden und stabilisieren.

Elastische Fasern

Im Bereich des Stratum basale liegen einige elastische Fasern, die aus der Dermis durch die Basalmembran bis in die Epidermis reichen. Die elastischen Fasern der Dermis repräsentieren ca. 2 bis 4% des Trockengewichts der Dermis. Sie bilden zwischen den kollagenen Fasern gut organisierte Netzwerke.

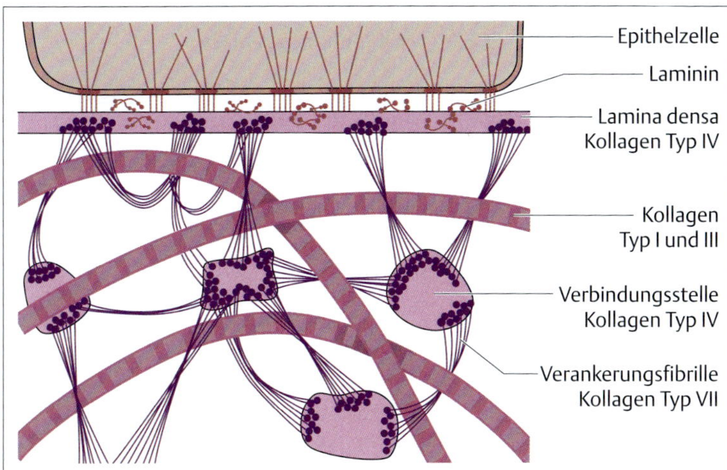

Abb. 3.**5** Verbindung zwischen Dermis und Basalmembran.

Im Stratum papillare sind die elastischen Fasern sehr dünn und werden überwiegend von Eulaninfasern gebildet. Die Fasern bilden hier Arkaden (Bögen). Von ihnen spalten sich noch dünnere Oxytalfasern (Durchmesser 10 bis 12 nm) ab, die durch die Basalmembran bis in die Epidermis reichen.

Im Stratum reticulare sind die elastischen Fasern dicker und verlaufen parallel zur Hautoberfläche. Es handelt sich hier um voll ausgebildete elastische Fasern mit Mikrofibrillen (5%) und amorphem Elastin, das ca. 95% des Gesamtgewichts der elastischen Fasern bestimmt. Auch in der Hypodermis finden sich viele elastische Fasern, die zwischen den kollagenen Fasern liegen.

Grundsubstanz

Der Interzellularraum der Epidermis ist gefüllt mit *Keratohyalin*, was aus den Eiweißen Histidin und Cystein sowie Phospholipiden und Polysacchariden (Glykosaminoglykanen) aufgebaut ist. Die hierdurch entstandene homogene Schicht verhindert das Eindringen von Flüssigkeiten sowie Bakterien, Viren usw.

Die Grundsubstanz der Basalmembran wird überwiegend von Heparansulfat gebildet. Zusätzlich finden sich Chondroitin-4-Sulfat, Chondroitin-6-Sulfat und in geringen Mengen Hyaluronsäure. Die hier vorhandenen Proteoglykane bilden zusammen mit Kollagen Typ IV und dem nichtkollagenen Protein Laminin eine stabile homogene Trennschicht zwischen der Epidermis und der Dermis.

Die Basalmembran kann durch ihren Aufbau vor Eindringlingen schützen. Und sie sorgt dafür, dass Körperflüssigkeit und Ionen in die Epidermis gelangen und nach Bedarf ausgeschieden werden können.

In der Dermis wird der größte Anteil der Proteoglykane von Dermatansulfat gebildet. Dazu gibt es dann noch Chondroitin-4-Sulfat, Chondroitin-6-Sulfat, Heparansulfat und Hyaluronsäure. Die Hyaluronsäure ist in der Haut nur selten an Proteoglykane gebunden. Demzufolge gibt es hier nur ganz wenige Proteoglykanaggregate. Dermatansulfat kann das Dickenwachstum der Kollagenfasern Typ I kontrollieren. Heparansulfat der Dermis unterscheidet sich von dem der Basalmembran durch geringere Dicke, geringere Länge der Glykosaminoglykane und geringere Länge der zentralen Eiweißkette der Proteoglykane. Die Menge und Zusammensetzung der Glykosaminoglykane und Proteoglykane im Stratum reticulare und papillare sind unterschiedlich. Die Menge ist im Stratum papillare größer, und sie beinhaltet hier mehr Dermatansulfat.

Die Zusammensetzung der Grundsubstanz der Hypodermis ist identisch mit der der Dermis, insbesondere mit der des Stratum reticulare. Der einzige Unterschied besteht darin, dass dieses Gewebe zum größten Teil aus Fettzellen aufgebaut ist und die Menge an kollagenen und elastischen Fasern sowie Proteoglykanen, Glykosaminoglykanen und nichtkollagenen Proteinen deutlich geringer ist.

Nichtkollagene Proteine

In der Epidermis findet sich in geringen Mengen das nichtkollagene Protein Laminin. Laminin ermöglicht zusammen mit dem Kollagen Typ VII und den elastischen Fasern (Oxytalfasern) eine Verbindung zwischen der Epidermis und der Basalmembran. Des Weiteren gibt es intrazellulär das nichtkollagene Protein Filaggrin, das die Tonofibrillen aneinander kitten kann.

Laminin ist ein nichtkollagenes Protein, das in allen Basalmembranen zu finden ist. Es ermöglicht sehr stabile Verbindung zwischen den hier vorhandenen Zellen und extrazellulären Komponenten.

Die nichtkollagenen Proteine, die in der Dermis liegen, bestehen aus Fibronektin. Es kann Verbindungen zwischen den hier vorhanden Zellen, den kollagenen Fasern und den Komponenten der Grundsubstanz, den Proteoglykanen und Glykosaminoglykanen, herstellen. Dadurch wird der Dermis ihre große Stabilität gegen mechanische Belastungen verliehen.

Auch in der Hypodermis bestehen die nichtkollagenen Proteine aus Fibronektin. Die Aufgaben des Fibronektins sind hier die gleichen wie in der Dermis. Der einzige Unterschied besteht darin, dass die Verbindungen innerhalb der Hypodermis nicht so zahlreich sind wie in der Dermis, deshalb besitzt die Hypodermis eine größere Mobilität als die Dermis.

Zusammenfassung: Matrix der Haut

Im Bereich der Epidermis finden sich nur im Stratum basale einige dünne kollagene Fasern (Typ V und VII), die von der Basalmembran oder von der Dermis stammen, und eine stabile Verbindung zwischen den verschiedenen Hautschichten gewährleisten. In der Basalmembran gibt es vor allem Kollagen Typ IV, V und in geringeren Mengen Kollagen Typ VII, das sich sehr gut mit den elastischen Fasern der Dermis verbinden kann. Bei den Fasern der Dermis und Hypodermis handelt es sich überwiegend um kollagene Fasern vom Typ I, außerdem um Kollagen Typ III, V, VI, VII, VIII, XII und XIII. Das kollagene Netzwerk im Bereich des Stratum reticulare ist deutlich besser und straffer organisiert als in den anderen Hautgebieten. Neben den kollagenen Fasern gibt es auch noch elastische Fasern, die besonders im Stratum reticulare gut organisierte Netzwerke zwischen den kollagenen Fasern bilden. Dies verleiht der Haut eine sehr große Elastizität. Die Grundsubstanz wird in der Epidermis von Keratohyalin gebildet, das aus Eiweißen, Fetten und Glykosaminoglykanen aufgebaut ist. Hierdurch kann die Haut als Isolationsschicht dienen und u. a. Körperflüssigkeiten an ihrem Weg zur Hautoberfläche hindern. Die Grundsubstanz der restlichen Hautschichten wird von Hyaluronsäure, Chondroitinsulfat, Heparansulfat, Keratansulfat und Dermatansulfat gebildet. In der Basalmembran ist die größte Komponente Heparansulfat, in der Dermis Dermatansulfat. In der Epidermis finden sich nichtkollagene Proteine Laminin und Filaggrin in geringen Mengen. In der Basalmembran gibt es überwiegend Laminin, in der Dermis und Hypodermis Fibronektin.

3.1.5 Hautanhangsgebilde

In der Haut gibt es außerdem hautspezifische Komponenten, die Anhangsgebilde der Haut. Die Hautanhangsgebilde sind:

- Haare
- Nägel
- Talgdrüsen
- Schweißdrüsen

Haare

In diesem Abschnitt werden Aufbau und Funktion der Haare nur kurz erwähnt, da sie beim Menschen, im Gegensatz zu den Tieren, ihre Funktion größtenteils verloren haben.

Bei Tieren regulieren sie die Körpertemperatur und schützen den Körper gegen Abkühlung. Durch das Aufrichten der Haare entsteht eine dünne wärmeisolierende Luftschicht. Außerdem haben die Haare bei Tieren auch noch eine geringe mechanische Schutzfunktion und das Aufrichten der Haare wird eingesetzt, um Feinden zu imponieren und sie abzuschrecken.

Bei Menschen ist die wärmeisolierende Funktion von der Subkutis (isolierende Fettschicht) und von der Durchblutungskontrolle der Haut (Thermoregulation) übernommen worden. Die Haare wirken beim Menschen nur noch in einigen Körperbereichen als geringer mechanischer Schutz und vermindern den Einfluss der UV-Strahlung auf den Schädel.

Die wichtigste Funktion der Haare bei den Menschen liegt wahrscheinlich darin, durch die reichlich vorhandenen Nervenendigungen an der Basis der Haare mechanische Reize an das Zentralnervensystem weiterzuleiten.

Mittlerweile hat die Kopfbehaarung eine wichtige soziale und emotionale Bedeutung bekommen. Die Länge und Farbe der Haare sind heutzutage ein Ausdruck der Lebenseinstellung und Lebensphilosophie (Skinheads, Rocker, Punker usw.). Die Haare (Farbe, Frisur) können auch die Anziehungskraft eines Menschen auf andere beeinflussen.

Es werden dicke, pigmentierte Haare, die auch *terminale Haare* genannt werden und durch die Freisetzung von Melanin aus den Melanozyten ihre Farbe bekommen, und dünne, meist nichtpigmentierte Haare, die *Vellus-Haare,* unterschieden.

Das Wachstum der Haare ist in den verschiedenen Körperbereichen sehr unterschiedlich. Es kann von ca. 150 Tagen am Körper bis zu mehreren Jahren am Kopf variieren. Am Kopf wachsen die Haare ca. 0,44 mm pro Tag und durchlaufen ca. 3 bis 4 Wachstumszyklen im Leben des Menschen, das heißt, ca. 3- bis 4-mal im Leben wird ein neues Haar gebildet. Nachdem ein Haar im Haarkanal und Haarsack gebildet wurde und zur Reifung gekommen ist, bleibt dieses Haar eine gewisse Zeit bestehen, bis es von einem neuentstandenen Haar aus dem Haarkanal gedrückt wird und ausfällt.

Die Haare werden von Keratinozyten gebildet, die in einem Ausläufer der Dermis zu finden sind (Abb. 3.**6**).

In der Mitte des Haarschaftes liegt ein kleiner Muskel (M. arrector pili), der sich mit der Basalmembran verbindet. Durch eine Kontraktion dieses Muskels wird das Haar aufgerichtet, was sich an der Hautoberfläche als Gänsehaut zeigt.

Aktiviert werden diese Muskeln durch das Hormon Noradrenalin, das durch das sympathische Nervensystem freigesetzt wird.

Das Wachstum der Haare wird von Geschlechtshormonen (Androgenen) sowie Hormonen der Nebenniere und der Schilddrüse bestimmt.

Nägel

Auch die Nägel haben bei den Menschen ihre Funktion verloren. Im Tierreich haben sie in Form von Krallen die Aufgabe, eine Beute festzuhalten oder sie damit zu verletzen oder zu töten usw. Bei anderen Tieren wie Pferden, Kühen, Antilopen usw. bilden die Nägel als Hufe eine wichtige und ausgeprägte Schutzschicht gegen mechanische Belastungen.

Nägel werden von den Keratinozyten der Epidermis gebildet und bestehen aus einer dicken Schicht verhornten Epithelgewebes (Abb. 3.**7**).

Die Haut unter den Nägeln, das Nagelbett, besteht aus dem Stratum basale und dem Stratum spinosum. Demzufolge ist der Abstand zur Basalmembran und damit zu den Gefäßen, die direkt darunter liegen, klein. Die rosa Farbe, die durch die farblosen Nägel durchscheint, entsteht durch das Blut in den Kapillaren der Dermis. Der Nagel wird an seiner Basis ständig neu gebildet und schiebt sich dann über das Nagelbett nach peripher (Längenwachstum der Nägel).

Talgdrüsen

Talgdrüsen (Abb. 3.**8**) finden sich überall in der Dermis und besitzen in der Regel eine Verbindung zu einem Haarfollikel, über den sie ihren Talg (Sebum) abgegeben können. So gelangt der Talg zur Hautoberfläche. Nur im Bereich der Lippen, der Areola mammae, der Glans penis, der Glans clitoris und des Anus findet man freie Talgdrüsen, die eine eigene Verbindung zur Haut besitzen und nicht von Haarfollikeln abhängig sind. Die Zellen besitzen eine kubische bis flache Form und sind wie die Haarfollikel epidermalen Ursprungs. Sie teilen sich sehr schnell und haben nur eine kurze Lebensdauer. Tote Zellen lösen sich auf und bilden „Fetttropfen", die über den Haarfollikel zur Hautoberfläche gelangen.

Der produzierte Talg ist eine Mischung aus Triglizeriden, freien Fettsäuren, Cholesterol und deren Ester. Die Funktion des Talgs ist nicht vollständig geklärt. Es werden verschiedene Aufgaben diskutiert, u. a.:

- hält die Haare und die Haut geschmeidig (Gegenargument: Die Haut der Kinder ist extrem geschmeidig, obwohl sie kaum Talg produziert);
- schützt gegen Bakterien und Viren;
- ist ein vom Körper produzierter Duftstoff.

Die Produktion des Talgs wird hormonell beeinflusst. Bei Männern wird unter dem Einfluss von Testosteron die Produktion erhöht, bei Frauen durch Hormone aus den Ovarien und dem Nebennierenmark.

Schweißdrüsen

Schweißdrüsen (s. Abb. 3.**8**) werden in ekkrine Drüsen (Glandulae sudoriferae), die überall in der Haut zu finden sind, und apokrine Drüsen, die überwiegend im Bereich des Anus und der Achsel liegen, eingeteilt. Die apokrinen Drüsen produzieren Duftstoffe und besitzen demzufolge keine Funktion bei der Thermoregulation. Sie sind deutlich größer (3 bis 5 mm) als die ekkrinen Drüsen (0,5 mm). Man findet sie in der Epidermis und ihr Sekret ist viskös.

Die apokrinen Drüsen besitzen viele myoepitheliale Zellen, die durch ihre Kontraktionen dafür sorgen können, dass das Sekret über die Abflusskanäle zur Hautoberfläche gelangt. Sie werden durch die Freisetzung von Acetylcholin vom sympathischen Nervensystem und durch das Hormon Adrenalin zur Synthese stimuliert.

Die ekkrinen Drüsen produzieren Schweiß und sind überall in der Haut zu finden. Sie können ca. 0,7 Liter Schweiß pro Stunde produzieren. Das Gesamtvolumen an transportiertem „Wasser" ist ähnlich dem der Niere. Über den Schweiß und dessen Verdunstung kann der Körper Wärme an die Umgebung abgeben und auf diese Weise die Körpertemperatur senken (s. Kap. 3.2 Thermoregulation, S. 349).

Ekkrine Drüsen liegen in der Dermis, obwohl auch sie von epidermalem Ursprung sind.

Die Verteilung der ekkrinen Drüsen ist nicht in allen Körperbereichen gleich. So finden sich viele im Bereich der Handinnenflächen und Fußsohlen, am Kopf liegen mehr als am Rumpf. Im Bereich der

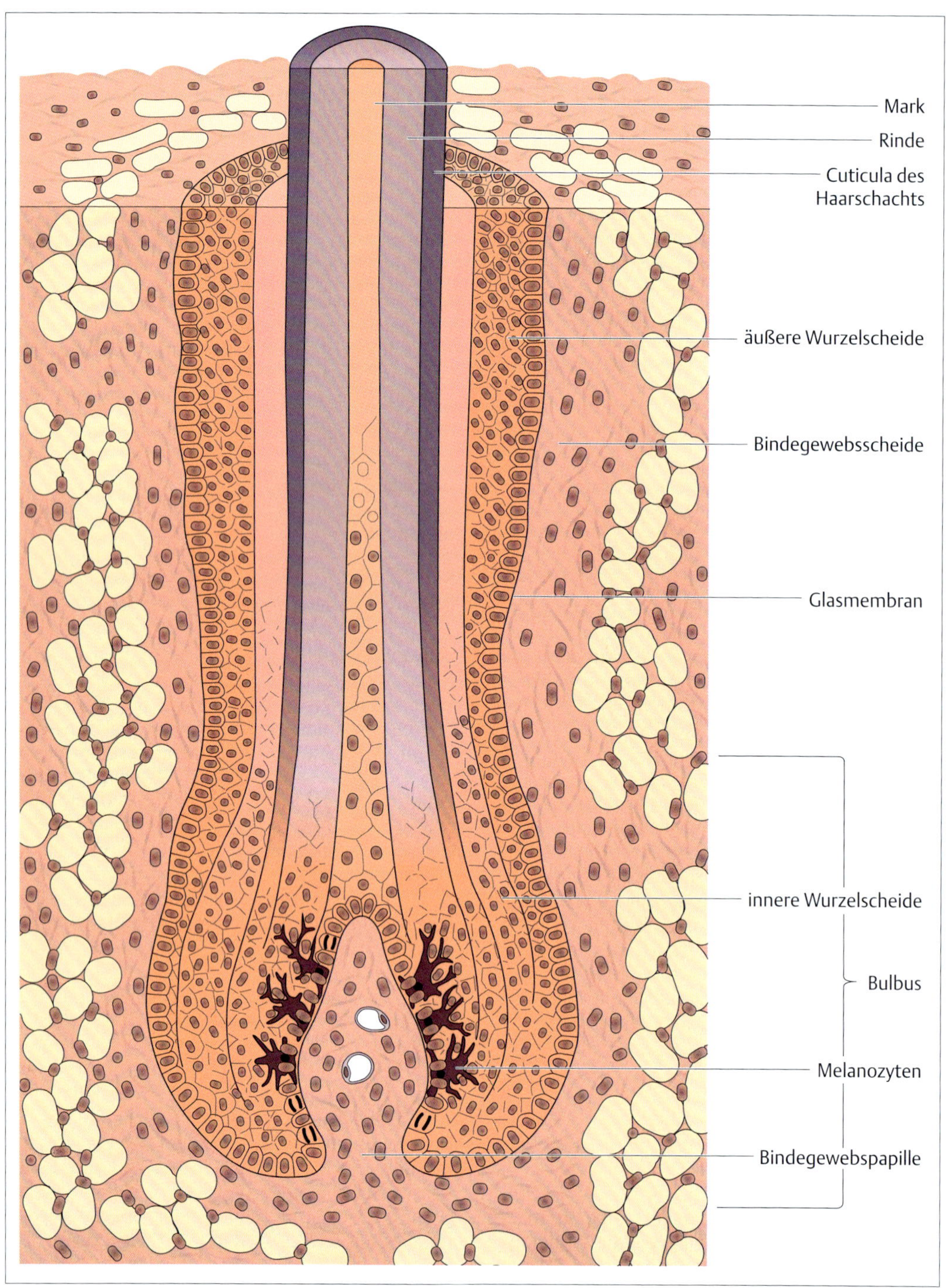

Abb. 3.**6** Aufbau eines Haars.

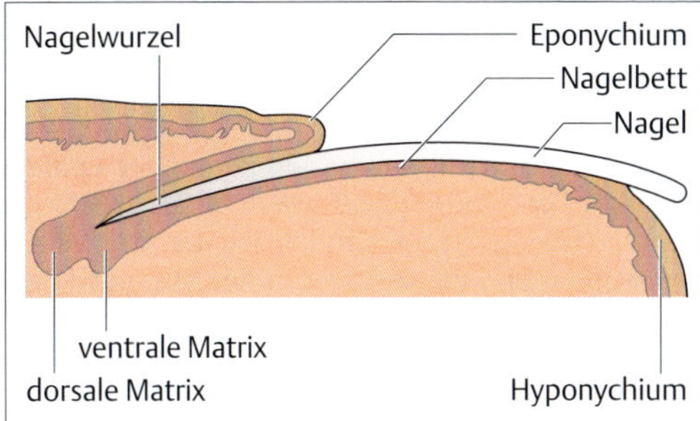

Abb. 3.**7** Nagel eines Menschen.

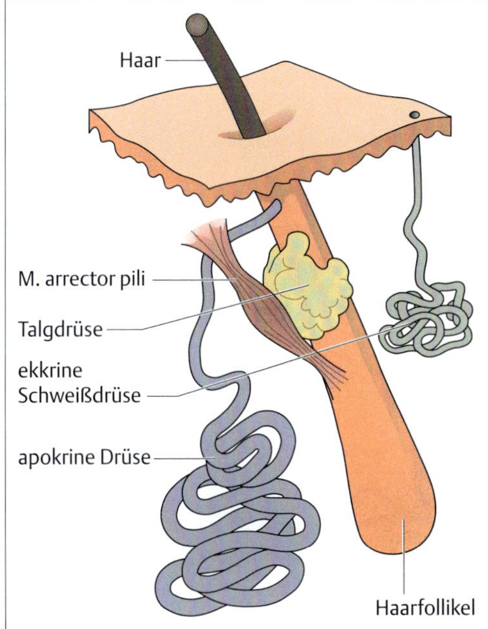

Abb. 3.**8** Talg- und Schweißdrüsen.

Extremitäten ist die geringste Anzahl zu finden. So schwitzt man bei körperlicher Anstrengung am meisten an Kopf, Nacken und Rumpf, bei emotionaler Belastung an den Fußsohlen, den Handinnenflächen und den Achseln.

Im Bereich der Transportkanäle liegen myoepitheliale Zellen, die sich kontrahieren und das Sekret auf seinem Weg zur Hautoberfläche unterstützen können.

Der *Schweiß* ist von wässeriger Konsistenz und reich an Eiweißen, Salzen und Metaboliten wie Ureum (Ammoniak) und Laktat (Milchsäure).

Die Schweißdrüsen werden durch das Hormon Adrenalin und durch Acetylcholin, das durch freie Nervenendigungen des sympathischen Nervensystems freigesetzt wird, zur Sekretion stimuliert. Acetylcholin wird besonders bei erhöhter Körpertemperatur vom Sympathikus freigesetzt, Adrenalin dagegen überwiegend bei gesteigerter emotionaler Aktivität.

Im Bereich der Achsel findet man sowohl apokrine als auch ekkrine Drüsen. Die hier anwesenden Bakterien setzen Eiweiße und Fette um, wodurch der typisch säuerliche Schweißgeruch entsteht.

Zusammenfassung: Hautanhangsgebilde

Zu den Hautanhangsgebilden gehören

- Haare,
- Nägel,
- Talgdrüsen und
- Schweißdrüsen.

Die Haare haben bei Menschen ihre Funktion als Wärmeisolation zum größten Teil verloren. Diese Funktion wird von einer isolierenden Fettschicht in der Hypodermis übernommen. Die wichtigste Funktion der Haare beim Menschen ist wahrscheinlich die Weiterleitung sensorischer Informationen an das zentrale Nervensystem. Aufgrund einer starken Innervation an der Basis können mechanische Reize, die auf die Haut treffen, weitergeleitet werden. Es werden dicke pigmentierte Haare (terminale Haare) und dünne nichtpigmentierte Haare (Vellus-Haare) unterschieden. Durch einen kleinen Muskel an der Unterseite des Haares kann es aufgerichtet werden (Gänsehaut). Diese Aktivität hat bei Tieren eine wärmeisolierende Aufgabe. Auch die Nägel haben beim Menschen ihre Funktion verloren. Die Haut unter den Nägeln besteht aus einem Stratum basale und einem Stratum spinosum. Der Nagel wird an seiner Basis ständig neu gebildet und schiebt sich dann über das Nagelbett nach peripher. Die Funktion der Talgdrüsen ist nicht vollständig geklärt. Es wird diskutiert, dass sie die Haare und die Haut geschmeidig halten und gegen Bakterien und Viren schützen. Bei den Schweißdrüsen werden ekkrine und apokrine Schweißdrüsen unterschieden. Die ekkrinen Drüsen dienen der Thermoregulation des Körpers. Mit ihrer Hilfe wird Flüssigkeit zur Hautoberfläche transportiert, wo dem Körper durch Verdunstung Wärme entzogen werden kann. Die apokrinen Drüsen haben die Aufgabe, Duftstoffe freizusetzen. Sie haben keinen Einfluss auf die Thermoregulation.

3.1.6 Durchblutung und Innervation

Durchblutung

Die Durchblutung der Haut findet nur im Bereich der Dermis und Hypodermis statt (Abb. 3.**9**). Die Epidermis wird nicht durchblutet, sie erhält ihre Nährstoffe und ihren Sauerstoff über Diffusion und Osmose.

Die *arterielle Durchblutung* erfolgt über zwei anastomosierende Netzwerke, das Rete subpapillare, zwischen Stratum reticulare und Stratum papillare der Dermis und das Rete cutaneum zwischen Dermis und Hypodermis. Vom Rete subpapillare spalten sich Kapillaren ab, die zu jeder Papille der Dermis führen. In jeder Papille findet man eine Kapillare und eine Vene. Von hieraus findet der Austausch von Nährstoffen und Abfallprodukten über die Basalmembran zu den Zellen der Epidermis statt. Das *venöse Gefäßsystem* bildet drei Netzwerke. Zwei verlaufen parallel zu den arteriellen Netzwerken und ein weiteres in der Mitte der Dermis.

Zwischen den Arterien und Venen der Haut existieren viele *arteriovenöse Anastomosen*. Über diese Anastomosen kann Blut aus den Arterien zu den Venen gelangen, ohne das Kapillarsystem zu durchlaufen.

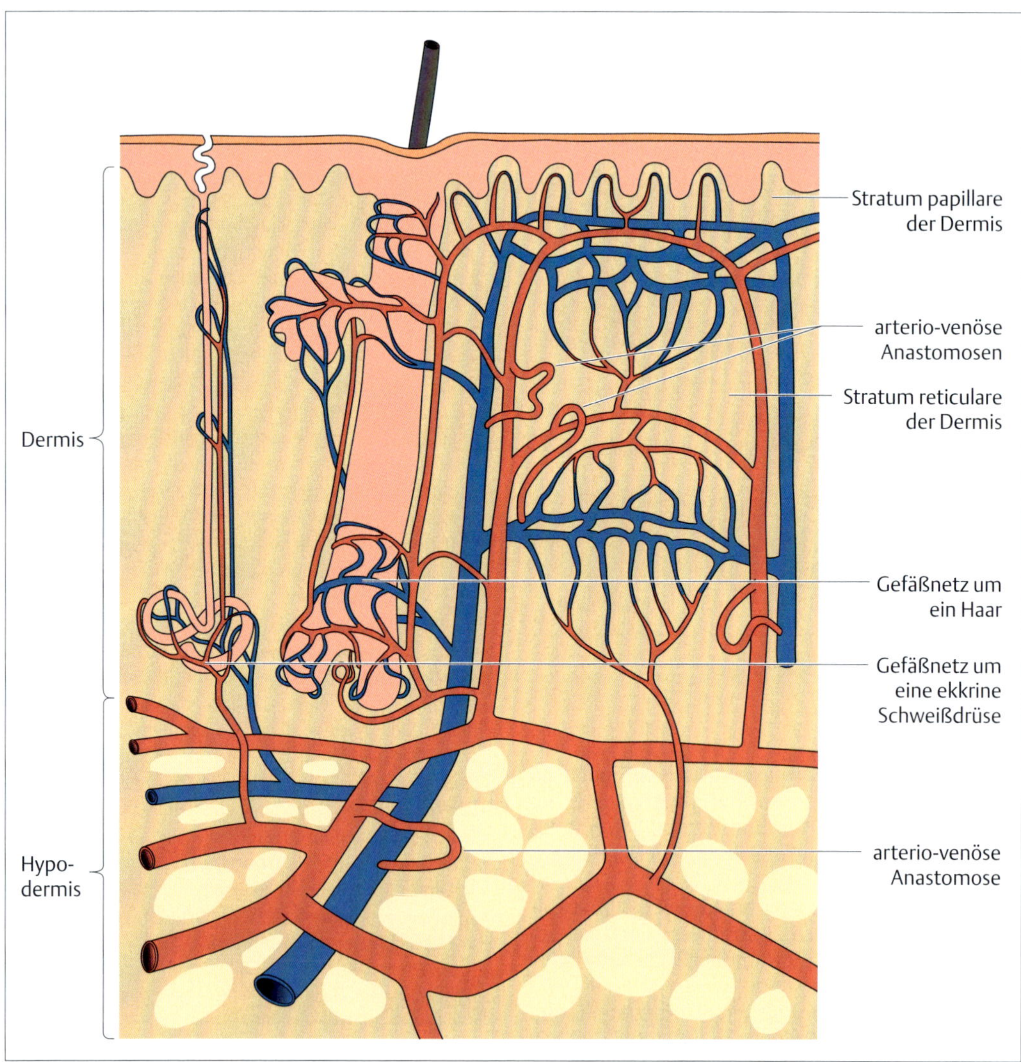

Abb. 3.**9** Aufbau des Gefäßsystems der Haut.

Dieses System wird bei der Thermoregulation eingesetzt, um den Körper gegen Abkühlung zu schützen. Wird das Blut über die arteriovenösen Anastomosen abgeleitet, wird die Haut blass, weil weniger Blut durch den oberflächlichen Teil der Haut fließt. Werden die Anastomosen dagegen geschlossen, fließt viel Blut durch die Kapillaren und die Haut wird rot.

Das *Lymphsystem* beginnt blind in einer Papille und bildet daraufhin zwei Netzwerke, die parallel zu den arteriellen Netzwerken verlaufen.

Ca. 4,5 % des zirkulierenden Blutes befindet sich in der Haut, aber nur ein geringer Teil wird für die eigentliche Durchblutung der Kapillaren, d. h. für die Ernährung der Hautzellen, benötigt. Der größte Teil des Blutes zirkuliert in der Haut zum Zweck der Temperaturregulation. So beträgt die Hautdurchblutung bei Kälte ca. 20 ml/min und bei Hitze ca. 3 l/min.

Innervation

In der Haut gibt es viele Rezeptoren (Abb. 3.**10**). Die *Merkel-Zellen* sind jedoch die einzigen Rezeptoren in der Epidermis. Alle anderen Rezeptoren der Haut liegen in der Dermis. Dort gibt es die *Vater-Pacini-Körperchen*, die auch häufig nur als Pacini-Körperchen bezeichnet werden, die *Ruffini-Körperchen* und die *Meissner-Tastkörperchen* sowie zahlreiche *freie Nervenendigungen*.

Merkel-Zellen

Der einzige Rezeptor im Bereich der Epidermis ist die Merkel-Zelle (Abb. 3.**11**). Sie hat im Gegensatz zu den anderen Rezeptoren keine direkte Verbindung zum Nerv, liegt aber direkt in der Nähe einer unmyelinisierten freien Nervenendigung. Diese freie Nervenendigung, die durch die Basalmembran in die Epidermis gelangt, verliert ihre Myelin-

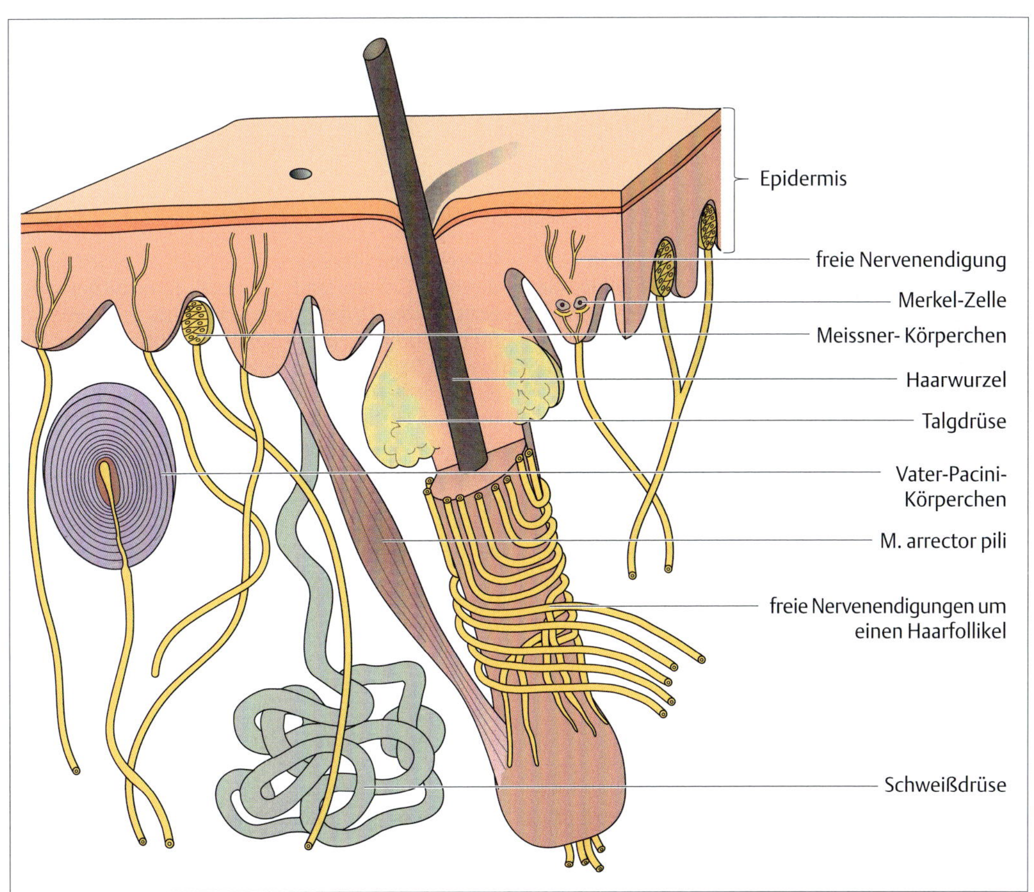

Abb. 3.**10** Übersicht über die Hautinnervation.

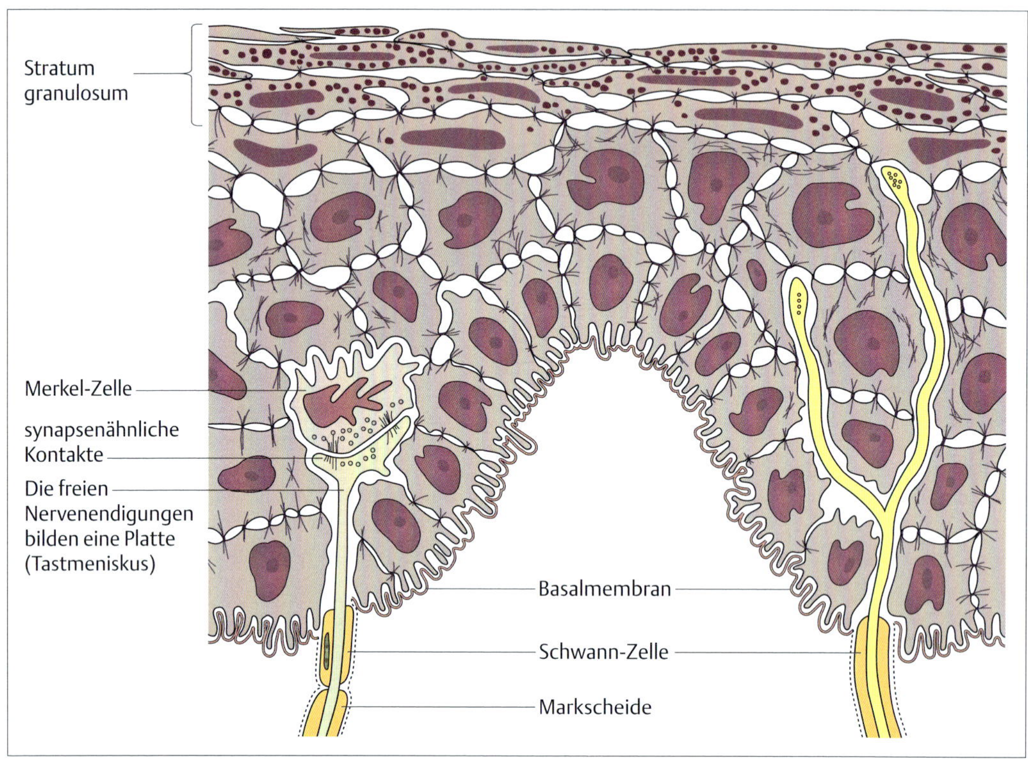

Abb. 3.**11** Merkel-Zellen.

schicht erst nachdem sie die Basalmembran passiert hat. Direkt unter der Merkel-Zelle bildet sie eine kleine Platte, womit sie die von der Merkel-Zelle freigesetzten Neurotransmitter aufnehmen kann. Die Merkel-Zelle wird durch mechanische Reize zur Freisetzung von Neurotransmittern stimuliert, die daraufhin die freien Nervenendigungen zur Depolarisierung bringen. Merkel-Zellen vermitteln Informationen über Druck- und Berührungsreize, die zum feinen Tastsinn gerechnet werden. Manchmal stimulieren mehrere Merkel-Zellen den gleichen Nerv. Diese Rezeptoren adaptieren sehr langsam, so dass sie auch über längere Zeit und bei gleichbleibender Reizintensität Informationen übermitteln können.

Vater-Pacini-Körperchen

Die Vater-Pacini-Körperchen (Abb. 3.**12**) bestehen aus 20 bis 70 Schichten spezialisierter flacher Bindegewebszellen mit Flüssigkeit dazwischen. Die Rezeptoren sind sehr groß und haben einen Durchmesser von ca. 1 mm. Sie liegen überall im behaarten und unbehaarten Bereich der Dermis. Sie reagieren überwiegend auf Druckreize, haben aber den Nachteil, dass sie sehr schnell adaptieren. Aus diesem Grund sind sie mit intermittierenden Druckreizen (Vibrationen) mit einer Frequenz von 50 bis 700 Reizen pro Sekunde (Optimum bei 250 bis 300 Reizen pro Sekunde) optimal reizbar. Jeder Rezeptor befindet sich am Ende einer myelinisierten Nervenfaser, die nur innerhalb des Rezeptors kein Myelin (Isolationsschicht) enthält, da sonst keine Reizübertragung möglich wäre.

Ruffini-Körperchen

Die Ruffini-Körperchen (Abb. 3.**13**) sind sehr groß (bis zu 2 mm). Jeder der Rezeptoren wird von Kollagenfasern gebildet, die von einer Kapsel umhüllt sind. Innerhalb dieser Kapsel befindet sich eine Flüssigkeit. Der Rezeptor verbindet sich mit einem myelinisierten Nerv, der innerhalb des Rezeptors unmyelinisiert und sehr stark verzweigt ist. Das Ruffini-Körperchen reagiert auf Reize wie Druck und Zug und adaptiert sehr langsam.

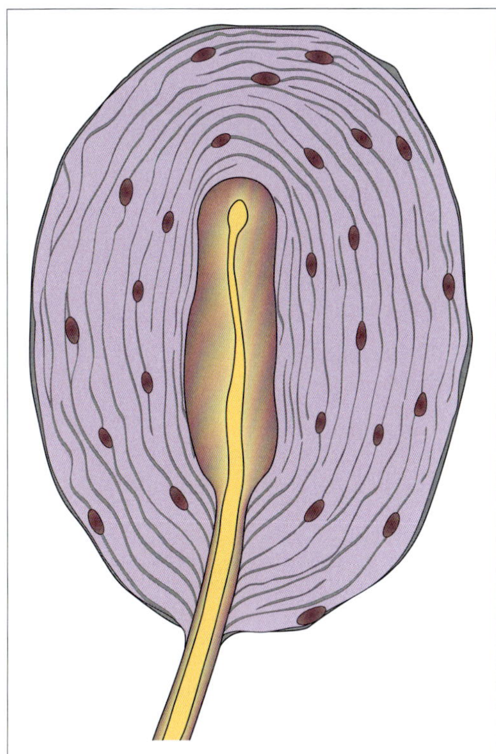

Abb. 3.**12** Vater-Pacini-Körperchen.

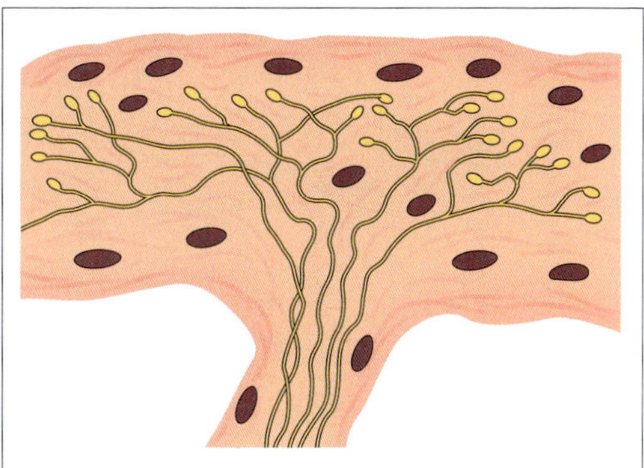

Abb. 3.**13** Ruffini-Körperchen.

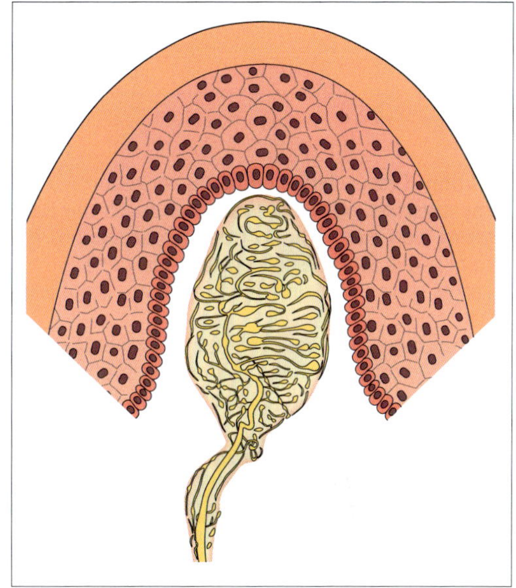

Abb. 3.**14** Meissner-Tastkörperchen.

Meissner-Tastkörperchen

Die Meissner-Tastkörperchen (Abb. 3.**14**) sind deutlich kleiner und meistens 50 bis 150 µm groß. Sie befinden sich in der Regel in den Papillen der Dermis und überwiegend in der unbehaarten Haut der Fingerspitzen, Zehen, Handinnenflächen, Lippen und Brustwarzen. Jeder einzelne Rezeptor wird von mehreren modifizierten Schwann-Zellen gebildet, die einen myelinisierten Nerv umgeben. Nerv und Schwann-Zellen sind von einer Kapsel umhüllt. Meissner-Tastkörperchen vermitteln Informationen über feine Berührungs- und Tastreize und reagieren auf Druckreize. Genau wie die Pacini-Körperchen adaptieren auch diese Rezeptoren sehr schnell und sind deshalb mit intermittierenden Druckreizen (Vibrationen) von 30 bis 40 Reizen pro Sekunde optimal stimulierbar.

Freie Nervenendigungen

Früher wurde angenommen, dass es auch für die Vermittlung von Kälte- und Wärmereizen spezifische Rezeptoren gäbe. Die *Krause-Körperchen* wurden für Kälterezeptoren gehalten. Mittlerweile hat sich herausgestellt, dass Wärme und Kälte über freie Nervenendigungen (Abb. 3.**15**) vermittelt werden. Kälte wird vor allem von freien Nervenendigungen in der Epidermis vermittelt, Wärme dagegen eher von freien Nervenendigungen in der Dermis. Auch Schmerzreize werden überwiegend von freien Nervenendigungen vermittelt, die überall in der Haut und Unterhaut liegen. Auch im Bereich der Haare gibt es sehr viele Nervenfasern, die durch Bewegungen der Haare stimuliert werden.

Zusätzlich zu den oben genannten Rezeptoren und freien Nervenendigungen, die eine afferente Funktion besitzen, gibt es in der Haut auch noch sehr viele freie Nervenendigungen mit efferenter

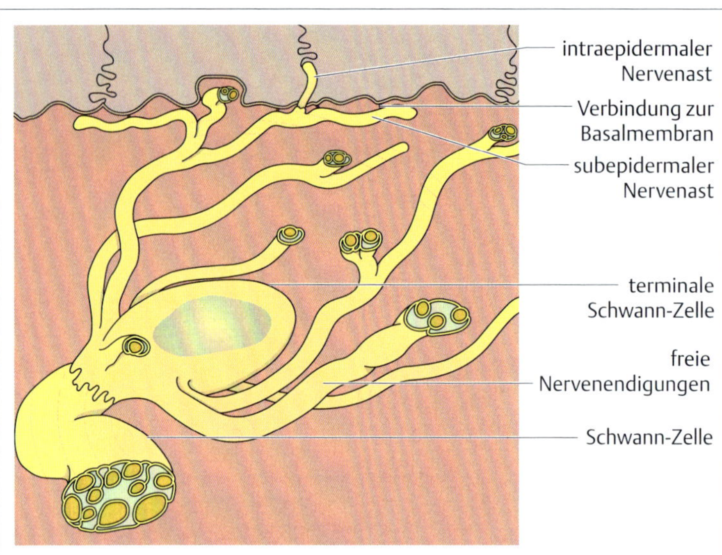

Abb. 3.**15** Freie Nervenendigungen.

Funktion. Diese Nervenendigungen gehören zum sympathischen Nervensystem, das durch die Freisetzung von Acetylcholin oder Noradrenalin, die Aktivität der Schweißdrüsen und die der Mm. arrectores pilorum kontrollieren bzw. regulieren kann.

Die Schweißdrüsen werden zur Aktivität durch die Freisetzung von Acetylcholin stimuliert, die Mm. arrectores pilorum dagegen durch die Freisetzung von Noradrenalin.

Auch die Hautdurchblutung wird über den Sympathikus kontrolliert. Wenn der Sympathikus Noradrenalin freisetzt, werden die glatten Muskelzellen der Gefäße stimuliert und es kommt zu einer Vasokonstriktion (Arteriolen und arteriovenöse Anastomosen).

Zusammenfassung: Durchblutung und Innervation der Haut

Die Durchblutung der Haut hat die Funktion, Sauerstoff und Nährstoffe zu den Zellen der Haut zu bringen und die Körpertemperatur zu kontrollieren (Thermoregulation). Das arterielle System bildet zwei anastomosierende Netzwerke. Eins befindet sich am Übergang zwischen Stratum papillare und Stratum reticulare der Dermis, und eins am Übergang zwischen Dermis und Hypodermis. Das Lymphsystem bildet auch zwei Netzwerke, die parallel zum arteriellen System verlaufen. Das venöse System besitzt zusätzlich zu den zwei arteriellen Netzwerken parallel liegend noch ein drittes Netzwerk in der Mitte der Dermis. Zwischen dem arteriellen und dem venösen Gefäßnetz gibt es sehr viele Anastomosen, die der Thermoregulation dienen. Um einer Abkühlung vorzubeugen, wird viel Blut direkt aus den Arteriolen in die Venolen geleitet, so wird vermieden, dass zirkulierendes Blut in der Haut Wärme abgibt. Die Haut besitzt sehr viele Rezeptoren und ist damit eines der wichtigsten Sinnesorgane des Menschen. Durch die Reizung der Rezeptoren erhält das zentrale Nervensystem Informationen über chemische, mechanische, elektrische und thermische Reize, die auf die Körperoberfläche einwirken. Folgende Rezeptoren enthält die Haut:

- Vater-Pacini-Körperchen liegen in der Dermis und reagieren auf Druckreize (Vibrationen).
- Ruffini-Körperchen liegen in der Dermis und reagieren auf Druck- und Zugreize.
- Meissner-Tastkörperchen liegen in der Dermis und reagieren auf Druckreize (Vibration, Berührung).
- Merkel-Zellen, die einzigen Rezeptoren der Epidermis, werden durch Druck- und Berührungsreize stimuliert.

Außerdem gibt es in der Dermis viele freie Nervenendigungen, die zum Teil sensorische Aufgaben besitzen, wie u. a. Schmerz-, Wärme- und Kältesinne, zum Teil vegetative efferente Funktionen und einen steuernden Einfluss auf die Aktivität der Schweißdrüsen, die Kontraktion der Mm. arrectores pilorum und die Aktivität der glatten Muskelzellen der Gefäße (Vasokonstriktion) haben.

3.1.7 Physiologie: Pigmentierung und Vitamin D-Produktion

Die Funktion der Haut besteht darin, den gesamten Körper gegen die Einwirkungen chemischer, thermischer und mechanischer Einflüsse sowie gegen das Eindringen von Bakterien, Viren, Pilzen und sonstiger Eindringlinge und gegen UV-Strahlung zu schützen. Die Physiologie dieses Schutzes wird im Folgenden erläutert.

Gegen chemische Veränderungen schützt eine undurchdringliche Schicht aus Epidermiszellen mit ihren Tonofibrillen und Intrazellulärsubstanz. Aber auch die Basalmembran unterstützt diese schützende und isolierende Funktion. Durch den stabilen Aufbau der Epidermis und der Basalmembran sowie deren Verbindungen mit der Dermis kann die Haut sehr gut mechanischen Kräften widerstehen. Eine sehr wichtige Aufgabe der Haut ist der Schutz gegen UV-Strahlung und damit gegen mögliche Verbrennungen.

Pigmentierung

Die Haut schützt den Körper durch die Produktion von *Melanin* (Pigment), das die Haut dunkler und damit für diese Strahlung undurchlässiger macht.

Melanin wird von den Melanozyten (Abb. 3.**16**), die im Stratum basale liegen, produziert. Es entsteht in der Zelle durch die Hydroxylierung von Tyrosin, wodurch 3,4-Dihydroxy-Phenylalanin (DOPA) entsteht. Dieser Vorgang wird durch das Enzym Tyrosinase ermöglicht. Das DOPA wird daraufhin in Dopaquinon und letztendlich in Melanin umgewandelt.

Die Bildung von Melanin beginnt in intrazellulären Bläschen mit Tyrosinase, die vom Golgi-Apparat freigesetzt werden. Die Bläschen heißen Melanosomen oder Prämelanosomen. Sie werden bei der Bildung von Melanin mehr eiförmig und verteilen sich in der Zelle. Wenn das gesamte Bläschen mit Melanin gefüllt ist, endet die Tyrosinase-Aktivität. Die Melanosomen können bei schwarzen Menschen einen Durchmesser von 0,6 µm erreichen, bei weißen Menschen dagegen werden sie meistens nicht viel größer als 0,3 µm.

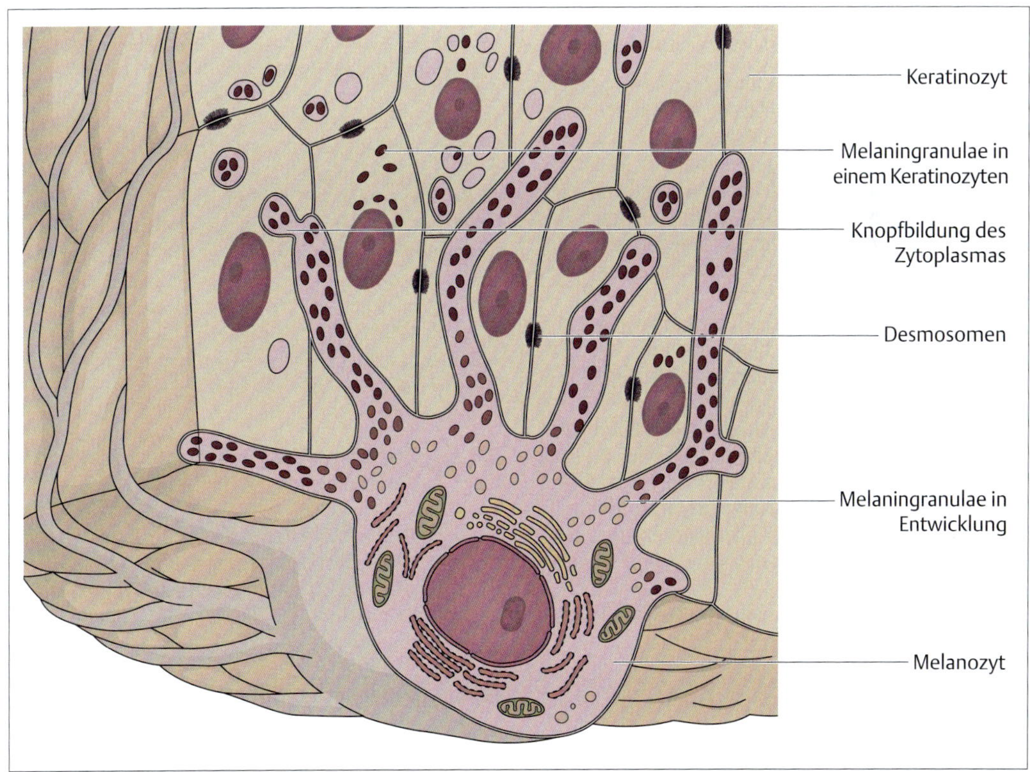

Abb. 3.**16** Melanozyt und die Produktion von Melanin.

Die Melanosomen bewegen sich jetzt durch die Zellausläufer und werden im Stratum basale und Stratum spinosum an die Keratinozyten übergeben. Diese Übergabe geschieht in der Regel durch Exo- und Endozytose. Es ist jedoch auch möglich, dass ein Teil der Melanozytenausläufer von Keratinozyten phagozytiert wird.

Auf diese Weise füllen sich die Keratinozyten mit Melanin und enthalten letztendlich mehr Melanin als die eigentlichen Melanozyten. Die Melanosomen sammeln sich innerhalb der Keratinozyten an der Seite der Hautoberfläche.

Bei schwarzen Menschen bleiben die großen Melanosomen isoliert im Zytoplasma der Keratinozyten vorhanden, bei weißen Menschen dagegen fallen die Melanozyten bei der Zytolyse auseinander und bilden einen Melaninstaub. Die dunkle Haut der Schwarzen entsteht, weil die Melanosomen bis in die oberflächlichen Hautschichten groß bleiben.

Die Färbung die Haut wird bestimmt von:

- der Geschwindigkeit der Produktion von Melanin durch die Melanozyten,
- der Geschwindigkeit der Übergabe von Melanosomen auf die Keratinozyten bzw. der Geschwindigkeit, mit der die Ausläufer der Melanozyten von Keratinozyten phagozytiert werden, und
- der Menge an Sonnen- bzw. UV-Strahlung.

Die Hautfarbe ist aber auch abhängig davon, ob die Melanozyten mehr Eumelanin (braun-schwarz) oder Feomelanin (rot-gelb) freisetzen. Eumelanin entsteht durch eine Polymerisation des Melanins, Feomelanin dagegen durch eine Verbindung zwischen Melanin und der Aminosäure Cystein. Das Verhältnis von Eumelanin zu Feomelanin hat nicht nur Einfluss auf die Hautfarbe, sondern auch auf Haar- und Augenfarbe.

Die Anzahl der Melanozyten ist bei Weißen und Schwarzen nicht unterschiedlich, nur die Geschwindigkeit, mit der Melanin produziert wird, unterscheidet sich.

Ein weiterer entscheidender Unterschied zwischen Weißen und Schwarzen ist, dass bei Weißen die Produktion von Melanin von der Menge der UV-Strahlung, die auf die Haut einwirkt, abhängig ist. Bei Schwarzen dagegen produzieren die Melanozyten immer Melanin, unabhängig von der UV-Strahlung.

Albinos können kein Melanin bilden, weil ihnen das Enzym Tyrosinase fehlt.

Vitamin-D-Produktion

Eine weitere wichtige Funktion der Haut ist die Produktion von Vitamin D. In der Epidermis wird unter Einfluss von UV-Strahlung das 7-Dehydrocholesterol in das Provitamin D_3 umgesetzt, welches daraufhin spontan zu Vitamin D_3 wird. Gebunden an ein Transportprotein gelangt das Vitamin D_3 in die Blutbahn und wird zu Leber und Nieren transportiert. Hier wird das Vitamin D_3 hydroxyliert und in das biologisch aktive 1,25-(OH)2-Vitamin D_3 umgesetzt, das in verschiedenen Geweben, wie z. B. dem Knochengewebe, den Kalziumhaushalt reguliert. Bei Mangelerscheinungen tritt eine Schwächung der Knochenstruktur und -stabilität ein, die eine Osteomalazie zur Folge hat. Die Krankheit, die durch einen Mangel an Vitamin D (durch zu wenig UV-Strahlung) entstehen kann, wird Rachitis genannt.

Eine weitere wichtige Funktion der Haut ist die Regulierung der Körpertemperatur. Die Eigenschaft des Körpers, seine Temperatur zu kontrollieren und konstant zu halten, heißt Thermoregulation (s. Kap. 3.2 Thermoregulation, S. 349).

Zusammenfassung: Pigmentierung und Vitamin-D-Produktion der Haut

Der Schutz gegen UV-Strahlung und damit gegen Verbrennung wird durch die Produktion von Melanin durch die Melanozyten ermöglicht. Über mehrere Zwischenstufen bilden die Melanozyten aus der Aminosäure Tyrosin Melanin. Melanin wird an die Keratinozyten abgegeben. Hierdurch bekommt die Haut in den oberflächlichen Hautbereichen eine homogene Schicht von Melanin und damit ihre braune Färbung. Man unterscheidet zwischen dem braun-schwarzen Eumelanin und dem rot-gelben Feomelanin. Bei Weißen ist die Produktion von Melanin von der Menge der UV-Strahlung abhängig, bei Schwarzen dagegen nicht. Unter dem Einfluss der UV-Strahlung wird in der Epidermis 7-Hydroxycholesterol in Provitamin D_3 umgesetzt, was sich in Vitamin D_3 umwandelt. Das Vitamin D ist für die Stabilität der Knochen unentbehrlich.

3.1.8 Pathophysiologie: Degeneration und Verletzungen

Pathophysiologische Veränderungen der Haut können entweder durch Degeneration im Alter auftreten oder aber durch unterschiedliche Verletzungen verursacht werden.

Degeneration im Alter

Zu Beginn des Alterungsprozesses werden die kollagenen Fasern der Dermis dicker, die Kollagensynthese sinkt und die Menge und Dicke der elastischen Fasern nehmen zu. Die Haut wird in dieser Phase mobiler. Im höheren Alter dagegen verliert die Haut wieder an Elastizität, weil die Anzahl an elastischen Fasern sowie die Menge an Proteoglykanen und Glykosaminoglykanen abnehmen. Durch den Verlust an Grundsubstanz wird die Kapazität der Haut Wasser zu binden geringer, was sich an der Bildung von Falten zeigt.

Unter normalen Umständen befinden sich Kollagenaufbau und -abbau im Gleichgewicht. Mit zunehmendem Alter aber nehmen die Abbauprozesse Überhand. Nach dem ca. 50. Lebensjahr nimmt die gesamte Kollagenproduktion ab.

Die elastischen Fasern werden zunächst ca. 2- bis 3-mal so dick und ihre Zahl nimmt zu. Nach dem 20. Lebensjahr nimmt die Produktion der elastischen Fasern langsam ab. Zwischen dem 30. und 50. Lebensjahr entstehen Löcher in diesen elastischen Fasern, nach dem 70. Lebensjahr fragmentieren sie fast vollständig. Durch die oben genannten Veränderungen entstehen die typischen Hautfalten. Vermehrte UV-Strahlung beschleunigt diesen Prozess sehr stark. Man geht sogar davon aus, dass UV-Strahlung für 80% der sichtbaren Zeichen der Hautalterung verantwortlich ist. Andere Faktoren, die auf die Hautalterung einen Einfluss haben, sind Zigarettenrauch, Seifen, Umweltschadstoffe, aber auch Kälte, Hitze, Wind usw.

Weitere altersbedingte Veränderungen sind:

- *Verlust aller funktionellen Kapazitäten* der Haut, die Haut wird anfälliger für Verletzungen und Krankheiten.
- Die Falten der Basalmembran werden durch ein Verstreichen der epidermalen Kämme und Furchen kleiner. Hierdurch wird die *Produktionsfläche für die Keratinozyten* von der 3. bis zur 9. Dekade um ca. 55% kleiner.
- Die *Zellteilung der Keratinozyten* sinkt um 30 bis 50% zwischen der 3. und 8. Dekade. Auch das Wachstum der Nägel vermindert sich in der gleichen Größenordnung. Durch die geringere Zellteilung der Keratinozyten werden die Heilungsmöglichkeiten nach einer Verletzung der Haut geringer.
- Durch die Verkleinerung der Kontaktfläche zwischen Epidermis und Dermis und den Verlust von stabilisierenden Strukturen (kollagenen Fasern, Vernetzungsproteinen usw.) *sinkt die Belastbarkeit* in diesem Bereich. Hierdurch kommt es schneller zur Bildung von Blasen nach körperlicher Aktivität.
- Die *Zahl der Melanozyten nimmt ab*. Der größte Verlust tritt schon in der 3. Dekade auf, in der 15 bis 40% der Zellen verloren gehen. Danach verliert man pro Dekade ca. 10% der Zellen.
- 20 bis 50% der *Langerhans-Zellen gehen verloren*. Hierdurch wird natürlich auch die Immunabwehr der Haut extrem geschwächt, was einer der Gründe für die größere Anfälligkeit für Krankheiten ist.
- Im Gegensatz zur Epidermis, die kaum an Höhe verliert, verliert die Dermis ca. 20% ihrer Dicke. Zudem sieht man, dass die Dermis weniger Zellen und Gefäße besitzt. Die Dermis verliert nicht nur Fibroblasten, sondern auch ca. 50% ihrer Mastzellen.
- Der *Verlust von Mastzellen* hat zur Folge, dass auch die Menge an freigesetztem Heparin abnimmt. Heparin hat eine stimulierende Wirkung auf die Neubildung und Regeneration der Gefäße, so kommt es zu einem Verlust von Hautgefäßen.
- Der Verlust von Langerhans-Zellen, Mastzellen, Makrophagen, Leukozyten und Lymphozyten hat zur Folge, dass die Immunabwehr der Haut stark beeinträchtigt wird.
- Durch den Verlust von Gefäßen (Venen, Lymphe und Arterien) und arteriovenösen Anastomosen kann die Haut ihre Rolle innerhalb der Thermoregulation nicht mehr ausreichend erfüllen. Dazu kommen der Verlust von ekkrinen Schweißdrüsen (15%), die verminderte Aktivität der noch vorhandenen Schweißdrüsen und ein Verlust des subkutanen Fettgewebes.
- Die Durchblutung der Haarfollikel und die Menge an Melanozyten in diesem Bereich nehmen ab. Hierdurch kommt es zu einem Verlust von Haarfollikeln (20%), die Haare wachsen langsamer und sind viel dünner. Zudem verlieren die Haare ihre Farbe, weil die noch vorhandenen Melanozyten weniger Melanin produzieren.
- Die *Zahl der Talgdrüsen nimmt ab*, wodurch die Produktion von Talg um ca. 23% pro Dekade zurückgeht. Zudem sieht man, dass die Durchblutung der Drüsen deutlich geringer wird, was eine verminderte Aktivität dieser Drüsen zur Folge hat.
- Gravierend ist der *Verlust an Pacini- und Meissner-Körperchen* (ca. 65% zwischen der 2. und 9. Dekade), wodurch die Sensibilität der Haut schlechter wird. Außerdem nimmt die Empfindlichkeit der Rezeptoren insgesamt um ca. 20% ab. Die Zahl der Merkel-Zellen und die der freien Nervenendigungen werden vom Alterungsprozess nicht beeinflusst.
- Die *Abnahme der Vitamin-D-Produktion* führt zu einer Schwächung der Knochenstruktur. Dadurch haben ca. 20 bis 30% der Frauen und sogar bis zu 40% der Männer höheren Alters eine Osteomalazie.
- Durch viele der erwähnten Veränderungen wird auch die Funktion der Haut als Trennschicht und als Barriere gegen das Eindringen von Bakterien usw. sowie die Fähigkeit, den Verlust von Was-

ser an der Körperoberfläche zu verhindern, geringer.
- Die *Dicke der Subkutis nimmt* meistens *ab* und verliert damit ihre wärmeisolierende und schützende Funktion.

Probleme, die durch die Hautalterung entstehen können, sind:

- Hauttrockenheit durch eine reduzierte Aktivität der Talg- und Schweißdrüsen. Durch diese Hauttrockenheit kann auch häufig Juckreiz auftreten. Durch die Abnahme der Talgdrüsen kann es auch zu einer Schuppenbildung auf der Haut kommen.
- Eingeschränkte Thermoregulation; schlechtere Wärmeabgabe durch einen Verlust von Schweißdrüsen und Gefäßen in der Subkutis. Schlechtere Kälteisolation durch eine Abnahme der subkutanen Fettmenge.
- Pigmentverschiebungen und Alterswarzen. Durch UV-B-Strahlung kommt es zu einer verstärkten Pigmentierung und Verhornung der Haut. Es bilden sich sog. Altersflecken, die man vor allem im Bereich der Hände, Unterarme und Kopfhaut vorfindet. Die sog. Alterswarzen findet man eher im Bereich des Rückens und der Brust. Sie sind normalerweise gutartig, rund bis oval und weisen eine zerklüftete Oberfläche auf. Sie können einzeln oder auch in Gruppen auftreten. Wenn diese Warzen durch eine Lokalisation an ungünstigen Stellen häufig gereizt werden, können sie entarten. Dies zeigt sich dann z. B. durch Bluten oder Nässen der Warzen. Sie können auch weiterwachsen, ihre Farbe ändern oder Juckreiz auslösen. Auch randbetonte Rötungen können ein Hinweise auf eine Entartung sein. Kritische Stellen sind z. B. Warzen unter einem BH-Verschluss.
- Verminderte Abwehrkraft durch Abnahme der Langerhans- und Mastzellen in der Epidermis um ca. 50%. Andere Faktoren, die für die verminderte Widerstandskraft verantwortlich sind, sind ein Rückgang der Menge an Gefäßen, der Verlust an Abwehrzellen in der Haut und eine Reduzierung des Säureschutzmantels der Haut.
- Verzögerte Wundheilung durch eine Abnahme von Gefäßen, Mastzellen, Fibroblasten und Keratinozyten. Zudem nimmt die Syntheseaktivität dieser Zellen um ca. 50% ab.
- Verminderte Belastbarkeit durch Zell- und Syntheseverlust. Die Menge an kollagenen und elastischen Fasern nimmt immer mehr ab, wodurch sich natürlich auch die mechanische Stabilität des Gewebes verringert.

Verletzungen: Verbrennung und Dekubitus

Die Haut ist aufgrund ihrer Lage an der Körperoberfläche gefährdet, durch mechanische, thermische und chemische Reize angegriffen und verletzt zu werden. Hautverletzungen sind die häufigsten Verletzungen im Leben eines Menschen. Sie können von kleinen Schürfwunden nach einem Sturz bis hin zu großen Rissen nach Unfällen oder Operationen reichen.

Die größte Bedrohung sind Hautverletzungen nach Verbrennungen. Werden bei schweren Verbrennungen die Epidermis und die Basalmembran vollständig zerstört, kann Körperflüssigkeit austreten und verdampfen. Unbehandelt würde der Körper in kurzer Zeit viel Flüssigkeit verlieren, was zum Schock und eventuell zum Tod führen kann. Aus diesem Grund wird bei großflächigen Verbrennungen Haut transplantiert, um die Schutzschicht wiederherzustellen und die Gefahr des Flüssigkeitsverlusts zu verringern.

Bei einer Immobilisation kann es zu Mobilitätsveränderungen der Haut kommen, obwohl dies nicht sehr häufig der Fall ist. Nur nach großen Hautverletzungen und vor allem nach Verbrennungen können die jetzt eintretenden Veränderungen der Haut auch die Gelenkmobilität beeinträchtigen. Solche Verbrennungen entstehen auch häufig bei Bestrahlungen im Rahmen einer Krebstherapie. So führen Bestrahlungen bei Patientinnen mit einem Mammakarzinom häufig zu starken Einschränkungen der Schultermobilität.

Eine andere pathophysiologische Veränderung, die häufig bei bettlägerigen Menschen entsteht, ist der Dekubitus. Aufgrund langanhaltenden Drucks auf gewisse Hautstellen wird die Durchblutung dieser Hautbereiche gedrosselt. Das kann letztendlich zur Nekrose der Haut führen. So kommt es manchmal zu großen und tiefen Hautdefekten, die meist nur langsam heilen.

Zusammenfassung: Degeneration und Verletzungen

Die Degeneration der Haut ist eine der wenigen Veränderungen am Körper, die man direkt sehen kann. Aus diesem Grund beschäftigt und beunruhigt sie viele Menschen sehr. Eine der auffälligsten Veränderungen ist die Bildung von Falten, die durch einen Verlust an Grundsubstanz und Wasser verursacht wird. Eine weitere auffällige Veränderung ist die zunehmend schlaffer werdende Haut. Dies wird von einer Mengenzunahme und Verdickung der elastischen Fasern sowie dem Verlust kollagener Fasern hervorgerufen. Weitere Veränderungen sind:

- Verlust von Keratinozyten (30 bis 50 %), Melanozyten (15 bis 40 %), Pacini- und Ruffini-Körperchen (ca. 65 %), Langerhans-Zellen (20 bis 50 %), Mastzellen und Makrophagen. Die Regeneration, Sensibilität und Immunabwehr verschlechtern sich.
- Verlust ekkriner Schweißdrüsen (15 %) und Talgdrüsen.
- Verstreichung der epidermalen Kämme und Furchen. Hierdurch vermindern sich die Stabilität zwischen Dermis und Epidermis und die Produktionsfläche für neue Keratinozyten.
- Eine Verringerung der Gefäßnetze, wodurch vor allem die thermoregulatorischen Aufgaben der Haut versagen.
- Die Abnahme der Produktion von Vitamin D vermindert die Stabilität der Knochen.
- Die geringere Menge an Dermis (ca. 20 %) und Hypodermis führt zum Verlust der wärmeisolierenden Funktion.

Hautverletzungen stellen weitaus die häufigsten Verletzungen am Körper dar. Sie reichen von kleinen Schürfwunden bis hin zu großen Hautdefekten nach Unfällen, Operationen oder Verbrennungen. Vor allem Verbrennungen stellen eine große Gefahr dar, weil durch die (manchmal sehr großen) Hautverletzungen der Austritt von Körperflüssigkeit an der Körperoberfläche nicht mehr verhindert werden kann. Es droht ein großer Verlust von Körperflüssigkeit, der lebensbedrohlich sein kann.

3.1.9 Regeneration und Wundheilung

Der Prozess der Wundheilung der Haut ist am meisten und ausführlichsten untersucht worden. Von großem Vorteil ist hier, dass alle ablaufenden Prozesse einfach beobachtet und verfolgt werden können.

Nach Verletzungen der Haut finden zwei unterschiedliche Heilungs- bzw. Regenerationsprozesse statt. Zum einen kommt es zu einer Regeneration oder Heilung des nicht durchbluteten Epithelgewebes der Epidermis (Abb. 3.**17**), zum anderen heilt das gut durchblutete Bindegewebe der Dermis und Hypodermis.

Heilung der Dermis und der Hypodermis

Die Heilung des Bindegewebes der Dermis und Hypodermis durchläuft alle Phasen der Wundheilung wie Entzündungs- oder Reizungsphase, Proliferationsphase und Umbau- oder Reifungsphase.

Bei einer Verletzung der Haut kommt es auch zu einer Schädigung der Gefäße. Hierdurch gelangt Blut aus den Gefäßen ins Interstitium des Bindegewebes und über die Haut nach außen. Hautverletzungen sind die einzigen Verletzungen, bei denen Blut aus dem Körper austreten kann. Nach dieser Verletzung kommt es dann zur Gerinnung, und es bildet sich eine Kruste von geronnenem Blut an der Hautoberfläche.

Im umliegenden nicht verletzten Gewebe kommt es zu einer Vasodilatation der Gefäße, wodurch die Versorgung mit Sauerstoff und Nährstoffen der Zellen, die später die Reparaturarbeit erbringen müssen, optimal ist.

Nach der Verletzung gelangen die roten Blutkörperchen, die Leukozyten und die Monozyten ins Interstitium und beginnen, Entzündungsmediatoren (z. B. Prostaglandin 2) und Schmerzmediatoren (z. B. Bradykinin) freizusetzen. Die erste Phase der Wundheilung, die *Entzündungsphase*, beginnt.

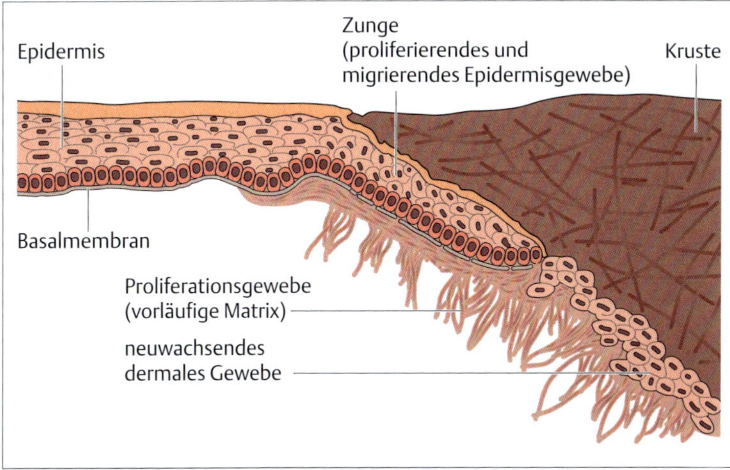

Abb. 3.**17** Regeneration der Epidermis nach einer Verletzung.

Gleichzeitig werden Stoffe freigesetzt, die die Gerinnung kontrollieren, wie Thromboxan (stimuliert) und Prostazyklin (hemmt), sowie chemotaktische Stoffe (Leukotrine), die die Bewegung von Zellen aus dem benachbarten Gewebe zum Verletzungsgebiet stimulieren. So kommen Makrophagen und Fibroblasten in das Verletzungsgebiet.

Die Makrophagen, Leukozyten und Lymphozyten greifen eventuelle Eindringlinge (Bakterien, Fremdkörper) an und beginnen, das zerstörte Gewebe abzubauen. Dafür sind vor allem die Makrophagen zuständig, die zu diesem Zweck Enzyme wie Kollagenase, Elastase und Protease freisetzen. Diese Enzyme können zerstörte kollagene und elastische Fasern sowie Proteoglykane und Glykosaminoglykane weiter abbauen, damit sie von den Makrophagen phagozytiert werden können.

Die freien Fragmente der kollagenen und elastischen Fasern und der Grundsubstanz stimulieren wahrscheinlich die Makrophagen zu größerer Aktivität. Die Makrophagen produzieren Entzündungsmediatoren (Prostaglandin 2) und chemotaktische Stoffe. Auch die aus dem Gefäßsystem getretenen Monozyten wandeln sich in Makrophagen um, wodurch deren Zahl nach einer Verletzung stark steigt.

Die Makrophagen und die roten Blutkörperchen produzieren Wachstumshormone, die die Bildung von Granulationsgewebe stimulieren.

Die Bezeichnung Granulationsgewebe ist streng genommen nicht richtig, da die früher als Granulae bezeichneten Strukturen bei näherer Betrachtung neugebildete Kapillaren sind.

Die Wachstumshormone stimulieren die Fibroplasie (Bewegung der Fibroblasten im Verletzungsgebiet) und die Angiogenese (Neubildung der Gefäße).

Bei den neueinwachsenden Fibroblasten verschwinden das endoplasmatische Retikulum und der Golgi-Apparat zum Teil und es bilden sich Aktinketten, die sich parallel zur Zellmembran orientieren und sich mit dieser verbinden. Dadurch kann sich die Zelle kontrahieren. Gleichzeitig beginnt die Zelle Fibronektin in größeren Mengen zu produzieren, wodurch sie sich mit anderen Zellen oder mit extrazellulären Bestandteilen verbinden kann. Auf diese Weise wird es der Zelle möglich, das gesamte Gewebe zusammenzuziehen und zu stabilisieren. Die Wunde wird so klein wie möglich gehalten, so dass sie schneller mit neuwachsendem Gewebe gefüllt werden kann. Man bezeichnet diese Aktivität der Myofibroblasten als *Wundkontraktion*.

Die Myofibroblasten werden durch Mediatoren wie Serotonin, Angiotensin, Bradykinin, Noradrenalin, Adrenalin und Prostaglandin F1 zur Kontraktion gebracht.

Nach ca. 5 Tagen geht die Entzündungsphase in die *Proliferationsphase* über. Sie ist durch die große produktive Aktivität der Fibroblasten und durch die Einsprossung von Gefäßen in das Verletzungsgebiet gekennzeichnet.

Die Fibroblasten beginnen jetzt die Wunde mit dünnen kollagenen Fasern vom Kollagen Typ III zu füllen, und es bildet sich ein ungeformtes Bindegewebe. In dieser Phase ist die Produktion von Grundsubstanz (Proteo- und Glykosaminoglykane) verhältnismäßig gering. Im gesunden Gewebe wird in der Regel deutlich mehr Grundsubstanz als kollagene Fasern produziert. In der Proliferationsphase dagegen steht die Synthese von Kollagen im Vordergrund. In dieser Phase ist die Belastbarkeit der neuen Struktur gering. Das Gewebe wird durch die Aktivität der Myofibroblasten stabilisiert.

Die Proliferationsphase dauert normalerweise bis zum 21. Tag nach der Verletzung und geht dann in die *Umbauphase* über, die auch Reifungs- oder Stabilisierungsphase genannt wird.

In dieser letzten Phase wird die Produktion der Grundsubstanz bedeutend größer, und die ursprünglich angelegten Kollagenfasern aus Kollagen Typ III werden zum größten Teil in das stabilere Kollagen Typ I umgebaut. Hierdurch wird die Stabilität des Gewebes größer und die Notwendigkeit der Wundkontraktion fällt weg. Demzufolge verschwinden die Myofibroblasten.

Myofibroblasten sieht man in der Regel nur dann in Geweben des Bewegungsapparates, wenn Entzündungen ablaufen, z. B. nach Verletzungen, aber auch während rheumatischer Entzündungen und bei Erkrankungen wie Morbus Dupuytren.

Regeneration der Epidermis

Vollständig anders verläuft die Heilung oder Regeneration des Epithelgewebes (s. Abb. 3.**17**). Hier verläuft die Regeneration nicht in Phasen. Kurz nach der Verletzung (ca. 24 Stunden) beginnt das Epithelgewebe im Bereich der Wundränder sich in das Wundgebiet hineinzubewegen. Die proliferierenden Zellen des Stratum basale verlieren ihre stabilisierenden Verbindungen miteinander (Desmosomen und Hemidesmosomen). Auch die Verbindungen zwischen den Tonofilamenten werden zerbrochen. Hierdurch erhalten die Zellen größere Mobilität. Die sich teilenden Keratinozyten beginnen, sich von allen Seiten der Wunde in Richtung des Verletzungsgebietes zu bewegen, um die Wunde zu überbrücken und mit Epithelgewebe abzudecken. Der Reiz für diese Mobilitätszunahme entsteht wahrscheinlich, weil die Zellen registrieren, dass plötzlich auf einer Seite keine Keratinozyten mehr vorhanden sind.

Ist die Wunde klein genug, kann das Epithelgewebe die Wunde abdecken. Ist die Wunde an der Oberfläche mit Epithelgewebe abgedeckt und an der Innenseite mit Bindegewebe gefüllt, so beginnen die Keratinozyten und die Fibroblasten von beiden Seiten eine neue Basalmembran zu bilden. Ist dieser Prozess beendet, ist die Wundheilung der Haut abgeschlossen und ein neues homogenes und funktionsfähiges Gewebe entstanden.

Häufig gelingt es dem Epithelgewebe nicht, von allen Seiten einen Kontakt herzustellen und die Wunde mit einer Epidermisschicht abzudecken. In diesem Fall wird der Raum zwischen den umgebenden Epidermisanteilen vom Bindegewebe der Dermis gefüllt. Dieses Gewebe sieht äußerlich deutlich anders aus als das normale epidermale Gewebe, und das veränderte Hautgebiet wird als Narbe bezeichnet. Das dermale Bindegewebe besitzt keine Drüsen, wie Schweiß- und Talgdrüsen, und keine Melanozyten. Das hat zur Konsequenz, dass das Gewebe nicht pigmentiert wird und deutlich blasser ist als die umliegende Haut, die von pigmentierter Epidermis gebildet wird.

Bei der Haut ist im Gegensatz zu anderen Geweben des Bewegungsapparates die Bildung von Narbengewebe nicht abhängig davon, ob das Gewebe während der Wundheilung funktionell und physiologisch belastet wird oder nicht. In der Haut entsteht nur dann eine Narbe, wenn es dem epidermalen Gewebe nicht gelingt, die Wunde zu schließen und die darunterliegende Dermis mit einer Schicht Epidermis abzudecken.

Zusammenfassung: Regeneration und Wundheilung der Haut

Bei der Wundheilung der Haut wird zwischen der Heilung der Dermis und Hypodermis und der Regeneration der Epidermis unterschieden. Die Heilung der Dermis und Hypodermis durchläuft die drei Stadien der Wundheilung: Entzündung, Proliferation und Umbau oder Reifung. Bei der Heilung der Haut ist das Ergebnis der Aktivität der Myofibroblasten sehr gut zu beobachten, die durch ihre Kontraktion das Wundgebiet klein halten können, wodurch es schneller geschlossen werden kann und das heilende Gewebe während der Wundheilung stabilisiert wird. Die Keratinozyten der Epidermis beginnen sich von den Wundrändern zueinander zu bewegen, um damit die Wunde zu schließen und das heilende dermale Gewebe abzudecken. Kann die Epidermis nicht das gesamte Verletzungsgebiet abdecken, so entsteht eine deutlich sichtbare Narbe. Narbengewebe besitzt keine Drüsen, Haare und Pigmentzellen, wodurch dieser Hautbereich deutlich heller als die umgebende Haut bleibt.

3.2 Thermoregulation

Der menschliche Körper versucht, seine *Körperkerntemperatur* (Kerntemperatur) innerhalb gewisser Grenzen, in denen physiologische Prozesse normal und kontrolliert ablaufen können, konstant zu halten. Diese Grenze liegt beim Menschen bei ca. 37 °C (36,8 – 37,2 °C) und wird durch das Gleichgewicht zwischen der *Wärmeproduktion* des Körpers einerseits und der *Wärmeabgabe* des Körpers über die Haut andererseits stabil gehalten (Abb. 3.**18**). Eine Übersicht über die verschiedenen Aspekte der Thermoregulation kann Abbildung 3.27 entnommen werden (s. S. 357).

Regulationsmechanismus

Der Körper produziert bei allen metabolen (energieliefernden) Prozessen, die im Körper ablaufen, Energie und Wärme. Bei Muskelaktivität passiert Folgendes: ATP (Adenosintriphosphat) geht unter Freisetzung von Energie in ADP (Adenosindiphosphat) über. Ca. 75 % der produzierten Energie wird in Wärme umgesetzt, die restlichen 25 % in Arbeit. Die in den Zellen produzierte Wärme wird über das Interstitium an das Gefäßsystem weitergeleitet (innere Wärmeübertragung mittels Konvektion) und durch das Blut über den gesamten Körper verteilt. Wird z. B. bei schwerer körperlicher Arbeit (erhöhte Muskelaktivität) viel Energie bzw. Wärme freigesetzt, dann erhöht die produzierte Wärme die Gesamttemperatur des Blutes und damit die Körperkerntemperatur. Ein Anstieg der Kerntemperatur beschleunigt in allen Geweben die energieliefernden Prozesse. Jedes Grad Temperatursteigerung steigert den Metabolismus um

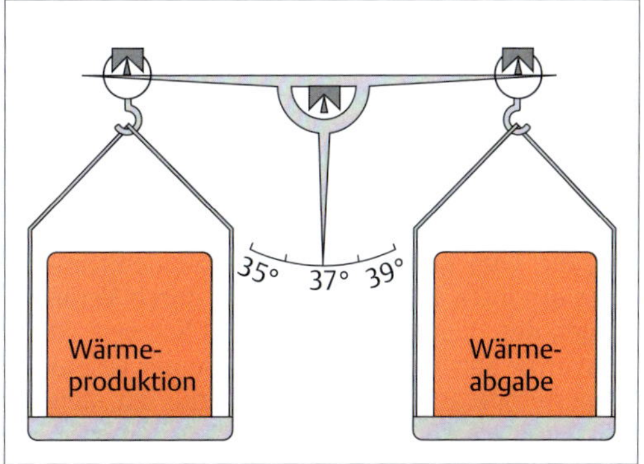

Abb. 3.**18** Wärmeproduktion und Wärmeabgabe befinden sich im Gleichgewicht.

ca. 10%. Dies würde wiederum die Körperkerntemperatur erhöhen und könnte letztendlich wichtige Strukturen, wie z. B. das zentrale Nervensystem, schädigen. Aus diesem Grund ist der Körper bemüht, die Kerntemperatur nicht zu hoch werden zu lassen. Andererseits versucht der Körper dafür zu sorgen, dass unter sehr kalten Bedingungen die Temperatur nicht zu weit absinkt, da bei einer verminderten Körperkerntemperatur bestimmte lebenswichtige Prozesse nicht mehr stattfinden können. Wird die Körpertemperatur zu niedrig, beginnt der Körper, die wärmeliefernden Prozesse zu aktivieren und gleichzeitig durch Veränderungen der Hautdurchblutung einem weiteren Absinken der Temperatur vorzubeugen.

Um die Körpertemperatur eines Menschen zu bestimmen, ist das rektale Messen wahrscheinlich am einfachsten und am zuverlässigsten. Messungen im Bereich der Achsel oder sublingual (unter der Zunge) sind bedeutend weniger zuverlässig. Physiologen sind aber der Meinung, dass die einzige wirklich zuverlässige Messstelle der Ösophagus ist (aufgrund des direkten Kontakts zur zentralen Blutversorgung).

3.2.1 Temperaturkontrolle

Die Körpertemperatur wird vom Gleichgewicht zwischen Wärmeproduktion und Wärmeabgabe bestimmt. Dieses Gleichgewicht befindet sich bei Menschen im Ruhezustand bei ca. 37 °C. Ist die Wärmeproduktion größer als die Wärmeabgabe, so steigt die Körperkerntemperatur, ist die Wärmeabgabe dagegen größer als die Wärmeproduktion, so sinkt die Kerntemperatur. Um die Körpertemperatur konstant zu halten, unterscheidet man zwischen einer bewussten und einer unbewussten Thermoregulation. Bewusste thermoregulatorische Maßnahmen sind z. B. das In-den-Schatten-Setzen bei sehr großer Hitze oder das Wärmer-Anziehen bei Kälte. Die unbewussten thermoregulatorischen Maßnahmen werden in ein aktives oder physiologisches System und in ein passives oder biophysisches System eingeteilt. Das passive System beinhaltet die Wärmeabgabe durch Strahlung, Leitung, Konvektion und Verdunstung. Das aktive System beinhaltet die reflektorischen und hormonellen Veränderungen, die vom Körper eingeleitet werden, um bei einer erhöhten Körpertemperatur durch Veränderungen der Hautdurchblutung und Schweißaktivität Wärme abzugeben oder um bei einer gesenkten Körpertemperatur den Metabolismus zu steigern und damit die Körpertemperatur zu erhöhen.

Im Ruhezustand beträgt die Wärmeproduktion unseres Körpers ca. 70 bis 80 W, was aber bei schwerer körperlicher Arbeit bis zu 20-fach erhöht werden kann.

Die Körpertemperatur unterliegt auch während des Tages und der Nacht geringen Schwankungen (Abb. 3.**19**), wobei die Temperatur nachts ca. 1 bis 2 Grad niedriger ist als tagsüber. Bei Frauen während des menstruellen Zyklus ist die Körpertemperatur zusätzlich um ca. 0,5 °C erhöht.

Die Körperkerntemperatur kann sinken, wenn die Umgebungstemperatur sehr niedrig ist. Hierdurch verliert die Haut Wärme, die über Strahlung, Konvektion und Leitung an die Umgebung abgegeben wird. Weil die darunterliegenden Gewebe daraufhin ihre Wärme mittels Wärmeübertragung an die kältere Haut abgeben, werden auch diese Strukturen langsam kühler.

Diese Form von direkter Wärmeübertragung mittels Konvektion wird durch isolierende Gewebsschichten, insbesondere das subkutane Fettgewebe, stark reduziert. Die größte Wärmeübertragung aus tiefergelegenen Geweben an die Haut findet über das Blut statt. Diese Form der Wärmeübertragung wird *gezwungene Konvektion* genannt.

Zudem kann die Körpertemperatur sinken, wenn der Metabolismus vermindert wird. (Durch

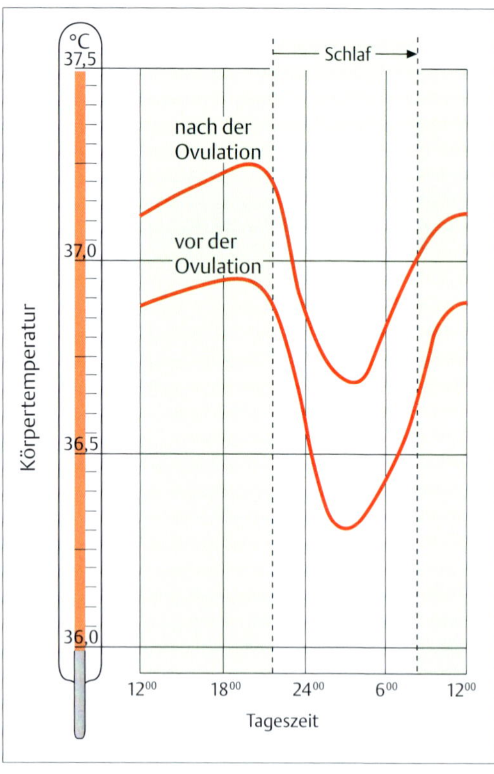

Abb. 3.**19** Temperaturschwankungen.

metabole Prozesse wird Energie bzw. Wärme produziert.)

Die Körpertemperatur steigt an, wenn der Körper durch erhöhten Metabolismus mehr Wärme produziert oder wenn der Körper aufgrund einer höheren Umgebungstemperatur weniger Wärme abgeben kann.

Zusammenfassung: Temperaturkontrolle

Der Körper ist stets bemüht, seine Kerntemperatur auf ca. 37 °C konstant zu halten. Die produzierte Wärme wird durch das Gefäßsystem über den gesamten Körper verteilt. Eine zu starke Steigerung der Kerntemperatur wäre für das Zentralnervensystem gefährlich. Unter Kältebedingungen werden wärmeproduzierende Prozesse angeregt, damit die Kerntemperatur auch in dieser Situation gleich bleibt. Man unterscheidet zwischen einer bewussten und einer unbewussten Thermoregulation. Die unbewusste Thermoregulation wird in ein aktives (reflektorische und hormonelle Veränderungen) und in ein passives System (Strahlung, Konvektion, Leitung und Verdunstung) eingeteilt.

3.2.2 Temperaturmessung

Die Körpertemperatur wird an zwei Stellen in unserem Körper gemessen. Man unterscheidet hier zwischen peripheren Rezeptoren in der Haut und zentralen Rezeptoren des Zentralnervensystems im Hypothalamus und Rückenmark. Die peripheren Rezeptoren der Haut und die zentralen Rezeptoren des Rückenmarks schicken ihre Informationen über das Nervensystem zum Hypothalamus.

Diese Information wird außerdem an den sensorischen Kortex weitergeleitet, wo es zu einer bewussten Temperaturwahrnehmung kommt. Daraufhin können bewusste temperaturregulierende Maßnahmen vorgenommen werden.

Der Hypothalamus als temperaturregulierendes Organ prüft anhand der gelieferten Information, ob die momentane Körperkerntemperatur (Ist-Temperatur) mit der gewünschten physiologischen Kerntemperatur (Soll-Temperatur) übereinstimmt.

Ist dies nicht der Fall, kann der Hypothalamus die notwendigen Schritte einleiten, um die Kerntemperatur (Ist-Temperatur) wieder mit der vorgesehenen Kerntemperatur (Soll-Temperatur) in Einklang zu bringen.

Der Hypothalamus kann dafür folgende Maßnahmen ergreifen (Abb. 3.**20**):

- *Veränderungen der Hautdurchblutung:* Vasodilatation (erhöhte Wärmeabgabe) durch Senkung der sympathischen Reflexaktivität in der Haut oder Vasokonstriktion (reduzierte Wärmeabgabe) mithilfe einer Steigerung der sympathischen Reflexaktivität in der Haut.
- *Veränderungen des Blutvolumens der Hautvenen:* Bei erhöhter Temperatur wird das Blutvolumen der Venen vergrößert (es kann länger und mehr Wärme abgegeben werden), bei niedriger Temperatur wird das Volumen vermindert (es wird weniger Wärme abgegeben).
- *Veränderungen der Schweißproduktion:* Bei erhöhter Temperatur wird die Schweißsekretion erhöht (führt über Verdunstung zur Wärmeabgabe), bei einer erniedrigten wird sie gesenkt bzw. eingestellt. Auch die Aktivität der Schweißdrüsen wird über das sympathische Nervensystem kontrolliert.
- *Steigerung des Metabolismus* u. a. durch eine Erhöhung des Muskeltonus oder durch eine Erhöhung der willkürlichen und unwillkürlichen Muskelaktivität (u. a. Kältezittern) mithilfe einer Stimulierung der Formatio reticularis (Tonus und Kältezittern) oder des motorischen Kortex (bewusste Muskelaktivität).

Zentrale Rezeptoren

Im Hypothalamus liegen im anterioren und im posterioren Bereich Rezeptoren, die die Temperatur des zirkulierenden Blutes messen und so die Körpertemperatur bestimmen (Abb. 3.**21**).

Die Rezeptoren im anterioren Bereich werden aktiviert, wenn die Körpertemperatur steigt, sinkt dagegen die Körpertemperatur, so werden die Rezeptoren im posterioren Teil des Hypothalamus aktiviert.

Die Rezeptoren im Bereich des Rückenmarks sind vor allem Wärmerezeptoren.

Periphere Rezeptoren

Zusätzlich erhält der Hypothalamus auf neuralem Weg von den peripheren Thermorezeptoren der Haut (Abb. 3.**22**) Information über die Umgebungstemperatur. In der Haut – im Gegensatz zum Rückenmark – überwiegen die Kälterezeptoren.

Die Aktivität der Kälterezeptoren der Haut steigt, je niedriger die Hauttemperatur wird. Es kann jedoch bei extrem hohen Temperaturen zu einer paradoxen Stimulierung der Kälterezeptoren kommen. In der Haut treten dann die gleichen Reaktionen auf wie bei großer Kälte: Vasokonstriktion und Gänsehautbildung (Piloerektion). Ziel dieser Maßnahmen ist, das Eindringen der Wärme in den Körper zu verhindern.

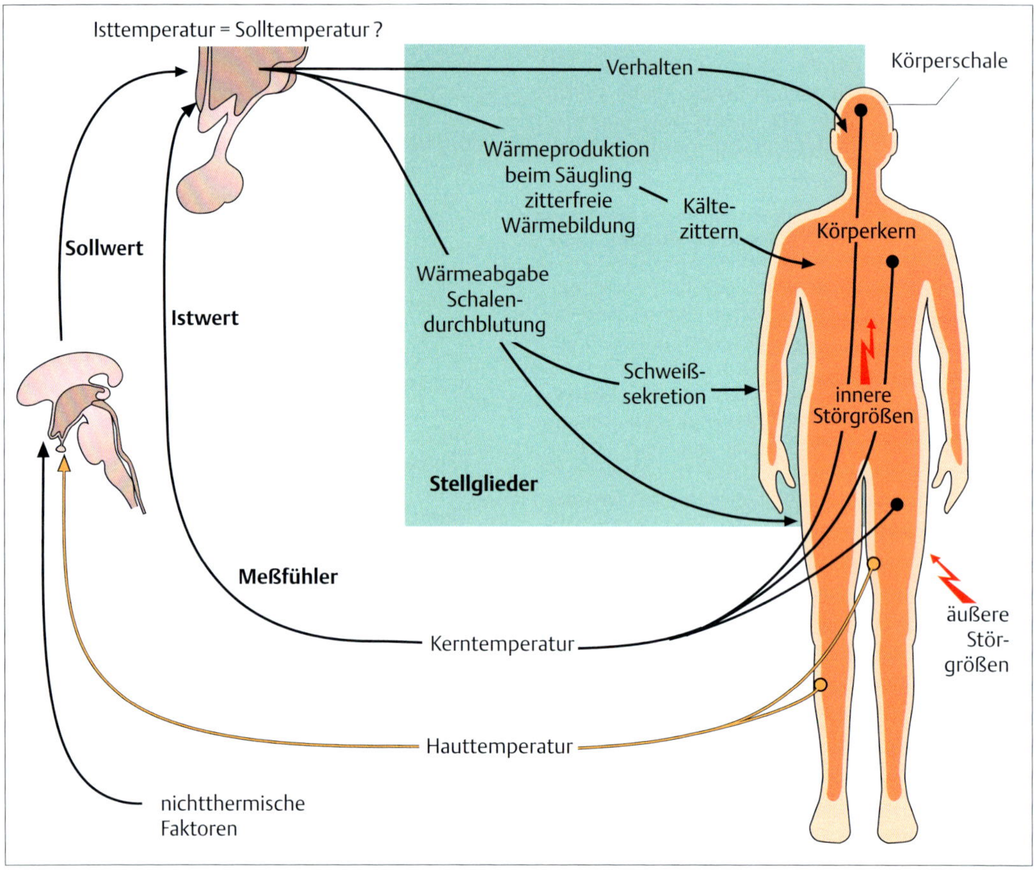

Abb. 3.**20** Temperaturregulation.

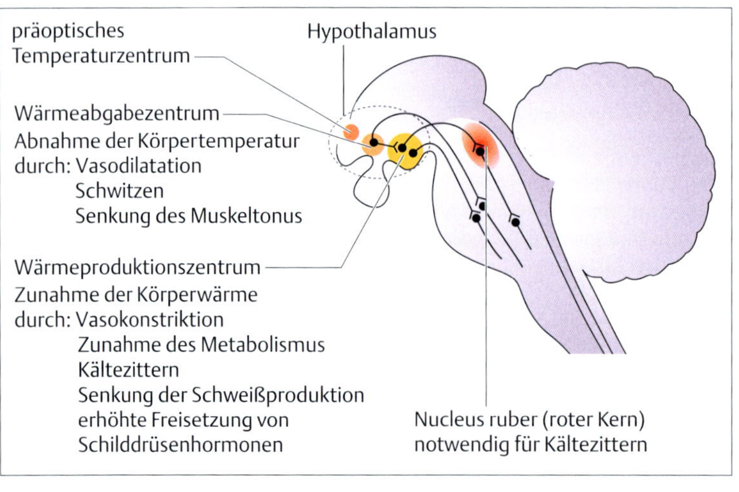

Abb. 3.**21** Zentrale Rezeptoren.

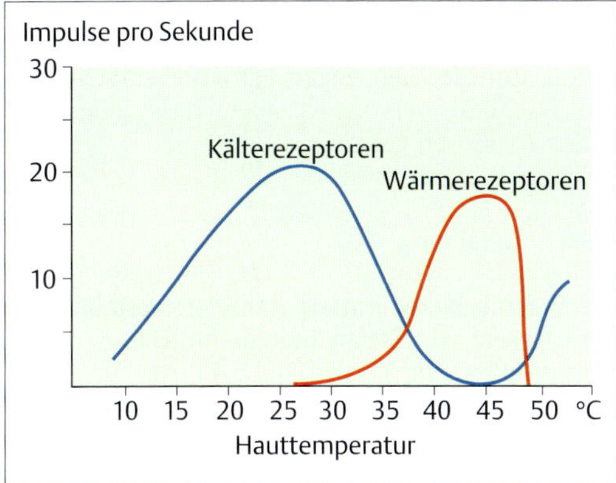

Abb. 3.**22** Aktivität der peripheren Rezeptoren.

Es gibt auch Wärmerezeptoren in der Haut, deren Aktivität steigt, je höher die Temperatur wird.

Zusammenfassung: Temperaturmessung

Die Körpertemperatur wird in der Haut von den peripheren Rezeptoren (mehr Information von Kälterezeptoren als von Wärmerezeptoren) und im Rückenmark und im Hypothalamus von den zentralen Rezeptoren registriert. Im Rückenmark überwiegen die Wärmerezeptoren. Die Information wird an das Temperaturkontrollzentrum im Hypothalamus und an den sensorischen Kortex weitergeleitet. Im Hypothalamus wird die momentane Temperatur mit dem Normwert verglichen. Ist die momentane Temperatur niedriger als der Normwert, so werden im Körper Prozesse stimuliert, mit deren Hilfe mehr Wärme produziert wird und die Körpertemperatur ansteigt. Bei niedrigen Temperaturen wird vor allem der posteriore Teil des Hypothalamus stimuliert. Ist die momentane Temperatur höher als der Normwert, so werden Maßnahmen eingeleitet, mit deren Hilfe die Körpertemperatur gesenkt werden kann, z. B. wird die Hautdurchblutung und die Aktivität der Schweißdrüsen gesteigert. Bei hohen Temperaturen wird überwiegend der anteriore Teil des Hypothalamus aktiviert.

3.2.3 Wärmeproduktion

In unserem Körper entsteht Wärme durch „Verbrennung“ von Nahrungsprodukten, durch Muskelaktivität, durch Aktivität des peripheren und zentralen Nervensystems und durch Reibung, die durch die Bewegungen von Geweben gegeneinander verursacht wird. Muskeln machen ca. 50% unserer Körpermasse aus und bestimmen in Ruhe zu 20 bis 30% die Körpertemperatur. Andere Wärmelieferanten sind die Leber und der restliche Verdauungstrakt, Herz, Gehirn und endokrine Drüsen, die in Ruhe ca. 70% der Wärme produzieren.

Wird die Körpertemperatur zu niedrig, so werden zum einen die Rezeptoren im hinteren Bereich des Hypothalamus über das Blut informiert, zum anderen erhält der Hypothalamus über den neuralen Weg von den Hautrezeptoren und die Rezeptoren des Rückenmarks Informationen.

Die periphere Information aus der Haut besteht aus Informationen der Kälterezeptoren, deren Aktivität sich erhöht, und der Wärmerezeptoren, deren Aktivität sich senkt. Daraufhin setzt der Körper Prozesse in Bewegung, die die Körpertemperatur erhöhen. Möglichkeiten des Körpers, um die Wärmeproduktion zu erhöhen, sind:

- *Erhöhung der sympathischen Reflexaktivität*, was den Metabolismus bis zu 100% steigern kann: Durch die Freisetzung von Noradrenalin aus den freien Nervenendigungen im Gewebe und durch die Freisetzung von Adrenalin aus dem Nebennierenmark wird die Glukagonproduktion gesteigert. Dadurch werden die Zellen zu einer vermehrten Glykogenolyse und Glykoneogenese angeregt, so dass Energie/Wärme freigesetzt wird. Zudem werden Enzyme, die die Oxidation von Nahrungsmitteln ermöglichen, vermehrt aktiviert.
- *Der Hypothalamus stimuliert die Adenohypophyse* zu einer erhöhten Freisetzung von schilddrüsenstimulierendem Hormon (TSH). Das führt zu einer erhöhten Aktivität der Schilddrüse. Auch hierdurch kann der Metabolismus auf das 2-Fache der Ruheaktivität gesteigert werden. Die gesteigerte Freisetzung von Schilddrüsenhormon verursacht – wie die Freisetzung von Adrenalin und Noradrenalin –, dass die Glukagonproduktion zunimmt und die Zellen eine vermehrte Glykogenolyse und Glykoneogenese durchführen, um den Metabolismus zu erhöhen. Diese Form der Wärmeproduktion zeigt ihren Effekt erst nach mehreren Tagen, hält dann aber viel länger an (4 bis 8 Wochen). Auf diese Weise sorgt der Körper im Winter dafür, dass der Metabolismus während der gesamten Kälteperiode erhöht wird und so die Körpertemperatur trotz niedriger Umgebungstemperaturen normal bleibt. Wenn das Schilddrüsenhormon nicht freigesetzt wird, vermindert sich der Metabolismus um ca. 50% und die Körpertemperatur würde deutlich sinken.
- Durch die *Freisetzung von Insulin* (aus dem Pankreas), Wachstumshormonen, Testosteron und

adrenokortikoidem Hormon kann der Metabolismus um 5 bis 15 % erhöht werden.

- *Muskelaktivität* (willkürlich), Muskeltonuserhöhung und Kältezittern (unwillkürlich). Bei Erhöhung der Muskelaktivität wird vermehrt ATP in ADP umgesetzt. Dadurch wird Energie/Wärme freigesetzt. Der Metabolismus kann bis auf das 40-Fache gesteigert werden.
- *Je höher die Körpertemperatur*, desto höher wird der Metabolismus. Jedes Grad Temperatursteigerung erhöht den Metabolismus um ca. 10 %. (Bei Fieber wird der Metabolismus bei 8 °C Körpertemperaturzunahme etwa verdoppelt, was den Tod zur Folge hätte.)
- *Verdauung von Nahrung* erhöht den Metabolismus ebenfalls deutlich für eine Periode von 2 bis 10 Stunden. Durch den Verzehr von Kohlenhydraten steigt er um 4 bis 5 %, beim Verzehr von Proteinen um ca. 30 %.

Zusammenfassung: Wärmeproduktion

Um bei einer erniedrigten Kerntemperatur die Wärmeproduktion zu erhöhen, finden in unserem Körper folgende Veränderungen statt:

- Erhöhung der sympathischen Reflexaktivität,
- erhöhte Freisetzung von Schilddrüsenhormon,
- Steigerung der Muskelaktivität; hier kann man zwischen willkürlicher Muskelaktivität (Armschwingen, Füßestampfen) und unwillkürlicher Muskelaktivität (Steigerung des Muskeltonus, Kältezittern, Zähneklappern) unterscheiden,
- Verdauung von Nahrung.

3.2.4 Wärmeabgabe

Wird die Kerntemperatur zu hoch, so werden vor allem die Rezeptoren im anterioren Teil des Hypothalamus stimuliert. Zudem bekommt der Hypothalamus Informationen von den Rezeptoren im Rückenmark und von den peripheren Rezeptoren der Haut. In der Haut zeigen die Wärmerezeptoren eine erhöhte Aktivität, die Kälterezeptoren dagegen eine erniedrigte.

Zur Erniedrigung der Körperkerntemperatur kann der Körper folgende Maßnahmen einleiten: Die Durchblutung der Haut wird erhöht, so dass über Strahlung, Leitung, Konvektion und Verdunstung Wärme abgegeben werden kann. Der Körper transportiert die im Inneren des Körpers produzierte Wärme über das Blut mittels gezwungener Konvektion zur Haut. Hierdurch entsteht eine innere Wärmeübertragung. In dem Moment, in dem die Haut die Wärme an die Umgebung abgibt, entsteht eine äußere Wärmeübertragung.

Bei sehr niedrigen Temperaturen entsteht in der Haut eine regelmäßige kurzandauernde Vasodilatation, um die Haut gegen Erfrieren zu schützen. Ein Nachteil hiervon ist aber, dass jedes Mal Wärme verloren geht.

Strahlung (60 %)

Die Wärmeabgabe mittels Strahlung verläuft nach dem Gesetz von Stefan Boltzmann. Dieses Gesetz besagt, dass ein Körper ca. 5,4 W/m^2 pro Grad Temperaturdifferenz an die Umgebung abgeben kann. Die Wärme wird an die Wände und an die im Raum vorhandenen Objekte, wie Stühle, Schränke usw., abgegeben.

Aus diesem Grund fühlen sich bekleidete Menschen wohl, wenn die Umgebungstemperatur 20 bis 22 °C, unbekleidete, wenn sie 29 bis 30 °C beträgt, weil sie dann ohne Probleme Wärme abgeben können. Je höher die Umgebungstemperatur, desto schwieriger ist es, Wärme abzugeben. Normalerweise beträgt die Hauttemperatur 33 bis 34 °C.

Leitung (3 %)

Die Abgabe von Wärme mittels Leitung geschieht durch direkte Übertragung der Wärme vom Körper auf Objekte, die direkten Kontakt zum Körper haben. Bei Menschen sind das z. B. der Stuhl, auf dem er sitzt, das Bett oder der Boden, auf dem er liegt.

Konvektion (15 %)

Wärmeverlust durch Konvektion geschieht durch die Abgabe von Wärme an die Umgebungsluft, die sich direkt um den Körper herum befindet. Da diese Lufttemperatur sich sehr schnell der Temperatur der Haut angleicht, wird es schwierig, weitere Wärme abzugeben. Deswegen ist es günstig, wenn die Umgebungsluft durch Luftströmung bzw. Wind ständig erneuert wird (Abb. 3.**23**). Je mehr Luftbewegung, umso besser kann der Körper Wärme an die Umgebungsluft abgeben.

Um so viel Wärme wie möglich abzugeben, muss die Kontaktfläche zwischen Körper und Luft so groß wie möglich sein. Wird diese Kontaktfläche dadurch verkleinert, dass sich der Körper zusammenrollt (Kauerstellung), so wird die Menge an Wärme, die an die Umgebungsluft abgegeben werden kann, geringer. Diese Maßnahmen ergreifen Menschen und Tiere automatisch, wenn die Umgebungstemperatur niedrig ist und sie vermeiden möchten, dass Wärme verloren geht.

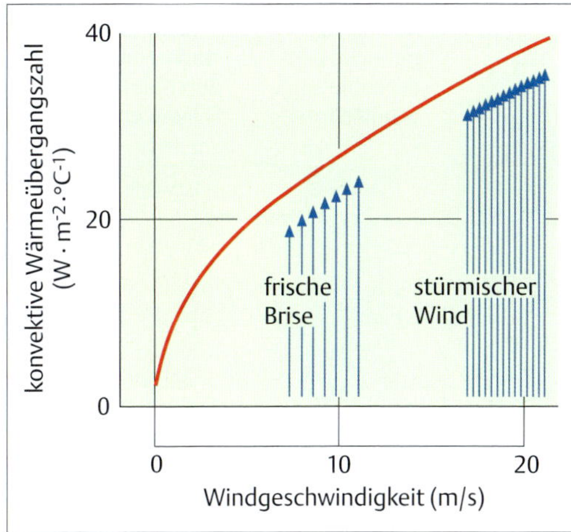

Abb. 3.**23** Einfluss der Luftströmung auf die Wärmeabgabe mittels Konvektion.

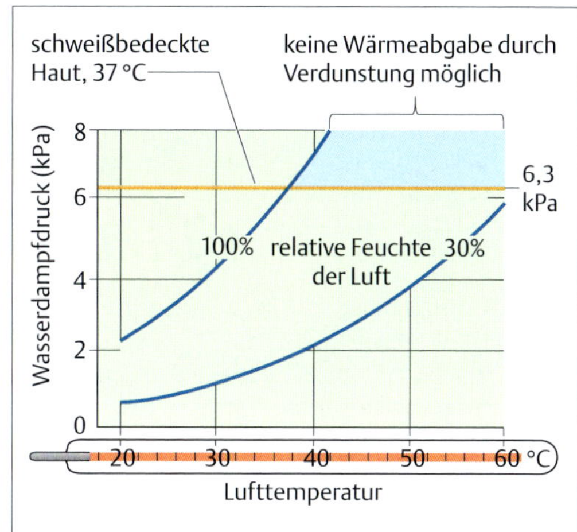

Abb. 3.**24** Luftfeuchtigkeit und deren Einfluss auf die Wärmeabgabe mittels Verdunstung.

Kleidung verhindert den Wärmeverlust mittels Konvektion, weil sich innerhalb der Kleidung und zwischen den verschiedenen Kleidungsstücken Luft befindet, die nicht zirkuliert und damit die Wärme festhält.

Verdunstung (22 %)

Um Wärme über Verdunstung abgeben zu können, werden die Schweißdrüsen der Haut stimuliert, so dass der Schweiß auf der Haut verdunsten kann. Dies ist aber nur dann möglich, wenn der Dampfdruck auf der Haut größer ist als der Dampfdruck der umgebenden Luft (Abb. 3.**24**). Bei hoher Luftfeuchtigkeit (hoher Dampfdruck der umgebenden Luft) ist es dem Körper kaum möglich, über Verdunstung Wärme abzugeben.

Auch für die Verdunstung ist es wichtig, dass die Umgebungsluft zirkuliert, weil die umgebende Luft dann nicht mit Wasser gesättigt wird.

Wie groß die Abgabekapazität von Wärme über Verdunstung ist, zeigen folgende Zahlen: Bei der Verdunstung von 150 Milliliter Wasser pro Stunde könnte der Mensch die gesamte produzierte Wärme des Ruhemetabolismus abgeben. Unter extremen Bedingungen kann der Mensch bis zu 1,5 Liter Schweiß pro Stunde produzieren. So können ca. 800 Kalorien Wärme pro Stunde abgegeben werden. Das entspricht der 12-fachen Menge der zu Ruheumsatzbedingungen produzierten Wärme.

Wenn die Umgebungstemperatur höher ist als die Körpertemperatur, so kann der Körper keine Wärme mehr über Leitung, Strahlung und Konvektion abgegeben, sondern nur noch über Verdunstung. Ein großes Problem dabei ist, dass dem Körper aufgrund der hohen Umgebungstemperatur über Strahlung und Leitung noch Wärme zugeführt wird.

Außer über die Haut kann der Körper auch noch die oberen Luftwege benutzen, um Wärme über Verdunstung abzugeben.

Folgende Maßnahmen können dabei helfen, die Körpertemperatur nicht weiter zu steigern:

- Senkung des Metabolismus, wodurch weniger Wärme produziert wird.
- Senkung der sympathischen Reflexaktivität verursacht eine verminderte Produktion von Glukagon und damit eine Senkung der Glykogenolyse und Glykoneogenese. Energie- und Wärmeproduktion sinken.
- Senkung der bewussten und unbewussten Muskelaktivität, wodurch auch wieder weniger Wärme produziert wird.

Abb. 3.**25** zeigt, auf welche Weise der Körper Wärme abgeben kann.

Zusammenfassung: Wärmeabgabe

Bei gesteigerter Körpertemperatur finden im Körper folgende Veränderungen statt, um die Temperatur zu senken:

- Senkung der metabolen (energieliefernden) Prozesse
- Senkung der sympathischen Reflexaktivität

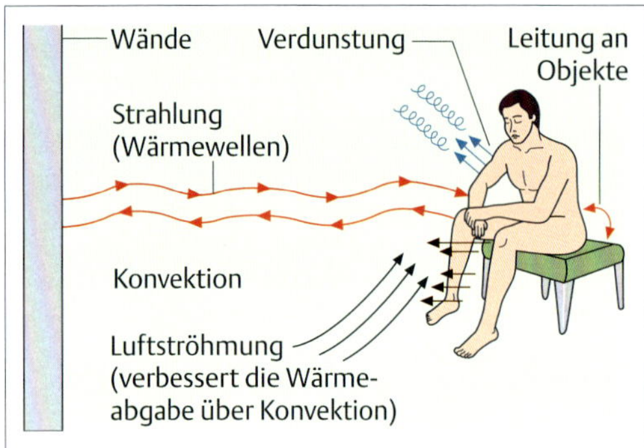

Abb. 3.**25** Wärmeabgabe.

- Senkung der Freisetzung von Schilddrüsenhormon
- Senkung der bewussten und unbewussten Muskelaktivität
- Steigerung der Hautdurchblutung, wodurch die Haut über Strahlung (60%), Konvektion (15%) und Leitung (3%) Wärme an die Umgebung abgeben kann.
- Steigerung der Aktivität der Schweißdrüsen, wodurch mittels Verdunstung Wärme abgeben wird (22%).

3.2.5 Temperaturveränderungen

Die Körpertemperatur kann sich unter bestimmten Umständen, z. B. bei Fieber, Hypo- oder Hyperthermie verändern, so dass die Regulationsmechanismen zur Konstanthaltung der Körperkerntemperatur stark beansprucht werden. Auch in der Sauna wird die Thermoregulation des Körpers stark in Anspruch genommen.

Fieber

Durch Infekte, Intoxikationen usw. werden die Leukozyten dazu stimuliert, bestimmte Eiweiße (endogene Pyrogene) freizusetzen. Diese Eiweiße verursachen eine erhöhte Produktion von Prostaglandin E im Zentralnervensystem, was dazu führt, dass im Temperaturregulierungszentrum des Hypothalamus der Normwert oder Sollwert der Kerntemperatur angehoben wird (Abb. 3.**26**).

In diesem Moment entspricht die momentane Kerntemperatur (Istwert) nicht mehr dem Normwert und der Körper beginnt die Körpertemperatur zu erhöhen.

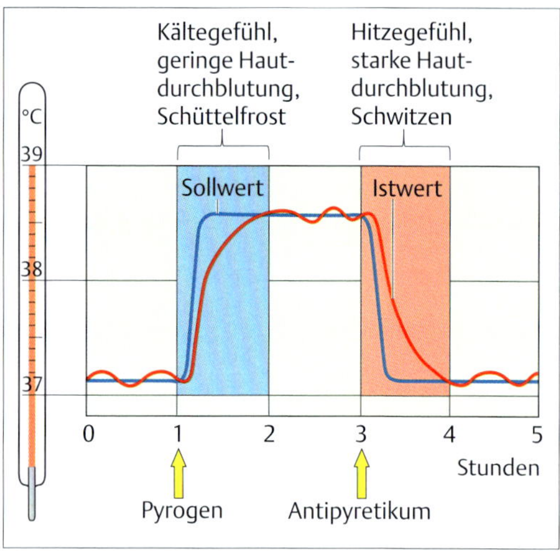

Abb. 3.**26** Verschiebung des Sollwerts bei Fieber.

Der Patient friert, zittert vor Kälte, hat Muskelzuckungen usw. Die Haut wird aufgrund der Vasokonstriktion blass und fühlt sich kalt an. Diese Veränderungen finden so lange statt, bis die neue Normtemperatur erreicht ist.

Wird beim Abklingen der Erkrankung weniger Prostaglandin produziert, sinkt der Normwert wieder auf sein normales Niveau. Jetzt ist natürlich die momentane Körpertemperatur im Vergleich zum Normwert zu hoch und der Körper beginnt, seine Temperatur abzusenken. Dem Patienten wird warm, und er schwitzt stark.

Bei der biologischen Krebstherapie, aber auch bei der biologischen (ganzheitlichen) Behandlung von Patienten mit z. B. Autoimmunerkrankungen wird ein künstlich erzeugtes Fieber als Therapeutikum eingesetzt. Das Fieber wird durch eine intravenöse Infiltration mit abgeschwächten Bakterien ausgelöst. Diese Therapie soll eine starke Stimulation und Aktivierung des Immunsystems bewirken.

Hyperthermie

Eine sehr große Gefahr stellt die Überhitzung oder Hyperthermie dar. Wenn die Umgebungstemperatur hoch ist und der Körper gleichzeitig Wärme produziert, z. B. durch körperliche Aktivität, dann kann die Kerntemperatur zu hoch werden und Werte von 41 °C oder mehr erreichen. Diese Situation kann zu schweren Schäden und sogar zum Tod führen.

Bei der biologischen Krebstherapie werden lokale Hyperthermie-Applikationen verwendet, um die Krebszellen zu zerstören.

Hypothermie

Hypothermie kann eintreten, wenn der Mensch sich in einer sehr kalten Umgebung befindet und der Körper nicht mehr ausreichend Wärme produzieren kann. Sinkt die Kerntemperatur zu weit ab, können metabole Prozesse nicht mehr stattfinden. Die Menschen werden schläfrig und schlafen häufig ein, um nie wieder aufzuwachen.

Wirkung der Sauna

In der Sauna herrscht in der Regel eine Umgebungstemperatur von ca. 80 bis 90 °C. Der Körper kann keine Wärme über Leitung, Strahlung oder Konvektion abgeben. Er muss sogar Wärme von der Umgebung aufnehmen. Obwohl die Luftfeuchtigkeit sehr gering ist, kann der Körper kaum Wärme über Verdunstung abgeben, weil die Luft, die den Körper umgibt, sehr schnell gesättigt ist. Aus diesen Gründen steigt in der Sauna die Kerntemperatur innerhalb von 10 Minuten auf ca. 39 °C an.

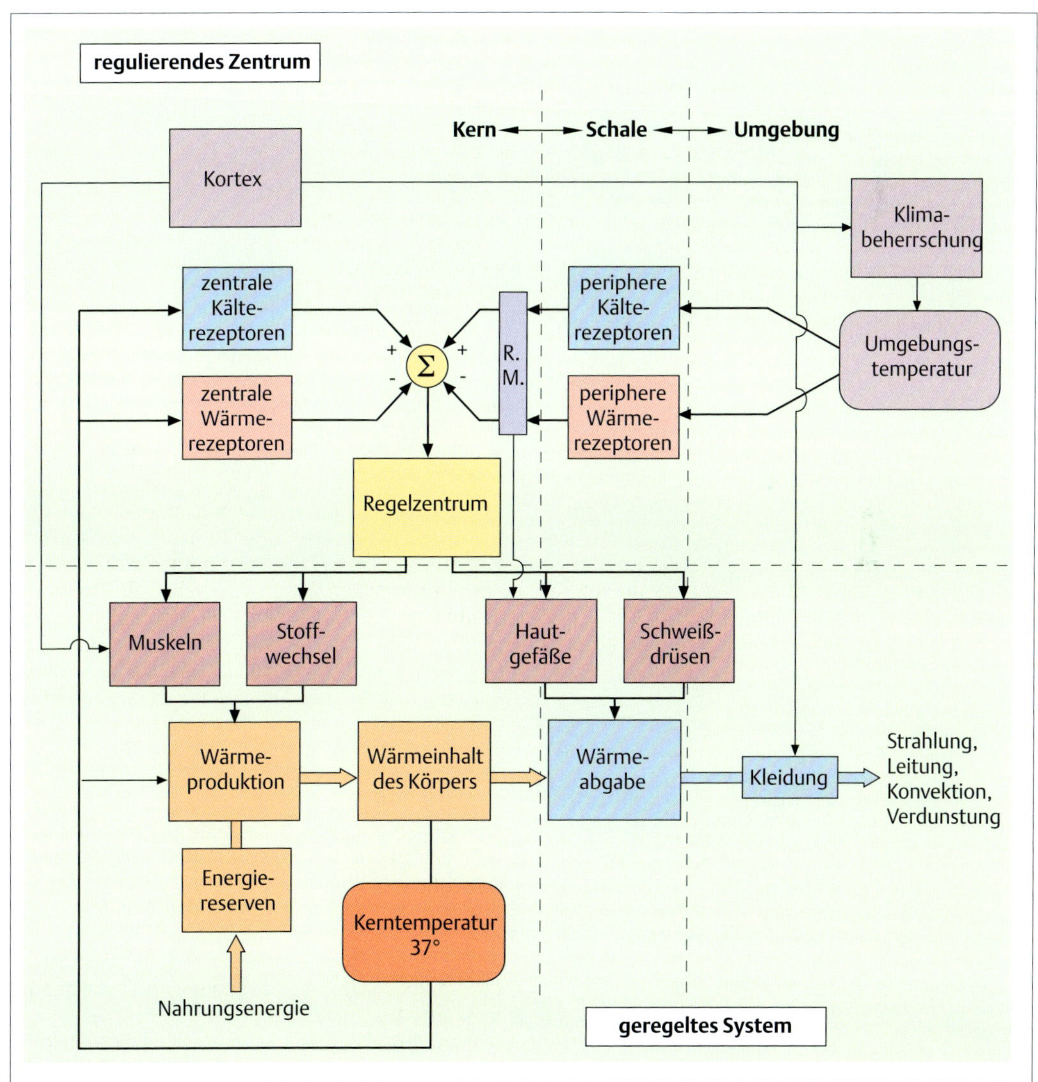

Abb. 3.**27** Schematische Darstellung der Thermoregulation.

Die gesamte Haut wird maximal durchblutet bei dem vergeblichen Versuch, Wärme abzugeben. Das Herzminutenvolumen verdoppelt sich, die Herzfrequenz erreicht häufig ca. 130 Schläge pro Minute und der diastolische Blutdruck steigt leicht an. So ist ein Saunabesuch eine sehr große Herz-Kreislauf-Belastung und damit sicherlich nicht für jeden Mensch empfehlenswert.

Die Abb. 3.**27** fasst die verschiedenen Aspekte der Thermoregulation noch einmal zusammen.

4 Positive und negative Einflüsse auf die bindegewebigen Strukturen des Bewegungsapparates

4.1 Einleitung

Eine Frage, mit der man sich vorrangig auseinandersetzen muss ist, warum es heutzutage so viele Wundheilungsstörungen, Chronifizierungen, frühzeitige Degenerationen usw. gibt.

Die meisten dieser Probleme sind auf eine unzureichende Ernährung zurückzuführen.

Schon Hippokrates schrieb vor vielen Jahren: „Die Nahrung soll Deine Medizin sein und nicht die Medizin Deine Nahrung“ oder „Alles was man mit Nahrung heilen kann, sollte man nicht mit Medikamente behandeln“.

Auch Edison äußerte sich bereits zu dieser Thematik: „Wenn die Ärzte von heute sich nicht zu Ernährungsfachleuten entwickeln, werden die Ernährungswissenschaftler von heute die Ärzte von morgen sein!“

Unsere Nahrung hat sich vor allem im letzten Jahrhundert enorm verändert – und nicht nur zum Guten.

Unsere Urahnen aßen fast nur frisches Obst, Nüsse, Samen, Pilze, Wurzeln, wildes Getreide und Hülsenfrüchte. Wenn sie Fleisch aßen, was nicht so häufig vorkam, bestand es aus magerem Wild mit nur 4% Fettanteil. Die Nahrung war reich an Fasern, Vitaminen, Mineralien, Spurenelementen, essenziellen ungesättigten Fettsäuren (EPA = Eicosapentaensäure und DHA = Decosahexaensäure), langkettigen Kohlenhydraten usw. Ferner enthielt die Nahrung keine kurzkettigen, raffinierten Kohlenhydrate.

Unsere jetzige Nahrung ist dagegen deutlich anders zusammengesetzt: Sie ist sehr reich an kurzkettigen, raffinierten Kohlenhydraten und enthält viel Fett, vor allem gesättigte Fettsäuren, sowie nur wenige Fasern, Vitamine, Mineralien, Spurenelemente usw.

Das heutzutage konsumierte Fleisch besteht fast nur aus Zuchtfleisch, das einen Fettgehalt von ca. 25–30% aufweist und keine essenziellen ungesättigten Fettsäuren wie DHA und EPA enthält.

Früher waren 3- bis 4-mal mehr ungesättigte Fettsäuren in unserer Nahrung enthalten als gesättigte. Heute ist es nahezu umgekehrt: Der Anteil der gesättigten Fettsäuren ist 2- bis 3-mal höher als der der ungesättigten Fettsäuren.

Auch die Menge der Mineralien und Spurenelemente war früher deutlich höher als heute:

Früher enthielt die Nahrung:
- 3- bis 4-mal mehr Kalzium und Magnesium
- 10-mal mehr Kalium als Natrium, heute gibt es 4-mal mehr Natrium als Kalium
- 6-mal so viel Vitamin C
- weitaus mehr Vitamin E und Zink
- wesentlich mehr Antioxidanzien in der Nahrung (Burgenstein 2007)

Jedes Tier und jede Pflanze produziert permanent Antioxidanzien, um sich vor schädigenden Einflüssen (z. B. Chemikalien, Abgase, Elektrosmog, Stress usw.) zu schützen. Antioxidanzien wehren Angriffe auf die Zell- und Mitochondrien-DNA ab. Fehlt dieser Schutzmechanismus, entarten unsere Zellen und werden unsere Mitochondrien zerstört.

Pflanzen und die meisten Tiere produzieren Antioxidanzien selbst, Menschen und einige wenige Tierarten hingegen müssen die Antioxidanzien über die Nahrung aufnehmen.

Alles in allem ist unsere heutige Gesellschaft mit Fett und Zucker überversorgt, leidet aber unter einem Mangel an Vitaminen, Mineralien, Spurenelementen, essenziellen Aminosäuren, essenziellen ungesättigten Fettsäuren, Nahrungsfasern usw. Immer mehr Menschen sind übergewichtig – mit steigender Tendenz. Mittlerweile ist fast jede 2. Person in Deutschland übergewichtig. Viele dieser Personen haben größere gesundheitliche Probleme mit dem Herz-Kreislauf-System, dem Verdauungsapparat, den Atemwegen und dem Bewegungsapparat.

In vielen Gegenden Europas leidet ca. die Hälfte der Erwachsenen unter Vitamin-B_{12}-Mangel. Vielen Kindern mangelt es an Folsäure und Zink, wodurch die Entwicklung und das Wachstum beeinträchtigt werden. Ca. ein Drittel der jungen Frauen leidet unter Eisenmangel. Auch Vitamin-D- und Kalziummangel sind in unserer Gesellschaft weit verbreitet (Geiersperger 2009).

Die Menschen essen heutzutage nicht nur ungesund, wie z. B. „Fastfood“, sondern die Nahrung an sich ist meist schon qualitativ sehr schlecht. Durch die Raffinierung und industrielle Bearbeitung der Nahrungsmittel gehen große Mengen an Vitaminen, Mineralien und Spurenelemente verloren.

Weißmehl z. B. besitzt nur noch 15% des ursprünglichen Vitamin-E- und nur 25% des ursprünglichen Vitamin-B_6-Gehalts im Vergleich zu Vollkornmehl. Durch die Überbewirtschaftung des Bodens wird der Boden ausgelaugt und Mineralien gehen verloren. So liegt der Selenspiegel im Boden in ca. 2 bis 3 Metern Tiefe. Das hat zur Folge, dass fast keine Pflanze mehr in der Lage ist, Selen aus dem Boden aufzunehmen. Wie bereits erwähnt, produzieren Pflanzen Antioxidanzien, um sich vor schädlichen Einwirkungen zu schützen. Das permanente Spritzen mit allen möglichen Chemikalien führt dazu, dass sich die Pflanzen mit ihren Antioxidanzien gegen diese Attacken schützen.

In unserer Gesellschaft nimmt der Bedarf an Antioxidanzien aufgrund der enormen Belastungen (Chemikalien, Abgase, Elektrosmog, Stress usw.), denen unser Körper ausgesetzt ist, immer mehr zu. Gleichzeitig nimmt aber die Menge der Antioxidanzien in unserer Nahrung immer stärker ab. Der Körper ist dadurch nicht mehr ausreichend vor schädigenden Einflüssen geschützt.

Laut Van Wingerden (1995) ist die Mangelernährung eine der Hauptgründe für Wundheilungsstörungen. Uns mangelt es nicht nur an Vitaminen, sondern auch an essenziellen Aminosäuren (Eiweiß).

Jensen hat bei 42,4% der 129 Patienten, die in orthopädischer Behandlung waren, eine Mangelernährung festgestellt (Jensen et al. 1982).

Garcia und Mitarbeiter (Garcia et al. 2008) stellten bei 80% der 107 Patienten, die wegen Knie und Hüftprothesen behandelt wurden, eine Mangelernährung fest.

Die Konsequenz daraus ist, dass immer weniger Patienten nach einer Verletzung bzw. Operation eine normale Wundheilung zeigen. Hinzu kommt, dass die Wundheilung vieler Patienten durch die oft nach Verletzungen und/oder Operationen eingenommenen Medikamente zusätzlich negativ beeinflusst wird. Wirtschaftlich betrachtet wird unser Gesundheitssystem dadurch unnötigerweise sehr stark belastet.

Ich persönlich frage mich auch immer wieder, was sich Patienten bloß dabei denken, sich im Krankenhaus auf Kosten des Gesundheitssystems von Verletzungen und/oder Operationen zu erholen, dann aber – meist noch mit einer Infusion im Arm – vor der Tür zu stehen und eine Zigarette zu rauchen.

Die Mahlzeiten in den Krankenhäusern sind häufig so schlecht, dass sie kaum das Wort „Nahrung" verdienen. Sie sind weich gekocht, enthalten viel Zucker, viele gesättigte Fettsäuren, viele raffinierte Kohlenhydrate usw. – und sind damit reich an allem, was den normalen Heilungsprozess verhindert.

4.2 Positive Einflüsse

Im Folgenden werden Substanzen und physiologische Reize besprochen, die eine positive Auswirkung auf die Strukturen unseres Bewegungsapparates haben bzw. haben können. Dazu gehören Nähr- und Wirkstoffe, die in unserer Nahrung enthalten sind, wie

- Eiweiße,
- Kohlenhydrate,
- Fette,
- Vitamine,
- Mineralien und
- Spurenelemente.

Auch durch Bewegung entstehen positive Reize.

4.2.1 Substanzen in der Nahrung

Eiweiße

Eiweiße (Proteine) sind die Bausteine, aus denen unser Bindegewebe aufgebaut ist. Eiweiße wiederum sind aus verschiedenen *Aminosäuren* zusammengesetzt. Ohne Aminosäuren wären alle lebenserhaltenden und physiologischen Prozesse unseres Körpers wie Regeneration, Wachstum, Fortpflanzung usw. nicht möglich. *Tierische* und *pflanzliche* Eiweiße unterscheiden sich deutlich in ihren Auswirkungen auf den menschlichen Körper.

Beim Verzehr *tierischer Eiweiße* kommt es in vielen Fällen zu einer Senkung des pH-Werts, der im Gewebe unter optimalen Bedingungen bei 7,4 liegt. Existiert über einen längeren Zeitraum ein niedriger pH-Wert, kann das einen sehr negativen Einfluss auf das Bindegewebe und auch andere Gewebe haben. So muss der Körper z. B. basische Substanzen aus den Knochen (z. B. Kalziumphosphate) frei setzen, um den pH-Wert zu neutralisieren. Eine chronische Übersäuerung unserer Gewebe führt daher u. a. zu einer Demineralisierung der Knochen mit der Gefahr, dass eine Osteoporose entsteht (s. Kap. 2.1, s. S. 83).

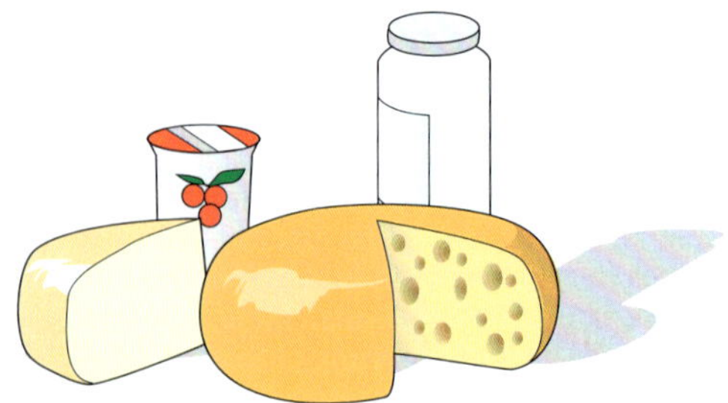

Pflanzliche Eiweiße dagegen senken den pH-Wert nicht ab und sind deshalb vorteilhafter für unseren Körper, denn durch sie entsteht keine chronische Azidose und somit auch keine potenzielle Degeneration des Bindegewebes. Aufbau, Funktion und Stabilität des Bindegewebes profitieren davon. Tierische Eiweiße kommen in Milch- und Fleischprodukten vor, pflanzliche z. B. in Nüssen, Hülsenfrüchte usw.

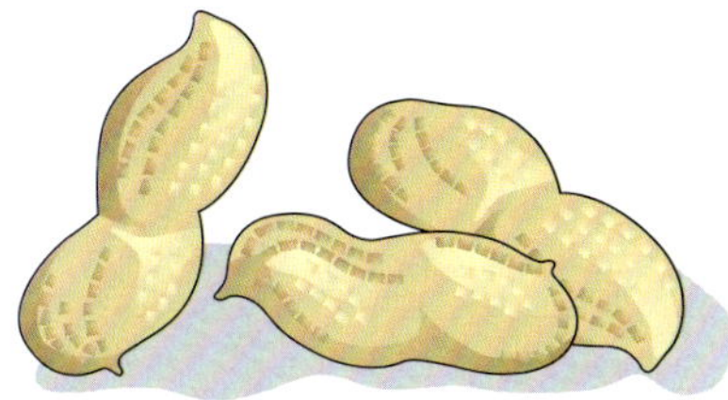

Der Eiweißbedarf pro Kilogramm Körpergewicht wird häufig mit ca. 0,8 Gramm angegeben. Allerdings ist nicht so sehr die Quantität des aufgenommenen Eiweißes entscheidend, sondern vielmehr die Qualität, d. h. welche Aminosäuren aufgenommen werden. Benedikt und Weitgasser (2006) geben an, dass der Eiweißbedarf während der Wundheilung deutlich ansteigt. Er empfiehlt in diesem Fall, die Eiweißmenge über die Nahrungsaufnahme auf 1,2 bis 1,5 g/kg Körpergewicht zu erhöhen. Pompeo (2007) empfiehlt sogar eine Eiweißzufuhr von 1,5 bis 1,8 g/kg Körpergewicht (Geiersperger 2009).

Aminosäuren lassen sich grundsätzlich in essenzielle, bedingt essenzielle und in nichtessenzielle Aminosäuren unterteilen.

Essenzielle Aminosäuren kann unser Körper nicht selbst produzieren, müssen also unbedingt über unsere Nahrungsmittel aufgenommen werden. Von besonderer Bedeutung sind hier die essenziellen Aminosäuren *Histidin, Isoleucin, Lysin, Methionin/Cystein, Penylalanin/Tyrosin, Threonin, Tryptophan, Valin und Leucin.*

Sie spielen zum Teil bei den Proteinen der kollagenen und elastischen Fasern eine wichtige Rolle. So findet man Methionin vor allem im Bereich der Basalmembran (Kollagen Typ IV), Threonin wird besonders im Knochengewebe gebraucht.

Außerdem gibt es einige bedingt essenzielle Aminosäuren wie *Arginin, Cystein, Glutamin, Tyrosin, Serin, Taurin und Glycin.*

Nichtessenzielle Aminosäuren kann der Körper aus verschiedenen Nahrungsbestandteilen selbst synthetisieren. Im Bindegewebe des Bewegungsapparates liegen als nichtessenzielle Aminosäuren *Alanin, Asparaginsäure, Asparagin, Glutaminsäure, Ornithin und Prolin* vor.

Verschiedene Aminosäuren und ihre Funktionen

Arginin

Arginin stimuliert die entsprechenden Zellen zu einer erhöhten Kollagensynthese. Diese Aminosäure hat deshalb eine wichtige Funktion während der Wundheilung. Besonders in Kombination mit Lysin und Vitamin C hat es einen sehr günstigen Effekt auf die Heilung.

Arginin besitzt eine ähnliche Struktur wie die Aminosäure Ornithin. Unter normalen physiologischen Umständen kann der Körper diese beiden Aminosäuren in ausreichenden Mengen selbst synthetisieren, eine Supplementierung ist daher normalerweise nicht notwendig. Nach Verletzungen jedoch, wenn die Kollagensysthese stark ansteigt, ist der Bedarf an Arginin und Ornithin deutlich erhöht.

Arginin ist eine Vorstufe von Prolin und Hydroxyprolin, beides für die Kollagensynthese wichtige Aminosäuren. Aus diesem Grund ist Arginin so bedeutend für die Wundheilung. Ein Mangel an Arginin verursacht demzufolge Wundheilungsstörungen.

Glutaminsäure

Unser Körper kann Glutaminsäure in kleinen Mengen selbst produzieren. Diese Menge reicht aber normalerweise nicht aus, so dass Glutaminsäure zusätzlich über die Nahrung aufgenommen werden muss. Es ist vor allem für die Kollagensynthese wichtig. Glutaminsäure wird in unserem Körper zu Glutamin (die häufigste Aminosäure in unserem Körper) umgesetzt. Zusammen mit Cystein spielt es für die Produktion des lebenswichtigen Antioxidans Gluthation eine entscheidende Rolle.

Glutamin kann vom Gehirn aufgenommen und dann dort in Gamma-Aminobuttersäure umgewandelt werden. Glutamin hat eine beruhigende Wirkung auf das Nervensystem.

Glutamin ist die wichtigste Energiequelle derjenigen Zellen, in denen es abgebaut wird. Glutamin kann in der Leber zu Glukose umgebaut werden. Es kann außerdem den Blutzuckerspiegel stabilisieren.

Nach Operationen und/oder Verletzungen ist der Bedarf an Glutamin in der Leber und im Darm stark erhöht. Glutamin spielt ferner eine Schlüsselrolle im Stoffwechsel des Muskels. Im Muskel werden ca. 50 % des Glutamins gespeichert.

Glutamin stimuliert – ebenso wie Arginin – die Freisetzung von Wachstumshormonen aus der Hypophyse (Geiersperger 2009).

Eine Supplementierung mit Glutamin wird kontrovers diskutiert.

Histidin

Histidin spielt bei der Produktion von Histamin eine wichtige Rolle. Histamin wiederum sorgt als Entzündungsmediator für eine erhöhte Durchblutung und eine gesteigerte Permeabilität der Gefäße im Bindegewebe. Diese Wirkung von Histamin macht man sich auch in der Physiotherapie zunutze. So kann man durch bestimmte Massagetechniken, z. B. durch Friktionen, eine erhöhte Durchblutung im betroffenen Gebiet bewirken. Als Beispiel sei die Behandlung einer Tendinitis genannt.

Bei Stress, chronischen Entzündungen und nach Verletzungen bzw. Operationen wird Histidin in 3-Methylhistidin umgewandelt, das über den Urin ausgeschieden wird. Es ist ein Parameter für den Abbau von Muskelgewebe.

Der tägliche Bedarf an Histidin beträgt ca. 8 bis 12 mg/kg Körpergewicht, davon produziert unser Körper ca. 0,5 bis 1 mg/Tag selbst. Supplementiert nimmt der Mensch ca. 1 bis 4 g/Tag (Geiersperger 2007) davon auf.

Methionin und Cystein/Cystin

Methionin und Cystein/Cystin sind für die Fibroplasie (Bildung vom Bindegewebe) und die Kollagensynthese wichtig. Cystein/Cystin haben vor allem einen Einfluss auf die Regeneration der Haut.

Leucin, Isoleucin und Valin

Leucin, Isoleucin und Valin kommen vor allem in der Muskulatur vor.

Sie werden auch als sog. Stressaminosäuren bezeichnet, weil sie in Stresssituationen den Energiemetabolismus stark beeinflussen. In Stresssituationen baut der Körper große Mengen Eiweiße ab. Leucin, Isoleucin und Valin hemmen diesen Abbau und fördern die Proteinsynthese, wodurch sie die Proteinreserven unseres Körpers schützen.

Der tägliche Bedarf an Valin und Isoleucin beträgt ca. 10 mg/Tag, die von Leucin ca. 14 mg/Tag. Supplementiert wird meist mit Dosen von 1 bis 10 g/Tag.

Lysin

Lysin ist wichtig für das Wachstum, ein Mangel führt folglich zu gestörtem Wachstum. Außerdem ist die Immunfunktion reduziert, wenn ein Lysinmangel vorliegt.

Der tägliche Lysinbedarf liegt bei 14 mg/kg Körpergewicht, die Supplementierung bei 0,5 bis 5 g/Tag.

Phenylalanin und Tyrosin

Phenylalanin kann in der Leber zu Tyrosin umgewandelt werden. Beide sind stark in den Neurotransmitter- und Hormonmetabolismus involviert (Geiersperger 2009).

Tyrosin ist ein Vorläufer von Noradrenalin in der Nebenniere. Phenylalanin hat eine sehr gute analgetische Wirkung.

Der tägliche Bedarf für beide Aminosäuren liegt bei 14 mg/kg Körpergewicht. Supplementierung: Tyrosin 200 mg bis 6 g, Phenylalanin 200 mg bis 8 g.

Threonin

Threonin ist essenziell für das Wachstum und wird im Körper zu Glycin umgebaut. Glycin stimuliert das Immunsystem, weil es die Reaktion der weißen Blutkörperchen gegenüber körperfremden Stoffen initiiert. Des Weiteren ist Glycin wichtig für die Biosynthese von Kollagen, Kreatin und Hämoglobin. In der Leber ist es an Entgiftungsprozesse beteiligt.

Der tägliche Bedarf beträgt 7 mg/kg Körpergewicht. Supplementierung: 1 bis 4 g/Tag.

Thryptophan

Thryptophan ist am Aufbau der Zellmembran beteiligt. Es kann im Körper zu Serotonin und/oder Niacin (Vitamin B_3) umgebaut werden.

Der tägliche Bedarf liegt bei 3,5 mg/kg Körpergewicht. Die Supplementierung beträgt ca. 1 g/Tag.

Die Supplementierung ist hier oft notwendig, weil Thryptophan in der Nahrung kaum enthalten ist.

Kohlenhydrate

Kohlenhydrate sind *wichtige Energielieferanten* für die vielen energieverbrauchenden Prozesse unseres Körpers. Sie ermöglichen damit z. B. die Synthese der einzelnen Komponenten unseres Bindegewebes.

Kohlenhydrate werden dem Körper mit der Nahrung in Form von einfachen und mehrfachen Zuckermolekülen angeboten, den *Mono-, Di-* bzw. *Polysacchariden.* Saccharide finden in den Strukturen unseres Bewegungsapparates u. a. ihre Verwendung in den Glykosaminoglykanen der Matrix, die außer Eiweiß auch aus Di-, Poly- und Oligosacchariden aufgebaut sind. Ein typischer Vertreter der Monosaccharide ist der uns gut bekannte raffinierte Zucker, der als weißer Zucker in sehr vielen Nahrungsmitteln teilweise versteckt verwendet wird. Sein süßer Geschmack, der viele Menschen

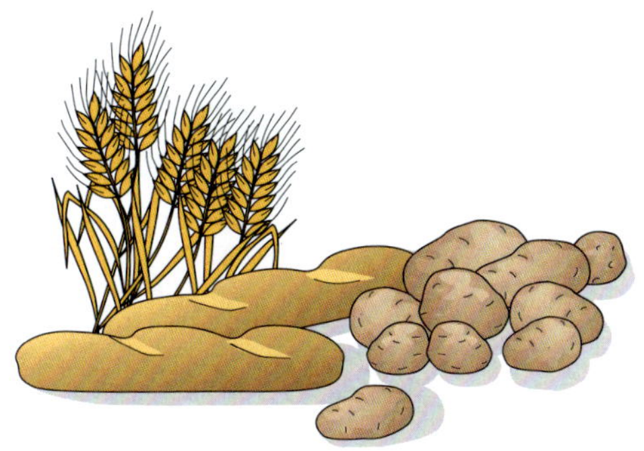

anspricht, ist sicher der Hauptgrund für seine vielfältige Verwendung. Zucker ist außerdem in der Lage, Nahrungsmittel gegen Fäulnis zu schützen und damit zu konservieren.

Einfache Zucker belasten allerdings die Bauchspeicheldrüse (Pankreas) extrem. Ihre kleinen Moleküle gelangen bereits innerhalb kürzester Zeit ins Blut, der Blutzuckerspiegel steigt dadurch stark an. Die Pankreas muss große Mengen Insulin freisetzen, um den Blutzuckerspiegel wieder zu senken. Die Folge sind große Schwankungen des Blutzuckerspiegels. Zum anderen gehört Zucker zu den leeren Energielieferanten, das heißt, er hat keinen großen Nährwert (s. dazu auch Bd. 2, Kap. Verdauungssystem). Kohlenhydrate kommen z. B. in Brot, Kartoffeln, aber auch in Süßigkeiten vor.

Wenn man häufig einfache Zucker zu sich nimmt, führt dies immer wieder zu großen Schwankungen des Blutzuckerspiegels, in diesem Fall entsteht eine *Hyperglykämie*. Diese sorgt dafür, dass der Pankreas immer wieder gezwungen wird, Insulin zu produzieren, damit Insulinrezeptoren an der Zellmembran aktiviert werden können. Die Stimulation dieser Rezeptoren führt dazu, dann sorgt dies, dass die Zelle Zucker aus dem Blutkreislauf aufnimmt, wodurch der Blutzuckerspiegel sinkt.

Häufig kommt es dann zu einer Überproduktion von Insulin, mit der Folge, dass zu viel Zucker aus dem Kreislaufsystem aufgenommen wird. Dies führt dann zu einer *Hypoglykämie*.

Passiert dies häufiger, kommt es zu einer Zerstörung der Insulinrezeptoren bzw. eine Unempfindlichkeit der Rezeptoren. Tritt dies ein, so kann Zucker nicht mehr aus dem Kreislaufsystem aufgenommen werden, der Blutzuckerspiegel bleibt erhöht. Auf diese Weise entsteht dann der sog. Diabetes Typ 2. Wenn Frauen während der Schwangerschaft regelmäßig raffinierte Zucker essen, gelangt das dann produzierte Insulin über die Plazenta in den kindlichen Organismus, wo es dann die Insulinrezeptoren zerstört. Menschen mit Diabetes haben bekanntlich eine schlechte Wundheilung und Regeneration.

Fette

Fette sind für unseren Körper von großer Bedeutung. Sie *liefern Energie*. Sie sind außerdem für die Bildung der Zellmembranen unentbehrlich und halten diese geschmeidig.

Der Mensch benötigt überwiegend *essenzielle ungesättigte Fettsäuren* wie Omega-3- und Omega-6-Fettsäuren. Aus diesen Fettsäuren kann der Körper verschiedene Prostaglandine synthetisieren, die für die Regeneration und Heilung von Gewebe erforderlich sind.

Essenzielle ungesättigte Fettsäuren

Prostaglandin 2

Prostaglandin 2 ist z. B. für das Entstehen von Entzündungen verantwortlich, ohne die z. B. Wundheilungen nicht möglich sind. Aber auch für das Immunsystem und bei der Abwehr von Eindringlingen in den Körper spielt es eine wichtige Rolle. Es wird über den Cyclooxygeneasezyklus aus Arachidonsäure (Omega-6-Fettsäure) produziert.

Prostaglandin 1 und 3

Die Prostaglandine 1 und 3 wirken entzündungshemmend. Sie werden aus Omega-3-Fettsäuren produziert. Diese mehrfach ungesättigten Fettsäuren kommen z. B. in kaltgepressten Ölen (Lein-, Raps-, Nuss-, Sesam- oder Sojaöl), in Avocados und vor allem in Fisch (Lachs, Hering, Makrele, Kabeljau, Sardinen, Sardellen und Aal) vor. Eine Supplementierung mit Omega-3-Fettsäuren ist nach Operationen und/oder Verletzungen wichtig, weil

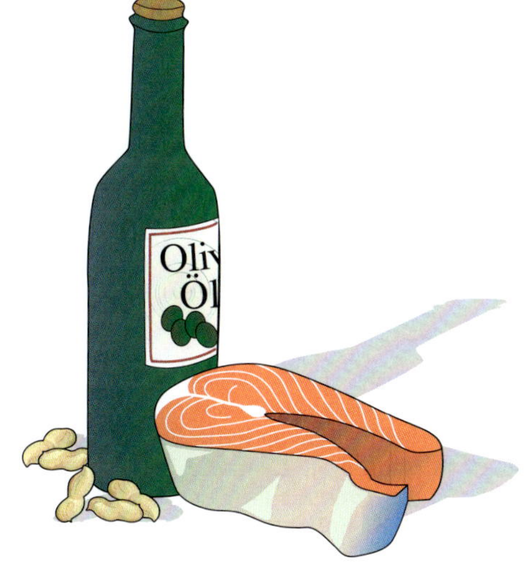

dadurch die Entzündung gehemmt bzw. kontrolliert wird.

Linolsäure und Linolensäure

Linolsäure und Linolensäure können zu Eicosanoide umgewandelt werden. Das sind hormonähnliche Substanzen, die die Zellfunktionen regulieren.

Gesättigte Fettsäuren

Neben den ungesättigten gibt es auch *gesättigte* Fettsäuren, die z. B. in Fleisch und Wurst vorkommen. Durch Erhitzen von ungesättigten Fettsäuren, z. B. beim Frittieren von Pommes frites, entstehen gesättigte Fettsäuren. Diese nehmen dann die Plätze der ungesättigten Fettsäuren in der Zellmembran ein, wodurch die Zellmembran ihre Geschmeidigkeit verliert.

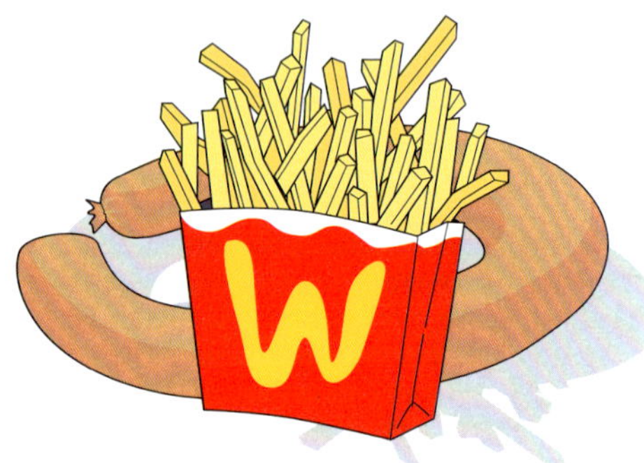

Omega-3-Fettsäuren wie EPA (= Eicosapentaensäure) und DHA (= Docosahexaensäure) kann man als Fischölkapseln supplementieren. GLS (= Gamma-Linolensäure) kommt in Nachtkerzensamenöl vor.

Das Verhältnis von Omega-6- zu Omega-3-Fettsäuren sollte normalerweise 5 zu 1 betragen. In den Industrieländern ist aber die Menge an Omega-6-Fettsäuren viel höher, so dass eine Supplementierung von Omega-3-Fettsäuren meist sehr wichtig ist.

Vitamine

Vitamin A

Vitamin A (Retinol) ist ein fettlösliches Vitamin. Es kommt in Nahrungsmitteln wie Leber, Eiern und Milchprodukten vor. Als Provitamin ist es in Form von Beta-Karotin in Tomaten, Paprika, Spinat, Möhren, Hagebutten, Orangen und Pfirsichen zu finden.

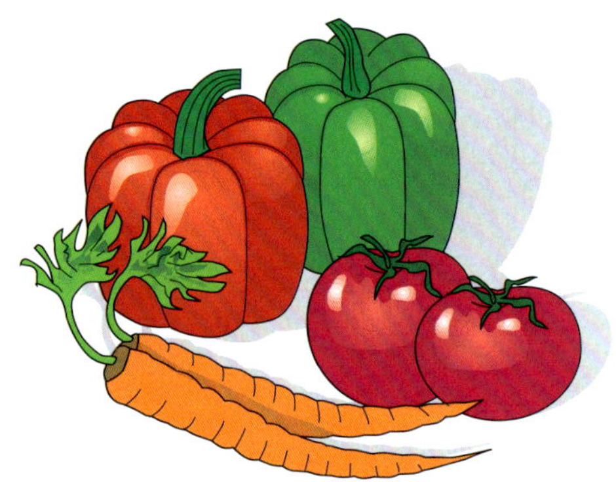

Während der Aufnahme von Retinol wird der Fettanteil entfernt und an ein Transportprotein gebunden. Dieses Transportprotein (Retinol-Bindungsprotein [RBP]) wird in der Leber produziert. Für die Produktion von diesem Protein ist Zink notwendig. Ein Zinkmangel kann demzufolge zu einem Vitamin-A-Mangel sorgen.

Vitamin A ist als Koenzym für die Synthese von Glykoproteinen in Epithelgeweben wie der Haut und der Kornea der Augen von großer Bedeutung. Weiter spielt es bei der gesamten Proteinsynthese eine Rolle und ist damit für die Stabilität des Bindegewebes verantwortlich.

Das Provitamin Beta-Karotin ist ein wichtiger Radikalfänger. Es neutralisiert die Wirkung der aggressiven Sauerstoffradikale auf die Zellmembran. Radikale bzw. freie Radikale entstehen, wenn gepaarte Elektronen aus ihrem stabilen Zustand auseinandergerissen werden. Es entstehen auf diese Weise instabile und extrem reaktive Teilchen, die durch energiereiche Strahlung, besondere chemische Verbindungen oder einfach durch Sauerstoff entstehen können. Die Wirkung von Vitamin A wird verbessert, wenn es in Kombination mit Vitamin E und Zink verwendet wird.

Weil Vitamin A wichtig ist für die Haut und Schleimhäute, hat es auch eine große Bedeutung für das Immunsystem, weil Haut und Schleimhäute wichtige Barrieren gegen das Eindringen von Bakterien usw. bilden. Deshalb kann ein Vitamin-A-Mangel direkt zu Infekten führen.

Hohe Dosierungen von Vitamin A können sich allerdings negativ auf rheumatische Prozesse und auf Arthrose auswirken.

Vitamin B

Vitamin B gehört zu den wasserlöslichen Vitaminen und kommt in verschiedenen Formen in unserer Nahrung vor. Deshalb spricht man besser von einem *Vitamin-B-Komplex.* Der Vitamin-B-Komplex besteht aus:

- Vitamin B_1 oder Thiamin
- Vitamin B_2 oder Riboflavin
- Vitamin B_3 oder Niacin
- Vitamin B_5 oder Pantothensäure
- Vitamin B_6 oder Pyridoxin
- Vitamin B_9 oder Folsäure
- Vitamin B_{12} oder Kobalamin
- Vitamin B_{15} oder Pangamsäure

Die meisten dieser B-Vitamine sind vor allem in Nahrungsmitteln wie Vollkornprodukten, Hefe, Sojaprodukten, Gemüse, Nüssen und in geringeren Mengen in Fleisch, Fisch, Innereien, Eiern und Milchprodukten enthalten. Nur Vitamin B_{12}, das Kobalamin, ist eher in tierischen als in pflanzlichen Produkten zu finden.

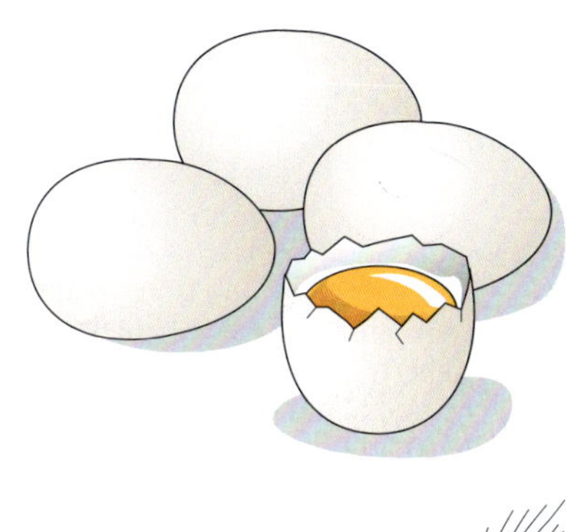

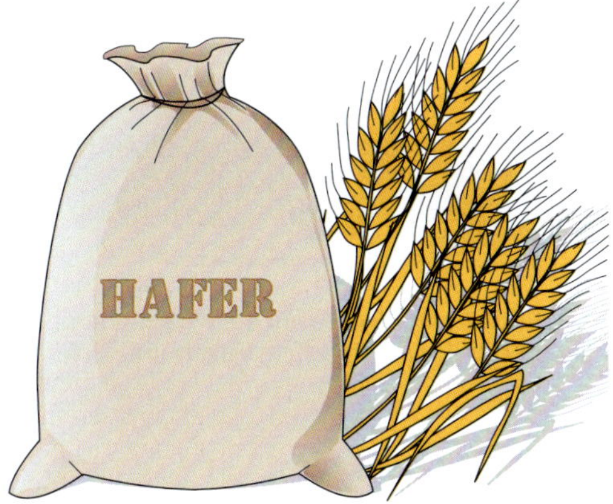

In unserem Körper spielen diese Vitamine hauptsächlich für das Nervensystem eine wichtige Rolle. Sie beeinflussen die Impulsweiterleitung der Nerven. Sie sorgen dabei für die Übertragung der Impulse bzw. Informationen

- von peripheren Rezeptoren, die Druck, Zug, usw. messen, auf die peripheren Nerven (Afferenz) und
- von den peripheren Nerven auf die motorische Endplatte eines Muskels (Efferenz).

Patienten mit Störungen im Bereich des Nervensystems, z. B. durch Bandscheibenprobleme, oder mit Schmerzzuständen, z. B. bei Neuropathien, chronischen Rückenschmerzen usw., können diese Beschwerden, indem sie Vitamin B durch die Einnahme von Vitamin-B-Präparaten supplementieren, lindern.

Zusätzlich wirkt Vitamin B noch als Therapeutikum bei pathologischen Veränderungen der Haut. Eine ausreichend hohe oder erhöhte Menge an Vitamin B stimuliert die Wundheilung und wird deshalb zur Behandlung rheumatischer Erkrankungen eingesetzt.

Die einzelnen B-Vitamine haben folgende *spezifische Funktionen*:

- *Vitamin B_1 (Thiamin)* liegt in unserem Körper meistens an Phosphate gebunden vor und in seiner aktiven Form als Thiaminmono-, -di-, -tri- und -pyrophosphat. Es hat einen Einfluss auf die Freisetzung von Acetylcholin, einer Transmittersubstanz des Nervensystems, und auf die Regeneration der Myelinschicht der Nerven.
- *Vitamin B_2 (Riboflavin)* wirkt als Koenzym bei vielen Reduktions- und Oxidationsprozessen und ist für die Übertragung von Wasserstoff und den Transport von Elektronen verantwortlich.
- *Vitamin B_3* ermöglicht die Umsetzung von Noradrenalin zu Adrenalin, einer Transmittersubstanz des vegetativen Nervensystems.
- *Vitamin B_5 (Pantothensäure)* hat einen positiven Effekt auf die Wundheilung, weil es die Zahl der Fibroblasten erhöhen kann. Außerdem wird mit seiner Hilfe die Energiefreisetzung in den Zellen gesteigert.

Die Menge an Vitamin B in unserem Körper wird negativ beeinflusst von z. B. Tee, Alkohol und sulfithaltigen Getränken, wie z. B. Wein. Auch Medikamente, die einen Einfluss auf das Nervensystem haben, senken die Vitamin-B-Konzentration. Zu solchen Medikamenten gehören z. B. Neuroleptika und Antiepileptika. Antikonvulsiva, Zytostatika, Antibiotika, Penicillin, Antiseptika. Die Antibabypille hat ebenfalls diese negative Wirkung.

Vitamin C

Vitamin C ist eines der bekanntesten und meist verwendeten wasserlöslichen Vitamine. Einige Säugetiere sind nicht in der Lage, Vitamin C selbst zu synthetisieren. Dazu gehören z. B. Menschen, Elefanten, Affen und Meerschweinchen. Ihnen fehlt das dafür notwendige Enzym L-Gulonolacton-Oxidase. Die Fähigkeit, selbst Vitamin C produzieren zu können, ist wahrscheinlich vor ca. 60 Millionen Jahren verlorengegangen. Wäre der

Mensch noch in der Lage, Vitamin C selbst zu produzieren, so läge dessen Menge bei ca. 2,5 bis 3,5 Gramm pro Tag (Burgenstein 2007).

Wir Menschen müssen Vitamin C über unsere Nahrung beziehen. Obst, vor allem aber Zitrusfrüchte und Johannisbeeren sind reich an Vitamin C, aber auch Gemüse wie Paprika, Kartoffeln und Petersilie enthalten viel Vitamin C.

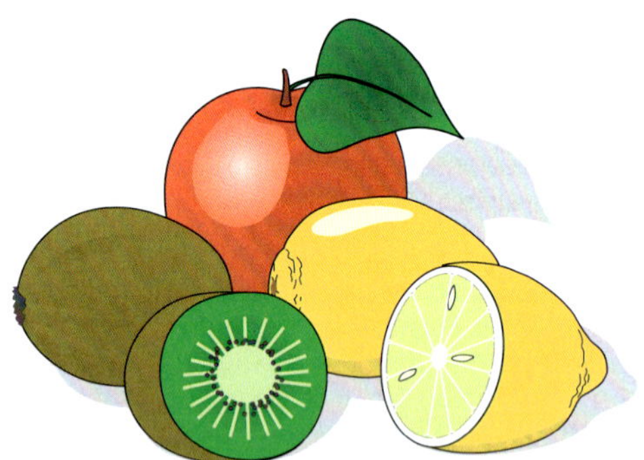

An folgenden lebenswichtigen Prozessen ist Vitamin C beteiligt:

- Es spielt eine Rolle bei der Kollagensynthese.
- Es wirkt bei der Reduktion von Fe^{3+} zu Fe^{2+} mit. Fe^{2+} wird auch für die Kollagensynthese benötigt.
- Es wirkt mit bei der Hydroxylierung der Aminosäure Lysin, die kovalente Bindungen (Crosslinks) im Kollagen ermöglicht, was für die Stabilität des Kollagens entscheidend ist.
- Außerdem besitzt Vitamin C eine sehr wichtige antioxidative Wirkung, es hemmt Entzündungen und hat einen regenerativen Effekt auf Vitamin E.
- Aufgrund seiner antioxidativen Wirkung als Radikalenfänger wirkt es entgiftend, z. B. bei Nikotin, Schwermetallen und verschiedenen Pharmaka.
- Es beschleunigt wahrscheinlich den Abbau von Histamin, wodurch Entzündungen gehemmt werden können, z. B. bei allergischen Reaktionen.
- Es wird auch bei der Synthese von Neurotransmittern benötigt, die für die Informationsübertragung im Nervensystem verantwortlich sind.
- Auch viele Enzyme benötigen Vitamin C als Kofaktor.
- Schließlich stärkt Vitamin C das Immunsystem, weil es die Aktivität von Monozyten, Makrophagen und Granulozyten stimuliert und die Produktion von körpereigenem Interferon fördert.

Im sog. Goldenen Jahrhundert gewann die Schifffahrt enorm an Bedeutung. Es wurden immer längere bzw. weitere Schifffahrten unternommen, um neue Gebiete zu entdecken und zu erobern. Auf diesen Schifffahrten bekamen die Seeleute über längerer Zeit kein frisches Gemüse und Obst, was zu einem starken Vitamin-C-Mangel führte. Die Erkrankung, die hierdurch entstand und die sogar in manchen Fällen zum Tod führte, nennt man Skorbut. Das Wort Skorbut stammt ursprünglich aus dem Niederländischen und heißt eigentlich „Scheurbuik", was buchstäblich übersetzt „gerissener Bauch" bedeutet. Bei der Obduktion dieser Leichen strömten nämlich große Mengen Blut aus dem Bauch. Durch den Vitamin-C-Mangel wird das Bindegewebe schwächer, weil im Kollagen nicht genügend viele physiologische Crosslinks gebildet werden. Die Folgen sind schlecht heilende Wunden, Hämatome und lockere Zähne. Ferner bilden sich aber auch Aneurysmen in den großen Gefäßen, wie u. a. der Aorta. Diese Aneurysmen sind irgendwann gerissen und die Leute verblutet – was auch die große Menge Blut im Bauchbereich erklären würde.

Vitamin D

Vitamin D_3 ist ein fettlösliches Vitamin. Es kommt vor allem in Lebertran und in Fischen, wie z. B. Heringen, Lachs und Sardinen, vor. Zusätzliche Vitamin-D-Quellen sind Leber, Eier und Butter.

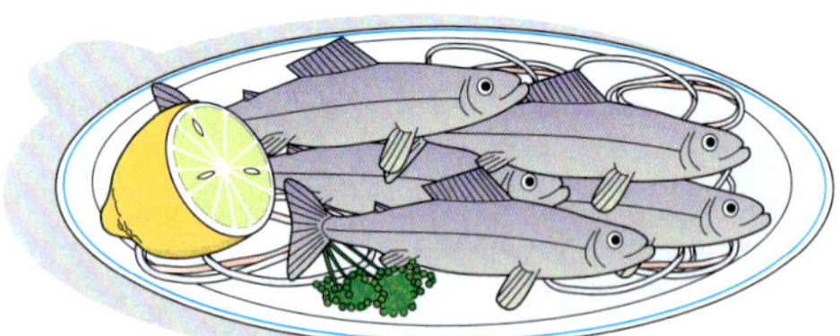

Das *Provitamin D_2* kommt vorwiegend in pflanzlichen Produkten vor, z. B. in Pilzen und Hefe.

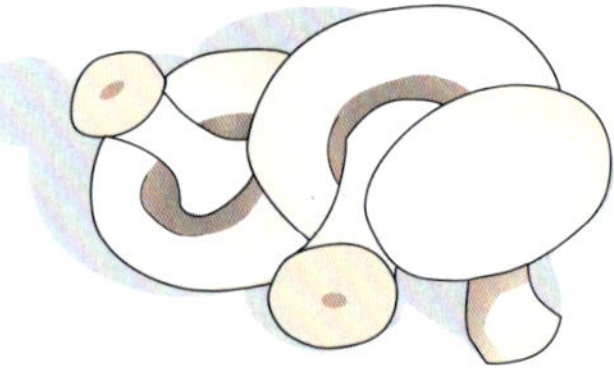

Unser Körper ist aber nicht unbedingt darauf angewiesen, Vitamin D_3 mit der Nahrung aufzunehmen, weil er unter Einwirkung von UV-Strahlung die Vorstufe Provitamin D_3, die er selbst herstellen kann, zu Vitamin D_3 umwandeln kann. Durch Vitamin D verursachte Mangelerscheinungen können deshalb eigentlich nur entstehen, wenn die Haut zu wenig UV-Strahlung ausgesetzt ist.

Vitamin D ist gemeinsam mit Kalzitonin und dem Parathormon für die Mineralisierung der Knochen, für die Regulierung der Kalzium- und Phosphatresorption im Darm und deren Rückresorption in die Nieren verantwortlich. Ein Mangel an Vitamin D kann damit zu einer Demineralisierung des Knochens führen, zu Rachitis, die bekanntermaßen mit einem Mangel an Sonnenlicht einhergeht. Die Knochen werden weich und biegsam, es kommt zu großen Deformierungen (Osteomalazie). Begleitsymptome der Rachitis können Zahnschmelzdefekte und neurologische Störungen sein.

Bei Arthrose hat Vitamin D einen positiven Effekt, weil es die Stabilität der subchondralen Knochen verbessert. Einige Medikamente wie Antikonvulsiva (z. B. Barbiturate und Spasmolytika) verursachen einen Verlust von Vitamin D.

Vitamin E

Vitamin E ist ein fettlösliches Vitamin. Es kommt vor allem in pflanzlichen (kaltgepressten) Ölen, in Wal-, Hasel- und Erdnüssen vor. Aber auch in Eiern, Butter, Hefe, Blattgemüse und Getreidekeimen ist Vitamin E vorhanden.

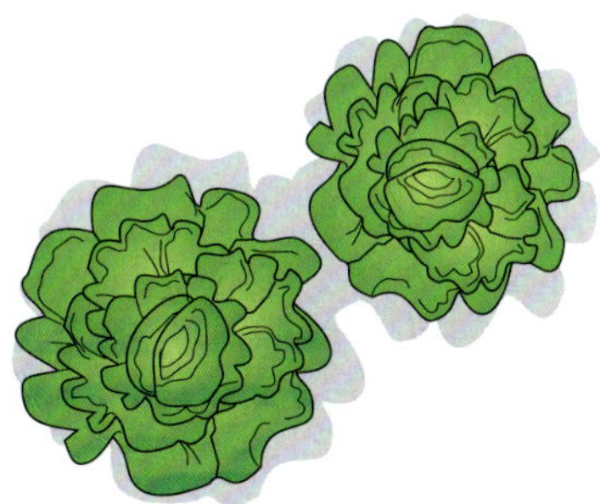

Vitamin E hat eine sehr starke antioxidative Wirkung und schützt damit die Zellen gegen Angriffe freier Radikale. Außerdem hilft es, Entzündungen zu hemmen da es die Bildung von Arachidonsäure hemmt. Damit wird es bei der Therapie von Arthritis und/oder Arthrose einsetzbar. Einen positiven Effekt hat es auch, weil es Keloidbildungen nach Hautverletzungen vorbeugt. Ein Mangel an Vitamin E verursacht folgende Probleme:

- Muskelschwächen
- Neuromuskuläre Ausfallerscheinungen
- Veränderungen der Axone im Hinterstrangbereich, wie z. B. beim Tabes dorsalis
- Veränderungen im Bereich der sensorischen Kerne des N. trigeminus

Zigarettenrauch, ultraviolette und radioaktive Strahlung, verschiedene Arzneimittel, aber auch körperliche Hochleistungen verursachen einen starken Verlust von Vitamin E.

Vitamin K

Vitamin K ist ein fettlösliches Vitamin. Es kommt vor allem in grünem Blattgemüse und in geringeren Mengen in Eiern, Milch, Fisch und Innereien vor. Es ist für die Bildung von Osteokalzin wichtig. Osteokalzin ist neben den kollagenen Proteinen das wichtigste Protein unserer Knochen und gehört zur Gruppe der nichtkollagenen Proteine. Es ist für die Stabilität des Knochens von sehr großer Bedeutung, da es als Vernetzungsprotein die verschiedenen Bindegewebskomponenten miteinander verbindet.

Mineralien

Auch bei den Mineralien kennt man einige essenzielle Mineralien wie Kalium, Natrium, Kalzium, Magnesium und Phosphor. Spurenelemente sind Mineralien, die weniger als 0,01 % des Körpergewichtes ausmachen (Geiersperger 2009).

Mineralien sind wichtig für den Wasser- und Elektrolytenhaushalt, für den Gefäßtonus, die Nervenfunktion und die Muskelkontraktion.

Sie sind daneben auch noch als Koenzyme für viele biochemische Prozesse relevant, wie z. B. für die Blutgerinnung, den Knochenaufbau usw.

Kalzium

Kalzium liegt in unserem Körper in einer Totalmenge von ca. 1,5 kg vor und ist zu 99 % in unseren Knochen und Zähnen zu finden. Durch die Bindung von Kalzium an Phosphate entstehen Apatitkristalle, die als Schicht um die kollagenen Fasern liegen und diese stabilisieren. Besonders gut bekannte Kalziumlieferanten sind Milchprodukte. Aber auch Sojaprodukte, grünes Gemüse, Nüsse und in gerin-

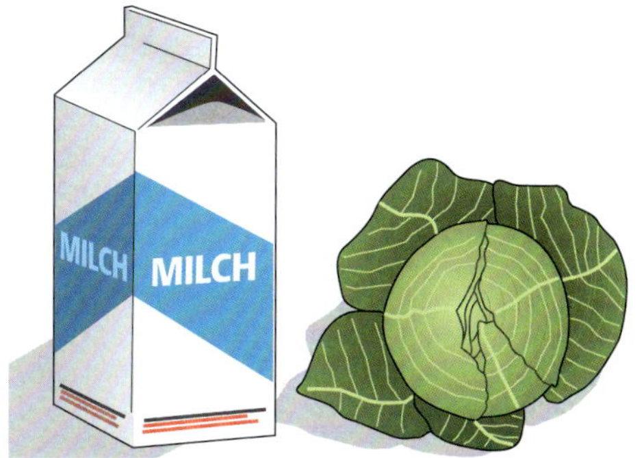

geren Mengen Vollkornprodukte sind kalziumreich.

Da Kalzium eine entscheidende Rolle beim Knochen- und Zahnaufbau spielt, zeigen sich Mangelerscheinungen in einer gesenkten Belastbarkeit und durch ein verzögertes Wachstum dieser Strukturen. Kalzium ist des Weiteren für die Muskelkontraktion wichtig, ein Mangel kann Muskelkrämpfe verursachen. Die Kalziumsupplementierung wird erfolgreich bei der Behandlung von Osteoporose und bei rheumatoiden Arthritiden angewendet.

Chlor, Kalium und Natrium

Chlor, Kalium und Natrium sind die wichtigsten Elektrolyte unseres Körpers. Sie sind für die Erregungsleitung im gesamten Nervensystem von entscheidender Bedeutung. Ohne diese Mineralien wäre die Impulsweiterleitung von peripheren Rezeptoren auf Nerven oder von Nerven auf Muskeln nicht möglich. Auch unser Herz könnte ohne diese Elektrolyte nicht arbeiten.

Chlor ist Bestandteil sehr vieler Nahrungsmittel. Es kommt in Wasser und in Kombination mit *Natrium* in Kochsalz vor. Mangelerscheinungen sind demzufolge nicht zu erwarten. *Kalium* ist für unseren Körper geradezu essenziell. Es kommt reichlich in Sojaprodukten, Hefe, Gemüse, Obst, hier vor allem in Bananen, Vollkornprodukten, Fisch und Fleisch vor.

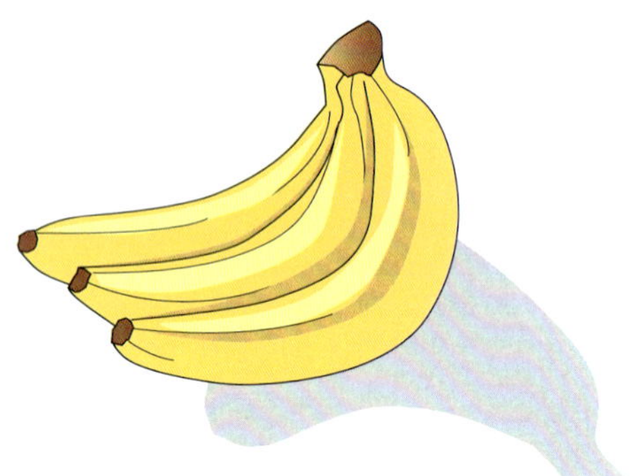

Ohne das lebensnotwendige Elektrolyt Kalium wären wichtige Prozesse wie die Herzaktivität, die Nervenaktivität (Impulsweiterleitung durch Kalium-Natrium-Influx und -Efflux) und Muskelaktivität – und damit Leben – nicht möglich.

Natrium ist in nahezu allen Nahrungsmitteln und im Wasser enthalten. Gemeinsam mit Chlor findet man es in Kochsalz. Bei sehr starkem Schwitzen kann ein Mangel an Natrium entstehen, der dann z. B. mithilfe von Salztabletten wieder ausgeglichen werden kann.

Magnesium

Magnesium liegt in einer Totalmenge von ca. 20 – 30 g in unserem Körper vor und befindet sich zu 50 – 70 % in unseren Knochen. Die restliche Menge findet man im Zellinneren von Muskeln und Bindegewebe, außerdem auch noch in allen Organen. Es ist an ca. 300 Enzymprozessen beteiligt, u. a. bei energieverbrauchenden Prozessen, die über ATP (Adenosintriphosphat) stattfinden.

Magnesium ist in Vollkornprodukten, Sojaprodukten, Hefe, Nüssen, Hülsenfrüchten und in geringen Mengen in grünem Gemüse enthalten. Zusammen mit Kalzium und Phosphor ist es für die Stabilität unserer Knochen und Zähne verantwortlich. Zudem steuert Magnesium zusammen mit Kalzium die Aktivität der Osteoklasten.

Durch das Zusammenspiel mit Phopholipiden stabilisiert es die Zellmembran und reguliert als Kofaktor der Natrium-Kalium-Pumpe die Erregungsleitung und -übertragung in den Nerven- und Muskelzellen (Geiersperger 2009). Ein Magnesiummangel verursacht einen Kaliumverlust in der Zelle und führt somit zu einer Überladung der Zelle mit Natrium und Kalzium (Gröber 2002).

Das Verhältnis von Kalzium und Magnesium sollte in unserem Körper stets 2:1 betragen. Sinkt der Magnesiumspiegel im Blut, so wird Kalzium aus den Knochen freigesetzt, das dann in Geweben wie Gefäßen, Gelenken, Bandscheiben usw. eingelagert wird. Wird dagegen der Kalziumspiegel im Blut zu gering, wird dem Körper Magnesium entzogen, indem er es ausscheidet.

Da Magnesium die Erregbarkeit des Nervensystems senkt, können durch Magnesiummangel Sensibilitätsstörungen, Muskelkrämpfe und Herzprobleme entstehen. Auch für den Hörsturz wird Magnesiummangel als Ursache diskutiert.

Magnesium spielt auch bei der Wundheilung eine wichtige Rolle, da viele Enzyme der Protein- und Kollagensynthese Magnesium als Kofaktor benötigen.

Da das Verhältnis zwischen Kalzium und Magnesium wichtig ist, muss es bei einer eventuellen Supplementierung berücksichtigt werden: Je mehr Kalzium dem Körper zugeführt wird, desto größer ist auch der Magnesiumbedarf. Deshalb wird häufig Dolomit verwendet. In diesem Kalkstein aus den Dolomiten sind beide Mineralien im richtigen Verhältnis vorhanden.

Kalzium und Magnesium sind häufig auch in Mineralwassern vorhanden.

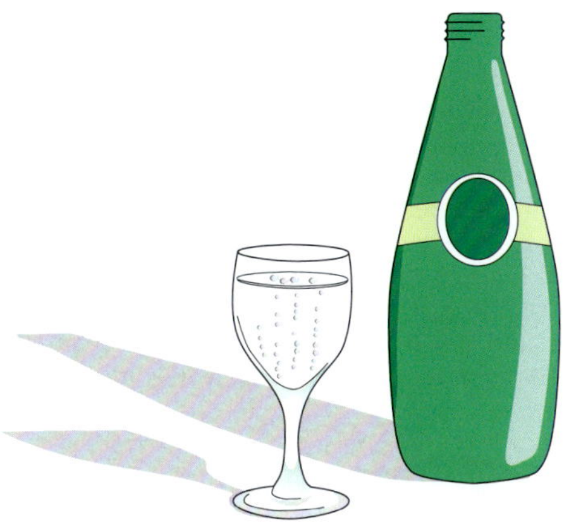

Abb. 4.1 Kalzium und Magnesium sind häufig auch in Mineralwassern vorhanden.

Phosphor

Phosphor findet man zu 80% in Knochen. Es ist dort an Kalzium gebunden und für die Bildung von Apatitkristallen verantwortlich. Die Totalmenge an Phosphor in unserem Körper beträgt ca. 0,7 kg. In unserer Nahrung ist Phosphor immer in ausreichenden Mengen enthalten. Zum einen befindet es sich in sehr vielen Nahrungsmitteln, zum anderen wird unsere Nahrung durch den Einsatz von Geschmacks- und Farbstoffen sowie Stabilisatoren mit Phosphor regelrecht angereichert.

Neben der Funktion im Knochen spielt Phosphor bei der Stabilisierung des Säuregrads der Körperflüssigkeit (interstitielle Flüssigkeit) eine wichtige Rolle. Außerdem wird Phosphat bei der Energiebereitstellung in den Mitochondrien als Adenosintriphosphat (ATP) benötigt.

Phosphor und Kalzium liegen in der Regel in einem Verhältnis von 1:1 in unserem Körper vor. Kommt es zu einem Überschuss von Phosphor, so hat dies auf Dauer für die Mineralisierung unserer Knochen Konsequenzen: Den Knochen wird Kalzium entzogen. Der hierdurch entstehende Anstieg der Kalziummenge im Blut kann zur Bildung von Nierensteinen führen.

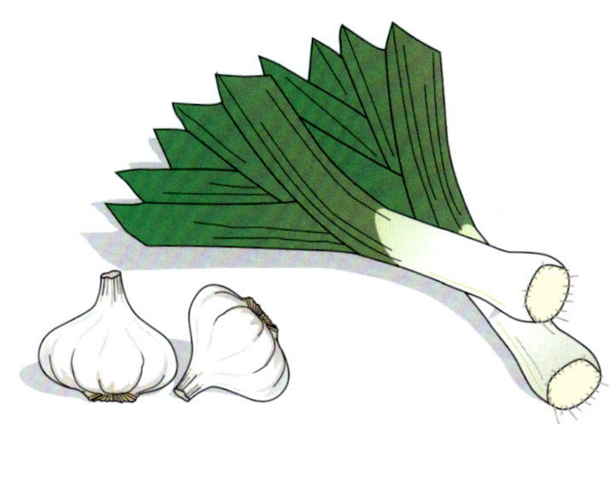

Schwefel

Schwefel kann der Körper aus Produkten wie Knoblauch, Schnittlauch, Lauch, Zwiebeln, verschiedenen Kohlarten, Meerrettich, Senf, Nüssen, Fisch, Fleisch und Eiern beziehen.

Schwefel besitzt eine sehr wichtige Funktion beim Aufbau der Grundsubstanz und damit für die Stabilität unseres Bewegungsapparates. Er ist ein Bestandteil der Proteoglykane wie Chondroitinsulfat, Dermatansulfat, Heparansulfat und Keratansulfat, die für die Bildung der Grundsubstanz sehr wichtig sind. Diese Proteoglykane ermöglichen erst, dass unser Bindegewebe seine Funktionen wie Stabilität, Mobilität und Elastizität erfüllen kann.

Auch für die Produktion des Gerinnungshemmers *Heparin* benötigt der Körper Schwefel. Außerdem ist Schwefel ein wichtiger Bestandteil sehr vieler Vitamine, Hormone und der Aminosäuren Cystein, Cystin und Methionin. Schwefel ermöglicht durch Disulfidbrücken stabile Verbindungen zwischen den einzelnen Aminosäuren. Erst dadurch sind die kollagenen Moleküle in der Lage, sich miteinander zu verbinden und für eine Stabilisierung des Kollagens zu sorgen.

Schwefel wird manchmal mit gutem Erfolg bei der Behandlung von Arthritiden angewendet.

Spurenelemente

Eisen

Eisen ist das wichtigste Spurenelement im menschlichen Körper, weil es Bestandteil von Hämoglobin, der Transportform von Sauerstoff im Blut, ist. Unser Körper enthält ca. 3 – 5 Gramm Eisen, davon sind ca. zwei Drittel an Hämoglobin gebunden. Einen Großteil des restlichen Eisens, ca. 20%, findet man in der Leber, der Milz und im Knochenmark.

Weil Eisen auch für die Funktion vieler Enzyme wichtig ist, ist es indirekt auch an der DNA-Synthese, an der zellulären Energiegewinnung und an der Bekämpfung von freien Radikalen in der Zelle beteiligt (Gröber 2002).

Eisen spielt auch in der Hydroxylierung von Prolin und Lysin eine wichtige Rolle und ist damit auch für die Stabilität des Bindegewebes mitverantwortlich.

Wie weiter oben bereits erwähnt, leiden recht viele Frauen aufgrund des Blutverlustes während der Menstruation an einem Eisenmangel.

Fluor

Obwohl *Fluor* in unserem Körper nur in geringen Mengen, ca. 2 bis 3 g, vorkommt, spielt es eine wichtige Rolle. 95 % des Fluors liegt als Fluorapatitkristalle im Knochen und in den Zähnen vor. Fluorapatitkristalle sind für die Stabilität dieser Strukturen verantwortlich.

Wichtige Fluorlieferanten sind Sojaprodukte, Walnüsse und Seefische. Außerdem wird Fluor dem Trinkwasser zugesetzt, weil es eine zahnschützende Wirkung haben soll. Ob es diese Wirkung tatsächlich besitzt, wird in einigen umfangreichen epidemiologischen Studien jedoch infrage gestellt (Hileman 1988, Hoffer 1996).

Da Fluor in fast allen Nahrungsmitteln enthalten ist, sind Mangelerscheinungen kaum zu erwarten. So ist also nicht ein Mangel, sondern eher eine Überdosierung dieses Spurenelements problematisch:

- Eine Überdosierung kann zu Störungen im Aufbau des Zahnschmelzes, vor allem bei kleinen Kindern führen, die sich in einer Verfärbungen der Zähne zeigt.
- Bei einer Überdosierung werden ca. 200 Enzymprozesse gehemmt oder gestoppt.
- Eine Überdosierung hat eine Verdichtung der Knochensubstanz zur Folge, die zu einer Verdickung der Knochen und zu einer Versteifung der Gelenke führen kann.

Bei richtiger Anwendung und Dosierung nimmt Fluor bei der Behandlung von Zahn- und Knochenproblemen eine wichtige Stellung ein. Es sorgt für eine bessere Verbindung zwischen den Apatitkristallen und kollagenen Fasern und damit für deren Stabilität.

Fluor stimuliert Osteoblasten zum Knochenaufbau und hemmt Osteoklasten, verringert also den Knochenabbau.

Kobalt

Kobalt ist wie alle Spurenelemente in nur ganz geringen Mengen in unserem Körper vorhanden (1 bis 2 mg). In allen Nahrungsmitteln, die Vitamin B_{12} enthalten, ist auch Kobalt vorhanden. Es bildet einen unentbehrlichen Bestandteil von Vitamin B_{12} und ist damit für alle Prozesse wichtig, die unter dem Einfluss dieses Vitamins stattfinden. Vitamin B_{12} und Kobalt spielen beim Stoffwechsel der Nerven und bei der Regeneration der Myelinschicht der Nerven eine Rolle. Kobalt kommt z. B. in Bohnen vor.

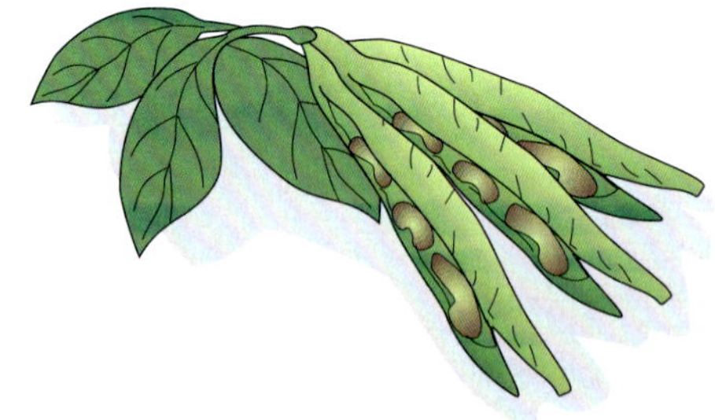

Kupfer

Kupfer findet man in fast allen Nahrungsmitteln. Grünes Gemüse, Vollkornprodukte, Hefe, Nüsse, Schalentiere und Leber enthalten besonders viel Kupfer. Kupfer hatte früher einen schlechten Ruf, weil man es immer wieder in erhöhten Mengen in entzündeten Geweben angetroffen hat. Man war der Meinung, dass eine erhöhte Konzentration von Kupfer Entzündungen verursachen würde. Mittlerweile hat man jedoch festgestellt, dass Kupfer und Zink sogar in der Lage sind, Entzündungen zu hemmen. Kupfer senkt die Freisetzung von Histamin durch die Mastzellen und hemmt zudem die Aktivität des Histamins. Es kontrolliert die Freisetzung des Enzyms Cyclooxygenase und damit letztlich die Produktion von Prostaglandin, einem Entzündungsmediator. Wie wichtig Kupfer als Entzündungshemmer ist, zeigt sich darin, dass mittlerweile viele nichtsteroidale Entzündungshemmer (NSAIDs) Kupfer enthalten.

Kupfer kann Gelenkknorpel und Synovia vor Degeneration und Entzündungen schützen und die Bindegewebsregeneration erleichtern. Die Aktivität des Enzyms Lysinoxidase ist von Kupfer abhängig. Durch die Oxidation von Lysin wird die Bildung von stabilisierenden Verbindungen innerhalb und zwischen den kollagenen Molekülen ermöglicht. Kupfermangel führt zu einer geringeren Stabilität des Kollagens.

Ein sehr wichtiges Enzym, das in unserem Körper als freier Radikalfänger agiert, ist die Superoxiddismutase. Dieses Enzym ist ein Kupfer-Zink-

Protein. Auch für das Immunsystem spielt Kupfer eine wichtige Rolle.

Man kennt mittlerweile 16 Enzyme, deren Funktion von Kupfer abhängig ist (Geiersperger 2009).

Wie bei allen Spurenelementen darf auch die Menge des Kupfers in unserem Körper nicht zu hoch werden, da es sonst zu negativen Effekten kommt: Eine erhöhte Kupferkonzentration kann für sehr viele ernsthafte Erkrankungen verantwortlich sein, wie z. B. Herzprobleme, chronische Infekte und Arthritiden, aber auch für psychische Veränderungen wie Depressionen, Schizophrenie und Psychosen.

Mangan

Mangan ist in Sojaprodukten, Vollkornprodukten, Nüssen und Hülsenfrüchten enthalten. Der Gesamtgehalt an Mangan in unserem Körper beträgt 10 bis 20 mg. Mangan ist ein wichtiger Bestandteil vieler Enzyme, die in den Mitochondrien und im endoplasmatischen Retikulum aktiv sind, wie z. B. der Superoxiddismutase . Dieses Enzym gehört zu den wichtigen Radikalfängern, die unsere Zellen vor freien Radikalen und damit gegen Eindringlinge schützt. Mangan wird auch bei der Bildung von Glykosyltransferasen benötigt. Glykosyltransferasen sind Enzyme, die für die Synthese von Glykoproteinen und Proteoglykanen verantwortlich sind. Damit hat Mangan auch eine wichtige Funktion im Hinblick auf Aufbau und Stabilität des Bindegewebes.

Bei Problemen mit der Bandscheibe, den Gelenken (Arthritis, Arthrose) und mit den Knochen kann aus diesem Grund eine Supplementierung von Mangan von Vorteil sein. Ein Mangel an Mangan, oft im Zusammenhang mit einem Zinkmangel, kann dazu führen, dass vermehrt Kupfer in unserem Körper gespeichert wird. Ein erhöhtes Manganangebot in der Nahrung stimuliert dagegen den Körper zur Ausscheidung von Kupfer.

Selen

Selen findet man in Nahrungsmitteln wie Sojaprodukten, Vollkornprodukten, Hefe und Meerestieren. Die Selenmenge in unserem Körper beträgt ca. 10 bis 30 mg.

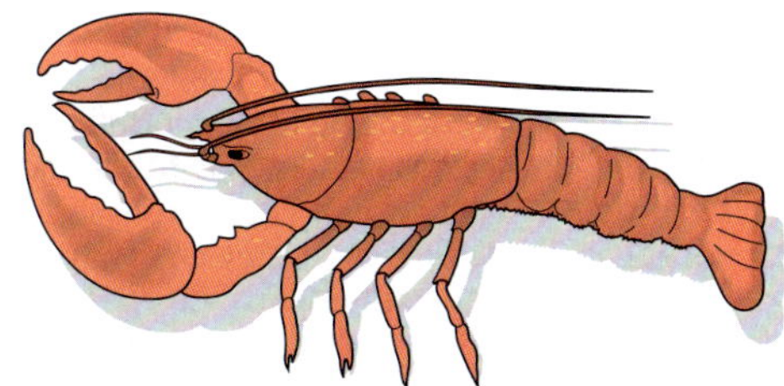

Durch die sehr intensive landwirtschaftliche Nutzung unseres Bodens wird der Selenspiegel im Boden heutzutage jedoch so weit gesenkt, dass die meisten Pflanzen nicht mehr ausreichend Selen aus dem Boden aufnehmen können. Selen findet man vor allem in den Organen, die einen oxidativen Stoffwechsel besitzen wie Muskeln, Leber und Nieren. Hier hat Selen die wichtige Aufgabe, als Antioxidans die bei diesen Prozessen frei werdenden Radikale zu neutralisieren. Ein Selenmangel kann zu Muskelschwächen führen. Die Ursache dafür liegt in einer Veränderung der Myofibrillenstruktur. In extremen Fällen kann es sogar zu ausgeprägten degenerativen Gelenkveränderungen kommen, der Kashin-Beck-Erkrankung, die man vor allem bei Kindern sieht. Eine Supplementierung von Selen soll insbesondere bei rheumatischen Prozessen einen sehr günstigen Einfluss haben. Ausreichende Selenmengen in der Nahrung wirken vorbeugend gegen Krebs. Eine Supplementierung von Selen unterstützt die Krebstherapie.

Zink

Zinklieferanten in unserer Nahrung sind Fleisch, Eier, Käse, Meerestiere, Hefe und Vollkornprodukte. Die gesamte Zinkmenge in unserem Körper beträgt normalerweise ca. 2 bis 4 g. Der größte Teil befindet sich in den Haaren, Knochen, Muskeln, aber auch in den Hoden, Ovarien und im Pankreas. Zink ist für viele (ca. 300) Enzymprozesse, die am Energiestoffwechsel und an der Kollagensynthese beteiligt sind, wichtig. Daher ist Zink auch für die Wundheilung von Bedeutung. Zink ist wie Kupfer dafür bekannt, dass es Entzündungen hemmt. Es hemmt dabei die Freisetzung des Enzyms Phospholipase und damit die Freisetzung von Prostaglandin, so dass eine Entzündungsreaktion verhindert wird.

Außerdem kann Zink die Freisetzung von Histamin durch die Mastzellen hemmen und damit die Aktivität des freigesetzten Histamins senken. Zink unterstützt des Weiteren die Regeneration des Bindegewebes, weil es die Kollagensynthese stimuliert. Auch auf den Gelenkknorpel und die Synovia wirkt es während degenerativer und entzündlicher Prozesse schützend.

Zink spielt auch bei der Immunabwehr eine wichtige Rolle. Ein hoher Zinkspiegel kann außerdem bewirken, dass bei einer eventuell erhöhten Kupferkonzentration dieses vermehrt ausgeschieden wird.

Wachstum ist ein Vorgang, der ohne eine ausreichende Zinkmenge in unserem Körper nicht oder nur stark verzögert stattfinden kann. Zink spielt bei der Synthese und Freisetzung von Wachstumshormonen eine entscheidende Rolle.

Tab. 4.**1** Spurenelemente und ihre positiven und negativen Effekte auf die Knochenstabilität

Spuren-element	Knochen-aufbau	Knochen-abbau
Zink	+	–
Kupfer	+(?)	–
Fluor	+	?
Strontium	+	–
Selen	+	?
Blei	?	–
Zeolit (Si)	+	+
Kadmium	?	–

+ = positiver Effekt, – = negativer Effekt, ? = Wirkung unklar

Ein Zinkmangel kann sich deshalb durch Wachstumsstörungen, ungenügende Knochenmineralisierung, geöffnete Epiphysen und Hautdefekte äußern. Eine Supplementierung von Zink ist daher während der Wundheilung, bei Arthritis und Arthrose, bei Wachstumsstörungen und Muskelschwächen sinnvoll (Tab. 4.**1**).

Zink ist wichtig für den Protein- und Nukleinsäurestoffwechsel, aber auch für den Stoffwechsel der essenziellen Fettsäuren. Omega-6-Fettsäuren werden mithilfe des zinkabhängigen Enzyms Delta-6-Desaturase in Gamma-Linolensäure umgewandelt. Hieraus kann dann der Körper die entzündungshemmende Prostaglandine produzieren.

Ohne Zink sind Zellteilung, Proteinsynthese, Wachstum und Immunkompentenz unmöglich (Geiersperger 2009).

Männer sollten 10 mg Zink pro Tag und Frauen 7 mg pro Tag supplementieren (Burgenstein 2007).

Abschließende Gesichtspunkte

Beim Thema Vitamine, Mineralien und Spurenelemente stellt sich eine wichtige Frage: Reicht der Verzehr unserer *normalen* Nahrungsmittel aus, um uns diese lebensnotwendigen Stoffe in ausreichender Menge zuzuführen?

Interessant ist in diesem Zusammenhang eine Untersuchung der Universität Heidelberg aus dem Jahr 1997. In dieser Untersuchung hat man den Gehalt von Vitaminen, Mineralien und Spurenelementen in verschiedenen Nahrungsmitteln untersucht und die Untersuchungsergebnisse mit einer ähnlichen Untersuchung aus dem Jahr 1985 verglichen. Es stellte sich heraus, dass sich u. a. der Gehalt an Vitaminen in der Nahrung im Laufe von 12 Jahren deutlich (zum Teil um 70 % oder mehr) verringert hat. Es ist also fraglich, ob unsere heutigen Nahrungsmittel noch geeignet sind, um unseren Körper gesund und funktionsfähig zu erhalten. Vielleicht wäre es deshalb sogar sinnvoll, diese für unseren Körper lebenswichtigen Stoffe auf eine andere Weise (Supplementierung) zuzuführen und evtl. unsere Ernährungsweise zu verändern.

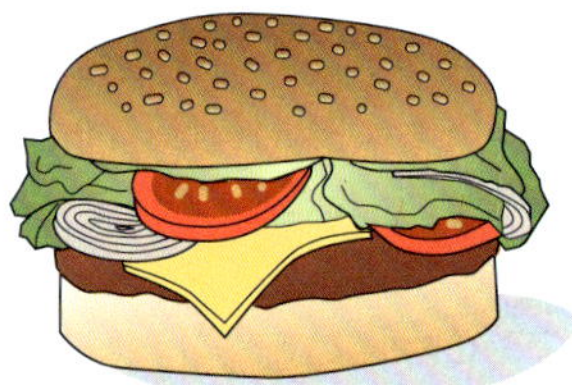

4.2.2 Physiologische Reize

Neben den für die Strukturen des Bewegungsapparates wichtigen Nahrungsbestandteilen dürfen physiologische Reize in Form von Belastung auf das Gewebe nicht vergessen werden. Unser Bewegungsapparat kann noch so gut ernährt werden, er wäre trotzdem nicht funktionsfähig und belastungsstabil, wenn nicht die für seine Synthese notwendigen Reize auf die verschiedenen Gewebe bzw. Zellen vorhanden wären. Sich im Alltag physiologisch zu bewegen, ist deshalb für alle normalen physiologischen Prozesse und damit für den Erhalt aller Strukturen unseres Bewegungsapparates absolut notwendig.

Bewegung

Mobilisieren bedeutet wörtlich „sich bewegen" bzw. „sich beweglicher machen". Der Begriff Mobilisation wird in der Physiotherapie meist für eine Behandlungsform verwendet, mit der man versucht, eingeschränkte Bewegungen wieder zu vergrößern. Die Ursachen für die eingeschränkte Beweglichkeit sind dabei verschieden. Es gibt zum einen reflektorisch bedingte Einschränkungen. Sie beruhen auf Abwehrmechanismen unseres Körpers, die das heilende Gewebe vor erneuten Verletzungen schützen sollen. Zum anderen gibt es die strukturelle Hypomobilität, die auf Veränderungen in den verschiedenen Geweben zurückzuführen ist, z. B. auf pathologische Crosslinks in Kapsel-Band-Strukturen, Kapselverklebungen oder Muskelverkürzungen.

Besonders nach Verletzungen sind physiologische Belastungen bereits während der Wundheilung nach dem Abschluss der Entzündungsphase sehr wichtig. Wird das verletzte Gewebe während der Wundheilung ruhiggestellt, so führt das zu deutlichen Problemen auch in den umliegenden Geweben.

Mobilisieren oder sich bewegen hat eine stimulierende Wirkung auf heilendes, neu wachsendes Gewebe. Die Organisation und Ausrichtung der kollagenen Moleküle im Interstitium wird dadurch ermöglicht und damit die Bildung von Narbengewebe reduziert. Dass Bewegen notwendig und vorteilhaft für unseren Körper ist, ist schon deshalb mehr als einleuchtend, weil die normalen Lebensvorgänge und Funktionen unseres Bewegungsapparates aus Bewegung bestehen und nicht aus Unbeweglichkeit. Durch Bewegen wird nicht nur der Aufbau, sondern auch die Trophik des Gewebes verbessert. Außerdem sollen sich durch Bewegen auch die Entzündungszeiten während der Wundheilung verkürzen.

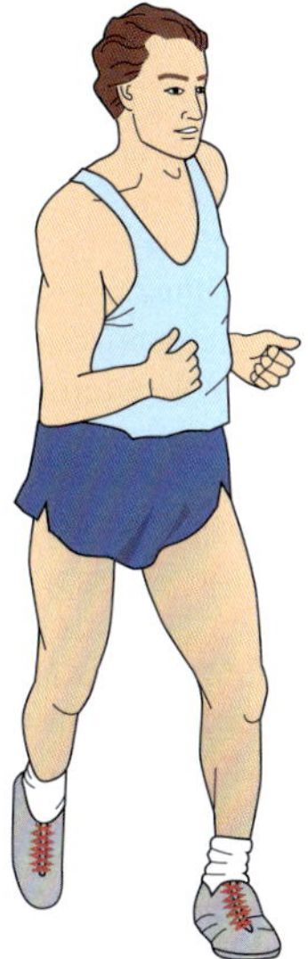

Abb. 4.**2** Durch Bewegung können Entzündungszeiten während der Wundheilung verkürzt werden.

Auch in heilenden Bändern hat man die positive Wirkung von Bewegungen im physiologischen Belastungsbereich nachgewiesen. Goldstein hat 1984 sogar festgestellt, dass nicht nur direkt im Verletzungsgebiet ein Umbau stattfindet, sondern dass das Band sogar über seine ganze Länge umgebaut wird, wenn man es nach einer Verletzung bewegt (Goldstein und Barmada 1984). Einer der wichtigsten Aspekte des Bewegens ist sicherlich eine Verbesserung der Matrixsynthese.

Aber nicht nur Bewegen hat hierauf einen stimulierenden Effekt, auch unterstützende *Wärmeanwendungen* und alle andere durchblutungsfördernden Maßnahmen sowie Injektionen mit Hyaluronsäure und Linkproteinen besitzen diese Wirkung.

Isometrie

Die in der Physiotherapie häufig verwendeten isometrischen Übungen haben ebenfalls einen günstigen Einfluss auf die Matrixsynthese. Sie bewirken, dass Degenerations- und Umbauprozesse, deren Folge schließlich Bewegungseinschränkungen (Kontrakturen) sind, in geringerem Maße stattfinden können.

Der günstige Effekt der isometrischen Übungen zeigt sich klinisch und wurde durch eine Untersuchung von Miura belegt. Seiner Meinung nach ist die positive Wirkung auf eine deutlich herabgesetzte Umbaugeschwindigkeit des Gewebes zurückzuführen, die durch die regelmäßigen Muskelanspannungen verursacht wird (Miura 1983).

Vielleicht bewirken aber vor allem auch die *intermittierenden Anspannungen*, dass das Bindegewebe regelmäßig unter Belastung gebracht wird und dadurch genügend Reize bekommt, um Kollagen und Grundsubstanz zu produzieren und zu organisieren. Dieser Gesichtspunkt verlangt sicher eine weitere Untersuchung.

Belastungsreize bei Hypomobilität

Bei den *reflektorisch bedingten Hypomobilitäten* ist nicht entscheidend, welche physiologischen Belastungsreize man in der Therapie verwendet. Hierbei spielt es auch keine Rolle, welche therapeutischen Methoden man einsetzt. Das einzig entscheidende sind die Bewegungsreize selbst. Es geht hier nämlich primär darum, dass durch die in der Therapie gesetzten Stimuli – egal ob durch Massage, Elektrotherapie, Manuelle Therapie oder irgendeine andere Form von Bewegungstherapie – Reize auf Rezeptoren im Gewebe ausgeübt werden, die dazu führen, dass Aktionspotenziale über dicke bzw. myelinisierte Nervenfasern ins Rückenmark geleitet werden. Die sog. dicken Afferenzen sorgen dafür, dass über den sog. Gate-Control eine Schmerzlinderung erzeugt wird. Zudem führen diese Reize zu einer Verringerung der sympathischen Reflexaktivität und zu einer Muskelentspannung.

Aber bei den *strukturellen Bewegungseinschränkungen* ist es wahrscheinlich wichtig, dass man die Gelenke nach den Kriterien manualtherapeutischer Konzepte behandelt. Das gestörte biomechanische Bewegungsverhalten des Gelenks bei struktureller Hypomobilität kann bei angulären Bewegungen zu große Kompressionen auf den Gelenkknorpel bewirken und eine extreme Zugbelastung auf die Kapsel-Band-Strukturen ausüben. Bei diesen Patienten geht es darum, dass die immer wiederkehrende Belastungs- bzw. Zugreize dazu führen, dass die Fibroblasten anfangen verstärkt das Enzym Kollagenase freizusetzen, das pathologische Crosslinks abbaut. Gleichzeitig sorgen die regelmäßigen Belastungen dafür, dass auch wieder verstärkt Grundsubstanz aufgebaut wird, wodurch der erneuten Bildung von pathologischen Crosslinks vorgebeugt wird.

Der wichtige klinische Unterschied zwischen reflektorischen und strukturellen Bewegungseinschränkungen ist, dass die reflektorische Hypomobilität schmerzbedingt und die strukturelle schmerzfrei ist. Das bedeutet, dass man bei der strukturellen Hypomobilität ein sog. Endgefühl bestimmen (normalerweise fest-elastisch) kann und bei der reflektorischen nicht, weil der Patient schon früher mit Abwehrspannung oder Ähnlichem reagieren wird (s. Training, Band 3 – Therapie, Training, Tests).

Intensität der Belastungsreize

Belastungen durch Bewegungen stellen normalerweise kein Problem dar. Aber wenn nach Ruhigstellungen mit Mobilisationstechniken behandelt werden muss, ist die Belastbarkeit der Strukturen durch vorangegangene Ruhigstellung extrem gesenkt (manchmal um 80%). Überbelastungen können damit sehr schnell zu Verletzungen führen. Untersuchungen von Salter haben gezeigt, dass sich bei Schädigungen des Gelenkknorpels (z. B. nach einem Trauma) wieder normales Gewebe bildet, sofern das Gelenk ständig im physiologischen Belastungsbereich, d. h. nur bis zur Schmerzgrenze bewegt wird. Wird das Gelenk ruhiggestellt, bildet sich seiner Meinung nach Narbengewebe (Salter 1980, 1984 und 1989).

Ob die Knorpelflächen eines Gelenks wieder regenerieren oder ob sich stattdessen ein Ersatzgewebe bildet, ist nach Ansicht einiger Autoren auch vom Ausmaß bzw. vor allem der Tiefe der Verletzungen abhängig. Kleinere Schädigungen, die nicht durch die Tidemark gehen, können wahrscheinlich so regenerieren, dass sich wieder ein neuer hyaliner Knorpel bildet. Bei größeren bzw. tieferen Defekten dagegen kommt es meistens zur Bildung von faserigem Knorpel als Ersatzgewebe (Woo et al. 1981).

Was sich Therapeuten unabhängig von der Größe der Verletzung eines Gewebes aber immer wieder vor Augen halten sollten, ist die deutlich verminderte Belastbarkeit des Gewebes nach einer Immobilisationsperiode. Bei der Therapie ist daher die Gefahr einer Überdosierung groß, was einer erneuten, vom Therapeuten verursachten Verletzung gleich käme. Man weiß, dass die ständige Traumatisierung eines Gewebes chronische Entzündungen und eine chronische Myofibroblastenaktivität zur Folge hat. Solange ein Gewebe eine Myofibroblastenaktivität aufweist, ist die Bewegung eingeschränkt und man sollte die Mobilität nicht vergrößern. Außerdem wird jede Gelenkverletzung zu einer Entzündung der Gelenkkapsel führen, was dazu führt, dass die jetzt produzierten Entzündungsstoffe den Gelenkknorpel verstärkt angreifen.

Überdosierungen können nicht nur mit angulären Bewegungen, sondern auch bei den manualtherapeutischen Behandlungen entstehen. Kommt es z. B. bei einer Traktionsbehandlung zu einer Kollagenverlängerung um 4 – 6%, so führt das zu einer Zerstörung und einem Auseinanderbrechen der Kollagenbündel wie auch der Zellen und Gefäße. Als Folge entwickeln sich wiederum neue Entzündungen und damit reflektorisch Bewegungseinschränkungen. Deshalb sollten sich Therapeuten im Hinblick auf den Therapieerfolg mit einer Vergrößerung des Bewegungsausmaßes von ca. 3 bis 5 Grad pro Behandlung zufriedengeben. Mobilisieren bzw. Dehnen soll einen erneuten Umbau verursachen und keine Zerstörung von Gewebe.

Leider denken immer noch viele Therapeuten und Patienten, dass die Therapie umso besser ist, je kräftiger und länger sie durchgeführt wird. Das kann beim heutigen Kenntnisstand sicherlich nicht der richtige Weg sein. Der wichtigste Parameter ist die Häufigkeit der Mobilisation des eingeschränkten Gewebes und nicht die Kraft, mit der sie ausgeführt wird. Dieser Umstand weist daraufhin, dass die Eigenaktivität des Patienten in Form von Heimübungen eine große und wahrscheinlich ausschlaggebende Bedeutung für einen Behandlungserfolg hat.

Die *Intensität der Belastungsreize* sollte in den *verschiedenen Heilungsphasen des Gewebes* unterschiedlich dosiert werden. In der *Akutphase* beinhaltet die Behandlung vor allem das Bewegen im physiologischen und schmerzfreien, widerstandsfreien Bereich, um den Heilungsprozess positiv zu beeinflussen. In der *chronischen Phase*, in der dann nach längerer Immobilisation deutliche Kontrakturen vorhanden sind, ist eine Mobilisation durch Dehnen der Muskeln und Kapseln indiziert. Dabei muss zurückhaltend dosiert werden, da die Gefahr einer erneuten Traumatisierung durch Überdosierung sehr groß ist.

4.3 Negative Einflüsse

Die Faktoren, die sich positiv auf die Strukturen des Bewegungsapparates auswirken, können unter bestimmten Bedingungen auch negative Effekte haben. So wirkt sich z. B. ein langfristiger Mangel an Vitaminen, Mineralien und Spurenelemente negativ aus. In Einzelfällen können auch Überdosierungen schaden. Negative Effekte entstehen des Weiteren bei unphysiologischen Belastungen. Dazu gehören Über- und Unterbelastung.

4.3.1 Überbelastung der Strukturen

Auch ohne ein direktes traumatisches Ereignis können Strukturen überbelastet werden. Verkehrte, ungünstige und unergonomische Bewegungen und Belastungen im Alltag oder beim Sport, z. B. falsche Techniken, können ständige kleine Verletzungen, d. h. Mikrotraumen, zur Folge haben. Auch Übergewicht kann zu Überbelastungen führen. Betroffen sind besonders die Strukturen, die eine gewichttragende Funktion haben, z. B. Knochen und Gelenkknorpel.

4.3.2 Unterbelastung der Strukturen

Eine *chronische* Unterbelastung stellt wahrscheinlich eine noch größere Bedrohung für den Erhalt der Strukturen unseres Bewegungsapparates dar als eine Überbelastung. Der Unterbelastung wird in unserer heutigen Gesellschaft durch sitzende Tätigkeiten und Bewegungsmangel Vorschub geleistet. Sie beginnt meistens schon im Kindesalter. Kleine Kinder müssen stundenlang ohne große Bewegungsmöglichkeiten in der Schule sitzen. Auch zu Hause bewegen sich viele Kinder nicht mehr ausreichend. Der Ausgleich für die *Immobilisation* in der Schule sollte in Form von Spielen, Sporttreiben usw. erfolgen, findet aber zu selten statt.

Vor Unterbelastung sind wir auch im weiteren Verlauf des Lebens nicht geschützt. Viele Berufe unterfordern unseren Bewegungsapparat oder beanspruchen ihn nur einseitig. Stundenlanges Sitzen am Schreibtisch, vor dem Computer usw. oder lang andauerndes Stehen in einem begrenzten Bereich haben durch den fehlenden Wechsel zwischen Be- und Entlastung sehr negative Auswirkungen auf die Strukturen des Bewegungsapparates. Eine der gravierendsten Formen der Unterbelastung entsteht, oft zum Glück nur kurzfristig, bei Immobilisationen. Die Ruhigstellung wird noch immer nach vielen Verletzungen als die Therapie der Wahl angesehen.

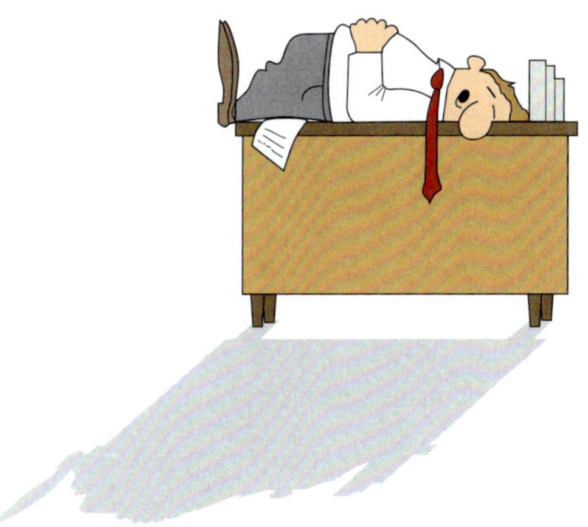

Abb. 4.**3** Viele Berufe unterfordern unseren Bewegungsapparat oder beanspruchen ihn nur einseitig.

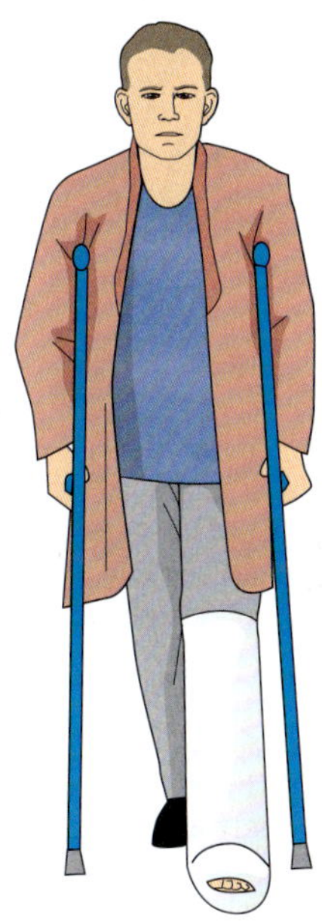

Abb. 4.**4** Ruhigstellung des linken Beines durch einen Gips.

4.3.3 Immobilisation und ihre Auswirkungen

Durch eine Immobilisation kommt es in den betroffenen Strukturen unseres Bewegungsapparates zu großen degenerativen Veränderungen. Die Strukturen selbst und vor allem ihre Belastbarkeit werden deutlich verändert und reduziert. In allen Strukturen, mit Ausnahme der Gleitflächen auf dem Knorpel, findet man als erste Reaktion auf die Immobilisation eine Desorganisation des Gewebes (herabgesetzte Belastbarkeit). Im späteren Stadium kommt es zu einem Umbau, um das Gewebe an die neue, sprich immobilisierte Situation anzupassen.

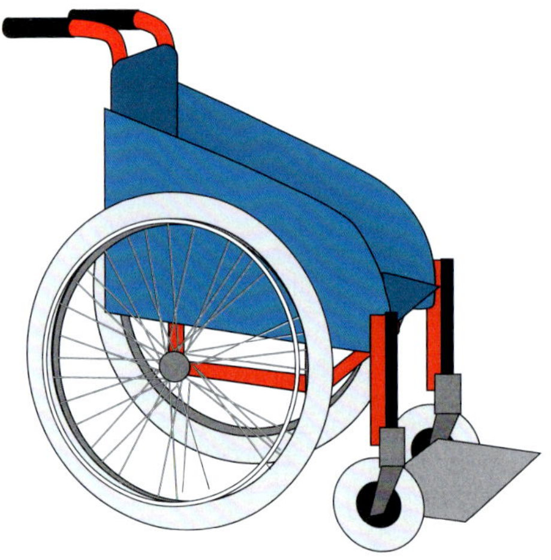

Abb. 4.**5** Durch eine Immobilisation kommt es in den betroffenen Strukturen unseres Bewegungsapparates zu großen degenerativen Veränderungen.

In Gewebe, das eigentlich nicht selbst betroffen ist, aber z. B. nach einem Trauma benachbarter Strukturen immobilisiert wird, also *immobilisiertes nicht verletztes Gewebe*, kann man Folgendes feststellen: Die Dauer des Umbaus verlängert sich und die Geschwindigkeit nimmt ab. *Verletztes Gewebe* zeigt im Gegensatz zum nicht betroffenen Gewebe bei Immobilisation eine deutlich gesteigerte Umbaugeschwindigkeit.

Beispiel. Patient A wird nach einer traumatischen Verletzung des Kniegelenks immobilisiert. Bei Patient B wird das Kniegelenk immobilisiert, weil er eine Femurfraktur im Diaphysenbereich aufweist. Beide Patienten haben nun mit den Folgen eines immobilisierten Kniegelenks zu kämpfen, obwohl nur bei Patient A das Kniegelenk bzw. die Kniegelenkkapsel selbst betroffen sind.

Hunt et al. haben 1985 in einer Untersuchung festgestellt, dass ein durch ein Trauma nicht direkt betroffenes Gelenk eine höhere Umbaugeschwindigkeit und auch eine erhöhte Proliferation der Fibroblasten aufweist, wenn sich das Trauma in der Nähe des Gelenks abspielte (Hunt et al. 1985). Flowers und Pheasant zeigen in ihrer Untersuchung, dass nicht traumatisierte Gelenke nach einer Immobilisation von 6 Wochen steif sind, dass aber die Beweglichkeit innerhalb weniger Minuten passiven Bewegens wiederhergestellt werden kann (Flowers und Pheasant1988). Werden Gelenke dagegen länger immobilisiert, also 7 Wochen oder länger, entstehen deutliche Kontrakturen (Langenskoild et al. 1979).

Ob Verkürzungen (Einschränkungen) während des Umbaus entstehen, ist davon abhängig, ob ein Gewebe in einer entspannten oder angespannten Haltung oder Position immobilisiert wird. Nur das Gewebe, das im entspannten bzw. verkürzten Zustand immobilisiert wird, zeigt daraufhin deutliche Einschränkungen.

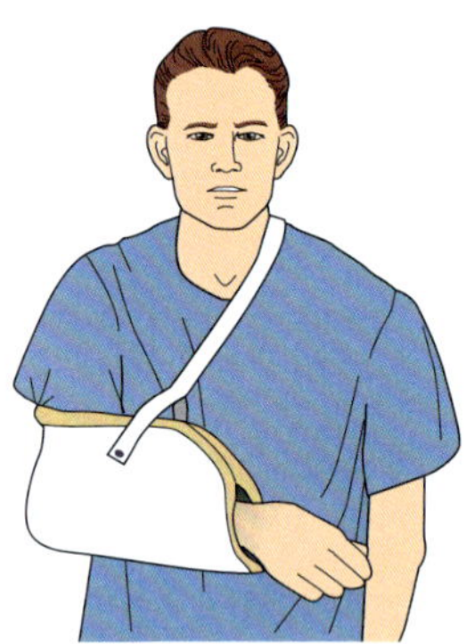

Abb. 4.**6** Das Gewebe, das im entspannten bzw. verkürzten Zustand immobilisiert wird, zeigt daraufhin deutliche Einschränkungen.

Über die Ursachen, die für das Entstehen einer Einschränkung verantwortlich sind, ist man unterschiedlicher Meinung. Die meisten Autoren sind der Überzeugung, dass der Verlust von Proteoglykanen in der Matrix dafür verantwortlich ist, dass nach Immobilisationen Einschränkungen entstehen. Akeson hat z. B. festgestellt, dass nach 9 Wochen Immobilisation ein Verlust von Hyaluronsäure (41 %) und von Chondroitinsulfat (30 %) nachzuweisen ist. Durch den großen Verlust von Proteoglykanen und auch Glykosaminoglykanen können pathologische Crosslinks im Gewebe entstehen. Es handelt sich dabei nach Ansicht von Akeson um lösliche Crosslinks (Akeson et al. 1987). Der Einfluss der Crosslinks auf die Mobilität ist beim ungeformten kollagenen Bindegewebe (Kapseln und Faszien) höher als beim geformten kollagenen Bindegewebe (Sehnen, Aponeurosen und Ligamente). Im ungeformten kollagenen Bindegewebe organisiert und stabilisiert sich das Gewebe neu. Im geformten kollagenen Bindegewebe dagegen wird das Gewebe deutlich schwächer.

Untersuchungen, die sich vor allem mit Sehnengewebe und Bandgewebe beschäftigt haben, beschreiben folgende Veränderungen während einer Immobilisation:

- Desorganisation
- Verlust von Fibroblasten und verringerter Abstand zwischen den einzelnen Fibroblasten
- Gesenkte Matrixsynthese
- Gesenkte Belastbarkeit

Untersuchungen haben nachgewiesen, dass eine Sehne nach einer Immobilisation von vier Wochen nur noch 20% ihrer ursprünglichen Belastbarkeit aufweist (Tabary et al. 1972).

Adhäsionen

Eine weitere Erklärung für eine Einschränkung bzw. Hypomobilität ist das Entstehen von *Adhäsionen* (Verklebungen) in bestimmten Kapselanteilen wie den Kapselfalten. Im gesunden Gewebe entstehen Adhäsionen erst nach ca. 8 Wochen Immobilisation. Nach Verletzungen mit folgender Immobilisation entstehen sie deutlich schneller, d. h. bereits nach wenigen Wochen.

Außerdem können auch Verklebungen zwischen Knorpelflächen und/oder zwischen Menisken und Knorpelflächen entstehen.

Myofibroblastenaktivität

Myofibroblastenaktivität findet man während des Heilungsprozesses im kollagenen Bindegewebe. Myofibroblasten, eine Form von Fibroblasten, sind früh im heilenden Gewebe zu finden. Sie besitzen kontraktile Eigenschaften und sind in der Lage, mit einer Kontraktion das sie umgebende Bindegewebe zu stabilisieren. Schon in älteren Untersuchungen wurde die Anwesenheit von Myofibroblasten in der Gelenkkapsel während einer Arthritis erwähnt (Nevasier 1945). Das wurde später durch viele andere Autoren bestätigt.

Wie wir in den Kapiteln 1 und 2.14 lesen können, sind Myofibroblasten in unserem Körper immer vorhanden, vor allem im Bereich der Faszien. Es ist aber extrem schwierig zu unterscheiden, welche Struktur des Bindegewebes nun eine Faszie ist und welche nicht.

Immobilisationsfolgen am Beispiel des Knorpels

Auch im Gelenkknorpel kommt es während einer Immobilisation zu großen Veränderungen. Durch das Fehlen von Druck- und Entlastungsreizen wird die Syntheseaktivität der Knorpelzellen gesenkt. Als Ursache wird einerseits der Mangel an piezoelektrischer Aktivität genannt. Der Mangel ist dabei durch den geringen Wechsel von Druck und Entlastung bedingt. Andererseits trägt der geringere Flüssigkeitstransport im und zum Knorpel dazu bei, dass das Angebot von Sauerstoff und Nährstoffen für die Zellen deutlich abnimmt. Die Produktion von Proteoglykanen und Glykosaminoglykanen (Grundsubstanz) ist aufgrund des herabgesetzten Metabolismus deutlich in Mitleidenschaft gezogen. Wird weniger Grundsubstanz im Knorpel synthetisiert, so hat dies einen direkten Einfluss auf die Belastbarkeit des Knorpels. Daraus ergeben sich eindeutige Konsequenzen für die Physiotherapie: Gelenke und Muskeln müssen mit Vorsicht und sorgfältig dosierter Belastung behandelt werden.

Auf den Knorpelflächen der Gelenke entstehen während einer Immobilisation *Fettdepots*, die bei Bewegungen Gleitstörungen und somit Bewegungseinschränkungen verursachen. Diese Gleitstörungen verändern die Gelenkmechanik. Das normale Verhältnis zwischen Rollen und Gleiten im Gelenk wird beeinträchtigt. Durch den Verlust der Gleitbewegung entsteht eine verhältnismäßig große Rollkomponente im Gelenk. Diese kann zu einer erhöhten Kompression auf die Knorpelflächen führen, insbesondere bei angulären oder rotatorischen Bewegungen.

Mit der verringerten Belastbarkeit des Gelenkknorpels aufgrund von Immobilisation kann man das hohe Verletzungsrisiko durch mobilisierende Behandlungen erklären. Eine vergrößerte Rollkomponente im Gelenk führt außerdem zu einer erhöhten Belastung der Kapsel und der Ligamente, da das Gelenk auf einer Seite aufzuklaffen beginnt.

4.3.4 Medikamente

Selbstverständlich ist es unumstritten, dass bestimmte Medikamente sinnvoll sind und bei der Behandlung von Patienten mit Problemen am Bewegungsapparat positiv eingesetzt werden können. Mögliche negative Auswirkungen sollten jedoch nicht aus den Augen verloren werden. Medikamente haben neben ihren Hauptfunktionen oft auch verschiedene unerwünschte Nebenwirkungen, die für den betroffenen Patienten sehr unangenehme Folgen haben können. Ich möchte jetzt auf die negativen Effekte eingehen, die Medikamente auf den Bewegungsapparat haben können.

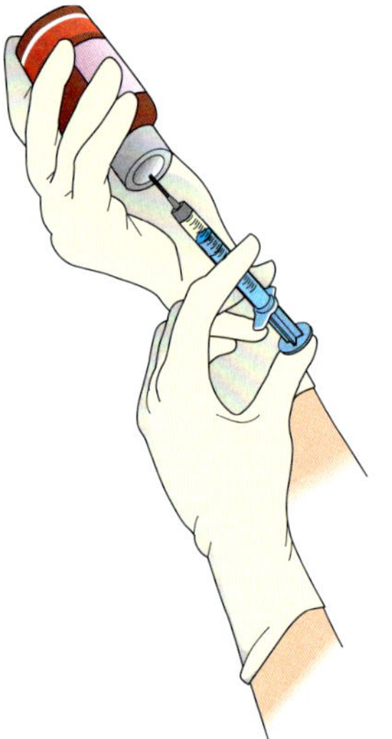

Abb. 4.7 Medikamente können negative Effekte auf den Bewegungsapparat haben.

Die Wirkung vieler Medikamente, gerade auch solcher, die bei Problemen am Bewegungsapparat gegeben werden, beruht darauf, dass sie Prozesse, die Symptome wie Schmerzen und Entzündung verursachen, hemmen oder unterdrücken. Durch die Hemmung der Entzündungsreaktion kann der Ablauf der normalen Heilungsphasen beeinträchtigt werden. Die Schmerzhemmung kann dazu führen, dass der so entscheidende Schutzmechanismus fehlt, der uns vor einer weiteren bzw. erneuten Schädigung warnt. Dabei ist nicht immer mit dem Verschwinden der Symptome auch die Ursache für deren Entstehen beseitigt worden. Es besteht die große Gefahr, dass Patienten – manchmal auch Therapeuten – nach der Verwendung solcher Medikamente meinen, dass mit dem Verschwinden der Symptome das traumatisierte Gebiet wieder voll funktionsfähig sei. Schmerzen und Entzündungen haben ihren Grund jedoch häufig in Verletzung bzw. Überbelastungen des Bewegungsapparates. Eine Wundheilung benötigt normalerweise eine gewisse mehr oder weniger festgelegte Zeit und ist meist noch nicht beendet, wenn die Symptome auf künstliche Weise eliminiert worden sind. Die Wundheilung kann sogar länger dauern, da entzündungshemmende Medikamente ihren Ablauf verzögern. Oft hat das zur Folge, dass Patienten und Therapeuten viel zu früh mit der Belastung der betroffenen Strukturen beginnen. Die Gefahr für erneute Verletzungen und Rezidive ist dabei sehr groß. Im Folgenden möchte ich einige häufig verwendete Medikamente und ihre Relevanz für den Bewegungsapparat vorstellen. (Weitere Informationen zum Thema Medikamente sind in Band 3 dieser Reihe enthalten.)

Schmerzhemmende Medikamente

In unserer Gesellschaft sind schmerzhemmende Medikamente nicht mehr wegzudenken. Fast jeder greift bei Schmerzen direkt zu Medikamenten. Schmerz ist etwas, was wir nicht akzeptieren, und in unserer Gesellschaft keinen Platz hat. Fast jeder Patient mit Schmerzen erwartet, dass der Arzt und/oder der Therapeut ihm etwas gibt, damit der Schmerz nachlässt oder aufhört. Schmerz hat aber eine wichtige physiologische Funktion: Er zeigt uns permanent unsere Belastbarkeitsgrenze an, ob im Bewegungsapparat, im Herz-Kreislauf-System, im Verdauungssystem usw. Deshalb sollte der Schmerz nicht einfach mit Schmerzmedikamenten „ausgeschaltet“ werden.

Wie bereits in Kapitel 1 beschrieben, werden bei der Produktion von Autos immer mehr Sicherheitssysteme eingebaut, damit der Fahrer über jede Störung im Auto rechtzeitig informiert wird. Dies passiert über alle möglichen Warnlämpchen am Armaturenbrett. Brennt solch ein Lämpchen, so weiß der Fahrer, dass etwas nicht richtig funktioniert, und ist gewarnt, dass er vorsichtig sein muss, weil etwas kaputt gehen könnte oder bereits kaputtgegangen ist. Unser Körper kennt nur ein einziges Lämpchen – und das ist der Schmerz. Der Schmerz warnt uns davor, dass irgendeine Struktur davon bedroht ist, geschädigt zu werden oder schon geschädigt ist. Kein normal denkender Mensch würde auf die Idee kommen, die Warnlämpchen im Auto abzukleben oder das zuführende Kabel durchzuschneiden und dann mit ruhigem Gewissen weiter fahren.

Das bedeutet, dass bei der Verwendung von schmerzhemmenden Medikamenten die große Gefahr besteht, immer wieder neue Verletzungen zu setzen, was zur Folge hat, dass die Wundheilung immer länger dauert oder sogar überhaupt nicht stattfindet. Selbstverständlich gibt es immer wieder Situationen, in denen der Einsatz dieser Medikamente notwendig ist, nur sollte man dann das Gewebe in dieser Phase nicht mechanisch belasten. Deshalb ist meiner Meinung nach der Einsatz einer Motorschiene unter gleichzeitiger Einnahme von schmerzhemmenden Medikamenten – gelinde gesagt – nicht sinnvoll.

Verschiedene Studien konnten den negativen Einfluss von schmerzhemmenden Medikamenten auf die Wundheilung nachweisen (Brower und Johnson 2003, Dormus et al. 2003, Northcliffe und Buggy 2003, Bislo und Tanelion 1992, Scherb et al. 2009).

Kortikosteroide

Kortikosteroide werden häufig bei Entzündungen im Bereich des Bewegungsapparates verwendet. Sie blockieren die Bildung von Prostaglandin 2 bereits in einem sehr frühen Stadium seiner Entstehung. Allgemein betrachtet verursachen steroidale Entzündungshemmer auf lange Sicht vor allem Komplikationen am Bewegungsapparat. Die *orale Steroideinnahme* zeigt als häufigsten Nebeneffekt eine Demineralisierung der Knochen, weil sich das Medikament auf diesem Weg über den gesamten Körper verteilen kann. Der Einsatz von Kortikosteroiden erhöht das Risiko einer Osteoporose und damit auch von Knochenfrakturen (bei 30 bis 50% der Patienten), vor allem im Bereich der Wirbelkörper. Eine Supplementierung mit Kalzium, Kalzitriol und Kalzitonin kann diese negativen Auswirkungen aufhalten. *Kalzitriol* hemmt dabei die negativen Effekte, die Steroide auf die Osteoblasten ausüben. Auch Vitamin D stimuliert die Kalziumaufnahme und hemmt damit den Knochenabbau. Deshalb ist Osteoporose einer der bekanntesten Nebenwirkungen dieser Medikamente.

Lokal angewandte Steroide, die meistens in Form von Infiltrationen verabreicht werden, verursachen eine sehr starke Degeneration des Bindegewebes lokal im infiltrierten Gebiet. Dadurch kann es bei Bewegung oder Belastung zu spontanen Rupturen von Bändern und Sehnen kommen. Oft sieht man auch, dass das Bindegewebe im Bereich der Infiltrationsstellen durch Fettgewebe ersetzt wurde. Mehrmalige epidurale Infiltrationen mit Steroiden können z. B. in der Wirbelsäule aufgrund des Fettgewebes zu einer Art spinalen Stenose führen. In der Literatur werden noch weitere Komplikationen der steroidalen Entzündungshemmer beschrieben. Einige Beispiele hierzu:

- Bei einer Epicondylitis medialis kann es nach Infiltrationen zu einer Läsion des N. ulnaris kommen.
- Eine aseptische und septische Meningitis oder Arachnoiditis kann nach mehrmaligen epiduralen und subarachnoidalen Infiltrationen mit Steroiden entstehen.
- Prinzipiell besteht ein erhöhtes Infektionsrisiko.
- In ganz seltenen Fällen kann durch eine Steroidbehandlung bei kleinen Kindern ein Diabetes auftreten, der zu einem nonketonischen hyperosmolaren Koma und anschließend zum Tod der Kinder führen kann.

Nichtsteroidale Entzündungshemmer

Im Gegensatz zu den steroidalen Entzündungshemmern erzeugen die nichtsteroidalen eher Komplikationen im Verdauungstrakt und in den Ausscheidungsorganen. Sie verursachen z. B. Gastropathien, Nephropathien und Probleme im Bereich der Lungen und der Haut. Die häufigsten Probleme im Magen-Darm-Trakt sind Magengeschwüre und Magenblutungen. Dabei ist noch nicht genau geklärt, ob die nichtsteroidalen Entzündungshemmer für das Entstehen der Magengeschwüre verantwortlich sind oder nur für die dabei auftretenden Komplikationen wie Blutungen. Außerdem sollen sie eine erhöhte Blutungsneigung nach Operationen verursachen, vor allem in der Haut.

Der negative Einfluss von steroidalen und nichtsteroidalen Entzündungshemmern auf die Wundheilung wurde in sehr vielen Studien nachgewiesen (Bergenstock et al. 2005, Kaftan et al. 2005, Marsolais et al. 2003, Murnaghan et al. 2006, Muscará et al. 2000, Sikiric et al. 2003, Tortland 2007, Yugoshi et al. 2002).

Somit stellt sich natürlich die Frage, warum man diese chemischen Entzündungshemmer überhaupt braucht? Kann der Körper denn nicht selbst seine Entzündungen in den Griff bekommen?

Die Medizin scheint tatsächlich davon auszugehen, dass der Körper alleine es nicht schafft, gegen die Entzündungen anzukämpfen. Ist dies tatsächlich der Fall oder sind vielleicht auch kommerzielle Interessen im Spiel, weshalb so viele Medikamente verschrieben werden?

Wie schon mehrfach beschrieben, entstehen Entzündungen durch die Freisetzung von Prostaglandin 2. Prostaglandin 2 entsteht, wenn das Enzym Phospholipase aktiviert wird. Dieses beeinflusst die Zellmembran so, dass die in ihr eingelagerte Arachidonsäure freigesetzt wird. Arachidonsäure wird dann über den Cyclooxygenasezyklus zu Prostaglandin 2 umgesetzt. Arachidonsäure gehört zu den Omega-6-Fettsäuren.

Aus Omega-3-Fettsäuren kann unser Körper die Prostaglandine 1 und 3 produzieren. Diese wirken entzündungshemmend und sind damit Antagonisten von Prostaglandin 2. Da wir über unsere Nahrung meistens zu wenige Omega-3-Fettsäuren, aber zu viele Omega-6-Fettsäuren aufnehmen – Letztere sind reichlich in unserer Nahrung vorhanden –, ist der Körper vieler Menschen tatsächlich nicht mehr in der Lage, vorhandene Entzündungen zu kontrollieren.

Omega-3-Fettsäuren hemmen zudem die Bildung von Leukotrienen, die ebenfalls eine wichtige Rolle bei Entzündungsprozessen spielen.

Ein sehr häufig verwendeter Entzündungshemmer ist Acetylsalicylsäure, besser bekannt als Aspirin®. Fast jeder hat dieses Schmerzmittel zu Hause im Medikamentenschrank oder in einer Schublade liegen. Interessanterweise enthalten viele, mitunter auch ganz gewöhnliche Nahrungsmittel sehr viel Salicylsäure, die genau die gleiche Wirkung wie Acetylsalicylsäure haben. Beispiele für solche Nahrungsmittel bzw. Phytopharmaka sind: Karotten, Waldfrüchte, Lakritze, Populis nigra (Schwarzpappel), Cortex salix (Weidenrinde), Himbeeren, Orangen, Ananas, Datteln, Weintrauben, Spinat, Oliven, Champignons, Rettich, Zucchini, Brokkoli, Radieschen, Endivien, Chicoree, Thymian, Salbei, Muskat, Zimt, Rosmarin und Dill.

Deshalb kann man davon ausgehen, dass der Mensch durch eine normale und ausgewogene Ernährung sehr wohl in der Lage ist, Entzündungen in den Griff zu bekommen.

Wenn der Körper tatsächlich die stattfindenden Entzündungsprozesse nicht kontrollieren kann, sollte man sich überlegen, ob man chemische Medikamente mit ihren häufigen und meist auch starken Nebenwirkungen einnehmen will oder ob man nicht besser seine Ernährung umstellt (s. auch Bd. 4, Kap. Ernährung).

4.3.5 Eisanwendungen und mögliche Komplikationen

Im Rahmen einer Rehabilitation wird die Behandlung immer wieder mit Eisanwendungen ergänzt. Inwieweit Eisanwendungen die physiologischen Prozesse im Bewegungsapparat positiv beeinflussen, muss jedoch kritisch hinterfragt werden.

Eis findet sicherlich bei der akuten Versorgung nach einem Trauma seinen sinnvollen Einsatz. Es ist in der Lage, eine Blutung zu hemmen und damit die Größe eines Hämatoms zu begrenzen. In den weiteren Phasen der Wundheilung ist der Einsatz von Eis eher fraglich.

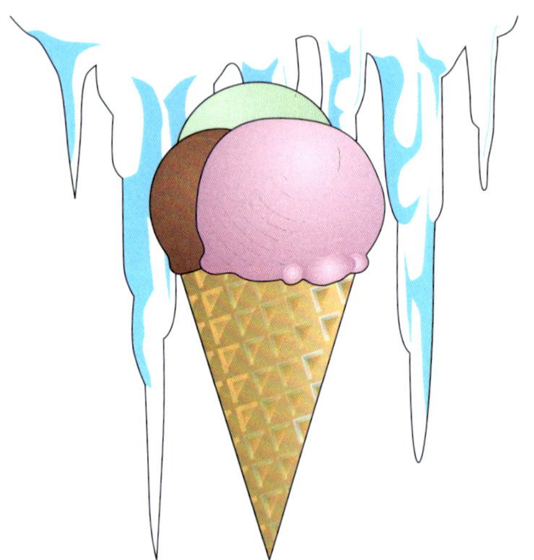

Abb. 4.**8** Inwieweit Eisanwendungen die physiologischen Prozesse im Bewegungsapparat positiv beeinflussen, muss jedoch kritisch hinterfragt werden.

Wirkung von Eis auf die Durchblutung

Während eines normalen Wundheilungsprozesses versucht der Körper, das Verletzungsgebiet so gut wie möglich zu durchbluten. Ziel ist es, genügend Sauerstoff und Nährstoffe zur Verfügung zu stellen, damit eine Heilung (Reparatur) stattfinden kann. Dazu werden im Verletzungsgebiet Entzündungsmediatoren freigesetzt, die eine Vasodilatation und eine Zunahme der Permeabilität der Gefäßwände bewirken. Längere Eisanwendungen verursachen dagegen eine Vasokonstriktion der Gefäße und Kapillare.

Wirkung von Eis bei Schmerzen

Durch die Freisetzung von Schmerzmediatoren schützt der Körper das heilende Gewebe vor möglichen Überbelastungen und erneuten Schädigungen. Die Mediatoren senken die Reizschwelle der Schmerzrezeptoren im und in der Nähe des Verletzungsgebietes. Dadurch können die Rezeptoren rechtzeitig vor drohenden zu hohen Belastungen warnen. Eisanwendungen hemmen die Aktivität der Schmerzrezeptoren und die Weiterleitung ihrer Impulse über periphere Nerven. Das Warnsignal, das uns vor zu großer Belastung und erneuten Schädigungen schützt, wird überhaupt nicht oder verzögert weitergeleitet.

Nervenschädigungen und Ödeme

In mehreren Untersuchungen wurde festgestellt, dass längere Eisanwendungen zu einer – manchmal irreversiblen – Schädigung peripherer Nerven führen können (Bassett et al. 1992, Drez et al. 1981, Green et al. 1989, Parker et al. 1983, Denny-Brown et al. 1945). Möglicherweise ist das auch der Grund, warum viele Patienten nach einigen Minuten Schmerzen nach einer Eisanwendung verspüren. Durch eine längere Verwendungsdauer von Eis wird die Durchblutung der Nerven soweit gesenkt, dass dies eine Bedrohung für diese Strukturen darstellt. Es kommt zu einer Freisetzung von Schmerz- und Entzündungsmediatoren im Nervensystem, was wiederum Schmerzen verursachen kann. Untersuchungen an der Freien Universität in Brüssel zeigten, dass längere Eisanwendungen häufig auch Ödeme nach sich ziehen, die durch Schädigungen des Lymphsystems bzw. der Lymphgefäßwände entstehen (Leduc et al. 1979, Lievens und Leduc 1984, Meeuwsen und Lievens 1986).

4.3.6 Weitere Faktoren

Folgende Faktoren können ebenfalls negative Effekte im Bindegewebe unseres Bewegungsapparates hervorrufen:

- *Umweltfaktoren* wie Umweltverschmutzung durch Schwermetalle in der Luft und im Wasser, radioaktive Strahlung usw.
- *Geopathische Belastungen* wie Erdstrahlen, elektromagnetische Felder usw.
- *Stress* auf unseren Körper und damit auf unseren Bewegungsapparat
- *Rauchen*

In *Stresssituationen* werden Hormone wie Adrenalin und Kortisol freigesetzt, die auf die Kollagensynthese einen hemmenden Einfluss ausüben.

Rauchen hat nicht nur auf unsere Lunge und unser Immunsystem einen negativen Einfluss, sondern auch auf unseren Bewegungsapparat. Deutlich wurde dieser Zusammenhang z. B. durch eine Untersuchung von Holm, die er im Bereich der Bandscheibe durchgeführt hat. Rauchen vermindert die Durchblutung in den Wirbelkörpern und damit die Syntheseaktivität in den Bandscheiben. Durch Rauchen lässt laut einiger Untersuchungen zudem die Stabilität der Wirbel deutlich nach. Dies könnte ein Grund dafür sein, warum Raucher deutlich schlechtere Ergebnisse nach einer stabilisierenden Operation an der Wirbelsäule zeigen (Hadley und Reddy 1997, Silcox et al. 1995). Auch bei Arthrose soll Rauchen einen ungünstigen Einfluss nehmen.

Von den vielen Faktoren wie Umwelt, Geopathie, Rauchen, Stress usw. ist nur von einigen einigermaßen bekannt, auf welche Weise und über welche Prozesse sie negativen Einfluss ausüben. Bei den meisten dieser Faktoren tappt man noch im Dunkeln. Häufig lässt sich ihre Wirkung nur klinisch feststellen. Deshalb sind weitere Untersuchungen auf diesem Gebiet sicher von sehr großem Interesse (s. auch Kap. 1.7.5 Exkurs: Primäre und sekundäre Wundheilungsbedingungen).

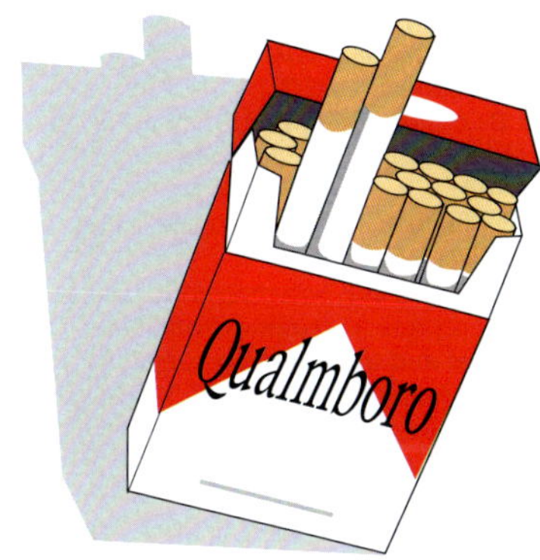

Abb. 4.**9** Auch bei Arthrose soll Rauchen einen ungünstigen Einfluss nehmen.

5 Literatur

Aaron RK, McK. Ciombor D, Wang S, Simon B. Clinical biophysics: the promotion of skeletal repair by physical forces. Ann N Y Acad Sci. 2006; 1068: 513 – 531.

Abelow BJ, et al. Cross Cultural Association between Dietary Animal Protein and Hip Fracture: A Hypothesis. Calcified Tissue International. 1992;50:14.

Abrams SE, O'Connor TC. Complications associated with epidural steroid injections. Regional Anästhesie.1996;21 (2):149 – 162.

Abrass IB. The Biology and Physiology of Aging. West J Med. 1990; 153: 641 – 645.

Abubakar AO, Raslan WF, Sotereanos GC. Estrogen and progesterone receptors in temporomandibular joint discs of sympthomatic and asymptomatic persons: a preliminary study. J Oral Maxillofac Surg. 1993;51(10):1096 – 1100.

Adam M, Deyl Z. Degenerated annulus fibrosus of the intervertebral disc contains collagen type II. Ann Rheum Dis. 1984;43(2):258 – 263.

Aharinejad S, Marks SC Jr, Böck P, MacKay CA, Larson EK, Tahamtani A, Mason-Savas A, Firbas W. Microvascular pattern in the metaphysis during growth. Anat Rec. 1995; 242(1): 111 – 122.

Ahmed M, Bjurholm A, Kreichbergs A, Schultzberg M. Neuropeptide Y, Tyrosine Hydroxylase and Vasoactive Intestinal Polypeptide-Immunoreactive Nerve Fibers in the Vertebral Bodies, Discs, Dura Mater, and Spinal Ligaments of the Rat Lumbar Spine. Spine. 1993;18(2):268 – 273.

Ahmed M, Bjurholm A, Kreichbergs A, Schulzberg M. Sensory and Autonomic Innervation of the Facet Joint in the Rat Spine. Spine. 1993;18(14):2121 – 2126.

Akeson W, Amiel D, Mechanics G. Collagen cross-linking alterations in joint contractures: Changes in reducible cross-links in periarticular connective tissue collagen after nine weeks of immobilization. Connect Tissue Res. 1977;5:15 – 19.

Akeson W, Woo SLY, Amiel D. The connective tissue response to immobility: Biochemical changes in periarticular connective tissue of the immobilized rabbit knee. Clin Orthop. 1973;93:356 – 361.

Akeson WH, Amiel D, Abel MF, Garfin SR, Woo SLY. Effects of Immobilization on Joints. Clin Orthop Relat Res. 1987;219:28 – 37.

Akeson WH, Amiel D, Kwan M, Abitbol JJ, Garfin SR (eds). Stress Dependence of Synovial Joints. CRC Press; 1992.

Albert NR, Gale HH, Taylor N. The effects of age on contractile protein ATPase activity and the velocity for shortening. In: Tanz RD, Kavaler F, Roberts J (Eds). Factors Influencing Myocardial Contraction. New York: Academic Press; 1967.

Alessio HM. Exercise-induced oxidative stress. Med Sci Sports Exerc. 1993; 25: 218 – 224.

Ali AM, Sharawy MM. Alteration in fibronectin of the rabbit craniomandibular joint tissues following surgical induction of anterior disk displacement: immunohistochemical study. Acta Anat. 1995; 52 (1):49 – 55.

Ali AM, Sharawy MM. An immunohistochemical study of collagen types III, VI and IX in rabbit craniomandibular joint tissues following surgical induction of anterior disk displacement. J Oral Pathol Med. 1996;25(2):78 – 85.

Amiel D, Frey C, Woo SLY. Value of hyaluronic acid in the prevention of contracture formation. Clin Orthop. 1985;196:306 – 311.

Amiel D, Kuiper SD, Wallace CD, et al. Age-related properties of medial collateral ligament and anterior cruciate ligament: A morphologic and collagen maturation study in the rabbit. J Gerontol, 1991; 46: 159 – 165.

Amonoo-Kuofi H. Morphometric changes in the heights and anteroposterior diameters of the lumbar intervertebral discs with age. J Anat. 1991;175(1):159 – 168.

Anderson MA, Gieck JH, Perrin D, Weltman A, Rutt R, Denegar C. The relationships among isometric, isotonic and isokinetic concentric and eccentric quadriceps and hamstring force and three components of athletic performance. J Orthop Sports Phys Ther. 1991;14(3):114 – 120.

Andersson GBJ. Intervertebral Disk: Clinical Aspects. In: Buckwalter JA, Goldberg VM, Woo SL-Y (Eds). Musculoskeletal Soft-Tissue Aging: Impact on Mobility. J Am Acad Orthop Surg. 1992; Chapt 25: 331 – 347.

Andres R. Normal aging versus disease in the elderly. In: Andres EL, Bierman EL, Hazard WR (Eds). Principles in Geriatric Medicine. New York: McGraw-Hill; 1985: 38 – 41.

Aniansson A, Grimby G, Hedberg M, Krotkiewske M. Muscle morphology, enzyme activity and muscle strenght in elderly men and women. Clin Physiol. 1981; 1: 73 – 86.

Aniansson A, Sperling I, Rundgren A, et al. Muscle function in 75-year-old men and women: a longitudinal study. Scan J Rehabil Med. 1983; 9(Suppl): 92 – 102.

Aniansson A, Hedberg M, Henning GB, et al. Muscle morphology, enzyme activity and muscle strenght in elderly men: a follow up study. Muscle Nerve. 1986; 9: 585 – 591.

Aoki J, Yamamoto I, Kitamura N, et al. End-plate of the discovertebral joint: Degenerative change in the elderly adult. Radiology. 1987; 164: 411 – 414.

Appleton CT, McErlain DD, Henry JL, Holdsworth DW, Beier F. Molecular and histological analysis of a new rat model of experimental knee osteoarthritis. Ann N Y Acad Sci. 2007;1117:165 – 74. Epub 2007 Jul 23.

Ard MD, Schachner M, Rapp JT, Faissner A. Growth and degeneration of axons on astrocyte surfaces: effects on extracellular matrix and on later axonal growth. Glia. 1993;9(4):248 – 259.

Asaki S, Sekikawa M, Kim YT. Sensory innervation of temporomandibular joint disc. J Orthop Surg. 2006; 14(1): 3 – 8.

Ashton IK, Walsh DA, Polak JM, Eisenstein SM. Substance P in intervertebral discs. Binding sites on vascular endothelium of the human annulus fibrosus. Acta Orthop Scand. 1994; 65(6): 635 – 639.

Assimakopoulos AP, Katonis PG, Agipitos MV, Exarchou EL. The innervation of the human meniscus. Clin Orthop Relat Res. 1992; (275): 232 – 236.

Aström M. Laser Doppler flowmetry in the assessment of tendon blood flow. Scand J Med Sci Sports. 2000; 10: 365 - 367.

Bachmeier BE, Nerlich A, Mittermaier N, Weiler C, Lumenta C, Wuertz K, Boos N. Matrix metalloproteinase expression levels suggest distinct enzyme roles during lumbar disc herniation and degeneration. Eur Spine J. 2009; 18(11): 1573 - 1586.

Bagga H, Burkhardt D, Sambrook P, March L. Longterm effects of intraarticular hyaluronan on synovial fluid in osteoarthritis of the knee. J Rheumatol. 2006; 33(5): 946 - 950.

Bail H, Klein P, Kolbeck S, Krummrey G, Weiler A, Schmidmaier G, Haas NP, Raschke MJ. Systemic appilication of growth hormone enhances the early healing phase osteochondrol defects - a preliminary study of micropigs. Bone. 2003; 32(5): 457 - 467.

Balakrishnan C, Sugg KB, Huettner W, Jarrahnejad P. Dupuytren's contracture following burn injury of the hand: A case rebport and review of literature. Can J Plast Surg. 2008; 16(1): 49 - 51.

Bassett C, Pawluk R. Electrical behavior of cartilage during loading. Science. 1972;178:982 - 983.

Bassett FH, Kirkpatrick JS, Engelhardt DL, Malone TR. Cryotherapy-induced nerve injury. Am J Sports Med. 1992;20 (5):516 - 518.

Basterzi Y, Sari A, Demirkan F, Unal S, Arslan E. Intraarticular Hyaluronic Acid Injection for the Treatment of Reducing and Nonreducing Disc Displacement of the Temporomandibular Joint. Ann Plast Surg. 2009; 62(3): 265 - 267.

Battie MC, Videman T, Gill K, et al. Volvo Award in clinical sciences: Smoking and lumbar intervertebral disc degeneration: An MRI study of identical twins. Spine. 1991; 16: 1015 - 1021.

Bauer J, Heine H. Akupunkturpunkte und Fibromyalgie - Möglichkeiten chirurgischer Intervention. Biologische Medizin. 1998; 6: 257 - 261.

Bayat A, Walter J, Lambe H, Watson JS, Stanley JK; Marino M, Ferguson MWJ, Ollier WE. Identification of a Novel Mitochondrial Mutation in Dupuytren's Disease Usinf Multiplex. DHPLC. 2005; 115(1): 134 - 141.

Bayliss MT, Johnstone B, O'Brien JP. 1988 Volvo award in basic science. Proteoglycan synthesis in the human intervertebral disc: Variation with age, region and pathology. Spine. 1988; 13: 972 - 981.

Becker A. Traction for knee flexion contractures. Phys Ther. 1979;59:1114.

Becker T, Becker CG, Niemann U, et al. Immunohistological localization of tenascin-C in the developing and regenerating retinotectal system of two amphibian species. J Comp Neurol. 1995;360(4):643 - 657.

Bednar DA, Orr WF, Simon GT. Observations on the Pathomorphology of the Thoracolumbar Fascia in Chronic Mechanical Back Pain. Spine. 1995;20(10):1161 - 1164.

Belsole R, Osborne G. The use of spring-loaded splints in treating wrist-flexion contractures. Plast Reconstr Surg. 1982;69:1015 - 1016.

Benedikt MA, Weitgasser R. Ernährungsmanagement bei Wundpatienten. Journal für Ernährungsmedizin. 2006; 8 (2): 6- 10.

Benjamin M, Ralphs JR. Fibrocartilage in tendons and ligaments - an adaptation to compressive load. J Anat. 1998; 193: 481 - 494.

Benjamin M, Toumi H, Ralphs JR, Bydder G, Best TM, Milz S. Where tendons and ligaments meet bone: attachment sites ("entheses") in relation to exercise and/or mechanical load. J Anat. 2006: 208(4); 471 - 490.

Benneker LM, Heini PF, Alini M, Anderson SE, Ito K. 2004 Young Investigator Award Winner: vertebral endplate marrow contact channel and intervertebral disc degeneration. Spine. 2005; 30(2): 167 - 173.

Bennett JG, Stauber WT. Evaluation and treatment of anterior knee pain using eccentric exercise. Med Sci Sports Exerc. 1986;18(5):526 - 30.

Bentley G. Articular Cartilage Changes in Chondromalacia Patellae. J Bone Joint Surg. 1985;67 B(5):769 - 774.

Berg, F van den. Angewandte Physiologie - Organsysteme verstehen. Band 2, 2. Auflage. Stuttgart: Thieme; 2005.

Berg, F van den. Angewandte Physiologie - Therapie, Training, Tests. Band 3, 2. Auflage. Stuttgart: Thieme; 2007.

Berg, F van den. Angewandte Physiologie - Schmerzen verstehen und beeinflussen. Band 4, 2. Auflage. Stuttgart: Thieme; 2008.

Berg, F van den. Angewandte Physiologie - Komplementäre Therapien verstehen und integrieren. Band 5, 1. Auflage. Stuttgart: Thieme; 2005.

Berg, F van den. Angewandte Physiologie - Alterungsprozesse und das Alter verstehen. Band 6, 1. Auflage; Stuttgart: Thieme; 2008.

Bergenstock M, Min W, Simon AM, Sabatino C, O'Connor JP. A comparison between the effects of acetaminophen and celecoxib on bone fracture in rats. J Orthop Trauma. 2005; 19(19);717 - 723.

Bergman RA, Afifi AK, M HJP. Histology. 1st ed. Philadelphia: W. B. Saunders; 1996.

Berkesteijn EC v., Brussaard JH, v. Schaik M. Relationship between the calcium-to-protein ratio in milk and the urinary calcium excretion in healthy adults: a controlled crossover study. Am J Clin Nutr. 1990;52(1):142 - 146.

Berkovitz BK. Collagen crimping in the intra-articular disc and articular surfaces of human temporomandibular joint. Arch Oral Biol. 2000; 45(9): 749 - 756.

Berkovitz BKB, Becker D. Detailed Morphology and Distribution of Gap Junction Protein Associated with Cells from the Intra-Articular Disc of the Rat Temporomandibular Joint. Connect Tissue Res. 2003; 44(1): 12 - 18.

Berkovitz BK, Pacy J. Age changes in the cells of the intra-articular disc of the temporomandibular joints of rats and marmosets. Arch Oral Biol. 2000; 45(11): 987 - 995.

Berkovitz BKB, Pacy J. Ultrastructure of the human intra-articular disc of the temporomandibular joint. Eur J Orthod. 2002; 24: 151 - 158.

Berkovitz BK, Robertshaw H. Ultrastructural quantification of collagen in the articular disc of the temporomandibular joint of the rabbit. Arch Oral Biol. 1993;38(1):91 - 95.

Berkovitz BK, Robinson S, Moxham BJ, Patel D. Ultrastructural quantification of collagen fibrils in the central region of the articular disc of the temporomandibular joint of the cat and the guinea pig. Arch Oral Biol. 1992;37 (6):479 - 481.

Bernards JA, Bouman LN. Fysiologie van de mens. 5th ed. Utrecht: Bohn, Scheltema, Holkema; 1988.

Bernick S, Cailliet R. Vertebral end-plate changes with aging of human vertebrae. Spine. 1982;7(2):97 - 102.

Bernick S, Walker J, Paule W. Age changes to the anulus fibrosus in human intervertebral discs. Spine. 1991;16 (5):520 - 524.

Berthet-Colominas C, Miller A, Herbage D, Ronziere M, Tocchetti D. Structural studies of collagen fibres from intervertebral disc. Biochim Biophys Acta. 1982;706 (1):50 - 64.

Bhagia SM, Weinik M, Xing SY. Meniscal Injury. http://emedicine.medscape.com/article/308 054-overview. Updated: June 30, 2009.

Bianco P. Immonuhistology of Bone Proteins, Bone Quality, and Bone Turnover. Clin Rheum. 1994; 13(pt 1):69 – 74.

Bibby SR, Jones DA, Ripley RM, Urban JP. Metabolism of the intervertebral disc: effect of low levels of oxygen, glucose, and pH on rates of energy metabolism of bovibe nucleus pulposus cells. Spine. 2005; 30(5): 487 – 496.

Bibby SR, Urban JP. Effect of nutrient deprivation on the viability of intervertebral disc cells. Eur Spine J. 2004; 13 (8): 695 – 701.

Bidlack WR, Kirsch A, Meskin MS. Nutritional Requirements of the elderly. Food Technol. 1988; 40: 61 – 70.

Biedert RM, Stauffer E, Friederich NF. Occurrence of free nerve endings in the soft tissue of the knee joint: A histological investigation. Am J Sports Med. 1992;20 (4):430 – 433.

Billingsley EM, Maloney ME. Intraoperative and postoperative bleeding problems in patients taking warfarin, asparin, and non-steroidal antiinflammatory agents. A prospective study. Dermatol Surg. 1997;23(5):381 – 383.

Bislo K, Tanelian DL. Concentration-Dependant Effects of Lidocaine on Corneal Epithelian Wound Healing. Invest Ophthalmol Vis Sci. 1992; 33(11): 3029 – 3033.

Bland JH, Cooper SM. Osteoarthritis: a review of the cell biology involved and evidence for reversibility. Management rationally related to known genesis and pathophysiology. Semin Arthritis Rheum. 1984;14(2):106 – 33.

Blatteis CM (Ed). Thermoregulation. New York: New York Academy of Sciences; 1997.

Bode-Lesniewska B, Dours-Zimmermann MT, Odermatt BF, Briner J, Heitz PU. Distribution of large aggregating proteoglycan versican in adult human tissues. J Histochem Cytochem. 1996;44(4):303 – 312.

Bogduk N, Twomey L. Clinical anatomy of the lumbar spine. 1st ed. Edinburgh: Churchill Livingstone; 1987.

Bogduk N, Windsor M, Inglis A. The innervation of the cervical intervertebral discs. Spine. 1988;13(1):2 – 8.

Böhmig R. Die Blutgefäßversorgung der Wirbelbandscheiben, das Verhalten des Chordasegments und die Bedeutung beider für die Bandscheibedegeneration. Arch Klin Chir.. 1930;158:374 – 424.

Bona CA (Ed). Molecular Basis of the Immune Response. New York: New York Academy of Sciences; 1988.

Bonewald LF. Osteocytes as Dynamic Multifunctional Cells. Ann N Y Acad Sci. 2007;1116:281 – 90. Epub 2007 Jul 23.

Boos N, Weissbach S, Rohrbach H, Weiler C, Spratt KF, Nerlich AG. Classification of age-related changes in the lumbar intervertebral discs: 2002 Volvo Award in basic science. Spine. 2002; 27(23): 2631 – 2644.

Boreham CA, Watt PW, Williams PE, et al. Effects on ageing and chronic dietary restriction on the morphology of fast and slow muscles of the rat. J Anat. 1988; 157: 111 – 125.

Borkan GA, Noris AH. Assessment of biological age using a profile of physical parameters. J Gerontol. 1980; 35: 177 – 184.

Borkan GA, Hults DE, Gerzof SG, et al. Effects in body composition revealed by computed tomography. J Gerontol. 1983; 38: 673 – 677.

Bosco C. Eine neue Methode zur Einschätzung und Programmierung des Trainings. Leistungssport. 1992; 22(5): 21 – 28.

Bosman T, Scott JE. Changes with age of KS and CS in the human intervdertebral disc. Presented at the federation of European Connective Tissue Societies Davos Meeting; 1992.

Bosse A, Wuisman P, Jones D, Schwarz K. Noncollageneous proteins in heterotopic ossification. Immunohistological analysis in 15 paraplegies. Acta Orthop Scand. 1993;64 (6):634 – 638.

Bourdinaud P. Biochimie des polyméres au service de l'ostéopathie. Ostéo. 1997; 44: 3 – 26.

Bourque WT, Gross M, Hall BK. Expression of four growth factors during fracture repair. Int J Dev Biol. 1993; 37(4): 573 – 579.

Boyce BF, Yao Z, Zhang Q, Guo R, Lu Y, Schwarz EM, Xing L. New Roles for Osteoclasts in Bone. Ann N Y Acad Sci. 2007;1116:245 – 54.

Boyde A, Shapiro JM. Morphological observations concerning the pattern of mineralization of the normal and the rachitic chick hrowth cartilage. Anat Embryol. 1967; 175 (4); 457 – 466.

Boyling JD, Palastanga N (Eds). Grieve's Modern Manual Therapy. 2nd ed. Edinburgh: Churchill Livingstone; 1994.

Bradford D, Cooper K, Oegema TJ. Chymopain, chemonucleolysis and nucleus pulposus regeneration. J Bone Joint Surg. 1983;65(9):1220 – 1231.

Bradford D, Oegema TJ, Cooper K, Wakano K, Chao E. Chymopapain, chemonucleolysis, and nucleus pulposus regeneration. A biochemical and biomechanical study. Spine. 1984;9(2):134 – 147.

Brand P. Clinical Mechanics of the Hand. St Louis: CV Mosby; 1985.

Braunewell KH, Martini R, le Baron R, et al. Up-regulation of a chondroitin sulphate epitope during regeneration of mouse sciatic nerve: evidence that the immunoreactive molecules are related to the chondroitin sulphate proteoglycans decorin and versican. Eur J Neurosci. 1995;7 (4):792 – 804.

Braunewell KH, Pesheva P, McCarthy JB, Furcht LT, Schmitz B, Schachner M. Functional involvement of sciatic nerve-derived versican- and decorin-like molecules and other chondroitin sulphate proteoglycans in ECM-mediated cell adhesions and neurite outgrowth. Eur J Neurosci. 1995;7(4):805 – 814.

Brennan M. Changes in the cross-linking of collagen from rat tail tendons due to diabetes. J Biol Chem. 1989; 264: 20 953 – 20 960.

Brewer BJ. Aging of the rotator cuff. Am J Sports Med. 1979; 7: 102 – 110.

Brickley-Parsons D, Glimcher M. Is the Chemistry of Collagen in Intervertebral Discs an Expression of Wolff's Law? Spine. 1984;9(2):148 – 160.

Brickleys-Parsons D, Glimcher MJ, Smith RJ, Albin R, Adams JP. Biochemical changes in the collagen of the palmar fascia in patients with Dupuytren´s disease. J Bone Joint Surg Am. 1981; 63: 787 – 797.

Brils HJM, Brils B, Steilen A, Huisman W, Pascual G. Wie funktioniert Kollagen Typ I? Teil I: Grundlagen. Krankengymnastik. 51; 8: 1370 – 1378.

Brils HJM, Brils B, Steilen A, Huisman W, Pascual G. Wie funktioniert Kollagen Typ I? Teil II: Ein Beispiel zur Kollagensynthese. Krankengymnastik. 51; 9: 1552 – 1559.

Brinckmann P, Porter RW. A Laboratory Model of Lumbar Disc Protrusion; Fissure and Fragment. Spine. 1994;19 (2):228 – 235.

Brindle T, Nyland J, Johnson DL. The Meniscus: Review of Basic Principles With Application to Surgery and Rehabilitation. J Athl Train. 2001; 38(2): 160 – 169.

Brink EJ, Dekker PR, v. Berkesteijn EC, Beynen AC. Bioavailability of magnesium and calcium from cow's milk and soya-bean beverage in rats. Br J Nutr. 1992;68 (1):271 – 282.

Broadus AE, Macica C, Chen X. The PTHrP Functional Domain Is at the Gates of Enchondral Bones. Ann N Y Acad Sci. 2007;1116:65 – 81.

Brock M, Patt S, Mayer HM. The Form and Structure of the Extruded Disc. Spine. 1992;17(12):1457 – 1461.

Bronner F, Salle BL, Pulet J, Senterre J. Net calcium absorption in premature infants: results of 103 metabolic balance studies. Am J Clin Nutr. 1992;56(6):1037 - 1044.

Brooks SV, Faulkner JA. Contractile proporties of skeletal muscles from young, adult and aged mice. J Physiol (Lond). 1988; 404: 71 - 82.

Brooks SV, Faulkner JA. Contraction induced injury: Recovery of skeletal muscles of young, adult, and old mice. Am J Physiol. 1990; 258 (3Pt1): C436-C442.

Brooks CH, Revell WJ, Heatley FW. A Quantitative Histological Study of the Vascularity of the Rotator Cuff Tendon. J Bone & Joint Surg. 1992; 74-B: 151 - 153.

Brotherton BJ, Ball J. Bilateral simultaneous rupture of the quadriceps tendons. Br J Surg. 1975; 62:918 - 920.

Brower M, Johnson M. Adverse Effects of Local Anesthetic Infiltration on Wound Healing. Reg Anesth Pain Med. 2003;28(3):233 - 40.

Brown M, Rose SJ. Effects of aging and exercise on skeletal muscle - clinical considerations. Top Ger Rehabil. 1985; 1: 20 - 30.

Brown M. Resistance exercise effects on aging skeletal muscle in rats. Phys Ther. 1989; 69(1): 46 - 53.

Brügger A. Die Erkrankungen des Bewegungsapparates und seines Nervensystems. 1. Aufl. Stuttgart: Gustav Fischer; 1977.

Brunner K, Frewein J. The vascularization of the intervertebral discs of adult dog. Anatomia, histologia, embryologia. 1989;18(1):76 - 86.

Bucher O, Wartenberg H. Cytologie, Histologie und mikroskopische Anatomie des Menschen. 11. Aufl. Bern: Hans Huber; 1989.

Buckwalter JA, Cooper RB. Bone structure and function. Instr Course Lect. 1987; 36: 27 - 48.

Buckwalter JA, Mow VC. Cartilage repair in osteoarthritis. In: Moskowitz RW, Howell DS, Goldberg V, et al (Eds). Osteoarthritis Diagnosis amd Medical/Surgical Management. Philadelphia, WB Saunders: 1992: chap 4: 71 - 107.

Buckwalter JA, Goldberg VM, Woo SL-Y (Eds). Musculoskeletal Soft-Tissue Ageing: Impact on Mobility. American Academy of Orthopaedic Surgeons Symposium; 1992.

Buckwalter J, Hunziker E, Rosenberg L. Articular cartilage: Composition and structure. Park Ridge Illinois: American Academy of Orthopaedic Surgeons; 1988.

Buckwalter JA. Aging and Degeneration of the Human Intervertebral Disc. Spine. 1995;20(11):1307 - 1314.

Bullough P, Goodfellow J, O'Conner J. The relationship between degenerative changes and load-bearing in the human hip. J Bone Joint Surg. 1973; 53B: 746 - 758.

Bullough PG, Yawitz PS, Tafra L, et al. Topographical variations in the morphology and biochemistry of adult canine tibial plateau articular cartilage. J Orthop Res. 1985; 3: 1 - 16.

Burge P, Hoy G, Regan P, Milne R. Smoking, Alcohol and the Risk of Dupuytren´s contracture. J Bone Joint Surg Br. 1997; 79-B: 206 - 210.

Burgenstein L. Handbuch Nährstoffe. Vorbeugen und heilen durch ausgewogenen Ernährung: Alles über Spurenelemente, Vitamine und Mineralstoffe. 11. Auflage. Stuttgart: Haug; 2007.

Burns JJ, Rivers JM, Machlin LJ (Eds). Third Conference on Vitamin C. New York: New York Academy of Sciences; 1986.

Bush TM, Shotzhauer TL, Imai K. Nonsteroidal anti-inflammatory drugs. Proposed guidelines for monitoring toxicity. West J Med. 1991;155(1):39 - 42.

Bushell G, Ghosh P, Taylor T, Sutherland J. The collagen of the intervertebral disc in adolescent idiopathic scoliosis. J Bone Joint Surg Br. 1979;61-B(4):501 - 8.

Butler DS. Mobilisation of the Nervous System. 1st ed. Edinburgh: Churchill Livingstone; 1991.

Cabri J. The influences of different doses alprazolam on muscle activity, in function and cardiovascular responses to concentric and eccentric efforts in isokinetic movement conditions. Doctoral Thesis, Vrije Universiteit Brussel. Brussels: 1989.

Cabri JM. Isokinetic strength aspects of human joints and muscles. Crit Rev Biomed Eng. 1991;19(2 - 3):231 - 59.

Cabri J. Isokinetische Bewegungen als Diagnose- und Rehabilitationsprinzip. Med Orth Tech. 1994; 114: 177 - 181.

Cabri J, De Proft E, DefourW, Clarys JP. The relation between muscular strength and kick performance. In: Reilly T, Lees A, Davids K, Murphy WJ (eds). Science and football. London, New York: E & FN; 1988: 168 - 193.

Cackowski FC, Roodman GD. Perspective on the Osteoclast; An Angiogenic Cell Ann N Y Acad Sci. 2007;1117:12-25.

Cadossi R, Traina GC, Massari L. Electric and Magnetic Stimulation of Bone Repair: Review of the European Experience. American Academy of Orthopaedic Surgeons. 2005:39 - 51.

Cagle PE, Dyson M, Galewski B, Lukert B. Can dermal thickness measured by ultrsound biomicroskopy assist in determing osteoporosis risk? Skin Res and Techn. 2007; 13 (1): 95 - 100.

Cailliet R. Low back pain syndrome. 1st ed. Philadelphia: Davis Company; 1968.

Caltabiano C, Martinez G, Leonardi R. Structure and ultrastructure of the human TMJ meniscus. Mondo Ortodental. 1991;16(2):145 - 148.

Carano A, Siciliani G. Effect of continuous and intermittent forces on hman fibroblasts in vitro. J Orthod. 1996;18:19 - 26.

Carbonetto S. Facilitatory and inhibitatory effects of glial cells and extrecellular matrix in axonal regeneration. Curr Opin Neurobiol. 1991;1(3):407 - 413.

Carlson CS, Tulli HM, Jayo MJ, et al. Immunolocalization of Noncollagenous Bone Matrix Proteins in Lumbar Vertebrae from Intact and Surgically Menopausal Cynomolgus Monkeys. J Bone Miner Res. 1993;8(1):71 - 81.

Carpenter DG, Loynd JA. An integrated theory of aging. J Am Geriatr Soc. 1968; 16: 1307 - 1322.

Carstens H, Noakes T. A study comparing time-to-recovery after functional vs cast management of severe lateral ankle sprains. In: South Africa Sports Medicine Academy Meeting. Cape Town; 1986.

Cartee GD, Farrar RP. Muscle respiratory capacity and VO2-Max in identically trained young and old rats. J Appl Physiol. 1987; 63: 257 - 261.

Carter DR, Rapperport DJ, Fyhrie DP, et al. Relation of coxarthrosis to stresses and morphogenesis, a finite element analysis. Acta Orthop Scand. 1987; 58: 611 - 619.

Carvalho RS, Yen EH, Suga DM. The effect of growth on collagen and glycosaminoglycans in the articular disc of the rat temporomandibular joint. Arch Oral Biol. 1993;38 (6):457 - 466.

Casscells SW. Gross pathological changes in the knee joint of the aged individual: A study of 300 cases. Clin Orthop. 1978; 132: 225 - 232.

Cassidy J, Hiltner A, Baer E. Hierarchical structure of the intervertebral disc. Connect Tissue Res. 1989;23 (1):75 - 88.

Castagnetta L, d`Aquino S, Labrie F, Bradlow HL (Eds). Steroid formation degradation, and action in peripheral tissues. New York: New York Academy of Sciences; 1990.

Cavanagh PR. On muscle action vs. muscle contraction. J Biomech. 1988; 21: 69.

Cavanaugh JM, Kallakuri S, Özaktay CA. Innervation of the Rabbit Lumbar Intervertebral Disc and Posterior Longitudinal Ligament. Spine. 1995;20(19):2080 – 2085.

Ceballos D, Cuadras J, Verdú E, Navarro X. Morphometric and ultrastructural changes with ageing in mouse peripheral nerve. J Anat. 1999; 195(4): 563 – 576.

Cerami A, Vlassara H, Brownlee M. Hypothesis: Glucose as a Mediator of Aging. J Am Geriatr Soc. 1985;33(9):626 – 34.

Chandraraj S, Briggs CA, Opeskin K. Disc herniations in the young and end-plate vascularity. Clin Anat. 1998; 11: 171 – 176.

Chavanas S, Gache Y, Tadini G, et al. A homozygous in-frame deletion in the collagenous domain of bullous pemphigoid antigen BP180 (type XVII collagen) causes generalised atrophic benign epidermolysis bullosa. J Invest Dermatol. 1997;109(1):74 – 78.

Chiang Y. A study on topographical change of proteoglycans in human lumbar disc. Nippon Seikeigeka Gakkai Zasshi. 1983;57(5):539 – 551.

Chiquet-Ehrismann R. Tenascins, a growing family of extracellular matrix proteins. Experientia. 1995;51 (9 – 10):853 – 862.

Chubinskaya S, Frank BS, Michalska M, Kumar B, Merrihew CA, Thonar EJ-M, Lenz ME, Otten L, Rueger DC, Block JA. Osteogenic protein 1 in synovial fluid from patients with rheumatoid arthritis or osteoarthritis: relationship with desease and levels of hyaloronen and antigenic keratan sulfate. Arthritis Res Ther. 2006; 8(3): R73.

Claes L, Augat P. Mechanical Regulation of Bone Repair. In: Physical Regulation of Skeletal Repair. Symposium of the American Academy of Orthopaedic Surgeons; 2005: 77 – 84.

Clark JM. The structure of vascular channels in the subchondral plate. J. Anat. 1990; 171: 105 – 115.

Clark RAF (Ed). The Molecular and Cellular Biology of Wound Repair. 2nd ed. New York: Plenum Press; 1996.

Clark RK, Wyke BD. Temporomandibular arthrokinetic reflex control of the mandibular musculature. Br J Oral Surg. 1975; 13(2): 196 – 202.

Cohen KI, Diegelmann RF, Lindblad WJ. Woundhealing, Biochemical and Clinical Aspects. 1st ed. Philadelphia: WB Saunders; 1992.

Cohen LA, Cohen ML. Arthokinetic Reflex of the Knee. Am J Physiol. 1956; 184: 433 – 437.

Cole TC, Ghosh F, Taylor TK. Variations of the proteoglycans of the canine intervertebral disc with ageing. Biochem Biophys Acta. 1986; 880: 209 – 219.

Collen MJ, Abdulian JD. Do non-steroidal anti-inflammatory drugs cause duodenal ulcer? Evaluation of basal acid output and ulcer complications. J Gastroenterol Hepatol. 1996;11(6):520 – 523.

Conn HO, Poynard T. Corticosteroids and peptic ulcer: meta-analysis of adverse events during steroid therapy. JInt Med. 1994;236(6):619 – 632.

Cooper RG, Freemont AJ, Hoyland JA, Jenkins JP, West CG, Illingworth KJ, Jayson MI. Herniated intervertebral disc-associated periradicular fibrosis and vascular abnormalities occur without inflammatory cell infiltration. Spine (Phila Pa 1976). 1995;20(5):591 – 8.

Cooper RR, Misol S. Tendon and Ligament Insertion: a light and electron microscopic study. J Bone & Joint Surg. 1970: 52(1); 1 – 20.

Council NR. Diet and Health. 1st ed. Washington: National Academy Press; 1989.

Council NR. RDA, Recommended dietary allowances. 10th ed. Washington: National Academy Press; 1989.

Couts R, Kaita J, Ball R. The role of continuous passive motion in the postoperative rehabilitation of the total knee patient. In 28th Annual Meeting of the Orthopeadic Research Society; 1982.

Cracchiolo A, Barnett EV. Immunologic Changes in Synovial Fluid Following Synovectomy of the Knee for Rheumatoid Arthritis. J. Bone & joint Surg. 1969; 51: 475 – 486.

Cress ME, Schultz E. Aging muscle: functional, morphological, biochemical and regenerative capacity. In: Smith EL, Edit. Top Geriatr Rehabil. 1985; 1(1): 11 – 19.

Crock H, Goldwasser M. Anatomic Studies of the Circulation in the Region of the Vertebral End-Plate in Adult Greyhound Dogs. Spine. 1984;9(7):702 – 706.

Crombrugghe BD, Horton WA, Olsen BR, Ramirez F (Eds). Molecular and Developmental Biology of Cartilage. New York: New York Academy of Sciences; 1996.

Currier D, Nelson R. Dynamics of human biologic tissues. 1st ed. Philadelphia: F. A. Davis Company; 1992.

Cyriax J. The slipped disc. 2nd ed. Epping, Essex: Gower Press; 1975.

Cyriax J. Textbook of orthopaedic medicine. 7th ed. London: Baillière Tindall; 1978.

Cyriax, J, Gillean, R. Textbook of Orthopaedic Medicine; Treatment by manipulation, massage and injection (9 ed). London: Baillière Tindall; 1977.

Dakshinamurti K (Ed). Vitamin B6. New York: New York Academy of Sciences; 1990.

Danielsen CC. Mechanical proporties of native and reconstituted rat tail tendon collagen upon maturation in vitro. Mech Ageing Dev. 1987; 40: 9 – 16.

Davies KJA, Quintanilha AT, Brooks GA, et al. Free radicals and tissue damage produced by exercise. Biochem Biophys Res Common. 1982; 107: 1198 – 1205.

Day B, Mackenzie WG, Shim SS, Leung G. The vascualr and nerve supply of the humen meniscus. Arthroscopy. 1985; 1(1): 58 – 62.

De Bri E, Johnsson K, Reinholt FP, Svensson O. Focal destribution and remodeling in guinea pig arthrosis. Acta Orthop Scand. 1996; 67(5): 498 – 504.

De Deyne PG, Kirsch-Voloders M. In Vitro Effect of Therapeutic Ultrasound on the Nucleus of Human Fibroblasts. PhysTher. 1995; 75(7): 629 – 634.

De Puky P. The physiological oscillation of the lenght of the body. Acta Orthop Scand. 1935; 6: 338 – 347.

Demay MB. Mechanism of Vitamin D Receptor Action. Ann N Y Acad Sci. 2006;1068:204 – 13.

Denhardt DT, Butler WT, Chambers AF, Senger DR (Eds). Osteopontin: Role in Cell Signalling and Adheasion. New York: New York Academy of Sciences; 1995.

Denk ChW, Aponte J, Gabriel P, Petricevic M. Beta-endorphin, immunological and biochemical changes in synovial fluid in rheumatic disorders. Clin Rheumatol. 2005; 5(1): 25 – 32.

Denko ChW, Aponte J, Gabriel P, Petrocevic M. Beta-endorphin, immunological and biochemical changes in synovial fluid in rheumatic disorders. Clin Rheumatol. 1986; 5(1): 25 – 32.

Denny-Brown D, Adams RD, Brenner C. The pathology of injury to nerve induced by cold. J Neuropathol Exp Neurol. 1945;4:305 – 323.

Detamore MS, Hegde JN, Wagle RR, Almarza AJ, Montufar-Solis D, Duke PJ, Athanasiou KA. Cell type and distribution in the porcine temporomandibular joint disc. J Oral Maxillofac Surg. 2006; 64(2): 243 – 248.

Dickson IR, Happey F, Pearson CH, et al. Variations in the protein components of human intervertebral disc with age. Nature. 1967; 215: 52 – 53.

Dietl H. Neuere Erkenntnisse und Ergebnisse zum Knochenstoffwechsel und zur Osteoporose. Journal für Orthomolekulare Medizin. 1995;1:12 – 35.

Diplock AT, Machlin LJ, Packer L, Pryor WA (Eds). Vitamin E: Biochemistry and Health Implications. New York: New York Academy of Sciences; 1989.

Doi SQ, Rasajah S, Tack I, et al. Low-protein diet suppresses serum insulin-like growth factor-1 and decelerates the progression of the growth hormone-induced glomerulosclerosis. Am J Nephrol. 2001; 21: 331 - 339.

Doita M, Kanatani T, Harada T, Mizuno K. Immunohistologic Study of the Ruptured Intervertebral Disc of the Lumbar Spine. Spine. 1996;21(2):235 - 241.

Donatelli R, Owens-Burkart H. Effects of immobilization on the extensibility of periarticular connective tissue. JOSPT. 1981; 3(2): 67 - 71.

Dorfmann LJ, Bosley TM. Age-related changes in peripheral and central nerve conduction in man. Neurology. 1979; 29(1): 38 - 44.

Dormus M, Karaaslan E, Ozturk E, Gulec M, Iraz M, Edali N, Ozcan Ersoy M. The Effects of Single-Dose Dexamethasone on Wound Healing in Rats. Anesthesia & Analgesia. 2003; 97: 1377 - 1380.

Doschak MR, Zernicke RF. Structure, function and adaptation of bone-tendon and bone-ligament complexes. J. Musculoskelet Neuronal Interact. 2005; 5 (1): 35 - 40.

Drac H, Babiuch M, Wisniewska W. Morphological and biochemical changes in peripheral nerves with aging. Neuropatol Pol. 1991; 29 (1-2): 49 - 67.

Drakos MC, Allen AA. Nonoperative Treatment Options for Symptomatic Cartilage Lesions. In: Williams RJ (Ed). Cartilage Repair Strategies. Totowa, New Jersey: Humana Press; 2007: Chapter 5: 55 - 68.

Drez DJ, Faust DC, Evans JP. Cryotherapy and nerve palsy. Am J Sports Med. 1981;9:256 - 257.

Dustmannn HO, Puhl W. Altersabhängige Heilungsmöglichkeiten von Knorpelwunden. Hefte Unfallheilk. 1977; 129: 259 - 264.

Dustmann M, Schmidt T, Gangey I, Unterhauser FN, Weiler A, Scheffler SU. The extracellular remodeling of free-soft-tissue autograft and allograft for reconstruction of the anterior cruciate ligament: a comparison in a sheep model. Knee Surg Sports Traumatol Arthrosc. 2008; 16(4): 360 - 369.

Dvir Z. Clinical applicability of isokinetics: a review. Clin Biomech. 1991; 6: 133 - 44.

Dwivedi S, Kotwal PP, Dwivedi G. Aortic Atherosclerosis, Hypertension, and Spondylotic Degenerative Disease: A Life-style Phenomenon, Coincidence, or Continuum? JIACM (Journal Indian Academy of Clinical Medicine) 2003; 4(2): 134 - 138.

Eaton SB, Cordain L, Sparling PB. Evolution, body composition, insulin receptor competition, and insulin resistance. Prev Med. 2009;49:283–85.

Eaton SB, Cordain L, Sebastian A. The Ancestral Biomedical Environment In: Aird WC (Ed). Endothelial Biomedicine. Cambridge: Cambridge UniversityPress; 2007: 129 - 134.

Elder CL, Dahners LE, Weinhold PS. A Cyclooxygenase-2 Inhibitor Impairs Ligament Healing in the Rat. Am J Sports Med. 2001; 29(6): 801 - 805.

Ellis FR, et al. Incidence of Osteoporosis in vegetarism and omnivores. Am J Clin Nutr. 1972;25:555.

Engler I. Wasser. 2. Aufl. Freiburg: Sommer; 1991.

Enneking WF, Horowitz M. The Intra-Articular Effects of Immobilization on the Human Knee. J Bone Joint Surg. 1972;54-A(5):973 - 985.

Enoka R. Neuromechanical basis of kinesiology. Champaign: Human Kinetics;1988 :183 - 211.

Enwemeka C. Ultrastructural changes induced by cast immobilization in the soleus tendon. In: 65th Annual Conference of the American Physical Therapy Association. Anaheim, CA; 1990.

Ertel AN, Millender LH, Nalebuff E, et al. Flexor tendon ruptures in patients with rheuamtoid arthritis. J Hand Surg. 1988; 13A: 860 - 866.

Ettinger B. Role of calcium in preserving the skeletal health of aging women. South Med J. 1992;85(8):22 - 30.

Ettlin TM, Kaeser HE. Muskelverspannungen. Stuttgart: Thieme; 1998.

Evans E, Eggers G, Butler J. Experimental immobilization and remobilization of rat knee joint. J Bone Joint Surg (American Vol.). 1960;42:737 - 758.

Evans CH, Georgescu HI, Mazzocchi RA. Does cellular ageing of chondrocytes engender primary osteoarthritis? Trans Orthop Res Soc. 1981; 6: 153.

Eyre DR. Biochemistry of the intervertebral disc. Int Rev Connect Tissue Res. 1979; 8: 227 - 281.

Eyre DR, Mooney V, Caterson B, et al. The intervertebral disc. In: Frymoyer JW, Gordon SL (Eds). New Perspectives on Low Back Pain. Park Ridge, IL. American Academy of Orthopaedic Surgeons. 1989; Chap 5: 131 - 214.

Faldyna M, Zatloukal J, Leva L, Kohout P, Necas A, Toman M. Lymphocyte Subsets in Stifle Joint Synovial Fluid of Dogs with Spontaneous Rupture of the Cranial Cruciate Ligament. Acta Vet. 2004; 73: 79 - 84.

Faso D, Stills M. Passive mobilization: An orthothist's view. Clinical Prosthetics and Orthotics. 1985;9:7.

Faulkner JA, Brooks SV, Zerba E. Skeletal muscle weakness and fatigue in old age: Underlying mechanisms, In Cristofalo VJ, Lawton MP (Edit). Annual of Gerontology and Geriatrics. New York: Springer Publishing; 1990: Vol 10, Chap 9: 147 - 166.

Feinberg J, Boachie-Adjei O, Bullough P, Boskey A. The distribution of calcific deposits in intervertebral discs of the lumbosacral spine. Clin Orthop. 1990;254:303 - 310.

Ferguson W. Some observations on the circulation in fetal and infant spines. J Bone Joint Surg. 1950;32:640 - 648.

Finerman GAM, Noyes FR (Eds). Biology and Biomechanics of the Traumatized Synovial Joint: The Knee as a Model. 1st ed. Rosemont: American Academy of Orthopaedic Surgeons; 1992.

Finsterbush A, Friedman B. Early changes in immobilized rabbit knee joints. A light and electronmicroscopic study. Clinical Orthopaedics. 1972;92:305 - 319.

Fitts RH, Troup JP, Witzmann FA, et al. The effects of ageing and exercise on skeletal muscle function. Mech Ageing Dev. 1984; 27: 161 - 173.

Fleischmajer R, Olsen BR, Kühn K (Eds). Collagen: Structure, Molecular Biology, and Pathology. New York: New York Academy of Sciences; 1990.

Flik KR, Verma N, Cole BJ, Bach BR. Articualr Cartilage; Structure, Biology and Function. In: Williams RJ (Ed). Cartilage Repair Strategies... Totowa, New Jersey: Humana Press; 2007: Chapter 1, 1 - 12.

Floridi A, Ippolito E, Postacchini F. Age-related changes in the metabolism of tendon cells. Connect Tissue Res. 1981; 9: 95 - 97.

Florini JR. Hormonal control of muscle growth. Muscle Nerve. 1987; 10: 577 - 598.

Flowers K, Pheasant S. Use torque angle curves in the assessment of digital PIP stiffness. J Hand Ther. 1988;2:69 - 74.

Förster KK, Bach GL. Aspekte der medikamentösen Arthrosetherapie im höheren Lebensalter. Arthritis + Rheuma. 2/2004; 24: 48 - 53.

Forsythe W, Ghoshal N. Innervation of the canine thoracolumbar vertebral column. Anatomical Record. 1984;208 (1):57 - 63.

Foster MR. Herniated Nucleus Pulposus. http://emedicine.medscape.co./article/1 263 961-overview. Update Jan. 8, 2010.

Fox I, Edwards L. Physiological Basis of Physical Education and Athletics. Philadelphia: Saunders; 1986: 496.

Fox T. Gelenkerkrankungen aus Sicht der klinischen Psycho-Neuro-Immunology. Vortrag am 3. Kongress für Osteopathie und Manuelle Therapie. Istanbul: 24. und 25. April 2010..

Frairia R, Bradlow LH, Gaidano G (Eds). Steroid-protein interactions: basic and clinical aspects. New York: New York Academy of Sciences; 1988.

Frank C, Akeson WH, Woo SLY, Amiel D, Coutts RD. Physiology and Therapeutic Value of Passive Joint Motion. Clin Orthop Relat Res. 1984;185:113 – 125.

Frank C, Amiel D, Woo SLY. Normal ligament properties and ligament healing. Clin Orthop. 1985;196:15 – 25.

Frank C, Woo SLY, Amiel D. Medial collateral ligament healing: A multidisciplinary assessment in rabbits. American Am J Sports Med. 1983;11:379 – 389.

Frank CB. Ligament Healing: Current Knowledge and Clinical Applications. J Am Acad Orthop Surg. 1996;4(2):74 – 83.

Frank CB, Hart DA. The biology of tendons and ligaments. In Mow VC, Ratcliffe A, Woo SL-Y (Edit). Biomechanics of Diarthrodial Joints. New York: Springer; 1990: Vol 1, Chap 2, 39 – 62.

Frankel VH, Nordin M. Basic Biomechanics of the Skeletal System. 1st ed. Philadelphia: Lea and Febiger; 1980.

Freemont AJ, Watkins A, Le Maitre C, Baird P, Jeziorski M, Knight MTN, Ross ERS, O'Brien JP, Hoyland JA. Nerve growth factor expression and innervation of the painful interverteral disc. J Pathol. 2002; 197(3): 286 – 292.

Frisbie D, Al-Sobayil F, Billingshurst R, Kawcak C, McIlwraith C. Changes in synovial fluid and serum biomarkers with exercise and early osteoarthritis im horses. Osteoarthritis Cartilage. 2008; 16(10): 1196-1204.

Fruttiger M, Schachner M, Martini R. Tenascin-C expression during wallerian degeneration in C 57 BL/Wlds mice: possible implications for axonal regeneration. J Neurocytol. 1995;24(1):1 – 14.

Fukuchi T. Extracellular matrix of the optic nerve lamina cribrosa in monkeys eyes with experimentally induced glaucoma. Nippon Ganka Gakkai Zasshi. 1991;95 (4):303 – 310.

Furlow L. The role of tendon tissue healing. Plast Reconstr Surg. 1976;57:39 – 49.

Frymoyer JW, Gordon SL (Eds). New Perspectives On Low Back Pain. 1st ed. Park Ridge, Illinois: American Academy of Orthopaedic Surgeons; 1988.

Gabbiani G. The Evolution of the Myofibroblast Concept: a Key Cell for Wound Healing and fibrotic diseases. G Gerontol. 2004; 52: 280 – 282.

Ganey TM, Meisel HJ. A potential role for cell-based therapeutics imn the treatment of intervertebral disc herniation. Eur Spine J. 2002; 1 (Suppl 2): 206 – 214.

Garcia Duque S, Pérez Segura G, Sanavia Morán E, de Juanes Pardo JR, Arrazola Martinez MP, Resines Erasun. Nutrional control in orthopedic surgery patients. Nutrición Hospitalaria. 2008; 23(5): 493 – 499.

Garrett WE Jr, Nikolaou PK, Ribbeck BM, Glisson RR, Seaber AV. The effect of muscle architecture on the biomechanical failure properties of skeletal muscle under passive extension. Am J Sports Med. 1988 ;16(1):7 – 12.

Garrett WM. Muscle Strain Injuries. Am J Sports Med. 1996;24(6):2 – 8.

Geiersperger K. Wundheilung und Ernährung. Master Thesis für der Universitätslehrgang für Sports Physiotherapy. Salzburg: Paris Lodron-Universität Salzburg – Abteilung Sportwissenschaften. 2009.

Gelberman R, Berg JV, Lundborg G. Flexor tendon healing and restoration of the gliding surface: An ultrastructural study in dogs. J Bone Joint Surg. A. American Vol. 1983;65:70 – 80.

Gelberman R, Woo SLY, Cobb N. Flexor tendon healing: The effects of early passive mobilization. In: 27th Annual Meeting of the Orthopaedic Research Society. 1981;6.

Gelberman R, Woo SLY, Lothringer K. Effects of early intermittent passive mobilization on healing canine flexor tendons. JHand Surg. 1982;7:170 – 175.

Ghosh P. Die Rolle von mechanischen und genetischen Faktoren in der Degeneration der Bandscheibe. Manuelle Medizin. 1991;29:21 – 25.

Giansiracusa DE, Kantrowitz FG. Metabolic bone disease; in Keiber JB. Manual of Orthopaedic Diagnosis and Intervention. Baltimore: William and Wilkins; 1978.

Gola R, Chossegros C, Orthlieb JD. The discal system of the temporomandibular junction. Revue stomatologie et de chirurgie maxillo-faciale. 1992;93(4):236 – 245.

Goldsmith LA (Ed). Physiology, Biochemistry, and Molecular Biology of the Skin. Vol. 1, 2nd ed. New York: Oxford University Press; 1991.

Goldstein W, Barmada R. Early mobilization of the rabbit medial collateral ligament repairs: Biologic and histologic study. Arch Phys Med Rehabil. 1984;65:239 – 242.

Goldstein TS. The ageing human. In: Goldstein TS (Ed). Geriatric Orthopaedics: Rehabilitive Management of Common Problems. Gaithersburg, MD: Aspen Publishing; 1991: chap 1, 1 – 12.

Gollnic PD, Armstron RB, Saltin B, et al. Effects of training on enzyme activity and fiber composition of human skeletal muscle. J Appl Physiol. 1973; 34: 107 – 111.

Goodfellow JW, Bullough PG. The pattern of ageing of the articular cartilage of the elbow joint. J Bone Joint Surg. 1967; 49B: 175 – 181.

Goodrick CL, Ingram DK, Reynolds MA, et al. Effects of intermittent feeding upon growth, activity, and lifespan in rats allowed voluntary exercise. Exp Ageing Res. 1983; 9: 203 – 209.

Goodship A. Mechanical Regulation of Bone Healing. In: Aaron RK, Bolander ME (Eds). Physical Regulation of Skeletal Repair. Symposium of the American Academy of Orthopaedic Surgeons. 2005: 17 – 26.

Gordes W, Feuchtgruber G, Fritz W. Quantitative measurement of disc space area before and after chemonucleolysis and nucleotomy. Int Orthop. 1989;13(2):89 – 93.

Gordon RC. Manipulation Under Anesthesia: Concepts in Theory and Application. London: Taylor & Francis (CRC); 2005.

Goslin BR, Charteris J. Isokinetic dynamometry: normative data for clinical use in lower extremity (knee) cases. Scand J Rehabil Med. 1979;11(3):105 – 9.

Gower WE, Pedrini V. Age-related variations in proteinpolysaccharides from human nucleus pulposus, annulus fibrosus, and costal cartilage. J Bone Joint Surg. 1969; 51A: 1154 – 1162.

Grace TG. Muscle imbalance and extremity injury. A perplexing relationship. Sports Med. 1985;2(2):77 – 82.

Grace TG, Sweetser ER, Nelson MA, Ydens LR, Skipper BJ. Isokinetic muscle imbalance and knee-joint injuries. A prospective blind study. J Bone Joint Surg Am. 1984;66 (5):734 – 40.

Gracovetsky S, Farfan H, Lamy C. The mechanism of the lumbar spine. Spine. 1981;6:249 – 262.

Grasberger T, Kotteder F. Mobilfunk, ein Freilandversuch am Menschen. München: Antje Kunstmann; 2003.

Gray AS. Fluoridation: time for a new base line? J Can Dent Assoc. 1987;10:763 - 765.

Gray H. Gray's Anatomy. 15th ed. New York: Bounty Books; 1977.

Green D, McCoy H. Turnbuckle orthotic correction of elbow-flexion contractures after acute injuries. J Bone Joint Surg. A. American Vol. 1979;61:1092 - 1095.

Green GA, Zachewski JE, Jordan SE. A case conference: Peroneal nerve palsy induced by cryotherapy. Phys Sportsmed. 1989;17(9):63 - 70.

Griessen M, Cochet B, Infante F, et al. Calcium absorption from milk in lactase-deficient subjects. Am J Clin Nut. 1989;49(2):377 - 384.

Grieve G. Common vertebral joint problems. 1st ed. London: Churchill Livingstone; 1981.

Grieve G. Modern manual therapy of the vertebral column. 1st ed. London: Churchill Livingstone; 1986.

Griffin CJ, Hawthorn R, Harris R. Anatomy and histology of the human temporomandibulra joint. Monogr Oral Sci. 1975;4:1 - 26.

Grimby G. Isokinetic training. Int J Sports Med 1982;3:61 - 64.

Grimby G, Danneskiold-Samsoe B, Hvid K, et al. Morphology and enzymatic capacity in arm and leg muscles in 78-81 year old men and women. Acta Physiol Scand. 1982; 115: 125 - 134.

Grimby G, Salton B. The ageing muscle. Clin Physiol. 1983; 3: 209 - 218.

Grimston SK, Screen J, Haskell JH, Chung DJ, Brodt MD, Silva MJ, Citivelli R. Role of Connexin-43 in Osteoblast Response to Physical Load. Ann N Y Acad Sci. 2006;1068:214 - 24.

Grimston SK, Silva MJ, Civitelli R. Bone Loss after Temperarily Induced Muscle Paralysis by Botox Is Not Fully Recovered After 12 Weeks. Ann N Y Acad Sci. 2007;1116:444 - 60. Epub 2007 Jun 21.

Grinnell F. Fibroblast mechanics in three dimensional collagen matrices. J Bodyw Mov Ther. 2008; 12(3): 191 - 193.

Grodzinsky A. Electromechanical and physiochemical properties of connective tissue. Crit Rev Biomed Eng. 1983;9:133 - 199.

Gröber U. Orthomolekulare Medizin. Ein Leitfaden für Apotheker und Ärzte. 2. neu bearbeitete und erweitere Auflage. Stuttgart: Wissenschaftliche Verlagsgesellschaft; 2002.

Grönblad M, Virri J, Tolonen J, et al. A Controlled Immunohistochemical Study of Inflammatory Cells in Disc Herniation Tissue. Spine. 1994;19(24):2744 - 2751.

Gross MT, Huffman GM, Phillips CN, Wray JA. intra-machine and inter-machine reliability of the Biodex and Cybex II for knee flexion and extension peak torque and angular work J Orthop Sports Phys Ther. 1991;13:329 - 335.

Grover-Johnson N, Spencer PS. Peripheral nerve abnormalities in aging rats. J Neuropathol Exp Neurol. 1981; 40(2): 155 - 165.

Gruber HE, Ashraf N, Kilburn J, Williams C, Norton HJ, Gordon BE, Hanley EN Jr. Vertebral endplate architecture and vascularization: application of micro-computerized tomography, a vascular tracer, and immunocytochemistry in analyses of disc degeneration in the ageing sand rat. Spine. 2005; 30(23): 2593 - 2600.

Gruber HE, Ingram JA, Hanley EN Jr. Morphologic complexity of the pericellular matrix in the annulus of the human intervertebral disc. Biotech Histochem. 2007; 82(4): 217 - 225.

Grunhagen T, Wilde G, Soukane DM, Shirazi-Adi SA, Urban JP. J. Bone Joint Surg Am. 2006; 88(Suppl 2): 30 - 35.

Güner A, Oktay G, Pabuçcuoglu U, Kerman M, Güner G. Microscopic And Molecular Study Of Elastin And Collagen In Human Intervertebral Disc. Turk Neurosurg 1995; 5: 45-49.

Guilak F, Setton LA. Transduction of Physical Signals in Articular Cartilage. In: Aaron RK, Bolander ME (Eds). Physical Regulation of Skeletal Repair. Symposium of the American Academy of Orthopaedic Surgeons. 2005: 225 - 239.

Guilak F, Alexopoulos LG, Upton ML, Yuon I, Chou JB, Cao L, Setton LA, Haider MA. The Pericellular Matrix as a Transducer of Biomechanical and Biochemical Signals in Articular Cartilage Ann N Y Acad Sci. 2006;1068:498 - 512. Review.

Gunn CC. Treating myfascial pain; intramuscular stimulation for myofascial syndromes of neuropathic origin. Seattle: University of Washington; 1989.

Gutmann E, Hanzlikova V. Basic mechanisms of aging in te neuromuscular system. Mech Ageing Dev. 1972; 1: 327 - 349.

Guyton AC. Physiology of the human body. 6th ed. Philadelphia, New York, Chicago, San Fransisco: Saunders College Publishing; 1984.

Haas H.-J. Zur Struktur und Funktion von Bandgewebe unter besonderer Berücksichtigung systemischer, lokaler und mechanischer Einflüsse nach Verletzungen - eine Literaturstudie [Diplomarbeit]. Köln: Deutsche Sporthochschule; 1992.

Hadley MN, Reddy SV. Smoking and the human vertebral column: a review of the impact of cigarette use on vertebral bone metabilism and spinal fusion. Neurosurgery. 1997;41(1):116 - 124.

Haeuchi Y, Matsumoto K, Ichikawa H, Maeda S. Immunohistochemical Demonstration of Neuropeptides in the Articular Disk of the Human Tempormandibular Joint. Cells Tissues Organs. 1999; 164(4): 205 - 211.

Hagg PM, Hagg PO, Peltonen S, Autio-Harmainen H, Pihlajaniemi T. Location of type XV collagen in human tissues and its accumulation in the interstitial matrix of the fibrotic kidney. Aerican. J Pathol. 1997;150(6):2075 - 2086.

Halata Z, Rettig T, Schulze W. The untrastructure of sensory nerve endings in the human knee joint capsule. Anat Embryol. 1985; 172(3): 265 - 275.

Hall T, Zusman M, Elvey R. Adverse mechanical tension in the nervous system? Analysis of straight leg raise. Manual Therapy. 1998;3(3):140 - 146.

Hallén A. Hexosamine and ester sulphate content of the human nucleus pulposus at different ages. Acta Chem Scand. 1958; 12: 1869 - 1872.

Halpern GM, Van de Water J, Delabroise AM, Keen CL, Gershwin ME. Comparitive uptake of calcium from milk and a calcium-rich mineral water in lactose intolerant adults: implications for treatment of osteoporosis. Am J Prev Med. 1991;7(6):379 - 383.

Ham RS, Marcy ML. Normal Aging: A Review of Systems. The Maintenance of Health in Primary Cara Geriatrics. Boston: John Wright, PSG, Inc. 1983.

Hamberg J, Lindahl O, Öckerman PA. Fasting and a vegetarian diet in the treatment of rheumatoid arthritis - a controlled study. Rheuma. 1882;4:9 - 14.

Hamilton MN, Werb Z, Keshet E (Eds). Tissue Remodeling. Ann N Y Acad Sci.2003; 995: 216.

Hamlin CR, Kohn RR, Luschin JH. Apparent accelerat aging of collagen in diabetes mellitus. Diabetes. 1975; 24: 902 - 904.

Hamlin CR, Luschin JH, Kohn RR. Aging of collagen: comparative rates in four mammalian species. Exp Gerontol. 1980; 27: 218 - 221.

Harada Y, Nakahara S. A pathologic study of lumbar disc herniations in the elderly. Spine. 1989; 14: 1020 - 1024.

Haraida S, Nerlich AG, Bise K, Wiest I, Schleicher E. Comparison of various basement membrane components in benign and malignant peripheral nerve tumours. Virchows Archiv Abteilung A Pathologische Anatomie und Histopathologie. 1992;421(4):331 – 338.

Harman D. Free Radical Theory of Aging: An Update – Increasing the Functional Life Span. Ann NY Acad Sci. 2006; 1067: 10 – 21.

Harris RI, MacNab I. Structural changes in the lumbar intervertebral discs: Their relationship to low back pain and sciatica. J Bone Joint Surg. 1954; 36B: 304 – 322.

Hashizume K, Kanda K. Differential effects of aging on motoneurons and peripheral nerves innervating the hindlimbs and forelimbs muscles of rats. Neurosci Res. 1995; 22(2): 189 – 196.

Hattrup SJ, Johnson KA. A review of ruptures of the Achilles tendon. Foot Ankle. 1985; 6: 34 – 38.

Haut RC. Age-dependent influence of strain on the tensile failure of rat tail tendon. J Biomech Eng. 1983; 105: 296 – 299.

Hayami T, Pickarski M, Wesolowski GA, McLane J, Bone A, Destefano J, Rodan GA, Duong le T. The role of subchondral bone remodeling in osteoarthritis: reduction of cartilage degeneration and prevention of osteophyte formation by alendronate in the rat anterior cruciate transection model. Arthritis Rheum. 2004; 50(4): 1193 – 1206.

Hayashi K, Kumai T, Higashiyama I, Shinohara Y, Matsuda T, Takakura Y. Repair process after fibrocartilaginous enthesis drilling: histological study in a rabbit model. J Orthop Sci. 2009; 14(1): 76 – 84.

Heaney RP, Barger-Lux JM. Calcium and Common Sense. New York: Doubleday; 1988.

Heaney RP, Smith KT, Recker RR, Hinders SM. Meal effects on calcium absorption. Am J Clin Nutr. 1989;49 (2):372 – 376.

Heaney RP, Weaver CM. Calcium absorption from kale. Am J Clin Nutr. 1990;51(4):656 – 657.

Hebert WG, Scopelitis E. Ketorolac-precipitated asthma. South Med J. 1994;87(2):282 – 283.

Hecht K. Biologische Rhythmen und Schlaf. „Gut schlafen"; Ihr Ratgber für eine geruhsame Nacht. http://www.schlafzentrum-berlin.de/pdfs/Biol%20Rhythmen.PDF.

Hedtmann A, Steffen R, Methfessel J, Kolditz D, Kramer D, Thols M. Measurement of human lumbar spine ligaments during loaded and unloaded motion. Spine. 1989;14 (2):175 – 185.

Hefti F, Stoll TM. Heilung von Ligamenten und Sehnen. Orthopäde. 1995;24(3):237 – 245.

Heine H. Lehrbuch der biologischen Medizin. 1. Aufl. Stuttgart: Hippokrates; 1991.

Heine H. Functional anatomy of traditional Chinese acupuncture points. Acta Anatomica. 1995; 152: 293 – 296.

Heine J. Arthroses deformans. Virchows Arch F Pathol Anat. 1926; 260: 521 – 663.

Held W. Quantenphysikalische Ansätze des Bewusstseins. Internetseite:www.datadiwan.de/experten/he_001d_htm.

Helmy ES. Light microscopic and ultrastructural study of thinned discal areas in patients with temporomandibular joint internal derangement. Egypt Dent J. 1993;39 (1):325 – 336.

Henle FGJ. Handbuch der systematischen Anatomie des Menschen. Braunschweig: Viehweg und Sohn; 1855.

Hepburn G. Multi-center clinical investigation on the effect of incorparating dynasplint treatment into standard physical therapy practice for restoring range of motion of elbows and knees. In: American Physical Therapy Association State Chapter Meeting. New York; 1985.

Hepburn G. Case studies: Contracture and stiff joint management with dynasplint. Journal of Orthpaedic Sports and Phys Ther. 1987;8:498 – 504.

Hepburn G, Crivelli K. Use of elbow dynasplint for reduction of elbow flexion contractures: A case study. J Orthop Sports Phys Ther. 1984;5:269 – 274.

Heppenstall RB. Pulsed Low-Intensity Ultrasound for Fracture Healing: A Review of Clinical and In Vivo Evidence. In: Aaron, Bolander ME (Eds). Physical Regulation of Skeletal Repair. Symposium of the American Academy of Orthopaedic Surgeons. 2005: 27 – 38.

Hernandez MR, Wang N, Hanley NM, Neufeld AH. Localisation of collagen types I and IV mRNAs in human optic nerve head by in situ hybridization. Invest Ophthalmol Vis Sci. 1991;32(8):2169 – 2177.

Hickey D, Hukins D. Aging changes in the macromolecular organization of the intervertebral disc: an x-ray diffraction and electron microscopic study. Spine. 1982;7 (3):234 – 242.

Higuchi M, Abe K. Postmortem changes in ultrastructures of the mouse intervertebral disc. Spine. 1987;12(1):48 – 52.

Higuchi K, Sato T. Anatomical study of lumbar spine innervation. Folia Morphol. 2002; 61(2): 71 – 79.

Hileman B. Fluoridation of water. Chem Eng News. 1988;1:26 – 42.

Hill EL, Turner R, Elde R. Effects of Neonatal Sympathectomy and Capsaicin Treatment on Bone remodeling in Rats. Neuroscience. 1991;44(3):747 – 755.

Hinz B, Phan SH, Thannickal VJ, Galli A, Bochaton-Piallat M-L, Gabbiani G. The Myofibroblast; One function, Multiple Origans. Am J Pathol. 2007; 170(6): 1807 – 1816.

Hipkiss AR. Does Chronic Glycolysis Accelerate Aging? Could This Explain How Dietary Restriction Works? Ann NY Acad Sci. 2006; 1067: 361 – 368.

Hirano N, Tsuji H, Ohshima H, Kitano S, Sano A. Analysis of rabbit intervertebral disc physiology based on water metabolism. I. Factors influencing metabolism of the normal intervertebral discs. Spine. 1988;13(11):1291 – 1296.

Hirano N, Tsuji H, Ohshima H, et al. Analysis of rabbit intervertebral disc physiology based on water metabolism: II. Changes in normal intervertebral discs under vibratory load. Spine. 1988; 13: 1297 – 1302.

Hislop HJ, Perrine JJ. The isokinetic concept of exercise. Phys Ther. 1967;47(2):114 – 7.

Hoffer A. Die Fluorid-Kontroverse: Die ersten 40 Jahre. J Orthomolecular Med. 1996;4(2):99 – 106.

Holliday R. Food, reproduction and longevity: is he extended lifespan of calorie restricted animals an evolutionary adaptation? Bio Essays. 1989; 10: 125 – 127.

Holliday R. Aging is no longer an unsolved problem in biology. Ann NY Acad Sci. 2006; 1067: 1 – 9.

Holm S, Maroudas A, Urban JP, et al. Nutrition of the intervertebral disc: Solute transport and metabolism. Connect Tissue Res. 1981; 8: 101 – 109.

Holm S, Nachemson A. Variations in the nutrition of canine intervertebral disc induced by motion. Spine. 1983;8 (8):866 – 873.

Holm S, Nachemson A. Nutrition of the intervertebral disc: acute effects of cigarette smoking. An experimental animal study. Ups J Med Sci.. 1988;93(1):91 – 99.

Hooff van den A. Histological age changes in the annulus fibrosus of the human intervertebral disc with a discussion of the problem of disc herniation. Gerontologia. 1964; 9: 136 – 149.

Hoogen BM van den; Lest CHA van de, Weeren PR van, Lafeber FPJG, Lopes-Cardozo M, Golde LMG van, Barneveld A. Loading-induced changes in synovial fluid affect cartilage metabolism. Br J Rheumatol. 1998; 37: 671 – 676.

Hormel S, Eyre D. Collagen in the ageing intervertebral disc: an increase in covalently bound fluorophores and chromophores. Biochim Biophys Acta. 1991;1078 (2):243 - 250.

Hormel SE, Eyre DR. Collagen in aging human intervertebral disk: An increase in covalently bound fluorophores and chromophores. Biochim Biophys Acta. 1991; 1078: 243 - 250.

Houck JC, DeHesse C, Jacob R. The effect of ageing upon collagen metabolism. Symp Soc Exp Biol. 1967; 21: 403 - 425.

Hough AJ Jr, Webber RJ. Ageing phenomena and osteoarthritis: Cause or coincidence? Claude P. Brown memorial lecture. Ann Clin Lab Sci. 1986; 16: 502 - 510.

Hovelius L. Anterior dislocation of the shoulder in teenagers and young adults: Five-year prognosis. J Bone Joint Surg. 1987; 69A: 393 - 399.

Howard JE, McGill KC, Dorfman LJ. Age effects on properties of motor unit action potentials: ADEMG analysis. Ann Neurol. 1988; 24: 207 - 213.

Huang HS, Ao YF, Wang YJ, Li X. The effects of continious passive motion on tendon-bone healing of the tendon autograft used for anterior cruciate ligament reconstruction in a rabbit model. Zhonghua Wai Ke Za Zhi. 2008; 46(14): 1088 - 1091.

Huberti HH, Hayes WC. Patellofemoral Contact Pressures. J Bone Joint Surg. 1984;66 A(5):715 - 724.

Humzah M, Soames R. Human intervertebral disc: structure and function. Anatomical Record. 1988;220(4):337 - 356.

Hunt T, Banda M, Silver I. Cell interactions in post-traumatic fibrosis. London: Pitman; 1985.

Hunter WL, Arsenault AL. Vascular invasion of the epiphyseal growth plate: analysis of metaphyseal capillary ultrastructure and growth dynamics. Anat Rec. 1980; 227(2): 223 - 231.

Hvid I, Andersen LI, Schmidt H. Chondromalacia Patellae. Acta Orthop Scand. 1981;52:661 - 666.

Hyc A, Osiecka-Iwan A, Jozwiak J, Moskalewski S. The morphology and selectes biological properties of articular cartilage. Orthop Traumatol Rehabil. 2001; 3(2): 151 - 162.

Imai S, Hukuda S, Maeda T. Dually Innervation Nociceptive Networks in the Rat Lumbar Posterior Longitudinal Ligaments. Spine. 1995;20(19):2086 - 2092.

Inagaki T, Katoh K, Takiya S, Ikuta K, Kobayashi S, Suzuki M, Fukuzawa Y, Ayakawa T, Shimizu K, Tagaya T, Katoh K. Relationship between Superoxide dismutase (SOD) and viral liver diseases. J Gastroentero. 1992; 27(3): 382 - 389.

Ingher D. Integrins as mechenochemical transducers. Curr Opin Cell Biol. 1991; 3: 841 - 848.

Ingram RT, Clarke BL, Fisher LW, Fitzpatrick LA. Distribution of Noncollagenous Proteins in the Matrix of Adult Human Bone: Evidence of Anatomic and Functional Heterogeneity. J Bone Miner Res. 1993;8(9):1019 - 1029.

Insall J. Current Concepts Review Patellar Pain. J Bone Joint Surg. 1982;64 A(1):147 - 151.

Ippolito E, Natali PG, Postacchini F, et al. Morphological, immunochemical, and biochemical study of rabbit achilles tendon at various ages. J Bone Joint Surg. 1980; 62A: 583 - 598.

Isales CM, McDonald JM. Future Developments in Therapy. In Skeletal Biology and Medicine, Part B; Aspects of Bone Morphogenesis and Remodeling. Ann N Y Acad Sci. 2007;1117:258 - 63. Epub 2007 Jun 21.

Ishihara H, Tsuji H, Hirano N, Ohshima H, Terahata N. Effects of Continuous Quantitative Vibration on Rheologic and Biologic Behaviors of the Intervertebral Disc. Spine. 1992;17(3), 7 - 12.

Ishii T, Tsuji H, Sano A, Katoh Y, Matsui H, Terahata N. Histochemical and ultrastructural observations on brown degeneration of human intervertebral disc. J Orthop Res. 1991;9(1):78 - 90.

Ito T, Yamada M, Ikuta F, et al. Histologic Evidence of Absorbtion of Sequestration-Type Herniated Disc. Spine. 1996;21(2):230 - 234.

Iwahashi M, Matsuzaki H, Tokuhashi Y, Wakabayashi K, Uematsu Y. Mechanism of intervertebral disc degeneration caused by nicotine in rabbits to explicate intervertebral disc disorders caused by smoking. Spine. 2002; 27(13): 1396 - 1401.

Jahhs MH. Tendon disorders of the foot and ankle. In: Jahhs MH (Ed). Disorders of the Foot and Ankle. Vol 2. 2nd ed., Philadelhia: WB Saunders; 1992: 1461 - 1513.

Jarvinen M, Josza L, Johnson RJ, et al. Effect of anterior cruciate ligament reconstruction with patellar tendon or prosthetic ligament on the morphology of other ligaments of the knee joint. An experimental study of dogs. Clin Orthop. 1995;311:176 - 182.

Jebens EH, Monk-Jones ME. On the viscosity and pH of synovial fluid and the pH of blood. J Bone Joint Surg.1959; 41B(2): 388 - 400.

Jeffery G. PNS features of rodent optic nerve axons. J Comp Neurol. 1996;366(2):370 - 378.

Jeffery G, Evans A, Albon J, Duance V, Neal J, Dawidek G. The human optic nerve: fascicular organisation and connective tissue types along the extra-fascicular matrix. Anat Embryol.. 1995;191(6):491 - 502.

Jenkins RR. Free radical chemistry: Relationship to exercise. Sport Med. 1988; 5: 156 - 170.

Jensen JE, Jensen TG, Smith TK, Johnston DA, Dudrick SJ. Nutrition in orthopedic surgery. J Bone Joint Surg. 1982; 64(9): 1263 - 1272.

Jentjens RL, Cale C, Gutch C, Jeukendrup AE. Effects of pre-exercise ingestion of differing amounts of carbohydrate on subsequent metabolism and cycling performance. Europ J Appl Phys. 2003; 88(4 - 5): 444 - 452.

Jiang H, Russell G, Raso VJ, Moreau MJ. The nature and distribution of the innervation of human supraspinal and interspinal ligaments. Spine. 1995;20(8):869 - 876.

Jöllenbeck T, Wiemann K. Filamentäre Quellen der Muskel-Ruhespannung und die Behandlung muskulärer Dysbalancen. Oldenburg 1999.

Johansson, H. Role of knee ligaments in proprioception and regulation of muscle stiffness. J Electromyogr Kinesiol. 1991;1(3):158 - 179.

Johnson D. Controlling Anterior Shear During Isokinetic Knee Extension Exercise. J Orthop Sports Phys Ther. 1982;4(1):23 - 31.

Johnson E, Caldwell R, Berryman H, Miller A, Chetty K. Elastic fibres in the annulus fibrosus of the dog intervertebral discs. Acta Anat. 1984;118(4):238 - 242.

Johnson E, Chetty K, Moore I, Stewart A, Jones W. The distribution and arrangement of elastic fibres in the intervertebral disc of adult human. J Anat. 1982;135 (1):301 - 309.

Johnson E, Mitchell R, Berryman H, Cardoso S, Veal O, Patterson D. Secretory cells in the nucleus pulposus of the adult human intervertebral disc. A preliminary report. Acta Anat. 1986;125(3):161 - 164.

Johnson EF, Berryman H, Mitchell R, et al. Elastic fibres in the annulus fibrosus of the adult human lumbar intervertebral disc: A preliminary report. J Anat. 1985; 143: 57 - 63.

Johnson EF, Caldwell RW, Berryman HE, Miller A, Chetty K. Elastic fibers in the annulus fibrosus of the dog intervertebral disc. Acta Anat. 1984; 118(4): 238 - 242.

Johnson WE, Patterson AM, Eisenstein SM, Roberts S. The presence of pleiotrophin in the human intervertebral disc is associated with increased vascularization: an immunohistologic study. Spine.2007; 32(12): 1295 – 1302.

Johnson WE, Evans H, Menage J, Eisenstein SM, El Hai A, Roberts S. Immunohistochemical detection of Schwann cells in innervated and vascularized human intervertebral discs. Spine. 2001; 26(23): 2550 – 2557.

Johnstone B, Bayliss MT. The Large Proteoglycans of the Human Intervertebral Disc. Spine. 1995;20(6):674 – 684.

Jones DA, Newham DJ, Round JM, et al. Experimental human muscle damage: Morphological changes in relation to other indices of damage. J Physiol (Lond). 1986; 375: 435 – 448.

Jones D, Nolte H, Scholubbers J, Turner E, Veltel D. Biochemical signal transduction of mechanical strain in osteoblast-like cells. Biomaterials. 1991;12(2):101 – 110.

Jull GA. Aspekte der konservativen Therapie akuter lumbaler Bandscheibenschmerzen. Manuelle Medizin. 1993;31: 62 – 66.

Jungermann K, Möhler H. Biochemie. Berlin: Springer; 1980: 735 ff.

Junqueira L, Carneiro J, Kelley R. Funktionele Histologie. 5th ed. Utrecht: Wetenschappelijke Uitgeverij Bunge; 1990.

Junqueira LC, Carneiro J, Kelley RO. Basic Histology. 6th ed. Norwalk: Appleton and Lange; 1989.

Kääpä E, Han X, Holm S, Peltonen J, Takala T, Vanharanta H. Collagen Synthesis and Types I, III, IV, and VI Collagens in an Animal Model of Disc Degeneration. Spine. 1995;20 (1):59 – 67.

Kääpä E, Grönblad M, Holm S, Liesi P, Murtomäki S, Vanharanta H. Neural elements in the normal and experimentally injured porcine intervertebral disc. Eur Spine J. 1994; 3(3): 137 – 142.

Kääpä E, Zhang L-Q, Muona P, Holm S, Vanharanta H, Peltonen J. Expression of Type I, III and VI Collagen mRNAs in Experimentally Injured Porcine Intervertebral Disc. Connect Tissue Res. 1994; 30(3): 203 – 214.

Kaftan H, Hosemann W. Systemic cortocoid application in combination with topical mitomycin or dexamenthasone. Inhibition of wound healing after tympanic membrane perforation. HNO. 2005; 53(9); 779 – 783.

Kaltenborn F. Wirbelsäule. Manuelle Untersuchung und Mobilisation. 1st ed. Oslo: Olaf Norlis Bokhandel; 1992.

Kanada A, Fujita A, Kakudo K, Okazaki J, Ida M, Sakaki T. Changes in synovial fluid N-acetyl-beta-glucosaminidase activity in the human temporomandibular joint with dysfunction. J Oska Dent Univ. 1993; 27(2): 107 – 111.

Kane RL, Ouslander JG, Abrass IB. Essentials of Clinical Geriatrics. New York: McGraw-Hill; 2004.

Kanehisa H, Miyashita M. Effect of isometric and isokinetic muscle training on static strength and dynamic power. Eur J Appl Physiol Occup Physiol. 1983;50(3):365 – 71.

Kaneko S, Satoh T, Chiba J, Ju C, Inoue K, Kagawa J. Interleukin-6 amd Interleukin-8 levels in serum and synovial fluid of patients with osteoarthritis. Clin Pharmacol Ther. 2000; 6(2): 71 – 79.

Kanemoto M, Hukuda S, Komiya Y, Katsuura A, Nishioka J. Immunohistochemical Study of Matrix Metalloproteinase-3 and Tissue Inhibitor of Metalloproteinase-1 in Human Intervertebral Discs. Spine. 1996;21(1):1 – 8.

Kang JD, Georgescu HI, McIntyre-Larkin L, Stefanovic-Racic M, Donaldson WFI, Evans CH. Herniated Lumbar Intervertebral Discs Spontaneously Produce Matrix Metalloproteinases, Nitric Oxide, Interleukin-6, and Prostaglandin E2. Spine. 1996;21(3):271 – 277.

Kang JD, Georgescu HI, McIntyre-Larkin L, Stefanovic-Racic M, Evans CH. Herniated Cervical Intervertebral Discs Spontaneously Produce Matrix Metalloproteinases, Nitric Oxide, Interleukin-6, and Prostaglandin E2. Spine. 1995;20(22):2373 – 2378.

Kann P, Zawalski R, Piepkorn B, Schehler B, Beyer J. Validation of a mechanical method for mearuring skin thickness: relation to age, body mass index, skin thickness determined by ultrasound, and bone mineral density. Exp Clin Endocrinol Diabetes. 1995; 103(2): 113 – 118.

Kannus P. The relationship between peak torque and work of the quadriceps and hamstrings after knee injury. J Sports Med Phys Fitness. 1990;30(2):185 – 9.

Kannus P. Normality, variability and predictability of work, power and torque acceleration energy with respect to peak torque in isokinetic muscle testing. Int J Sports Med. 1992;13(3):249 – 56.

Kannus P. Isokinetic evaluation of muscular performance: implications for muscle testing and rehabilitation. Int J Sports Med. 1994;15(Suppl 1):S 11 – 8.

Kannus P, Niitymaki S, Järvinen M, et al. Sports injuries in elderly athletes: A three-year prospective, controlled study. Age Ageing. 1989; 18: 263 – 270.

Kapandji I. The physiology of the joints. 4th ed. Edinburgh: Churchill Livingstone; 1974.

Kapila S, Lee C, Tavakkoli Jou MR, Miller AJ, Richards DW. Development and histologic characterizations of an animal model of antigen-induced arthritis of the juvenile rabbit temperomandibular joint. J Dent Res. 1995;74 (12):1870 – 1879.

Karabulut AB, Sömmez E, Bayindir Y, Gözükara E. A Comparison of Erythrocyte Superoxid Dismutase and Catalase Activity in Patients With Hepatitis C Infection. Türk J Med Sci. 2002; 32: 313 – 316.

Karsdal MA, Sondergaard BC, Arnold M, Christiansen C. Calcitonin Affects Both Bone and Cartilage; A Dual Action Treatment for Osteoarthritis? Ann N Y Acad Sci. 2007;1117:181 – 95.

Kaufman KR, An KN, Litchy WJ, Morrey BF, Chao EY. Dynamic joint forces during knee isokinetic exercise. Am J Sports Med. 1991;19(3):305 – 16.

Kauppila LI. Athrosclerosis and Disc Degeneration/Low-Back Pain – A Systemic Review. Eur J Vasc Endovasc Surg. 2009; 37(6): 661 – 670.

Kaye C, Lippiello L, Mankin H. Evidence for pressure sensitive stimulus receptor in articular cartilage. Trans Orthop Res Soc. 1980;5:155.

Kellgrenn JH, Lawrence JS. Rheumatism in miners: X-ray study. Br J Ind Med. 1952; 9: 197 – 207.

Kenney RA. Physiology of Aging. Symposium of the Aging Process. Clin Geriatr Med. 1985; 1(1).

Kessova IG, Ho Y-S, Thung S, Cederbaum AI. Alcohol-induced liver injury im mice lacking Cu, Zn-superoxide dismutase. Hepatology. 2003; 38(5): 1136 – 1145.

Khan AN, Haque SU, MacDonald S, Saeed S, Bibi N, Ribeiro NFF. Temporomandibular Joint, Meniscus Abnormalities. Updated April 29. 2008. http:// emedicine.medscape.com/ article/38 129-overview.

Kido MA, Kiyoshima T, Ibuki T, et al. A topographical and structural study of sensory trigeminal nerve endings in the rat temporomandibular joint as demonstrated by antergrade transport of wheat germ agglutinin-horseradish peroxidase (WGA-HRP). Jl Dent Res. 1995;74 (7):1353 – 1359.

Kido MA, Kiyoshima T, Kondo T, et al. Distribution of substance P and calcitonin gene-related peptide-likeimmunoreactive nerve firbers in the rat temporomandibular joint. Jl Dent Res. 1993;72(3):592 – 598.

Kido MA, Kondo T, Ayasaka N, Terada Y, Tanaka T. The peripheral distribution of trigeminal nerve fibres in the rat temporomandibular joint studied by an antegrade axonal transport method with germ agglutinin-horseradish peroxidase. Arch Oral Biol. 1991;36(5):397 - 400.

Kim HJ, Kirsch T. Collagen/annexin V interactions regulate chondrocyte mineralization. . Biol Chem. 2008; 283(16): 10 310 - 10 317.

Kim H-J, Zhao H, Kitaura H, Bhattacharyya S, Brewer JA, Muglia LJ, Ross FP, Teitelbaum SL. Glycocorticoids and the Osteoclast. Ann N Y Acad Sci. 2007;1116:335 - 9.

Kjaer M. Anpassung der Sehnen an körperliche Belastung. Dtsch Z Sportmed. 2004; 55(6): 148 - 151.

Klee A, Wiemann K. Biologische Grundlagen zur Wirkung der Muskeldehnung. In: Cachey K, Halle A. Teubert H. (Hrsg.). Sport ist Spitze. Reader zum Sportgespräch/18. Internationaler Workshop am 16. und 17. Juni 2003 in Oberhausen. Aachen: Meyer & Meyer 2004a: 88 - 102.

Klein J, Hickey D, Hukins D. Radial bulging of the annulus fibrosus during compression of the intervertebral disc. JBiomech. 1983;16(3):211 - 217.

Klein J, Hukins D. Collagen fibre orientation in the annulus fibrosus of the intervertebral disc during bending and torsion measured by x-ray diffraction. Biochim Biophys Acta. 1982;719(1):98 - 101.

Klein J, Hukins D. X-ray diffraction demonstrates reorientation of collagen fibres in the annulus fibrosus during compression of the intervertebral disc. Biochim Biophys Acta. 1982;717(1):61 - 64.

Klinge U, Zheng H, Si ZY, Bhardwaj R, Klosterhalfen B, Schumpelick V. Altered collagen synthesis in fascia transversalis of patients with inquinal hernia. Hernia. 1999; 3 (4): 181 - 187.

Klinke R, Silbernagel S, Hg. Lehrbuch der Physiologie. 2. Aufl. Stuttgart: Thieme; 1996.

Kliskey K, Williams K, Yu J, Jackson D, Urban J, Athanasou N. The presence and absence of lymphatic vessels in the adult human intervertebral disc: relation to disc pathology. Skelet Radiol. 2009; 38(12): 1169 - 1173.

Klitgaard H, Mantoni M, Schiaffino S, et al. Function, morphology and protein expression of ageing skeletal muscle: A cross-sectioned study of elderly men with different training backgrounds. Acta Physiol Scand. 1990; 140: 41 - 54.

Kloen P. New insights in the development of Dupuytren's contracture: a review. Br J Plast Surg. 1999; 52(8): 629 - 635.

Kloth LC, McCulloch JM, Feedar JA (Eds). Wound healing: alternatives in management. 1st ed. Philadelphia: F. A. Davis Company; 1990.

Knieriemen H. Eiweißverzehr, Kalzium und Osteoporose. Natürlich. 1995;2:30 - 37.

Knoops B, Ponsar C, Hubert I, van den Bosch de Aquilar P. Regeneration of lesioned cholinergic septal neurons of the adult rat can be promoted by peripheral nerve grafts and a fibrin-fibronectin-containing matrix of peripheral regeneration chambers. Brain Res Bull. 1993;30 (3 - 4):433 - 437.

Knuttgen HG. Force, work, power, and exercise. Med Sci Sports. 1978; 10(3):227 - 8.

Kobayashi J. Studies on matrix components relevant to structure and function of the temporomandibular joint. Kokubyo Gakkai Zasshi. 1992;59(1):105 - 123.

Kobayashi S, Baba H, Takeno K, Miyazaki T, Uchida K, Kokubo Y, Nomura E, Morita C, Yoshizawa H, Meir A. Fine structure of cartilage canal and vascular buds in the rabbit vertebral endplate; Laboratory investigation. J Neurosurg Spine. 2008; 9 (1): 96-103.

Kobayashi S, Baba H, Uchida K, Negoro K, Sato M, Miyazaki T, Nomura E, Murakami K, Shimizubata M, Meir A. Microvascular system of the anterior cruciate ligament in dogs. J Orthop Res. 2006; 24(7): 1509 - 1520.

Kobayashi T, Yoshihara Y, Samura A, Yamada H, Shinmei M, Roos H, Lohmander LS. Synovial fluid concentrations of the C-propeptide of type II collagen correlate with body mass index in primary knee osteoarthritis. Ann Rheum Dis. 1997; 56: 500 - 503.

Kojima Y, Maeda T, Arai R, Shichikawa K. Nerve supply to the posterior longitudinal ligament and the intervertebral disc of the rat vertebral column as studied by acetylcholinesterase histochemistry. I. Distribution in the lumbar region. JAnat. 1990;169(1):237 - 246.

Kokubo Y, Uchida K, Kobayashi S, Yayama T, Sato R, Nakajima H, Takamura T, Mwaka E, Orwotho N, Bangirana A, Baba H. Herniated and spondylotic intervertebral discs of the human cervical spine: histilogical and immunohistological findings in 500 en bloc surgical samples. J Neurosurg Spine. 2008; 9: 285 - 295.

Kolumban S. The role of static and dynamic splints: Physiotherapy techniques and time in straightening contracted interphalangeal joints. Lepra India. 1969;41:323 - 328.

Korr I. The neurobiologic mechanisms in manipulative therapy. 1st ed. New York: Plenum Press; 1978.

Kovacs FM, et al. Local and remote sustained trigger therapy for exacerbations of chronic low back pain: a randomized, double-blind, controlled, multicenter trail. Spine. 1997; 22: 786 - 797.

Kovanen V. Effects of ageing and physical training on rat skeletal muscle. An experimental study on the properties of collagen, laminin, and fibre types in the muscles serving different functions. Acta Physiol Scand. 1989; 577 (Suppl): 1 - 56.

Koyama E, Ochiai T, Roundtree RB, Kingsley DM, Enomoto-Iwamoto M, Iwamoto M, Pacifici M. Synovial Joint Formation during Mouse Limb Skeletogenesis; Roles of Indian Hedgehog Signaling. Ann N Y Acad Sci. 2007; 1116:100 - 12.

Kozma EM, Glowacki A, Olcyk K, Ciecierska M. Dermatan sulfate remodeling associated with advanced Dupuytren's contracture. Acta Biochim Pol. 2007; 54(4): 821 - 830.

Krämer J. Intervertebral Disc Disease: Causes, Diagnosis, Treatment and Prophylaxis. 2nd ed. New York: Thieme Medical Publishers; 1990.

Krämer J. Bandscheibenbedingte Erkrankungen. 2. Aufl. Stuttgart: Thieme; 1986.

Krettek C. Körperliches Trainig und zelluläre Anpassung des Muskels. Unfallchirurgie. 2009; 112: 365 - 372.

Kroeber M, Unglaub F, Guegring T, Nerlich A, Hedi T, Lotz J, Carstens C. Effect of Controlled Dynamic Disc Distraction on Degenerated Intervertebral Disc; An in vitro Study on the Rabbit Lumbar Spine Model. Spine. 2005; 30(2): 181 - 187.

Kronenberg HM. The Role of the Perichondrium in Fetal Bone Development. Ann N Y Acad Sci. 2007;1116:59 - 64. Review.

Kronenberg HM. PTHrP and skeletal Development. Ann N Y Acad Sci. 2006;1068:1 - 13.

Krstic RV. Die Gewebe des Menschen und der Säugetiere. 2. Aufl. Berlin: Springer; 1988.

Kuc IM, Scott PG. Ultrastructure of the bovine temporomandibular joint disc. Arch Oral Biol. 1994;39(1):57 - 61.

Kuga N, Kawabuchi M. Histology of Intervertebral Disc Protrusion: An Experimental Study Using an Aged Rat Model. Spine. 2001; 26(17): 379 - 384.

Kulig K, Andrews JG, Hay JG. Human strength curves. Exerc Sport Sci Rev. 1984;12:422.

Kumar R, Berger RJ, Dunsker SB, Keller JT. Innervation of the Spinal Dura; Myth or Reality? Spine. 1996;21(1):18 - 26.

Kurunlahti M, Tervonen Q, Vanharanta H, Ilkko E, Suramo I. Association of atherosclerosis with low back pain and the degree of disc degeneration. Spine. 1999; 24(20): 2080 – 2084.

Lai CH, Chu ML. Tissue distribution and developmental expression of type XVI collagen in the mouse. Tissue Cell. 1996;28(2):155 – 164.

Lai MW, Mow VC. Drag-Induced Compression of Articular Cartilage during a Permeation Experiment. In: 3 rd International Congress of Biorheology: Symposium on Soft Tissues around a Diathrodial Joint. Pergamon Press. 1980;17:111 – 123.

Laissue J, Gebbers J. Einführung in die Spezielle Pathologie. 1. Aufl. Stuttgart: Gustav Fischer; 1991.

Lam TC. The mechanical properties of the maturing medial collateral ligament. University of Calgary. 1988. PhD-Thesis.

Lane LB, Villacin A, Bullough PG. The vascularity and remodeling of subchondral bone and calcified cartilage in adult human femoral and humeral head. An age- and stress-related phenomenon. J Bone Joint Surg Br. 1977; 59(3): 272 – 278.

Langevin HM, Bouffard NA, Badger GJ, Churchill DL, Howe AK. Subcutatneous Tissue Fibroblast Cytoskeletal Remodeling Induced by Acupuncture: Evidence for a Mechanotransduction-Based Mechanism. J Cell Physiol. 2006; 207: 767 – 774.

Langevin HM, Bouffard NA, Badger GJ, Iatridis JC, Howe AK. Dynamic fibroblast cytoskeletal response to subcutaneous tisue stretch ex vivo and in vivo. Am J Physiol Cell Physiol. 2005; 288: 747 – 756.

Langevin HM, Cornbrook CJ, Taatjes DJ. Fibroblasts form a body-wide celllular network. Histochem Cell Biol. 2004; 122 (1): 7 – 15.

Langevin HM. Connective tissue: A body-wide signaling network? Med Hypotheses. 2006; 66(6): 1074 – 1077.

Langenskiold A, Michelsson J, Videman T. Osteoarthritis of the knee in rabbit produced by immobililization. Acta Orthop Scand. 1979;50:1 – 14.

Langton DP, Eggleton TM. Functional anatomy of the temporomandibular joint complex. 1st ed. Santiago de Chile: Alfabeta; 1992.

Lankes M, Petersen W, Hassenpflug J. Die arterielle Versorgung der Femurkondylen. Z Orthop. 2000; 138(3): 174 – 180.

Larson L. Morphological and functional characteristics of the ageing skeletal muscle in man: A cross-sectional study. Acra Physiol Scand. 1978; 457(Suppl): 1 – 36.

Larson L, Grimby G, Karlsson J. Muscle strength and speed of movement in relation to age and muscle morphology. J Appl Physiol. 1979; 46: 451 – 456.

Larson L. Physical training effects on muscle morphology in sedentary males at different ages. Med Sci Sports Exerc. 1982; 14: 203 – 206.

Laukkanen MO, Leppanen P, Turunen P, Tuomisto T, Naarala J, Yia-Herttuala S. EC-SOD gene therapy reduces paracetamol-induced liver damage in mice. J Gene Med. 2001; 3 (4): 321 – 325.

Laurencin CT, Gelberman RH. Overview of Disease and Treatment Related to Aging of Tendons and Ligaments. In Musculoskeletal Soft-Tissue Aging: Impact on Mobility. Buckwalter JA, Goldberg VM, Woo SL-Y (Eds). American Academy of Orthopaedic Surgeons Symposium. 1993; Chapter 20: 259 – 268.

Lavigne A, Watkins R. Preliminary results on immobilization-induced stiffness of monkey knee joints and posterior capsule. New York: MacMillan; 1973.

Leadbetter WB, Buckwalter JA, Gordon SL (Eds). Sports-Induced Inflammation: Clinical and Basic Science Concepts. Park Ridge: American Academy of Orthopaedic Surgeons; 1990.

Leduc A, Lievens P, Isenbaert R, Wouters V. The effect of physical factors on the vasomotricity of blood- and lymph vessels. In: Leduc A, Lievens P (Eds). Basel: Lympho-kinetics; 1979.

Lee R, Frank E, Grodzinsky A. Oscillatory compressional behavior of articular cartilage and its associated electromechanical properties. J Biomech. 1981;103:280 – 292.

Lee S, Baytion M, Reinke DL, Bogdan Y. Dupuytren's Contracture. 2010 http://emedicine.medscape.com/article/1 238 712-overview.

Lehmann J. Age-related changes in peripheral nerves. Zentralbl Allg Pathol. 1986; 131(3): 219 – 227.

Leonhardt H, Tillmann B, Töndury G, Zilles K. Anatomie des Menschen: Bd 1 – Bewegungsapparat. 1. Aufl. Stuttgart: Thieme; 1987.

Leung MK, Folkes GA, Ramamurthy NS, et al. Diabetes stimulates procollagen degradation in rat tendon in vitro. Biochem Biophys Acta. 1986; 880:147 – 152.

Levene JA, Hart BA, Seeds RH, Fuhrman GA. Reliability of reciprocal isokinetic testing of the knee extensors and flexors. J Orthop Sports Phys Ther. 1991;14(3):121 – 7.

Lewinson D, Silbermann M. Chondroclasts and endothelial cells collaberate in the process of cartilage resorption. Anat Rec. 1992; 233 (4): 504 – 514.

Lewis CB, Bottomley JM. Geriatric physical therapy. Appleton & Lange. New York. 1994. Niederländische Übersetzung: Geriatrie in de fysiotherapeutische praktijk. Bohn, Stafleu, Van Loghum.1999.

Lewit K. Manuele therapie. 1st ed. Lochem: De Tijdstroom; 1979.

Lexell J, Taylor CC, Sjostrom M. What is the cause of the aging atrophy? Total number, size, and proportion of different fiber types studied in the whole vastus lateralis muscle from 15- to 83-year-old men. J Neurol Sci. 1988; 84: 275 – 294.

Lievens P, Leduc A. Cryotherapy and sports. Int J Sports Med. 1984;5:37 – 39.

Li L Ji, Gomez-Cabrera M-C, Vina J. Exercise and Hormesis; Activation of Cellular Antioxidant Signaling Pahway. Ann NY Acad Sci. 2006; 1067: 425 – 435.

Linss W, Möller K. Remarks on the morphology of the human temporomandibular joint in the fetal period. Ann Anat. 2007; 189(4): 418 – 422.

Lipke JM, Janecki CJ, Nelson CL, McLeod P, Thompson C, Thompson J, Haynes DW. The role of incompetence of the anterior cruciate and lateral ligaments in anterolateral and anteromedial instability. A biomechanical study of cadaver knees. J Bone Joint Surg Am. 1981;63(6):954 – 60.

Lipson SJ, Muir H. Vertebral osteophyte formation in experimental disc degeneration: Morphological and proteoglycan changes over time. Arthritis Rheum. 1980; 23: 319 – 324.

Lipson S. Metaplastic proliferative fibrocartilage as an alternative concept to herniated intervertebral disc. Spine. 1988;13(9):1055 – 1060.

Lipton BC. Intelligente Zellen; wie Erfahrungen unsere Gene steuern. Burgrain: KOHA; 2007.

Liu HM. The role of extracellular matrix in peripheral nerve regeneration: a wound chamber study. Acta Neuropath. 1992;83(5):469 – 474.

Liu HM. Wound chamber study of nerve and blood vessel growth. Proc Natl Sci Counc Repub China B. 1992;16 (1):65 – 69.

Liu YM, Neal P, Ernst J, Weaver C, Rickard K, Smith D L, Lemons J. Absorption of calcium and magnesium from fortified human milk by very low birth weight infants. Pediatric Research. 1989;25(5):498 - 502.

Liu Y-J, Huang G-S, Juan C-J, Yao M-S, Ho W-P, Chan WP. Intervertebral Disc Degeneration Related to Reduced Vertebral Marrow Perfusion at Dynamic Contrast-Enhanced MRI. Am J Roentgenol. 2009; 192: 974 - 979.

Liuke M, Solovieva S, Lamminen A, Luoma K, Leino-Arjas P, Luukkonen R, Riihim H. Disc degeneration of the lumbar spine in relation to overweight. Int J Obes. 2005; 29: 903 - 908.

Lorimier P, Mezin P, Labat Moleur F, Pinel N, Peyrol S, Stoebner P. Ultrastructural localisation of the major components of the extracellular matrix in normal rat nerve. J Histochem Cytochem. 1992;40(6):859 - 868.

Lotke P, Black J, Richardson S. Electromechanical properties in human articular cartilage. J Bone Joint Surge. A. American Vol. 1994;56:1040 - 1046.

Machida S, Narusawa M. The Roles of Satellite Cells and Hematopoietic Stem Cells in Impaired Regeneration of Skeletal Muscle. Ann NY Acad Sci. 2006; 1067: 349 - 353.

Macnab I. Rotator cuff tendinitis. Ann Royal Coll Surg Engl. 1973; 53: 271 - 287.

Madden J, DeVore G, Arem A. A rational postoperative management programm for metacarpophalangeal joint implants arthroplasty. J Hand Surg. 1977;2:358 - 366.

Maeda H, Gleiser CA, Masoro EJ, et al. Nutritional influences on aging of Fischer 344 rats: II Pathology. J Geronol. 1985; 40: 671 - 688.

Maes C, Kobayaschi T, Kronenberg HM. A Novel Transgenic Mouse Model to Study the Osteoblast Lineage in Vivo. Ann N Y Acad Sci. 2007;1116:149 - 64.

Maggone T, DeWitt M, Handeley C. In vitro response of chondrocytes to mechanical loading: The effect of short term mechanical tension. Connect Tissue Res. 1984;12:98 - 109.

Magora A, Schwartz A. Relation between the low back pain syndrome and x-ray findings. I. Degenerative osteoarthritis. Scand J Rehabil Med. 1976; 8: 115 - 125.

Maheux R, Jocelyne G, Dumont M, Masse B. Correlation between skin thickness and bone mass in women. Menopause: J North American Menopause Soc. 1996; 3(4): 197 - 200.

Mairbäurl H. Regelung der Genexpression im Muskel bei Belastung. Dtsch Z Sportmed 2006; 57: 61 - 67.

Mainil-Vartel P, Aigner T, Brittberg M, Bullough P, Hollander A, Hunziker E, Kandel R, Nehrer S, Pritzker K, Roberts S, Stauffer E. Histological Assessment of Cartilage Repair. J Bone Joint Surg (American). 2003: 85: 45 - 57.

Makgoba MW. The critical role of magnesium ions in osteoclast-matrix-interactions: implications for divalent cautions in the study of osteoclast adhesion molecules and bone resorption. Eur J Clin Invest. 1992;22:692 - 694.

Makofsky H, Panicker S, Abbruzzese J, Aridas C, Camp M, Derakes J, Franco C, Sileo R. Immediate Effect of Grade IV Inferior Hip Joint Mobilization on Hip Abductor Torque: A Pilot Study. J Man Manip Ther. 2007; 15(2): 103 - 110.

Marchand F, Ahmed AM. Investigation of the laminate structure of the lumbar disc annulus fibrosus. Spine. 1990; 15: 402 - 410.

Marchetti C, Piacentini C, Farina A, Bernasconi G, Calligaro A. A microscopic and immunocytochemical study of structural changes in dysfunctional human temporomandibular joint discs. Arch Oral Biol. 1995;40(6):549 - 557.

Marsolais D, Cote CH, Frenette J. Nonsteroidal Anti-Inflammatory Drug Reduces Neutrophil and Macrophage Accumulation but does Not Improve Tendon Regeneration. Lab Invest. 2003;83;991 - 999.

Martini F. Fundamentals of Anatomy and Physiology. New Jersey: Prentice Hall; 1989: 945.

Matyas JR, Bodie D, Andersen M, et al. The development morphology of a "periostal" ligament insertion: Growth and maturation of the tibial insertion of the rabbit medial collateral ligament. J Orthop Res. 1990; 8: 412 - 424.

Matyas JR, Frank C. Midsubstance injury of the rabbit MCL affects the tissue architecture of the femoral insertion. Trans Orthop Res Soc. 1990a; 15: 34.

Matyas JR, Frank C. Midsubstance injury of the rabbit MCL causes changes similar to immobilization at the tibial insertion. Trans Orthop Res Soc. 1990b; 15: 525.

McArdle WD, Katch FL, Katch VL. Exercise Physiology. Philadelphia: Lea & Febinger; 1993: 853.

McCarthy P, Carruthers B, Martin D, Petts P. Immunohistochemical demonstration of sensory nerve fibres and endings in lumbar intervertebral discs of the rat. Spine. 1991;16(6):653 - 655.

McCully KK, Faulkner JA. Injury to skeletal muscle fibres of mice following lengthening contractions. J Appl Physiol. 1985; 59: 119 - 126.

McLaughlin HL. Lesions of the musculotendinous cuff of the shoulder: Observations on the pathology, course and treatment of calcific deposist. Ann Surg. 1946; 124:354-362.

Meachim G. Age changes in articular cartilage: A morphologic and chemical analysis of aging human costal cartilage. Clin Orthop. 1969; 64: 33 - 44.

Meek RMD, McLellan S, Crossan JF. Dupuytren's disease: a model for the mechanism of fibrosis and its modulation by steroids. J Bone Joint Surg. 1999; 81-B(4): 732 - 738.

Meek RM, McLellan S, Reilly J, Crossan JF. The effect of steroids on Dupuytren's disease: role of programmed cell death. J Hand Surg Br. 2002; 27(3): 270 - 273.

Meeuwsen R, Lievens P. The use of cryotherapy in sports injuries. Sport Med. 1986;3:398 - 414.

Melrose J, Smith SM, Appleyard RC, Little CB. Aggrecan, versican and type VI collagen are components of annular translamellar crossbridges in the intervertebral disc. Eur Spine J. 2008; 17(2): 314 - 324.

Melrose J, Smith SM, Little CB, Moore RJ, Vernon-Roberts B, Fraser RD. Recent advances inannular pathobiology provide insights into rim-lesion mediated intervertebral disc degeneration and potential new approaches to annular repair strategies. Eur Spine J. 2008; 17(9): 1131 - 1148.

Meyer U, Meyer T, Jones D. No mechanical role for vinculin in strain transduction in primary bovine osteoblasts. BiomechCell Biol. 1997;75(1):81 - 87.

Meyer U, Szulczewski D, Barckhaus R, Atkinson M, Jones D. Biological evaluation of an ionomeric bone cement by osteoblast cell culture methods. Biomaterials. 1993;14 (12):917 - 924.

Meyer ALM, Berger E, Monteiro Jr. O, Alonso PA, Stavale JN, Gonçalves MPS. Quantitative and Qualitative Analysis of Collagen Types in the Fascia Transversalis of Inquinal Hernia Patients. Arq Gastroenterol. 2007; 44(3): 230 - 234.

Milam SB, Klebe RJ, Triplett RG, Herbert D. Characterisation of the extracellular matrix of the primate temporomandibular joint. J Oral Maxillofac Surg. 1991; 49(4): 381 - 391.

Miller JA, Schmatz C, Schultz AB. Lumbar disk degeneration: Correlation with age, sex, and spine level in 600 autopsy specimens. Spine. 1988; 13: 173 - 178.

Mills DK, Daniel JC, Herzog S, Scapino RP. An animal model for studying mechanisms in human temporomandibular joint disc derangement. J Oral Maxillofac Surg. 1994;52 (12):1279 - 1292.

Mills DK, Fiandaca DJ, Scapino RP. Morphologic, microscopic, and immunohistochemical investigations into the function of the primate TMJ disc. J OrofacPain. 1994;8 (2):136 – 154.

Mine T, Kimura M, Sakka A, Kawai S. Inervation of nociceptors in the meniscus of the knee joint: an immunohistochemical study. Arch Orthop Trauma Surg. 2000; 120 (3 – 4): 201 – 204.

Mitchell N, Shepard N. The resurfacing of adult rabbit articular cartilage by multiple perforations through the subchondral bone. J Bone Joint Surg. A. Americal Vol. 1976;58:230 – 233.

Mitchell N, Shepard N. Healing of articular cartilage in intraarticular fractures in rabbits. J Bone Joint Surg. A. America Vol. 1980;62:628 – 634.

Mitchell N, Shepard N. The Deleterious Effects of Drying on Articular Cartilage. J Bone Joint Surg. 1989;71 A (1):89 – 96.

Miura T. Non-traumatic flexion deformity of the proximal interphalangeal joint, its pathogenesis and treatment. Hand. 1983;15:25 – 34.

Moffat KL, Sun W-H S, Pena PE, Chahine NO, Doty SB. Ateshian GA, Hung CT, Lu HH. Characterization of the structure-function relationship at the ligament-to-bone interface. Proc Natl Acad Sci USA. 2008; 1205(23): 7947 – 7952.

Moffat KL, Sun WH, Chahine NO, Pena PE, Doty SB, Hung CT, Ateshian GA, Lu HH. Characterization of the mechanical properties and mineral distribution of the anterior cruciate ligament-to-bone insertion site. Conf Proc IEEE Eng Med Biol Soc. 2006; 1: 2366 – 2369.

Molczyk L, Thigpen LK, Eickhoff J, Goldgar D, Gallagher JC. Reliability of Testing the Knee Extensors and Flexors in Healthy Adult Women Using a Cybex II Isokinetic Dynamometer. J Orthop Sports Phys Ther. 1991;14(1):37 – 41.

Mold JW, Vesely SK, Keyl BA, Schenk JB, Roberts M. The Prevalence, Predictors, and Consequences of Peripheral Sensory Neuropathy in Older Patiens. JABFP. 2004; 17 (5):309 – 318.

Morani V, Previgliano V, Schierano GM, Ramieri G. Innervation of the human temporomandibular joint capsule and disc as revealed by immunohistochemistry for neurospecific markers. J Oralfacial Pain. 1994;8(1):36 – 41.

Morini S, Pannarale L, Franchitto A, Donati S, Gaudio E. Micrivascular features and ossification in the femoral head of growing rats. J Anat. 1999; 195(Pt 2): 225 – 233.

Moritani T. Training adaptations in the muscles of older men. In: Smith EL, Serfass RC (Ed). Exercise and ageing: The scientific basis. Hillside NJ: Enslow Publishers. 1981: 149 – 166.

Morree JJ de. Dynamiek van het menselijke bindweefsel. 1st ed. Utrecht: Bohn, Scheltema and Holkema; 1989.

Morrison JC, Rask P, Johnson EC, Deppmeier L. Chondroitin sulfate proteoglycan distribution in the primate optic nerve head. Invest Opthalmol. 1994;35(3):838 – 845.

Motagabani MA, Meguid EMA. A Morphological and Histological Study of the Interface Between Bone and the Attachments of the Quadriceps Tendon and Patella Ligament. Scientific Journal of King Faisal University. 2006; 7 (2): 171 – 199.

Motoe T. Studies on the topographic architecture of the annulus fibrosus in developmental and degenerative processes in the lumbar intervertebral disc in man. Nippon Seikeigeka Gakkai Zasshi. 1986;60(5):495 – 509.

Mumford JM. Kiefer-Gesichtsschmerz; Ätiologie, Diagnose, Therapie. 1. Aufl. Köln: Deutscher Ärzte-Verlag; 1989.

Murnaghan M, Li G, Marsh DR. Nonsteroidal Anti-Inflammatory Drug-Induced Fracture onunion: An Inhibition of Angiogenesis? J Bone Joint Surg (American). 2006;88;140 – 147.

Murphy C, Cain WS, Hegsted MD (Eds). Nutrition and the chemical senses in aging: recent advances and current research needs. New York: New York Academy of Sciences; 1989.

Murray RC, Deaton CM, Smith NC, Henley WE, Marlin DJ. Neither age nor osteoarthritis is associated with synovial fluid antioxidant disturbances or depletion in the horse. Comparative Exercise Physiology. Cambridge: Cambridge University Press; 2009.

Murrell GAC, Francis MJO. Free Radicals, Fibroblasts and Cell Proliferation. In: Rice-Evans C (Ed). Free Radicals, Diseased States and Anti-radical Interventions. London: The Richelieu Press; 1989: 247 – 264.

Murrell GA, Francis MJ, Bromley L. Free radicals and Dupuytren's contracture. Br Med J (Clin Res Ed).1987; 295: 1373 – 1375.

Murrell GA, Francis MJ, Bromley L. The collagen changes of Dupuytren's contracture. J Hand Surg Br. 1991; 16(3): 263 – 266.

Muscará MN, McKnight W, Asfaha S, Wallace JL. Wound collagen deposition in rats: effect of an NO-NSAID and a selective COX-2 inhibitor. Br J Pharmacol. 2000;129;681 – 686.

Myllykangas-Luosujarvi R, Aho K, Isomaki H. Death attributed to antirheumatic medication in a nationwide series of 1666 patients with rheumatoid arthritis who have died. J Rheumatol. 1995;22(12):2214 – 2217.

Nachemson A, Lewin T, Maroudas A, et al. In vitro diffusion of dye through the end-plates and the annulus fibrosus of human lumbar intervertebral discs. Acta Orthop Scand. 1970; 41: 589 – 607.

Nagano T, Yonenobu K, Miyamoto S, Tohyama M, Ono K. Distribution of the Basic Fibroblast Factor an Its Receptor Gene Expression in Normal and Degenerated Rat Intervertebral Discs. Spine. 1995;20(18):1972 – 1978.

Nagy NB, Daniel JC. Distribution of elastic fibres in the developing rabbit craniomandibular joint. Arch Oral Biol. 1991;36(1):15 – 23.

Nagy NB, Daniel JC. Development of the rabbit craniomandibular joint in association with tooth eruption. Arch Oral Biol. 1992;37(4):271 – 280.

Nakagaki T, Yamada H, Ueda T. Modulation of cellular rhythm and photoavoidance by oscillatory irradiation in the Phsarum plasmodium. Biophys Chem. 1/1999; 82: 23 – 28.

Nakano T, Imai S, Koga T, Dodd CM, Scott PG. Monoclonal antibodies to the large chondroitin sulphate proteoglycan from bovine temporomandibular joint disc. Matrix. 1993;13(3):243 – 254.

Nerlich AG, Schaaf R, Wälchli B, Boos N. Temporo-spatial distribution of blood vessels inhuman lumbar intervertebral discs. Eur Spine J. 2007; 16(4): 547 – 555.

Nesher G, Sonnenblick M, Friedlander Y. Analysis of steroid related complications and mortality in temporal arteritis: a 15-year survey of 43 patients. J Rheumatol. 1994;21 (7):1283 – 1286.

Netter F. The Ciba collection of medical illustrations. Vol. 8 – The musculoskeletal system. 1st ed. New Jersey: Ciba-Geigy Corporation; 1987.

Nevasier J. Adhesive capsulitis of the shoulder: A study of pathologic findings in periarthritis of the shoulder. J Bone Joint Surg. British Vol. 1945;27:211 – 222.

Nève J, Chappuis P, Lamand M (Eds). Therapeutic Uses of Trace Elements. 1st ed. New York: Plenum; 1996.

Ng S, Weiss J, Quennel R, Jayson M. Abnormal connective tissue degrading enzyme patterns in the prolapsed intervertebral discs. Spine. 1986;11(7):695 - 701.

Ng SC. Non-steroidal anti-inflammatory drugs-uses and complications. Singapore Med J. 1992;33(5):510 - 513.

Nicholson G. The effects of passive joint mobilization on pain and hypomobility associated with adhesive capsulitis of the shoulder [Master Thesis. Division of Physical Therapy]. Birmingham AL: University of Alabama; 1982.

Nisell R, Ekholm J. Patellar forces during knee extension. Scand J Rehabil Med. 1985;17(2):63 - 74.

Nisell R, Ericson MO, Németh G, Ekholm J. Tibiofemoral joint forces during isokinetic knee extension. Am J Sports Med. 1989;17(1):49 - 54.

Nishiyama H. Biochemical and immunological study of lumbar disc degeneration. Nippon Seikeigeka Gakkai Zasshi. 1985;59(12):1119 - 1131.

Nitobe T, Harata S, Okamoto Y, Nakamura T, Endo M. Degradation and biosynthesis of proteoglycans in the nucleus pulposus of canine intervertebral disc after chymopapain treatment. Spine. 1988;13(11):1332 - 1339.

Niyibizi C, Sagarrigo Viscont C, Gibson G, Kavalkovich K. Identification and immunolocalization of type X collagen at the ligament-bone interface. Biochem Biophys Res Commun. 1996;222(2):584 - 589.

Norrdin RW, Kawcak CE, Capwell BA, McIlwraith CW. Subchondral bone failure in an equine model of overload arthrosis. Bone. 1998; 22(2): 133 - 139.

Nordin M, Frankel VH. Basic Biomechanics of the Musculoskeletal System. Philadelphia: Lea & Febinger; 1989: 323.

Northcliffe S-A, Buggy DJ. Implications of Anesthesia for Infection and Wound Healing. Int Anesthesiol Clin. 2003; 41 (1): 31 - 64.

Novak LP. Aging, total body potassium, fat-free mass, and cell mass in males and females between 18 and 85 years. J Gerontol. 1972; 27: 438 - 443.

Noyes FR, Keller CS, Grood ES, Butler DL. Advances in the understanding of knee ligament injury, repair, and rehabilitation. Med Sci Sports Exerc. 1984;16(5):427 - 43.

Noyes F, Torvik P, Hyde W. Biomechanics of ligament failure. II. An analysis of immobilization, exercise, and reconditioning effects in primates. J Bone Joint Surg. A. American Vol. 1974;56:1406 - 1417.

Noyes FR, Grood ES. The strenght of the anterior cruciate ligament in humans and rhesus monkeys: Age-related and species-related changes. J Bone Joint Surg. 1976; 58A: 1074 - 1082.

Null G, Dean C, et al. Death By Medicine. New York: Nutrition Institute of America; 2003

Oda J, Tanaka H, Tsuzuki N. Intervertebral disc changes with aging of human cervical vertebra. From neonate to the eighties. Spine. 1988;13(11):1205 - 1211.

Oda H, Matsuzaki H, Tokuhashi Y, Wakabayashi K, Uematsu Y, Iwahashi M. Degeneration of intervertebral discs due to smoking: experimental assessment in a rat-smoking model. J Orthop Sci. 2004; 9(2): 135 - 141.

O'Driscoll S, Kumar A, Salter R. The effect of continuous passive motion on the clearance of a hemathrosis from a synovialjoint: An experimental investigation in the rabbit. Clin Orthop. 1983;176:305 - 311.

Oettmeier R, Abendroth K. Osteoarthritis and bone: osteologic types of osteoarthritis of the hip. Skeletal Radiol. 1989;18:165 - 174.

Oettmeier R, Abendroth K, Langer G. Osteologische Typen der Koxarthrose und deren mögliche Konsequezen für die Alloarthroplastik. Neuere Ergebnisse in der Osteologie. 1989:291 - 296.

Oettmeier R, Abendroth K, Oettmeier S. Analyses of the Tidemark on Human Femoral Heads: I. histochemical, ultrastructural and microanalytic characterization of the normal structure of the intercartilaginous junction. Acta Morphol Hung. 1989;37(3 - 4):155 - 168.

Oettmeier R, Abendroth K, Oettmeier S. Analyses of the -Tidemark on Human Femoral Heads: II. tidemark changes in osteoarthrosis - a histological and histomorphometric study in non-decalcified preparations. Acta Morphol Hung. 1989;37(3 - 4):169 - 180.

Oettmeier R, Arokoski J, Roth AJ, et al. Subchondral Bone and Articular Cartilage Responses to Long Distance Running Training (40 km per Day) in the Beagle Knee. Eur J Exp Musculoskel Res. 1992;1:145 - 154.

Oettmeier R, Babisch J. Osteologic Standardization of human Coxarthrosis Using Histomorphometry and its Relevance for HIP Alloarthroplasty. Pathol Res Pract. 1992;188:620 - 624.

Özaktay CA, Cavanaugh JM, Blagoev D, King AI. Phospholipase A2-Induced Electrophysiologic and Histologic Changes in Rabbit Dorsal Lumbar Spine Tissues. Spine. 1995;20(24):2659 - 2668.

Ogido LTI, Teodoro WR, Velosa APP, de Oliveira CC, Parra ER, Capelozzi VL, Yoshinari NJ. Abnormal collagen deposition in synovia after collagen type V immunization in rabbits. Histol Histopathol. 2008; 23: 263 - 269.

Ogston A. On articular cartilage. J Anat Physiol. 1875; 10: 49 - 74.

Ogston A. On the growth and maintenance of the articular ands of adult bones. J Anat Physiol. 1878; 12: 503 - 517.

Ohshima H, Urban JP. The effect of lactate and pH on proteoglycan and protein synthesis rates in the intervertebral disc. Spine. 1992; 17: 1079 - 1082.

Ohshima H, Hirano N, Osada R, Matsui H, Tsuji H. Morphologic Variations of Lumbar Posterior Longitudinal Ligament and the Modality of Disc Herniation. Spine. 1993;18(16):2408 - 2411.

Ohshima H, Tsuji H, Hirano N, Ishihara H, Katoh Y, Yamada H. Water diffusion pathway, swelling pressure, and biomechanical properties of the intervertebral disc during compression load. Spine. 1989;14(11):1234 - 1244.

Ohta Y, Suwa F, Yang L, Wang M, Wang H. Development and histology of fibrous architecture of the fetel temporomandibular joint. Okajimas Folia Anat Jpn. 1993;70(1):1 - 5.

Ohtori S, Takahishi K, Chiba T, Yamagata M, Sameda H, Moriya H. Sensory innervation of the dorsal portion of the lumbar intervertebral discs in rats. Spine. 2001; 26(8): 946 - 950.

O´Keefe RJ, Tiyapatanaputi P, Xie C, Fang Li T, Clark C, Zuscik MJ, Chen D, Drissi H, Schwarz E, Zhang X. COX-2 has a Critical Role During Incorporation of Structural Bone Allografts. Ann N Y Acad Sci. 2006;1068:532 - 42.

Olmarker K, Blomquist J, Strömberg J, Nannmark U, Thomsen P, Rydevik B. Inflammatogenic Properties of Nucleus Pulposus. Spine. 1995;20(6):665 - 669.

Oloyede A, Broom ND. Is classical consolidation theory applicable to articular cartilage deformation? ClinBiomech. 1991;6:206 - 212.

Olsson O. Degenerative changes of the shoulder joint and their connection with shoulder pain. Acta Chir Scand. 1953; 181: 1 - 130.

Onda A, Yabuki S, Kikuchi S, Satoh K, Myers RR. Effects of lidocaine on blood flow and endoneurial fluid pressure in a rat model of herniated nucleus pulposus. Spine. 2001; 26(20): 2186 - 2191.

Osti OL, Vernon-Roberts B, Fraser RD. Annulus Tears and Intervertebral Disc Degeneration; An Experimental Study Using an Animal Model. Spine. 1990;15(8):762 - 767.

Ozdogan M, Yildiz F, Gurer A, Orhun S, Kulacoglu H, Aydin R. Changes in collagen and elastic fiber contents of the skin. Rectus sheath, transversalis fascia and peritoneum in primary inquinal hernia patients. Bratisl Lek Listy. 2006; 107 (6 – 7): 235 – 238.

Pacifici M, Koyama E, Shibukawa Y, Wu C, Tamamura Y, Enomoto-Iwamoto M, Iwamoto M. Cellular and Molecular Mechanisms of Joint Synovial Joint and Articular Cartilage Formation. Ann N Y Acad Sci. 2006;1068:74 – 86.

Packer L, Fuchs J (Eds). Vitamin C in Health and Disease. 1st ed. New York: Marcel Dekker; 1997.

Palmitier RA, An KN, Scott SG, Chao EY. Kinetic chain exercise in knee rehabilitation. Sports Med. 1991;11 (6):402 – 13.

Palmoski M, Brandt K. The reversal of articular cartilage atrophy which accompanies remobilization of a limb after casting is prevented by excercise. Anal Orhopaedic Research Soc. 1981;6:48.

Palmoski M, Colyer R, Brandt K. Joint motion in the absence of normal loading does not maintain normal articular cartilage. Arthritis Rheum. 1980;23(3):325 – 334.

Paolette S, Faszien. München, Jena: Urban & Fischer; 2001.

Park, SC, Hwang ES, Kim H-S, Park W-Y. Healthy Aging for Functional Longevity: Molecular & Cellular Interactions in Senescence. Ann N Y Acad Sci. 2001;928:xi–xii, 1 – 389.

Parker JT, Small NC, Davis DG. Cold induced nerve palsy. Athletic Training. 1983;18:76.

Parry DA, Barnes GR, Craig AS. A comparison of the size distribution of collagen fibrils in connective tissues as a function of age and a possible relation between fibril size distribution and mechanical properties. Proc R Soc Lond (Biol). 1978; 203: 305 – 321.

Patt S, Brock M, Mayer HM, Schreiner C, Pedretti L. Nucleus Pulposus Regeneration After Chemonucleolysis with Chymopapain. Spine. 1993;18(2):227 – 231.

Pauling L. How to live longer and feel better. New York: Avon; 1987.

Paulus L, Noyes F, Grood E. knee rehabilitation after anterior cruciate ligament tears.Am J Sports Med. 1981; 17(3): 140 – 149.

Pavelká K, Gatterová, J, Olejarová M, Machacek S, Giacovelli G, Rovati LC. Glucosamine sulfate use and delay of progression of knee osteoarthritis: a 3-year, randomized, placebo-controlled, double-blind study.. Arch Intern Med. 2002;162(18):2113 – 23.

Pavlova M, Semenova G. Changes in the intervertebral discs in disorders of segmental blood supply of the spine. Arkh Anat Gistol Embriol. 1989;97(8):31 – 36.

Pawelec G, Koch S, Franceschi C, Wikby A. Human Immunosenescence: Does It Have an Infectious Component? Ann NY Acad Sci. 2006; 1067: 56 – 65.

Pearce RH, Grimmer BJ, Adams ME. Degeneration and the chemical composition of the human intervertebral disc. J Orthop Res. 1987; 5: 198 – 205.

Pearce RH. Morphologic and Chemical Aspects of Aging. In Buckwalter JA, Goldberg VM, Woo S.L-Y (Eds). Musculoskeletal Soft-Tissue Aging: Impact on Mobility. J Am Acad Orthop Surg. 1992; 27: 363 – 379.

Peereboom JW. Age-dependent changes in the human intervertebral disc: Fluorescent substances and amino acids in the annulus fibrosus. Gerontologia. 1970; 16: 352 – 367.

Peereboom JWC. Some biochemical and histochemical properties of the age pigment in the human intervertebral disc. Histochemistry. 1973; 37: 119 – 130.

Pereira JFJ, Lundh H, Westesson PL. Age-related changes of the retrodiscal tissues in the temporomandibular joint. J Oral Maxillofac Surg. 1996;54(1):55 – 61.

Perlemuter G, Davit-Spraul A, Cosson C, Conti M, Bigorgne A, Paradis V, Corre MP, Prat L, Kuoch V, Basdevant A, Pelletier G, Oppert JM, Buffet C. Increase in liver antioxidant enzyme activity in non-alcoholic fatty liver disease. Liver Int. 2005; 25: 946 – 953.

Petersen W, Tillmann B. Age-related blood and lymph supply of the knee menisci: A cadaver study. Acta Orthop. 1995; 66(4): 308 – 312.

Peyron JG. Risk factors in osteoarthritis: How do they work? J Rheumatol. 1987; 14(Spec. No): 1 – 2.

Pfeilschifter J. Der Knochenstoffwechsel und seine Aktivitätsparameter. Der Internist 1990; 31: 727 – 736.

Pickar J, McLain RF. Responces of Mechanosensitive Afferents to Manipulation of the Lumbar Facet in the Cat. Spine. 1995;20(22):2379 – 2385.

Pickels LW. Effects of aging on connective tissues. Geriatrics. 1983; 38(1): 71 – 78.

Piérard GE, Piérard-Franchimont C, Vanderplaetsen S, Franchimont N, Gaspard U, Malaise M. Relationship between bone mass density and tensile strength of the skin in women. Europ J of Clin Invest. 2001; 31(8): 731 – 735.

Piette E, Lametschwandtner A. The fine vasculature of the rat mandibular joint. Acta Anat. 1995;153(1):64 – 72.

Pindzola RR, Doller C, Silver J. Putative inhibitory extracellular matrix molecules at the dorsal root entry zone of the spinal cord during development and after root and sciatic nerve lesions. Dev Biol. 1993;156(1):34 – 48.

Pischinger A. Das System der Grundregulation. 8. Aufl. Heidelberg: Haug; 1990.

Pischinger A, Heine H. Das System der Grundregulation. Grundlagen einer ganzheitsbiologischen Medizin. 9. Auflage. Heidelberg: Haug; 1998.

Plaas AH, Sandy JD, Kimura JH. Biosynthesis of cartilage proteoglycan and link protein by articular chondrocytes from immature and mature rabbits. J Biol Chem. 1988; 263: 7560 – 7566.

Podichetty VK. The aging spine: role of inflammatory mediators in intervertebral disc degeneration. Cell Mol Biol. 2007; 53(5): 4 – 18.

Pompeo M. Misconceptions about Protein Requirements for Wound Healing: Results of a Prospective Study. Ostomy Wound Manage. 2007; 53(8): 1 – 6.

Ponting JM, Kumar S. Localisation and cellular origin of hyaluronectin. J Anat. 1995;187(2):331 – 346.

Pople IK, Griffith HB. Prediction of an Extruded Fragment in Lumbar Disc Patients from Clinical Presentation. Spine. 1994;19(2):156 – 158.

Popp FA. Naturwissenschaftliche Grundlagen erfahrungsheilkundliche Methoden. Internetseite: www.Institut-Biophysikalische-Medizin.de – Download: Grundlagen.

Popp FA. Biophotonic: Geschichte Entwicklung der Biophotonic. Internetseite: www.lifescientists.de.

Postachini F, Bellocci M, Massobrio M. Morphologic changes in annulus fibrosus during aging. Spine. 1984;9 (6):596 – 603.

Pouchot J, Si-Hassen C, Damade R, Bayeux MC, Mathieu A, Vinceneux P. Cauda equina compression by epidural lipomatosis in obesity. Effectiveness of weight reduction. J Rheumatol. 1995;22(9):1771 – 1775.

Powell MC, Wilson M, Szypryt P, et al. Prevalence of lumbar disc degeneration observed by magnetic resonance imaging in symptomless women. Lancet. 1986; 2: 1366 – 1367.

Pritzker KP. Aging and degeneration in the lumbar intervertebral disc. Orthop Clin North Am. 1977; 8: 65 – 77.

Provot S, Schipani E. Fetal Growth Plate: A Developmental Model of Cellular Adaptation to Hypoxia. Ann N Y Acad Sci. 2007;1117:26 – 39.

De Proft E, Cabri J, Dufour W. Strength training and kick performance in soccer players. In: Reilly T, Williams M. Science and Soccer. 2nd ed. London: Routledge; 1988.

Purslow PP. The structure and functional significance of variations in the connective tissue within muscle. CompBiochemPhysiol. 2002; 133(4): 947 - 966.

Qin L, Fok P, Lu H, Shi S, Leng Y, Leung K. Low intensity pulsed ultrasound increases the matrix hardness of the healing tissues at bone-tendon insertion; a partial patellectomy model in rabbits. Clin Biomech. 2006; 21(4): 387 - 394.

Quan-Sheng D, Miller SC. Calciotrophic hormone levels and calcium absorption during pregnancy in rats. AmJ Physiol. 1989;257(1):118 - 123.

Ralphs JR, Benjamin M. The joint capsule: structure, composition, ageing and disease. J Anat. 1994;184(Pt 3):503 - 509.

Ralphs JR, Tyers RNS, Benjamin M. Development of functionally distinct fibrocartilages at two sites in the quadriceps tendon of the rat: the suprapatella and the attachment to the patella. Anat Embryol. 1992; 185(2): 181 - 187.

Randoll UG. Die Bedeutung von Regulation und Rhythmus für ärztliche Diagnostik und Therapie; In: Albrecht H (Hrsg). Heilkunde versus Medizin? Stuttgart: Hippokrates; 1993.

Randoll UG, Hennig FF. Matrix-Rhythmus-Therapie für Zeitstrukturen und Prozesse. GZM Netzwerkjournal - Praxis und Wissenschaft. 10 J; 1/2005: 20 - 25.

Randoll UG, McCutcheon R, Hennig FF. Matrix-Rhythmus-Therapie und der osteopatische Ansatz. Osteopatische Medizin. 7. J; 1/2006: 28 - 34.

Randoll UG. Persönliche Mitteilungen am 1. 12. 2009 in Gröbenzell - Matrix-Rhythmus-Centre.

Randoll UG, Hennig FF. Matrix-Rhythmus-Therapie, Zellbiologische Grundlagen, Theorie und Praxis. Zeitschrift für Physiotherapeuten. 61, 6/2009: 545 - 549.

Ratcliffe J. The arterial anatomy of adult human lumbar body: a microarteriographic study. J Anat. 1980;131 (1):57 - 79.

Regling G (Ed). Wolff's Law and Connective Tissue Regulation. 1st ed. Berlin: de Gruyter; 1992.

Regling G. Regulationsebenen and Krankheitsdynamik des Arthrose-Gelenkes. Teil 1: Arthrose-Begriff und biomechanische Funktionsbeanspruchung und Teil 2: Bioelektrische Mechanismen und Synovia-Ruhe-pO_2. Z Ärztl Fortb. 1994; 88: 903 - 916.

Regling G, Jessen N, Meister S, Berg R. Intra-articular Measurements of Resting Synovial pO_2 (Oxygen Partial Pressure of Synovial Fluid) - a New Point of Intersection for Clinical Research in the Areas of Arthrosis and Pain. In: Wolff's Law and Connective Tissue Regulation. 2nd ed. Berlin: de Gruyter; 1993.

Rehak HC, Hermann G, Schain FH. Pathophysiologie des Gelenkknorpels. Dtsch Z Sportmed. 1991;42(7):316 - 318.

Reid MB, Haack KE, Franchek KM, et al. Reactive oxygen in skeletal muscle: I Intracellular oxidant kinetics and fatigue in vitro. J Appl Physiol. 1992; 73: 1979 - 1804.

Reimann I, Christensen B. A histological demonstration of nerves in subchondral bone. Acta Ortop Scan. 1977; 48: 345 - 352.

Resnick HE, Vinik AI, Heimovitz HK, Brancati FL, Guralnik JM. Age 85+Years Accelerates Large-Fiber Peripheral Nerve Dysfunction and Diabetes Contributes Even in the Oldest-Old. J Gerontol. Series A. 2000; 56(1): 25 - 31.

Reynolds C. The effect of Nontraumatic Immobilization on Ankle Dorsiflexion Stiffness in Rats. Department of Physical Therapy. Atlanta GA: Georgia State University; 1991.

Riggs BL, Wahner HW, Melton LJ III, et al. Rates of bone loss in the appendicular and axial skeletons of women: Evidence of substantial vertebral bone loss before menopause. J Clin Invest. 1986; 77: 1487 - 1491.

Riley C. The pathogenesis of tendopathy. A molecular perspective. Rheumatology. 20 004; 43: 131 - 142.

Rizk T, Christopher R, Penials R. Adhesive capsulitis (frozen shoulder): A new approach to its management. Arch Phys Med Rehabil. 1983;64:29 - 33.

Roach HAT, Baker JE, Clarke NM. Initiation of the bony epiphysis in long bone: chronology of interactions between the vascular system and the chondrocytes. J Bone Miner Res. 1998; 13(6): 950 - 961.

Roberts S, Eisenstein SM, Menage J, Evans HE, Ashton KI. Mechanoreceptors in Intervertebral Discs. Spine. 1995;20(24):2645 - 2651.

Roberts S, Menage J, Urban J. Biochemical and structural properties of the cartilage endplate and its relation to the intervertebral disc. Spine. 1989;14(2):166 - 174.

Roberts S, Weightman B, Urban J, et al. Mechanical and biomechanical properties of human cartilage in osteoarthritic femoral heads and in autopsy specimens. J Bone Joint Surg. 1986; 68B: 278 - 288.

Roberts S, Evans H, Trivedi J, Menage J. Histology and Pathology of the Human Intervertebral Disc. J Bone Joint Surg. 2006; 88: 10 - 14.

Rodan GA. Introduction to Bone Biology. Bone. 1992;13:3 - 6.

Rodeo SA. Biologic augmentation of rotator cuff tendon repair. J Shoulder Elbow Surg. 2007; 16(5): 191 - 197.

Rodrigues MAM, Sanchez-Negrette M, Mantovani MS, et al. Liver response to low-hexachlorobenzene exposure in protein- or energy-restricted rats. Food Chem Toxicol. 1991; 29: 757 - 764.

Rolander SD. Motion of the lumbar spine with spezial reference to the stabilising effect of posterior fusion. Acta Orthop Scand. 1966; Suppl 90: 1 - 144.

Rosenberg LG, Choi H, Johnson T, et al. Structural changes in proteoglycans in ageing articular cartilage. In: Peyron JG (Ed). Osteoarthritis: Cuent Clinical and Fundamental Problems. Paris: Ciba-Geigy; 1985: 179 - 191.

Rosenberg LC. Structure and function of dermatan sulfate proteoglycans in articular cartilage. In Kuettner KE, Schleyerbach R, Peyron JG (Eds). Articular Cartilage and Osteoarthritis. New York: Raven Press; 1992: 45 - 62.

Rosenberg SI, Malmgren LT, Woo P. Age-related Changes in the Internal Branch of the Rat Superior Laryngeal Nerve. Arch Otolaryngol Head Neck Surg. 1989; 115(1): 78 - 86.

Ross MH, J RL. Histology, a text and atlas. 2nd ed. Baltimore: Williams and Wilkins; 1989.

Roughead ZK, Kunkel ME. Effect of Diet on Bone Matrix Constituents. J Am Coll Nutr. 1991;10(3):242 - 246.

Rovick JS, Reuben JD, Schrager RJ, Walker PS. Relation between knee motion and ligament length patterns. Clin Biomech. 1991; 6: 213 - 220.

Rubin CT, Qin YX, Hadjiargyrou M, Judex S. Bone's "Preferred Strain History" Provides Insight Into a Proposed Common Pathway for the Stimulation of Bone Formation by Distinct Biophysical Signals. In: Aaron RK, Bolander ME (Eds). Physical Regulation of Skeletal Repair. Symposium of the American Academy of Orthopaedic Surgeons. 2005: 61 - 76.

Rubin E, Miller KW, Roth SH (Eds). Molecular and cellular mechanisms of alcohol and anesthetics. New York: New York Academy of Sciences; 1991.

Rudert M, Tillmann B. Lymph and blood supply of the human intervertebral disc. Cadaver study correlation to discitis. Acta Orthop Scand. 1993; 64(1): 37 - 40.

Rudert M, Tillmann B. Detection of lymph and blood vessels in the human intervertebral disc by histochemical and immunohistochemical methods. Ann Anat. 1993; 175(3): 237 - 242.

Rudman D, Kutner MH, Rogers CM, et al. Impaired growth hormone secretion in the adult population: Relation to age and adiposity. J Clin Invest. 1981; 67: 1361 - 1369.

Rudolph R. Contraction and the control of contraction. World J Surg. 1980; 4: 279 - 287.

Ryan AJ. The role of tissue viscosity in injury prevention. In Ryan AJ, Alman FL (Eds). Sports Medicine. New York: Academic Press; 1974.

Sabo D, Reiter A, Flierl S, Güßbacher A, Rompe G. Einfluß spezifischer Trainingsprogramme auf die Mineralisationsdichte des Knochens. Physikalische Rehabilitation und Kur Medizin. 1995;5:37 - 41.

Sagarriga Visconti C, Kavalkovich K, Wu J, Niyibizi C. Biochemical analysis of collagens at the ligament-bone interface reveals presence of cartilage-specific collagens. Arch Biochem Biophys. 1996;328(1):135 - 142.

Sah RL, Kim YJ, Doong J-Y, et al. Biosynthetic responce of cartilage explants to dynamic compression. J Orthop Res. 1989; 7: 619 - 636.

Sah RL, Grodzinsky AJ, Plawas AHK, et al. Effects of static and dynamic compression on the matrix metabolism in cartilage explants. In: Kuettner KE, Schleyerbach R, Peyron JG, et al (Eds). Articular Cartilage and Osteoarthritis. New York: Raven Press. 1992; 26: 373 - 392.

Sakagami M, Takemura T, Umemoto M, Kubo T. Application of non-radioisotopic in situ hybridization to the inner ear-expression of osteopontin. Nippon Jibiinkoka Gakkai Kaiho. 1994;97(4):674 - 679.

Sall JM. The Role of Inflammation in Lumbar Pain. Spine. 1995;20(16):1821 - 1827.

Salter R, Bell R, Keeley F. The effect of continuous passive motion on the preservation of articular cartilage in septic arthritis: An experimental investigation in the rabbit. In: 27th Annual Meeting of the Orthopeadic Research Society. 1984;6.

Salter R, Simmonds D, Malcolm B. The biologic effect of continuous passive motion on healing of full-thickness defects in articular cartilage. J Bone Joint Surg. 1980;62 A:1232 - 1251.

Salter RB. The Biologic Concept of Continuous Passive Motion of Synovial Joints. Clin Orthop Relat Res. 1989;242:12 - 25.

Sano H, Saijo Y, Kokubun S. Non-mineralized fibrocartilage shows the lowest elastic modulus in the rabbit supraspinatus tendon insertion: measurement with scanning acoustic microscopy. J Shoulder Elbow Surg. 2006; 15(6): 743 - 749.

Sanz A, Pilar C, Gomez Sanchez J, Barja G. Effect of Lipid Restriction on Mitochondral Free Radical Production and Oxidative DNA Damage. Ann NY Acad Sci. 2006; 1067: 200 - 209.

Sarkar K, Uhthoff HK. Ultrastructural localization of calcium in calcifying tendinitis. Arch Patho Lab Med. 1978; 102: 266 - 269.

Sasaki T, Ramamurthy NS, Golub LM. Insulin-deficient diabetes impairs osteoblast and periodontal ligament fibroblast metabolism but does not effect ameloblasts and odontoblasts to tetracycline(s) administration. J Biol Buccale. 1990; 18: 215 - 226.

Satish L, LaFramboise WA, O'Gorman DB, Johnson S, Janto B, Gan BS; Baratz M, Hu FZ, Post JC, Ehrlich GD, Kathju S. Identification of differentially expressed genes in fibroblasts derived from patients with Dupuytren's Contracture. BMC Med Genomics. 2008;1:10. www.biomedcentral.com/1755-8794/1/10.

Sato I, Shindo K, Ezure H, Shimada K. Morphology of the lateral ligament in the human temporomandibular joint. Oral Surg Oral Med Oral Pathol. 1996;81(2):151 - 156.

Sato A, Sato Y, Suzuki H. Aging effects on conduction velocities of myelinated and unmyelinated fibers of peripheral nerves. Neurosci Lett. 1985; 53(1): 15 - 20.

Savill D. Evalution of splintingArthritis Rheum. 1964;7:585 - 600.

Sawaguchi S, Yue BY, Fukuchi T, Iwata K, Kaiya T. Age-related changes of sulfated proteoglycans in the human lamina cribrosa. Curr Eye Res. 1993;12(8):685 - 692.

Saxena R, Pan G, McDonald JM. Osteoblast and Osteoclast Differentiation in Modeled Microgravity. Ann N Y Acad Sci. 2007;1116:494 - 8.

Scheffer H, Stulp RP, Verlind E, et al. Implications of intragenic marker homozygosity and haplotype sharing in a rare autosomal recessive disorder: the example of the collagen type XVII (COL17 A1) locus in generalised atrophic benign epidermolysis bullosa. Human Genet. 1997;100 (2):230 - 235.

Scherb MB, Courneya J-P, Guyton GP, Schon LC. Effect of Bupivacaine on Cultered Tenocytes. Orthopedics 2009; 32:26.

Schiavone Panni A, Fabbriciani C, Delcogliano A, Franzese S. Bone-ligament interaction in patellar reconstruction of the ACL. Knee Surg Sports Traumatol Arthrosc. 1993;1 (1):4 - 8.

Schiavone Panni A, Denti M, Franzese S, Monteleone M. The bone-ligament junction: a comparison between biological and artificial ACL reconstruction. Knee Surg Sports Traumatol Arthrosc. 1993; 1: 9 - 12.

Schleip R, Naylor IL, Ursu D, Melzer W, Zorn A, Wilke HJ, Lehmann-Horn F, Klingler W. Passive muscle stiffness may be influenced by active contraction of intramuscular connective tissue. Med Hypotheses. 2006; 66 (1): 66 - 71.

Schleip R, Klingler W, Lehmann-Horn F. Active fascial contractility; Fascia may be able to contract in a smooth muscle-like manner and thereby influence musculoskeletal dynamics. Med Hypotheses. 2005; 65(2): 273 - 277.

Schleip R. Fascial plasticity - a new neurobiological explanation: Part 1. J Bodyw Mov Ther. 2003; 7(1): 11 - 19.

Schleip R. Fascial plasticity - a new neurobiological explanation: Part 2. J Bodyw Mov Ther. 2003; 7(2): 104 - 110.

Schleip R, Vleeming A, Lehmann-Horn F, Klingler W. Letter to the Editor concerning „A hypothesis of chronich back pain; ligament subfailure injuries lead to muscle control dysfunction" (M. Panjabi). Eur Spine J. 2007; 16(10): 1733 - 1735.

Schmid G, Wittler A, Willburger R, Kuhnen C, Jergas M, Koester O. Lumbar Disc Herniation: Correlation of Histologic Findings with Marrow Signal Intensity Changes in the Vertebral Endplates at MR Imaging. Radiology. 2004; 231: 352 - 358.

Schmidt TA, Schumacher BL, Han EH, Klein TJ, Voegtline MS, Sah RL. Chemomechanical Coupling in Articular Cartilage: IL-1alpha and TGF-beta1 Regulate Chondrocyte Synthesis and Secretion of Proteoglycan 4. In: Aaron RK, Bolander ME (Eds). Physical Regulation of Skeletal Repair. Symposium of the American Academy of Orthopaedic Surgeons. 2005: 151 - 161.

Schmorl G, Junghanns H. The Human Spine in Health and Disease. 2nd American Edition. New York: Grune and Stratton; 1971.

Schünke G, Kuhlmann D, Lau W. Orthomolekulare Medizin: Vitamine, Mineralstoffe, Spurenelemente. Stuttgart: Hippokrates; 1997.

Schupp W. Funktionslehre in der Kieferorthopädie; Ätiologie, Diagnostik, Therapie. 1. Aufl. Bergisch Gladbach: Fachdienst der Kieferorthopäden; 1993.

Schwab W, Funk RHW. Innervation Pattern of Different Cartilaginous Tissues in the Rat. Acta Anat. 1998; 163(4): 184 - 190.

Schwab W, Hofer A, Kasper M. Immunohistochemical distribution of connexin 43 in the cartilage of rats and mice. HistochemJ. 1998; 30: 413 - 419.

Schwarz EM, Looney RJ, Drissl MH, O'Keefe RI, Boyce BF, Xing L, Ritchlin C. Autoimmunity and Bone. Ann N Y Acad Sci. 2006;1068:275 - 83.

Schwarzer AC, Aprill CN, Derby R, Fortin J, Kine G, Bogduk N. The Prevalence and Clinical Features of Internal Disc Disruption in Patients With Chronic Low Back Pain. Spine. 1995;20(17):1878 - 1883.

Scott PG, Nakano T, Dodd CM. Small proteoglycans from different regions of the fibrocartilaginous temporomandibular joint disc. Biochem Biophys Acta. 1995; 1244 (1):121 - 128.

Sedowofia K, Tomlinson I, Weiss J, Hilton R, Jayson M. Collagenolytic enzyme systems in human intervertebral disc: their control, mechanism, and their possible role in the initiation of biomechanical failure. Spine. 1982;7 (3):213 - 222.

Sehgal PB, Grieninger G, Tosato G (Eds). Interleukin-6: Regulation of the Acute Phase and Immune Responses. New York: New York Academy of Sciences; 1989.

Sekiguchi M, Konno S, Kikuchi S. The effects of a 5-HT2A receptor antagonist on blood flow in lumbar disc herniation: application of nucleus pulposus in a canine model. Eur Spine J. 2008; 17(2): 307 - 313.

Sélard E, Shirazi-Adl A, Urban JP. Finite element study of nutrient diffusion in the human intervertebral disc. Spine. 2003; 28(17): 1945 - 1953.

Serola R. A Theory On The Role Of Counternutation. In: Self-Bracing Of The Sacroiliac Joint After Injury. Poster Presentation At: 3rd Interdisciplinary World Congress On Low Back Pain and Pelvic Pain. Vienna, Austria: Nov. 19 - 21. 1998.

Seto JL, Brewster CE, Lombardo SJ, Tibone JE. Rehabilitation of the knee after anterior cruciate ligament reconstruction. J Orthop Sports Phys Ther. 1989;11(1):8 - 18.

Sharawy MM, Helny ES, Bays RA, Larke VB. Repair of temporomandibular joint disc perforation using a synovial membrane flap in Macaca fascicularis monkeys: light and electron microscopy studies. J Oral Maxillofac Surg. 1994;52(3):259 - 270.

Shaw RM, Molyneux GS. The effects of induced dental malocclusion on the fibrocartilage disc of the adult rabbit temporomandibular joint. Arch Oral Biol. 1993;38 (5):415 - 422.

Shaw RM, Molyneux GS. Age-related changes to the surface ultrastructure of the rabbit temporomandibualr disc. J Anat. 1994;185(3):577 - 585.

Shea JE, Hallows RK, Ricks S, Bloebaum RD. Microvascularization of the hypermineralized calcified fibrocartilage and cortical bone in the sheep proximal femur. Anat Rec. 2002; 268(4): 365 - 370.

Shengyi T, Xu Y. Biomechanical properties and collagen fiber orientation of TMJ discs in dogs: Pt1. Gross anatomy and collagen fiber orientation of the discs. J Craniomandib Disord. 1991;5(1):28 - 34.

Shinji U, Kyosuke M, Hiromata I. Age-related changes and sex differences in chondroitin sulfate isomers and hyaluronic acid in normal synovial fluid. Modern Rheumatol. 2004; 14(6): 470 - 475.

Shirazi-Adl A. Strain in fibres of a lumbar disc. Analysis of the role of lifting producing disc prolapse. Spine. 1989;14 (1):96 - 103.

Sikiric P, Seiwerth S, Mise S, Staresinic M, Bedekovic V, Zarkovic N, Borovic S, Giurasin M, Boban-Blagiaic A, Batelia L, Rucman R, Anic T. Corticosteroid-impairment of healing and gastric pentadecapeptide BPC-157 creams in burned mice. Burns. 2003; 29(4): 323 - 334.

Silcox DH, Daftari T, Boden SD, Schimandle JH, Hutton WC, Whiteside TE. The Effect of Nicotine on Spinal Fusion. Spine. 1995;20(14):1549 - 1553.

Silva N, Farias G, Torres J. Characterization of collagen of canine intervertebral discs using the N-methyl-benzothiazol-2-on-hydrazone reaction. Zentralbl Veterinarmed. 1991;38(5):367 - 375.

Simeon B, Serban R, Petzold LR. A model of macroscale deformation and microvibration in skeletal muscle tissue. Math Model Numer Anal. 2009; 43(4): 805 - 823.

Simmonds M, Kumar S. The Bases of Low Back Pain. Neuro-Orthopedics. 1992;13:1 - 14.

Simmons MA, Henning SJ. Fate of milk calcium in the gastrointestinal tract of suckling rats. Am J Physiol. 1989;256 (6):1063 - 1069.

Singer II, Kawka DW, Kazakis DM, Clark RAF. In Vivo Codistribution of Fibronectin and Actin Fibers in Granulation Tissue: Immunofluorescence and Electron Microscope Studie of the Fibronexus at the Myofibroblast Surface. J Cell Biol. 1984; 98: 2091 - 2106.

Sjodin B, Hellsten-Westing Y, Apple FS. Biochemical mechanisms for oxygen free radicals radical formation during exercise. Sports Med. 1990; 10: 236 - 254.

Sluijter ME, Teixeira A, Serra V, Balogh S, Schianchi P. Intra-articular Application of Pulsed Radiofrequency for Arthrogenic Pain - Reporst of Six Cases. Pain Practice. 2008; 8 (1): 57 - 61.

Smeets AJ, Kuiper JW, van Kuijk C, Berning B, Zwamborn AW. Skin thickness does not reflect bone mineral density in postmenopausal women. Osteoporosis Int. 1994; 4(1): 32 - 35.

Sokoloff L. The pathology of osteoarthritis and the role of ageing. In: Nuki G (Ed). Aetiopathogenesis of Osteoarthritis. Kent, UK: Pitman Medical; 1980: 1 - 15.

Sokoloff L. Loading and motion in relation to ageing and degeneration of joints: Implications for prevention and treatment of osteoarthritis. In: Helminen HJ, Kiviranta I, Säämänen AM, et al. (Eds). Joint Loading Biology and Health of Articular Structures. Kent, UK: Butterworth & Co; 1987; 17: 412 - 424.

Solomonow M, Barratta RV, Zhou BH, Bose W, Beck C, D'Ambrosia RD. The synergistic action of the ACL and the thigh muscles in maintaining joint stability. Am J Sports Med. 1987;15:207 - 213.

Spiliopoulou I, Korovessis P, Konstantinou D, Dimitracopoulos G. IgG and IgM Concentration in the Prolapsed Human Intervetebral Disc and Sciatica Etiology. Spine. 1994;19 (12):1320 - 1323.

Sprietsma JE. Zink en onze stofwisseling. 3rd ed. Deventer: Uitgeverij ANKH-Hermes; 1987.

Spritz N, Singh H, Geyer B. Myelin from Human Peripheral Nerves; Quantitative and Qualitative Studies in Two Age Groups. J Clin Invest. 1973; 52(2): 520 - 523.

Stahl S, Kaufman T. Ulnar nerve injury at the elbow after steroid injection for medial epicondylitis. J Hand Surg (Edinburgh). 1997;22(1):69 - 70.

Stairmann J, Holm S, Urban J. Factors influencing oxygen concentration gradients in the intervertebral disc. A. theoretical analysis. Spine. 1991;16(4):444 - 449.

Starfiled B. Is US Health Really the Best in the World? J Am Med Assoc. 2000; 284(4): 483 – 485.

Stecco A, Masiero S, Macchi V, Stecco C, Porzionato A, De Caro R. The pectoral fascia: anatomical and histological study. J Bodyw Mov Ther. 2009; 13(3): 255 – 261.

Stecco C, Porzionato A, Macchi V, Tiengo C, Parenti A, Aldegheri R, Delmas V, De Caro R. A histological study of the deep fascia of the upper limb. It J. Anat Embryol. 2006; 111(2): 105 – 110.

Steen B. Body composition and aging. Nutr Rev. 1988; 46: 45 – 51.

Steenks MH, de Wijer A. Craniomandibulaire dysfuncties; vanuit fysiotherapeutische en tandheelkundige perspectief. 1st ed. Lochem: De Tijdstroom; 1989.

Stegenga B, de Bont LG, Boering G, van Willigen JD. Tissue responces to degenerative changes in the temporomandibular joint: a review. J Oral Maxillofac Surg. 1991;49 (10):1079 – 1088.

Steichen JJ, Koo WW. Mineral nutrition and bone mineralization in full-term infants. Monatsschr Kinderheilkd. 1992;140(9 pt 1):21 – 27.

Steinacker JM, Lormes W, Lehmann M, Liu Y. Molekulare Effekte von körperlicher Belastung und Stress auf den Skelettmuskel. Dtsch Z Sportmed. 2000; 51: 11 – 20.

Stern RE, Harwin SF. Spontaneous and simultaneous rupture of both quadriceps tendons. Clin Orthop. 1980; 147: 188 – 189.

Stevens R, Ryvar R, Robertson W, O'Brien J, Beard H. Biological changes in the annulus fibrosus in patients with low-back pain. Spine. 1982;7(3):223 – 233.

Stockwell RA. Cartilage degeneration, calcification and chondrocyte death. In Stockwell RA (Ed). Biology of Cartilage Cells. Cambridge, UK: Cambridge University Press. 1979; 8: 241 –265.

Stokes I. Surface strain on human intervertebral discs. J OrthopRes. 1987;5(3):348 – 355.

Stolinski C. Structure and composition of the outer connective tissue sheaths of peripheral nerve. J Anat. 1995;186(1):123 – 130.

Stove C. Air-stirrup management of ankle injuries in the athlete. Am J Sports Med. 1980;8:360 – 365.

Strocchi R, DePasquale V, Guizzardi S, et al. Human Achilles tendon: Morphological and morphometric variations as a function of age. Foot Ankle. 1991; 12: 100 – 104.

Strogatz SH, Stewart I. Coupled Oscillators and Biological Synchronization. Scientific American. 1993; 269(6): 102 – 09.

Subit D, Masson C, Brunet C, Chabrand P. Microstructure of the ligament-to-bone attachment complex in the human knee joint. J Mech Behav Biomed Mater. 2008; 1(4): 360 – 367.

Sugimura T, Kato F, Mimatsu K, Takenaka O, Iwata H. Experimental Chemonucleolysis With Chondroitinase ABC in Monkeys. Spine. 1996;21(2):161 – 165.

Suguro T, Oegema TJ, Bradford D. Ultrastructural study of short-term effects of chymopapain on the intervertebral disc. J Orthop Res. 1986;4(3):281 – 287.

Suji G, Sivakami S. DNA Damage by Free Radical Production by Aminguanidine. Ann NY Acad Sci. 2006; 1067: 191 – 199.

Tabary J, Tabary C, Tadieu C. Physiological and structural changes in the cat's soleus muscle due to immobilization at different lenghts by plaster casts. J Physiol. 1972;149:231 – 244.

Tabata H, Ikegami H, Kariya K. Spontaneous age-related peripheral neuropathy in B6C3F1 mice. J Toxicol Sci. 2000; 25(2): 95 – 104.

Takada S. Chemonucleolysis–an experimental histopathological study. Nippon Seikeigeka Gakkai Zasshi. 1988;62 (4):427 – 435.

Takahashi H, Suguro T, Okazima Y, Motegi M, Okada Y, Terutaka K. Inflammatory Cytokines in the Herniated Disc of the Lumbar Spine. Spine. 1996;21(2):218 – 224.

Takatomo M, Shinya K. Ultrastructural Observations on the Ossification of the Supraspinous Ligament. Spine. 1995; 20(3): 297 – 302.

Tamler R, Epstein S. Nonsteroid Immune Modulators and Bone Disease. 2006. Ann N Y Acad Sci. 2006;1068:284 – 96.

Tanaka M, Nakahara S, Inoue H. A Pathologic Study of Disc in the Elderly; Seperation Between the Cartilaginous Endplate and the Vertebral Body. Spine. 1993;18 (11):1456 – 1462.

Tassler PL, Dellon AL, Canoun C. Identification of elastic fibres in the peripheral nerve. J Hand Surg. 1994;19 (1):48 – 54.

Taylor J, Scott J, Cribb A, Bosworth T. Human intervertebral disc acid glycosaminoglycans. J Anat. 1992;180:137 – 141.

Tegtbur U, Busse MW, Kubis HP. Körperliches Training and zelluläre Anpassung des Muskels. Unfallchirurg. 2009; 112: 365 – 372.

Teng SY. Determination of contents of glycosaminoglycans in temperomandibular joint discs in dogs. Chung Hua Kou Chiang Hsueh Tsa Chih. 1992;27(6):342 – 4, 384 – 5.

Terman A. Catabolic Insufficiency and Aging. Ann N Y Acad Sci. 2006; 1067: 27 – 36.

Thompson J, Oegema TJ, Bradford D. Stimulation of mature canine intervertebral disc by growth factors. Spine. 1991;16(3):253 – 260.

Thonar EJ-MA, Bjornsson S, Kuettner KE. Age-related changes in articular proteoglycans, in Kuettner KE, Schleyerbach R, Hascall VC (Eds): Articular Cartilage Biochemistry. New York: Raven Press. 1986: 273 – 287.

Threlkeld A, Smith S. Unilateral hindpaw amputation causes bilateral articular cartilage remodeling of rat hip joint. Anat Rec. 1988;221:576 – 583.

Thorstensson A. Speed and acceleration. In: Dirix A, Knuttgen HG., Tittel K. (Eds). The Olympic Book of Sports Medicine. Oxford: Blackwell; 1988:218 – 229.

Tihanyi J, Apor P, Fekete G. Force-velocity-power characteristics and fiber composition in human knee extensor muscles. Eur J Appl Physiol Occup Physiol. 1982;48 (3):331 --43.

Tidball JG. Assembly of myotendinous junctions in the chick embryo: deposition of P68 is an eartly event in myotendinous junction formation. Dev Biol. 1994;163 (2):447 – 456.

Tipton C, James S, Merger W. Influence of excercise on strenght of medial collateral knee ligaments of dogs. AmJ Physiol. 1970; 213:894 – 902.

Toda K, Nishida K, Inoue H, Ohtsuka A, Murakami T. Strongly anionic sites in peripheral axons of the rat sciatic nerve: light and elctron microscopic detection using cationic colloidal iron. Arch Histol Cytol. 1995;58(4):485 – 492.

Töndury G. Entwicklungsgeschichte und Fehlbildungen der Wirbelsäule. Kapitel: Entwicklung der Zwischenwirbelscheibe. Stuttgart: Hippokrates; 1958.

Tokuda O, Okada M, Fujita T, Matsunaga N. Correlation between diffusion in lumbar intervertebral discs and lumbar artery status: Evaluation with fresh blood imaging technique. J Magn Reson Imaging. 2006; 25(1): 185 – 191.

Tolonen J, Grönblad M, Virri J, Seitsalo S, Rytömaa T, Karaharju E. Basic Fibroblast Growth Factor Immunoreactivity in Blood Vessels and Cells of Disc Herniations. Spine. 1995;20(3):271 – 276.

Tomonaga M. Histochemical and ultrastructural changes in senile human skeletal muscle. J Am Geriatr Soc. 1977; 25: 125 - 131.

Tona A, Perides G, Rahemtulla F, Dahl D. Extracellular matrix in regenerating rat sciatic nerv: a comparative study on the localisation of laminin, hyaluronic acid, and chondroitin sulfate proteoglycans, including versican. J Histochem Cytochem. 1993;41(4):593 - 599.

Tonkin MA, Stern HS. Spontaneous rupture of the flexor carpi radialis tendon. J Hand Surg. 1991; 16B: 72 - 74.

Tono-Oka S, Tanase S, Miike T, Tanaka H. Transient expression of collagen type XIV during muscle development and its reappearance after denervation and degeneration. J Histochem Cytochem. 1996;44(8):907 - 918.

Torp S, Arridge RGC, Armeniades CD, et al. Structure-property relationship in tendon asa function of age. In: Atkins EDT, Keller A (Eds). Structure of Fibrous Biopolymer. London: Butterworths. 1975; 197 - 221.

Tortland PD. Sportsinjuries and Nonsteroidal Anti-Inflammatory Drug (NSAID) use. Connecticut Sportsmed. 2007; Winter; 1 - 4.

Torun F. Spontaneous Regression of an Extruded Lumbar Disc Herniation: A Case Report. J Neurol Sci. 2007; 24 (1): 88 - 90.

Trout J, Buckwalter J, Moore K. Ultrastructure of the human intervertebral disc: II. Cells of the nucleus pulposus. Anat Rec. 1982;204(4):307 - 314.

Tsong TY. Decipheringg the language of cells. Trends Biochem Sci. 1989; 14: 89 - 92.

Yasuma T, Arai K, Yamauchi Y. The Histology of Lumbar Intervertebral Disc Herniation: The Significance of Small Blood Vessels in Extruded Tissue. Spine. 1993; 18(13): 1761 - 1765.

Tsuchida T. A pathological study of experimental chemonucleolysis with collagenase. Nippon Seikeigeka Gakkai Zasshi. 1987;61(11):1237 - 1249.

Tsuji H, Hirano N, Ohshima H, Ishihara H, Terehata N, Motoe T. Structural Variations of the Anterior and Posterior Anulus Fibrosus in the Development of Human Lumbar Intervertebral Disc. Spine. 1993;18(2):204 - 210.

Turgut A, Sönmez I, Çakit B, Kosar P, Kosar U. Pineal gland calcification, lumbar intervertebral disc degeneration and abdominal aorta calcifying atherosclerosis correlate in low back pain subjects: A cross-sectional observational CT study. Pathophysiology. 2008; 15(1): 31 - 39.

Turturro A, Hart RW. Longevity assurance mechanisms and calorie restriction. Ann NY Acad Sci. 1991; 621: 363 - 372.

Twomey L, Taylor J. Age changes in lumbar intervertebral discs. Acta Orthop Scand. 1985;56(6):496 - 499.

Twomey L, Taylor J. Age changes in lumbar vertebrae and intervertebral discs. Clin Orthop. 1987;224:97 - 104.

Twomey L, Taylor J. Exercise and Spinal Manipulation in the Treatment of Low Back Pain. Spine. 1995;20(5):615 - 619.

Twomey L, Taylor J. Flexion, creep, dysfunction and hysteresis in the lumbar vertebral column. Spine. 1982; 7(2): 116 - 122.

Tzankoff SP, Norris AH. Effect of muscle decrease on age-related BMR changes. J Appl Physiol. 1977; 43: 1001 - 1006.

Übelhart D, Malaise M, Marcolongo R, DeVathairell F, Piperno M, Mailleux E, Fioravanti A, Vignon E. Intermittent treatment of knee osteoarthrits with oral chondroitin sulfate: a one-year, randomised, double-blind, multicenter study versus placebo. Osteoarthritis and Cartilage. 2004; 12: 269 - 276.

Übermuth H. Über die Altersveränderungen der menschlichen Zwischenwirbelscheibe und ihre Beziehung zu den chronischen Gelenkleiden der Wirbelsäule. Berichte der sächsischen Gesellschaft für akademische Wissenschaften. 1929; 81: 111 - 170.

Ulrich D, Ulrich F, Piatkowski A, Pallau N. Expression of matrix metalloproteinases and their inhibitors in cords and nodules of patients with Dupuytren´s disease. Arch Orthop Trauma Surg. 2009; 129(11): 1453 - 1459.

Urabe T, Zhao Q, Danielsen N, Lundborg G. Regeneration across a partial defect in rat sciatic nerv in a silicone chamber. Scand J Plast Reconstr Surg Hand Surg. 1996;30(1):7 - 15.

Urban J, McMullin J. Swelling pressure of the lumbar intervertebral discs: influence of age, spinal level, composition, and degeneration. Spine. 1988;13(2):179 - 187.

Urban JP. The Effect of Physical Factors on Disc Cell Metabolism. In Buckwalter JA, Goldberg VM, Woo SL-Y (Eds). Musculoskeletal Soft-Tissue Aging: Impact on Mobility. J Am Acad Orthop Surg. 1992; 29: 391 - 412.

Urban JP; Smith S, Fairbank JC. Nutrition of the intervertebral disc. Spine. 2004; 29(23): 2700 - 2709.

Urban JP, Roberts S. Degeneration of the intervertebral disc. Arthritis Res Ther. 2003; 5(3): 120 - 130.

Vandervoort AA. Effects of ageing on human neuromuscular function: Implications for exercise. Can J Sport Sci. 1992; 17: 178 - 184.

Venn MF. Variation of chemical composition with age in human femoral head cartilage. Ann Rheum Dis. 1978; 37: 168 - 174.

Videman T. Connective Tissue and immobilization. ClinOrthop. 1987;221:26 - 32.

Viitasalo JT, Osterback L, Alen M, Rahkila P, Havas E. Mechanical jumping power in young athletes. Acta Physiol Scand. 1987;131(1):139 - 45.

Villareal M S, Klaustermeyer WB, Hahn TJ, Gordon EH. Osteoporosis in steroid-dependent asthma. Ann Allergy Asthma Immunol. 1996;76(4):369 - 372.

Virri J, Grönblad M, Savikko J, Palmgren T, Seitsalo S, Ruuskanen M, Karaharju E. Prevalence, morphology, and topography of blood vessels in herniated disc tissue. A comparative immunocytochemical study. Spine. 1996; 21(16): 1856 - 1863.

Vlassara H. Advanced Glycation in Health and Disease; Role of the Modern Environment. Ann NY Acad Sci. 2005; 1043: 452 - 460.

Volk SW, Kapatkin AS, Haskins ME, Walton RM, D'Angelo M. Gelatinase activity in synovial fluid and synovium obtained from healthy and osteoarthritic joints of dogs. Am J Vet Res. 2003; 64(10): 1225 - 1230.

Von Zglinicki T. Role of Oxidative Stress in Telomere Length Regulation and Replicative Senescence. Ann NY Acad. Sci. 2000; 908: 99 - 110.

Wachmann A, et al. Diet and Osteoporosis. Lancet. 1968;1:958 - 9.

Walker G, Carpenter RJ, Oegema TR Jr, et al. Evidence for activity in the tidemark in normal cartilage. Trans Orthop Res Soc. 1990; 15: 182.

Walker J. Connective tissue plasticity: issues in histological and light microscopy studies of exercise and aging in articular cartilage. JOSPT. 1991; 14(5): 189 - 197.

Wall PD, Melzack R (Eds). Textbook of Pain. 2nd ed. Edinburgh: Churchill Livingstone; 1989.

Walsh DA. Angiogenesis in osteoarthrtis and spondylosis: succesful repair with undesirable outcomes. Curr Opin Rheumatol. 2004; 16(5): 609 - 615.

Wang Y, Wan C, Gilbert SR, Clemens TL. Oxygen Sensing and Osteogenesis. Ann N Y Acad Sci. 2007;1117:1 - 11. Review.

Wang H-Q, Li X-K, Wu Z-X, Wei Y-Y, Luo Z-J. The effect on the extracellular matrix of the deep fascia in response to

leg lengthening. BMC Musculoskelet Disord. 2008; 9 (101): 1 - 5.
Watson T. Electrical stimulation for wound healing. Phys Ther Rev. 1996;1:89 - 103.
Weaver CM. Calcium biovailability and its relation to osteoporosis. Proc Soc Exp Biol Med. 1992;200(2):157 - 160.
Webber RJ, Harris MG, Hough AJ Jr. Cell culture of rabbit meniscal fibrochondrocytes: Proliferation and synthetic response to growth factors and ascorbate. J Orthop Res. 1985; 3: 36 - 42.
Weightman B. Tensile fatigue of human cartilage. J Biomech. 1979; 9: 193 - 200.
Weichselbaum A. Die senilen Veränderungen der Gelenke und deren Zusamenhang mit der Arthrosis deformans. Sitzungsber d Akad d Wiss Wien, Mathemat. Naturw. KL. III, Abt. 4, 75, 1877, pp 193- 243.
Weightman B. Tensile fatigue of human cartilage. J Biomech. 1979; 9: 193 - 200.
Weil A Dr. Gesund älter werden. Berlin: Bloomsbury ; 2006.
Weilermann U. Ganzheitliche Zahnmedizin: bloßer Glaube oder wissenschaftliche Medizin? Schweiz Monatsschr. 3/ 2000; 110: 269 - 276.
Weis J, Alexianu ME, Heide G, Schröder JM. Renaut bodies contain elastic fiber components. J Neuropathol Exp Neurol. 1993;52(5):444 - 451.
Weißkopf M, Birnbaum K, Sagheri M, Lorenzen J, Wirtz DC. Correlation of Low Back Pain and Enhanced Vascularization in the Vertebral Endplate. Z Orthop Unfall. 2004; 142: 174 - 178.
Weitzmann MN, Pacifici R. T Cells: Unexpected Players in the Bone Loss Induced by Estrogen Deficiency and in Basal Bone Homeostasis Ann N Y Acad Sci. 2007;1116:360 - 75.
Werth VP, Kligman AM, Xiaomei Shi, Pagnoni A. Lack of correlation of skin thickness with bone density in patients receiving chronic glucocorticoid. Arch Dermatol Res. 1998; 290(7): 388 - 393.
Wessel K, Muller H, Deseniss V, Dombert T. Electrophysiological study of regenerated rabbit tibial and peroneal nerves: autologous versus non-neural grafts. Electromyogr Clin Neurophysiol. 1994;34(5):259 - 264.
Whalen J, Parke W, Mazur J, Stauffer E. The intrinsic vasculature of developing vertebral end plates and its nutritive significance to the intervertebral discs. J Pediatr Orthop. 1985;5(4):403 - 410.
White IA, Panjabi M. Clinical biomechanics of the spine. Philadelphia: Lippincott; 1978.
Wie Y-H, Lee H-M, Hsu CY. The Role of the Mitochondria in Human Aging and Disease: From Genes to Cell Signaling. Ann N Y Acad Sci. 2005;1042.
Wiedemann M. Der Gesundheit auf der Spur. 2. Aufl. Genf: Ariston; 1991.
Wilburger RE, Wittenberg RH. Prostaglandin Release from Lumbar Disc and facet Joint Tissue. Spine. 1994;19 (18):2068 - 2070.
Wilke A. Analyse des kontraktilen Apparates im Fibroblasten des Granulationsgewebes und seine Funktion beim Wundverschluß [Inaugurationsdissertation zur Erlangen des Doktorgrades der gesamten Medizin]. Marburg: Philipps-Universität; 1987.
Wilmore JH, Costill DL. Physiology of Sport and Exercise. Champaign: Human Kinetics; 1994: 549.
Williams JA, Thonar EJ. Early osteophyte formation after chemically induced articular cartilage injury. AmJ Sports Med. 1989;17(1):7 - 15.
Wiliams RJ. Cartilage Repair Strategies. Totowa, New Jersey: Humana Press; 2007.
Willet WC. Diet and Health: What should we eat? Sience. 1994;264:532.
Wingerden BAM van. Connective Tissue in Rehabilitation. Vaduz, Lichtenstein: Scipo; 1995.
Wink CS, St Onge M, Zimmy ML. Neural elements in the human temporomandibular articular disc. J Oral Maxill Surg. 1992;50(4):334 - 337.
Wipff P-J, Rifkin DB, Meister J-J, Hinz B. Myofibroblast contraction activates latent TGF-beta1 from the extrecellular matrix. J Cell Biol. 2007; 179(6): 1311 - 1323.
Wörz R, Gross D. Kreuzschmerz. 1. Aufl. Stuttgart: Gustav Fischer; 1978.
Woo SLY, Buckwalter JA, eds. Injury and Repair of the Musculoskeletal Soft Tissue. 1 st ed. Park Ridge: American Academy of Orthopaedic Surgeons; 1991.
Woo SLY, Gelberman R, Cobb N. The importance of controlled passive mobilization on flexor tendon healing. Acta Orthop Scand. 1981;52:615 - 622.
Woo SL, Weiss JA, Gomez MA, et al. Measurement of changes in ligament tension with knee motion and skeletal maturation. J Biomech Eng. 1990; 112: 46 - 51.
Woo SL, Hollis JM, Adams DJ, et al. Tensile properties of the human femur-anterior cruciate ligament-tibia complex: The effects of specimen age and orientation. Am J Sports Med. 1991; 19: 217 - 225.
Wu J, Eyre D, Slayter H. Type VI collagen of the intervertebral disc. Biochemical and electron-microscopic characterization of the native protein. BiochemJ. 1987;248 (2):373 - 381.
Wulfen KK Van, Bowker RM. Microanatomic characteristics of the insertion of the distal sesamoidean impar ligament and the deep digital flexor tendon on the distal phalanx in the healthy feet obtained from horses. Am J Vet Res. 2002; 63(2): 215 - 221.
Yack HJ, Collins CE, Whieldon TJ. Comparison of closed and open kinetic chain exercise in the anterior cruciate ligament-deficient knee. Am J Sports Med 1993;21 (1):49 - 54.
Yahia LH, Garzon S. Structure on the capsular ligaments of the facet joints. Anat Anz. 1993;175(2):185 - 188.
Yahia LH, Rhalmi S, Newman N, Isler M. Sensory innervation of human thoracolumbar fascia. Acta Orthop Scand. 1992; 63(2): 195 - 197.
Yahia LH, Pigeon P, Desrosiers EA. Viscoelastic properties of the human lumbodorsal fascia. J Biomed Eng. 1993; 15: 425 - 429.
Yamashita T, Minaki Y, Oota I, Yokogushi K, Ishii S. Mechanosensitive Afferent Units in the Lumbar Intervertebral Disc and Adjacent Muscle. Spine. 1993;18 (15):2252 - 2256.
Yang JY, Cui XL, He XJ. Non-ketotic hyperosmolar coma complicating steroid treatment in childhood nephrosis. Pediatr Nephrol. 1995;9(5):621 - 622.
Yang L, Wang H, Wang M, Ohta Y, Suwa F. Development of collagen fibres and vasculature of the fetel TMJ. Okajimas folia anatomica Japonica. 1992;69(4):145 - 155.
Yasuma T, Koh S, Okamura T, Yamauchi Y. Histological Changes in Aging Lumbar Intervertebral Discs. J Bone Joint Surg. 1990;72 A(2):220 - 229.
Yasuma T, Koh S, Okamura T, Yamauchi Y. Histological changes in aging lumbar intervertebral discs. Their role in protrusions and prolapses. J Bone Joint Surg. 1990;72 (2):220 - 229.
Yasuma T, Suzuki F, Koh S, Yamauchi Y. Pathological changes in the cartilaginous plates in relation to intervertebral disc lesions. Acta pathologica Japonica. 1988;38 (6):735 - 750.

Yasuma T, Makino E, Saito S, Inui M. Histological development of intervertebral disc herniation. J Bone Joint Surg Am. 1986; 68(7): 1066 - 1072.

Yerys S, Makofsky H, Byrd C, Pennachio J, Cinkay J. Effect of Mobilization of the Anterior Hip Capsule on Gluteus Maximus Strength. J Man Manip Ther. 2002; 10(4): 218 - 224.

Yingst S, Bloxham K, Warner LR, Brown RJ, Cole J, Kenoyer L, Knowlton WB, Oxford JT. Characterization of collagenous matrix assembly in a chondrocyte model system. J Biomed Mater Res A. 2009; 90(1): 247 - 255.

Yip JW, Yip YP, Capriotti C. The expression, origin and function of tenascin during peripheral nerve formation in the chick. Brain Res.1995;26(1 - 2):297 - 310.

Yokoya S, Mochizuki Y, Nagata Y, Deie M, Ochi M. Tendonbone insertion repair and regeneration using polyglycolic acid sheet in the rabbit rotator cuff injury model. A. J Sports Med. 2008; 36(7): 1298 - 1309.

Yoon ST, Patel NM. Molecular therapy of the intervertebral disc. Eur Spine J. 2006; 15(Suppl 3): 379 - 388.

Yoshida T, Nakamujra H, Masutani H, Yodoi J. The Involvement of Thioredoxin and Thioredoxin Binding Protein-2 on Cellular Proliferation and Aging Process. Ann NY Acad Sci. 2005; 1055: 1 - 12.

Yugoshi LI, Sala MA, Brentegani LG, Lamano Carvalho TL. Histometric Study of Socket Healing after Tooth Extraction in Rats Treated with Diclofenac. Braz Dent J. 2002; 13(21);92 - 96.

Zakaria PM, Sina P. Smoking and Lumbar Disc Degenration: A Case-Control Study among Iranian Men Referring to Lumbar MRI. Res J Biol Sci. 2007; 2(7): 787 - 789.

Zakeri Z, Lockshin RA, Martinez-A C. Mechanisms of Cell Death II. Ann N Y Acad Sci. 2000; 926. .

Zallone A. Direct and Indirect Estrogen Actions on Osteoblasts and Osteoclasts. Ann NY Acad Sci. 2006; 1088: 173 - 179.

Zapf J, Froesch ER, Humbel RE. The insulin-like growth hormone factors (IGF) of human serum: Chemical and biological characterization and aspects of their possible physiological role. Curr Top Cell Regul. 1981; 19: 257 - 309.

Zeng L, Huck S, Redl H, Schlag G. Fibrin sealant matrix supports outgrowth of peripheral sensory axons. Scand J Plast Reconstr Surg Hand Surg Suppl. 1995;29 (3):199 - 204.

Zerba E, Komorowski TE, Faulkner JA. Free radical injury to skeletal muscle of young, adult, and old mice. Am J Physiol. 1990; 258(3Pt1):C 429 -C 435.

Zhang CL, Fan HB, Xu H, Li QH, Guo L. Histological comparison of fate of ligamentous insertion after reconstruction of anterior cruciate ligament: autograft vs allograft. Chin J Traumatol. 2006; 9(2): 72 - 76.

Zimmy ML.. Mechanorezeptors in articular tissues. Am J Anat. 1988; 182(1): 16 - 32.

Zimny M, Wink C. Neuroreceptors in the tissues of the knee. J Electromyogr Kinesiol 1991;1:148 - 57.

Zysk SP, Fraunberger P, Veihelmann A, Dörger M, Kalteis T, Maier M, Pellengahr C, Refior HJ. Tunnel enlargement and changes in synovial fluid cytokine profile following anterior cruciate ligament reconstruction with patellar tendon and hamstrings autograft. Knee Surg Sports Traumatol Arthrosc. 2004; 12(4): 98 - 103.

Sachverzeichnis

C

D

I

K

L

T

Die kursiven Zahlen deuten auf Fundstellen in Abbildungen hin.